文/白/对/照

遵生八牋

一

〔明〕高濂 著
谦德书院 译

图书在版编目(CIP)数据

遵生八笺 / (明) 高濂著；谦德书院译. -- 北京：团结出版社, 2021.12

(谦德国学文库)

ISBN 978-7-5126-9022-6

Ⅰ. ①遵… Ⅱ. ①高… ②谦… Ⅲ. ①养生(中医)—中国—明代 Ⅳ. ①R212

中国版本图书馆CIP数据核字(2021)第132473号

出版：团结出版社

（北京市东城区东皇城根南街84号 邮编：100006）

电话：（010）65228880　65244790（传真）

网址：www.tjpress.com

Email：zb65244790@vip.163.com

经销：全国新华书店

印刷：天宇万达印刷有限公司

开本：148×210　1/32

印张：48

字数：1235千字

版次：2021年12月 第1版

印次：2025年3月 第3次印刷

书号：978-7-5126-9022-6

定价：178.00元（全三册）

前　言

　　中医养生学是中华优秀传统文化的重要组成部分，在五千年的生活实践中，我国劳动人民积累了丰富的经验，创立了独具特色的理论流派，为中华民族的繁荣昌盛做出了巨大的贡献。

　　古代读书人有"不为良相，愿为良医"的存心；有"为人父母者不知医谓不慈，为人子女者不知医谓不孝"的告诫；更有"圣人不治已病治未病，不治已乱治未乱"的远见卓识。治未病，即是"上医"之功，属于养生的范畴。我们不一定人人都去当医生，但是不能不明医道，知其导向源流，可以防患于未然，避免犯下与养生相悖的方向性错误。明代高濂所撰《遵生八笺》是我国古代第一部，也是唯一一部集明以前养生学大成的著作。

　　高濂，字深甫，号瑞南，钱塘（今浙江杭州）人，万历间名士，能诗文，撰有传奇《玉簪记》《节孝记》。另有诗文集《雅尚斋诗草》《芳芷栖词》等。明代戏曲家屠隆称其"家世藏书，博学宏通，鉴裁玄朗"。由于作者"少婴羸疾，复苦瞆眼"，有"忧生之嗟"，因此"癖喜谈医"。从此家居客游，多方咨访奇方秘药，用以施治。及后，羸疾复壮，瞆疾复明，因而发其所藏，更以平时博览群书所得而条记的资料，并参以己意，于万历十九年（1591）编成《遵生八笺》一书。初刻本作《尊生八笺》，高濂自述书名缘起云："尊生者，尊天地父母生我自古，后世继我至今，匪徒自尊，直尊此道耳。不知生所当尊，是轻生矣。轻生者，是天地父母罪人乎！"可见生命贵重，不容轻忽。又称："无问穷通，贵在自得，所重知足，以生自尊。"可见操存之权在我，不能不自勉。后世刻本多作《遵生八笺》，取遵循养生之道的含义。

《遵生八笺》全书凡19卷，50余万言。书以"遵生"为主旨，本着"由道而术"的原则立论，从八个方面论述延年之术、祛病之方。全书内容丰富，知识广博，议论精审，是一部以养生学为主，包罗医药卫生、气功保健、古董鉴赏、文学艺术、花卉园艺等综合性内容的著作。对养生延年的论述，从身心修养、起居饮食、吐纳导引、灵方妙药，到琴棋书画、花草鱼鸟，无所不及，可谓理论体系与操作方法完美结合的典范。全书整体架构脉络如下：

第一，《清修妙论笺》。该笺为"日抄玄经秘典圣贤散戒省心律己格言"，总358条。撰者以为凡三教法门，其宗旨总以培养德行作为养生第一要义，因而多与养生之道有关，有的还罗列有养生之论，如《易》有《颐卦》，《书》有《无逸》，黄帝有《内经》，《论语》有《乡党》，都可作为养生一门的指导。因而将它们录成一编，置于全书之首。大致以"养性养神"为主，讲养生之目标、养性之方法。

第二，《四时调摄笺》。四时阴阳的变化，会从时间上对健康产生影响。该笺以春、夏、秋、冬四季为纲，根据不同季节介绍养生的特点，又细分为月来一一阐释。从大框架起，逐步落实到小细节。重点介绍了肝、胆、心、脾、肺、肾等的诊断、调养、治理方法，引用了《灵剑子》《五脏导引法》《陈希夷二十四气坐功》等气功导引术，还收集大量方剂，每一季后附"逸事""幽赏"两项。

第三，《起居安乐笺》。起居行动之处，会从空间上对健康产生影响。该笺分"怡逸自足""居室安处""晨昏怡养""溪山逸游""三方避忌""宾朋交接"六部分。重点谈修身养性的起居环境设置。涉及居室的建置、书斋的安排、花榭盆景、始养动用事宜，细至袖炉、禅灯、叶笺、酒尊等。

第四，《延年却病笺》。以导引按摩、内丹修炼之术为主，多切近易行。介绍了《治万病坐功法》《养五脏五行气诀》《八段锦导引法》等。关于按摩的有《左洞真经按摩导引诀》《右上混元按摩法》《天竺按摩法》等，又有祝法、符诀、光疗法、去尸虫方等，内容极其丰富。中又附有高氏自撰的《高子三知延寿论》，立论精辟。

第五，《燕闲清赏笺》。该笺重点记录了琴、棋、书、画、笔、墨、纸、砚、香、花等文玩清供品鉴要领。高氏视野开阔，将中国古代的雅玩作为养生的方式，为一般的养生家所不及。大抵人生忙碌，须养得一份闲心，才能宁心安神、怡悦性情。

第六，《饮馔服食笺》。以"日常养生，务尚淡薄"为宗旨，介绍400余种饮膳制法，甚便仿制，又录入日常保健的法制药品24种，服食类方剂40余种。首将"茶泉类"列入笺首，次列汤品类、热水类、粥糜类、家蔬类、酝造类等。还重点介绍了他自己几十年采集，并经由考据、实践的"神秘服食方"。该笺集中了历代特别是明代多种饮馔经验材料。

第七，《灵秘丹药笺》。该笺收录医药方剂，多为奇效征验的秘方。第一部分列"丹药"类40余种；第二部分列"治痰症方""眼目症方""风症方""寒症方""痨症方"等常见病症药方14类。第三部分为"日抄客谈经验奇方"，因是有闻随记而下的，故不便类聚，随意罗列其上。

第八，《尘外遐举笺》。录"遁世无闷而独善其身者"百人。这些人都是"或隐居以求其志，或去危以图其安，或曲避以守其道，或庇物以全其清……"，通过避弃尘世，归于山水，从而不仅保全了性命，也得以延年益寿。该笺是高氏留给自己的一个精神上的后花园，在案牍劳形之间能够随时停下来放松自己。对于生活压力巨大、焦虑抑郁的现代人来说，虽不能完全脱离世俗，像古人一般隐居，但如能常常读其传记语录,培养旷达心智,依然可以"结庐在人境,而无车马喧"。

《遵生八笺》是古代养生学的瑰宝,书中反映出高氏对养生延年的高度自觉意识,那就是修德养神、恬寂清虚、顺应自然、与时消息、尚简求适、起居安乐、心有所寄、庶不外驰、养气保精、服食养生、务尚淡薄、灵药填精、祛病延年、隐居求志、去危图安等观点,在我国养生学发展中,具有总结性的深远影响。

《遵生八笺》还广泛涉及居室、园林、古玩、饮馔、饮茶、野游等方面,《四库全书》将其列为杂家类。对于这样一部大部头的著作,专业人士可以各采撷其精华;大医通家也不妨融会贯通,构建当今历史条件下的养生学体系。

《遵生八笺》始刊于明万历十九年辛卯(1591),其后,明崇祯间,清嘉庆、光绪间曾多次翻刻,现存有雅尚斋刊本、明崇祯间刊本、清嘉庆十五年(1810)弦雪居重订本等。自上世纪八十年代至今,所出版本不多,或为原文节本,或为白话节本,为了更好发挥中医药特色和比较优势,满足广大人民群众对健康的迫切需求,我们此次整理翻译了这一部《文白对照遵生八笺》,原文以雅尚斋本为底本,以传世各本为参照,详加校勘,订正错讹,对过去删节的部分,依照底本,恢复旧观,为方便阅读和理解,采用左页原文、右页白话的形式排版。

限于编者水平,整理过程中的错误和疏漏在所难免,希望广大读者批评指正。

屠隆序

　　夫人生实难,有生必灭,亭毒虔刘,递相推贯。何昼弗晦?何流弗东?朝市喧嚣,舟车杂逻,转盼之间,悉为飞尘。若朝花之谢夕英,后波之推前浪。无问韶娲丑姿,王侯厮养,同掩一丘,大期既临,无一得免者。智士作达,委而任之,顺自然之运,听必至之期,靡贪靡怖,时到即行。或纵娱乐,取快目前;或宝荣名,不朽身后,命曰旷达,亦庶几贤于火宅煎忧,土灰泯没者矣。然若曹必无可奈何,而姑为此托寄,语虽近似,理则未然。不知命有可延之期,生有可尊之理,人患昧理而不能研讨,知其理矣,又或修持而不能精坚,卒之命先朝露,骨委黄垆,良可邑邑。

　　夫藏宝于簇者,挥掷则易空,吝啬则难尽,此人所共识也。人禀有限之气神,受无穷之薄蚀,精耗于嗜欲,身疲于过劳,心烦于营求,智昏于思虑。身坐几席而神驰八荒,数在刹那而计营万禩,揽其所必不任,觊其所必不可得。第动一念,则神耗于一念;第着一物,则精漏于一物。终日营营扰扰,禽禽熠熠,块然方寸,迄无刻宁。即双睫甫交,魂梦驰走,四大稍定,丹府驿骚。形骸尚在,精华已离,犹然不省,方将为身外无益之图,劳扰未已也。譬之迅飙之振槁箨,冲波之泐頹沙,烈火之燎鸿毛,初阳之晞薤露,性命安得不伤,年龄安得不促乎!

　　至人知滔淫之荡精,故绝嗜寡欲以处清静;知沉思之耗气,故戒思少虑以宅恬愉；知疲劳之损形，故节慎起居以宁四大；知贪求之败德，故抑远外物以甘萧寥。畏侵耗如利刃，避伤损如寇仇，护元和如婴儿，宝灵明如拱璧，防漏败如航海，严出入如围城。而观窍妙，明有无，媾阴阳，炼神气，成圣结丹，抱元守一，以至混沌如绵，虚空粉碎而后已，如是乃谓之尊生。自轩后柱下以来，维三光而后天地者，代有其人，宁可尽目之为诞谩不经乎！

虎林高深父，博学宏通，鉴裁玄朗。少婴羸疾，有忧生之嗟，交游湖海，咨访道术，多综霞编云笈，秘典禁方。家世藏书，资其淹博，虽中郎至赏，束晳通微，殆无以过。乃念幻泡之无常，伤蜉蝣之短晷，悟摄生之有道，知人命之可长，剖晰玄机，提拮要诀，著为《遵生八笺》。恬寂清虚，道乃来舍，故有清修妙论；阴阳寒暑，妙在节宣，故有四时调摄；养形以无劳为本，故有起居安乐；学道以治病为先，故有延年却病；消烦去闷，丹境怡愉，故有燕闲清赏；戒杀除膻，脏腑澄澈，故有饮馔服食；补髓还精，非服药不效，故有灵秘丹药；调神去壳，非脱尘不超，故有尘外遐举。继之修身炼性，养气怡神，以了道还元，长生度世，洵人外之奇书，玄中之宝箓也。

或谓大道以虚无为宗，有身以染着为累，今观高子所叙，居室运用，游具品物，宝玩古器，书画香草花木之类，颇极烦冗。研而讨之，驰扰神思；聚而蓄之，障阂身心，其于本来虚空，了无一法之旨，亦甚戾矣，何遵生之为？余曰不然，人心之体，本来虚空，奈何物态纷拏，汩没已久，一旦欲扫而空之，无所栖泊。及至驰骤漂荡而不知止，一切药物补元，器玩娱志，心有所寄，庶不外驰，亦清净之本也。及至豁然县解，跃然超脱，生平寄万之物，并划一空，名为舍筏，名为甩手，嗟乎，此惟知道者可与语此耳。抱朴子、陶都水得道至人，咸究心古今名物，阴阳术数，医卜方药，一事不知，以为深耻，不闻障心而累道，何疑于深甫乎！

昔蔡邕秘王充《论衡》以为至宝，今观《论衡》，间有名言，未关至理，颇事搜猎，终属冗猥。令中郎得见深甫《八笺》，当何以云。余恐宝《论衡》者，虽得《八笺》，未必知宝也。万历辛卯孟夏之吉。

发光居士屠隆纬真父撰
瑞南道人高濂深甫隶古

李时英叙

不佞束发探壁中科斗，旌阳师八诫，神魂寄之。辛未，叨一第，官钦州，去家万里而遥，岛夷猖狂，岁坐烽火中，调兵食，即往来勾漏，悠然会心，而有生之乐无几矣。已而官爽鸠氏，载书乞南官，水厅无事，闭影息交，日取二藏书服习之，其于遵生旨稍稍窥一斑。庚辰春三月，梦陶贞白坐语良久，即上书，不待报，归武林。斯时也，五柳依依，与张绪争少年矣。壬午春，坐圜中百日，大悟遵生口诀，以省中风尘起，未竟此缘，至今殊怏怏也。年来上武夷，过雁荡，求出尘如管涔童子、灵威丈人者，冀旦莫遇之，而龙沙八百尚在渺茫间。庚寅秋杪，自白岳归，有天际真人之想，适瑞南高子诣余曰：子虚往而实归矣。吾所集《遵生八笺》，皆生平所得实际语，子为我弹射之。余挑灯夜读，如入五都之市，毕陈众宝，如晬盘示儿，种种咸在，洛阳纸贵自今始矣。余谢玄晏，乌能为子重，余癖嗜《抱朴子》，勤力著十万言，今千载又获睹遵生大编，且得尝禁脔焉。其一曰《清修妙论笺》，出入乎二氏，而耀宝珠以照浊世者也。其二曰《四时调摄笺》，贯彻乎阴阳，而运杀机以全生机者也。其三曰《起居安乐笺》，蘧庐乎天地，而借幻境以养真诠者也。其四曰《延年却病笺》，橐钥乎三宝，以寿夭命者也。其五曰《饮馔服食笺》，化工乎群品，以完天倪者也。其六曰《燕闲清赏笺》，遨游乎百物，以葆天和者也。其七曰《灵秘丹药笺》，借轩岐之梯航，以渡无量众生乎？其八曰《尘外遐举笺》，树箕颍之风声，以昭儒家功令乎？瑞南子良苦心矣。余筮仕天涯，即五岭八桂，尽入奚囊，归来无岁不出游名山洞府，足迹殆遍，未得窥二酉以印证了了于胸中者，幸而得《八笺》咀嚼之，洋洋洒洒，然遵生之旨大备矣。试展《清修妙论》，所以羽翼许师八诫者，功岂浅浅乎哉，他可知矣。余不敏，敢终身诵之，且乞寿之梓，以公天下具只眼者。高子曰："唯唯。"

万历辛卯岁仲夏之辛卯日贞阳道人仁和李时英撰

自　叙

自天地有生之始，以至我生，其机灵自我而不灭。吾人演生生之机，俾继我后，亦灵自我而长存。是运天地不息之神灵，造化无疆之窍，二人生我之功，吾人自任之重，义亦大矣。故尊生者，尊天地父母生我自古，后世继我自今，匪徒自尊，直尊此道耳。不知生所当尊，是轻生矣。轻生者，是天地父母罪人乎！何以生为哉？然天地生物，钧穷通寿夭于无心，俾万物各得其禀。君子俟命，听富贵贫贱于赋界，顺所适以安其生。彼生于富贵者，宜享荣茂之尊矣，而贫贱者，可忘闲寂之尊哉？故余《八笺》之作，无问穷通，贵在自得，所重知足，以生自尊。博采三明妙论，律尊生之清修；备集四时怡养，规尊生之调摄；起居宜慎，节以安乐之条；却病有方，导以延年之术；虞燕闲之溺邪僻，叙清赏，端其身心；防饮馔之困膏腴，修服食，苦其口腹；永年以丹药为宝，得灵秘者乃神，故集奇方于二藏；隐德以尘外为尊，惟遐举者称最，乃录师表于百人。八者出入玄筌，探索隐秘，且每事证古，似非妄作。大都始则规以嘉言，继则享以安逸，终则成以善行。吾人明哲保身，息心养性之道，孰过于此？谓非住世安生要径哉？是诚出世长生之渐门也。果能心悟躬行，始终一念，深造道妙，得意忘言，俾妙论合得，调摄合序，所居常安，无病可却。谢清赏玩好，俾视空幻花；辟饮馔腥膻，而味餐法喜。丹药怀以济人，遐举逸吾高尚。向之藉窥尊生门户者，至则登其径奥矣。到此则心朗太虚，眼空天界，物吾无碍，身世两忘。坐致冈陵永年，鲐庞住相。逍遥象外，游息人间，所谓出尘罗汉，住世真仙，是即《八笺》

他日证果。谚云"得鱼忘筌",文字其土苴哉?笺帙当为覆瓿矣。故知尊生之妙者,毋于此过求,亦毋以此为卑近也,乃可与谈道。

湖上桃花渔高濂深甫瑞南道人撰

目 录

卷 一

清修妙论笺 上卷..2

卷 二

清修妙论笺 下卷..74

卷 三

四时调摄笺 春卷..144
  春三月调摄总类..144
  腥仙月占主病..146
  脏腑配经络图..146
  经络配四时图..146

肝脏春旺论〔胆附肝下〕..................148

相肝脏病法..................150

修养肝脏法..................152

六气治肝法..................152

黄帝制春季所服奇方..................152

肝脏导引法〔正二月三月行之〕..................154

春季摄生消息论..................156

三春合用药方..................158

太上肘后玉经八方..................162

摄生图方..................164

正月事宜..................164

正月事忌..................170

正月修养法..................172

灵剑子导引法..................174

陈希夷孟春二气导引坐功图势..................174

二月事宜..................174

陈希夷孟春二气导引坐功图势..................175

二月事忌..................178

二月修养法..................180

灵剑子导引法..................180

陈希夷仲春二气导引坐功图势..................182

三月事宜..................182

三月事忌..................190

三月修养法..................192

灵剑子导引法..................192

陈希夷季春二气导引坐功图势..................192

胆腑附肝总论 196
修养胆腑法 196
相胆病法 196
胆腑导引法 196
六气治胆法 196
春时逸事 198
高子春时幽赏〔十二条〕..................214

卷 四

四时调摄笺 夏卷..................224
夏三月调摄总类..................224
臞仙月占主疾..................224
心脏夏旺论..................226
相心脏病法..................228
修养心脏法..................228
六气治心法..................230
黄帝制夏季所服奇方..................230
心脏导引法..................230
夏季摄生消息论..................232
夏三月合用药方..................236
太上肘后玉经八方..................238
太上肘后玉经八方..................239
四月事宜..................240
四月事忌..................244
四月修养法..................244

灵剑子导引法..................246
陈希夷孟夏二气导引坐功图势..........246
灵剑子导引法..................247
五月事宜....................248
五月事忌....................264
五月修养法...................266
灵剑子导引法..................268
陈希夷仲夏二气导引坐功图势..........268
六月事忌....................274
六月修养法...................276
灵剑子导引法..................276
陈希夷季夏二气导引坐功图势..........278
脾神图.....................280
脾脏四季旺论..................280
修养脾脏法...................282
相脾脏病法...................282
六气治脾法...................284
脾脏四季食忌..................284
脾脏导引法〔六月行之〕............284
夏时逸事....................284
高子夏时幽赏〔十二条〕............298

卷　五

四时调摄笺 秋卷 310
　　秋三月调摄总类 310
　　臞仙月占主疾 310
　　秋月气数主属之图 310
　　肺神图 312
　　肺脏秋旺论 312
　　相肺脏病法 314
　　修养肺脏法 314
　　六气治肺法 316
　　肺脏导引法〔七八九月行之〕..................................316
　　黄帝制护命茯苓丸 316
　　秋季摄生消息论 318
　　秋三月合用药方 320
　　太上肘后玉经八方 324
　　七月事宜 324
　　七月事忌 328
　　七月修养法 330
　　灵剑子导引法 330
　　陈希夷孟秋二气导引坐功图势 332
　　八月事宜 332
　　八月事忌 336
　　八月修养法 336
　　灵剑子导引法 338

陈希夷仲秋二气导引坐功图势..................338
九月事宜..................338
九月事忌..................342
九月修养法..................342
灵剑子导引法..................344
陈希夷季秋二气导引坐功图势..................344
秋时逸事..................346
高子秋时幽赏〔十二条〕..................354

卷 六

四时调摄笺 冬卷..................366
 冬三月调摄总类..................366
 臞仙月占主疾..................366
 冬月气数主属之图..................366
 肾神图..................368
 肾脏冬旺论..................368
 相肾脏病法..................370
 修养肾脏法..................372
 六气治肾法..................372
 肾脏导引法〔冬三月行之〕..................372
 黄帝制护命茯苓丸..................372
 冬季摄生消息论..................372
 冬三月合用药方..................376
 太上肘后玉经八方..................378
 十月事宜..................378

十月事忌……382

十月修养法……382

灵剑子导引法……384

陈希夷孟冬二气导引坐功图势……384

十一月事宜……386

十一月事忌……388

十一月修养法……390

灵剑子导引法……392

陈希夷仲冬二气导引坐功图势……392

十二月事宜……394

十二月事忌……398

十二月修养法……400

灵剑子导引法……400

陈希夷季冬二气导引坐功图势……400

冬时逸事……402

高子冬时幽赏〔十二条〕……408

卷 七

起居安乐笺 上卷……420

恬逸自足条……420

居室安处条……444

居室建置……450

高子花榭诠评……458

高子草花三品说……462

高子盆景说……464

高子拟花荣辱评.................................468
家居种树宜忌.................................468
选择黄历台历二说.............................470
居处生旺凶吉宜忌.............................472
逐月生死二气所主方位.........................474
逐月土气所冲方位.............................476
起造工匠魇镇解法.............................478

卷 八

起居安乐笺 下卷...............................482
  晨昏怡养条.................................482
  高子怡养立成...............................486
  怡养动用事具〔四十一种〕...................490
  溪山逸游条.................................510
  高子游说...................................516
  游具〔二十六种〕...........................518
  三才避忌条.................................534
  宾朋交接条.................................540
  高子交友论.................................550

卷一

清修妙论笺上卷

日抄玄经秘典圣贤教戒省心律己格言计二百条

高子曰：摄生尚玄，非崇异也。三教法门，总是教人修身正心、立身行己，无所欠缺，为圣为贤，成仙成佛，皆由一念做去。吾人禀二五之精，成四大之体，富贵者，昧养生之理，不问卫生有方；贫穷者，急养身之策，何知保身有道？指神仙之术为虚诬，视禅林之说为怪诞也。六欲七情，哀乐销烁，日就形枯发槁，疾痛病苦，始索草根树皮，以活精神命脉。悲哉，愚亦甚矣！保养之道，可以长年，载之简编，历历可指。即《易》有《颐卦》，《书》有《无逸》，黄帝有《内经》，《论语》有《乡党》，居子心悟躬行，则养德养生，兼得之矣。岂皆外道荒唐说也？余阅典籍，随笔条记成编，笺曰《清修妙论》。

《老子》曰："人生大期，百年为限。节护之者，可至千岁，如膏之炷小与大耳。众人大言我小语，众人多烦我少记，众人悖怖我不怒。不以人事累意，淡然无为，神气自满，以为长生不死之药。"

《庄子》曰："能遵生者，虽富贵不以养伤身，虽贫贱不以利累形。今世之人居高年尊爵者，皆重失之。"

日抄玄经秘典圣贤教戒省心律己格言计二百条

高濂说：养生之道虽然玄妙深奥，但并不崇尚怪端异说。儒道释三家，都是教导人们修身正心、立身行己，从而做到无所亏欠，最终成为圣贤和仙佛，这都是由一念心去做而已。我们人禀受了阴阳的灵气，形成了由地水火风构成的身体。富贵的人，不懂得养生的道理，不通晓养生的方法；贫穷的人，又迫切需要找到生存的办法，怎么能体会到保养身体的道理呢？他们都认为道家的养生术是虚无难求的，把禅宗的养生学说也视为怪诞不经。人们大都纵身于七情六欲，为喜怒哀乐所主宰，时间长了，身体就会枯瘦，头发就会萎落，病痛便随之寻隙而起，到了此时，便开始寻找草根树皮之类的药物，借以恢复精神、调理命脉，实在是可悲和愚蠢呀！懂得养身之术，可以延年益寿，这类记载历历可指。如《易》中有《颐卦》、《尚书》中有《无逸》、黄帝有《内经》、《论语》中有《乡党》，君子对这些书中的道理诚心领悟并躬身力行，则能修德养生，两者兼得。这怎么会是异端邪说呢？我阅读众多典籍，随笔逐条记录后编成，笺名为"清修妙论"。

《老子》说：人生的寿命以百年为上限，但懂得节制及养生的人，可以活到上千岁，如同膏烛火苗的大和小一样。别人大声说话，我轻声言语；别人有诸多烦恼，我却尽量忘记烦恼；别人惊恐慌乱，我却心平气和。不因世间的俗事而影响自己的情绪，淡泊无为，则精神饱满、元气充沛，这可以作为长生不死的药。

《庄子》说：能够遵循人生自然规律的人，虽然富贵，也不会因过度食养而伤害自己的身体；虽然贫贱，也不因为谋取财利而劳损自己的形体。现在的人，能年高寿长的老者，或王公贵族，都十分重视养调之道，现在年纪大的王公贵族，大都严重违背养生规律。

《福寿论》曰："贫者多寿，富者多促。贫者多寿，以贫穷自困而常不足，无欲以劳其形、伐其性，故多寿。富者奢侈有余，贼心害性，所以折其寿也。乃天损有余以补不足。然有贫而促者，必德不足，是以夭耳。故世人当安其分。若今官爵之非分，车马之非分，妻妾之非分，屋宇之非分，货易之非分，神能记之，使之灾焉，病焉，夭焉，人不知也。"

又曰："故世人幸而得之者，灾也；分而得之者，吉也。人年五十，能补其过，悔其咎，布仁惠之恩，垂悯恤之念，奉德不欺，圣人知之，贤人护之，天乃爱之，人乃悦之，鬼神敬之，富贵长守，寿命安康。是去攻劫之患，除水火之灾，必可保生，以全上寿矣"

麻衣道者曰："天地人等列三才，人得中道，可以学圣贤，可以为神仙。况人之数与天地万物之数等。今之人，不修人道，贪爱嗜欲，其数消减，只与物同也，所以有老病夭殇之患。鉴乎此，必知所以自重，而可以得天元之寿矣。"

《阴符经》曰："淫声美色，破骨之斧锯也。世之人不能秉灵烛以照迷情，持慧剑以割爱欲，则流浪生死之海，是害先于恩也。"

《参赞书》曰："年高之时，阳气既弱，觉阳事辄盛，必慎而抑之，不可纵心竭意。一度不泄，一度火灭；一度火灭，一度添油。若不制而纵情，则是膏火将灭，更去其油。故《黄庭经》云：'急守精室勿妄泄，闭而宝之可长活。'"

黄帝曰："外不劳形于事，内无思想之患，以恬愉为务，以自得为功，形体不敝，精神不散，可寿百岁。"

《福寿论》说：贫穷的人大多长寿，富贵的人却大多短命。贫穷的人长寿是因贫穷困难，常感到维持生活不足，反倒没有过高的欲望损耗身体、伤害本性，所以也就长寿了。富贵的人经常过着花天酒地、穷奢极侈的生活，贪婪的心术也趁机毒蚀了本性，所以寿命受损，过早夭折。这是因为损有余而补不足是天意的缘故。虽然也有贫穷而短命的人，一定是德性修养不足，所以夭折。因此，世人应安份守己。如果现在拥有非分的官爵、车马、妻妾、房屋、交易，上天会予以记录，并降下灾难、疾病，使其夭折，而他自己却不知道这其中的原因。

又说：世上的人，侥幸所得到的一切最终仍是灾祸，只有份内应得到的，才是真正的吉祥。一个人到了五十岁的时候，能够悔悟以前的错误，弥补以前的过失，对人施以仁慈、恩惠，有悯恤人的心念，奉守道德而不欺骗，这样圣人就能了解他，贤人也会保护他，上天爱护他，人人喜欢他，鬼神尊敬他，因此他也就能富贵长寿，平安健康了。这样就能避免劫难和水火之灾，从而保全性命，获得长寿。

麻衣道者说：天、地，人三者并列为三才，人居于中间一位，可以通过学习成为圣贤，也可成为神仙。更何况人的节数与天地万物的节数是相同的。现在的人，不遵守人的规律，贪图嗜欲，他的节数就会受到消减，就只能与万物相同，有衰老、疾病、早夭、死亡的忧患。鉴于此，人们只有知道应该自己多保重，才可以活到高寿。

《阴符经》说：淫声美色，是损坏骨头的斧和锯。世上的人不能用圣灵的烛光照清迷失的情意，不能持智慧的利剑割断爱欲，所以就沉陷在生死的苦海中，灾害总是先于恩惠到来。

《参赞书》说：年纪高时，阳气已衰落，如果感到欲望增强了，则必须谨慎抑制，不可随心所欲。一次不泄，一次欲火熄灭；一次欲火熄灭，可添一次精力。若不加抑制而放纵情欲，那就像是灯火将要熄灭时又去减少灯油。所以《黄庭经》说：年高后迫切需要固守精元，不要滥泄，控制它珍惜它，才可长寿。

黄帝说：不要因外界锁事的繁累损害自己的身体，不要用过多的思虑来消耗自己的精神，要以追求恬静愉悦为自己的生活方式，以自然所得的为功业，这样自己的身体才不会受到损耗，精神也不会损耗，也就

彭祖曰："凡人不可无息，当渐渐除之，人身虚无，但有游气，气息得理，而病不生。"又曰："道不在烦，但能不思衣，不思食，不思声色，不思胜负，不思得失，不思荣辱，心不劳，神不极，可寿千岁。"

《吕览》曰："年寿得长者，非短而续之也，毕其数也。毕数之务，在乎去害。何谓去害？大甘、大酸、大苦、大辛、大咸，五者充形，则生害矣。大喜、大怒、大忧、大恐、大哀，五者接神，则生害矣。大寒、大热、大燥、大湿、大风、大霖、大雾，七者动精，则生害矣。"

仲长统《昌言》曰："屈者以夫伸，蓄者以夫虚，内者以夫外也。气宜宣而遏之，体宜调而养之，神宜平而抑之，必有次和者矣。夫善养性者得其和。邻脐二寸谓之关，关者，所以关藏呼吸之气，禀授四体也。故气长以关息，气短者其气稍升，其脉稍促，其神稍越。至于以肩息而舒，其神稍专，至于以关息而气衍矣。故养寿者，当致气于关，是为要术。"

崔瑗《箴》曰："动不肆勤，静不燕逸，有疾归天，医不能恤。太上防疾，其次萌芽，腠理不蠲，骨髓奈何？"

黄帝问岐伯曰："余闻上古之人，春秋皆度百岁，而动作不衰，今人年至半百，而动作衰敝，时世异耶？人将失之耶？"对曰："上古之人，其知道者，法于阴阳，和于术数，饮食有节，起居有常，不妄作劳，故能形与神俱，故尽终其天年，度百岁乃去。今人不然也，以酒

可望活到一百岁了。

彭祖说：但凡是人，不可能没有欲望，应当慢慢去除。人心无杂念了，只有真气在体内游动，气息得到了调理，人就不会生病。又说：养生的方法不在繁多，只要能做到不追求衣饰的华美，不滥食，不贪恋淫声美色，不计较胜负得失，不计较荣辱，心不受到劳累，精神不耗散，也就可活上千岁了。

《吕览》说：年岁活得长的人，不是从他命中注定的短命中延续得来的，而是生命本身的寿限就有那样长。要活满注定的寿数的关键在于去除危害。但哪些是危害呢？太甘、太酸、太苦、太辛、太咸，这五种味道充斥于身体中，对生命有危害。大怒、大喜、大忧、大恐、大哀，这五欲对人的性神发生了作用，也可对身体产生危害。大寒、大热、大燥、大风、大湿、大雨、大雾，这七象触犯到了精髓，也可产生危害。

仲长统《昌言》说：屈是为了伸，蓄集是为了弥补虚弱，充实内部是为了补偿外部的消耗。气适宜宣畅却被遏制，身体适宜调和却被厚养，精神适宜平静却被抑制，那么就一定会失去和谐。善于养性的人就能获得和谐。靠近肚脐二寸的地方，称为关元穴，这个部位关藏呼吸的元气，并将气禀授到四肢。因此，气充足的人关元穴就很平静，而气促的人呼吸会稍稍加快、加深，脉搏也会加速，精神也就会感到不舒适。如用肩部带动呼吸，可感到舒畅，他的精神可稍稍专注一点；如用关元穴来呼吸（气沉丹田），则气会绵绵不断。因此，想长寿的人，应当将气置于关元穴，这是十分重要的。

崔瑗《箴》说：人如果活动却不是太多，平静但不闲散，那么即使有病也是天意，医家也是无法悯恤的。因此首先是预防疾病，其次是当疾病尚在萌芽状态时予以治疗，如果病在腠理之间不能得到治疗，到了骨髓还能有什么办法呢？

黄帝对岐伯说：我听说上古时代的人，年岁活到一百岁，而动作仍不见衰老。现在的人，年岁活到五十岁就动作衰散了。是时代不同呢？还是人违背了养生之道呢？岐伯回答说：上古时代的人，知道养生的道理，能适应寒来暑往阴阳变化的规律，饮食有节制，起居有规律，从不过度劳累，所以能够使身体与心神得到保养，都活满到他应活的寿限，

为浆,以妄为常,醉以入房,以欲竭其精,耗散其真,不知持满,不知御神,务快其心,逆于生乐,起居无节,故半百而衰。"

《亢仓子》曰:"导筋骨则形全,剪情欲则神全,靖言语则福全。"

《唐书》有云:"多记损心,多语耗气。心气内损,形神外散。初虽无觉,久则为弊。"

《续博物志》曰:"眼者身之镜,耳者体之牖,视多则镜昏,听众则牖闭。面者神之庭,发者脑之华,心悲则面焦,脑减则发素。精者体之神,明者身之宝,劳多则精散,营竟则明消。"

应璩诗曰:"昔有行道人,陌上见三叟,年各百余岁,相与锄禾莠。往拜问三叟:何以得此寿?上叟前致词:室内姬粗丑。二叟前致词:量腹接所受。下叟前致词:暮卧不覆首。要哉三叟言,所以寿长久。"

柳公度年八十九,或问之,曰:"吾不以脾胃暖冷物、熟生物,不以元气佐喜怒,气海常温耳。"

温公《解禅六偈》曰:"忿怒如烈火,利欲如铦锋,终朝长戚戚,是名阿鼻狱。颜回甘陋巷,孟轲安自然,富贵如浮云,是名极乐国。孝悌通神明,忠信行蛮貊,积善来百祥,是名作因果。仁人之安宅,义人之正路,行之诚且久,是名不坏身。道德修一身,功德被万物,为贤为大圣,是名佛菩萨。言为百世师,行为天下法,久久不可掩,是名光明藏。"

度过百岁。现在的人却不同,把酒当作水饮用,经常做不该做的事,酒醉后还肆行房事,性欲耗竭了精元,也就消散了他的真气。不知道如何把握和节制,不知道保养精神,只贪图一时的享受,违背了养生之道而取乐,起居无节制,所以活五十岁就衰老了。

《亢仓子》说:舒展筋骨可使身体健全,减少情欲可保全精神,少言语可使人添福增寿。

《唐书》中说:记取的事太多损心,多言语耗气。心气在体内受到损耗,身体精神也就会损耗失散。起初虽然没有什么感觉,久而久之弊病却会显示出来。

《续博物志》说:眼睛是身体的镜子,耳朵是身体的窗户。眼睛看多了,镜就会昏浊;耳朵听多了,窗户就会闭塞。面部是精神的门庭,发是头脑的精华,内心悲哀面部就会表现焦虑,脑的功能衰退了头发就会变白。精力是身体的神,明智是护体之宝,劳累过度了就会出现精力涣散。因此,用尽脑力也就不明智了。

应璩诗说:以前有个过路的人,在田埂上看见三个老人,年龄都在百岁以上,三人一起在田里锄草。就上前去拜问,是怎样得到这样长寿的呢?第一个老人说,家中妻妾都很粗俗丑陋。第二个老人说,根据自己食欲来吃东西。第三个老人说,晚上睡觉时不蒙头。三个老人所说的都是养生的要言,所以长寿。

柳公八十九岁时,曾有人问他,他说:我不用自己的脾胃来暖冰冷的食物,也不让它将生食物煮熟,不用自己的元气辅佐喜怒之情,所以气海经常都是温和的。

温公《解禅六偈》说:忿怒如同烈火,利欲如同矛锋,终日忧心仲仲,这样就叫阿鼻狱。颜回甘愿过俭仆的生活,住在最简陋的地方,孟子安心于随意自然,他们都视富贵如浮云,这即是生活在极乐世界里。孝顺尊长的美德可以上通神明,以忠信的品格行事,可在野蛮人中畅通无阻,长期行善,各种吉祥都可得到,这就叫因果报应。奉行仁爱的人能心安理得,仗义行事的人能走正路,坚持一贯诚恳,身体就永不坏损。修炼道德一身的人,功德就会施及万物,这样的人都是贤人或圣人,也就是成佛的菩萨。一个人所说的,如老师的教诲流传百世,他的

茅季伟诗云："欺诳得钱君莫羡，得了却是输他便。来往报答甚分明，只是换头不识面。多置田庄广修宅，四邻买尽犹嫌窄。雕墙峻宇无歇时，几日能为宅中客？""造作田庄犹未已，堂上哭声身已死。哭人尽是分钱人，口哭原来心里喜。""众生心兀兀，常住无明窟，心里为欺谩，口中佯念佛。"是皆真实不虚话也。闻此则少者当戒，况老人乎！

薛子曰："养得胸中无一物，其大浩然无涯。""有欲则邪得而入之，无欲则邪无自而入。"且无欲则所行自简，又"觉胸中宽平快乐。""静中有无限妙理。"

又曰："常沉静则含蓄义理深，而应事有力。""故厚重静定宽缓，乃进德之基。"亦为老人养寿之要。

"一念之非即遏之，一动之妄即改之。""一毫念虑杂妄，便当克去。""志固难持，气固难养。主敬可以持志，少欲可以养气。"

"人若不以理制心，其失无涯。故"一念之刻即非仁，一念之贪即非义，一念之慢即非礼，一念之诈即非智。"此君子不可一念起差，至大之恶，由一念之不善，而遂至滔天。

"修德行义，守道养真，当不言而躬行，不露而潜修，外此一听于天。若计较成仙作祖，邀名延誉，则日夕忧思，况未必遂，徒自劳扰，是为不知天命。"

"才舒放即当收敛，才言语便思简默。""不可乘喜而多言，不可乘快而多事。"须有包含，则有余味，发露太尽，恐亦难继。"故"慎言语，养德之大；节饮食，养生之大。"

行为天下的人都效仿，并不因时间久长而淹没，这就是光明藏（藏：佛教、道教经典的总称一译注）。

茅季伟诗说：欺诳得钱君莫美，得了却是输他便。来往报答甚分明，只是换头不识面。多置田庄广修宅，四邻买尽犹嫌窄。雕墙峻宇无歇时，几日能为宅中客。造作田庄犹未已，堂上哭声身已死。哭人尽是分钱人，口哭元来心里喜。众生心兀兀，常住无明窟。心里为欺谩，口中伴念佛。这些都是真实的，不是虚假的，听了这些，年轻人也应当警戒，更何况老年人。

薛子说：修身养性至心中没有杂念，则浩然无涯。有欲望邪气就会侵入，无欲望邪气也就无从而入了。并且，无欲望自己的行为就会简单随便，心中也会宽容、平静、快乐，在安静中就能体会到无限美妙的道理。

又说：经常深沉平静的人，为人含蓄，且深通道义和义理，应对事情就坚强有力。所以厚重、平静、宽容是修养道德的基础，也是老人长寿的要诀。

有一闪念的非分之想，应立即加以阻止，有一点点妄动，应立即改正；有一丝毫杂念，应立即加以克服。人的意志固然难以把持，气也难以培养，但心怀恭敬可以把持自己的意志，减少欲望则可以养气。

人如不用理智来克制自己的心绪，他的损失会是无限的。因此一念的刻薄也是不仁的，一念的贪婪也会产生不义，一念的怠慢也是不礼貌的，一念的奸诈也不明智。所以君子不可因一念引起的差错，导致大的罪恶，因一念的不善而形成滔天大罪。

修德行义，守道养真，应当少说而尽心地遵守施行，应当不露声色而潜心修炼，此外的一切就该听命于天了。如果计较成仙作祖，邀名争誉，就会成天忧思，但事情又未必能成，徒劳自扰，这就叫不懂得天命。

一旦舒畅放松了就应当有所收敛，一旦想说话便应想到少说或沉默。不可因高兴而多言，不可因愉快而多事。必须有含蓄，才有余味。暴露得太多了，恐怕也就难以为继了。因此，谨慎少言是修养道德的大要；节制饮食，是养生的根本。

"积德积善，不知其善，有时而得用；弃礼背义，不知其恶，有时而蒙害。"故"庄敬日强，轻肆日偷。"

"圣人不怨天，不尤人，心地多少洒落自在。常人才与人不合即尤人，才不得于事即怨天，其心忿怼劳扰，无一时之宁泰，是岂安命顺时之道？"

"心诚色温，气和词婉，必能动人。""若人未己知，不可急求其知；人未己合，不可急求其合。觉人之诈，不形于言，有无限余味。"

佛言苦乐逆顺，道在其中。夫"素富贵行乎富贵，素贫贱行乎贫贱，素患难行乎患难，素夷狄行乎夷狄"。随寓而安，圣贤也，何有苦乐逆顺之异哉？苦乐逆顺，固外也，以吾道处之，则无不可。

"世人所以不达道者，正以浮幻相缠，役役无了时也。苟能具天眼，勘破世故，则虚名薄利，皆为吾累。古之人所以适其适，而不适人之所共适者，为己重也。"

"人生世间，要见识高远。见识高远，则不为浅近眩惑。日观世事之盛衰，夜观气运之消长。由其盛衰也，吾以出处应之；由其消长也，吾以进退随之，则祸可避而害可禳。不然，奔役愦梦，几何不为时势所害？"

"世间陷阱，在在有之，要人醒醒耳。眼一少昧，足一少偏，心一少惑，则堕落阱中，安能出哉？身在阱中，心悔前日之非，晚矣！此君子贵乎知微。"

"敬者德之聚也，敬则众善毕集，不敬则怠惰放僻随至，而德败矣。""持敬而无间断，则诚矣。未能诚者，由敬而入。"敬以存

积德积善，自己不知道这是在行善，有的时候就会得到善报；弃礼背义，自己却不知不觉，有的时候就会因此而蒙受灾祸。因此，一个人保持庄敬就会逐日强大，轻率放纵就会逐日卑弱。

圣人不怨天，不尤人，心中潇洒自在。一般的人，一与别人不合就尤人，办事一不成就怨天，心里常受仇怨、嫉恨的劳扰，没有一刻安宁太平的日子，这哪里是安身保命，顺应时事的方法？

心地诚实则面色温和，气息平和则言词委婉，也一定能够感动别人。若别人不了解自己，不必急切地要求他人了解；别人与自己不合，不必急切地要求他与自己合得来。察觉别人耍奸使诈，不必说出来，这才有无限余味。

佛说苦乐逆顺，自有其中的道理。富贵的人按富贵的方式行事，贫贱的人按贫贱的方式行事，在患难中按患难的方式行事，在少数民族中按该民族的风俗行事，入乡随俗。随遇而安，这就是圣贤，哪里有什么苦乐逆顺的不同呢？苦乐逆顺原本就在身外，以这样的态度来加以对待，也不是不可以的。

世上的人之所以达不到道的境界，是由于浮想幻想的纠缠束缚，而得不到解脱。如能具有天生慧眼，看破红尘世故，那么那些虚名薄利，都成了自己的累赘。古代的人之所以能适应适合自己的环境，而不能适应众人都能适应的环境，这是因为对自己十分尊重。

人生于世间，要见识高远。若见识高远了，就不会被眼前浮浅的事所迷惑。白天观察世事的盛衰，夜间观察气运的消长。根据世事的盛衰，使自己的出入与它适应；根据气运的消长，使自己的进退与它相随，这样便会有祸可以避免，有灾害可消除。不然，整日昏糊地奔忙，哪有不被时势所害的道理？

人世间的陷井，处处都有，人们要时刻清醒。眼睛稍未看清楚，脚下稍有偏失，心中稍有点迷惑，就会落入陷井中，哪里能出得来呢？如果自己身陷其井，心里后悔以前做错的事，已经晚了！因此，君子贵在洞察细微。

受尊敬的人，品德优良，大家也都喜欢，并且毕恭毕敬地集聚在他周围。不受尊敬的人，懒惰、放纵、孤僻会随之而至，而德性也就愈加败

心，其体湛然，自无杂虑。况"庄敬亦是保养身心元气的工夫。"

"衣垢不澣，器缺不补，对人犹有惭色；行垢不澣，德缺不补，对天岂无愧心？"

"君子对青天而惧，闻雷震而不惊；履平地而恐，涉风波而不惧。"

"破爪伤肤，坏梳摘发，色为之变；聚珍瘵身，列艳靡骨，心为之安。"

"倚富者贫，倚贵者贱，倚强者弱，倚巧者拙。倚仁义道德者，不贫，不贱，不弱，不拙。"

"化于未明之谓神，止于未为之谓明，禁于已著之谓察，乱而后制之谓瞽。"故于事物之扰，不可不先此三者。

"为家以正伦理、别内外为本，以尊祖睦族为先，以勉学修身为次，以树艺牧畜为常。守以节俭，行以慈让，足己而济人，习礼而畏法。可以寡过，可以静摄，而无扰扰于前矣。"

吾人不可以不知命，矧老人乎？人之所志无穷，而所得有限者，命也。命不与人谋也久矣，安以故常有余，违之则常不足。惟介以植内，和以应外，听其自来，是安命也。

心本可静，事触则动。动之吉为君子，动之凶为小人。孟子曰："我四十不动心。"是不为外物动也。

"泛交不若寡交，多求不若慎守。"

坏了。长期持久地受人尊敬，是因为人诚恳。所以不真诚的人，应该由逐渐尊敬别人入手。恭敬存心，身体也会觉得湛然澄明，自然而然心里就会没有杂念了。况且庄敬的行为也是保养自己身体、内心和元气的一大工夫。

衣上的污垢不洗，东西缺损不修补，面对别人时自己会有惭色；行为上的污垢不清除，道德缺乏而不加以修养，对天岂能没有愧心？

君子面对苍天有敬畏的感觉，但闻听雷声却不心惊。走平地小心翼翼，经风雨历波浪却不惧怕。

破损的指甲会伤害肌肤，损坏的梳子会摘脱头发，形色也会因此发生变化。贪婪地聚集珍宝会掩埋掉自己的身体，猎取女色会损害自己的筋骨，却自认为心安理得。

倚仗富裕的人是贫者，倚靠高贵的人下贱，倚仗强势的人软弱，倚侍机巧的人拙笨。倚持仁义道德的人，则不贫穷，不下贱，不软弱，不拙笨。

化解坏事于未明了之前，称为"神"；终止坏事于未发作之前，称为"明"；禁止坏事在已开始做时，称为"察"；事情已乱了才加以制止的，称为"瞀"。所以对诸多事物，不可不先注意前三条。

在治家方面，必须正确处理好长幼之间的关系，做到男女内外有别，以尊敬祖先长辈，使族人之间和睦相处为先务，其次是鼓励勤学和修身，并经常学习牧畜的技艺。用节俭朴素来守持家业，并保有仁慈忍让的好品行，要知道自我满足并周济那些贫穷苦难的人，讲习理仪，畏惧且遵守国家法律。这样，就能减少过错，就能静摄养身，对前面的一切也就不会被扰乱了。

我们不可以不知道天命，更何况老年人了。人的志向是无穷无尽的，但是所获得的却是非常有限的，这是命运注定的呀。命运与人的志向不符合，是很久就有的了。能安常处顺的人总是常常有积余，而违背命运的人总是常常感到不满足。只有用培养内涵美德，用平和的心性对待外界的一切事物，听其自然，才能够安命。

心本可以平静的，但一接触到事物则会动。动善念是君子，动恶念是小人。孟子说：我四十岁就不会动心了。是不为外界事物的诱惑而躁动。

广泛的去结交朋友，不如少交朋友；想过多的去获取，不如谨慎

"易损而难覆者，精也；易躁而难静者，神也。惟养元气充满，则精神融和，遇损遇躁，常有主以制之矣。"

"造道者可谓之富，失学者可谓之贫，听天者可谓之达，无耻者可谓之穷。"

《书》曰："必有容，德乃大；必有忍，乃济。"君子立心，未有不成于容忍，而败于不容忍也。容则能恕人，忍则能耐事。一毫之拂，即勃然而怒，一事之违，即愤然而发，是无涵养之力，薄福之人也。是故大丈夫当容人，不可为人容；当制欲，不可为欲制。

东坡曰："蜗涎不满壳，聊足以自濡；升高不知疲，竟作粘壁枯。"此言深可为不知进退者戒也。夫人事之役役，计谋之敝敝，人皆以人事可以致富贵，计谋可以立功名，殊不知一作一辍，有造物以宰之。为之而成者，非其能也，命之至也，适与造物俾也。况为之而不成者多乎？造物无言也，人不可以惑其听；造物无形也，人不可以渎其公。世之人役役敝敝于百年之间，无顷刻之自安者，不亦深可哀也？不足为造物挠，深足为造物笑。

心上有刃，君子以含容成德；川下有火，小人以忿怒殒身。

惟心与天一，故理之所得者独明，而能开人心之迷。心与地一，故水之所汲者独灵，而能涤人心之陋。故以一杯之水，而能疗医所不治之疾，罔不瘳者，岂由水之灵哉？实资于道之用也。不知者为

的保住自己原有的。

　　容易损耗而很难恢复的，是人的精气；容易躁动而难以宁静的，是人的神魂。只有将元气培养得饱满充沛，精和神才会融合，即使遇上损害或躁动，随时都用心去加以控制。

　　顺乎大道行事的人可以说是富有的，放弃学习的人可以说是贫困的，顺乎天命的人可以说是达观的，逆天行事的无耻之徒则正当穷途末路了。

　　《尚书》说：唯有宽容的人，他的德性才伟大。只有能忍让的人，有难的时候才能得到别人的帮助。君子要树立善良之心，没有不是因为有容忍的度量才获得成功的，然而失败也总是因为不能容忍。有容忍的度量才能宽恕别人，懂得忍让才能忍耐做事。有一丝毫违逆自己的心意，就大发怒气，有一件事不顺自己之意，就大动肝火，这其实是没有涵养，是福薄的表现。所以作为堂堂丈夫理当容忍他人，而不可以为他人所容；应当控制不当的欲望，而不可以让邪欲来制约自己。

　　苏东坡说：蜗牛的涎水不会满壳，仅够润滑自己而已；向高处爬不知道疲劳，终究只能是粘住墙壁而枯死。这些话足以告诫那些不知进退的人。但凡人世间的事情总是空自劳役，一切计谋也是空自施展，人都以为在人世中可以达到富贵，计谋可以建立功业，殊不知作事的成与败，都是有造物者在主宰。办事成功了，并不是自己的能力，是命运注定应该达到的，也是适应了造物主的安排。何况努力了而不成功的人是很多的。造物者是不会说话的，人不可以迷惑于听闻；造物者是没有形体的，但人不能因此就亵渎它的存在。世间的人，一生总是在忙碌劳苦，没有一刻的自在安乐，这难道不是巨大的悲哀吗？这种人不值得造物主来扰乱，只会受到造物主嘲笑。

　　人心上可能会有锋利的刀刃，而君子仍然以包容万事的雅量来成就美德。水之下有熊熊的烈火，小人不能以水济火，却总是以暴躁愤怒的态度而终致损身。

　　只有人心与天意一致时，所获得的理义才能彰明，才能启迪人心的迷惑。心与地德一致时，常汲的水泉才有灵性，才能洗涤人心中的丑恶。因此，用一杯水便能治疗医生所不能医治的疾病，这难道是水的灵

妄诞。

"人心思火则体热，思水则体寒。怒则发竖，惊则汗滴，惧则肉颤，愧则面赤，悲则泪出，慌则心跳，气则麻痹。言酸则垂涎，言臭则吐唾。言喜则笑，言哀则哭。笑则貌妍，哭则貌媸。又若日有所见，夜必梦扰；日有所思，夜必谵语。梦交则泄精，气怒则发狂。此皆因心而生者也，人可于灵君使令一刻不在绛宫以统百属乎？"

太一真人曰："予有经三部，共只六字，儒者诵之成圣，道士诵之成仙，和尚诵之成佛，而功德甚大，但要体认奉行。一字经曰忍，二字经曰方便，三字经曰依本分是也。三经不在大藏，只在灵台。"有味乎言哉！

又曰："心静可以通乎神明，事未至而先知，是不出户知天下，不窥牖见天道也。盖心如水也，久而不挠，则澄澈见底，是谓灵明。故心静可以固元气，万病不生，百岁可活。若一念挠浑，则神驰于外，气散于内，荣卫昏乱，百病相攻，寿元自损。"

嵇中散曰："君子知形恃神以立，神须形以存，悟生理之易失，知一过之害生。故修性以保神，安心以全身，爱憎不栖于情，忧喜不修于意，泊然无感，而体气和平。又呼吸吐纳，服食养身，使形神相亲，表里俱济也。"

神农曰："上药养命，中药养性。诚知性命之理，因辅养以通也。而世人不察，惟五谷是见，声色是耽，目惑玄黄，耳务淫哇。滋味煎其脏腑，醴醪煮其肠胃，馨香腐其骨髓，喜怒悖其正气，思虑消其精神，哀乐殃其平粹。夫以蕞尔之躯，攻之者非一途，易竭之身，而内外受敌，身非木石，何能久乎？"

验吗？实际这是道的作用，不理解的人还认为是荒诞的。

　　人心一想到火就感到身体发热，想到水就感到身体发寒。愤怒时头发竖立，惊悸时身上出汗，恐惧时肌肉颤栗，惭愧时脸红，悲哀时眼泪会溢出，慌乱时就会心跳不止，气结时全身就会麻痹。言酸则垂涎，言臭则吐唾，言喜则笑，言哀由哭。笑则貌美，哭则貌丑。又例如白天有所见，夜间就有所梦；白天有所思虑，夜间必然说梦话。梦交则泄精，气怒则发狂。这一切都是从心产生的。假若人有片刻的心神不定，心难道还能统率别的吗？

　　太一真人说：我有经三部，共只有六个字，学儒学的人念诵可以成圣，道士读了能成仙，和尚读了能成佛，它的功德很大，但必须要身体力行。一字经叫做"忍"，二字经叫做"方便"，三字经叫做"依本分"。三经不在灵山的大藏经里，却只在你的心中。这是极有意味的话啊！

　　又说：心里宁静就可以通达神明，也就能在事情还未发生时就预先知道，不走出门户就能知道天下的事情，不看窗外也可知道天道规律。心像水一样，只要久不扰动就会清澄见底，所以叫做灵明。所以心静可以保住元阳之气，也就什么病也不会生，便可以活到一百岁。假如有一个念头搅乱了宁静的心境，那么心神飞弛于外，元气就会散在体内，血气混乱了，多种疾病就会侵袭，年寿自然就夭折了。

　　嵇康说：君子知道形体并依赖精神而立身于世，知道精神必须依靠形体才能存在，知道人生转瞬即失的道理，知道稍有不慎就能够危害生命。所以用修养心性的方法来保持精神，让心安静来保全身体，爱和憎都不牵动感情，忧和喜也不改变自己的心意。对一切都漠然置之，好像没有感受一样，这样身体和元气也就保持和平的态势了。又有呼吸吐纳的方法，重视用服食营养之物以养身，使形体和精神相亲近，外表与内体相协调。

　　神农说：上品药保养生命，中品药保养心性。既然知道性命的道理，便可以用辅养达到目的。然而世人并不明白，只看到五谷等物，沉醉于声色之中，眼睛潦乱，耳朵只听淫糜之声。不知道五味之于五脏六腑，过胜了反而有害，烈酒会伤害肠胃，淫糜之声和诱人的香味将使骨髓腐烂，喜怒会使正气逆乱，思虑会消耗精神，哀乐会使平静的心情

又曰："善养生者,清虚静泰,少思寡欲。知名位之伤德,故忽而不营,非欲而强禁也;识厚味之害性,故弃而不顾,非贪而后抑也。外物以累心不存,神气以守白独着。旷然无忧患,宁然无思虑。又守之以一,养之以和,和理自济,同乎大顺。然后蒸以灵芝,润以醴泉,晞以朝阳,和以五弦,无为自得,体妙心玄。亡欢而后乐足,遗生而后身存。若此以往,庶可与羡门比寿,王乔争年。"

《贞白书》曰："质像所结,不过形神。形神合,则是人是物;形神若离,则是灵是鬼。非离非合,佛法所摄;亦离亦合,仙道所依。何以能致为仙?是修铸炼之事极,感变之理通也。譬之为陶,当埏埴为器之时,是土而异于土,虽燥未烧,遇湿即败,烧而未熟,不久尚坏。火力既足,表里坚固,河山有尽,此形无灭。假令为仙者,以药石炼其形,以精灵莹其神,以和气濯其质,以善德解其缠,万法皆通,无碍无滞。欲合则乘云驾雾,欲离则尸解质化,不离不合,则或存或亡。各随所业,修道讲学,以跻仙路,永保长年。"

"夫人只知养形,不知养神,只知爱身,不知爱神。殊不知形者,载神之车也,神去人即死,车败马即奔也。"

扰乱。因为小小的身体，容易受到损害的绝不是某一个方面，容易衰竭的身体，它的内外都会受到敌人的侵袭，身体不是木石构成的，怎么能够长久呢？

又说：善于保养生命的人，经常保持清虚泰然的心境，既少思虑也少有欲念。知道为名誉地位会伤害品德，所以时刻都不要松懈而不克制，即使没有欲念也要强制禁欲；要知道五味太过会损害心性，所以要弃而不顾，不要贪食以后才去抑制。外物会劳心而使心失去控制，精神元气是用以保持心神醇正不杂的。心要做到空旷得没有忧患，宁静得没有一点思虑，又坚守如一，通过调养使之达到平和，并依据一定的方法进行自我调节，这就同大自然的规律相符了。然后再进食灵芝之类的营养药物，并以泉水洗浴以泽润身体，适当晒晒朝阳，用音乐调和情绪，做到无为自得，身体也就轻快，心也就旷达了。忘掉欢乐，才能乐天知足，忘掉生命的存在，身体才能得以长存。假如长久坚持这样做，就可以与古代传说中的仙人羡门比高寿，可以与王子乔的年龄争高下。

《贞白书》说：身体形像的最主要之点，没有超过形体与精神的。形神合一，则是一个真正的实体；形体与精神分离，则是一个吸有阴之精气的精灵或鬼。既不分离也不相合，是佛法调养特点；既分离也相合，是仙道的方法。怎么样才能成仙呢？是因为修持铸炼的功夫达到了极致，感应变化的道理已经通达。譬如做陶器，将粘土注入模具后制成陶器器型的时候，虽然是土，但又与土不相同，虽然干燥但却未经过烧制的过程，遇到水的漫湿就会烂掉。假如没有烧制成熟，不久也将败坏。火力达到了，表里都烧煅坚实了，河山虽然有自己的尽头，然而这样的陶器是不会毁灭的。假使一个要成仙的人，用药石来炼就形体，以精气灵性来陶冶精神，以祥和之气洗涤本性，以善良美德化解对世事的纠缠，各种方法都通达了，没有障碍与牵挂。欲合就乘云驾雾，欲离就将尸解质化，形神不离开也不结合，则或存在或消亡。各自按照所重视的功业，修道进学，以达到登仙之路，便能永保长年。

大凡人都只知道养形，不知道养神，只知道爱惜身体，不知道爱惜精神。不知道形体是运载精神的车子，精神离去了，人就会立即死亡，正如车子坏了，马就不受羁绊地跑掉了。

"养寿之法,但莫伤之而已。冬温夏凉,不失时序之和,所以适身也。若重衣厚褥,体不甚苦,以致风寒之疾;厚味脯腊,醉饱肥甘,以致结聚之患;美色妖冶,嫔妾盈房,以致虚损之祸;淫声艳曲,怡心悦耳,以致荒耽之惑。故世人不终耆寿,咸多夭殁者,皆由不自爱惜,忿争尽意,邀名射利,聚毒攻神,内伤骨髓,外消筋肉,血气枯槁,经络壅闭,内里空虚,招来众疾,一有所感,便不可支。是由正气日衰,邪气日盛故耳。"

《太上日用经》曰:"饮食餐完,禁口端坐,莫起邪念,世事俱忘,存神定意,眼不视物,耳不听声,息心内守,调息绵绵,呼吸自在,似有如无。心火下降,肾水上升,口中津生,灵真附体,得至长生,与天齐寿。"

《道林摄生论》曰:"老人养寿之道,不令饱食便卧,及终日久坐久劳,皆损寿也。时令小劳,不致疲倦,不可强为不堪之事。食毕,少行百步,以手摩腹百过,消食畅气。""食欲少而数,恐多则难化。先饥而食,先渴而饮,先寒而衣,先热而解,勿令汗多。不欲多唾,唾不令远。勿令卧熟扑扇,勿食生冷过多。勿多奔走,勿露卧空阶,而冒大寒、大热、大风、大露。勿伤五味:酸多伤脾,苦多伤肺,辛多伤肝,咸多伤心,甘多伤肾。此数者,老人犹当加意。"

"老人摄生,卧起有四时之早晚,兴居有至和之常制。调引筋骨有偃仰之方,杜疾闲邪有吞吐之术,流行荣卫有补泻之法,节宣劳逸有予夺之要。忍怒以全阴气,忍喜以全阳气。然后将草木药饵以救亏缺,后炼金丹以定无穷。"他若自己修为,"要当居贫须要安贫,居富切莫矜富。居贫富之中,恒须守道,勿以贫富改志易性。

养寿的方法，只要不去伤害它就行了。冬季应保持温暖，夏天应保持凉爽，不要与季节和时序不和谐，就可以适身为宜。如果穿很重的衣服，盖很厚实的被褥，使身体不堪受苦，就会因风寒的侵袭而生疾病；吃味重的干肉、醉酒或过分饱食，喜欢吃脂肪和过多的甜食，都可能造成肠胃结食的病；过分喜欢美色，纵情欲而又妻妾盈门，就会造成身体虚损的病；淫荡的歌曲，虽然悦耳动听，但会使人沉溺、迷乱。所以世人达不到高寿，很多人年轻时就死亡了，都是由于自己不爱惜身体，不节制愤怒，好胜心强而又过分思虑，追求名利财物，就好像把毒箭集中起来攻击精神，这样对内损伤骨髓，对外则消耗筋肉，以致血气枯槁，经络阻塞，里外空虚，招致各种疾病。疾病一旦发生了，也就再也不能支撑了。这是因为正气日渐衰退，邪气逐日加剧的结果。

《太上日用经》说：吃饭后，应闭口端坐，心不能起邪念，把世间的一切事都忘掉，存神定意，眼不视物，耳不听声，平心静气，调息内守，使呼吸自由自在，如若有若无一般。这样就能使心火下降，肾水上升，口中生津，灵性真神附体，就能长生，与天同寿。

《道林摄生论》说：老人养寿的方法是，不要吃饱后就睡，也不要整天的久坐久劳，这些都是有损于年寿的。不时的适当活动身体，但不可疲劳，更不可勉强去做不能胜任的事。吃饭后，少行百步，用手摩腹一百遍，以消食畅气。饮食应少吃多餐，以免吃多后难消化，做到有饥饿感后再吃，渴了才喝水，感觉寒冷了才加衣服，热了才解衣，不要流汗过多。不要多吐口水，更不要吐得过远。不要睡熟以后扇凉风，不要过多食生冷食物。不要过多的奔走，不要在室外露睡，不要去感受太冷、太热、大风和大雾。不要嗜食过多的五味：酸多伤脾，苦多伤肺，辛多伤肝，咸多伤心，甜味过多伤肾。以上几项，老年人尤其应当注意。

老年人固本保生，睡觉起床按四季各有早晚，起居要祥和，各方面都要有节制。活动筋骨要舒展，停息应有好的方法，防止疾病的侵扰要有吐纳的方法，对于身体营养和抵抗力的增强要有切实的补养和宣泻的办法，劳逸结合张弛得宜要有要领。忍让息怒以保全阴气，切忌过喜以保全阳气。然后再用草木药物以补救身体的亏损，炼制金丹用以壮元使年寿无穷。若要修身养性，还要做到身处贫贱，安于贫贱，身居

识达道理，似不能言，作大功德，勿自矜伐。年至五十以外，以至百年，美药勿离于手，善言勿离于口，乱想勿生于心。勿令心生不足，好恶常令欢喜。勿得求全于人，勿得怨天尤命。""常当少思、少念、少欲、少事、少语、少笑、少愁、少乐、少喜、少怒、少好、少恶。此十二少者，养性之都契也。多思则神殆，多念则神散，多欲则智乱，多事则形劳，多语则气丧，多笑则脏伤，多愁则心憔，多乐则意溢，多喜则妄错昏乱，多怒则百脉不定，多好则专迷不理，多恶则憔悴无欢。此十二多不除，丧生之本也。惟无多无少，几于道矣。"

《要记》曰："一日之忌，暮无饱食；一月之忌，暮无大醉；终身之忌，暮常护气。久视伤血，久卧伤气，久立伤骨，久行伤筋，久坐伤肉。大饱伤肺，大饥伤气。勿当屋梁脊下睡卧，卧勿头向北。勿点灯烛照卧，六神不安。大汗勿脱衣，多得偏风，半身不遂。卧处勿令有孔隙，风入伤人。最寒勿令火炉安向头旁，令人头重目赤鼻干。冬日冻足冻脑，春秋脑足俱冻。寅日剪指甲，午日剪足甲，烧白发，并吉。勿食父母本生所属禽兽之肉，令人魂魄飞扬。勿忍溺并怒抛，以致膝冷成痹。勿忍后并强努，以致气痔腰疼。入庙宇必恭敬，勿姿意注目。见怪勿得惊恐，以怪为怪。数者是亦养生之大者，当究心焉。"

《关尹子》曰："人之平日，忽焉目见非常之物者，皆精有所结而然；病目忽见非常之物，皆心有所歉而然。苟于吾心能于无中示有，则知吾心能于有中示无，但不信之，自然不神。或曰：彼识既昏，谁能不信？应曰：如捕蛇人而不畏蛇，彼虽梦蛇，而心亦不怖。道无

富贵而切莫居富矜执。居于贫富之中的人,更要有恒心坚守道德,不要因为贫贱或者富贵而改变自己的意志,变更心性。通达道理,不要夸夸其谈;做出大功德,也不要夸耀。年岁到了五十以上,以至一百岁,养身的药物更要不离手,美好良善的言词不离口,心不胡思乱想。不要让心萌生不满足的念头,好恶也不要放在心上,让自己常常抱着欢喜。对他人不要求全责备,更不得怨天尤命。应当做到少思、少念、少欲、少事、少语、少笑、少愁、少乐、少喜、少怒、少好、少恶,这十二个应减少的方面,是养性应信守的契约。多思则精神懈怠,多念则精神散失,多欲则智识混乱,多事则形体劳顿疲惫,多语则元气丧失,多笑则损伤脏器,多愁则心力憔悴,多乐则意志泄溢,多喜则会妄错昏乱,多怒则百脉失调难定,多有偏好则心神不专一,多恶则憔悴而无欢乐。这十二多不去除,是丧失生命的根本。只有不多不少,才是合于养生之道的。

《要记》说:一天的忌讳是晚上不要饱食,一个月的忌讳是晚上不要醉酒,终身的忌讳是晚年了要护住元气。眼看东西太久伤血,睡久了伤元气,站久了伤骨骼,行走久了伤筋,坐久了伤肉。太饱了伤肺,太饥了伤气。不要在屋梁脊下睡卧,睡时头不要向北方。不要在睡后点灯照烛,以免引起六神不安。出大汗时不要脱掉衣服,否则多得偏瘫风,半身不遂。卧时不要有孔隙,以免寒风吹入伤人致寒。不要将火炉安在头旁,这样会使人头重、眼红、鼻干。冬天脚要保暖且头要保持寒凉,春天和秋天脑脚都应受冻。逢寅日剪手指甲,逢午日剪脚趾甲,焚烧白头发,都吉利。不要吃与父母亲的属象相同的家禽家畜肉,这会使人魂魄飞扬。要小便时不要忍耐也不要急撒,这会造成膝关节发冷疼痛。要大便时不要忍耐也不要强排,这会造成因肠气下坠而发痔疮和腰痛。进庙宇要毕恭毕敬,不得放肆乱看,看见怪异不要惊恐,以怪为怪。以上这些都是养生的大法,应当研究领会。

《关尹子》说:人在平时,忽然之间眼睛看见不寻常的东西,这是精气凝结而造成的;生病的眼睛忽然看到不寻常的东西,这是心气不充实造成的。假如自己能视无为有,也就知道自己心中也能见有为无,如果自己不相信,自然不灵验了。有人说:智识既已昏乱,哪个能不相信呢?答复说;如果捕蛇的人不怕蛇,他即使在睡梦中梦见蛇,内心也不

鬼神，独往独来。"

又曰："困天下之智者，不在智而在愚；穷天下之辩者，不在辩而在讷；服天下之勇者，不在勇而在怯。""少言者，不为人所忌；少行者，不为人所短；少智者，不为人所劳；少能者，不为人所役。""壮者当知三在四少，以遵吾生，矧高年之人，于此可不更加珍重，以保全天年？"

"长生之法，保身之道，因气养精，因精养神，神不离身，乃得常健。"

养生大要："一曰啬神，二曰爱气，三曰养形，四曰导引，五曰言语，六曰饮食，七曰房室，八曰反俗，九曰医药，十曰禁忌。"又曰："无劳尔形，无摇尔精，归心静默，可以长生。"

"天地以生成为德，有生所甚重者，身也，身以安乐为本。安乐所可致者，以保养为本。先其本，则本固，本既固，疾病何由而生？寿岂不永？故摄生有三：曰养神，曰惜气，曰防疾。忘情去智，恬澹虚无，离事全真，内外清净，如是则神不内耗，境不外惑，真一不杂，神自宁矣，是曰养神。抱一元之本根，固归真之精气，三焦定位，六贼（六贼：声、色、香、味、触、法。）忘形，识界既空，参同斯契，虚实相通，名曰大通，则气自定矣，是曰惜气。饮食适时，温凉合度，出处无犯于八邪（八邪：风、寒、暑、湿、饥、饱、劳、逸），动作不可为勉强，则身自安矣，是曰防疾。"

又曰："善养生者养内，不善养生者养外。外贪快乐，姿情好尚，务外则虚内矣。所谓养内者，使五脏安和，三焦守位，饮食得宜，世务不涉，是可长寿。"

会害怕。心上没有鬼神，人便可以独来独往。

又说：使天下有智慧的人不能施展的，不是智慧而是愚蠢；使天下善言词的人理穷词屈的，不是会说的人，而是说话迟钝的人；能降服天下勇士的人，不在于勇猛而在于胆怯。少说话的人不会为他人所忌妒，少行动的人不会被他人所指责缺点，没有智慧的人不会为他人而劳累，没有能力的人不会被他人所用。壮年人应当知道以上三个在、四个少，以达到遵生长寿；年老的人，对于这个问题怎么能不更加珍视，以保全天年呢？

长生的办法、保身的道理，是用气养精，用精养神，神不离开身体，才能保持健康。

养生的大要是：一是收藏神，二是珍惜元气，三是保养形体，四是导引吐纳，五是减少言语，六是注意饮食，七是节制房事，八是反世俗而为之，九是医药保养，十是注意禁忌。又说，不要使自己的形体疲劳，不要扰动自己的精气，应收心静默，就可以达到长生。

天地以造化人类为功德，有生命的人要特别重视身体，身体以安乐为根本。要想达到安乐，保养是根本。应把保养放在首位，则根本牢固，根本既然坚固了，疾病怎么能够发生呢？怎么会不长寿呢？摄生的办法主要是三条：一是保养精神，二是珍惜元气，三是防止疾病入侵。忘却浮躁的感情和内心的思虑，保持恬适淡泊，远离尘间的杂事，使自己回到全真的境界，使内外清净，这样精神就不会有内在的耗损，心也不能被外境感惑，自然无为心无杂念，神自然也就安宁了，这就是养神的方法。持一元之气这个固本之根，固守回归体内的精气，三焦定位、六贼退让忘形，意识领域既然空虚，一切谋度也相与默契，虚与实都相通畅达了，就叫做大通。如此，气自然也就平定，这就是惜气。饭食要定时，冷热要适当，外出不要让八邪侵犯，活动适度不可勉强，这样身体自会安然无恙，这就是防疾。

又说：善于养生的人主要在于养内，不善于养生的则养外。养外则会贪图快乐，放肆情欲，心里又充满幻想，这种注重外在享受的人，他的内在精神自然就是空虚的。所谓养内，就是让五脏平安和谐，三焦守位，饮食适当，尘世的驳杂事情不要涉及，这样就可以长寿。

《庄子》曰："人之可畏者，衽席饮食之间为最，而不知预为之戒者，过也。"若能常自谨畏，病疾何由而起？寿考焉得不长？贤者造形而悟，愚者临病不知，诚可畏也。

"劳者，劳于神气；伤者，伤于形容。饥饱过度则伤脾，思虑过度则伤心，色欲过度则伤肾，喜怒过度则伤肝，悲愁过度则伤肺。又如风寒暑湿则伤于外，饥饱劳役则伤于内。昼感则伤于荣，夜感则伤于卫。经行内外，劳一而二，由二而十，真气外散，五邪入内，使人肌肉内消，神气短少，饮食渐减，行步无力，虽欲久生，恐无能矣。"

《道院集》曰："游心虚静，结志玄微，委虑无欲，归计无为。凝神灭想，气和体舒，达延生命，寿与天齐。"

又云："检情摄念，息业养神。""悟妄归真，观空见性。常习静明，不为魔动，心我两忘，神气自满。"

又云："止念令静，观理令明。念静理明，不死可能。导气令和，引体令柔。气和体柔，长生可求。"此皆至妙要论。

"一人之身，一国之象也。胸臆之设，犹宫室焉；支体之位，犹郊境焉；骨节之分，犹百川焉；腠理之间，犹四衢焉。神犹君也，血犹臣也，气犹民也。故至人能理其身，亦犹明君能治其国。爱民安国，爱气全身；民弊国亡，气衰身谢。故上士施医于未病之先，防守于未败之日。故摄生者，先除六害：一曰薄名利，二曰禁声色，三曰廉货财，四曰损滋味，五曰屏虚妄，六曰除嫉妒。六者若存，真经空念，不能挽其衰朽矣。"

《庄子》说：人最可怕的是只知道穿衣、睡觉和饮食方面的问题，而不知道预防和禁戒，这是一大过错。对衣食睡卧，如果能常常做到谨慎关注，病疾又怎么能发生？年寿又怎么能不长久？贤人根据形体就可以悟到养生之道，愚蠢的人临到生病了却还不知道，这实在是太可怕了。

过分疲劳的人主要有劳于神气，伤损的人主要损于形体、容颜。饥饱过度会伤脾胃，思虑过度会伤心神，色欲过度会伤肾，喜怒过度会伤肝，悲愁过度会伤肺。风、寒、暑、湿有伤于外，饥、饱、劳、役则伤于内脏。白天感染了伤于血，夜间感染了则伤于气。经脉运行于内脏和体表，劳损一经脉则影响二经脉，由二经脉影响到十支经脉，此时真气就会外散，五邪就会侵入体内，使人的肌肉从内消损，神气短少，饮食逐渐减少，行步无力，虽然想长寿，恐怕也是不可能的。

《道院集》说：游动的心应归于空虚宁静，由志意结成的道玄乎微妙，将一切思虑排遣开而没有欲望，并归于无为。使神明凝聚于心而灭除邪念，这样就会元气祥和、形体舒畅，年寿也就能与天相同了。

又说：节制感情收敛心神，平心静气地保养精神。领悟虚妄之害而返朴归真，观诸法为空彻悟本性。常处于宁静明晰，不被外邪惑动，心我两忘的境界，神气自然也就充沛了。

又说：制止欲念而使心境宁静，观察义理能使心地明晰。心没有欲念就宁静，义理也就明晰了，不死也是可能的。导气而使其祥和，舒展身体使其柔韧。气调和了身体柔韧，延长生命也是可以求得的。这是最好的要论。

一个人的身体，如同一个国家一样。胸膛的构置，就如宫室；四肢的位置，犹如郊外的环境；骨骼关节，犹如大地上的河流；皮肤与腠理之间，犹如四通八达的通道。神明犹如君主，血液犹如大臣，体内的元气犹如百姓。所以一个通达的人能调理自己的身体，也就像一个圣明的君主能治理他的国家一样。只有爱民，国家才能安宁，只有珍惜身体内的气，才能保全身体；百姓没有了国家就要灭亡，精气衰竭了身体就要衰老。所以精明的人总是在发病之前服用药物，防守于未病之先。善于养生的人，首先应除去六害：一是淡薄名利，二声禁忌淫荡的音乐和美色，三是不看重财产金钱，四是不过多服食损害内脏的食物，五是屏

又曰:"冬则朝勿饥,夏则夜勿饱。早起不在鸡鸣前,晚起不过日出后。心内澄则真人守其位,气内定则邪秽去其身。行欺诈则神悲,好争竞则神沮。轻侮于人则减算,杀害于物必伤年。行一善则神魂欢,作一恶则心气乱。人能宽泰自居,恬淡自守,则神形安静,灾病不生,仙禄注名,鬼簿落籍。寿福安宁,由此兆始。"

《上古天真论》曰:"女子之数七,丈夫之数八。女子过七七四十九数,则任脉虚,冲脉衰,天癸竭,地道不通,以渐枯槁,华色失荣。丈夫过八八六十四数,则五脏皆衰,筋骨解弛,血脉短促,精气耗散,天道闭塞,日就憔悴,肌肉无华。故上寿之人,年过常数,皆由衣食充足,药饵扶护,孝子贤孙,承欢爱养,调其朝夕,适其寒温,上顺天心,下契人理,顺天之道,寿命无疆。"

岱翁曰:"尝见世人,治高年之人疾患,竟同少年,乱投汤药,妄行针灸,以攻其病,务欲速愈。殊不知上寿之人,血气已衰,精神已散,至于视听聪明不及,手足举动,肢体不随,心志沉昏,头目眩晕,气脉妄行,则宿疾时发,或秘或散,或冷或热,此皆老人常态。不慎治之,急投峻药取效,或吐或汗,或解或利,老弱之人,不能禁架。汗则阳气泄,吐则胃气逆,泻则元气脱,立致不虞,此老病大忌。更不可用市中买药,并他人闻说病源,不知药味,送来服饵,及虎狼之药,切宜仔细。若身有宿疾,或时发动,则随其疾状,用温平顺气、开胃补虚中和汤药,调停饮食,或随食物变馔治之,最为要法。"

除虚妄的念头，六是消除嫉妒别人的思想。六害如果存于心内，虽念真经也是空念，是不能防止身体的衰老的。

又说：冬天的早晨不能饥饿，夏天的夜晚不能吃得过饱。再早起不能早在鸡叫以前，晚起也不能超过太阳升起以后。内心清澈是因为真人坚守其岗位，元气在体内安定自然，是因为邪秽被排除体外了。行为诡秘欺诈则精神悲痛，喜欢争强好胜则精神沮丧。轻意地欺侮他人会减少生命的时日，杀身害命必然夭折天年。做一件好事而神魂欢喜，作一件恶事就心气混乱。人能宽容、泰然自处，恬适淡泊地自守，那么就神形安静，灾害疾病也就不会发生，仙家的册集上就会注上名讳，鬼魔的薄子上就没有册籍。高寿、幸福而又安宁，就是从此开始的。

《上古天真论》说：女子的生理变化以七为周期来计算，而男子则按八为周期计算。女子过了四十九岁，任脉就变得空虚，冲脉衰微，天癸枯竭，月经断绝，形体逐渐衰老，面容憔悴。男子过了六十四岁，五脏便都衰弱了，筋骨滞散，血脉短促，天癸枯竭，精气耗尽，不能再生育，人也就日渐憔悴，肌肤也没有了光泽。所以高寿的人年龄超过一般人的年岁，都是由于衣食充足，药物扶助保护，孝子贤孙，使长辈欢喜并敬奉侍养，早晚之间适时调济，使其适应外界寒温，这样上应天心，下和人理，顺应天道，寿命才是无限的。

岱翁说：常常看见世人治老年的疾病，竟同儿戏，乱使用药物，随便进行针灸，以治疗疾病，总想迅速治愈。却不知道上了年纪的人血气已衰，精神已散，听觉、眼力也差，手脚举动、肢体运转都不随和，心志消沉昏聩，头目眩晕，气脉运行失去规则，体内的旧病不时发生，如便秘或肚泄，或是发冷发热，这些都是老年人的常态。如果不慎重医治，急用力猛的药取效，或呕吐发汗，或排解取利，是老弱体虚的人不能支撑的。因为发汗会造成阳气外泄，呕吐会造成胃气上逆，泻泄会使元气脱阳，导致死亡，这是治老年人疾病的大忌。更不可以在市场上随便买药，任意听信别人所说的病因，不知药的性味功能，便用来作药饵，或给老人服用药性猛烈的药，贻误病情甚至毒害身体，一定要特别注意。假如身体有未根治的宿疾，时而发作，要根据病的症状，用温平、性和、顺气、开胃、补虚、和中的汤药，调理饮食，或者用配合食物进补的方法治疗，这是最主要的方法。

养寿之道，与仙佛二教最是捷径，故清净明了四字最好。内觉身心空，外觉万物空，破诸妄相，无可执着，是曰清净明了。

故《说心法》曰："前不接灭，后不引起，前后断绝，中间自孤。当体不顾，应时消灭，知体已灭，豁然如空。""古事过去空，今事眼前空，未来决定空。""一切尘劳，是大虚妄，不可执而为有，自障吾心，结成烦恼。"

《金经大乘法》云："身便是幻，幻时所化，又是幻中之幻。世即是梦，梦时所见，又是梦中之梦。辗转虚妄，如声外有响，形外有影，形声影响，起于一真。影外影为三等妄，梦中梦是两重虚。"

"一切诸有，如梦如幻；一切烦恼，是魔是贼。""人生一世中，其梦无数，梦中一一称我，梦中之我，岂非空乎？要知梦既是空，身亦如梦，何以迷着？"

"谛思身之未生，有象乎？有名乎？有我乎？身之既化，有象乎？有名乎？有我乎？身前身后，两不可知，安得于中偏执为我，爱恋忧怖，终日戚戚？"

"物之生成谓之造，物之变灭谓之化，性之分别谓之识，一切含识谓之相。相续有情，名随因报，流转无穷。有能遗物离人，超出造化之外，卓然独存，其惟大觉圣人乎？"

"万物自万物，二仪中虚空自无碍；万念自万念，一心中虚空自无碍。"

"无数之形，自古生化而不停；无数之情，自古差别而不平；无数之事，自古烦恼而不定；无数之有，自古成坏而不久。往者无迹，

养寿之道，道教与佛教的方法是最捷径的，其中"清净明了"四个字最好。对内感觉身心空无，对外感觉万物空虚，破除众多虚妄的色相，没有什么可以值得留恋，这就叫做清净明了。

所以《说心法》说：前念灭了以后，后面的念头不让它跟着起来，前后断绝，中间自然孤觉。对形体没有顾盼，这个境界马上就会消灭，既然知道形体是会消灭的，心地自然就会豁然、空旷。过去的事过去了就是空的，现今的事是眼前的空虚，未来的事也是空的。一切尘世间的劳碌，是最大的空虚徒劳，不可以执着地认为是实有的，以免自己为心设置障碍，制造烦恼。

《金经大乘法》说：身体形骸本身就是虚幻，这种虚幻所变化，则是虚幻中的虚幻。世人活着即是做梦，梦中所见的，就是梦之梦。辗转反复的虚妄，就像声音之外有声音的回响，形体之外有阴影，形体与声音的阴影与回响，起于一真。影外的影子是三等虚妄，梦中之梦也是两重的虚幻。

一切众多的存在，如梦中的幻觉；一切烦恼，都是魔鬼和窃贼。人的一生中，经过的梦无数，梦中一个个都称我，梦中的我，不是空的吗？既然知晓梦是空的，身体也像在梦中，何必还要为此沉迷而执著呢？

反省思考在身形未生之前，有象吗？有名吗？有我吗？身形化灭，有形象吗？有名讳吗？有我吗？身前的事和身后的事，两方面都不可知道，怎么能在这之间偏要执着为我，而去喜爱、留恋、忧愁、恐怖，致使整日凄凄苦苦呢？

物体的生成叫做造，物体的变化幻灭叫做化，对本性的分别叫做识，一切可以识别的物体叫做相。（相即佛教的有。）情识相续不断，名相随因回报不同，循环反复，无穷无尽。有能舍弃一切外物超脱人世，超脱于造化之外，卓然独存，这岂不是大彻大悟的圣人嘛！

万物来自于万物，天地两仪的虚空来自于没有障碍；万念自生于万念，一心中的虚空来自于没有障碍。

无以数计的形体，从古以来生死变化没有停止过；无以数计的情欲，自古以来就千差万别而没有一致过；无以数计的世事，自古以来使

来者无极。若悟一一皆空，即当心如太虚，洞然无碍，有何介怀，更生色相？"

"天地万物，因妄相和合而生；人世万事，因妄情交结而成。念起念止皆自心，念起则一切烦恼起，念止则一切烦恼止。何不见心，以息此念？""念起即觉，如川欲泄，篑土可塞，襄陵势绝。如火欲燃，杯水可沃，燎原势灭。觉念止念，宜速而切。"

晁文元曰："修行之法，两熟居先。智断之理熟，则事事皆空，岂空留碍；力制之功熟，则念念不起，自然安闲。智断即观，力制即止也。"

"万沤起而复破，水性常存；千灯明而复灭，火性原在。""忘情之心，不住于相，如汤消冰，冰汤俱尽，无可分别。触境之心，未能不动，如谷应声，即应即止，无复有余。"

不茹荤饮酒，是祭祀斋，非心斋也。汝能一志，无以耳听以心听，无以心听以气听。疏瀹汝心，除嗜欲也；澡雪汝精，去秽累也；掊击其志，绝思虑也。无思无虑，则心专于道；无嗜无欲，则乐于道；无秽无累，则合于道。心无二想，名曰一志。

《太上九行》曰："行无为，行柔弱，行守雌，勿先于动，是名上三行。行无名，行清净，行诸善，是名中三行。行忠孝，行知足，行推让，是名下三行。"

"不止之心，妄心也；不动之心，真心也。归心不动，方是自

人烦恼而没有平定过；无以数计的色相，自古以来形成毁坏而没有永久过。过去的事情没有痕迹，未来的事情没有终极。假若能领悟一切皆是空虚，即当心如同太虚，空洞没有挂碍，还有什么值得耿耿于怀，又怎么会更生色相呢？

  天地万物，都因虚妄色相和合而产生；人间的万事，都因妄情和欲念相交结而形成。念头的萌发和念头的终止都出自于心，当念头起则一切烦恼也就产生了，念头终止则一切烦恼也随之终止。人为什么不自照己心，以平息这些念头呢？念头初起就察觉，就像河流将决堤，一筐土就可以堵塞，即将造成洪水泛滥的势头便得以杜绝了；如果火将要燃烧，杯水即可浇灭，即将燎原之势就得以消灭。发现念头，及时阻止邪念，宜迅速、急切。

  晁文元说：修行的方法，两熟居先。以智慧断除烦恼为义理成熟，则事事皆空，空怎会留障碍；用力控制为功夫纯熟，则念念不起，自然安闲。智断就是观照，力制就是禅定。

  无数的沟渠产生又被冲破，然而水的特性仍然存在；无数灯盏明亮后又熄灭，而火的特性仍然存在。忘记情识欲念的心，里面没有色相存在，就好像沸水融化冰块，沸水和冰都不复存在了，也就没有办法再把它们区分开了。接触外境物体的心，没有不因境而动的，就像山谷的回声，随着回声的发出也随即而停止，再没有余音存在。

  不吃肉膻荤腥的东西饮酒，是祭祀神灵的斋食，不是心灵的斋戒。你能一心一志，不用耳听而以心听，不用心听而用气听。疏导你的心，除掉嗜欲；用洁净的瑞雪洗涤你的精气，去除秽垢和累赘；锤炼自己的意志，断绝心中的思虑。无思无虑，那么心就专一于道；无嗜无欲，那么就会乐于修道；无污秽无累赘，那么与道就能相合了。心没有别的想法，就叫做一志。

  《太上九行》说：行为而不追求有所作为，行安稳平缓而不动气，为以柔道自守，不与人争，不先于行而动心，是上策的三行。行动却不争名，清虚净寂，多做各种善事，是中策的三行。行为忠孝，知道满足，举止推让，是下策的三行。

  不能静止的心，是妄动的心；不动的心，是真心。心受到侵扰而不

心。此是止息之义，故其文以自心为息。又曰：息者气也，自者从也，气从心起，故心住则息住，心行则息行。所以禅道二宗，以息心为最切要。"

《楞严圆觉注》曰："心息相依，息调心静，入胜定地，似尤简径。""念起即觉，觉之即无，入三菩提，此最权舆。""神气相合，气和神清，清和久久，自然长生。"

晁公曰："梦觉之初，诸念未念，方寸之室虚白生，此清境可爱。昧爽之初，群动未动，方丈之室虚白生，此静又更可爱。此时进道，表里相应，真可乐也。五鼓之后，睡觉而坐，自觉神清气清，耳中音清，其妙无比。"

又曰："垢渐去而鉴渐明，魄渐销而月渐满。攻竹木，先节干则枝叶易去，迎刃而解。日损妄念，先去其胸中尤甚者。惩忿窒欲，老人最要一事。"

"了知起灭意，决定生死根，不复随缘转，是名不动尊。在造化中，身不由己；在情境中，心亦如此。悟妄识真，缘妄入理，率以为常，至于殁齿。"

"十魔军最要提防：一欲，二忧愁，三饥渴，四触爱，五睡眠，六怖畏，七疑悔，八瞋恚，九利养虚称，十自高慢人。"

圭峰曰："随时随处，息业养神。"昙伦云："行住坐卧，离念净心。""人可以利济通达者，常力行之；患难困苦者，力救之，皆如己身之事，此外功德也。修此勿责人报，勿希天佑，天若有灵，人若有知，理合何如哉！清心释累，惩忿窒欲，求自然智，住无碍行，此内功德也。修此勿期道胜，勿思瑞应，经若不诬，教若不虚，理合何如哉！"

动，才是自己的心。这是使气不动的意义所在，所以文中以自心为气。又说：息就是气，自就是从，气从心起，所以心不动则气也不会动，心动则气也动。所以禅道二宗，认为息心是最主要的。

《楞严圆觉注》说：心与气息相互依存，气息调养得好就会心静，进入佛家胜境，像这样尤为简径。欲念萌起即时察悟，觉悟之后即是没有，入三菩提，这就是开始。神与气相合，则气和神清，清和的神气久而久之，人就自然能长生。

晁公说：从睡梦中刚醒来，还未萌生各种念欲，心房中空虚白洁，这种清虚的情境十分可爱。天拂晓之初，一切将动未动，环境处于寂静状态，这种宁静更可爱。这时进德修道，表里适应，真是可乐！五更之后，睡醒打坐，自然觉得神清气清，耳中听到的声音也清，其妙无比。

又曰：将镜子上面的尘垢逐渐擦去，镜片就会逐渐明晰，月亮的阴影逐渐消退，月亮就会逐渐满圆。砍伐竹木，先砍主干就容易去掉枝叶，可谓迎刃而解。一天天减少妄念，应首先去掉胸中最严重的的妄念。克制愤怒、抑制欲念，是老人最重要的一件事。

知道灭除心中的杂意，是决定生死的根本，不再跟尘缘纠缠，叫做不动尊。在大自然中，身是不由自己支配的；在情与境中，心也是这样的。从妄念中醒悟过来认识真心，从虚妄的尘缘中回过头来进入道中，人应遵循这样的规律，直至终生。

十魔军最要提防，一是欲念，二是忧愁，三是饥渴，四是性爱，五是睡眠，六是恐怖畏惧，七是怀疑悔恨，八是发气愤怒，九是虚假的名声与财富，十是自高而怠慢他人。

圭峰说：随时随处，息业养神。昙伦说：行住坐卧，远离杂念，使心境宁静。人可以因势利导使形体疏畅通达，经常坚持身体力行；对患难困苦中的人，尽力行救助，都当成自己分内的事，这是在外界修造的功德。对于这样的修养德行，不要叫人回报，不希望上天保佑，但天若有灵，人如果知晓，理当如何！清心可消除贪欲，克制愤怒、抑制欲念，寻求自然的智慧，住不碍行，这是内功的修养。在修持中不要希翼道行的善果，不要思慕祥瑞的感应，经文如果没有欺言，教义如果没有虚妄，理当如何！

"斋戒沐浴，此外清净也；息心玄妙，此内清净也。"

"所见有是有不是，此世间妄眼也。无是无不是，方为出世真眼。所知有可有不可，此为世间妄心也。无可无不可，方为出世真心。高一步者，眼界常不分别，心界常得安和。"

"浮世乃生老病死之洪都，忧悲苦恼之窟宅，此八字无人无之。明悟之人，知彼我同，当于事过即空，不留妄想。"

《三根六如论》曰："对眼根之尘，如见梦时物，如变幻化像；对耳根之尘，如闻空中风，如听禽兽语；对意根之尘，如汤释冰雪，如冶销金铁。"

"歆然之欲，憋然之忿，隐然之忧，皆逆道心，于身心有损；翛然自得，怡然自适，恬然自息，皆顺道心，于心为益。去彼取此，取之无斁。"

《心经》曰："色即是空。"非无色之空，恐人执色为碍耳。"空即是色。"非有色之色，恐人执空为碍耳。色空双泯，心境一如无纤尘可拂，方是了然旷达。

"恣口腹者，神仙目之为啄腐吞腥；佞富贵者，高士比之为吮痈舐痔。"

《造化因心偈》曰："赋象各由心，影响无欺诈。原无造化工，群生自造化。"

贯休曰："举世遭心使，吾师独使心。万缘随日尽，一句不言深。"

"仕宦之间，暗触祸机；衽席之上，密涉畏途；轮环之中，枉入诸趣。故世间有怨府畏途，祸胎鬼趣，积习宴安于其中，不自觉悟

吃斋、禁戒、洗浴，这只是修外在的清净。去除杂念，专心致志，以合玄妙，这是内心的清静。

所看见的有是的，有不是的，这是世间人虚妄的眼力所致；没有什么是，没有什么不是，这才是脱出尘世的真眼。所知道的有可以，有不可以的，这是世间人虚妄之心所致；没有什么可以，也没有什么不可以，这才是脱了红尘凡世的真心。站得高一步的人，眼界常不分别，从而心界也常常安祥和顺。

尘世是生老病死的所在，是忧悲苦恼的窟地，这几个字没有人没有。明悟的人，知道别人与自己相同，应当是事过即空，不留妄想。

《三根六如论》说：对于眼睛看到的尘世，应当看作好像梦中的物体，好像幻影变化的图象；对耳朵听见的尘世之事，应当作好像听见空中的风声，好像听见禽鸣兽叫声；对于意识感到的尘世，应当作好像沸水融冰，好像冶炼销融的金铁。

欣喜快乐的欲念，情急暴躁的愤怒，内心隐藏的忧愁，都有背于道心，对身心的健康有损害。无拘无束、自由自在、怡然自得、欢愉自适、悠闲安然，都顺应道心，对心有益。摒去前者而实行后者，就不会感到厌弃。

《心经》说：色本来就是是空，但不是无色的空，是恐怕人因为执着色相而造成障碍。空是色相身本来的面目，不是有色之色，是因为恐怕人因为执着空造成障碍。色相与空两方面都灭除了，心境就好像没有丝毫尘埃干扰，这才是最好的旷达。

放纵饮食的人，神仙视他为吃腐吞腥；贪婪富贵的人，高士将他比作吸脓疮舔痔漏。

《造化因心偈》说：物相都是从心中产生的，身影和回声也没有欺诈。本来就不存在造化之力的作用，只有众生自己去修炼造化。

贯休说：世上的人都被心驱使，只有我老师能驱使心。各种尘缘随时间的消逝而完结，一句深远的话也不去说。

政客之间，暗中潜藏着一触即发的矛盾；睡卧之中，隐藏着危险；在轮回中，众生冤枉误入六趣轮转。因此世间有怨恨和险路，有祸根和恶趣，长期习惯享受在其中不自觉醒悟的人，可以成为贤人吗？

者，可为贤乎？"

"见彼如意极快之事，不当羡慕。世事皆有倚伏，如意处常有大不如意之变。事难缕述，理可尽思，以此对治，自然甘处。"

"颜回如愚，王湛为痴，士有隐德，人何由知？权要之门，喧烦会合；道义之宅，阒寂荒凉。"

齐己诗云："心清鉴底潇湘月，骨冷禅中太华秋。"陈陶诗云："高僧示我真隐心，月在中峰葛洪井。"二诗读之，令人气格爽拔。

阴澹语索袭曰："先生弃众人之所收，收众人之所弃。宅不弥亩，而志忽九州；形居尘俗，而栖心天外。"

《庄子》曰："得者时也，失者顺也。安时而处顺，哀乐不能入也。"

孔旻曰："怒气剧炎火，焚烧徒自伤。触来勿与竞，事过心清凉。"

《关尹子》曰："无一心，五识并驰，心不可一；无虚心，五行皆具，心不可虚；无静心，万化密移，心不可静。借能一则二偶之，借能虚则实满之，借能静则动摇之。惟圣人能敛万有于一息，故无有一物可役吾之明彻；散一息于万有，故无有一物可间吾之云为。"

又曰："运者车也，所以运者，是牛非车；思者心也，所以思者，是意非心也。不知所以然而然，惟不知所以然而然，故其来无从，往无在，故能与天地本原不古不今。"

谭子《化书》曰："爪发者我之形，何爪可割而无害，发可截而

见到那些如意又快心的事情,不应当去羡慕。世事都有倚伏,如意之中也许会遇到很不如意的变化。这些事都难以述说,但道理可以尽量去思考。以这样的方法去对待世事,自然可以很好相处。

颜回像个呆子,王湛似个白痴,读书人都有隐藏的品格,他人怎么能知道?权贵要人的门庭,喧闹和烦躁交织;有道义的人家,安静与荒凉并存。

齐己诗说:心清鉴底潇湘月,骨冷禅中太华秋。陈陶的诗说:高僧示我真隐心,月在中峰葛洪井。这两首诗读起来,使人神清气爽。

阴澹对索袭说:先生抛弃众人所收藏的,收藏众人所抛弃的。住宅不到半亩而志气充满九州,形体居住在尘俗之中,然而心却栖息在天外。

《庄子》说:获得的人是顺应了天时,失去也是顺应时节因缘。安于天时而顺应自然处世的人,哀乐都不能侵入。

孔旻说:发怒动气犹如烈火焚烧心中,使自己白白受到伤害。凡事不要去争,事情过后心里自然会很清凉。

《关尹子》说:没有纯正的心,各种欲念就会竞相弛骋,所以心不能不纯正;没有一颗空虚的心,各种妄行都会具备,所以心不可不空虚;没有宁静的心,各种变化在心里隐密地扰乱,所以心不可以不宁静。假若心能纯正,那么二者都可获得;假若心能空虚,那么反而充实;假若心能宁静,那么反而会很灵活。只有圣人才能收敛万般于一息之中,所以没有一物可以劳役圣人的明彻;只有圣人才能将一息扩散到万有之中,所以没有任何一件事可以离间圣人的心,而使其混乱。

又说:运载的工具是车,而用于运行的,是牛而不是车;思虑的工具是心,而用于思虑的是意念而不是心。不知为什么会这样却依此行事,没有别的原因,只是因为并不去探究它的根源,其来没有来处,去也没有定向,所以与天地同出一辙,便没有古今的不同。

谭子《化书》说:手足、指甲、头发都是人的形体,为什么指甲可以剪却没有危害,头发可以截除却没有痛苦呢?是因为气血没有到达那

无痛，荣卫所不至也。则知我本无害，而筋骨为之害；我本无痛，而血肉为之痛。所以喜怒非我作，哀乐非我动。我为形所昧，形为我所爱。达此理者，可以出生死之外。"

又曰："动而不知其动者，超乎动者也；静而不知其静者，超乎静者也。超乎动，阳不可得而推；出乎静，阴不可得而移。阴阳不能变，而况万物乎？故不为物所诱者，谓之至静。"

"形动而心静，神凝而迹移者，无为也；闲居而神扰，拱默而心驰者，有为也。无为则理，有为则乱。无为至易，非至明者，不可致也。"

"阳之精曰魂与神，阴之神曰尸与魄。神胜则为善，尸强则为恶。制恶兴善则理，忘善纵恶则乱。理久则尸灭而魄炼；乱久则神逝而魂消。尸灭魄炼，神与形合而为仙；神逝魂消，则尸与魄同而为鬼，自然之道也。""夫目以娱艳为华，心以声名为贵，身好轻鲜之饰，口欲珍奇之味，耳快美好之音，鼻悦馨香之气。此六者，皆败德伤性，伐其灵根者也。有之则宜远，无之不可求，忘其所趣，任其自然。"

"心上一毫不留，若有心求乐，则有所著。功名富贵，固无可乐，道德性命，亦无可乐。《庄子》所谓至乐无乐，可以进道。"

"孔子五十而知天命。知天命，是至诚之道，则与数参而无待于推数矣。"

"人心本无思虑，只是将以往未来之事终日念想。故知事未尝累人心，人心自累于事，不肯放耳。"

《老子》曰："持而盈之，不如其已；揣而锐之，不可长保。金玉满堂，莫之能守；富贵而骄，自遗其咎。功成名遂身退，天之道。"

里。因此可以知道自己本来无害而是筋骨在为害,我本来没有痛苦而是血肉造成的痛苦。所以欢喜发怒并不是我造成的,悲哀快乐也不是我引动的。我为形体所迷惑,形体又为我所喜爱。通晓这个道理的人,可以超脱于生死之外。

又说:动而不知道自己在动的,是超越于动之外;静反而不知道自己处于宁静中的,这是越出于静之外。超越了动,阳就不能有所作为;超越了静,阴就难以散移自己。阴阳都不能变动,更何况万物呢?所以不被外物诱惑的人,叫做至静。

形体动而心宁静,神凝而身体移动的人,是无为;闲居却精神扰乱,静默而心神奔驰,这是有为。无为则有序,有为则迷乱。无为特别容易至易,非明智之人,是不能达到的。

阳精叫魂和神,阴精叫尸与魄。神强大为善,尸强大为恶。抑制恶发扬善则有理,忘记善纵容恶则乱。有序时间长久三尸神就会灭除,魄也受到了冶炼;惑乱久了神就会逝去,魂也消散了。尸灭魄炼,神和形合而为仙;神逝魂消,那么尸和魄相合而为鬼,这是自然之道。眼睛以欢娱艳丽为光彩,心把声名作为高贵,身体喜好轻盈、鲜艳的服饰,口爱好珍奇的滋味,耳爱听美好的声音,鼻喜欢闻馨香的气息。这六项,都败德伤性,损害灵根。有这些则应该赶快去掉,没有的不要追求,忘记这些情趣,任其自然。

心上一毫不留,假若有心求乐,就有所得。功名富贵原本就没有可乐的,道德性命也没有可乐的。能达到庄子所说的至极的快乐为无乐,才可以进修自己的道业。

孔子五十才懂得天命。懂得天命,是至诚之道,这跟多次参道而不等待变化有关。

人的心原本没有思虑,只是将已经过去的和没有到来的事终日念想。这才知道事情并不常累人心,是人心自己累于事,不肯放过罢了。

《老子》说:把持着的东西已经盈满了,不如把他弃置;已经锐利的东西,不可以长久保存。金玉满堂,没法守住;富贵而骄横,是自己留下了祸根。功成名就之后及时隐退,是顺应了天道。

又曰:"五色令人目盲,五音令人耳聋,五味令人口爽,驰骋田猎,令人心狂,难得之货,令人行妨。是以圣人为腹不为目,故去彼取此。"

"曲则全,枉则直,洼则盈,弊则新,少则得,多则惑。是以圣人抱一,为天下式。不自见,故明;不自是,故彰;不自伐,故有;不自矜,故长。惟不争,故天下莫与之争。所谓曲则全,岂虚言哉?诚全而归之。"

"善行无辙迹,善言无瑕谪。善计不容筹策,善行无关键而不可开。是圣人常善救人,故无弃人。常善救物,故无弃物。是谓袭明。"

又曰:"知人者智,自知者明,胜人者力,自胜者强。知足者富,强行者有志,不失其所者久,死而不亡者寿。"

"名与身孰亲?身与货孰多?得与亡孰病?甚爱必大费,多藏必厚亡。知足不辱,知止不殆,可以长久。"

《四十二章经》云:"断欲去爱,识自心源;内无所得,外无所求;心不系道,亦不结业,是亦为道。"

又曰:"佛教十恶,吾亦当戒。身恶三者:杀、盗、淫;口恶四者:两舌、恶口、妄言、绮语;意恶三者:嫉、恚、痴。此十事不顺圣道,名曰大业。"

有骂佛者,骂止,问:"子以礼从人,其人不纳,礼归子乎?今子骂我,我亦不纳,子自持祸,归子身矣。犹响应声,影之追形,终无免

又说：缤纷的色彩，使人眼花缭乱；嘈杂的音调，使人耳聋；五味俱全的食物使人的口味败坏；驰骋打猎，使人心狂；珍贵的财物，使人产生贪欲。因此圣人但求果腹不追逐声色之娱，所以摒弃物欲的诱惑而保持安定知足的生活方式。

委曲可以求全，弯曲可以伸直，低洼之地可以蓄水，陈旧可以促使更新，少欲便可得道，多欲则失道。所以圣人坚守所得到的大道，成为天下效法的楷模。不自认为有见识，所以见识明利；不自以为是，所以功德彰明；不自夸其功，所以才有功劳；不自高自大，所以才得以进步。正因为他不争，所以天下人没有谁与他争。故委曲可以求全，这难道是空话吗？确实能使人得到保全，回归大道的根本。

行善要不留痕迹，善于说话的，没有过失。良好的计谋不容许筹策，善行不到关键，不妄施行。所以圣人经常行善救人，却没有漏掉该救助的人；常常施救于物，也没有弃掉物。这是最大的明智。

又说：知道别人的人是聪明，知道自己的人是智慧。能胜过别人的人是力量，能够战胜自己的人才最强大。知道满足的人最富足，坚强行事的人有志气，不失去自己美德的人才能持久，形体死了而精神不朽的人才称为寿。

声名与生命谁亲？身体与财物谁更贵重？得到与丢失谁最更有害？欲爱过分必受大损害，过分积敛财富的人，必定会遭致更为惨重的损失。知道满足的人不会遭受失败，知道停止的人不会有危险，所以能长久。

《四十二章经》说：断绝欲念去除情爱，认识自己的心源；对内不要要求有所得，对外不要有所贪求，不刻意追求道，也不要作恶事，造恶业，其实也是在做养德修道的功课。

又说：佛教所谓的十恶，我也当禁戒。身有三恶：即杀、盗、淫；口有四恶：挑拨是非，口出恶言，妄言假话，花言巧语；意有三恶：嫉妒、怨恨、愚蠢糊涂。这十件事与圣道不符合，叫做大恶业。

有个骂佛的人，骂完，佛问他：你送人礼物，别人不接受，礼物是否归你？今天你骂我，我也不接受，你自己就招祸了，恶业就回到你身上。这话好像声音的回声、身影追随着形体，始终也不会分离，你骂我

离，慎勿为恶。"

"恶人害贤，犹如仰天吐唾，唾不至天，还堕自身。"

"佛经有二十难，在吾人，切身似有十四难，不可不勉：贫穷乐舍难，豪贵好善难，忍色忍欲难，被辱不嗔难，有势不临难，触事无心难，广学博究难，除人灭我难，心行平等难，不说是非难，睹境不动难，善解方便难，不轻贫贱难，见货不贪难。"

"行道守真者善，志与道合者大。"

"色欲之患，甚于牢狱，牢狱有解脱之时，色交无合魂之礼。情欲所爱，岂惮驰驱？虽有虎口之祸，心存甘伏，投泥自溺。故曰：凡夫透得此门，出尘罗汉。"

又曰："人欲爱生，爱从忧生，忧从怖生。若离于爱，何忧何怖？"

《仙经》云："觉与阳合，寐与阴并。觉多则魂强，寐久则魄壮。魂强者生之人，魄壮者死之徒也。若餐元和，彻滋味，使神清气爽，至于昼夜常醒，是得长寿。"

又曰："性本至凝，物感而动，习动既久，胡能遽宁？既习动而播迁，可习静而恬宴。故善习者，寂而有裕；不善习者，烦而无功。是以将躁而制之以宁，将邪而闲之以正，将求而抑之以舍，将浊而澄之以清。于此习久，则物冥于外，神鉴于内，不思静而心自静矣。"

《大道歌》曰："大道不远在身中，万物皆空性不空。性若不空和气住，气归元海寿无穷。欲得身中神不出，莫向灵台留一物。物在心中神不清，耗散真精损筋骨。神御气分气留形，不须药物自长生。术则易知诀难遇，纵然遇了不专行。所以千人万人学，毕竟终无一个

灾难也不会免除。谨慎吧，不要为恶。

恶人陷害好人，犹如仰头向天吐唾液，吐不到天上，却坠下来掉落到自己的身上。

佛经有二十难，关系到我们人切身的有十四难，不可不自勉：贫穷人乐舍难，豪富人家好善难，忍耐色欲难，受侮辱不怒难，有权势的人不高高在上、妄自尊大难，接触世事不动心难，广学深研难，帮助他人克制自己难，心和行动一致难，不说是非难，睹境不动难，善解方便难，贫贱不轻难，见钱财不贪难。

行善而又守真如一的人善，志愿和道德相合的人伟大。

色欲的危害，胜过牢狱，牢狱有解脱的时候，乱淫性交没有合魂的礼。情欲与性爱，怎么能任它发展？虽然有落入虎口的大祸，可他心甘情愿，自己投入泥潭淹死。所以说：凡夫俗子能越过这道门，就可以说是出离红尘的罗汉。

又说：人的爱欲一但产生，忧虑也就产生了，恐惧也会产生的。若是离开了爱欲，还有什么忧愁和恐惧？

《仙经》说：觉醒时与阳气相合，睡眠后与阴气相并。觉醒多魂就强，睡眠多魄就壮。魂强的人是活人，魄壮的人是死人。假如服食元气，滋味适合，能使人神明清晰，精气爽朗，至于白天夜晚常醒的人，是长寿的表现。

又说：人的本性是凝然不动的，只因物欲的诱惑才会动，如果躁动的时间已经很久，又怎么能够突然宁静下来？既然躁动已经扩散，可以耐心的练静，以逐步达到恬然安宁。所以善于练习的人，寂静又宽松；不善于练习的人，烦恼躁动而又不得要领。所以应当用宁静来抑制浮躁，用正直来抑制邪恶，用舍弃来抑制贪求，用澄清来抑制混浊。这样长久的坚持，外物就会消失，内心就会明鉴，即使没有想到宁静，心境也自然宁静。

《大道歌》说：大道不远，其实就在自己身体中，万物都是空的，只有本性不空。性如果和元气结合在一起，气归于元海则可以年寿无穷。要想身体中的神灵不出体外，切莫在心中留一物之念。有物在心中神志就不清宁，会使精神耗散损害筋骨。神保护着气，气护卫着形体，

成。神若出兮便收来,神返身中气自回。如此朝朝并暮暮,自然赤子产灵胎。"

重阳师曰:"老人于十二时中,行住坐卧,一切动中,要把心似泰山,不摇不动,谨守四门眼耳鼻口,不令内入外出,此名养寿紧要。"

又曰:"断缘者,断尘俗事也。弃事则形不劳,无为则心自足。恬简自安,尘累日远。《经》云:塞其兑,闭其门,终身不勤。或显德露能,或救人扶己,或遗问庆吊,以事往还,或假修隐逸,以希誉望,或酒食结朋,以图厚报。此皆巧蕴心机,以干时利,既非顺道,更防养寿。凡此之类,悉令远去。"

《收心论》曰:"烦邪乱想,随觉即除;毁誉善恶,闻即拨去。莫将心受,心受则满,心满则道无所居。要令闻见是非,不入于心,是心不外受,名曰虚心。使心不逐外,是名安心。心安而虚,道自来居。"

《真观论》曰:"真观者,智士之先觉,能人之善察也。一餐一寐,俱为损益之源;一行一言,乃系祸福之本。虽则巧持其末,不如拙戒其本。观本知末,又非躁竞之情。是故收心简事,日损有为,体静心闲,方可观妙。"

"人居尘世,难免营求。虽有营求之事,而无得失之心,即有得无得,心常安泰。与物同求而不同贪,与物同得而不同积。不贪即少忧,不积则无失。迹虽同人,心常异俗。"

又曰:"若色病重者,当知染色都是由想之一字上来。想若不

不须药物人也可以延年长寿。通晓谋略之术容易，然而机缘很难遇到，即使遇到了也往往坚持不了。所以千人万人学，毕竟最终无一人成功。神如果出了窍要及时收回来，神回到身体元气自然也就回来了。像这样朝朝暮暮的常年坚持，自然而然地会使精气神凝聚而成内丹。

重阳师说：老年人在十二个时辰中，行住坐卧，一切动中，都应使一颗心稳如泰山，毫不动摇，谨守眼耳鼻口四门，不使它内入外出，这就是长寿的要领。

又说：断绝尘缘，就是断绝尘俗中的事务。放弃了身体就不劳累，顺其自然，心也就自然满足了。恬淡简便自安，尘俗的牵累便逐渐远离。经说：塞住耳目口鼻，使它们关闭，就可以终身不动。如果显示自己的品德和才能，如果求人帮助自己，如果去询问、庆贺和吊丧，关在其中往来，如果假意修行归隐，却希望名雀声望，如果交朋饮酒，是希望得到丰厚的报答，这都是巧用心机，都为了图一时之利，既不符合正道，更是妨碍了养寿。凡此类的事，统统都应当去除。

《收心论》说：烦躁和邪念乱人的思想，随时发觉后要立即清除；毁誉和善恶，听到了随即排除干净。不要记在心中，记在心中心就满了，心满了道就没有可容纳的地方。要使听到看见的是非不进入心中，心不受外界的干扰，这就叫做虚心。使心不去追逐外界的事物，这叫安心。心能安静又能空虚，道自然会常留在此。

《真观论》说：真观，是智士的先鉴，能善于觉察。一餐饭一宿觉，都是对身体有损益的的源头；做一件事说一席话，是祸福的根本。与其用机巧的办法把握它的微末，还不如诚拙地从根本加以戒备。观察到事物的根本而了解他未来的发展，并不是急躁可以做到的。因此收心并简单行事，日渐减损有为，做到体静心闲，才可以看到其中的奥妙。

人居住在尘世之中，难免要有所思谋和追求。虽然有营求的事情，而没有患得患失之心，即使有得或无，心也会时常安泰。对于物可以寻求，但是不可贪婪，可以获得，但不可以积蓄。不贪婪就少忧心，不积蓄就没有失去。行为虽然与他人相同，但是心却与俗人不一样。

又说：如果贪恋美色过了头，应当知道染色都是由一个想字产生

生,终无色事。色想外空,色心内忘,妄想心空,谁为色主?《经》云:色者想尔,想悉是空,何关于色?"

"心如眼也,纤尘入眼则不安。小事关心,心必乱动。既有动病,难入定门。养性静心,急除此病。"

《西升经》曰:"形神合同,故能长久。"《生神经》曰:"身神并一,则为真身。"入道之人,力有浅深,深则兼被于形,浅则惟及于心。被形者,神人也。及心者,但得慧觉,不免凋谢。何者?慧是心用,用多则心劳,初得少慧,悦而多辨,神气漏泄,无灵光润身,遂致早终。若大人含光藏辉,以期全备,凝神宝气,神与道合。故山有玉,草木以之不凋;人怀道,形骸与之永久。"

《坐忘枢翼》曰:"人心当先去邪僻之行,外事都绝,无以于心。然后内观正觉,觉一念起,即须除灭,随起随灭,务令安静。惟灭动心,不灭照心,但冥虚心,不冥有心。不依一法,而心常住,此法玄妙,利益甚深。"

又曰:"得道之人,心身有五时七候。心有五时者,一、动多静少;二、动静相半;三、静多动少;四、无事则静,事触还动;五、心与道合,触而不动。进至此地,罪垢灭尽,无复烦恼,始得安乐。七候者,一、举动顺时,容色和悦;二、宿疾并消,身心轻爽;三、填补夭伤,还元覆命;四、延数千岁,名曰仙人;五、炼形为气,名曰真人;六、炼气成神,名曰神人;七、炼神合道,名曰至人。虽久学定,心身无五时七候者,促龄秽质,色谢归空。"

《坐忘铭》曰:"常默元气不伤,少思慧烛内光,不怒百神和畅,不恼心地清凉。不求无谄无媚,不执可圆可方,不贪便是富贵,不苟何惧公堂。味绝灵泉自降,气定真息自长。触则形弊神逸,想则梦离尸僵。气漏形归厚土,念漏神趋死乡,心死方得神活,魄灭然

的。如果不想，终究也不会有贪色的事。对于美色，要想到是空的，心自然会忘色，忘记了色心也就空了，哪个还会是贪色的人呢？经说：色即是想，想已经不存在了，怎么还会与美色发生关系呢？

心就像眼睛，只要一点小灰尘入眼就会不自在。小事系挂于心，心必然会乱动。既然有了动，心就难得镇定下来了。养性静心，一定要赶紧除去这一毛病。

《西升经》说：形神如能相合同一，命就能长久。《生神经》说：身神并合为一，才是真身。入道的人，功力有深有浅，深的可以隐身，浅的只能保养身心。能隐身的，是神人。只能养心的，只得到了慧觉，还免不了要衰老。是什么原因呢？慧是用心，多用心就会疲劳，初得一点慧觉，会变得喜悦而多辩才，以至神气外泄，没有灵光润身，也就会早死。如果伟大的人隐藏自己的光辉，以待神气全满，凝神惜气，神和道就会相合。因此山上有玉，草木因之而不枯萎；人有道，形体就会永存。

《坐忘枢翼》说：人心应当首先除去邪僻的行为，与外界的事隔绝，才不至于有事干扰心。然后内观正觉，觉察到邪念升起时，应即时除灭，念头随起随灭，必须使心安静。只灭心的躁动，不灭心的灵明；宜有虚心，不宜有心。不偏持一法，心就能常存，这方法十分玄妙，但却受益匪浅。

又说：得道的人，心身有五时七候。心的五时是：一、动多静少；二、动静各半；三、静多动少；四、无事就静，接触事又动；五、心与道合，接触事也不动。达到这一步，罪恶就不会产生，人也不再有烦恼，就会觉得安乐了。七候是：一、行动顺时，容色和悦；二、身体原有的疾病得到消除，身心轻爽；三、填补身心原来的缺损，回复元气和寿数；四、增寿延年数千岁，名叫仙人；五、炼形为气，名叫真人；六、炼气成神，名叫神人；七、炼神合道，名叫至人。即使久学入定，但若心身没有五时七候，人的年寿也会减短，形色会衰老，最后谢世归空。

《坐忘铭》说：常沉默则元气不会损伤，少思虑慧心就会内明，不发怒百神和畅，不恼恨心地清凉。无所求，不谄媚、不执著圆方，不贪婪就是富贵，不苟且怎么会畏惧公堂！断绝美味灵泉自降，气定真息自然增长。接触事物，形体就会疲惫，元神也会丧失，如果就跟作梦一样

后魂昌。转物难穷妙理，应化不离真常。至精潜于恍惚，大象混于渺茫。造化不知规准，鬼神莫测行藏。不饮不食不寐，是谓真人坐忘。"

文逸《曹仙姑歌》云："我为诸君说真的，命蒂从来在真息。照体长存空不空，灵鉴涵天容万物。太极布妙人得一，得一须教谨防失。宫室虚闲神自居，灵府煎熬枯血液。"又曰："朝丧暮损人不知，气乱精神无所据，细细消磨渐渐衰，用竭元和神乃去。无心心即是真心，动静两忘为离欲。神是性兮气是命，神不外驰气自定。本来二物互相亲，失却将何为本柄？混合为一复忘一，可与元化同出没。"又曰："念中景象须除灭，梦里精神牢执持。元气不住神不安，蠹木无根枝叶干。休论涕唾与精血，达本穷源总一般。此物何曾有定位，随时变化因心意。在体感热即为汗，在眼感悲即为泪，在肾感合即为精，在鼻感风即为涕。纵横流转润一身，到头总是神水溃。神水难言识者稀，资生一切由真气。但知恬淡无思虑，斋戒宁心节言语。一味醍醐甘露浆，饥渴消除见真素。"又云："不去夺名与逐利，绝了人情总无事。自然决裂滞何人，在我更教谁制御？掀天声价又何如？倚马文章何足贵！荣华衣食总无心，积玉堆金成何济。"又曰："名与身兮果孰亲？半生岁月太因循。比来修炼赖神气，神气不全空苦辛。可怜一个好基址，金屋玉堂无主人。谭景升曰：'忘形以养气，忘气以养神，忘神以养虚。只此忘之一字，是无物也。'六祖曰：本来无一物，何处惹尘埃？"其斯之谓欤？

经常想，人体就会像僵尸一样。元气脱漏了形体会归于厚土，意念漏失了元神会趋于死亡。心死神才会活，魄灭然后魂昌。分析事物很难穷究奥妙的道理，但万物的变化并不是没有规律的。最精妙的都隐藏于恍惚，大象也混迹在渺茫之中真正的气象应该是渺渺茫茫的。大自然的造化，没有什么具体的规律，即使鬼神也无法测定它的行踪。不饮不食不睡觉，就达到了真人坐忘的境界了。

文逸《曹仙姑歌》说：我为诸君说真的，人生命最关紧要的地方在真息。观照自己的性体永久存在，说本空又不空，灵鉴包涵、容纳天地万物。幸而生成一个人身，应该时时刻刻小心谨慎，护持此道，切勿令它丧失。心中没有妄想和杂念，我们的元神自然安安稳稳住在里面，灵腑煎熬枯血液心中常常被七情六欲搅扰，没有片刻清凉，周身气血津液都要受伤。又说：早晚耗损人却还糊糊涂涂，不晓得厉害，精神耗丧而昏乱。慢慢消磨渐渐衰老，元和之气耗尽神就离开了。无念的心才是真心，动静两忘叫做离欲。神是性，气是命，神不外驰气自然安定。本来神与气最亲密，失掉两项，还有什么东西作我们身体的根本呢？神气合一之后，须要把这个合一的景象忘记才好，自然与元始造化机关同出同没。又说：心中杂念须去除，睡梦之中，也不忘记修道之事。元气不能长住於身内而向外面发泄则神不安，譬如树木被蠹虫所蚀，根本受伤，枝叶自然就干枯。不要论涕唾和精血，这些东西本源却是一样。此物没有定位，因人的心意而随时变化。在体感热就是汗，在眼感悲就是泪，在肾感合就是精，在鼻感风就是涕。纵全身流转无一处不滋润，总不离开神水的作用。神水难以言语形容认识的人很少，资生一切都是真气所生。要恬淡少念，斋戒宁心节制言语。一味醍醐甘露浆，饥渴消除见到本性。又说：不去同人家争名夺利，谢绝人情上的往来应酬，就能够达到清闲无事的境界。不贪名利与谢绝应酬，这两件事，看起来很不容易做到。但是事在人为，倘若真肯下决烈的心，未必一定就有什么障碍。在我自己本身，更是要做就做，教谁来干涉我呢？人声价之高，文章下笔之快，但是对於修道都无用处。一心向道，不注意於荣华衣食。有钱的人，若不肯修道，等到老病死的时候，虽有钱又何济於事呢？又说：名誉和身体比较起来，哪一样同我最亲切呢？可惜世上人半生岁月，

白玉蟾曰:"薄滋味以养气,去嗔怒以养性,处卑下以养德,守清净以养道。名不系簿籍,心不在势利,此所以出人之彀,与天为徒。"

又曰:"大道以无心为本,忘言为用,柔弱为本,清净为基。若施于身,必节饮食,绝思虑。静坐以调息,安寝以养气。心不驰则性定,形不劳则精全,神不扰则丹结。然后灭性于虚,宁神于极,可谓不出户庭而妙道得矣。"岁月其有穷乎?

郝太古曰:"道不负人,人自负道。日月不速,人算自速。勇猛刚强,不如低心下气;游历高远,不如安静养素;图名逐利,不如穷居自适;饱饫珍馐,不如粗粝充腹;罗绮盈箱,不如布袍遮体;说古谈今,不如缄口忘言;逞伎夸能,不如抱元守一;趋炎附势,不如贫穷自乐;怀怨记仇,不如洗心悔过;较长量短,不如安心自怡。道气绵绵,行之得仙,得意忘言,自超太玄。"

释兴曰:"六般神用空不空,一颗圆明色非色。"人为六根贪使,不能自神其神。人能眼不贪视美色,耳不贪听淫声,鼻不贪闻香馥,舌不贪嗜珍馐,身不贪恋色欲,意不贪妄思虑,一心不动,六门严守,物物头头,左右护持,不伤真性,神聚气全,与天长年。"

栖云先生曰:"心随境转,境逐心生。若要心定,世人爱的我不爱,世人做的我不做,红尘万缘,勾引不动,自然心清意静,阴阳不就此因循过去。凡人到了这个时候，身体已渐渐衰朽，全靠在神气上面用功夫，才能有少许补救。神气若不能安居在身内，所做的功夫都是白吃辛苦。就像一所好房子，无人居住，无人打扫，无人修理，渐渐地这个房子要变坏了谭景升说：忘形可以养气，忘气可以养神，忘神可以养虚。这一个忘字，是没有物的意思。六祖说：本来已没有一物，又到何处去惹凡事呢？这句话就更具体了。

白玉蟾说：口味淡薄可以养气，去除愤怒可以养心性，身处谦卑可以养德，守清净可以养道。名不望登上册籍，心不去想权势利益，这样可以超出人的范围，达到跟天地同步的境界。

又说：大道以没有心为根本，经常少说话为切实行动，以柔弱为根本，以清净为基础。如果将道用于养身，必须节制饮食，断绝思虑，静坐调息，安心睡觉以利于养气。心不奔驰性就安定了，形体不疲劳精也就得到了保全，神不拔起就能结成内丹。然后再消除性于空虚中，使神宁静极，可以说足不出户而玄妙的道就已经得到了，这样人生的岁月还有穷尽吗？

郝太古说：道不负人，是人自己负道。日月的运行并不快速，人去计算它自己才变快速的。勇猛刚强，不如低心下气；游历高远的地方，不如静心素养；图名逐利，不如安于穷居自适；饱餐珍馐美味，不如粗茶淡饭；绫罗绸缎满箱，不如布衣遮体；谈古论今，不如闭口不语；逞强夸能，不如自守本分，抱元守一；趋炎附势，不如贫贱自乐；怀怨记仇，不如洗心悔过；较长论短，不如安心自怡。如果按着这样去做，便可道气绵绵不绝而成神仙，得意忘言，自然会超越凡尘登上仙界。

释兴说：六般神用空又不空，一颗圆明的心有物而又无物。人是被眼耳鼻舌身意六根的贪欲驱使的，不能用自己的元神来控制自己。人的眼如不贪看美色，耳若不贪听淫声，鼻若不贪闻芳香的气味，舌若不贪吃美味的食物，身体若不贪恋色欲，意念若不贪图虚妄的思虑，就能心不动，而禁守六根之门。不管遇到什么物体，也都会不伤真性，人也神聚气全，可同天长寿了。

栖云先生说：心随环境而变化，环境又因心而产生。如果要做到心定，就要做到别人爱的我不爱，别人做的我不做，虽有红尘中各种缘

能陶铸。"

《书》曰:"喜乐无极则伤心,心伤则意不存,而皮革焦枯。""怒忿炎烁则伤肝,肝伤则血不荣,而筋萎破阴。临食更忌暴嗔,令人神惊梦逸。"

"心之神发于目,久视则伤心。肾之精发于耳,久听则伤肾。"

《书》云:"唾者,溢为醴泉聚,流为华池府,散为津液,降为甘露,溉脏润身,宣通百脉,化养万神,肢节毛发,华采坚固。""故曰:远唾不如近唾,近唾不如不唾。"

又曰:"息心以养气,息机以死心。"

《经》曰:"精气神为内三宝,耳目口为外三宝。常使内三宝不逐物而流,外三宝不诱中而扰。"

《天隐子》曰:"洁身虚心,深居静室,收心复性,遗形忘我,万法通灵,是为五渐之门。"

《孙真人卫生歌》曰:"天地之间人为贵,头像天兮足像地。父母遗体能宝之,洪范五福寿为最。卫生切要知三戒,大怒大欲并大醉。三者若还有一焉,须防损失真元气。欲求长生须戒性,火不出兮心自定。木还去火不成灰,人能戒性还延命。贪欲无穷忘却精,用心不已失元神,劳形散尽中和气,更仗何因保此身?心若太费费则劳,形若太劳劳则怯,神若太伤伤则虚,气若太损损则绝。世人欲识卫生道,喜乐有常嗔怒少。心诚意正思虑除,顺理修身去烦恼。春嘘明目夏呵心,秋呬冬吹肺肾宁,四季常呼脾化食,三焦嘻出热难停。发宜多梳气宜炼,齿宜数叩津宜咽。子欲不死修昆仑,【注曰:昆仑即人之头面也,当如下句修之。】双手揩摩常在面。【注曰:以双手扯摄两耳,抱头摇摆,以两手一呵十搓,擦面四围,以合骨摩拂双眼,以双手抱脑后,以中食二指互击天鼓,皆修昆仑法也。】春月少酸宜食甘,冬

分的引诱而不动心，自然就能心清意静，阴阳也不能改变了。

《三元延寿参赞书》说：喜和乐没有极限就会伤心，心伤了意念也就不存在，以致皮肤焦枯。像烈火一样发怒焦躁则伤肝，肝伤了血就不充沛，也就会筋骨萎缩阴气萎縻。快要吃饭时更忌暴怒，那样会使精神惊恐爱做恶梦。

心神表现在眼里，所以久看就会伤心。肾的精魄表现在双耳，所以久听就会伤肾。

《三元延寿参赞书》说：唾液，是人身流出的醴泉，它发源于华池。分散在口中是津液，下降则是滋养脏腑的甘露。它既能养脏腑，又能滋润身体，宣通百脉，化养万神，使人的肢体和毛发坚固，容颜不衰。所以说；远吐不如近吐，近吐不如不吐。

又说：息心可以养气，不用心机是让心境虚静。

经说：精气神是身体内的三宝，耳目口为身体外的三宝。经常做到使内三宝不因追逐外物而流失，外三宝不被诱惑而扰乱内心。

《天隐子》说：洁身虚心，深居静室，收心复性，弃形忘我，万法通灵，这是修身入道的五种方法和境界。

《孙真人卫生歌》说：天地之间人为贵，头像天啊足像地。父母留下的身体要保重，因为书经上说的五福中长寿最重要。卫生的切要是知道三戒：大怒、纵欲和大醉。三者若存其一，那就必须提防损失真气和元气。要想求得长生须戒性，火不出啊心自定。木若去掉火不成灰，人能戒掉性欲可长命。贪欲无度忘了精，用心不已失元神，劳形会散尽元气，还凭什么来保养自己的身体？太费心思就疲劳，形体太劳累就体弱。神气太伤身体虚，元气太损气全绝。世人想认识卫生之道，喜乐有常少发怒，心诚意正除思虑，顺理修身除烦恼。春天嘘气能明目，夏天呵气能舒心，秋天叩冬天吹肺肾得调理，四季呼气脾化食，三焦嘻出热难停。发宜多梳气宜常炼，齿宜数叩泽宜吞咽。子想复生修头面，双手揩摩常在脸。（注：方法是，两手扯两耳，抱头摇数次，用口对着合拢的两手中呵一次气搓十次，然后擦脸四周，用合骨摩拂两眼，用双手抱脑后，用中指和食指互相交换击天鼓，这是修面的方法。）春天少吃酸味多吃甜，冬天宜苦不宜咸，夏天增加辛辣略减苦味，秋天减少辛辣少加

月宜苦不宜咸，夏日增辛聊减苦，秋来辛减少加酸，季月大咸甘略戒，自然五脏保平安。若能全减身康健，滋味能调少病难。春寒莫着绵衣薄，夏月汗多须换着，秋冬觉冷渐加添，莫待病生才服药。惟有夏月难调理，伏阴在内忌冰水，瓜桃生冷宜少餐，免至秋冬成疟痢。身旺肾衰色宜避，养肾固精当节制，常令肾实不空虚，日食须知忌油腻。太饱伤神饥伤胃，太渴伤血多伤气，饥餐渴饮莫太过，免致膨脖损心肺。醉后强饮饱强食，去此二者不生疾。人资饮食以养生，去其甚者自安逸。食后徐行百步多，手摩脐腹食消磨。夜半灵根灌清水，丹田浊气切须呵。饮酒可以陶情性，剧饮过多招百病。肺为华盖倘受伤，咳嗽劳神能损命。慎勿将盐去点茶，分别引贼入人家。下焦虚冷令人瘦，伤肾伤脾防病加。坐卧防风吹脑后，脑内受风人不寿。更兼醉饱卧风中，风入五内成灾咎。雁有序兮犬有义，黑鲤朝北知臣礼，人无礼义反食之，天地鬼神俱不喜。养体须当节五辛，五辛不节反伤身。莫教引动虚阳发，精竭容枯百病侵。不问在家并在外，若遇迅雷风雨大，急宜端肃畏天威，静坐澄心须谨戒。恩爱牵缠不自由，利名萦绊几时休？放宽些子留余福，免致中年早白头。顶天立地非容易，饱食暖衣宁不愧，思量难报罔极恩，朝夕焚香拜天地。身安寿永事如何？胸次平夷积善多。惜命惜身兼惜气，请君熟玩卫生歌。"

《西升经》曰："凡人见人之死亡而哀之，何不哀自身？哀身不如爱神，爱神不如舍神，舍神不如守身，守身长久长存也。""神生形，形成于神。形不得神，不能自生；神不得形，不能自成。形神合同，相生相成。神常爱人，人不爱形，故绝去圣智，归无为也。"

《大有经》曰："形生愚智，天也；强弱寿夭，人也。天道自然，人道自己。始而胎气充实，生而乳哺有方，长而滋味不偏，壮而声色有节者，强而寿。始而胎气虚耗，生而乳哺不足，长而滋味过多，壮而声色恣放者，弱而夭。生长而合度，加之以道养，寿年未可量也。"

酸，每个季度的末月大咸大甘要略戒，自然五脏可保平安。若能全减五味，身体则能保康健，滋味调和病就会减少。春寒莫穿薄棉衣，夏天汗多勤换衣，秋冬觉冷渐加添，莫等病重才服药。只有夏天难调理，伏阴在内忌冰水，生冷瓜桃要少吃，免到秋冬成疟痢。身强肾衰色宜避，养肾固精应节制，常使肾实不空虚，每天进食忌油腻。太饱伤神饥伤胃，太渴伤血多伤气，饥餐渴饮莫太过，免得腹胀损心肺。醉后强饮饱强吃，注意也就不生疾。人资饭食以养身，不要过多自安逸。饭后慢行百多步，手摩腹脐食消磨。夜半灵根泮口液，丹田浊气切须呵。饮酒可以陶冶心性，暴饮过多生百病。肺为华盖倘受伤，咳嗽劳神能损命。莫要将盐去点茶，分明引贼入人家。下焦虚冷使人瘦，伤肾伤脾防病重。坐卧防风吹脑后，脑后受风人短寿。更戒醉饱睡风中，风入五内成灾病。雁有序啊狗有义，黑鲤向北知臣礼，人无礼义反食之，天地鬼神都不喜。养体须要节五辛，五辛不节反伤身。莫教引动虚阳发，精竭容枯百病侵。不管在家或在外，若遇风雷雨大，急宜端坐畏天威，静坐清心须谨戒。恩爱牵缠不自由，名利羁绊几时了？放宽松些留余福，免得中年早白头。顶天立地不容易，饱食暖衣就不愧？思量难报上天恩，早晚烧香拜天地。身安寿长事安乐，心胸平和积善多。惜命惜身又惜气，请君熟记卫生歌。

《西升经》说：凡人看见人的死亡就悲哀，为什么不为自己悲哀呢？哀身不如爱惜神，爱惜神不如舍神，舍神不如守身，守身长久就能长存。神生形，形又成就神。形无神不能生，神没有形不能形成。形神合一，相生相成。神常爱人，人却不爱形。所以绝去了圣智，就能达到无为之境。

《大有经》说：形体的愚或智，是天生的；强与弱、高寿或夭折，是人自己的问题。天道在自然，人道在自己。开始时胎气充足，生后又哺乳有方，长期不偏食，壮年后对声色有节制，就会强壮而高寿。开始时胎气虚耗，生后哺乳不足，长期饮食不节，壮年后又放纵女色，则会体弱而早

胡孔明曰："常人不得无欲，又复不得无事，但当和心约念，静身损物，先去乱神犯性者，此亦嗇神之一术耳。"

《黄帝中经》曰："静者寿，躁者夭。静而不能养，减寿；躁而能养，延年。然静易御，躁难持，尽慎养之宜者，静亦可养，躁亦可养也。凡重贵势者，虽不中邪，精神内伤，亦多死亡。"

又曰："养性者，要使习以成性，性自为善，外病不得而侵，能治病于未病之先，不特饵药餐霞。其于平居，五常俱全，百行周备，虽无药饵，亦可长年。德行不足，纵有金丹，寿亦不永。"

嵇中散曰："养生有五难：名利不去为一难；喜怒不除为二难；声色不去为三难；滋味不薄为四难；神荡精散为五难。五者不去，心虽希寿，口诵至言，咀嚼英华，呼吸太阳，不能挽其夭且病也。五者能绝，则信顺日济，道德日全，不祈生而有神，不求寿而延年矣。"

扁鹊论曰："食能排邪而安脏腑，神能爽志以资血气。摄生者，气正则味顺。味顺则神气清，神气清则合真之灵全，灵全则五邪百病不能干也。故曰：水浊鱼瘦，气昏人病。夫神者，生之本，本者，生之真。大用则神劳，大劳则形疲也。"

《彭祖摄生论》曰："目不视不正之色，耳不听不正之声，口不尝不正之味，心不起不正之念。四者忘魂丧精，减折寿算者也。"

《黄帝内传》曰："食风者灵而延寿算，食谷者多智而劳形神，食草者愚痴而足力，食肉者鄙勇而多嗔，服气者常存而得道。"

《小有经》曰："才所不胜而强思之，伤也；力所不任而强举之，伤也。深忧而不解，重喜而不释，皆伤也。"

死。生长合理适度,又加以进行道的修养,年寿是不可衡量的。

胡孔明说:平常的人不可能没有欲望,也不可能没有事,但是心应当有所约定,安静身体减少物累,先除去犯性的乱神,这也是敛神的一种方法。

《黄帝中经》说:静的人高寿,急躁的人早死。静的人不能养身,也会减寿;急躁的人会养身,也能延年高寿。但是静的人容易防御,急躁的人则很难,尽慎养之宜者,静也可养,躁也可养。凡是注重富贵权势的人,即使没有中邪,由于精神内伤,也多容易死亡。

又说:养性的人,要长期坚持而习以为常,性自为善了,外病也就不得侵入。能在发病之前加以治疗,就不在于服食什么丹药了。在平常起居时,五常俱全,百行周到,即使没有药饵,也可以长寿。如果德行不足,纵然有金丹,年寿也不可能长久。

嵇康说:养生有五种难处:不放弃名利是一难,不消除喜怒是二难,不除去声色是三难,滋味不淡泊是四难,神思不定精气耗散是五难。五难不除去,心虽想寿高,口中虽然念至言,吃喝都是上等的精华,呼吸太阳,仍不能避免短寿和生病。五难能绝,适应外界的能力逐渐完善,道德也会逐日圆满,不祈祷长生也有神灵保佑,不求高寿也可以延年了。

扁鹊论道:吃东西能排除邪气、安定脏腑,神能爽志可以养血气。摄生的问题,气正就味顺,味顺就神气清,神气清就形成真灵全。灵全五邪百病就无法侵扰了。所以说:水浊鱼瘦,气昏人病。元神是生命的根本,是真生。大动心思会使神劳倦,大劳会使形体疲惫。

《彭祖摄生论》说:目不视不正的东西,耳不听不正的声音,口不尝不正当的味道,心不起不正的念头。这四者使人神志不清、神不守舍,是减寿的啊。

《黄帝内传》说:食风的,灵敏而又延寿;食谷的,多智但劳形神;吃草的,愚痴但有脚力;吃肉的,鄙勇而又气盛;服气的,则能常存得道。

《小有经》说:才智不能胜任而强自去思考,伤心;力量不胜任而强行去提举,伤身体。深深的忧愁得不到解除,过度的欢喜不能抑制,对身心都是有损的。

《太上》曰:"天之道,利而不害;圣人之道,为而不争。故与时争之者昌,与人争之者凶。夫不祥者,人之所不争;垢辱者,人之所不欲。能受人所不欲则足矣,得人所不争则宁矣。"

《妙真经》曰:"视过其目者明不居,听过其耳者精不守,爱过其心者神不居,牵过于利者动即惧。"

"道言吉凶祸福,窈冥中来。其灾祸也,非富贵者可请而避;其荣盛也,非贫贱者可欲而得。惟修福则善应,为恶则祸来。"

又曰:"神者魂也,降之于天;鬼者魄也,经之于地。是以神能服气,形能食味。气清则魂爽,形劳则魄浊。服气者绵绵而不死,身腾于天;食味者混混而殂,形归于地,理自然也。"

《上仙经》曰:"有者因无而生,形者须神而立。故有乃无之宫,形乃神之宅也。莫不全宅以安主,修身以养神。若气散归空,游神为变,犹火之于烛,烛靡则火不居;水之于堤,堤坏则水不住。魂劳神散,何以长年?"

《定观经》曰:"有事无事,常若无心,处静处喧,其志惟一。制而不着,放而不动,处喧无恶,涉事无恼者,此是真定。以无事为真定,有事为应迹。"

《群仙语录》曰:"专精养神,不为物杂谓之清;反神服气,安而不动谓之静。制念以定志,静身以安神,保气以存精。思虑兼忘,冥想内视,则身神并一,以近于道。"

《理论要记》曰:"性耽玄虚,情寡嗜好。不知荣华之可贵,非强身以自高;不见淫僻之可欲,非闲防以自正。体至仁,含至静,超迹尘滓,栖真物表,想道结襟,以无为为事,近于仙道,一也。其次,希高敦古,克意尚行。知荣华为浮寄,忽之而勿顾;知声色能伐性,捐之而勿取。剪阴贼,树阴德,惩忿欲,齐毁誉,处山林,修清真,近于

《太上》说：上天之道，是养育而不损害；圣人之道，是行事而不强争。和时局去争的人昌顺，和人去争的人有险祸。人不去争的事物，一般都是不祥的；人所不欲的事物，基本都是垢辱的。接受人们所不愿要的，那就满足了，能得到别人所不争的就安全了。

《妙真经》说：眼看罪过的人，眼不明；耳听罪过的人，精不宁；心受罪过的人，神不居，与罪过有关的利益，会使人恐惧。

道教中说：吉凶祸福，从暗中到来。至于灾祸，不是富贵的人可以请求避免的；荣华昌盛，也不是贫贱的人要得就可以得到的。只有修福才有善报，作恶的人必然招致灾祸。

又说：神就是魂，是上天降下的；鬼就是魄，是从地下来的。所以神能服气，身体能吸收五味。气清则魂爽，形劳则魄浊。服气的人，气息绵绵不死，能飞腾上天；食五味的人，会糊里糊涂的死去，形骸也会归于地下，这是自然的道理。

《上仙经》说：有是从无而生的，形体须要神才能成立。所以有是无的居处，形体是神的宅院。没有不全宅以安主的，也没有不修身以养神的。如果气散归空、游神变幻，犹如火烧腊烛，烛化了火也就不能长久；如水堤，堤坏了，那么水也就关不住。魂劳神散，生命怎么会长久？

《定观经》说：有事没事，常若无心；处静或处闹，意志要一样。抑制但不停止，放松但不奔驰，处闹但心不烦，遇事但不烦恼的，这才是真定。以无事为真定，有事为应迹。

《群仙语录》说：专精养神，不受外物杂扰叫做清；返神服气，安静不动叫做静。抑制欲念用以安定意志，宁静身体用以安宁心神，保元气用来存真精。思虑兼忘，冥想内视，则身神合为一体，可以近道了。

《理论要记》说：让心性处于玄妙虚无中，便能清心寡欲。不思荣华的宝贵，不强身而自然会高寿；见淫僻却无贪欲，不提防而自心正。体至仁，含至静，便能超脱于尘世，心与自然界融合，与道行贴近，以无为为事，近于仙道，这是第一。欣慕高德崇尚古风，克制意念注重行动。知晓荣华本为身外浮生之物，抛弃而不去眷顾；知晓歌舞女色能损害心性，放弃而不贪求。除阴贼，积阴德，惩忿怒，齐毁誉，处山林，修清

仙道，二也。其次，身居禄位之场，心游道德之乡。奉上以忠，临下以义。于己薄，于人厚，仁慈和易，博爱弘施，外混嚣尘，内含澄寂，潜迹密修，好生恶死，近于仙道，三也。其次，潇洒荜门，乐贫甘贱。抱经济之才，泛然若无；洞古今之事，旷然若虚。爵之不动，禄之不受，确乎以方外为尚，恬乎以摄生为务，近于仙道，四也。其次，禀明颖之资，怀秀拔之节，奋志机之旅，当锐巧之师，所攻无敌，一战而胜。然后静以安身，和以保神，精以致真，近于仙道，五也。其次，追悔既往，洗心自新，虽失之于壮齿，冀收之于晚年。以功补过，过落而功全；以正易邪，邪忘而正在。坎坷不能易其操，喧哗不能乱其性，惟精惟一，积以诚着，近于仙道，六也。其次，至忠至孝，至贞至廉，按真诰之言，不待修学而自得。比干剖心而不死，惠风溺水而复生。伯夷叔齐之高风，曾参闵子之大孝。人见其殁，而道见其存。如此善行，充塞天地，谓之隐景潜化，死而不忘，此亦自然，人品超越，近于仙道，七也。人能得此七近，谓之拔陷区，出溺途，碎祸车，登福舆，可与涉养生之玄，神仙之津矣。"

《阴阳论》曰："阴阳交泰，万物化生。故阴阳自少至老，化为五行。少阳成木，老阳成火，少阴成金，老阴成水，参土而和之，以成夫妇。故木以发之，火以化之，水以滋之，土以和之，金以劲之，故得品物成焉。五胜者，皆以生我为利，克我为用，利用相乘，故有成败。动静者，终始之道；聚散者，化生之门也。阳其动乎？阴其处乎？动以生之，静以息之。"

"发宜多栉，齿宜多叩，液宜常咽，气宜清炼，手宜在面。"此为修昆仑之法。五者为不死之道。"

《太玄经》曰："喜怒伤性，哀乐伤神。伤性则害生，伤神则侵命。故养性以全气，保神以安心。气完则体平，心安则神逸，此全生

真，近于仙道，这是第二。身处高官奉禄之中，却怀有仁义道德之心，对上尽忠，对下仁义。对自己刻薄，对他人厚道，仁慈和蔼，广施博爱，虽身体混迹于尘嚣，但内心澄寂，潜迹密修，好生恶死，近于仙道，这是第三。在陋室中安然居住，乐于贫贱。虽胸怀济世之才，却泛然若无；能洞察古今之事，却旷然若虚。不屑于高官奉禄，而崇尚方外的境界，恬淡安适而以摄生为首务，近于仙道，这是第四。天资聪颖过人，胸怀文韬武略之才，率领机智勇猛的部队，可以抵挡锐不可挡的强敌，从而所攻无敌，一战即胜。然后静以安身，和以保神，精以致真，近于仙道，这是第五。追悔过去的事，洗心革面，虽在年青时犯过错误，但只要晚年能悔过自新，将功补过，改邪归正，那么过失就能够被弥补了。坎坷不能改变自己的情操，喧哗不能扰乱自己的心性，精神专一，积善至诚，近于仙道，这是第六。至忠、至孝、至贞、至廉，按《真诰》所说，不等待修炼学习，就自然可以获得。比干虽被剖胸掏心脏却不死，惠风虽溺水而又复生，伯夷、叔齐的高风亮节，曾参、闵子的大孝。这些人虽然死了，然而道依然永存。如此善行充塞在天地之间，叫做隐景潜化，死而不忘，这也是自然。人品超越，近于仙道，这是第七。人能得此七近，就叫做逃出了陷井，离开了危险，砸毁祸车，登上幸福之车，因而可以悟到许多养生的玄妙，成仙的捷径了。

《阴阳论》说：阴阳泰然交合，万物才得以繁衍生存。所以阴阳从少阴、少阳到老阴、老阳，演化为木火金水土五行。少阳成木，老阳成火，少阴成金，老阴成水，土又调合它们，并成为夫妇。所以木是主生发的，火是主化解的，水是主滋润的，土是主调和的，金是主强劲的，所以品物能得以形成。五脏，都相生为利，克彼为用，相生相克，所以才有成败之分。动和静，是开始和结束之道；聚和散，是衍化与生存之门。阳是动吗？阴是静吗？动可以生生，静则是止息。

发宜多梳，齿宜常叩，液宜常咽，气宜清炼，手宜多擦脸。这就是修昆仑（注：即道家所谓的人体小世界。）的方法，这五方面为不死之道。

《太玄经》说：喜和怒伤害性，哀和乐损伤神。伤性则危害生，伤神则侵害命。所以养性可以全气，保神可以安心，气全则身体平安，心安

至要诀也。"

寒山子曰："修生之道，除嗜去欲，啬神保和，所以无累也。内抑其心，外检其身，所以无过也。先人后己，知柔守谦，所以安身也。善推于人，不善归己，所以积德也。功不在大，过不在小，去而不二，所以积功也。然后内行充而外丹至，可以冀道于彷佛耳。"

益州老父曰："凡欲身之无病，必须先正其心，使心不乱求，心不狂思，不贪嗜欲，不着迷惑，则心先无病矣。心君无病，则五脏六腑虽有病不难疗矣。"

《真西山先生卫生歌》："万物惟人为最贵，百岁光阴如旅寄。自非留意修养中，未免病苦为心累。何必餐霞饵大药，妄意延龄等龟鹤。但于饮食嗜欲间，去其甚者即安乐。食后徐徐行百步，两手摩胁并腹肚，须臾转手摩肾堂，谓之运动水与土。仰面仍呵三四呵，自然食毒气消磨。醉眠饱卧俱无益，渴饮饥餐犹戒多。食不欲粗并欲速，宁可少餐相接续。若教一饱顿充肠，损气损脾非是福。生食粘腻筋韧物，自死禽兽勿可食。馒头闭气不相和，生冷偏招脾胃疾。鲊酱胎卵兼油腻，陈臭腌藏皆阴类，老年切莫喜食之，是借寇兵无以异。炙爆之物须冷吃，不然损齿伤血脉。晚食常宜申酉前，向夜须防滞胸膈。饮酒莫教饮大醉，大醉伤神损心志。酒渴饮水并吃茶，腰脚自兹成重坠。尝闻避风如避箭，坐卧须教预防患。况因饮后毛孔开，风才一入成瘫痪。不问四时俱暖酒，大热又须难向口。五味偏多不益人，恐随肺腑成殃咎。视听行藏不必久，五劳七伤从此有。四肢亦欲常小劳，譬如户枢终不朽。卧不压缩觉贵舒，饱则入浴饥则梳，梳多浴少益心目，默寝暗眠神晏如。四时惟夏难将摄，伏阴在内腹冷滑。补肾汤药不可无，食肉稍冷休哺啜。心旺肾衰何所忌？特忌疏通泄精气。卧处尤宜绵密间，宴居静虑和心意。沐浴盥漱皆暖水，卧冷枕凉皆勿喜。瓜茄生菜不宜食，岂独秋来多疟痢？伏阳在内

则神志舒逸，这是保全生命的要诀。

寒山子说：修生之道，是除去嗜好，去掉欲念，珍惜元神，保持平和，这样也就没有劳累了。在内抑制自己的心，对外敛点自己的行为，这样也就没有过失了。先人后己，温柔谦逊，就能安身。好事归他人，不好的归自己，这样就能积德。功不在于大，过不在于小，改过后不再发生第二次过失，就能积功。这样也就内行充实外丹炼就了，也可以希望得道于仿佛之间。

益州老父说：凡是想身体没有疾病，必须首先正心，使心不乱求，不狂想，不贪嗜，不被迷惑，这样就可以使心先无病。心没有病，即使五脏六腑有病也是不难医治的。

《真西山先生卫生歌》：自然万物之中人是最可贵的，百年光阴像旅馆寄宿。如果不注意修身养生，未免将来会因为病苦而累心。何必以霞作餐吃丹药，妄图想要延年如龟鹤。但只要在饮食、嗜欲上，去除比较过度的就会得到安乐。饭后缓慢的走百步，两手抚摩胁部和腹肚，过一会转手抚摩肾堂，称为运动水与土。仰面呵三四呵，自然所进食毒气消磨。醉眠饱卧对身体都无益，渴后饮水、饥饿后食餐还要戒过多。进食不要粗略和快速，宁可少食多餐相连续。如果饱餐一顿充饥肠，损元气损脾胃不是福。生冷粘腻的食物、自死的禽兽肉有毒都不要吃。馒头闭塞气息不相和，生冷招致脾胃疾病。鲊酱胎卵以及油和腻，陈臭、腌藏都属于阴类，老年人千万不要喜食它，无异于是把武器借给了贼兵。火烤的食物须冷吃，不然会损害牙齿、伤血脉。晚食通常应在申酉前，接近夜晚须防积食气滞胸膈。饮酒不要大醉，大醉会伤神、损心志。喝完酒后，无论喝水还是喝茶，都会伤肾，致使腰脚重坠。常听人说避风如避箭，坐卧一定要预先防患。何况由于饮后毛孔都开了，邪风一入就会成瘫痪。不管四时都要暖酒，大热天又需要难向口。五味过多对人身体不益，害怕随着肺腑成狭谷。视听行藏一定不要太久，恐从此后会有五劳七伤。四肢也要经常小劳作，好像户枢终究不会腐朽。卧要团缩觉最好舒展，饱就要入浴饥就要梳，梳多浴少益心且益目，安静睡眠神自然安定、恬适。四时只有夏天难调养，盛夏中出现的寒气在内，腹部冷滑。补肾的汤药不可没有，食肉稍微冷却不要吃。心旺肾衰有什么忌

三冬月，切忌汗多阳气泄。阴雾之中毋远行，暴雨震雷宜远避。道家更有颐生旨，第一令人少嗔恚。秋冬日出始求衣，春夏鸡鸣宜早起。夜后昼前睡觉来，瞑目叩齿二七回。吸新吐故无令缓，咽漱玉泉还养胎。摩热手心熨两眼，仍更揩擦额与面，中指时将摩鼻频，左右耳眼摩数遍。更能干浴遍身间，按髀暗须扭两肩，纵有风劳诸冷气，何忧腰背复拘挛。嘘呵呼吸吹及呬，行气之人分六字。果能依用力其间，断然百病皆可治。情欲虽云属少年，稍知节养自无愆。固精莫妄伤神气，莫使苞羽火中燃。有能操履长方正，于名无贪利无竞，纵向邪魔路上行，百行周身自无病。"

涪翁《食时五观》：

一曰：计功多少，量彼来处。

此食垦植收获，舂磨淘汰，炊煮乃成，用功甚多。何况杀害生灵，为己滋味，一人之食，十人作劳。家居则食父母心力所营，纵是己财，亦承余荫。仕宦则食民之膏血，大不可言。

二曰：忖己德行，全缺应供。

始于事亲，中于事君，终于立身。全此三者，应受供养，无愧缺则已。否当愧耻，不敢尽味。

三曰：防心为过，贪等为宗。

于上味食，务远物而求难得，是之谓贪。于下味食，起恚怒，以口腹之故鞭扑人，是之谓嗔。食不过充饥，而求食前方丈，是之谓痴。君子食无求饱，离此过也。

四曰：正事良药，为疗形苦。

五谷五蔬以养人，鱼肉以养老。形苦者，饥渴为主病，四百四病

讳?特别禁忌疏通、泄精气。卧处更应该仔细,闲居涤除一切杂念符合心意。沐浴和盥嗽都要用暖水,不要卧冷和枕凉。不适宜进食瓜茄生菜,难道光是秋天多疟痢?伏阴在内足有三冬月,切忌汗多而将阳气泄。阴雾天气不要远行,暴雨震雷应该远避开。道家更有养生方法,第一让人减少嗔恚。秋冬日出才起床,春夏鸡叫就应该早起。夜后天亮前睡觉醒来,闭上眼睛叩齿十四次。吸新吐旧不要松懈,咽嗽玉泉还养胎气。摩热手心之后熨两眼,还要揩擦额头和脸面,中指应经常按摩鼻,左右耳朵眼睛按摩数遍。最好还能全身干浴,按髀暗须还要扭两肩,即使还有风劳、冷气,何必担心腰背再拘挛。嘘呵呼吸及呬,行气的人要分六个字。果能依此在其间用力,绝对百病都可治。情欲虽然说只属于少年,稍知节养自然没有过错。固精不要妄伤神气,不要让苞羽火中燃烧。如果能品行端正,对名不贪图见利不竞争,即使对着邪魔路上走,德行周身自然就会无病。

黄庭坚《食时五观》说:

一是要计功多少,量它的来处。

食物经由种植收获,加工淘选,炊煮后才成,用功很多。更何况杀食生灵,为自己的美食,一人的食物,要十人劳动。住在家里吃的是父母苦心经营的,即使是自己的财产,也承前辈余荫。当官的吃的是人民的膏血,更不可说。

二是思忖自己的德行,弥补自己的不足。

从待奉父母开始,然后是效忠国君,最后是个人立身。完全做好这三方面,才应受到供养,无愧缺就可以。否则,若有愧有耻,就不应当尽享滋味。

三是防止贪心过重,不以贪为宗旨。

对美味的饮食,专喜欢远物而又不易得到的,叫做贪。面对次等的饮食,就愤怒,并因为口腹的原因而鞭打人,这就是嗔怒。吃只不过是为了充饥,却求吃得阔气,这叫做痴。君子虽食却并不求饱,便远离此过了。

四是最重要的作用是作为良药,来疗治身体的需要。

五谷五菜是养人的,鱼肉是用来养老的。体弱的人,饥渴是主病,四百四病为客病,所以须用食物为药,以扶持自己。所以说凡是知

为客病，故须食为医药，以自扶持。是故知足者，举箸常如服药。

五曰：为成道业，方受此食。

君子无终食之间违仁，先结款状，然后受食。既食，不可怠于道业。

《达庄论》曰："恬于生而静于死，恬生则不惑死，静死则神不离生。故能与阴阳化而不易，从天地变而不移，生究其寿，死终其宜，心气平治，消息不亏。故求得者丧，争明者失，无欲者自足，空虚者受实。是以作智巧者害于物，明是考非者危其身。修饰显洁者惑于生，畏死而崇生者失其贞。"

庾阐《神论》曰："天地者，阴阳之形魄；变化者，万物之游魂。神籁与无穷并吹，大冶与造运齐根。生资聚气之迹，死寄玄牝之门。视荣辱其犹尘埃，邈高尚而不顾。故能外安恬逸，内体平和。"

北宫子曰："衣其短褐，有狐貉之温；进其茙菽，有稻粱之味；庇其蓬室，若广厦之荫；乘其革辂，若文轩之饰。终身怡然，不知其为贫也。"

《象山要语》曰："此道非争竞务进者能知，惟静退者可入。"

又曰："君子役物，小人役于物。夫权皆在我，若在物，则为物役矣。"

"学者不可用心太紧，深山有宝，无心于宝者得之。"

"利、害、毁、誉、称、讥、苦、乐，能动摇人，释氏谓之八风。"

足的人，举筷子时常会像服药一般。

五是为成就道业，才受此食。

君子在终食之间不会违背仁义，先定下条款，然后受食。既然吃了，更不可对道业懒惰。

《达庄论》说：恬淡地对待生命，平静地看待死亡，恬淡地面对生命才不至于迷惑于死，宁静地对待死亡，神就不离生。所以能与阴阳化合是不易的。顺应天地的变化而不移，生要达到自己的年寿，死要死得其所，心气平治，意志与气息不致受损。所以贪求有所得的人丧失得更多，争的人必定失去得更多，无欲望的人感到满足，虚空的人感悟到实在。所以好用心机的人会受害于物，明是考非的人危害自身。修饰显洁的人惑乱生命，畏惧死亡而把生命看得过重的人，易失去贞操。

庾阐《神论》说：天和地，是阴阳的形魄；演变与化合的，是万物的游魂。神籁与无穷并吹，大冶与造化运转同根。生命滋生于气机的隧道，死寄于衍生万物本源的玄牝之门。把荣与辱看作尘埃，形貌高尚而不在意。所以能安闲恬逸，内体平和

北宫子说：穿短的棉衣，有狐貉皮衣一样的温暖；吃大豆之类的食物，有稻粱的滋味；住在简陋的茅棚，犹如住在高楼大厦。乘坐陋车，好像坐华丽的专车。这样就可以终身怡然，不知自己处于贫贱之中。

《象山要语》说：道，不是一心想奋取而争竞，心又极强的人能知道的，只有冷静又知退让的人才可以入道。

又说：君子役使外物，小人却受制于外物。使用权都在我，若在物，那么就是被外物所役使了。

学习的人不可以太用心思，就好像深山有宝，只有无心寻宝的人才能获得。

利、害、毁、誉、称、讥、苦、乐，能动摇人，释迦牟尼称之为八风。

卷二

清修妙论笺下卷

日抄玄经秘典圣贤教戒省心律己格言计一百五十八条

《大藏经》曰:"救灾解难,不如防之为易;疗疾治病,不如避之为吉。今人见左,不务防之而务救之,不务避之而务药之。譬之有君者不思励治以求安,有身者不能保养以全寿。是以圣人求福于未兆,绝祸于未萌。盖灾生于稍稍,病起于微微。人以小善为无益而不为,以小恶为无损而不改。孰知小善不积,大德不成;小恶不止,大祸立至。故太上特指心病要目百行,以为病者之鉴。人能静坐持照,察病有无,心病心医,治以心药,奚俟卢扁,以瘳厥疾?无使病积于中,倾溃莫遏,萧墙祸起,恐非金石草木可攻。所为长年,因无病故,智者勉焉。

喜怒偏执是一病,亡义取利是一病,
好色坏德是一病,专心系爱是一病,
憎欲无理是一病,纵贪蔽过是一病,
毁人自誉是一病,擅变自可是一病,
轻口喜言是一病,快意遂非是一病,
以智轻人是一病,乘权纵横是一病,
非人自是是一病,侮易孤寡是一病,
以力胜人是一病,威势自协是一病,

日抄玄经秘典圣贤教戒省心律己格言计一百五十八条

《大藏经》说：与其灾难发生后才解救，不如首先避免更容易；与其在疾病发生后去治疗，还不如患病前先调养预防。现在人的见解大都偏离了这个正理，不重视预防却只被动地去补救，不潜心去调养却一味地依赖用药物方剂。又如，有人不思勤勉修身，以求平安，有好的身体却不能通过保养以求全寿。所以，圣人都提倡求福在没有先兆之前，灭祸在没有萌发之先。要知道灾祸是渐渐形成的，疾病也是从微小的不适逐渐加重的。如果认为行小善没有大益就不去做，小恶没有大损就不去改正，这样的人哪里知道，小善不去积累，大德是不能形成的；小恶不去制止，大祸也会很快降临。所以太上老君特别指出，患心病是因为目视太多，病者应该引以为鉴。人能通过静坐而自照，察视自己是否有病，心病心医，并用心药加以治疗，这样哪里还需要等候良医来治愈疾病呢？不让病在体内积聚，直到病情倾溃不能遏制，如果等到祸起萧墙了，恐怕金石草木也不能攻克治愈了。要想使自己长寿，首先要没有病疾，聪明的人应常常这样告诫自己。

　　喜怒偏执是一病，忘义取利是一病，
　　好色坏德是一病，专心系爱是一病，
　　憎欲无理是一病，纵贪蔽过是一病，
　　毁人自誉是一病，擅变自可是一病，
　　轻口喜言是一病，快意遂非是一病，
　　以智轻人是一病，乘权纵横是一病，
　　非人自是是一病，侮易孤寡是一病，
　　以力胜人是一病，威势自协是一病，

语欲胜人是一病，贷不念偿是一病，
曲人自直是一病，以直伤人是一病，
与恶人交是一病，喜怒自伐是一病，
愚人自贤是一病，以功自矜是一病，
诽议名贤是一病，以劳自怨是一病，
以虚为实是一病，喜说人过是一病，
以富骄人是一病，以贱讪贵是一病，
谗人求媚是一病，以德自显是一病，
以贵轻人是一病，以贫妒富是一病，
败人成功是一病，以私乱公是一病，
好自掩饰是一病，危人自安是一病，
阴阳嫉妒是一病，激厉旁悖是一病，
多憎少爱是一病，坚执争斗是一病，
推负着人是一病，文拒钩锡是一病，
持人长短是一病，假人自信是一病，
施人望报是一病，无施责人是一病，
与人追悔是一病，好自怨憎是一病，
好杀虫畜是一病，蛊道厌人是一病，
毁訾高才是一病，憎人胜己是一病，
毒药鸩饮是一病，心不平等是一病，
以贤喷嗝是一病，追念旧恶是一病，
不受谏谕是一病，内疏外亲是一病，
投书败人是一病，笑愚痴人是一病，
烦苛轻躁是一病，摘捶无理是一病，
好自作正是一病，多疑少信是一病，
笑颠狂人是一病，蹲踞无礼是一病，
丑言恶语是一病，轻慢老少是一病，
恶态丑对是一病，了戾自用是一病，
好喜嗜笑是一病，当权任性是一病，

语欲胜人是一病，贷不念偿是一病，
曲人自直是一病，以直伤人是一病，
与恶人交是一病，喜怒自伐是一病，
愚人自贤是一病，以功自矜是一病，
诽议名贤是一病，以劳自怨是一病，
以虚为实是一病，喜说人过是一病，
以富骄人是一病，以贱讪贵是一病，
谀人求媚是一病，以德自显是一病，
以贵轻人是一病，以贫妒富是一病，
败人成功是一病，以私乱公是一病，
好自掩饰是一病，危人自安是一病，
阴阳嫉妒是一病，激厉旁悖是一病，
多憎少爱是一病，坚执争斗是一病，
推负着人是一病，文拒钩锡是一病，
持人长短是一病，假人自信是一病，
施人望报是一病，无施责人是一病，
与人追悔是一病，好自怨憎是一病，
好杀虫畜是一病，蛊道厌人是一病，
毁誉高才是一病，憎人胜己是一病，
毒药鸩饮是一病，心不平等是一病，
以贤喷嗃是一病，追念旧恶是一病，
不受谏谕是一病，内疏外亲是一病，
投书败人是一病，笑愚痴人是一病，
烦苛轻躁是一病，擿捶无理是一病，
好自作正是一病，多疑少信是一病，
笑颠狂人是一病，蹲踞无礼是一病，
丑言恶语是一病，轻慢老少是一病，
恶态丑对是一病，了戾自用是一病，
好喜嗜笑是一病，当权任性是一病，

诡谲谀谄是一病，嗜得怀诈是一病，
两舌无信是一病，乘酒凶横是一病，
骂詈风雨是一病，恶言好杀是一病，
教人堕胎是一病，干预人事是一病，
钻穴窥人是一病，不借怀怨是一病，
负债逃走是一病，背向异词是一病，
喜抵捍戾是一病，调戏必固是一病，
故迷误人是一病，探巢破卵是一病，
惊胎损形是一病，水火败伤是一病，
笑盲聋哑是一病，乱人嫁娶是一病，
教人捶摘是一病，教人作恶是一病，
含祸离爱是一病，唱祸道非是一病，
见货欲得是一病，强夺人物是一病，

此为百病也。人能一念，除此百病，逐日点检，使一病不作，决无灾害、痛苦、烦恼、凶危，不惟自己保命延年，子孙百世亦永受其福矣。"

《大藏经》曰："古之圣人，其为善也，无小而不崇；其于恶也，无微而不改。改恶崇善，是药饵也，录所谓百药以治之。

思无邪僻是一药，行宽心和是一药，
动静有礼是一药，起居有度是一药，
近德远色是一药，清心寡欲是一药，
推分引义是一药，不取非分是一药，
虽憎犹爱是一药，心无嫉妒是一药，
教化愚顽是一药，谏正邪乱是一药，
戒敕恶仆是一药，开导迷误是一药，
扶接老幼是一药，心无狡诈是一药，
拔祸济难是一药，常行方便是一药，
怜孤恤寡是一药，矜贫救厄是一药，
位高下士是一药，语言谦逊是一药，

诡谲谀谄是一病，嗜得怀诈是一病，
两舌无信是一病，乘酒凶横是一病，
骂詈风雨是一病，恶言好杀是一病，
教人堕胎是一病，干预人事是一病，
钻穴窥人是一病，不借怀怨是一病，
负债逃走是一病，背向异词是一病，
喜抵捍戾是一病，调戏必固是一病，
故迷误人是一病，探巢破卵是一病，
惊胎损形是一病，水火败伤是一病，
笑盲聋哑是一病，乱人嫁娶是一病，
教人捶搋是一病，教人作恶是一病，
含祸离爱是一病，唱祸道非是一病，
见货欲得是一病，强夺人物是一病。

此上共是一百种病。人如果能心系一念，无贪无欲，心境平和，将这一百种病除掉，也就不会有灾害、痛苦、烦恼和凶险了，不仅自己因此而保命延年，子孙也会百世享受这样做的福祉。

《大藏经》说：古代圣贤，做善事，并不因为是微小的就不推崇；对于恶行，也不会因为太微不足道就不去制止、改正它。改恶行崇尚做善事，也是治病的药饵，抄录下所谓的百药以治心病。

思无邪僻是一药，行宽心和是一药，
动静有礼是一药，起居有度是一药，
近德远色是一药，清心寡欲是一药，
推分引义是一药，不取非分是一药，
虽憎犹爱是一药，心无嫉妒是一药，
教化愚顽是一药，谏正邪乱是一药，
戒敕恶仆是一药，开导迷误是一药，
扶接老幼是一药，心无狡诈是一药，
拔祸济难是一药，常行方便是一药，
怜孤恤寡是一药，矜贫救厄是一药，
位高下士是一药，语言谦逊是一药，

不负宿债是一药,愍慰笃信是一药,
敬爱卑微是一药,语言端悫是一药,
推直引曲是一药,不争是非是一药,
逢侵不鄙是一药,受辱能忍是一药,
扬善隐恶是一药,推好取丑是一药,
与多取少是一药,称叹贤良是一药,
见贤内省是一药,不自夸彰是一药,
推功引善是一药,不自伐善是一药,
不掩人功是一药,劳苦不恨是一药,
怀诚抱信是一药,覆蔽阴恶是一药,
崇尚胜己是一药,安贫自乐是一药,
不自尊大是一药,好成人功是一药,
不好阴谋是一药,得失不形是一药,
积德树恩是一药,生不骂詈是一药,
不评论人是一药,甜言美语是一药,
灾病自咎是一药,恶不归人是一药,
施不望报是一药,不杀生命是一药,
心平气和是一药,不忌人美是一药,
心静意定是一药,不念旧恶是一药,
匡邪弼恶是一药,听教伏善是一药,
忿怒能制是一药,不干求人是一药,
无思无虑是一药,尊奉高年是一药,
对人恭肃是一药,内修孝悌是一药,
恬静守分是一药,和悦妻孥是一药,
以食饮人是一药,助修善事是一药,
乐天知命是一药,远嫌避疑是一药,
宽舒大度是一药,敬信经典是一药,
息心抱道是一药,为善不倦是一药,
济度贫穷是一药,舍药救疾是一药,
信礼神佛是一药,知机知足是一药,

不负宿债是一药，愍慰笃信是一药，
敬爱卑微是一药，语言端悫是一药，
推直引曲是一药，不争是非是一药，
逢侵不鄙是一药，受辱能忍是一药，
扬善隐恶是一药，推好取丑是一药，
与多取少是一药，称叹贤良是一药，
见贤内省是一药，不自夸彰是一药，
推功引善是一药，不自伐善是一药，
不掩人功是一药，劳苦不恨是一药，
怀诚抱信是一药，覆蔽阴恶是一药，
崇尚胜己是一药，安贫自乐是一药，
不自尊大是一药，好成人功是一药，
不好阴谋是一药，得失不形是一药，
积德树恩是一药，生无骂詈是一药，
不评论人是一药，甜言美语是一药，
灾病自咎是一药，恶不归人是一药，
施不望报是一药，不杀生命是一药，
心平气和是一药，不忌人美是一药，
心静意定是一药，不念旧恶是一药，
匡邪弼恶是一药，听教伏善是一药，
忿怒能制是一药，不干求人是一药，
无思无虑是一药，尊奉高年是一药，
对人恭肃是一药，内修孝悌是一药，
恬静守分是一药，和悦妻孥是一药，
以食饮人是一药，助修善事是一药，
乐天知命是一药，远嫌避疑是一药，
宽舒大度是一药，敬信经典是一药，
息心抱道是一药，为善不倦是一药，
济度贫穷是一药，舍药救疾是一药，
信礼神佛是一药，知机知足是一药，

清闲无欲是一药，仁慈谦让是一药，
好生恶杀是一药，不宝厚藏是一药，
不犯禁忌是一药，节俭守中是一药，
谦己下人是一药，随事不慢是一药，
喜谈人德是一药，不造妄语是一药，
贵能援人是一药，富能救人是一药，
不尚争斗是一药，不淫妓耆是一药，
不生奸盗是一药，不怀咒厌是一药，
不乐词讼是一药，扶老挈幼是一药，

此为百药也。人有疾病，皆因过恶阴掩不见，故应以疾病，因缘饮食、风寒、恶气而起。由人犯违圣教，以致魂迷魄丧，不在形中，肌体空虚，神气不守，故风寒恶气得以中之。是以有德者，虽处幽暗，不敢为非；虽居荣禄，不敢为恶。量体而衣，随分而食，虽富且贵，不敢恣欲；虽贫且贱，不敢为非。是以外无残暴，内无疾病也。吾人可不以百病自究，以百药自治，养吾天和，一吾心志，作耆年颐寿之地也哉！"【百病一段与《道藏》少异一二，余以家藏宋刻小本考详，似近人情语，故以刻之。初谓《道藏》国刊，似无讹误，余阅一藏以遍，鱼豕之错，不可枚举。】

黄帝曰："一阴一阳之谓道，偏阴偏阳之谓疾。两者不和，若四时中有春无夏，有秋无冬矣。因而和之，是谓圣度。圣人不绝和合之道，但贵于闭密以守天真也。"

太上曰："情欲出于五内，魂定魄静者，生也；情欲出于胸臆，精散神惑者，死也。"

《书》云："声色动荡于中，情爱牵缠，心有念，动有着，昼想夜梦，驰逐于无涯之欲，百灵疲役而消散，宅舍无主而倾颓矣。"

清闲无欲是一药，仁慈谦让是一药，
好生恶杀是一药，不宝厚藏是一药，
不犯禁忌是一药，节俭守中是一药，
谦己下人是一药，随事不慢是一药，
喜谈人德是一药，不造妄语是一药，
贵能援人是一药，富能救人是一药，
不尚争斗是一药，不淫妓青是一药，
不生奸盗是一药，不怀咒厌是一药，
不乐词讼是一药，扶老挈幼是一药。

此为百药。人的疾病，都因为掩盖自己的过错和恶欲而起，只是不想让别人知道，因此就感应以疾病，而将生病的原因归咎于饮食、风寒和恶气。由于人违犯了圣贤的教导，胡思妄为，以致魂魄迷丧，不能藏在形体中，而使肌体空虚，精气不能相守，风寒恶气才有机会伤害身体。这就是为什么有德的人，虽然处在不被人注意的地方，也不敢为非作歹；虽然居于荣禄的高位，也不敢去做恶事。量体裁衣，根据收入的多少来决定食物的丰俭，即使十分富有高贵，也不恣欲妄为；虽然贫贱，也不做不好的事。所以外不残暴，内就没有疾病。人可以不因为有百病而自究，以百种药来自治，但只要通过调节修炼使自己与天理相和合，同时心志协调，从而也能具备长生不老的条件。【百病一段与《道藏》少异一二，余以家藏宋刻小本考详，似近人情语，故以刻之。初谓《道藏》国刊，似无讹误，余阅一藏以遍，鱼豕之错，不可枚举。】

黄帝说：一阴一阳均衡通调就是道，出现偏阴偏阳的情况就叫病。阴阳不调和，就如同四时中只有春季没有夏季，只有秋季而没有冬季。因此调和阴阳，被视作圣人安身的原则。圣人不背离阴阳和合的道理，却认为闭密更为可贵，以守天真之境。

太上老君说：人的情欲从其固有的本能产生，魂魄宁静而不飘荡，则有利于养生；如果情欲从胸臆中产生，以至精散神惑，就有死亡的危险。

《三元延寿参赞书》说：声色在心中冲荡，为情爱所牵缠，心里总是想念不休，行动中总是离不了，白天想夜里梦，而且任其欲望无尽地

《书》云:"欲多则损精,人可宝者命,可惜者身,最重者精。肝精不固,目眩无光;肺精不交,肌肉消瘦;肾精不固,神气减少;脾精不坚,齿发浮落。若耗散真精不已,疾病随生,死亡随至。"

《神仙可惜歌》曰:"可惜许,可惜许,可惜元阳宫无主。一点既随秋色枯,百神泣送精光去。三尸喜,七魄怒,血败气衰将何补?尺宅寸田属别人,玉炉丹灶阿谁处?劝世人,休恋色,恋色贪淫有何益?一神去后百神随,百神去尽人不知。几待说时说不得,临时出口泄天机。"

《孙真人铭》曰:"怒甚偏伤气,思多太损神。神疲心易役,气弱病相萦。勿使悲欢极,当令饮食均。再三防夜醉,第一戒晨嗔。亥寝鸣云鼓,【注曰:扣齿三十六下。】晨兴漱玉津。【注曰:早时开眼即以舌搅上下腭,待津生满口,汩汩咽下,直至丹田。】妖神难犯己,精气自全身。若要无诸病,常当节五辛。【注曰:不使咸酸苦辣甜五味偏伤一脏,致使生疾。】安神宜悦乐。【注曰:常令心上生欢喜。】惜气保和纯。【注曰:常使心气和平,绝躁妄焦烁生怒。】寿夭休论命,修行本在人。若能遵此理,平地可朝真。"

《象山要语》曰:"精神不运则愚,血脉不运则病。"

又曰:"志固为之帅,然至于气之专一,则亦能动志,故不但持其志,又戒之以无暴其气也。居处饮食,适节宣之宜;视听言动,严邪正之辩,皆无暴其气之功。"

"内无所累,外无所累,自然自在。才有一些他意,便沉重了。彻骨彻髓,见得超然于一身,自然轻清,自然灵大。"

驰逐，以致灵思疲困消散．这样，精气所居的宅舍，就会因为没有精神的管理而倾覆荒颓。

《三元延寿参赞书》说：过多的欲念会损耗元精。人要健康长寿，可珍惜的是身体，但最重要的是保养元精。肝精不能固密，就会目眩而没有神彩；肺精不能交汇，就会导致肌肉薄弱，人也会很消瘦；肾精不能固藏，就会使人神气减少；脾精不能坚实充满，就会使人牙齿松动，头发也会脱落。如果不停止地消耗散失自己的元精，疾病就会相继产生，死亡也就难以避免了。

《神仙可惜歌》说：可惜啊，可惜啊，可惜元阳宫没有主人。一点既随秾色枯，百神泣送精光去。三尸喜，七魄怒，血败气衰将怎样补？尺宅寸田属别人，玉炉丹灶阿谁处？劝世人，休恋色，恋色贪淫有何益？一神去后百神随，百神去尽人不知。几待说时说不得，临时出口泄天机。

《孙真人铭》说：过度发怒伤气，思虑太多损神。形神疲困了，心就会很劳苦；气弱了，病就会缠绕身体。不要使悲欢情绪太过，饮食也应该适当。要不断地提防在夜晚喝醉酒，早晨也不能嗔怒。夜卧时要叩齿三十六次。早晨睁开眼时，即以舌搅上下腭，等津生满口，再汩汩咽下，直至丹田。妖邪之气不侵害自己，精气自然就得到了保全。如果要使自己不生各种病，就应当在平常节制五辛，不偏嗜咸、酸、苦、辣、甜五味中的任何一味，而伤害了与其相应的脏器，从而导致生病。安神则宜于常令心上产生欢喜之情，惜气则应常使心气平和，减少烦燥焦妄，更不要发怒。寿夭与否不要信命，能否长寿的关键取决于自己怎么去坚持养生。人如果能遵循养生之道，即使在平常也能成仙。

《象山要语》说：精神不活动，久了人就会变得很愚钝，血脉不运行，时间一长人也会生病的。

又说：意志坚定，气就有了统帅，如果气太偏激了，反过去也会动摇意志。所以，不但要有坚定的意志，还要使气不暴烈。居住和饮食，应适当而有节制；视听和言行，严格分辨正邪，才能使气平和而不暴烈。

心里没有牵挂，身外没有拖累，自然自在。但哪怕只有一些他意，心也会沉重的。骨髓通透，处世超然，人也就自然身轻气清，灵气宽大了。

陆文达公有二歌,曰:"听、听、听,劳我以生天理定。若还懒惰受饥寒,莫到穷来方怨命,虚空自有神明听。"又曰:"听、听、听,衣食生身天付定,酒食贪多折人寿,经营太甚违天命。定、定、定。"

"肾,水也,水生气,气即火矣。心,火也,火生液,液即水矣。水可以滋流百脉,火可以熏蒸四大。"

《经》曰:"心牵于事,火动于中,有动于中,必摇其精。"

"天之助人为善也,至快至周,而略无毫发之或悭;天之报人之恶也,亦至信至密,而略无毫发之或漏。细考远计,自当见尔。"

虚斋云:"食服常温,四体皆春;心气常顺,百病自遁。"至哉斯言!

又曰:"乐莫乐于日休,忧莫忧于多求。古之人虽疾雷破山而不震,虽货以万乘而不酬,惟胸中一点堂堂者以为张主。"

张氏曰:"一念之善,则天地神祇,祥风和气,皆在乎此;一念之恶,则妖星厉鬼,凶荒祸害,皆在乎此。可不慎欤?"

"劝君莫存半点私,若存半点私,终无人不知。劝君莫用半点术,若用半点术,终无人不识。"

"祸莫大于纵己之欲,恶莫大于言人之非。""人非贤莫交,物非义莫取,念非善莫行,事非善莫说。"

"君子对青天而惧,闻雷霆而不惊;履平地而恐,涉风波而不惧。""以责人之心责己则寡过,以恕己之心恕人则全交。"

"凡人伤巧则可悔之事多,全拙则可悔之事少。"
"知止自能除妄想,安贫须要禁奢心。故云:良田千顷,日食二

陆文达有二歌唱道：听、听、听，保养生命的劳苦是天理定。若还懒惰则受饥寒，莫到穷来才怨命，虚空也自有神明听。又说：听、听、听，衣食生身天付定，酒食贪多折人寿，经营太甚违天命。定、定、定。

肾主管水，水生产气，气也就是火。心掌管火，火生液，液也就是水。水可以流注滋养百脉，火可以薰蒸四大。

《经》说：心牵挂的事太多，心火就会在体内浮动。心火在体内浮动了，必然就会使真精飘摇散失

天助人为善，乐意而又周全，没有丝毫的吝啬；天使人得到恶报，也会诚恳并且没有丝毫疏漏。平时仔细地审视自己的言行，从长计议，是应当可以察觉的。

虚斋说：吃的东西温热，衣服也穿得暖和，周身四肢就会像春天一样舒适，心气也很顺畅，自然也就百病不侵了。这是很有道理的说法。

又说：没有比天天有闲情更快乐的事了，也没有比所求过多更成忧愁的。古代的人，虽遇疾雷山崩也不会震惊，出售万乘的货物也不谋求暴利，只因为心胸明朗、自有主张。

张氏说：一念善，顺应天地之神的意愿，风祥气和，都在一个心思地做善事；一念恶，则妖星厉鬼，凶荒祸害，也都因此事。怎么能不谨慎呢？

奉劝各位不要存有半点私意，如果存有一些私心，终究别人还是会知道的。奉劝各位不要有半点阴谋，如果在处世中用了一些阴谋，终究也会被别人识破的。

没有比放纵自己的欲求招致的灾祸更大的了，也没比搬弄是非更不道德的事了。不贤慧的不要与之交往，不义之物也不要乱取，不善良的念头不要去施行，不好的事情不要说。

君子面对明朗风和的天空会产生惧意，但听到雷霆却不惊恐；走平地会恐惧，涉风浪反而不会感到害怕。用斥责别人的心斥责自己，就不会有太多的过失；用宽恕自己的态度宽恕别人，则会与众人交识。

凡人心思太精巧，则后悔的事就会很多，大智若拙，则追悔的事就少。

知道适可而止，就能减少妄想，安于贫苦，就必须禁绝奢鄙的想

升；大厦千间，夜眠八尺。"

"治生莫若节用，养生莫若寡欲。"

"戒酒后语，忌食时嗔；忍难忍事，顺不明人。"口腹不节，致病之由；念虑不正，杀身之本。"

又曰："世人之寿，悉可百岁。而以喜怒哀乐，汩没心源，爱恶嗜欲，戕伐性根，而又扬人之短，掩人之长，颠倒方寸，顷刻万变，神倦思劳，难全天和。如彼淡泉，汩以五味，欲其不害，其可得乎？""造物劳我以生，逸我以老。少年不勤，是不知劳；老年奔驰，是不知逸。天命我逸而我自劳，可乎？"

"旧缘渐断，新缘莫结，醴交势合，自致日疏，无事安闲，方可修道。"

又曰："口中言少，心头事少，肚中食少，自然睡少。依此四少，神仙可了。"

"心牵于事，火动于中，心火既动，真精必摇。故当死心以养气，息机以死心。"

又曰："戒满意之食，省爽口之味。冬食不得太暖，夏食不得太凉。"

"气清则神畅，气浊则神昏，气乱则神劳，气衰则神去。""故油尽灯灭，髓竭人亡；添油灯焰，补髓人强。"

"溺爱冶容，而作色荒，禅家谓之外感之欲。夜深枕上，思得艳丽，或成宵寐之感，禅家谓之内感之欲。二者之欲，绸缪染着，皆消耗元精。若能离之，则肾水自然滋生，可以上交于心。又若思索文字，忘其寐食，禅家谓之理障。经纶职业，不告劬勩，禅家谓之事障。二者之障，虽非人欲，亦损性灵。若能遣之，则心火不至上炎，可以下交于肾。故曰：尘不相缘，根无所偶，反流全一，六用不行。"

法。所以说：一个人即使拥有千顷良田，每天最多也只能二升食物；即使有千间大厦，夜里睡眠也只能占据八尺之地。

治理生活莫如节约用度、合理安排，养生的关键莫如清心寡欲。

酒后不要多说话，吃食时不要嗔怒；要忍难忍的事，宽恕不明白的人。饮食不节制、是致病的原因；思虑不正，是杀身的根本。

又说：世人的寿限，都可以达到一百岁，可大多用喜、怒、哀、乐淹没心源，爱憎嗜欲，伤害性根，而又宣扬别人的短处，掩盖他人的长处，颠倒方寸，反复无常，终于神思劳倦而得不到本有的寿诞。就像清淡的泉水，充满了五味，想其对人没有伤害，这难道可能造物主使我们劳苦于生活，又让我们老后得到安逸舒适。青年的时候不勤于耕作，是因不知道劳苦是天命的原因；老年后四处奔波，就是不知道顺理应该享逸。天命本该闲逸了却自我劳苦，这难道是可以的吗？

过去的情缘逐渐割断了，新的缘分就不要再去交结，酣醉后交合也应该自觉疏远。宽闲而心中无事，才可以修道。

又说：少说话，少想事，节制饮食，按时季的不同睡卧，但睡眠时间不能太长。依照这样去做，可以成神成仙。

心受事情所牵缠，火即动于其中，心火都动，真精必会动摇。所以应当断绝念头以养气，息灭机心以让思虑的心死而无生。

又说：自己喜欢的食物应少吃，爽口的味道也应省俭。冬天不要吃太热的东西，夏季吃的食物也不要太凉了。

气息清和则神志爽朗，气息混浊则神志昏昧，气息迷乱神志就会劳倦，气息衰弱了神志也就会消失。这就是所谓的油尽灯灭，髓竭人亡；添油灯亮，补髓人强。

过分的打扮容貌，自己原有的神彩就会荒废，禅家把这叫做外感之欲。夜里躺在床上，想及艳丽的女色，如果通宵都去这样寻思，禅家把这叫做内感之欲。这两种欲望，一直很过分，都会消耗元气和精气。如果能够去掉它，肾水自然就会滋生，也就可以向上与心火相交。另外，如果思考作文章，以致废寝忘食，禅家把这叫作理障。治理国家大事等职业，不辞辛劳，禅家把这看作事障。这两种虽然与人的欲望无关，但也损害性灵。如果能加以注意，那么心火就不至于向上炎炙，反

《洞神真经》曰:"养生以不损为延年之术,不损以有补为卫生之经。居安虑危,防未萌也。虽少年致损,气弱体枯,若晚年得悟,防患补益,血气有增,而神亦自足,可以延生。"

嵇叔夜云:"服药求汗,或有勿获,愧情一集,涣然流离,是皆情发于中,而形于外也。"因知喜怒哀乐,宁不伤人?故心不挠者神不疲,神不疲则气不乱,气不乱则身泰寿延矣。"

"宠辱不惊,肝木自宁;动静以敬,心火自定;饮食有节,脾土不泄;调息寡言,肺金自全;恬然无欲,肾水自足。"此皆吾生药石,人当请事斯语。"

"人若知得觉字,便知我大物小,物有尽,我无尽也。四大形骸,皆外物也。荣辱生死,物固有之,安能使我戚戚哉?"

"有蔽则昏,无蔽则明。耳之蔽声,目之蔽色,口鼻蔽于嗅味,四肢蔽于淫乐。一掬之力不胜,则群蔽交杂,去禽兽不远。人要优游自足,心无外想,嗒然坐忘。在身忘身,在事忘事,在家忘家,其受用无量。"

"无视无听,抱神以静,形将自正。必静必清,无劳汝形,无摇汝精,可以长生。目无所见,耳无所闻,心无所知,汝神守形,形乃长存。"

"慎内闭外,多知为败。靖节之乞食而咏,康节之微醺而歌,非有所得若是乎哉?病从口入,祸从口出,可不慎欤?人不自重,斯召侮矣,人不自强,斯召辱矣。自重自强,侮辱斯远。人能改过,则善

而可以向下与肾水相交。故说：六尘不再攀缘，则六根没有能执取的对象，六根反流，全归一闻性，六根见闻觉知的用已不存在。

《洞神真经》说：养生以不损耗精、气、神为延年的根本，以不损耗而有补益为保养的原则。居安思危，就可防患于未然。即使年轻时受了损害，气息薄弱，形体枯瘦，如果晚年认识到后，能防止加重而又给以补养，这样，气血有了增加，神志也就自然会补足，生命也就可以延长了。

嵇叔夜说：服药取汗，有的人不一定有效；，但是人一焦急，汗水即会涣然流离，这是因为内心的情绪产生了，自然就会从体外表现出来。从这里不难知道，喜、怒、哀、乐会伤人。所以心无搅扰的人精神不会疲乏，精神不疲乏气就不会迷乱，气不迷乱，人自然就可以康泰长寿。

受到宠爱、侮辱时平静相待，肝木自然平和；劳动和休息结合有度，心火自然安定；饮食有节制，脾土就不会疏泄；呼吸细匀深长，话也说得少，肺金自然可以得到保全；恬然而没有过多的欲望，肾水自然可以保持充足。这都是我养生的原则，人们应当像我说的这样去做。

人如果体会到了"觉"字的含意，便会知道我大物小，物会散失不见，而我却是无尽的。人的形骸都是外物，荣辱生死，也是物所固有的特性，怎么能使我悲凄忧愁呢？

有遮蔽就会昏暗，没有遮蔽就明亮。耳朵容易被声音遮着，眼睛容易被五色挡着，口鼻容易被气味蒙着，四肢容易被淫乐占据。抬手的力量都没有了，各种遮蔽就会交杂在一起，这样与禽兽就没有多大差别了。人应当恬然自足，心里没有过多的思虑，心境空虚，物我两忘。能在身忘身，在事忘事，在家忘家，这样所得到的好处将是不可限量的。

视而不见，听而不闻，抱神镇定，形体才自然清正。你必须保持心境清晰宁静，也不要劳累你的形体，不要动摇你的真精，这样才可以长生。眼睛没有看见什么，耳朵没有听见什么，心里也没有什么知道的，你的神紧守形体，形体就可以长存。

慎于养内必须闭外，如果知道得太多了，养内则是不可能的。陶渊明在乞食时而咏诗，仍坚持闭外养内；宋邵雍即使醉了，也仍然平静地歌咏，不是因为对养内必须闭外的道理知道得很清楚，能够这样吗？病

日长而恶日消矣。人能安贫,则用长足而体长舒矣。祸福无不自求之者,后世有星数之说行,而反求诸天;有堪舆之说行,而尤之地矣,于人事独委焉。万起万灭之私,乱吾之心久矣,今当扫去,以全吾湛然之心。"

人能"愈收敛则愈充拓,愈细密则愈广大,愈深厚则愈光明。万事不责于人,则无寒冰烈火之扰吾心。"

"多言多败,多事多累,虚中无我,惟善是从。守约者心自空,知止者心自足。"

《七部要语》曰:"神静而心和,心和而形全;神躁则心荡,心荡则形伤。欲全其形,先在理神。故恬和养神以安于内,清虚栖心不诱于外也。"

"七窍者,精神之户牖也。志气者,五脏之使役也。耳目诱于声色,鼻口悦于芳味,肌体之于安适,其情一也。则精神驰骛而不守,志气縻于趣舍,五脏滔荡而不安。嗜欲连绵于外,心气壅塞于内,蔓衍于荒淫之波,留连于是非之境,鲜有不败德伤生者矣。"

"人之禀受,性情具焉。性之所感者情也,情之所安者欲也。情出于性而情违性,欲由于情而欲害情。情之伤性,性之妨情,犹烟冰之于水火也。烟生于火而郁火,冰生于水而遏水。故烟微而火盛,冰泮而水通。性贞则情销,情炽则性灭。夫明者刳情以遗累,约欲以守贞。食足以充饥养气,衣足以盖形御寒。美丽之华,不为滑性;哀乐之感,不以乱神。处于止足之泉,立于无害之岸,此全性之道也。"

从口入，祸从口出，对此人能不慎吗？人不自重，定然会招受侮辱；人不自强，也必然会遭受别人的轻漫。如能自强自重，就可避开辱名。人如果能改掉自己的过错，则善德不断增加，恶越来越少了；人能够安于贫困，则能长期满足于所用的东西，身体也会感到舒服。祸福无不是从自己而求得的，后世的占星术是祈求于天，看风水之说是求助于地理，都将人事的命运独独委托于它。万起万灭的私欲，乱人的心已经很久了，现在应当扫尽它，以全人的湛然之心。

人能愈收敛则愈充拓，愈细密则愈广大，愈深厚则愈光明。万事不责备于别人，则无寒冰烈火干扰我心。

言多必失，事多必劳，虚空中没有我，那就应该只做善事。守约的人心地自然很空明，知道适可而止的人心理自然可以得到满足。

《七部要语》说：神静才能心和，心和形体才能完整；神躁心气就会飘荡，心气飘荡就会损伤形体。要想保全自己的形体，必须先要调理好神。所以恬静祥和调养好了，神才能安内，才能让心清静空虚而不受外界的诱惑。

人的七窍，是精神的门户。人的志气，是受五脏役使的。耳和眼会被声色诱惑，鼻和嘴喜欢香气和美味，肌体要得到安适，情志的平和是最主要的。如果精神奔驰惊恐而不稳定，志气迷乱受到羁绊而对情趣的取舍失去控制，五脏会像波涛一般汹涌不安。嗜欲连绵表露于外，心气壅塞于内，像藤蔓一般牵动荒淫的波浪，徘徊在是非之中，很少有不因此败坏道德而伤生的。

天赋，使人的性情得以具备。能使性有所感的是情，情安静时的表现是欲。情出自于性，然而情又违背了性；欲产生于情，然而欲又有害于情。情会伤性，性又妨碍于情的表达，犹如烟和冰对于水与火一样，烟是火生出来的，然而又会淹灭火，冰生在水中又遏制水的流淌。所以烟少而火得旺，冰融水才畅流。性专一情就会销潜，情炽烈性也会灭。明白的人都排除情欲以抛弃世俗之累，节制欲望以守持纯贞。吃饭只求充饥养气，穿衣只求能掩盖形体而御寒。不因美丽、俊俏的外表动摇心性，不因哀思、欢乐的感情扰乱心神。处在该驻脚的泉边，立在无害的岸上，这就是全性的道理。

"海蚌未剖，则明珠不显；昆竹未断，则凤音不扬；情性未炼，则神明不发。譬诸金木，金性包水，木性藏火，故炼金则水出，钻木则火生。人能务学以钻炼其性，则才慧发矣。"

"身尝居善，则内无忧虑，外无畏惧。独立不惭影，独寝不愧衾。上可以接神明，下可以对蛮夷。德迥幽明，祯祥毕集。"

"灵气谓之神，休气谓之鬼，烦气谓之虫鱼，杂气谓之禽兽，奸气谓之妖邪。气之浊者，愚痴凶虐；气之刚者，高严壮健；气之柔者，仁慈敦笃。所以君子行正气，小人行邪气。"

"形者，气之聚也，气虚则形羸；神者，精之成也，精虚则神悴。形者人也，为万物之最灵；神者生也，是天地之大德。最灵者，为万物之首；大德者，为天地之宗。万物以停育为先，天地以清净是务。故当养其形以爱其神，敬其身以重其生。"

"理好憎之情，则爱勿近也；和喜怒之情，则怨不犯也。故喜怒乱气，嗜欲伤性。性相近也，习之以远，如水性欲清，泥沙污之；人性欲平，嗜欲害之。与性相害，不可两立。一起一废，不可俱兴。"

"夫生死之道，弘之在人。生死常也，确乎在天。但禀以自然，则生死之道，无可而无不可也。或未生而已死，或已死而重生；或不可以生而生，或不可以死而死，或可以死而不死，或可以生而不生；或有生而不如无生，或惜死而所以致死。是以致死之地则生，致生之地则死，或为知而不可以死，或为时而不可以生。或云劳我以生，生者好事也，不可恶其生。又云休我以死，死者恶事也，不可好其死。凡人心非不好其生，不能全其生，非不恶其死，不能远其死，哀哉！"

"口舌者，祸福之宫，危亡之府；语言者，大命之属，刑祸之部

海蚌剖开之前，不会显出明珠；昆竹没有截断，就吹奏不出动听的曲调；情性不加修炼，神明就不会产生。譬如五行中的金木，金的特性中包含着水，木的特性中藏匿着火，因而炼金必然会产生水，钻木必定能生火。人能务于求学，以修炼自己的心性，这样智慧才能得以发挥。

身体处于和善的环境，便会内无忧虑，外无畏惧。君子行为端直，独立不倚，不怕影子会倾斜，独睡对衾被也没有愧意。上可以通神明，下可以对蛮貊。只要道德幽深彰明，祯顺祥和就必然会到来。

灵气叫做神，休气叫做鬼，烦气叫做虫鱼，杂气叫做禽兽，奸气叫做妖邪。气浊的人，愚痴凶虐；气刚的人，高严壮健；气柔和的人，仁慈敦厚。所以君子行正气，小人行使的是邪气。

形是集聚的气，气虚了形体就会羸弱；神是精形成的，精虚就会神情憔悴。形即是人，是万物中最有灵性的；神志即是生命，是天地大德的表现。最有灵性的人，是万物之首；而大德，是天地的宗旨。万物以化育、养育为先导，天地以清静为根本。所以人应当通过养形而爱神，通过敬重身体以重视生命。

喜欢憎恶别人，就不能接近爱了；调和好喜怒的感情，那么怨尤的事就不会侵犯你。因为喜怒会使气迷乱，嗜欲会使性损伤。本性相近，然而习性却相距甚远，这正如水性想清彻，却易被泥沙所污浊；人性想平和，却被嗜欲所危害。与性相害，势不两立。一起一废，是不可能同时兴旺的。

生死的道理，操纵得好坏在于人。生死是人间常事，这是天意。但如果顺应自然，那么生死的道理，也没有什么难以说清的了。有的还未出生就已经死了，或者死了又重获生命；或不该生而生的，不该死而死的，或该死而不死，该生而不生的；更有生而不如不生，或怕死而致死的。所以有已到了死的地步却又生下去，到生的地步却死了的。或已经知道不可死，或到时却不可以生。换句话说：天生我是让我受劳苦的，但生是好事，是不可以厌恶的。又说：天让我死让我得到休息，可死是讨厌的事，不能喜欢死。大凡人心没有不喜欢自己生的，却不能全其生；也没有不厌恶死的，但又不能免去死，真是悲哀！

口和舌头，是遭祸获福的器官，是导致危险灭亡的府第；语言也是

也。言出患入，言失身亡。故圣人当言发而忧惧，常如临渊履冰。以大居小，以富若贫，处甚卑之谷，游大贱之渊。微为之本，寡为之根，惧为之宅，忧为之门。"可不戒欤！

"福者祸之先，利者害之源，治者乱之本，存者亡之根。故上德质而不文，不视不听，而抱其玄；无心无意，若未生焉；执守虚无，而生自然。原道德之意，揆天地之情，祸莫大于死，福莫大于生。是以有名之名，丧我之橐；无名之名，养我之宅。有货之货，丧我之贼；无货之货，养我之福。"

施观吾曰："存我之道，切在去机。机去身存，机住身死。无机胸中，纯白自处。"

《景行录》曰："以忠孝遗子孙者昌，以智术遗子孙者亡。以谦接物者强，以善自卫者良。"

又曰："知足常足，终身不辱；知止常止，终身不耻。"

《荀子》曰："自知者不怨人，知命者不怨天。怨人者穷，怨天者凶。"又曰："荣辱之大分，安危利害之常体也。先义而后利者荣，先利而后义者辱。荣者常通，辱者常穷。通者常制人，穷者常制于人。"

古人云："会做快活人，凡事莫生事；会做快活人，省事莫惹事；会做快活人，大事化小事；会做快活人，小事化无事。"

又云："忍是心之宝，不忍身之殃。舌柔常在口，齿折只因刚。思量一忍字，真是快活方。片时不能忍，烦恼日月长。"

能获得大命的，但又是导致刑罚祸乱的主要原因。言出后祸患会接踵而至，甚至会导致身亡。所以圣人一旦发出语言就会感到忧惧，经常就像面临深渊和脚履薄冰一般。以大居小，以富若贫，处于最卑微的低谷，游历在最大的贫贱的深渊中，少私为根本，寡欲为根源，恐惧为宅，忧患为门，难道不应以此为戒吗？

　　福是祸的先导，利是害的源头，治是乱的根本，存是亡的根基。所以具有上德的人多质朴而不立文字，不看不听，却抱着玄妙；无心无意，好像没有生机的样子；执守虚无的境界，而生身也随其自然。追寻道德的本意，洞察天地的真情，祸没有比死更大的，福没有比生更大的。所以，有名之名，是丧失本性的口袋；无名之名，是养心性的宅舍。追求万贯家财，是丧失自我的盗贼；不在意外物多与少，是幸福的根本。

　　施观吾说：存我的根本道理，主要是去掉智巧变诈的心计。心计去掉了，身就能得到保存；心内有智巧变诈的心计，身形就会死亡。胸中没有这样的心计，人就能清白自处。

　　《景行录》说：将忠孝留给子孙的人家族会昌达，将智谋心术留给子孙的人家族会衰亡。用谦恭的态度待人接物的人能强盛，用善心自卫的是君子。

　　又说：知足常乐，终身将不会受到侮辱；知止当止，终身便不会蒙受羞耻。

　　《荀子》说：自知的人不会怨尤别人，知命的人不会怨尤上天。怨人的人遭至贫穷，怨天的人遭致凶险。又说：荣与辱的最大差别，是在关系到安危利害的大事时行为有所不同。先行仁义而后得利益的能荣达，先有利而后才行仁义的人会遭羞辱。有荣的人随时通达顺利，羞辱的人常常穷途末路。通达的人会经常制约别人，而途穷末路的人反而随时受人制约。

　　古人说：要做快活的人，凡事都不生事；想做快活的人，应少事而不惹事；要做快活的人，就应大事化小事；要做快活的人，就该小事化无事。

　　又说：忍是心最为宝贵的，不忍就会遭殃。舌头柔软所以能常在口中，牙齿刚硬则常常遭碰折。思量忍字的好处，真是得到快活的好方法

又曰:"木有所养,则根本固而枝叶茂,梁栋之材成。水有所养,则泉源壮而流派长,灌溉之利溥。人有所养,则心神安而识见达,修道之事成。"

《真诰》曰:"镜以照面,智以照心。镜明则尘垢不染,智明则邪恶不生。"

《虚皇经》曰:"财为患之本,聚财为聚业。财为爱欲根,能招一切罪,若以财非财,始可入道境。"

又曰:"汝知见世因缘,则知宿世因缘;汝修见世因缘,则知来世因缘。一气无偏倚,所种还自生。植此荆棘根,如何望乔林?"

又云:"慈悲之力,最为广大,能化一切,能服一切。恶者无与争,暴者无与抗,所向无与敌,是为广大无边。"

又曰:"口无是非言,心无人我相,身不受染着,方契无为道。众生俱幻化,堕彼色相因。须知乐是苦,一念了无为。"

《仙经》云:"专精养神,不为物杂谓之清;反神复气,安而不动谓之静。制念以定志,静身以安神,保气以存精。思虑兼忘,冥想内视,则身神并一。身神并一,则近真矣。"

《延命禄》曰:"五谷充肌体而不能益寿,百药疗疾延年而不能甘口。充肌甘口者,俗人之所珍;若口延年者,道士之所宝。"

《禁忌篇》曰:"善摄生者,卧起有四时之早晚,兴居有至和之常制。筋骨有偃仰之方,闲邪有吞吐之术。流行营卫有补泻之法,节宣劳逸有予夺之要。忍怒以养阴气,抑喜以养阳气,然后先将草木以救亏缺,服金丹以定不穷。养性之道,尽于此矣。"

啊。只要有一时不能忍，烦恼就会无穷无尽。

又说：树木有所培育，则根本牢固、枝叶茂盛，终能成为栋梁之材。水有所贮存，则泉源粗大而流脉长，终能成为灌溉之利物；人如果修养深厚，则心神安定而见识通达，这样修道才可能成功。

《真诰》说：镜子可以照自己的面容，智慧可以照亮自己的心灵。镜子明亮，那尘垢就不能污染它，智识明锐，那么邪恶就不会产生了。

《虚皇经》说：财是产生祸患的本源，聚财是为了聚积家业。财是爱欲产生的根本，会招来一切罪恶。假如能视财宝如粪土，最终还是可以入道的。

又说：你能知道现世的因缘，便能知道前世的因缘；你修现世的因缘，就能知道来世的因缘。纯一的气是不偏不倚的，你所种的是什么，自然也就会生长什么。你栽种的是荆棘的根，怎么会有乔木成林呢？

又说：慈悲为怀的力量，是最广大的，它能化解一切，也能降服一切。对于恶人，不要去与他相争，对于凶暴的人，不要去跟他对抗；方方面面没有什么与你对立，这才是广大无边。

又说：嘴不搬弄是非，心不分别你我，身不受外界的干扰，这样才能进入自然无为的境界。天下众生都是幻化出来的，就破掉了物体色相的因。必须知道乐即是苦，去掉一切欲念而顺其自然。

《仙经》说：专心养神，不要被杂物扰乱叫作清；反神复气，安定不动叫做静。抑制邪念来定志，静心身以安神，保气以存精。排除一切思虑，冥想内观，那么就能身神合一。身神合一，就能接近真道了。

《延命录》说：五谷能充足肌体但不能延年益寿，百药疗疾延年却不能甜嘴爽口。充饥甜口的东西是平常人珍视的，苦口延年的东西是道士的宝物。

《禁忌篇》说：善于养生的人，四季起卧都各有早晚，动静达到和谐的规律。筋骨的偃仰有一定的方法，闭邪吐纳导引有一定的技巧。疏通营卫也有或补或泻的方法加以保证，收敛、宣通与劳逸也有相对平衡的手段。克制嗔怒以调养阴气，抑制欢喜以调养阳气，然后，先用调理日常食物的方法来补救五脏的亏缺，再用服金丹的方法来延年益

《列子》曰:"少不勤行,壮不竞时,长而安贫,老而寡欲,闲心劳形,养生之方也。"

《太平御览》曰:"道者气也,宝气则道长存;秘者精也,宝精则神长生。精者,血脉之川流,守骨之灵神,精去则骨枯,骨枯则死矣。是以为道者务宝其精。"

《庄子》曰:"圣人休休焉则平易矣,平易则恬淡矣。平易恬淡,则忧思不能入,邪气不能袭,故其德全而神不亏。"

又曰:"养志者忘形,养形者忘利,致道者忘心。"

《真诰》曰:"衰年体羸,多为风寒所乘,当深颐养,晏此无事。上味玄元,栖守绛津,体寂至道,心存内观,屏彼万累,荡濯他念,乃始近其门户耳。若忧累多端,人事未省,虽复憩灵空洞,存心淡泊,缠绵亦弗能达也。"

又曰:"导筋骨则形全,翦情欲则神全,靖言语则福全。"

《仙经》曰:"子欲长生,当由所生之门,游处得中,进退得所,动静以法,去留以度,可以延命而愈疾矣。"

《本草总篇》曰:"摄生之道,莫若守中,守中则无过与不及之害。《经》曰:春秋冬夏,四时阴阳,生病起于过用。盖不适其性而强,云为逐强,处即病生。五脏受气,盖有常分,用之过耗,是以病生。善养生者,既无过耗之弊,又能保守真元,何患乎外邪所中也?故善服药不若善保养,不善保养不若善服药。世有不善保养又不善服药,仓卒病生,而归咎于神天。噫,是亦未尝思也,可不谨欤!"

寿，养性之道也尽在于此。

《列子》说：年少不宜太勤于行动，壮年不要与时间竞赛，到一定程度了就应安于贫穷，老了就应该清心寡欲。心要闲淡，形体要多劳，这是养生的方法。

《太平御览》说：道的根本就是气，只要珍惜气，道就能长期存在。保养精气，神就能长存。精是体内流动的血脉，守护骨的灵神。如果精去骨就会枯竭，人便要死了。所以修道的人，必须保精。

《庄子》说：圣人悠闲自在十分平易，平易就恬淡。平易而恬淡，那么什么忧思也都不能侵入，邪气不能侵袭，所以德性完善神就不会亏损。

又说：养志的人应忘记形体，养形体的人应忘记名利，致力修道的人应忘记心。

《真诰》说：年老体瘦，大多是风寒侵入所造成的。应当切意调养，才能无事。吃的滋味淡泊，保住口中津液，身体宁静得道，心不想世事，放弃各种劳累，除去各种欲望，这就是进入养身保命的门户了。即使忧累多端，不省人事，但只要平静空灵，心存淡泊，缠绵之事就不会到来了。

又说：疏通筋骨则形全，去除情欲则神全，言语安定则福全。

《仙经》说：你如果想长生，就应当进入你生命的门户，游处应当中和，这样才能进退方便，动、静也才会有一定的方法，去、留要有节度，则可以延命而病愈。

《本草总篇》说：养生的办法，莫如守中，守中的则既不过也无不及，这样两方面的违害都避免了。《经》说：春夏秋冬，生病都因为对四时阴阳的运用过度了。如果在四季中，不适应而勉强去适应，就叫逐强，这样必然会生病。五脏受气，都有定分，如果过分消耗，这样疾病就会发生。善于养生的人，既没有过分消耗的弊端，又能保守真气元气，还用担心什么外邪的侵袭呢？所以说善于服药，还不如善于保养，但对不善于保养的人，善于服药也是可以的。世上有不善保养，也不善于服药的，因而会仓卒生病，却归咎于天意，唉，这都是因为不曾思考的原因，不能不谨慎啊！

又曰:"未闻道者,放逸其心,逆于生乐,以精神徇知巧,以忧畏徇得失,以劳苦徇礼节,以身命徇利财。四徇不置,心为之病矣。极力劳形,躁暴气逆,当风纵酒,食嗜辛咸,肝为之病矣。饮食生冷,温凉失度,久坐久卧,大饱大饥,脾为之病矣。呼叫过常,辩争陪答,冒犯寒暄,恣食咸苦,肺为之病矣。久坐湿地,强力入水,纵欲劳形,三田漏溢,肾为之病矣。五病既作,故未老而羸,未羸而病,病至则重,重则必毙。呜呼!是皆弗思而自取之也,卫生之士,须谨此五者,可致终身无苦。《经》曰:不治已病治未病。正为此矣。"

《吕氏春秋》曰:"凡生之长也,顺之也,使生不顺者,欲也,故圣人必先适欲。适,节也。室大则多阴,台高则多阳,多阴则蹶,多阳则痿。蹶者,逆寒疾也,痿躄不能行,此阴阳不适之患也。是故先王不处大室,不为高台,味不众珍,春不燀热。热则理塞,脉则闭结,理塞则气不达;味众珍则胃充,胃充则中大鞔,中大鞔则气不达。以此求长生,其可得乎?"

《三因极一方》曰:"夫人禀天地阴阳而生者,盖天有六气,人有三阴三阳而上奉之;地有五行,人有五脏五腑而下应之。于是资生皮肉、筋骨、精髓、血脉、四肢、九窍、毛发、齿牙、唇舌,总而成体。外则气血循环,流注经络,喜伤六淫。内则精神魂魄志意思,喜伤七情。六淫者,寒、暑、燥、湿、风、热是也。七情者,喜、怒、忧、思、悲、恐、惊是也。若持获得宜,怡然安泰。役冒非理,百痾生焉。"

又说：不知道养生之道的，只求内心舒服，从而违背生命的规律，用自己的精神去追求智慧、技巧，用忧伤和惧怕的心理来对待得失，用劳苦去遵从繁缛的礼节，用生命去追逐利益和财富。这四种态度都错了，心自然就会因此而生病。极力劳累自己的形体，暴躁逆气，当风纵情地饮酒，所食之物也任随自己的嗜好，或辛辣，或浓或咸，肝脏自然会因此而生病。吃生冷的食物，温凉失度，长时间坐卧，大饱大饥，脾脏会因此而生病。大声呼叫过常，辩争陪答，言语常冒犯、寒暄，放纵饮食咸苦味，肺会因此而生病。长时间坐在潮湿的地上，强行入水，放纵自己的情欲而劳累自己的形体，上中下三个丹田都漏溢了，肾脏因此也会生病的。五脏既已不再健康，故而人也就未老先衰，未衰而病，病至则重，重则必然会死了。唉，这都是因为不加思考而自取其恶的原因。养生的人，必须警惕以上五个方面，才能够终身没有苦难。《经》说：不治已病而只治未病，正是因为这个道理。

《吕氏春秋》说：凡是要让生命长久，则应顺应生长的规律。不能顺应生命成长的，是欲念，所以圣人必须先节制欲望。适，节的意思。居室大的则多阴，台太高则多阳，多阴会得蹷症，而多阳则易得痿症。蹷症是一种逆寒的病，痿症则不能行走。这都是阴阳不适度造成的危害。因此，古代的帝王并不居住在宽大的房舍中，不修筑高高的平台，也不吃太多的美味珍品，春天不晒太阳。外热则腠理寒冷，脉也会闭结，腠理闭塞则气也就不能到达全身了；全部吃美味珍品，胃就会过度充满，胃过度充满胸腹就会十分胀闷，这样气就不能到达中焦了。如果用居大室、高台、吃美味珍品以求长生，难道可以如愿吗？

《三因极一方》说：人是禀承天地间的阴阳之气而生的，天有六气，人有三阴三阳而与之相应；地有五行，人也有五脏五腑与之相应。于是因此生出皮肉、筋骨、精髓、血脉、四肢、九窍、毛发、齿牙、唇舌，并聚在一起长成形体。外面有气血循环、经络流注，都容易被六淫所伤。内里则有精神、魂魄和思想，却都容易被七情所伤。六淫，就是指外界的寒、暑、燥、湿、风、热。七情，则是指人的喜、怒、忧、思、悲、恐、惊。对外界的六淫和内心的七情，如果持护得适当，就可以怡然安泰。如果冒犯了它，百病难免就会产生了。

崔公《入药镜》曰："物之最灵，惟其人也。身者，乃神化之本。精于人也，若水浮航；气于人也，如风扬尘；神于人也，似野马聚空。水涸则航止，风息则尘静，野马散而大空长有。精能固物，气能盛物，精气神三者，心可不动。其变化也，外忘其形，内养其神，是谓登真之路。嗜欲纵乎心，孰能久去？哀乐伤乎志，孰能久忘？思虑役乎神，孰能久无？利禄劳乎身，孰能久舍？五味败乎精，孰能久节？酒醴乱乎情，孰能久绝？食佳肴，饮旨酒，顾以姝丽，听以淫声，虽精气强而反祸于身，耳目快而致乱于神，有百端之败道，以一介而希真，安有养身之验耳。夫学道者，外则意不逐物而移，内则意不随心而乱，湛然保于虚寂，造乎清净之域矣。"

上元夫人谓汉武帝曰："汝好道乎？勤而不获，实有由也。汝胎性暴，胎性淫，胎性奢，胎性酷，胎性贼。暴则使气奔而攻神，是故神扰而气竭。淫则使精漏而魂疲，是故精竭而魂消。奢则使真离而魄秽，是故命逝而灵失。酷则使丧仁而自攻，是故失仁而眼乱。贼则使心斗而口干，是故内战而外绝。此五事，皆是戕身之刀锯，刳命之斧斤矣。虽复志好长生，不能遣兹五难，亦何为损性而自劳乎？"

《文中子》曰："静漠恬淡，所以养生也；和愉虚无，所以据德也。外不乱内，即性得其宜；静不动和，即德安其位。养生以经世，抱德以终年，可谓能体道矣。"

又曰："能尊生，虽富贵不以养伤身，虽贫贱不以利累形。"

三茅君《诀》曰："神养于气，气会于神，神气不散，是谓修真。"

崔公《入药镜》说：万物之中最有灵智的是人。人的身形，是神产生的根本。精对于人来说，就像船航行在水面上；气对于人来讲，就像风吹起尘埃；神对于人来说，则像是一群野马聚在空中。水干涸了航船就会停止，风宁息了尘埃就会静落，野马奔散了则会"大空"长有。精能坚固物质，气能盛装物质，精气神三者都具备了，心就不会躁动。心的变化，在于外忘其形，内养其神，这就是所谓的"登真"之路，嗜欲如果使心得到了放纵，谁能长久地拥有呢？哀乐如果损害了人的意志，谁能忘掉它呢？思虑使人的精神劳乏了，谁能长久地得到摆脱呢？名利和地位拖累着身体，谁能舍弃身形呢？五味败坏了人的精血，谁能加以节制呢？美酒迷乱了人的情欲，谁能拒绝呢？吃美味的食物，喝香醇的美酒，看的是姝丽，听的是淫声，虽然精气强盛却反而会祸及自己的身体，耳目快悦使精神也迷乱了，这其中含有多种败道，因一点不慎而减少了真元，肯定不能得到养生的体验。所以学道的人，对外不追逐物欲而使意志移动，对内不因为受心的影响而使意志迷乱，使湛然的身心保持空虚和寂静，就可以营造清静之境。

上元夫人问汉武帝说：你喜欢修道吗？虽然勤勉却没有得道，其实是有原因的。你本性暴躁、淫乱、奢侈、残酷、奸诈。暴躁使气奔撞攻神，所以神扰动了气就会衰竭；淫乱则会使精血泄漏导致魂疲乏，而精血枯竭了魂也就会消散；奢侈则会使真元杂乱导致魂魄污秽，而命逝去了，灵气就会发臭；残酷会使仁义丧失侵攻双目，所以失去了仁性，眼也就乱了；奸诈会使心好斗导致口干，所以内心交攻与外界的关系就会绝少。这五点都是戕伤身体的刀锯，是割命的斧器。虽然愿望中想长生，但若不能排遣这五难，也会损性而自我劳乏的。

《文中子》说：清静恬淡，就能养生。慈和愉悦而且虚无，就能拥有高尚的品德。外界的事物不扰乱内心，那么性志就可以得到适当的培养；动静谐调，那么品德就会有安处的地方。在世事中得以养生，直到终年仍然品德高尚，这可以说是体验到了自然养生之道了。

又说：能够尊生的人，虽然在富贵中也不以不适当的养调伤害身体，虽然在贫贱时也不因为需要财利而劳累自己的形体。

三茅君《诀》说：神养于气，气会于神，神气不散，是谓修真。

《元始经》曰:"喜怒损性,哀乐伤神,性损则害生,故养性以全气,保神以安身。气全体平,心安神逸。此全生之诀也。"

达磨《胎息经》曰:"元壮既立,犹瓜有蒂,暗注母气。母呼即呼,母吸即吸,绵绵十月,气足形圆。""心是气之主,气是形之根,形是气之宅,神是形之真。""神用气养,气因神住,神行则气行,神住则气住。"此经要妙之义也。

《群仙诸玉》曰:"炼精者,炼元精,非淫佚所感之精;炼气者,炼元气,非口鼻呼吸之气;炼神者,炼元神,非心意念虑之神。故此神气精者,与天地同其根,与万物同其体,得之则生,失之则死。以阳火炼之,则化成阳气;以阴符养之,则化成阴精。故曰见之不可用,用之不可见。"

《养生论》曰:"大凡养生,先调元气。身有四气,人多不明,四气之中,各主生死。一曰乾元之气,化为精,精反为气。精者连于神,精益则神明,精固则神畅,神畅则生健。若精散则人疲,精竭则神去,神去则死。二曰坤元之气,化为血,血复为气。气血者通于内,血壮则体丰,血固则颜盛,颜盛则生全。若血衰则发变,血败则胸空,胸空则死。三曰庶气,庶气者一元交气,气化为津,津复为气。气运于生,生托于气。阴阳动息,滋润形骸,气通则生,气乏则死。四曰众气,众气者,谷气也。谷济于生,终误于命。食谷气虽生,蕴谷气还死。精能附血,气能附生,当使循环,即身永固。乾元之阳,阳居阴位,脐下气海是也。坤元之阴,阴居阳位,胸中血海是也。生者属阳,阳贯五脏,喘息之气是也。死者属阴,阴纳五味,秽恶之气是也。气海之气,以壮精神,以填骨髓。血海之气,以补肌肤,以流血脉。喘息之气,以通六腑,以扶四肢。秽恶之气,以乱身神,以腐五脏。"

《元始经》说：喜怒损性，哀乐伤神，性根受到了损害，生也就遭殃了，所以养性的关键是保全气的调顺，养神的关键是安宁身形。气得到了保全身体就会平安，心安宁了神也就舒逸了，这就是保全身生的诀窍。

达磨《胎息经》说：坚壮的元神既已确立，犹如瓜蒂，会暗中注入母气。母气呼即呼，母气吸即吸，如果这样不断地坚持养练十个月，自然就会气足而形圆。心是气的主宰，气是形体的根基，形体是气存寄的宅舍，而神是形体的真元。神要用气来充养，气因神住，神运行气也会运行。神住定气也就住定了。这是重要而玄妙的。

《群仙诸玉》说：炼精的人，主要是炼元精，而不是淫佚所感的精；炼气的人，首先是炼元气，而不是口鼻呼吸的气；炼神的人，应炼元神，而不是心念意虑之神。所在这样的元神、元气、元精是与天地同根的，与万物同体的，得到了就能长生，失去了就会夭亡。用阳火炼，就会转化成阳气；用阴符养，就会转化成阴精。所以说：能见到的不能被身体利用，能被身体利用的却视若无睹。

《养生论》说：大凡养生，首先调理元气。人的体内有四种气，人们大多不明白。四气之中的每一种气都各主长生或夭寿。其中之一叫乾元之气，是通常的气吸入后转化为精，精又反而转化成的气。精与神是相通的，精益则神明，精固则神畅，神畅则身生就会很健康。如果精涣散了人就会觉得疲倦，精枯竭了神就会消失，神消失了人也就有夭亡的危险。其中之二叫坤元之气，是通常吸入的气，被血液吸收后，血又转化出的气。气血在体内是相通的。血液充足则形体丰满，血液能固守则容颜俊丽，人的容颜俊丽了生命也就得到了保全。如果血衰弱了头发就会有改变，血衰败了胸中也就会空荡荡的，胸中也就会空荡荡的人就会夭亡。其中之三叫庶气，庶气就是一元相交的气，即气转化为津液，津液又变化出的气。气在人的生命中运作，生命被气托举。阴阳的动或息相互为制，滋润人的形骸，气通畅则生，缺少气就会死。其中之四叫众气，众气也就是谷气。五谷补益生命，如果不适当，最终又会损害人的生命。吃谷气虽然能生，但谷气滞积得太多也会致人于死地。精能依附于血，气能依附生命，应当使精气血得到循环，即使身形永固。乾元的阳，阳是居于阴位的，脐下的气海穴就是。坤元的阴，阴居于阳

《存神论》曰:"物理所不可逃者四:曰生,曰心,曰性,曰情。有生必有心,有心必有性,有性必有情。性则定静,情则感通,感通之际,二气必交。交于外,则龙虎飞走,铅汞漏失。交于中,则龙虎相随,铅汞内结,气所生也。故来入身谓之生,所以通生谓之道。至人以道制情,氤氲之际,能住玄胎;恍惚之中,能擒物象。所以有道合一,神形俱妙之功也。"

又云:"从色来者,由阴阳之中;从化来者,出阴阳之外。由阴阳中来者,有留形住世之理,故无用之中有用,必夺造化于阴阳。出阴阳外者,有飞灵走性之道,故有为之中无为,方独超升于象外。进退之序,能炼色身而化形,能脱化身而化神。果无序而顿超,理所未闻。"

《元道真经》曰:"生可冀也,死可畏也。草本根生,去土则死;鱼鳖沉生,去水则死;人以形生,去气则死。故圣人知气之所在,以为身宝。"

《庄子·养生篇》曰:"吾生也有涯,【向秀曰:"生之所禀,各有涯也。"】而智也无涯。【嵇康曰:"夫不虑而欲,性之动也。识而发感,智之用也。性动者,遇物而当,足则无余。智从感而求,倦而不已。故世之所患,常在于智用,不在性动也。"】以有涯随无涯,殆已。【郭象曰:"以有限之性,寻无穷之智,安得而不困哉?"】已而为智者,殆而已矣。"【向秀曰:"已困于智矣,又为智攻之者又殆矣。】

位，胸中的血液就是。充满生机的一切都属于阳，阳贯通于五脏，人喘息时的气就是。死气沉沉的一切都属于阴，阴也会被五脏纳入，秽恶的气就是。气海的气是用来雄壮精神、填充骨髓；血海里的气，是用来补养肌肤、促进血脉流动的。喘息时的气，是用来通畅六腑，扶助四肢的；秽恶的气，是会乱身神，腐坏五脏的。

《存神论》说：任何物理都逃不脱这四点：生、心、性、情。有生命的东西必定有心，有心必定有性，有性必定有情。性则能定静，情则会感于通畅，感于通畅的时候，必定会二气相交。交于外，则会龙虎飞走，先天元气漏失。交于中，则龙虎相随、先天元气内结，气也是这样产生的。所以气进入人的身体后就叫生，而通畅了就叫道。完善的人能用道来节制情，在一切都和谐溶混为一的时候，就能进入真神的境界；在恍惚之中，又能擒着物象。所以有道合于一，神形俱妙的功效。

又说：从声色物体获得的，都包含在阴阳之中；但从无形中获得的，都超乎于阴阳之外。从阴阳中获得的，都有保留形体住于世间的理由，所以无用之中有用，必定从阴阳之中夺得造化之力。超乎于阴阳之外的，有飞灵走性的法则，所以有为之中无为，才能独自超升于象外。它们进退的秩序，能炼有形的身体而又能化形，能脱离化身而又化神。想不依照秩序修炼而顿然超脱，这样的道理还没有听说过。

《元道真经》说：生是可以期望的，死也是十分可惧的。草木是由根生长的，去掉泥土便会死亡；鱼鳖在水底下才能生存，没有水就会死掉；人是凭借形体才有生命的，没有气便会死亡。所以圣人知道气的存在，并认为气是生命不可或缺的基础。

《庄子•养生主》说：我的生命也是有限的。（向秀说：生命的禀受，各自都有限度。）然而我的智虑是无边无际的。（嵇康说：人没有智虑而只有欲念，是因为本性浮动。从见识中引发感叹，这是智虑的作用。性浮动的人，遇到事物常常都会追求满足，这样也就不会留有余地了。人的智虑被情感约束着追求，虽然疲倦了也不会停止的。所以世上最有害的，经常是智虑的应用不得当，而不在本性是否已经浮动了。）用有限的生命去服从无限的智虑，必然危险。（郭象说，用有限的性，去追逐无穷的智慧，怎么会不困倦呢？）既然如此还去追求知识的人，就只能弄得

《庄子》又曰:"达生之情者,不务生之所无以为,【向秀曰:"生之所无以为者,性表之事也。"张湛曰:"生理自全,为分外所为,此是以有涯随无涯也。"】达命之情者,不务智之所无,奈何!"【向秀曰:"命尽而死者是。"张湛曰:"乘生顺之理,穷所禀分,岂智所知?"】

《西山记》曰:"人之真气,大运随天,元气,小运随日。子肾,午心,卯肝,酉肺。故坐子午,取水火交也。"又曰:"一体之盈虚消息,皆通于天地,应于万类。【张湛曰:"人与阴阳通气。"】和之于始,和之于终,静神灭想,生之道也。"【始终和,则神志不散。】

《妙真经》曰:"人常失道,非道失人;人常去生,非生去人。故养生者,慎勿失道,为道者,慎勿失生。使道与生相守,生与道相保。"

《黄老经·玄禾》曰:"天道施化,与万物无穷;人道施化,形神消亡。转坤施精,精竭形衰。形本生精,精生于神。不以精施,故能与天合德;不与神化,故能与道同式。"

又曰:"以形化者,尸解之类,神与形离,二者不俱。遂像飞鸟入海为蛤,而随季秋阴阳之气。以气化者,生可冀也;以形化者,甚可畏也。"

《指归》曰:"游心于虚静,结志于微妙,委虑于无欲,归指于无为,故能达生延命,与道为久。""或疑者云:始同起于无外,终受气于阴阳,载形魄于天地,资生长于食息,而有愚有智,有强有弱,有寿有夭,天耶?人耶?解者曰:夫形生愚智,天也;强弱寿夭,

疲困了。(向秀说,已劳困于智虑,又为智虑驱使时,便危险了)。

《庄子》又说:通达生命实情的,不追求生命所不必要的东西;(向秀曰:生命所不必要的,就是性命表层的东西。张湛曰:生命本身是圆满具足的,如果被分外的东西所牵,就属于"以有涯随无涯"。)通达命运实况的,不追求命运所无可奈何的事情。(向秀说:生命走到尽头就自然死亡了,属于这种情况。张湛说:顺应生命的真谛,开发禀赋,岂是智巧所能理解的?)

《西山记》说:人的真气,大运随天;元气,则小运随日。子时与肾水相应,午时与心火相应,卯时与肝木相应,酉时与肺水相应。所以在子、午二个时辰起坐,是为了使水火相交。又说:每个人体内真元之气充盈和虚减的情况,都与天地的气象相通,与万物相应和。(张湛说:人与阴阳相通如同气一样。)开始和结束都与天地相应和,让神安静而灭除思虑,这就是养生之道。(一直与天地相应和,那么神志也就不会涣散。)

《妙真经》说:人经常背离自然养生的法规,并不是自然养生的法规将人遗弃了;人常常失去生气,并不是生气要离开人。所以养生的人应当谨慎而不失去养生之道,为道的人则应谨慎不要失去了生机。应使道与生相守,同时又让生与道相保。

《黄老经·玄禾》说:上天向人类施与,则产生万物;人相互施与,则会使形神消亡。转坤施精,当精枯竭了,形也会衰弱。形原本生精,精同时又从神产生。不用精来施给,所以就能与天地合德;不与神化,就能与道相伴。

又说:用形来化升的,是尸解之类,神与形脱离,二者都不可能遂愿。就像飞鸟入海为蛤,是因为跟随了季秋和阴阳之气。用气来化升的,生是可以期望的,用形来化升的,却十分可惧的。

《指归》说:心游逸于虚静之中,志结聚在微妙之境,将思虑委寄于无欲之后,将自己的行动归于无为,就能延长寿命,与道的存在一样长久。如果有怀疑的人问道:人都因相同的原因而产生,都禀受了阴阳之气,且形体都居处在天地之间,生长都依赖于饮食和气息,但却有的愚钝有的智灵,有的强壮有的羸弱,有的长寿有的早夭,是天的原

人也。"

《河图帝视萌》曰:"侮天地者凶,顺天时者吉。春夏乐山高处,秋冬居卑深藏。吉利多福,寿考无穷。"

《雒书宝予命》曰:"古人治病之方,和以醴泉,润以元气,药不辛不苦,甘甜多味,常能服之,津流五脏,系之在肺,终身无患。"

《传》曰:"杂食者,百病妖邪所钟,所食愈少心愈开,年愈益;所食愈多心愈塞,年愈损焉。"

《真人大计》曰:"奢懒者寿,悭靳者夭,放散劬劳之异也。田夫寿,膏粱夭,嗜欲多少之验也。处士少疾,游子多患,事务繁简之殊也。故俗人竞利,道士罕营。"

彭祖曰:"道不在烦,但能不思衣,不思食,不思声色,不思胜负,不思得失,不思荣辱,心不劳,形不极,常导引纳息,但尔可得千岁。欲长生无限者,当服上药。"

仲长统曰:"荡六情者,有心而不以之思,有口而不以之言,有体而不以之安。安之而能迁,乐之而不爱,以之图之,不知日之益也,不知物之易也。"

"远思强健,伤人;忧恚悲哀,伤人;喜乐过差,伤人;忿怒不解,伤人;汲汲所愿,伤人;戚戚所患,伤人;寒暖失节,伤人;阴阳不交,伤人,凡交须依导引诸术。若能避众伤人事,而复晓阴阳之术,则是不死之道。大乐气飞扬,大愁气不通。用精令人气力乏,多睡令人目盲,多唾令人心烦,贪美食令人泄痢。俗人但知贪于五味,不知有元气可饮。圣人知五味之毒焉,故不贪;知元气可服,故闭口不言,精气息应也。唾不咽,则气海不润,气海不润,则津液乏。是以服元气,饮醴泉,乃延年之本也。"

因，还是人的原因？回答说：人的愚钝与灵智，在天；强弱与寿夭，却在人自己。

《河图帝视萌》说：轻视天地的人有凶灾，顺应天时的人则吉祥。春夏之季，应喜爱在高处居住，秋冬则应居藏在低矮不起眼的地方，这样就会吉利多福，寿限无穷。

《雒书宝予命》说：古人治病的方法是，让身体在平常和以醴泉，润以元气，药不辛不苦，甘甜多味，并且常常服用，这样就可以让津液在五脏中流动，并使五脏得到滋润，系之在肺，这样终身都不会有病患。

《传》说：杂食的人，导致百病的邪气都会涌至。所食愈少，心愈开，也更益于养年；所食愈多，心愈塞，愈加有损于延年。

《真人大计》说：闲懒的人寿高，奸滑鄙吝的人寿短，这是放松与劳累的差异。种田的人高寿，富贵人家寿短，这是嗜欲多少的明验。隐居的读书人少有疾患，游子多病患，这是事务繁简的悬殊。所以一般人都追逐财利，道士则少于营造。

彭祖说：道不在烦琐之中，只要能不思衣，不思食，不思声色，不思胜负，不思得失，不思荣辱，心不劳倦，形体也不疲乏，坚持导引纳气，人就可活千岁。而要想长生无限的话，那就只得服用上等药物了。

仲长统说：能涤荡六情的人，有心却不用心去思虑，有口却不用口去说话，有形体却不让其过分安适。安静时也能适应迁变，喜欢却不去钟爱，以之图之，就不知道每日的好坏，也不会知道物的难易了。

思虑得太远了伤人，忧愤和悲哀也伤人，喜乐过度了伤人，愤怒不解也伤人，无穷的愿望而不能实现伤人，一味地患得患失也伤人，冷暖不当伤人，阴阳不能交合也伤人。凡是男女交合，都必须遵循导引之术。如果能够避免各种伤人的事情，而又通晓阴阳调和的方法，就是长寿之道。过度的欢乐会使气息飞扬难聚，过度的忧愁则会使气不通畅。常常用精气，会使人乏力，睡得过多会使人目光暗淡，多吐唾液使人心烦，贪爱美味的食物会使人泄痢。一般的人只知道贪食五味，却不知道还有元气可以纳服。圣人都知道五味的毒性，所以不去贪食它；知道元气可以服用，因此常闭口不言，这样就使精气息得到了应和。唾液不吞咽了，气海就不会得到滋润，气海不滋润津液也就减少了。这就

《明医论》云："疾之所起，自生五劳；五劳既用，二脏先损；心肾受邪，腑脏俱病。五劳者，一曰志劳，二曰思劳，三曰心劳，四曰忧劳，五曰疲劳。五劳则生六极：一曰气极，二曰血极，三曰筋极，四曰骨极，五曰精极，六曰髓极。六极即为七伤，七伤变为七痛。七痛为病，令人邪气多，正气少，忽忽喜怒，悲伤不乐，饮食不生肌肤，颜色无泽，发白枯槁，甚者令人得大风，偏枯筋缩，四时拘急挛缩，百关隔塞，羸瘦短气，腰脚疼痛。此由早娶，用精过差，血气不足，极劳之所致也。"

"忧畏者，生死之门，礼教之主，存亡之由，祸福之本，吉凶之元也。"

"养性者，失其忧畏，则心乱而不治，形躁而不安，神散而气越，志荡而意昏。应生者死，应存者亡，应成者败，应吉者凶。其忧畏者，其犹水火不可暂忘也。"

"太上畏道，其次畏物，其次畏人，其次畏身。故忧于身者，不拘于人；畏于己者，不制于彼。慎于小者，不惧于大；戒于近者，不悔于远。"

九仙君论曰："形神相托，神形相成。口受外味以亡识，身受内役以丧精。神离形以散败，形离神以去生。殊不知皮肉相应，筋骨乃成。肝合筋，其外爪；心合脉，其外色；脾合肉，其外唇；肺合皮，其外毛；肾合骨，其外发。故外无五伤，以败五体。"

《胎脏论》曰："先除欲以养精，后禁食以存命，是知食胎气，饮灵元，为不死之道，返童还年。"

古云："众方嚣然，我独渊默，中心融融，自有真乐。是盖出乎尘垢之外，而与造物者游也。"

是为什么服元气、饮醴泉,是延年之本的原因。

《明医论》说:疾病的生起,都因为自己体内产生了五劳;五劳既然已发生了作用,心、肾二脏必定首先受到损伤;心肾受邪后,脏腑都会发病。五劳,一叫志劳,二叫思劳,三叫心劳,四叫忧劳,五叫疲劳。五劳又会生成六极,一叫气极,二叫血极,三叫筋极,四叫骨极,五叫精极,六叫髓极。六极即是七伤,七伤又会变出七痛。七痛发作,就会使人邪气多,正气少,忽喜忽怒,悲伤不乐,吃了饮食也不生肌肤,颜面没有光泽,毛发苍白枯槁。严重的会令人得大风,发生偏瘫筋缩,四季拘急挛缩,百关阻隔闭塞,瘦弱气短,腰脚疼痛等症。这都是因早娶,用精过度,血气不足,极劳所致。

忧郁和畏惧心理,是决定生死的门户,是礼教存在的基础,是决定存亡的原因,是产生祸福的根本,是形成吉凶的根源。

养性的人,如果失于忧畏,那么心会迷乱而不可治,形会焦躁而不安宁,神会离散而且气会越腾,志会摇荡而且意念也会昏昧。应该生的人死了,该长生的人的突然夭亡,该成真身的会失败,该吉祥的反而会遇到凶祸。这种忧畏的心绪,犹如水火不可暂忘。

太上真人对道感到畏惧,其次是圣贤对物感到畏惧,再次的人会对人感到畏惧,再其次的会对自己的身生感到畏惧。所以对自己的身生感到畏惧的不拘于人;对自己感到畏惧的则不制于彼;慎小的人不会对大的感到惧怕;对眼前重视的人,不会对过去的旧事感到悔恨。

九仙君阐述说:形与神相互依托,神、形才能形成。口受外味的浸染太重就会使味觉丧失,身受内在的劳苦太多就会丧失精力。神离开了形体就会散漫,形体离开了神就会失去生机。殊不知皮肉也因其彼此相应,才形成了筋骨。肝合筋,肝在外表现于爪;心合脉,它在外表现于泽色;脾合肉,它在外表现于唇;肺合皮,它在外表现为毛;肾合骨,它在外表现为发。所以说外面不要有五伤,以免败坏五体。

《胎脏论》说:先除去欲求以养精,然后节制食物以保命,这就是知道食胎气、饮"灵元",此为不死之道,可使人返老还童。

古人说:身外各处都喧嚣噪然,我独深居静默,心中融融,自有天真之乐。这就是出于尘垢之外,而游在万物生成的本源中。

"轩冕不足为吾高,而尘埃在我或有所不得避。昔人谓居轩冕之间,当有山林之气,然则处尘埃之内,不可有市井之习。"

"瓦盆盛酒与倾金注玉,同一醉也;蹇驴布鞯与金鞍骏马,同一游也;松床莞簟与绣衾玉枕,同一寝也;布袍蒲絮与貂裘狐貉,同一暖也;蔬食菜羹与烹龙炮凤,同一饱也。知此则贫贱富贵,可以一视矣。"

康仲俊年八十六,极康宁。自言少时读《千字文》有所悟,谓"心动神疲"四字也。平生遇事,未尝动心,故老而不衰。

达磨曰:"心不缘境,住在本源;意不散流,守于内息;神不外役,免于劳伤。人知心即气之主,气即形之根,形者气之宅,神形之具,令人相因而立。若一事有失,即不合于至理,何能久立焉?"

又曰:"心静即神悦,神悦即福生。"
《真仙直指》曰:"清静二字,清谓清其心源,静谓静其气海。心源清,则外物不能挠,性定而神明;气海静,则邪欲不能作,精全而腹实。"
海天秋月道人曰:"守清静恬淡,所以养道;处污辱卑下,所以养德;去嗔怒,灭无明,所以养性;节饮食,薄滋味,所以养气。然后性定则情忘,形虚则神运,心死则神活,阳盛则阴衰。"

《庄注》云:"众窍为风所鸣,万形为化所役。风不能鸣,则众窍虚;化不能役,则万形息。"

玄英《疏》曰:"藏舟船于海壑,正合其宜;隐山岳于泽中,谓之得所。然造化之力,担负而趋,变故日新,骤如逝水。昨我今我,

轩冕之位不足以与我比高低，而尘世对我也有可能不得回避。古人说居轩冕之间，当有山林之气，然而即使处于尘世之内，也不可有市井之陋习。

　　用瓦盆盛酒，或用金玉之器盛装，同样能使人陶醉；骑布鞯跛驴，与骑金鞍骏马，同样能让人畅游；铺竹席、蒲草席的简陋的床，与绣花被子、玉石枕头，都同样能让人睡卧；蒲絮制的布袍，与狐、貉的毛皮制成的皮衣，同样能使人暖和；蔬食菜汤，与珍奇肴馔，一样能让人食饱。知道了这些，那么贫贱富贵就能够一样看待了。

　　康仲俊八十六岁了，仍很健康安宁。自言年青的时候读《千字文》有所悟，即"心动神疲"四个字。平生遇事，都未尝动过心，所以能志恒不衰。

　　达磨说：心不依附于环境，只住在本源中；意不散失游荡，守住内息；神不因外事而劳苦，则会免受损伤。人们应当知道，心是气的主宰，气是形体的根本，反过来形体又是气居留的宅舍，神形都具备了，因此人才能存在。如果其中的某一方面有了缺失，即是与至理不合，人怎么还能久立呢？

　　又说：心静了神就和悦，神和悦了福祉也就有了。

　　《真仙直指》说："清静"二字，清是指使心源澄清，静是说气海要平静。心源澄清了，则外物不能扰乱，人也会性定而神明；气海平静了，邪欲就不能产生作用，人也就会精全而身体充实。

　　海天秋月道人说：居守清静恬淡，可以养道；身处污辱卑下之地，可以养德；去嗔怒，灭无明，可以养性；节制饮食，滋味淡薄，可以养气。这样就能使人因性定而忘情，形虚而神运，心死而神活，阳盛而阴衰。

　　《庄子》注说：众孔窍是因风的作用才能发出鸣响的，万物是被造物主所役使的。风不能鸣，那么众孔窍就会空虚；造物主不能行动，那么万物的形体就会息灭。

　　玄英《疏》说：藏舟船在海沟，正是合其所宜；隐藏山岳在水泽之中，叫做所得。然而大自然造化的功力，担负的任务是不断趋进，变故日新，急骤得像流水一般。昨天的我与今天的我，新的我和过去的我，意

新吾故吾,义亦然也。"

《林君复集》曰:"饱藜藿者鄙膏粱,乐贫贱者鄙富贵。安义命者轻生死,远是非者忘臧否。"

"饱肥甘,衣轻暖,不知节者损福;广积聚,骄富贵,不知止者杀身。"

"小人诈而巧,似是而非,故人悦之者众;君子诚而拙,似迂而直,故人知之者寡。"

"诚无悔,恕无怨,和无仇,忍无辱。"

何恬庵录曰:"张饱帆于大江,骤骏马于平陆,天下之至快,反思则忧。处不争之地,乘独后之马,人或我嗤,乐莫大焉。"

"口腹不节,致疾之因;念虑不正,杀身之本。""骄富贵者戚戚,安贫贱者休休。故景公千驷,不如颜子一瓢。"

陆文远(九龄)《武林莲池宏公戒杀生文》曰:"世人食肉,咸谓理所应然,乃恣意杀生,广积冤债,相习成俗,不知自觉,昔人有言,可为痛哭流涕长太息者是也。计其迷执,略有七条,开列于左,余可例推云。

其一曰:生日不宜杀生。哀哀父母,生我劬劳,己身始诞之辰,父母垂亡之日也。是日正宜戒杀,广行善事,以资冥福,使先亡者早获超升,见存者增寿延福。何得顿忘母难,杀害生灵?世习不觉其非,可为痛哭流涕长太息者此也。

其二曰:生子不宜杀生。凡人无子则悲,有子则喜,子母俱安则幸。不思一切禽兽亦各有子,胡为庆我子生,令他子死母亡,于心安乎?婴孩始生,不为造福而反造业,愚亦甚矣,可为痛哭流涕长太息者此也。

其三曰:祭先不宜杀生。亡者忌辰,及春秋二祭,俱当戒杀以资冥福。虽罗列八珍于前,安能起九泉之遗骨而飨之也。无益而有

义也是如此的。

《林君复集》说：饱食野草粗食的人鄙视美味佳肴，乐于贫贱的人鄙视富贵。安义舍命的人轻视生死，远离是非的人不会重视诽谤攻击。

饱食肥美的食物，穿轻便而又贵重的衣服，不知道节俭的人必然损福。广积财福，富贵而又骄奢淫逸，不知道适可而止的人必杀身。

小人欺诈又奸巧，似是而非的向外讨好，所以喜欢他的人较多；君子诚实而执着，貌似迂腐实为耿直，因而知道他的人很少。

诚实不会后悔，宽恕则不致遭人怨恨，和气就会没有仇人，忍让也不会受到侮辱了。

何恬庵录说：在江上行船张满了帆，趋赶骏马奔驰于平地，算是天下最快意的事了，反思一下却觉得忧虑。处于不争之地位，骑着独行而又落后的马，有人或许会对它嗤之以鼻，其实其中的快乐是无限的。

口腹不节制，是导致生病的主要原因；思虑得不正当，是杀身致祸的根本所在。富贵而又骄淫的人总是郁郁寡欢，安于贫贱的人总是快乐融融。所以齐景公虽然有马千乘，却不如颜回只用破瓢取水。

武林莲池宏公《戒杀生文》说：世人吃肉，都说是理所当然，于是恣意杀生，广积冤结，习已成俗，而不能知觉了。古人有言，我们应为之痛哭流涕长长太息的就是这种人。计算他们的执迷不悟，大致有七条，开列如下，其余可以类推。

一是：生日不宜杀生。哀哀父母，生我勤劳，自己身躯始诞之日，正是父母垂亡之时。这天正宜戒杀生，广行善事，以积福善，使已去世的早获超升，现存的增延福寿。怎么可以忘掉母难，杀害生灵？世人对这习俗不觉得错，的确值得痛哭流涕长太息。

二是：生子不宜杀生。凡人无子就会感到悲哀，有子则会感到欢喜，子母都平安就是幸运。而人却难以想到，一切禽兽也都有子，怎么能为庆贺自己生子，而叫别的子死母亡，这于心能安吗？婴孩始生，不去造福，却反而造孽，这确实愚蠢过分了。的确值得痛苦流涕长太息。

三是：祭祀祖先不宜杀生。亡人的祭日，及春秋二季祭祀，都应当戒杀，以此为死去的先人积福。虽然罗列八珍在灵位之前，但却怎么能让九

伤生命，智者不为也。举世习行不以为非，可为痛哭流涕长太息者此也。

其四曰：祈禳不宜杀生。世人有疾，杀牲祀神以祈福佑，不知己之祀神以求生，反杀他命而活我命，逆天悖理，神其有灵，绝不来飨。种种淫祀亦复类此。举世习行而不觉其非，可为痛哭流涕长太息者此也。

其五曰：婚礼不宜杀生。世间婚礼，自问名纳彩，以至成婚，杀生不知其几。夫婚者，生人之始也，生之始而行杀，理即逆矣。又婚姻，吉礼也，吉日而用凶事，不亦惨乎。此举世习行而不觉其非，可为痛哭流涕长太息者此也。

其六曰：燕客不宜杀生。良辰美景，贤主嘉宾，蔬食菜羹不妨清致，何须广杀生命，穷极肥甘。笙歌燕饮于杯盘，宰割冤号于砧几，嗟乎，有人心者能不悲哉！举世习行而不以为非，可为痛哭流涕长太息者此也。

其七曰：营生不宜杀生。世人为衣食故，或畋猎，或渔捕，或屠生灵以资生计，我观不作此业者亦衣亦食，未必其冻馁而死也。杀生营生，神理所怒，以杀昌裕，百无一人。种地狱之深因，受来生之恶报，莫此为甚，何不别求生计，乃执为此？七者皆为痛哭流涕长太息者此也。"

《放生文》曰："盖闻世间至重者生命，天下最惨者杀伤。是故逢擒则奔，蚊虱犹知避死；将雨而徙，蝼蚁尚且贪生。何乃网于山、罟于渊，多方掩取；曲而钩、直而矢，百计搜罗，使其胆落魄飞，母离子散。或囚笼槛则如处囹圄，或被刀砧则同临剐戮。怜儿之鹿，舐疮痍而寸断柔肠；畏死之猿，望弯弓而双重悲泪。恃我强而凌彼弱，理恐非宜；食他肉而补己身，心将安忍？由是昊天垂悯，古圣行仁，解网着于成汤，畜鱼兴于子产。圣哉流水，润枯槁以囊泉；悲矣释迦，代危亡而割肉。天台圣者，凿放生之池；大树仙人，护栖身之

泉之下的遗骨来享受呢？这是无益于先灵却又伤于生命的，聪明的人绝不会这样做。举世都这样做却不以为非，确实值得人痛哭流涕长太息。

四是：祈祷神灵不宜杀生。世人有疾，杀生祀神，用以祈祷福禄和保佑。不知道自己祀神是为了求生，反杀其他的性命来活自己的性命，这是逆天而又违背常理的事，神如果有灵，绝不会来享受。其他种种泛滥的祭祀，也都是这样。全体世人都习惯这样干而不觉得不对，的确值得痛哭流涕长太息。

五是：婚礼不宜杀生。人间的婚礼，从问名纳采以至成亲结婚，杀生不知有多少。婚姻的事是生人的开始，生刚开始就杀生，就已是违背道义了。再说，婚姻是吉庆的礼仪，吉日反行凶事，不也悲惨吗？这一习俗举世施行而人们却不觉得不对，的确值得痛苦流涕长太息。

六是：宴请客人不宜杀生。良辰美景，贤主嘉宾，蔬食菜羹不妨清雅精致一些，何必广杀生命，穷极肥甘，以至笙歌燕饮于杯盘，宰割的呻吟冤号声在砧几之上呢？唉，有人心的人会不觉得悲痛吗？然而世习却不以为不对，难道不值得痛哭流涕长太息吗。

七是：为求生计不宜杀生。世人为了衣食的缘故，或打猎，或捕鱼，或宰杀生灵，以这些作为生活的来源，我看不作这些行业的人，也能穿衣吃饭，未必就冻饿死了。杀生谋生，神理必怒，以杀生为业昌达富裕的，百人当中没有一人。种下落入地狱的深因，受来生的恶果报应，没有比杀生更首要的。为什么不另求生计，硬要固执于这种行为呢？这不是值得痛苦流涕长太息吗？

《放生文》说：听说世间最宝贵的是生命，天下最惨道的事是杀伤。所以不管什么生物，只要被捕捉到后，都会尽量奔逃，甚至连最小的虮虱都知道避死。天要下雨前，蚂蚁尚且贪生而迁徙。更何况在山上置网，在深水中放罟，多方捕杀生命呢。曲的作钩，直的做箭，百千搜罗，使被捕的生灵胆落魄飞，母离子散。或用囚笼关，就像设置了监狱，或用刀砧，好像要面临剐戮。怜儿的鹿子，舐疮痍而使柔肠寸断；怕死的猿猴，望见弯弓便双泪直流。恃我强而凌彼弱，这样的做法并不恰当；食他物的肉而补自己的身体，如何能忍心？因此昊天垂悯，古圣贤行仁道，成汤解除网放生，子产挖池蓄鱼。神圣的流水，润枯槁用囊

鸟。赎鱼虾而得度,寿禅师之遗爱犹存;救龙子而传方,孙真人之慈风未泯。一活蝼蚁也,沙弥易短命为长年,书生易卑名为上第;一放龟也,毛宝以临危而脱难,孔愉以微职而封侯。屈师纵鲤于元村,寿增一纪;隋侯济蛇于齐野,珠报千余。拯已溺之蝇,酒匠之死刑免矣;舍将烹之鳖,厨婢之笃疾瘳焉。贸死命于屠家,张提刑魂超三界;易余生于钓艇,李景文毒解丹砂。孙良嗣解缴矰之危,下葬而羽虫交助;潘县令设江湖之禁,去任而水族悲号。信老免愚民之牲,祥符甘雨;曹溪守猎之网,道播神州。雀解衔环报恩,狐能临井受术。乃至残躯得命,垂白璧以闻经;难地求生,现黄衣而入梦。施皆有报,事岂无闻,载在简编,昭乎耳目。普愿随所见物,发慈悲心,捐不悭财,行方便事。或恩周多命,大积阴功;若惠及一虫,何非善事?苟日增而月累,自行广而福增,慈满人寰,名通天府。荡空冤障,多祉萃于今生;培积善根,余庆及于后世。倘更助称佛号,加讽经文,为其回向西方,令彼永离恶道,则存心愈大,植德弥深,道业资之速成,莲台生其胜品矣。"

"处事不以聪明为先,而以尽心为急;不以集事为急,而以方便为上。"

"人当自信自守,虽称誉之,承奉之,亦不为之加喜;虽毁谤之,侮慢之,亦不为之加怒。"

"不可乘喜而多言,不可乘快而易事。"

"胆欲大,见义勇为;心欲小,文理密察;智欲圆,应物无滞;行欲方,截然有执。"

"静能制动,沉能制浮,宽能制褊,缓能制急。"

偶读医书,有曰:"洗心曰斋,防患曰戒。"深有可取。

枚乘曰:"欲人无闻,莫若勿言;欲人无知,莫若勿为。"

泉；慈悲的释迦佛，代危亡而自割肉。天台圣人，凿放生的水池；大树仙人，保护栖身树上的鸟。买卖鱼虾而得度，寿禅师的遗爱犹存；救龙子而传方，孙真人的慈悲之风未灭。救活一只蚂蚁，沙弥变短命为长年，书生易卑也被名列榜上；放生一只乌龟，毛宝虽临危而脱离苦难，孔愉以卑微的职务而被封侯。屈师于元村放归鲤鱼，年寿增加十二年；隋侯在齐国的山野救活了一条蛇，得到名珠千余。拯救溺水的苍蝇，酒匠的死刑被免除了；放归将烹煮的鳖鱼，厨婢的危疾得愈。从屠家中解救出将被宰割的生命，张提刑魂超三界；放生于钓艇，李景文的丹沙毒被解。孙良嗣解除了缴罟的危险，下葬时羽虫相互交助；潘县令设江湖的禁令，离任时众水族悲号。信老免愚民之牲，天降祥符甘雨；曹溪守猎人之网，道播神州。释放雀后雀能衔环报恩，狐能临井授术。乃至残躯得命的蜈蚣，垂白壁而听经；难地求生的黄鳝，现黄衣入梦境求饶。凡是施恩都会有善报，这些事怎会没有感应？载入书籍，使人明白。普愿众生随时对所见的生物，发出慈悲的善心，捐赠不要吝惜钱财，行方便善事。多条命若能同时解救，积大功德；即使只是救一命，也是大善事。日积月累，自会行广而福增，慈满人宇，名通天府。解除冤孽，今生便会多福多寿；培积善根，阴德便会延于后世。倘若更助称佛号，加讽经文，为它回向西方，叫它们永离恶道，则存心越大，植德越深，道业可望速成，莲台上便会生出胜品。

处事不要以聪明为先，而应以尽心为首要；不要以集中办事为急，而要以方便为上。

人应当自信自守，即使得到他人的称誉，甚至奉承，也不要因此而沾沾自喜；即使有毁谤，甚至会受到侮辱怠慢，也不要因此而迁怒他人。

不可以趁自己高兴而多言，也不可以因为自己快乐而改变应办的事。

胆子如果大，就能见义勇为；心如果细，则文理便可密察；智计周全，则能应付外界而无阻碍；行为方正，则能截然有主见。

静可以制动，沉可以制浮，宽容可以抑制偏颇，迟缓能制急躁。

偶读医书，上面说，洗心叫做斋，防患叫做戒，确实十分可取。

枚乘说：要想别人不能听闻，不如自己闭口不言；要想别人不知，不如自己不为。

"轻言戏谑最害事,盖言不妄发,则言出而人信之。苟常轻言戏谑,遇有正事诚实之言,人亦不信。"

无梦子时教化村落中,手持木牌,牌上书二诗云:"身为车兮心为轼,车动轼随无计息。交梨火枣是谁无?自是不除荆与棘。""身为客兮心为主,主人平和客安处。若还主客不康宁,精神管定辞君去。"是为知道妙者。

高尚先生曰:"形者,生之舍也;气者,生之元也;神者,生之制也。形以气充,气耗形病;神依气位,气合神存。修真之士,法于阴阳,和于术数,持满御神,专气抱一。以神为车,以气为马,神气相合,可以长生。"

又曰:"全生之术,形气贵乎安,安则有伦而不乱;精神贵乎保,保则有要而不耗。故保养之道,初不离于形气精神。"

又曰:"心为君主之官,得所养,则血脉之气,旺而不衰,生之本无得而摇也,神之变无得而测也。肾为作强之官,得所养,则骨髓之气荣而不枯,脏之本无得而倾也,精之聚无得而夺也。"

《梓童宝章》曰:"饶一著,添子孙之福寿;退一步,免驹隙之易过;忍一言,免驷马之难追;息一怒,养身心之精和。"

"言行拟之古人则德进,功名付之天命则心闲,报应念及子孙则事平,受享虑及疾病则用俭。"

"好辩以招尤,不若讱默以怡性;广交以延誉,不若索居以自全;厚费以多营,不若省事以守俭;逞能以诲妒,不若韬精以示拙。"

轻浮戏谑的言论往往最坏事，因此不要乱说话，这样言语一出别人就会相信。如果经常说话不慎重，如遇正事而说出的诚实稳重的话，他人也不会相信了。

无梦子曾经在村中进行教化，手持木牌，木牌上写的两首诗说：身为车兮心为轼，车动轼随无计息。交梨火枣是谁无？自是不除荆与棘。身为客兮心为主，主人平和客安处。若还主客不康宁，精神管定辞君去。这其中含有很多高妙的道理。

高尚先生说：身体是生命的宿舍；气是生命的本元；神明的作用，是制约生命的；人的形体依靠元气来充实，气耗泄了形体就会生病；神依赖元气的作用才能安位，元气和神明就会存在。修真的人，效法阴阳，和于术数，持满御神，专气抱一。以神为车，以气为马，神气相合，可以长生。

又说：保全生命的方法，最宝贵的是形气安定，只有安定才能有秩序而不会混乱；对于精神最宝贵的在于保养，保养才有条件守卫而不致耗散。所以保养之道，从开始就不要离去形气精神。

又说：心这个器官像一个国家的君主，如能得到良好保养，那么血脉之气就会旺盛而不衰弱，生的根本也就不会动摇，神明的变化也就不如寻常了。肾是使形体强壮的器官，能得到良好的保养，那么骨髓的气就充满而不至于枯竭，脏器也不会出现偏差的情况，精的聚合也不会受到侵害。

《梓童宝章》说：饶人一著，便会添子孙的福寿；遇事退一步，可避免时间的易逝；忍一言，免去驷马之难追；息一怒，益养身心的精和。

学习先圣的言行，那么人的德行就会增进；将自己的功名与命挂上钩来，那么人自然心闲；因果报应的事常念及子孙，那么心事就会平息；平时日用享受考虑到疾病也会节俭。

好辩论的人必然遭致他人的怨尤，不如隐忍保持缄默以怡性养神；广交朋友以扩大声誉，不如清静索居以自我保全；用大量的钱财奢侈地营生，不如自己省事以保守廉俭；逞能好胜并侮辱嫉妒，不如藏智隐能表现出朴拙。

《华严经》云:"人从第一欢喜地,入第二离垢地,始能行此十善道:

一曰性自远离一切杀生。不蓄刀杖,不怀怨恨,有惭有愧,仁恕具足。于一切众生有命之者,常生利益之心,是菩萨尚不恶心恼诸众生,何况于他?起众生想,故以重意而行杀害。

二曰性不偷盗。于自资财,常知止足,于他慈恕,不欲侵损。若物属他,起他物想,终不于此而生盗心,乃至一草一叶,不与不取,何况其余资生之具?

三曰性不邪淫。于自妻知足,不求他妻,于他妻妾,他所护女亲族媒定,及为法所护,尚不生贪染之心,何况从事于非道?

四曰性不妄语。常作实语真语时语,乃至梦中亦不忍作覆藏之语,无心欲作,何况故犯?

五曰性不两舌。于众生无离间心,无恼害心,不将此语为破彼故,而向彼说,不将彼语为破此故,而向此说。未破者不令破,已破者不增长。不喜离间,不乐离间,不作离间,不说离间语、若实若不实语。

六曰性不恶口。所谓毒害语,粗犷语,苦他语,令他嗔恨语,现前语,不现前语,鄙恶语,庸贱语,不可乐闻语,闻者不悦语,嗔忿语,如火烧心语,怨结语,热恼语,不可爱语,不可乐语,能坏自身他身语。如是等语,皆悉舍离。常作润泽语,柔软语,悦意语,可乐闻语,闻者喜悦语,善入人心语,风雅典则语,多人受乐语,大小悦乐语,身心踊悦语。

七曰性不绮语。常作思审语,时语,法语,顺道理语,巧调伏语,随时筹量决定语,乃至戏笑,尚恒思审,何况故出散乱之言?

《华严经》说：人第一是进入欢喜地，第二是离开污垢地，才能开始行下面的十种善道：

一是说心性必须远离一切杀生。不藏刀杖等杀生凶器，不怀怨恨，有惭有愧，具足仁恕。对一切有生命的生物，常生利益的善心，菩萨尚不以恶心恼怒众生，何况于人？常替众多的生命设想，所以不要杀生。

二是不偷盗。自己创造财富时，应知道满足。对于他人的财物不产生非分的想法，更不去侵夺损害。假如是他人的物品，你一定要把它当作是他人的，那么你便终不会起盗窃的心了，即使一草一木，别人不给你，你也不要去妄取，更何况那些财产和贵重的物品呢？

三是不邪淫。要因自己有妻子而感到满足，不去纠缠别人之妻。对于别人的妻妾、别人所保护的女子、由亲族媒定的女子，以及被国法和礼法所保护的女子，不能生贪欲之心，更何况这还是不道德的行径。

四是要养成不妄语的天性。要随时坚持说实话，说真话，说符合现实的话，甚至在梦中也不要作遮掩之语，做到无心想说，何况这还是明知故犯。

五是要不挑拨离间。对于众多的人，不要有离间的心，不要有恼怒和害人之心，不要将甲的话又在乙面前去挑动，不将乙的话向甲说，不添枝加叶说人的坏话。未有此问题的不要犯，已有此习气者不令增长。不喜离间，不乐于离间，不去作离间，不说离间语，以及似是而非的话。

六是不要沾染口污言秽的恶性。所说的不要有毒害语、粗犷语言、挖苦他人的话，令他人嗔恨的话，当面与背后说恶口的话，给别人定义使人烦恼的话语、庸贱语，说了别人不爱听、生烦恼、不高兴的话语，嗔忿语，如火烧心语，怨结话，热恼话，不动听的话，不快乐的话，既坏自身又坏他人的话，以及令人嗔恨的话，鄙恶的话等。这些语言，统统舍去。常作润泽语，柔软语，悦意的话，可乐闻的话，听的人喜欢的话，善入人心的话，风雅典则的话，多人受乐话，多人悦乐话，身心愉悦话。

七是要有不说虚假的漂亮话的好习惯。常说思慎的话，符合时机的话，合情合理的话，顺应道理的语，调剂不要有暗藏隐晦的话，随时

八曰性不贪欲。于他财物,他所资用,不生贪心,不愿不求。

九曰性离瞋恚。于一切众生,恒起慈心,利益心,哀悯心,欢喜心,和润心,摄受心。永舍嗔恨怨害热恼,常思顺行仁慈佑益。

十曰性离邪见,住于正道。不行占卜,不取恶戒,心见正直,无诳无谄,于佛法僧,起决定信。"

《清静经》曰:"人神好清而心扰之,心好静而欲牵之。常能遣其欲而心自静,澄其心而神自清。"

又曰:"众生所以不得真道者,为有妄心。既有妄心,即惊其神。既惊其神,即着万物。既着万物,即生贪求。既生贪求,即是烦恼。烦恼妄想,忧苦身心,便遭浊辱,流浪生死。"

《玉枢经》曰:"道者以诚而入,以默而守,以柔而用。用诚似愚,用默似讷,用柔似拙。夫如是则可以忘形,可以忘我,可以忘忘。入道者知止,守道者知谨,用道者知微。能知微则慧光生,能知谨则圣智全。圣智全则慧光生,慧光生则与道为一,是名真忘。惟其忘而不忘,忘无可忘,无可忘者,即是至道。"

《金笥箓》曰:"心不留事,一静可期,此便是觅静底路。"

又曰:"目不乱视,神返于心。神返于心,乃静之本。"

《正法眼藏》曰:"汝之本性,犹如虚空。返观自性,了无一物可见,是名正见;了无一物可知,是名真知。无有青黄长短,但见本源清净,觉体圆明,即名见性成佛,亦名如来知见。"

陈茂卿《夙兴夜寐箴》为吾人一日修行矩度,当熟读之。《箴》曰:"鸡鸣而寤,思虑渐驰,盍于其间,澹以整之。或省旧愆,或䌷新得,次第条理,了然默识。本既立矣,昧爽乃兴,盥栉衣冠,端坐敛

考虑说出有决定性的语言。甚至戏言也要思慎,何况还是散乱的话。

八是不要有贪欲的坏天性。他人的财物,由他人支配使用,不生贪心,不去想不去贪求。

九是不要有嗔怒粗暴的心性。对于一切众生,要有长期的慈悲的心、利益的心、哀怜的心、欢喜的心、和润的心,以慈悲心护持众生的心。永远舍去嗔怒怨恨伤害及热恼的恶劣的心性,常常想到要顺道而行事、仁慈护佑及有益他人的心。

十是要有远离邪见的良好心性,要立于正道。不去搞占卜,不去行恶戒之事。心要正直,无谄虐无诣妄,对于佛法僧,起决定的信心。

《清静经》说:人神喜欢清静而心却扰乱它,心好宁静然而欲念却又牵动它。只有经常排遣欲念,心才能自静,心境清澄了,神明才能清澄。

又说:世间众生所以不能得真道的,是因为有妄心。既然有妄心,即惊其元神。既惊其元神,即贪着万物。既贪着外物,则产生不必要的贪求。既生贪求,即是烦恼。烦恼妄想,忧苦身心,便侮辱了自己的灵性,流浪在生死轮回中。

《玉枢经》说:人因为有诚心才能入道的,只有沉默才能守道,只有柔顺才能用道。用诚近似痴愚,用默好似不会说话,用柔好似笨拙。只有这样,则可以忘形,可以忘我,可以忘记一切。入道的人知止,守道的人知谨,用道的人知微。能知微细的人才会生慧光,能知谨的人才会圣智全,圣智全则生慧光,才能与道合一,这才叫真忘。只有该忘和全忘,忘得没有什么可再忘,再没有什么可以忘怀的了,方才是要达到道了。

《金笥录》说:心中不留事,可以期望一静,这便是觅静的路。

又说:目不斜视,神回到心。神返回心,才是静的根本。

《正法眼藏》说:你的本性,犹如虚空。返观自己的性,仿佛了无一物可见,这叫做正见;了无一物可知,这叫真知。没有青黄长短,只见本源清静,觉体圆明,即名见性成佛,也叫如来知见。

陈茂卿《夙兴夜寐箴》是我们人间一日修行的规矩制度,应当熟读。《箴》说:鸡鸣时人睡醒,思想便逐渐开始活跃,将它搁置在心间,慢慢加以整理。或者反省过去的错误,或者又想重新有所获得,逐

形。提掇此心，皎如出日，严肃整齐，虚明静一。乃启方策，对越圣贤，夫子在坐，颜曾后先。圣师所言，亲切敬听，弟子问辩，反复参订。事至斯应，则验于为，明命赫然，常目在之。事去既已，我则如故，方寸湛然，凝神息虑。动静循环，惟心是监，静存动察，勿贰勿叁。读书之余，间以游咏，发舒精神，休养情性。日暮人倦，昏气易乘，斋庄恭敬，振拔精明。夜久斯寝，齐手敛足，不作思惟，心神归宿。养以夜气，贞则复元。念兹在兹，日夕乾乾。"

《崔子玉座右铭》曰："毋道人之短，毋说己之长。施人慎勿念，受施慎勿忘。世誉不足慕，惟仁为纪纲。隐心而后动，谤议庸何伤？毋使名过实，守愚圣所臧。在涅贵不缁，暧暧内含光。柔弱生之徒，老氏戒刚强。行行鄙夫志，悠悠故难量。慎言节饮食，知足胜不祥。行之苟有恒，久久自芬芳。"

范尧夫《布衾铭》曰："藜藿之甘，绨布之温，名教之乐，德义之尊，求之孔易，享之常安。绵绣之奢，膏粱之珍，权宠之盛，利欲之繁，苦难其得，危辱旋臻。舍难取易，去危就安，至愚且知，士宁不然？颜乐箪瓢，百世师模。纣居琼台，死为独夫。君子以俭为德，小人以奢丧躯。则然斯衾之陋，其可忽诸？"

条整理，便会心中明晰后默记于心。考虑的问题既已成熟，觉醒后顿觉神清气爽，然后穿衣洗漱，端坐敛形。收敛住驰骋的思想，便觉心中明亮得好像初升的太阳，严肃整齐，虚明静一。这才开始学习，如对圣贤，好像孔夫子在坐，颜回、曾参立于先后。对圣人教诲的话语，洗耳恭听，弟子问答辩解，反复思考订正。事情到来自然会有相应解决的办法，这就需要在实际行为中得到验证，把握清楚命运，一切就都好似在眼前一样明了。事情过去后，我还是依然如故，心境宁静，凝神息虑。动与静循环交替，只有心才完全监察明晰，静时心存动时心察，不能三心二意。读书的空闲时间，间或游走吟咏，舒发精神，休养性情。天晚了人倦怠了，人便昏愦，这时邪气容易侵入，因此要斋戒恭敬，振作精神。夜深了想睡觉，齐手敛足，不作思维，让心神归宿。在夜间好好养气，使真气复元。注意啊注意，早晚定要坚持不懈。

崔子玉的《座右铭》说：不要去揭别人的短处，也不要炫耀自己的长处。既已施舍于人，就不要老是挂在心上。受了别人的施舍，却一定不要忘怀。人世间的名誉地位不足以羡慕，只有仁慈才是行动的纲领。用心忖度自己的心是否合乎仁而后才行动，诽谤、议论对我有什么伤害？不要使自己虚名超过实际，守之以愚是圣人所赞赏的。洁白的品质，即使遇到黑色的浸染也不改变颜色才是宝贵的，表面上暗淡无光，而内在的东西蕴含着光芒柔弱是有生命力的表现，而刚强和死亡接近。那种勇猛刚强的鄙夫志气，岁月悠悠，他的祸更重。要谨慎说话，节制饮食，懂得满足，故能去除不祥。如果行为能持之以恒的实行它（上面所提到的），时间长久自然会好处无量。

范尧夫《布衾铭》说：粗茶淡饭的甜味，棉布衣服的温暖，名人教诲的快乐，道德仁义的尊贵，都容易得到，只要乐于享受，便会常常平安。丝绸绵绣的奢华，山珍海味的珍贵，权贵宠幸的盛况，名利欲望的繁荣，苦于难以得到，可得到后危险、耻辱便会接踵而来。舍难取易，去危就安，愚蠢到极点的人尚且知道这个道理，更何况聪明的士大夫们呢？颜回乐于箪食瓢饮，从而成为百世的师表和楷模。桀纣居于华丽的琼台之上，死后被万世骂为独夫！君子以节俭为美德，小人以奢侈丧失生命。虽然布衾简陋，然而可以保暖而不可忽视。

东坡云:"释如白璧,道如黄金,儒如五谷。"则近之矣。盖圣不徒生,生则必有所为,释迦孔老易地则皆然也。

龙舒居士云:"佛以杀生、偷盗、邪淫为身三业,而孔子言胜残、去杀,诗人言文王德及鸟兽昆虫,是岂不戒杀哉?盗固不在所言矣。孔子言:'吾未见好德如好色者'。诗人多贪淫乱,是岂不戒邪淫哉?佛以妄言,绮语,两舌,恶口为口业。孔子谓'人而无信,不知其可',岂不戒妄言也?谓'巧言令色,鲜矣仁',岂不戒绮语也?《书》称'尔无面从,退有后言',岂不戒两舌也?荀子谓'伤人之言,深于矛戟',是未尝不戒恶口也。佛以贪、嗔、痴为意三业,孔子言'见得思义',则戒贪矣;言'不念旧恶',则戒嗔矣;言'困而不学,民斯为下',则戒痴矣。由此言之,儒释未尝不同也,其不同者,惟儒止于世间法,释氏又有出世间法,此其不同耳。"

客有问曰:"有生即有死,若能无生,即能无死。然则主于治生与长生者,得无死乎?"答曰:"明德者,心之神明,虚灵不昧,能明此而止于至善,与炼神还虚者,同一圆觉之性,皆不囿于形矣。夫有形则有生死,不囿于形,何生死之有?"问曰:"然则三教圣人皆不得死乎?"答曰:"儒云:生,寄也;死,归也。道曰:劳我以生,逸我以死。释曰:生如着衫,死如脱袴。皆离形而超脱耳,非真死也。"问曰:"三教学人亦能超脱乎?"答曰:"止至善,与炼神禅定功夫,极难下手,惟上智利根,可由顿渐而入,若下愚钝根,则未易至也。"

龙舒居士曰:"人生时,父母妻子,屋宅田园牛羊车马,以至微细等物,不问大小,或祖传于己,或自己营为,或子孙或他人为己积累而得,色色无非己物。且如窗纸虽微,被人扯破,犹有怒心,一针

苏东坡说：释教如美玉，道教似黄金，儒教如五谷，太相近了。但圣人不徒有生命，一生必然有所作为，释迦牟尼、孔子、老子，虽然处的地方不同，他们的作为都是一样的。

龙舒居士说：佛家把杀生、偷盗、邪淫认为是人生的三大罪业，正如孔子说的不要残暴、杀生，诗人说文王的仁德施行到了鸟兽昆虫身上，这难道不是戒杀吗？盗窃就更不用说了。孔子说：我没有见过好色的人会有好的德性，诗人也多贪且淫乱，他这句话难道不是要人们戒除邪淫吗？佛家以妄言、说不实的漂亮话，说话挑拨离间，说脏话为口的罪业。孔子说人而无信，不知道他是否可以做成事，这不是戒妄言吗？又说能察颜观色而说巧言的人是很少有仁德的，这难道不是戒浮夸漂亮的语言吗？《书经》上认为说话当面一套，背后又有一套，这难道不是戒说两面讨好的话吗？《荀子》中认为说伤害人的话，就像戈矛深深地刺入人的心，这不是戒恶口又是什么呢？佛家以贪、嗔、痴为意念的三罪业，孔子说见得思义，这就是戒贪了；说话不要念旧恶，这就是戒嗔怒了；又说困而不学，是最为下等的了，这就是戒痴。由此看来，儒释没有什么不同。只不过是儒家止限于世的方法，释家又有出世的方法，只有这点不同罢了。

客人有问说：有生即有死，若能无生，即能无死。既然这样，那么主管治生和长寿的人，能够不死吗？回答说；明德的，是心的神明，虚灵而不昏昧，能明白这个道理从而达到至善的程度，与炼神还虚的人，同属圆觉之性，都是不拘于形体的。因为有形才有生死，既然不受形体的限制，那还有什么生死可言呢？又问道：既然这样，那么三教圣人都能不死吗？答说：儒家说：生命，是暂时的寄托；死，是必然的归宿。道说：生使我劳累，死让我闲逸。佛家说：生如穿衣，死如脱裤。都是离形而超脱罢了，不是真死了。又问道：三教圣人也能超脱吗？答说：最终是为了达到至善，跟炼神禅定功夫一样，极难做好，惟有具有上等根基利智的人方可由顿渐而入，那些下等根基愚蠢而迟钝的人，就不易做到了。

龙舒居士说：人在生时，有父母妻子，住宅田园，牛羊车马，以及其他杂物，不论大小，或是祖上遗传，或由自己经营所得，或是子孙或是他人为自己积累所得，各种各样没有不是自己的。例如，窗纸虽微不

虽小，被人将去，犹有吝意。仓库既盈，心犹不足，举眼动步，无非着爱。一宿在外，已念其家，一仆未归，已忧其失。种种事物，无不挂怀。一日大限到来，尽皆抛去，虽我此身亦弃物也，况身外者乎？静言思之，恍如一梦。庄子云：'有大觉者，然后知此其大梦也。'"

了明长老曰："身为死物，其内活泼泼地者为活物。莫于死物上作活计，宜于活物上作活计。"予深爱此语。

《梵网戒》云："常须自知我是未成之佛，诸佛是已成之佛。汝心佛者，未成佛也；弥陀佛者，已成佛也。未成佛者，久沉欲海，具足烦恼，杳无出期；已成佛者，久证菩提，具足威神，能为物护。故诸佛劝令众生念佛，是以我未成之佛，求他已成之佛为救护耳。是故众生若不念佛，圣凡永离，父子乖离，长处轮回，去佛远矣。"

朱陶父曰："欲脱轮回，立德为本；凡修净业，济物为先。忠君孝亲，固臣子之大节；恭兄友弟，实长幼之当然。夫妇别，朋友信，人伦乃正；道德亲，善良近，学行斯全。勿以善小而不为，莫以欲微而不窒。骨肉贫贱，虽有过而不疏；他人富显，纵无嫌而莫厚。婚丧冻馁，知不给而量力阴周；病老艰危，见有难而推诚急助。施恩于不报之地，防患于未然之前。毒害勿兴于心，谗言莫出诸口。瞒心者，自坏其心；昧己者，自残乎己。当爱物不可害物，宁誉人无宁毁人。谦受益，满则必损；惠迪吉，从逆必凶。经乘妙理，依宿德以参求；观念净因，访高人而精进。往生一念，莫更贪生；持念一心，休萌杂念。直下打并，勿令缠绵；奴仆卑幼，切戒欺凌；鹅鸭猪羊，慎毋畜养。埋暴露之枯骨，祭无主之孤魂。桥梁井道，随心修补；钱财饮食，量力惠施。怜饥寒之乞子，悯残废之苍生。常存利济，曲尽慈悲。或禽兽之罹于槛阱，系足倒悬；或鱼鸟之挂于网罗，穿腮反翼。虽知万死，尚冀一生。彼顾盼而哀鸣以求救，我施财而赎命以放生。既随物而广施利益，更逢人而普劝净因。谨三归，持五戒，悉庄

足道，但如果被人扯破，同样会发怒；一颗针虽然微小，如果被人拿去，同样会吝啬，仓库已满，心却不满足，举眼动步，都牵挂在心。在外一夜，就开始挂念自己的家，一个仆人未归，便担忧是否走失。种种事物，没有不挂怀的。一旦死期来临，尽都抛弃，即使自己的身体，也是弃物了，又何况身外的事物呢？静言思考，恍如一梦。《庄子》说：有大觉悟的人，然后才知这是作了一场大梦！

了明长老说：身体其实是个死物，身体内的活泼泼的精神才为活物。莫要在死物上作计，宜于在活物上作活计。我深爱这话。

《梵网戒》说：常常需要提醒自己是未成之佛，诸佛是已成之佛。你自性是佛，是未成的佛；弥陀佛，是已成的佛。未成的佛，久沉欲海，具足烦恼，便会杳无解脱的期限。已成佛的，久证菩提，具足威神，能成为物的保护神。所以诸佛劝念众生念佛，是以我未成之佛，求其他已成之佛为救护。因此众生如果不念佛，便会圣凡永离，父子乖离，长处轮回之中，距离佛就太远了。

朱陶父说：想要从轮回中超脱出来，便要以立德为根本；凡要修净业，但要以济物为先。忠君孝亲，是作臣子应有的大节；恭兄友弟，实际是长幼之间理应遵守的伦理。夫妇分别，朋友间彼此讲信义，人的伦理道德才正。亲道德，近善良，学与做才会一致。不要因为善小不去作，不要因为欲念小而不制止。骨肉贫贱，虽有差别而不疏远；他人富贵，既不嫉妒也不羡慕。婚丧饥寒，知道人家有困难而量力施济；病老艰危，见有难就竭诚急救帮助。施恩要不求回报，防患于未然。切莫生毒害他人之心，馋言不出自己的口。瞒心的人自坏其心，昧己的人将自残于己。应当爱物不可伤物，宁可称赞人绝不毁谤人。谦受益，满遭损；遵从对人待物的原则必会带来吉祥，违反道理而逆行的人必遭凶险。经卷的妙理，只有凭借自己积蓄的德行才能参求；观照自己的念头净心因，求访高人精进修行。往生的念头要有，不要更贪生；保持净心的念头，不要萌发杂念。像打井一样，直下而不绵缠弯拐；对待奴仆婢女，切戒欺侮、凌辱；鹅鸭猪羊，谨慎对待不要畜养。埋葬暴露的尸体枯骨，祭奠无主的孤魂。桥梁井道，应随修补；钱财饮食，量自己的能力进行施舍。怜悯饥寒的乞丐，同情残疾之人。应当常有帮助同情的心，尽力

严乎净土；扫六尘，修十善，皆回向于阿弥。凡若此，不止于下生；信如斯，必生于上品。"

"尘生便扫，莫论是否，百年偶聚，何苦烦恼。太虚之内，无物不有，万事从宽，其福自厚。"【右除忿怒】

"染性触物，黏于饴胶，淫爱贼人，毒于戈矛。片时意适，永劫灵消，一丝未断，尘网难超。"【右断嗜欲】

"不扣自鸣，钟鼓为妖，宁口之羞，斯气之浮。恂恂呐呐，立诚寡尤，如瓶是守，括囊无咎。"【右戒多言】

"夜结于梦，昼驰于想，起灭万端，尽属虚妄。要拔前根，须除后障，一剑当空，群魔消丧。"【右澄妄想】

弇州山人《养心歌》："得岁月，延岁月，得欢悦，且欢悦。万事乘除总在天，何必愁肠千万结？放心宽，莫胆窄，古今兴废言可彻。金谷繁华眼里尘，淮阴事业锋头血。陶潜篱畔菊花黄，范蠡湖边芦花白。临潼会上胆气雄，丹阳县里箫声绝。时来顽铁有光辉，运去良金无艳色。逍遥且学圣贤心，到此方知滋味别。粗衣淡饭足家常，养得一生一世拙。"

闽陈山人《逍遥说》："夫性有定分，理有至极。力不能与命斗，才不能与天争。而贪羡之流，躁进之士，乃谓富贵可以力掇，功名可以智取，神仙可以学致，长生可以术得，抱憾老死而终不悟。悲夫！使天下之富必尽如陶朱、倚顿邪？则原宪、黔娄不复为贤人矣；使天下之寿必尽如王乔、彭祖耶？则颜氏之子、闵氏之孙不复为善人矣；使天下之仕必尽如稷、契、伊、管耶？则乘田委吏不复为孔子矣；使天下之色必尽如毛嫱、西施邪？则嫫母、孟光不复嫁于人矣。盖富者自富，贫者自贫，寿者自寿，夭者自夭，达者自达，穷者自穷，妍者自妍，丑者自丑，天地不能盈缩其分寸，鬼神不能损益其锱铢。

以慈悲为怀。有时遇禽兽被困于陷井，系足倒悬；有时见鱼鸟被捕于罗网，穿腮反翼。它们虽然知道必死无疑，然而还是尚存一丝希望盼能得生还，于是左右顾盼而哀鸣以求救，我用钱买回将它们放生。既随物而又广施利益，逢人便相劝要洁净心境。谨记依佛、依法、依僧三归，持五戒，都回向庄严西方净土；扫六尘，修十善，全回向于阿弥陀佛。凡若此，不止于下生；信奉这些，必生于上品。

尘生便扫，莫论是否，百年偶聚，何苦烦恼？太虚之内，无物不有，万事从宽，其福自厚。上述是除忿怒。

染性触物，粘如饴胶，淫爱贼人，毒于戈矛。片刻的意适，永劫灵消，还有一丝未断，难以超脱人世。上述是断嗜欲。

不扣自鸣，钟鼓为妖，宁口之羞，好气性浮，喋喋不休，说长道短，如瓶失口，括囊无咎。上述戒多言。

夜结于梦，昼驰于想，起灭万端，尽属虚妄。要拔前根，须除后障，一剑当空，群魔消丧。上述是澄清妄想。

弇州山人《养心歌》说：得岁月，延岁月，得欢悦，且欢悦。万事乘除总在天，何必愁肠千万结。放心宽，莫胆窄，古今兴废言可彻。金谷繁华眼里尘，淮阴事业锋头血。陶潜篱衅菊花黄，范蠡湖边芦花白，临潼会上胆气雄，丹阳县里箫声绝。时来顽铁有光辉，运去良金无艳色。逍遥且学圣贤心，到此方知滋味别。粗衣淡饭足家常，养得一生一世拙。

闽陈山人《逍遥说》载：性有定分，理有极限，力不能与命斗，才不能与天争。只有那些贪心不足的人，急躁冒进之士，才说什么富贵可以用力去得到，功名可以用才智去获取，神仙可以用学习去达成，长生可以用方术去获得，抱憾至死都不醒悟。真可悲啊！让天下的富人都尽如陶朱、倚顿，那么原宪、黔娄也就算不得贤人了；让天下人的年寿都尽如王乔、彭祖，那么颜氏之子、闵氏之孙也不该算善人了；让天下当官的人，都尽如后稷、舜的儿子契、伊尹、管仲，那么就不会有像孔子这样的小官了；让天下的美人，尽都如毛嫱、西施，那么嫫母、孟光就不可能嫁人了。因为天下富贵的人自然富贵，贫贱的人自然贫贱，寿高的人自然寿高，短命的人自然短命，通达的人自然通达，没有前途的人自然没有前途，美的人自然美，丑的人自然丑，天地不能扩大和缩小它的

是以达观君子，立性乐分，含真抱朴，心无城府，行无町畦。天下有道，则皎皎与世相清；天下无道，则混混与世相浊。压之泰山，不以为重，付之秋毫，不以为轻；升之青云，不以为荣，坠之深渊，不以为辱。震之雷霆，不以为恐，劫之白刃，不以为惧。视死生为旦暮，以盈虚为消息，仰观宇宙之廓落，俯视身世之卑戚，如一浮萍之泛大海，一稊米之寄太仓，又何足议轻重于其间哉？故所至皆乐，所处皆适，出于天为民，入于道为邻。若是则何往而不逍遥哉？"

呜呼！治乱，运也；贤否，道也；寿夭，数也；遇不遇，时也。世有才智不相上下，而所遇顿殊，览此足以自慰矣。

《洗心说》：福生于清俭，德生于卑退，道生于安静，命生于和畅；患生于多欲，祸生于多贪，过生于轻慢，罪生于不仁。戒眼莫视他非，戒口莫谈他短，戒念莫入贪淫，戒身莫随恶伴。无益之言莫妄说，不干己事莫妄为。默，默，默，无限神仙从此得；饶，饶，饶，千灾万祸一齐消；忍，忍，忍，债主冤家从此隐；休，休，休，盖世功名不自由。尊君王，孝父母，礼贤能，奉有德，别贤愚，恕无识。物顺来而勿拒，物既去而不追，身未遇而勿望，事已过而勿思。聪明多暗昧，算计失便宜，损人终有失，倚势祸相随。戒之在心，守之在志。为不节而亡家，因不廉而失位。劝君自警于生平，可叹可警而可畏。上临之以天神，下察之以地祇，明有王法相继，暗有鬼神相随，惟正可守，心不可欺。

《戒杀牛文》：我劝世人，勿食牛肉，服耕效劳，反遭杀戮。尔食何来，忍为烹鬻？吁嗟此牛，莫云是畜，六道轮回，互相报复，焉知前世，非尔眷属。岂为无知，临死觳觫，口不能言，垂泪若哭。皮解体分，犹张两目，目眶徒张，看尔反复。能保他年，不变为犊？念

尺寸，鬼神也不能增加或减少它的重量。所以通达事理的仁人君子，安守本性，坚守本真，不为物欲所诱惑，心无城府，行不越轨。天下有道，就明明白白的与世相清，天下无道，就混混然的与世相浊。即使泰山压来也不以为重，拿秋毫也不以为轻，青云直上不以为荣，坠入深渊不以为辱，震动如雷霆不以为恐，劫难来临刀斧架颈不以为怕。视生死如旦暮，以盈虚为消息，仰观宇宙的广阔，俯视身世的卑戚。正如一叶浮萍泛于大海，一粒米黍存于仓库，又何必说什么有重有轻在其间呢？所以都应该快乐，无论到何地都应该适应，出于天为民，入于道为邻。如若这样又有什么不逍遥自在的呢？

噫！天下太平与混乱，是气运啊；贤德与否，是道德的问题；高寿与短命，是天数；遇与不遇，是时运。世上有才智不相上下的人，然而他们的际遇却十分悬殊，当看到这些时便可足以自慰了。

《洗心说》载：福生在清正节俭之中，德行生于卑微谦让之中，道生于安宁清静之中，生命生于和蔼舒畅之中，患难生于多欲妄念之中，祸患生于过多的贪婪之中，过错生于轻视傲慢之中，罪孽生于心地的不仁之中。戒眼莫视他人的过错，戒口莫谈别人的短处，戒邪念莫去贪淫，戒身莫要有恶劣的同伴相随。没有好处的话莫乱说，与自己不相干的事莫妄做。沉默、沉默、沉默，无限神仙从此得；饶、饶、饶，千灾万祸一起消；忍让、忍让、忍让，债主冤家对头从此隐藏；罢休、罢休、罢休，盖世的功名不自由。尊敬君王、孝敬父母，礼敬贤能，尊重有德的人，区别贤愚，宽恕无知的人。物自然到来不拒绝，物既然失去不追悔。身无幸遇到不期望，事情过去不思虑。聪明多装糊涂，会算计常常失去便宜，损害他人自己也终有失败，倚仗势力祸事便会相随。警戒在心上，坚守在意志。因为不节俭而亡家，因为不廉洁而失官位。劝君要自己警惕平生，可叹可警而又可畏。上临有天神，下察有地祇，明有王法相传继，暗有鬼神相跟随，只有正直才可立于不败之地，不可欺骗心。

《戒杀牛文》说：我劝世人，莫吃牛肉，因为牛服耕效劳十分辛苦，然而却反遭杀戮。你吃的粮食是从何而来，怎忍心将牛烹食？我要为被杀的牛哀叹，莫要说它是牲畜，六道轮回，互相报复，怎么知道前世不是你的眷属呢？不要认为牛不知道，临被杀时战战兢兢直发抖，嘴

我同胞，贪馋纵欲，只爱口爽，不思中毒。牛生恶疮，瘟黄臌胀，杀而食之，顷刻命促。狱字犬言，牢字牛足，不食牛犬，可免牢狱。有饭充饥，得蔬是福，何必食牛，以快尔欲。食之三日，神嗔鬼逐，戒之三日，名书金箓。鉴戒分明，再三是嘱。

虽不能说,却会流泪像在哭,等到皮解体分,还张着两眼。它的眼睛不是徒劳地睁着,是在看你有没有改变。如能保住它的性命,下世你就不会被变成牛。我们的同胞,贪谗纵欲,只贪口爽,不怕中毒。牛常生恶疮、瘟黄、内腹臌胀,如杀来烹吃,顷刻便会中毒身亡。狱字是犬言,牢字是牛脚,不吃牛犬肉,可免除牢狱。有饭充饥,有蔬菜是福,何必以吃牛来快活你的食欲呢?食后三天,定会被神嗔鬼逐,如能戒吃三天,你的名字则会被天书收录。鉴戒如此分明,再三嘱咐。

卷三

四时调摄笺春卷

高子曰：时之义大矣，天下之事未有外时以成者也，故圣人与四时合其序，而《月令》一书尤养生家之不可少者。余录四时阴阳运用之机，而配以五脏寒温顺逆之义，因时系以方药导引之功，该日载以合宜合忌之事。不务博而信怪诞不经之条，若服商陆见地藏之宝，掘富家土而禳，贫者得富，此类悉删去而不存。不尚简而弃御灾防患之术，如《玉经八方》、祛瘟符录、坐功图像，类此并增入而不置。随时叙以逸事幽赏之条，和其性灵，悦其心志。人能顺时调摄，神药频餐。勤以导引之功，慎以宜忌之要，无竞无营，与时消息，则疾病可远，寿命可延，诚日用不可去身，岂曰小补云耳？录成笺曰《四时调摄》。

春三月调摄总类

《尚书大传》曰："东方为春，春者出也，万物之所出也。"《淮南子》曰："春为规。规者，所以圜万物也。规度不失，万物乃理。"《汉律志》曰："少阳东也，东者动也。阳气动物，于时为春。"故君子当审时气，节宣调摄，以卫其生。

高濂说：时令的意义是很重要的。天下的事情，没有离开时令能办成的。所以圣人养生都按四季时令的规律来安排，而《月令》这本书，更是研究养生的人必须具备的。我录下四时阴阳运用的方法，并配合五脏寒温顺逆的含义，按时令并结合药物配方及导引的作用，把一天中什么是适宜的、什么是忌讳的事一并收录。但是，也不因贪多而把怪诞不经的都收进去，例如传说吃了商陆这种药物就能看见地下的宝物，挖掘富人家的泥土能禳除邪魔，使贫穷的人变得富有……这类无稽之谈的说法都一律删去。也不因求简而放弃御灾防患的方法，例如《玉经八方》、祛瘟符录、坐动图像等这类内容，均都增列进去而不加以评价。顺便也根据时令的不同而相应叙述一些逸事幽赏的内容，以调和其性灵而愉悦人的心志。人们若能顺应时令的特性对身体加以调摄，不断地饮服神妙的药物，坚持采用气功导引的方法，慎守适宜和忌讳的要义，没有无谓的贪图，随时令作息，那么就可以远离疾病，寿命也可以得以延长。如果坚持日日锻炼而不放弃，难道说这只是小小的补益吗？录成之后，命名为《四时调摄》。

春三月调摄总类

《尚书大传》说：春的方位是东方，春就是出的意思，是万物出长的时令。《淮南子》说：春为法度，万物都得受这个法度的约束，也正是有了法度，万物才得以调理有序。《汉律志》说：少阳是东的意思，东就是动。阳气发动万物，这个时候就是春。所以君子应审度时令，用节制和渲泄的方式来调理摄取，以护卫自己的生命。

正月：立春，木相；春分，木旺；立夏，木休；夏至，木废；立秋，木死；立冬，木殁；冬至，木胎，言木孕于水之中矣。

岁时变常，灾害之萌也，余特录其变应于疾病者，分列于四时，使遵生者惧害预防，慎摄自保，毋困时变。其它水旱凶荒，兵革流移，余未之信也，不敢录。

臞仙月占主病

正月朔，忌北风，主人民多病；忌大雾，主多瘟灾；忌雨雹，主多疮疥之疾。忌月内发电，主人民多殃。七日，忌风雨，主民灾。忌行秋令，令主多疫。

二月，忌东北雷，主病，西北多疫。春分忌晴，主病。

三月朔，忌风雨，主多病。忌行夏令，主多疫。

脏腑配经络图

一脏一腑为表里，一经一络应阴阳。
肺手太阴　大肠手阳明　小肠手太阳
心手少阴　三焦手少阳　包络手厥阴
脾足太阴　胃足阳明肾足少阴
肝足厥阴　膀胱足太阳　胆足少阳
人身脉运于中，血气周流不已。三阳三阴之中，有阳明者，为两阳合明；厥阴者，为两阴交尽也。

正月立春的时令是木的属相，到了春分时节则木旺盛，立夏时节树木就停止生长了，到了夏至时节树木就开始凋零，到了立秋时节树木就开始死亡，立冬时节树木就开始枯朽，到了冬至时节树木又开始长出胚胎，这说明树木是孕育于水之中的。

岁月时令不正常，灾害就会因此萌发。我把这些自然的变异在疾病上的反应，分别按四个时令列出，让养生的人知道它的利害，以便提前加以调摄护卫自己，以免在这些变化面前束手无策。至于其他天灾人祸，兵匪战乱所致的流离，我没有深究，也就不敢收录了。

瞿仙月占主病

正月初一，忌刮北风，容易使人生病；忌大雾，会多生瘟疫；忌下雨冰雹，会引起疮疥之疾。这一个月内忌天上有雷鸣闪电，百姓多殃。初七这一天不宜有风雨，容易使人受灾。这一天的气候若像秋天，就容易产生瘟疫。

二月份忌讳东北方打雷，因为这样容易发生疾病，特别在西北方易生瘟疫。春分这一天如果天气晴朗，也容易使人生病。

三月初一这一天，忌讳有风雨，因为多风雨则容易生病，也不宜像夏天的气候一样，这样也会多有瘟疾发生。

脏腑配经络图

一脏一腑互为表里，一经一络也与阴阳相应。

中医的十二正经分别是：

手太阴肺经、手阳明大肠经、手太阳小肠经、

手少阴心经、手少阳三焦经、手厥阴心包经、

足太阴脾经、足阳明胃经、足少阴肾经、

足厥阴肝经、足太阳膀胱经、足少阳胆经。

人身的脉络运行中，血气周流不已。三阳三阴之中，有阳明的，是两阳合明，厥阴是两阴交尽。

经络配四时图

天时十二月,人身十二经,地支十二位。手经络应天,足经络应地。

春 主生 寅手少阳三焦 卯手阳明大肠 辰手太阳小肠
夏 主长 巳手厥阴心 午手少阴心 未手太阴肺
秋 主杀 申足少阳胆 酉足阳明胃 戌足太阳膀胱
冬 主藏 亥足厥阴肝 子足少阴肾 丑足太阴脾

春月气数主属图

春曰青阳、芳春、青春、阳春、九春。天曰苍天。
风曰阳风、暄风、柔风、惠风。
景曰媚景、和景、韶景。
时曰良时、佳时、芳时。
节曰华节、芳节、良节、韶节、淑节。
辰曰良辰、嘉辰、芳辰。
草曰弱草、芳草、芳卉。
木曰华木、华树、芳树、阳树。
鸟曰阳鸟、时鸟、好鸟、候鸟。
禽曰阳禽、时禽、好禽。

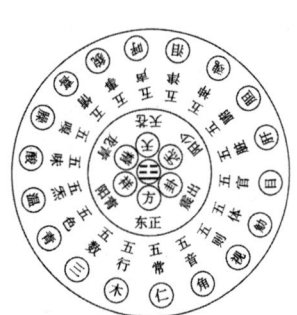

肝神图

神名龙烟,字含明。
肝之状为龙,主藏魂。
象如悬匏,色如缟映绀。
生心下,少近后。
右四叶,左三叶。脉出于大敦。
大敦,左大指端三毛之中也。

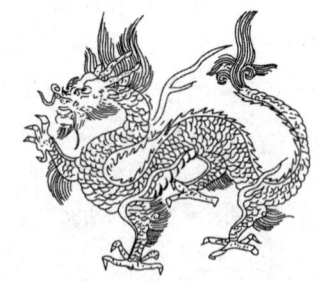

经络配四时图

天时有十二月,人身有十二经,地支有十二位。手经络与天时相应,足经络与地支相对应。

春主生,寅时对应手少阳三焦经,卯时对应手阳明大肠经,辰时对应手太阳小肠经。

夏主长,巳时对应手厥阴心经,午时对应手少阴心经,未时对应手太阴肺经。

秋主杀,申时对应足少阳胆经,酉时对应足阳明胃经,戌时对应足太阳膀胱经。

冬主藏,亥时对应足厥阴肝经,子时对应足少阴肾经,丑时对应足太阴脾经。

春天气数主属之图(图略)

"春"又叫:青阳、芳春、青春、阳春、九春。

春时的"天",又叫:苍天。

春天的"风"又叫:阳风,暄风、柔风、惠风。

春天的"景"又叫:媚景、和景、韶景。

春天的"时刻"又叫:良时、佳时、芳时。

春天的"节气"又叫:华节、芳节、良节、韶节、淑节。

春天的"时辰"又叫:良辰、嘉辰、芳辰。

春天的"草"又叫:弱草、芳草、芳卉。

春天的"树"又叫:华木、华树、芳树、阳树。

春天的"鸟"又叫:阳鸟、时鸟、好鸟、候鸟。

春开的"禽"又叫:阳禽、时禽、好禽。

肝神图(图略)

肝神的名叫"龙烟",字"含明"。

肝的形状象条龙,主藏魂。像个悬着的水瓢,颜色为紫赤色,位于心脏下方偏后,右边四叶,左边三叶。

脉出于大敦穴。大敦的部位在左大指端的三毛之中。

肝脏春旺论〔胆附肝下〕

肝属木，为青帝，卦属震，神形青龙，象如悬匏。肝者，干也，状如枝干，居在下，少近心，左三叶，右四叶，色如缟映绀。肝为心母，为肾子。肝有三神，名曰爽灵、胎光、幽精也。夜卧及平旦，叩齿三十六通，呼肝神名，使神清气爽。目为之宫，左目为甲，右目为乙。男子至六十，肝气衰，肝叶薄，胆渐减，目即昏昏然。在形为筋，肝脉合于木，魂之藏也。于液为泪，肾邪入肝，故多泪。六府，胆为肝之府，胆与肝合也。故肝气通，则分五色，肝实则目黄赤。肝合于脉，其荣爪也，肝之合也。筋缓弱脉而不自持者，肝先死也。日为甲乙，辰为寅卯，音属角，味酸，其臭臊膻，心邪入肝则恶膻。肝之外应东岳，上通岁星之精，春三月常存岁星青气入于肝。故肝虚者，筋急也；皮枯者，肝热也；肌肉斑点者，肝风也；人之色青者，肝盛也；人好食酸味者；肝不足也；人之发枯者，肝伤也；人之手足多汗者，肝方无病。肺邪入肝则多笑。治肝病当用嘘为泻，吸为补。其气仁，好行仁惠伤悯之情，故闻悲则泪出也。故春三月木旺，天地气生，欲安其神者，当泽及群类，恩沾庶类。无竭川泽，毋漉陂塘，毋伤萌芽，好生勿杀，以合太清，以合天地生育之气。夜卧早起，以合乎道。若逆之，则毛骨不荣，金木相克，而诸病生矣。

相肝脏病法

"肝热者，左颊赤。肝病者，目夺而胁下痛引小腹，令人喜怒。

肝脏春旺论〔胆附肝下〕

肝属木，为司克的青帝，在卦象中属震卦，形神如青龙，像个悬挂的水瓢。肝，就是枝干的意思，它的形状像枝干，位置偏下，有点靠近心脏。左三叶，右四叶，颜色像白色的薄缟掩映在深赤色的绀帛上。肝是心之母，是肾之子。肝中有三神，分别叫爽灵、胎光、幽精。晚上睡觉和早上起床时，叩齿三十六遍，呼唤肝神的名字"龙烟"，就会使自己神清气爽。肝以目为宫，左目为甲，右目为乙。男性到了六十岁，肝气开始衰弱，肝叶也变薄了，胆汁也渐渐衰减了，视力也就开始下降，视物就会变得昏昏然。肝在形体中表现于筋，肝脉属木，是魂的处所。表现在体液上就是泪水，肾脏上的疾病往往影响到肝，所以表现为多泪。六腑中，胆为肝的腑，所以胆与肝是相合的。肝气和顺就能分清五色，肝有邪气眼就会发黄。肝与脉相合，指甲生长正常，是得到肝脏荣养的原因。筋脉驰缓，不能收持，说明肝功能已经衰弱。肝在天为甲乙，在时辰中为寅卯。在音属角，味道酸，气味臊膻，心的邪气侵入肝就产生恶劣的膻臭。肝在外与东岳泰山相应，在天与木星的精灵相通。春季三个月，木星在头上，其青气注入到肝脏中。所以肝虚的人，筋脉会拘急；皮肤枯燥的人，往往是肝热所致；肝中了风邪，肌肉就会出现斑点；人的气色发青，说明肝气旺盛；喜欢吃酸味的人，肝气不足；人的须发枯稿，是因为肝受了损伤；人的手足多汗，说明肝没有病。肺邪入肝就多笑。治疗肝病应当用发"嘘"音吐纳法泻去肝邪，同时用吸气来补偿。肝气属"仁"，好施仁爱同情怜悯之情，所以人听到悲伤的事情容易掉眼泪。春季三个月木气最旺，因天地的气处于生发之中，人们要想使自己精神安定，一定要多做善良的事，将恩泽推及万物。不要使川泽枯竭，要保持水土，不要伤害植物的幼芽，不要乱杀生灵，要爱护生物，这样才能与天地创造生物、孕育生物的气氛相合。晚睡早起，以合符春天时令的生发规律。若反其道而行之，头发、筋骨就会枯槁，造成金木相克，各种疾病就会由此而生。

相肝脏病法

肝有热的人，左边脸颊发红。肝有病的人，目光无神，胁下发痛并

肝虚则恐，如人将捕之。实则怒，虚则寒，寒则阴气壮，梦见山林。肝气逆，则头痛胁痛，耳聋颊肿。肝病欲散，急食辛以散，用酸以补之。当避风，肝恶风也。肝病，脐左有动气，按之牢若痛，支满，淋溲，大小便难，好转筋。肝有病，则昏昏好睡，眼生膜，视物不明，飞蝇上下，胬肉扳睛，或生晕映，冷泪，两角赤痒，当服升麻散。"【方见《玉经八方》后。】

修养肝脏法

"以春三月朔旦，东面平坐，叩齿三通，闭气九息，吸震宫青气入口，九吞之，以补肝虚受损，以享青龙之荣。"

六气治肝法

【《秘诀》曰："嘘以治肝，要两目睁开为之，口吐鼻取，不使耳闻。"】

"治肝脏用嘘法，以鼻渐渐引长气，以口嘘之。肝病用大嘘三十遍，以目睁起，以出肝邪气，去肝家邪热，亦去四肢壮热、眼昏胬肉、赤红风痒等症。数嘘之，绵绵相次不绝为妙。疾平即止，不可过多为之，则损肝气。"病止又恐肝虚，当以嘘字作吸气之声以补之，使肝不虚，而他脏之邪不得以入也。大凡六字之诀不可太重，恐损真气。人能常令心志内守，不为怒动，而生喜悦，则肝病不生。故春三月木旺，天地气生，万物荣茂，欲安其神者，当止杀伤，则合乎太清，以顺天地发生之气。夜卧早起，以合养生之道。

牵引小腹，容易使人发怒。肝虚的人则容易产生恐惧感，好像有人要来抓捕他一样。肝实的人容易发怒，虚的表现是寒怯，寒则阴气旺，夜卧常常梦见山和树木。肝气不顺，就会头痛、胁痛、耳聋和两颊发肿。肝病应用疏散邪气的办法，应立即吃辛味的食物帮助消散，再用酸味去补充。还应当避风，因为肝很厌恶风。肝有病，在肚脐的左边，会有气体活动的感觉，按重一点会疼痛，胸中胀满，大小便困难，小便淋沥，而且容易引起肌肉痉挛。肝有病，人会昏然好睡，眼中也会生一层翳膜，看不清东西，好像有飞蚊在上下飞舞，产生眼结膜增生而突起如肉状物，并蔽住角膜，或者长一层晕膜，流冷泪，两个眼角发红发痒，这时就应该服用升麻散。【此方出自《玉经八方》后。】

修养肝脏法

春天三月初一的早晨，面向东方静坐，叩齿三遍，一呼一吸为一息，闭气九息，吸震宫的青气入口，分九次吞下，这样来补充因肝虚而受的损伤，调理肝气使之恢复正常。

六气治肝法

【《秘诀》说：发嘘音吐纳，可以医肝病，但要将两眼睁开进行，以口呼鼻吸，发出的声音应细微得耳朵听不见。】

治疗肝脏上的病用发嘘音的方法进行吐纳，用鼻子缓慢地吸长气，用口发嘘音呼出。得了肝病用这种方法反复做三十遍，眼睛要睁开，以便让肝的邪气排出，去除肝脏的邪热，解除四肢的壮热和眼球角膜增生的肉状物、眼角发红发痒等病症。"嘘"音吐纳，要缓慢地连继不断地做效果才好。病情有了好转就要停止，不能多做，多做了会损伤肝气。为了避免医好了病造成肝虚，应当以"嘘"音作为吸气的声音进行吐纳以补肝，使肝不虚，并且其他内脏的邪气也不会进入肝脏。总的来说，对六字诀治病的使用要有分寸，不能做过了头，不然会伤体内的真气。人们只要能常使自己的心胸开阔，虚怀若谷，收敛欲望，克制情绪而少动怒，多些乐观的心情，那么肝病就可以避免。所以春天三月木旺，因天地充满了生气，万物繁荣茂盛。人们要想安神，应当制止杀生

黄帝制春季所服奇方

"黄帝曰:"春三月服何药?"岐伯曰:"男子有患五劳七伤,阴囊消缩,囊下生疮,腰背疼痛,不得俯仰,筋脉痹冷,或时热痒,或时浮肿,难以步行,因风泪出,远视茫然,咳逆上冲,身体痿黄,气胀脐痛,膀胱挛急,小便出血,茎管阴子疼痛,或淋漓赤黄污衣,或梦寐多惊,口干舌强,皆犯七伤,此药主之。"

茯苓五钱,食不消加一钱　菖蒲五钱,患耳加一钱　栝蒌四钱,热渴加五钱　牛膝五钱,腰疼加一钱　山茱萸五钱,身痒加一钱　兔丝子五钱,阴痿加一钱　巴戟天四钱,阴痿加五分　细辛四钱,视茫加五分　续断五钱,有疮加一钱　防风五钱,风邪加一钱　山药五钱,阴湿痒加一钱　天雄三钱,风痒加五分　蛇床子四钱,气促加五分　柏子仁五钱,气力不足加一钱　远志五钱,惊悸加一钱　石斛五钱,身皮痛加一钱　杜仲五钱,腰痛加一钱　苁蓉四钱,阴痿加一钱

上一十八味,各依法制度,捣为细末,炼蜜为丸,如蚕豆大。每服三丸,加至五、七丸,三餐食前服之。服至一月,百病消灭,体气平复,神妙无比。

肝脏导引法【正二月三月行之】

"治肝以两手相重,按肩上,徐徐缓捩身,左右各三遍。又可正坐,两手相叉,翻覆向胸三五遍。此能去肝家积聚、风邪毒气,不令病作。"一春早暮,须念念为之,不可懈惰,使一曝十寒,方有成效。

的念头，才能与天地的气相吻合，以顺应天地滋生万物的本意。要晚睡早起，以合符养生之道。

黄帝制春季所服奇方

黄帝问：春季三个月应当服用什么药？岐伯答道：男性患五劳七伤之病，【注：即：心、肝、脾、肺、肾五脏的劳损和大饱伤脾，大怒气逆伤肝，强力举重，久坐湿地伤肾，形寒饮冷伤肺，忧愁思绪伤心，风雨寒暑伤形，恋情不节伤志。】阴囊消缩、囊下生疮，腰背疼痛、不能俯仰，风寒引起肢体疼痛或麻木，或阵阵发热痒，或有浮肿，难以行动，因风流泪，远视模糊不清，咳嗽呃逆上冲，身体枯瘦、痿黄，肚子胀气、脐间发痛、膀胱痉挛尿急、小便出血、阴茎里面疼痛，或者淋症流出红黄色分泌物污脏衣裤，或者经常做恶梦而惊骇不已，口干燥、舌强硬，这都属于犯了七伤，下面这个处方就能治这些病。

茯苓五钱，消化不良加一钱 菖蒲五钱，耳朵有病加一钱 栝蒌四钱，热渴加五钱 牛膝五钱，腰疼加一钱 山茱萸五钱，身痒加一钱 菟丝子五钱，阳痿加一钱 巴戟天四钱，阳痿加五分 细辛四钱，视物模糊加五分 续断五钱，有疮加一钱 防风五钱，风邪加一钱 山药五钱，阳湿痒加一钱 天雄三钱，风痹加五分 蛇房子四钱，气促加五分 柏子仁五钱，气力不足加一钱 远志五钱，惊悸加一钱 石斛五钱，身皮痛加一钱 杜仲五钱，腰痛加一钱 苁蓉四钱，阳萎加一钱

上列一十八味药，各依法炮制，捣为细末，用蜂蜜制成丸子，像蚕豆那么大。每次服三丸，逐渐增加到每次五丸或七丸，三餐前服用。服到一个月，百病消除，体气平复，神妙无比。

肝脏导引法【农历正月、二月、三月施行】

治肝以两手交叉按肩上，慢缓地扭转身子，左右各三遍。又可以坐正，两手交叉，反复向胸伸缩十五遍。能除去肝脏各种积聚的风邪毒气，避免肝病发生。春天早晚，必须念念不忘、坚持施行，不能懒惰，不能一曝十寒，才会有成效。

春季摄生消息论

春三月，此谓发陈，天地俱生，万物以荣。夜卧早起，广步于庭，披发缓行，以使志生。生而勿杀，与而勿夺，赏而勿罚，此春气之应，养生之道也。逆之则伤肝。肝木味酸，木能胜土，土属脾主甘，当春之时，食味宜减酸益甘，以养脾气。春阳初生，万物发萌，正二月间，乍寒乍热，高年之人，多有宿疾，春气所攻，则精神昏倦，宿病发动。又兼去冬以来，拥炉熏衣，啖炙炊煿，成积至春，因而发泄，致体热头昏，壅隔涎嗽，四肢倦怠，腰脚无力，皆冬所蓄之疾。常当体候，若稍觉发动，不可便行疏利之药，恐伤脏腑，别生余疾。惟用消风和气，凉膈化痰之剂，或选食治方中性稍凉利，饮食调停以治，自然通畅。若无疾状，不可吃药。春日融和，当眺园林亭阁虚敞之处，用摅滞怀，以畅生气，不可兀坐以生他郁。饮酒不可过多，人家自造米面团饼，多伤脾胃，最难消化，老人切不可以饥腹多食，以快一时之口，致生不测。天气寒暄不一，不可顿去绵衣。老人气弱，骨疏体怯，风冷易伤腠理，时备夹衣，遇暖易之。一重渐减一重，不可暴去。

刘处士云："春来之病，多自冬至后夜半一阳生。阳气吐，阴气纳，心膈宿热，与阳气相冲，两虎相逢狭道，必斗矣。至于春夏之交，遂使伤寒虚热时行之患，良由冬月焙火食炙，心膈宿痰流入四肢之故也。当服祛痰之药以导之，使不为疾。不可令背寒，寒即伤肺，令鼻塞咳嗽。身觉热甚，少去上衣，稍冷莫强忍，即便加服。肺

春季摄生消息论

春季三个月，叫做"发陈"，意思是说，天地都苏醒了，万物也开始繁荣。人应晚睡早起，在庭园中散步，让头发自然披散着，缓缓地行走，使自己焕发情志。这期间一定要注意保护生灵，不能引动杀气；多付出多给予，少索取；多奖赏，少惩罚，这样才能与春气相应，这也就是养生之道了。如果与春气相违背，就会伤肝。肝属木，味酸，木能克土，脾属土，主甘味，所以春季里，在食味方面应减少酸味，增加甘味，才能起到养脾补气的作用。春初，万物开始苏醒萌发。正、二月间往往忽冷忽热，岁数大的人，一般都有宿疾，春天的气候诱发，就会精神昏倦，旧病就会发作。又加上在漫长的冬天里，整天抱着火炉取暖烘烤，吃了许多烘烤或辛辣的热食，积蓄的邪热到春天也会发泄，所以导致发烧头昏、痰液堵塞、难咳嗽、四肢疲软、腰腿无力，这些都是冬天所积蓄的疾病。要常常注意身体的各种反映，若上述症状刚刚出现，不要马上用疏导泻利的药物，恐怕反而损伤脏腑，引出其他疾病来。只有用消风和气、凉膈化痰的药，或用食疗方中属性稍清凉通利的饮食调理的方法来治疗，这样自然也就通畅了。假若没有疾病的症状，就不要乱吃药。春天的气候融和，应当登高望远，或常处园林亭阁开阔的地方，以抒发胸中的抑郁，使心情愉快、气血畅通。不要长时间地呆坐，这样会使身体沉闷抑郁。饮酒也不要过多。日常的米、面食品，吃多了也会伤脾胃，很难消化，尤其是老年人千万不要空腹过食。这样图一时之快，当时很舒服，但可能导致疾病发生。天气变化寒热不定，不要很快就把棉衣脱去。老年人气弱、骨骼疏松、身体衰弱，风冷容易损伤腠理，应随时准备夹衣，遇到天暖就更换，逐渐地减衣，不能一下脱去。

刘处士说：春天生的病，一般都在冬至这一天的后半夜，阳气刚开始发动的时候形成。此时，阳气长，阴气消，心胸横膈之间的宿热，这时与阳气互相冲撞，犹如两只猛虎相遇于狭路上，必然相斗。到了春夏相交的时候形成，又使得伤寒虚热这类的病成为时令性的疾病发生，这些都是由于冬季人们生活中饮食起居多火热，使心胸膈膜间痰热积宿，流入四肢所引起的。应当用祛痰的药物去引导，使它不致隐患成

俞五脏之表，胃俞经络之长，二处不可失寒热之节。谚云：'避风如避箭，避色如避乱。加减逐时衣，少餐申后饭'是也。"

春三月，六气十八候皆正发生之令，毋覆巢杀母破卵，毋伐林木。

《千金方》云："春七十二日，省酸增甘，以养脾气。"

《金匮要略》云："春不可食肝。"为肝旺时，以死气入肝伤魂也。"

《养生论》曰："春三月，每朝梳头一二百下。至夜卧时，用热汤下盐一撮，洗膝下至足，方卧，以泄风毒脚气，勿令壅塞。"

《云笈七签》曰："春正二月，宜夜卧早起，三月宜早卧早起。"

又曰："春三月，卧宜头向东方，乘生气也。"

"春气温，宜食麦以凉之，不可一于温也。禁吃热物，并焙衣服。"

《参赞书》曰："春伤于风，夏必飧泄。"

《千金翼方》曰："春甲乙日，忌夫妇容止。"

又曰："春夏之交，阴雨卑湿，或饮汤水过多，令患风湿，自汗体重，转侧不能，小便不利。作他治必不救，惟服五苓散效甚。"

"春正二月，勿食小蒜、百草心芽。肝病宜食麻子豆，李子，禁辛辣。"

三春合用药方

细辛散 老人春时多昏倦，当服。明目和脾，除风气，去痰涎。

疾。不要使背寒，如果使寒封闭在体内就会伤肺，表现为鼻子堵塞和咳嗽。哪怕身体感觉很热，也只能稍微去一点上衣，稍感觉有点冷，立即就要加衣服。肺俞穴是五脏之表，胃俞穴是经络之长，这两个地方不可以在寒热上出问题。民谚说："避风如避箭，避色如避乱。加减逐时衣，少餐申后饭。"就是个意思。

春季这三个月，是"六气十八候"发生的时令，不要去掏鸟巢、杀鸟、破坏鸟生的蛋、乱砍树木，一定要保护生态。

《千金方》说：春天这七十二天，应少吃酸味，增加甜味，以达到养脾的目的。

《金匮要略》说：春天不应该吃动物的肝脏。这时正是肝旺的时候，吃下去的死肝之气进入肝脏，就会伤人的魂。

《养生论》说：春季三个月，每天早晨应该梳头一二百次。夜晚睡觉时，用热水洗脚，里面放一撮盐，应洗膝以下的部位，这样可以泄掉风毒脚气，以免壅塞体内。

《云笈七签》说：春季的正月、二月，适宜晚睡早起，三月适宜早睡早起。

又说：春季三个月，睡觉应该头向东方，这样可以承接东方的生气。

春天气候温暖，适宜吃麦制食品以凉气相调节，但不要一概热吃。太热的烫食物应禁止入口，不穿烘干的衣服。

《参赞书》说：春天伤风，夏天必定生发泄利的病。

《千金翼方》说：春天逢甲、乙日，夫妻应忌交接。

又说，春天和夏天交接的时候，天气阴雨潮湿，如果过多地喝汤水，会使人患风湿病、自汗、身体沉重、小便不利、身体动作迟缓、转侧不便。其他治疗方法都不会有效果，只有服五苓散的效果较好。

春正月、二月，不要吃蒜、植物嫩芽。患有肝病的人宜多吃胡麻豆类和李子，禁食辛辣的食物。

三春合用药方

细辛散 老年人在春天易昏倦，应当服用。此散能明目和脾、除

【男女通用】

细辛一钱，去土　川芎一钱　甘草炙，五分

作一服，水煎六分，热呷。可常服。

菊花散　老人春时，热毒风气上攻，颈项头痛，面肿及风热眼涩宜服。

甘菊花　前胡　旋覆花　芍药　玄参　防风　各一两

共为末，临睡酒调二三钱送下。不能酒，以米汤饮下。

惺惺散　春时头目不利，昏昏如醉，壮热，头疼，腰痛，有似伤寒，宜服惺惺散。

桔梗一两　细辛五钱　人参五钱　茯苓一两　瓜蒌仁五钱　白术土炒，一两

共为末，炼蜜为丸，如弹子大。每服一丸，温汤化下。

神效散　老人春时，多偏正头风。

旋覆花一两，焙　白僵蚕微炒去丝，六钱　石膏五分

用葱捣，同药末杵为丸，桐子大。每用葱茶汤下二丸即效。

坠痰饮子　治老人春时胸膈不利，或时烦闷。

半夏山东出者，用白汤洗淋十余次为末　生姜一大块如指二节

枣子七枚

用半夏末二钱，入姜、枣，用水二盏，煎至七分，临卧去姜、枣服。

延年散　老人春时宜服，进食顺气。

广陈皮四两，浸洗去里白衣　甘草二两，为末　盐二两半，炒燥

上三味，先用热汤洗去苦水五六遍，微焙。次将甘草末并盐蘸上，两面焙干。细嚼三二片，以通滞气。

黄芪散　治老人春时诸般眼疾发动，兼治口鼻生疮。

风气,去痰涎。男女通用。

细辛一钱,去土;川芎一钱;甘草炙,五分

共作一服,水煎六分,趁热喝。可经常服用。

菊花散 老人春季热毒风气上攻,颈项头痛面肿,及风热目涩。宜服。

甘菊花、前胡、旋覆花、芍药、玄参、防风各一两

上药合在一起磨成粉末,临睡前用酒调二三钱服下。不能喝酒的,用米汤饮下亦可。

惺惺散 春时常感觉头目不清利、昏沉如醉、壮热头疼、腰痛,就像伤寒,宜服惺惺散。

桔梗一两,细辛五钱,人参五钱,茯苓一两,瓜蒌仁五钱,白术土炒,一两

上药一起磨成末,用蜂蜜制成丸,如弹子大小。每次服一丸,用温开水化下。

神效散 老年人在春天经常患偏正头风。

旋覆花一两,焙;白僵蚕微炒去丝,六钱;石膏五分

加葱捣,然后同上药的末一起杵成丸,如梧桐子大。每次用葱茶汤服下二丸,即见效。

坠痰饮子 治老人春时胸膈不利,或常常烦闷。

半夏山东出者,用白汤洗淋十余次为末;生姜一大块如指二节;枣子七枚

用半夏末二钱,加入姜、枣,用水二盅,煎煮至七分,睡觉前去掉姜、枣后服下。

延年散 春天老年人宜服,能增进食欲、顺气。

广陈皮四两,浸洗去里白衣;甘草二两,捣为末;盐二两半,炒燥。

上面三味,先用热水洗去苦水五六遍,微焙。再将甘草末和盐蘸上,然后两面焙干。放在嘴里细嚼三二片,可以通滞气。

黄芪散 治疗老年人春天各种眼疾发作,同时也治口鼻生疮。

黄芪一两　川芎一两　防风一两　甘草五钱　白蒺藜一钱，去刺尖　甘菊花五分

共为末，每服二钱，空心早服，米汤饮下，日午临睡三时服之。暴赤风毒，昏涩痛痒，并皆治之。外障久服方退。忌房室火毒之物。患眼切忌针烙出血，大损眼目。

黍粘汤　治老人春时胸膈不快，痰涌气噎，咽喉诸疾。

黍粘子三两，炒香为末；甘草半两，炙

共为细末，每服一钱，食后、临卧服。

太上肘后玉经八方

《云笈七签》曰："昔巢居士事东海青童君，苦心屈节奉师，溽暑沍寒，无懈无怠，仅二十年，乃口授八方，使八节制服，以应八卦。若人未能跨鹤腾霄，优游于乾坤之内，守浩然之气，容色不改，寿满百年，须服此药。神仙秘妙，不可轻泄。能久服，必登上仙。"

☶艮卦东北　王君河车方

紫河车一具首生并壮盛胞衣是也。挑血筋洗数十遍，仍以酒洗，阴干，煮和各药　生地八两，补髓血　牛膝四两，主腰膝　五味三两，主五脏　覆盆子四两，主阴不足　巴戟二两，欲多世事，加一两，女人不用　诃黎勒三两，主治胸中气　鼓子花二两，腻筋骨　苦耽二两，治疗各种药毒　泽泻三两，补男女虚　甘菊花三两，去筋风　菖蒲三两，益精神　干漆三两，去肌肉五脏风，炒黄用　柏子仁三两，添精，用仁　白茯苓三两，安神　黄精二两，补脾胃　苁蓉二两，助下元，女人不用　石斛二两，壮筋骨　远志二两，益心力，不忘　杏仁四四两，炒黄，去皮尖，去恶血气　巨胜子四两，延年驻形　一方有云英石三两【缩肠。余曰：不必如此。】

上二十二味，共捣为末，炼蜜如桐子大。酒下或盐汤下。服三

黄芪一两；川芎一两；防风一两；甘草五钱；白蒺藜一钱，去刺尖；甘菊花五分。

上药一起捣为末，每次服二钱，早晨空腹服，用米汤送服，中午和睡前共三次服用。爆发性红眼病，昏涩痛痒，皆可治疗。外障久服方可退去。忌房室、火毒之物。患眼切忌用针烙出血，否则对眼目损害很大。

黍粘汤 治疗老年人春天胸膈不舒畅、痰涌气堵，及咽喉各种疾病。

黍粘子三两，炒香捣为末；甘草半两，炙

上药一起捣为末，每次服一钱，饭后、临睡前服。

太上肘后玉经八方

《云笈七签》说：过去巢居士侍奉东海青童君，费尽心思屈节降志、温顺恭谨地侍奉老师，无论在盛夏湿而闷热的气候里，还是冬天寒冷闭塞的气候中，也从不松懈懒惰，前后达二十年之久，才得到了老师亲口传授的八个秘方，使八节制服，与八卦对应。假如人们想学神仙骑着白鹤腾云驾雾，悠游于天地之间，或者想守浩然之气，青春永驻，长命百岁，当服用此药。这是神仙的秘密和妙言，不能轻易泄露。能长期服用此药，必然可以进入神仙的行列。

☶艮卦东北　王君河车方

紫河车一具，第一胎，并且身体壮盛者的胞衣就是。挑去血筋洗数十遍，然后用酒洗，再阴干，煮和各药；生地黄八两，补髓血；牛膝四两，主治腰膝疾病；五味三两，主五脏；覆盆子四两，主阴不足；巴戟二两，欲多世事，加一两，女人不用；诃黎勒三两，主治胸中气；鼓子花二两，腻筋骨；苦耽二两，治疗各种药毒；泽泻三两，补男女虚；甘菊花三两，去筋风；菖蒲三两，益精神；干漆三两，去肌肉五脏风，炒黄用；柏子仁三两，添精，用仁；白茯苓三两，安神；黄精二两，补脾胃；苁蓉二两，助下元，女人不用；石斛二两，壮筋骨；远志二两，益心力，不忘；杏仁四两，炒黄，去皮尖，去恶血气；巨胜子四两，延年驻形　一方有云英石三两，（缩肠，或不加这味药。）

上列二十二味，共捣为末，用蜂蜜制成梧桐子大的丸子，用酒或盐

料,颜如处子。昔王仙君传与苏林子,立盟歃血,不尔违太上之科。

☳ 震卦正东 青精先生蕣米饭方

白粱米一石,南烛汁浸,九蒸九曝,干可有三斗以上。每日服一匙饭,过一月后,服半匙,两月后,服三分之一。尽一剂则风寒不能侵,须发如青丝,颜如冰玉。若人服之,役使六丁天兵侍卫。

摄生图方

升麻子散:肝有病,即目赤,眼中生胬肉晕膜,视物不明,宜服升麻子散。

升麻　黄芪各八分　山栀七分　黄连七分　决明子　车前子各一钱　干姜七分　龙胆草　充蔚子各五分

共为末,空心服二三钱,白汤下。

一方加苦瓠五分,去黄连、龙胆草。

正月事宜

《周天七衡六间》曰:"大寒后十五日,斗指艮,为立春。立,始建也,春气始至,故为之立也。后又十五日,斗指寅,为雨水。雨水,中气也,言雪散为水矣。律太簇,簇者,凑也。言万物凑地而出,随阳而生也。"《晋乐志》曰:"正月建寅,寅者,津也,谓生物之津途也。"《玉烛宝典》:"以正月为端月,曰孟阳,曰献岁。"

岁朝一日为鸡,二日为犬,三日为豕,四日为羊,五日为牛,六日为马,七日为人,八日为谷。是日日色晴明温暖,则本事蕃息安泰。若值风雨阴寒,气象惨烈,则疾病衰灭。以各日验之,若人值否,思预防以摄生。

开水送下均可。吃上三服药，脸上的颜色像儿童一样鲜嫩。过去王仙君传与苏林子，为此还把动物的血抹在嘴唇上发誓，结果都背誓，犯了太上老君的戒律。

☳ 震卦正东　青精先生榶米饭方

用白粱米一石，南烛汁浸泡，蒸熟之后用太阳晒干，反复九次，干了之后大约只有三斗多点。每天吃一匙，一个月之后减为半匙，两个月之后，再减为三分之一匙。尽一剂则风寒不能侵入人体，须发黑如青丝，脸色洁白如玉。人们吃了，可以驱使天兵天将来保卫自己。

摄生图方

升麻子散肝脏有病，就会使眼睛发红，眼结膜增生而突起肉状物，使视线模糊，看不清楚物体，这时宜服用升麻子散。

升麻、黄芩各八分，山栀七分，黄连七分，决明子、车前子各一钱，干姜七分，龙胆草、充蔚子各五分

一起捣为末，空腹每次服二三钱，白开水送下。

另外一方升麻子散加有苦瓠五分，去掉了黄连和龙胆草。

正月事宜

《周天七衡六间》说：大寒后十五日，二十八宿中的北斗星指向艮卦的位置，这时就是立春的节气。立的意思就是开始建立。春气刚刚来到，所以叫做立。之后，又过十五天，北斗星指向十二辰中的寅，于是雨水就到了。雨水，中气的意思，是说雪在这时开始化为水了。十二律中的太簇对应一月，簇，就是聚集的意思，就是说万物一下子就从地下发出来，随着阳气的增加而生长。《晋乐志》说，建寅就是正月，寅，就是润的意思，就是一切生物开始得到了滋润。《玉烛宝典》把正月叫"端月"，又叫"孟阳"和"献岁"。

正月初一为鸡日，初二为犬日，初三为猪日，初四为羊日，初五为牛日，初六为马日，初七为人日，初八为谷日。这些日子，如果某天晴朗温暖，就说明在这一年里，这一日所属的人畜能繁衍众多，平安康泰。如果那天风雨阴寒，气象恶劣，这天所属的人畜就会多疾病或衰弱。人们也可以按每一天所代表的事物分别去检验。若是人日这一天的天气不好，

《灵宝》曰:"是月天道南行,作事出行俱向南,吉。是月一日,修续命斋,勿杀生。初七日是三会日,宜修延神斋,吉。"

"元日五更,以红枣祭五瘟毕,合家食之,吉。"

《山海经》曰:"画桃符以厌鬼。"

《荆楚岁时记》曰:"元日服桃仁汤,为五行之精,可以伏百邪。"

《月令图经》曰:"元日日未出时,朱书百病符悬户上。"符在五月中。

《荆楚记》:"元日挂鸡于门庭,百神畏之。"

《墨子秘要》曰:"元日收鹊巢烧灰着于厕以避兵,撒门里以避盗。"

《四时纂要》曰:"是月四日寅日,宜拔白。甲子日,拔白。三十日,服井花水,令须发不白。"

《肘后方》曰:"正月上寅日,取女青草末三合,绛囊盛挂帐中,能辟瘟疫,"女青即雀瓢也。

《玉烛宝典》曰:"元日,作膏粥以祀门户。"

《琐碎录》:"打春牛时,拾牛身上土泥撒檐下,不生蜓蚰。"

《荆楚记》曰:"正月未日,以芦苣火照井中、厕中,百鬼皆走。"

"正月元旦,迎祀灶神,钉桃符,上书一'譻'字,挂钟馗以辟一年之祟。家长率长幼拜天地万神,诣本境土地五谷之神,以祈一年之福。或诵经咒完毕方礼拜。新年寅时,饮屠苏酒、马齿苋,以祛一年不正之气。"

就要考虑到这一年里应更加注意预防疾病和保养身体。

《灵宝》说：正月天道运行的方向是由北向南，我们办事和出门都宜向南方才吉利。正月初一这一天，应该设置"续命斋"，不能杀生。初七这一天是"三会日"，应该设置"延神斋"，才吉寿。

在元宵节这一天五更时候，用红枣祭奠"五瘟"，仪式做完后，全家人一起把这些红枣吃了，也会吉利。

《山海经》说：书画"桃符"，可驱鬼。（"桃符"，是古人在大门上挂两块画着门神或题着门神名字的桃木板，认为能压邪。）

《荆楚岁时记》说：正月初一这一天服桃仁汤，它是"五行"的精华，可以压伏各种妖邪。

《月令图经》说：正月初一太阳未出时，用朱墨书写百病符悬挂在门上。符在五月中。

《荆楚记》说：正月初一挂鸡在门庭处，百神都惧怕。

《墨子秘要》说：正月初一收鹊巢在厕所烧成灰，可以避兵灾，撒门里可以避盗贼。

《四时纂要》说：正月初四凌晨3点至5点钟之间，适合拔白发。甲子日宜拔白发。三十日服清晨初汲的水，可以使须发不白。

《肘后方》说：正月上寅日，用女青草末三合，装在丝袋里，挂在帐中，能避瘟疫，女青就是雀瓢。

《玉烛宝典》说，正月初一日，作"膏粥"以祭祀门户。

《琐碎录》：打春牛的时候，拾牛身上的泥土拿去撒在屋檐下，可以不生长蜒蚰。

《荆楚记》说：正月未日，用芦苣火照井中、厕中，百鬼皆走。

正月初一日，迎接和祭祀灶神，钉桃符，上面写'罩'字，挂钟馗像来辟一年之的灾祸。家长率全家老小拜天地万神，到本境土地五谷的神位前，以祈求一年之福。或诵经咒完毕再礼拜。新年的凌晨三至五点钟，饮屠苏酒，吃马齿苋，可以消除一年的不正之气。

屠苏酒方

大黄一钱　桔梗、川椒各一钱五分　桂心一钱八分　乌头六分,炮　白术一钱八分　茱萸一钱二分　防风一两

以绛囊盛之,悬井中,至元日寅时取起,以酒煎四五沸,饮二三杯。自幼小饮起。

"洛阳人家,正月元日,造丝鸡腊燕粉荔枝。十五日,造火鹅儿,食玉粱糕。"

"长安风俗,元日以后,递以酒食相邀,为之传坐。"

"立春后庚子日,宜温蔓菁汁阖家并服,不拘多少,可除瘟疫。"

"元日五更时,点火把照果木树,则无虫生,以斧敲打各树身则结实。"

《居家必用》曰:"是月,将三年桃树身上,尖刀划破树皮,直长五七条,比他树结子更多。恐皮紧不长。"

"是月上辰日,塞鼠穴,可绝鼠。"

《五行书》曰:"元日用麻子七粒,赤豆七粒,撒井中,避瘟疫。"又云:"吞赤小豆七粒,服椒酒一杯,吉。"

《岁时杂记》曰:"元日烧苍术,服苍术汤,吉。"

崔寔《月令》曰:"元日进柏酒,是玉衡星之精,服之令人身轻。"

《家塾事亲》曰:"元日取小便洗液气大效。"

《珠囊隐诀》曰:"元日煎五香汤沐浴,令人至老须黑。"注曰:"乃青木香也,因其一株五根,一茎五花,一枝五叶,一茎五节,故云。"又以五香煎之,方具于后。

"元日四更时,取葫芦藤煎汤浴小儿,终身不出痘疮。其藤须在八九月收藏,又云在除夕。葫芦煎汤亦可。"

屠苏酒方

大黄一钱；桔梗、川椒各一钱五分；桂心一钱八分；乌头六分，炮；白术一钱八分；茱萸一钱二分；防风一两

把这些药放入深红色的袋子，悬挂在井中，到正月初一凌晨3—5点钟取起来，再用酒煮开四五次，喝二三杯，从幼小时就要开始喝起。

洛阳的老百姓，正月初一做丝鸡、腊燕、粉荔枝，十五日造火鹅儿，食玉梁糕。

长安的风俗，正月初一以后，互相递送酒食相邀请，称为传坐。

立春后庚子日这一天，适宜温煮蔓菁汁，全家人都喝，不管喝多少，可以消除瘟疫。

正月初一晚上五更的时候，点起火把去照果树，树木就不会生害虫。用斧头去敲打每棵树的树干，则来年果实繁盛。

《居家必用》说：在正月，把种了三年以上的桃树树身用尖刀划破树皮，直划五七条。这样会比没划的树结的果实更多。原因是恐树皮包紧了长得慢。

正月的上辰日，堵塞鼠洞，可以灭绝老鼠。

《五行书》说：正月一日这一天将麻子七粒、赤豆七粒撒在井中，可以避瘟疫。又说：吞小赤豆七粒，喝一杯花椒酒，吉利。

《岁时杂记》说：初一烧苍术，服苍术汤，吉利。

崔寔《月令》说：一月初一这天喝柏酒。柏酒是玉衡星的精华，喝了使人身体轻爽。

《家塾事亲》说：正月初一这天用小便洗涤腋下，可以除腋臭，效果很好。

《珠囊隐诀》说：正月初一这天，熬煮五香汤洗澡，可以使人年老仍须发乌黑。注上说：五香就是指青木香，因为它一株有五条根，一根茎上有五朵花，一枝上有五片叶，一茎上有五个节，由此而得名。又以五香熬煮，处方写在后面。

正月初一晚上四更的时候，用葫芦藤熬水给小孩洗澡，终身可以不出痘疮。但此藤要在八九月时收采。有的又说应在除夕收采。用葫芦熬水煮也可以。

"其月宜加绵袜以暖足,则无病。"

"元日,天仓开日,宜学道坐圜。戊辰日,宜炼丹药。"

又一方云:"五香汤法,用兰香、荆芥头、苓苓香(即薰草)、白檀、木香,等分,咬咀,煮汤沐浴,辟除不祥,可降神灵,并治头风。如无兰香,以甘松代之。"此又一说也。

《云笈七签》曰:"以立春日清晨,煮白芷、桃皮、青木香三汤沐浴,吉。"

《千金月令》曰:"是月宜食粥,有三方:一曰地黄粥,以补虚。取地黄捣汁,候粥半熟以下汁。复用绵包花椒五十粒,生姜一片同煮,粥熟,去绵包,再下熟羊肾一具,碎切成条,如韭叶大,少加盐食之。二曰防风粥,以去四肢风。取防风一大分,煎汤煮粥。三曰紫苏粥,取紫苏炒微黄香,煎取汁作粥。"

《云笈七签》曰:"正月十日沐浴,令人齿坚。寅日烧白发,吉。"

《述见》曰:"是月每早梳头一二百梳,甚益。"

《玄枢经》曰:"春冰未泮,衣欲上薄下厚,养阳收阴,长生之术也。太薄则伤寒。"

《道藏经》曰:"欲灭尸虫,春正上甲乙日,视岁星所在,焚香朝朝礼拜,诚心祝曰:臣愿东方明星君扶我魂、接我魄,使我寿命绵长如松柏。愿臣身中三尸九虫尽消灭。频频行之,吉。"

《四时纂要》曰:"初七日,为上会日,可设斋醮,大吉。

《清异录》云:"咸通俗,元日佩红绢囊,内装人参豆大,嵌木香一二厘,时服,日高方止,号迎年佩。"

正月事忌

"正月,日时不宜用寅,犯月建,百事不利。"

正月适宜增穿绵袜来暖足，这样可以不生病。

正月初一，天仓开的日子，适宜学道打坐。戊辰日，适宜炼丹药。

又一方说：做五香汤的方法：用兰香、荆芥头、苓苓香、白檀、木香，各相同的份量。捣碎，煮水洗澡，可避除不祥，可引来神灵保佑，并且可以治头风病。如果没有兰香，可以用甘松代替。这又是一种说法。

《云笈七签》说：在立春这一天的清晨，煮白芷、桃皮、青木香为三汤来洗澡，吉利。

《千金月令》说：正月适宜吃稀饭，共有三方：一是地黄粥，用来补虚。方法是：用地黄捣烂成汁，等到粥半熟的时候倒下去，同时用纱布包花椒五十粒、生姜一片同煮，粥熟后拿出纱包，再放一具已熟了的羊肾，切成像韭菜那么大的条，稍放点盐就可以吃了。二是防风汤，可以去四肢的风邪。方法是用防风一大分，煎汤煮稀饭。三是紫苏粥，方法是用紫苏先炒到微微发黄香味为止，然后煎水取汁熬粥。

《云笈七签》说：正月十日洗澡，可以使人牙齿坚固。寅日烧白发，吉利。

《述见》说：在正月里，每天早晨梳头一二百次，非常有益于健康。

《玄枢经》说：春天冰还没有融化，穿衣应该上薄下厚，这样可以养阳收阴，为长生之术。太薄了则会伤寒。

《道藏经》说：想要灭除身体中的三尸虫，可以在正月上甲乙日，看太岁星所在的位置，每日焚香礼拜，诚心祝祷说：臣愿东方明星君扶我魂、接我魄，使我寿命绵长如松柏。愿臣身中三尸九虫尽消灭。经常这样做，吉利。

《四时纂要》说：正月初七日为上会日，可设斋醮法会，大吉利。

《清异录》说：咸阳的风俗，正月初一那天，身上佩戴一个红色的绢制小口袋，里面装豆子那么大的人参，上面嵌一二厘长的木香，随身佩戴，直到中午太阳当顶时为止，这叫做迎年佩。

正月事忌

正月，日时不宜用寅，犯月建，百事不利。

"是月初七日、二十一日，不可交易裁衣。"

"是月初，婚，忌空床，招不祥。不得已者，以熏笼置床以厌之。"

《梅师方》曰："元日，勿食梨，以避离字之义。勿食鲫鱼，头中有虫。"

《千金方》曰："是月食虎豹狸肉，令人伤神损寿。"

又曰："不得食生葱、蓼子，令人面上起游风。勿食蛰藏不时之物。"

《本草》："是月勿食鼠残伤物，令人生瘘。"

《心镜》曰："是月节五辛以避厉气。五辛：蒜、葱、韭、薤、姜是也。勿食狸豹等肉。"

《摄生论》曰："八日，宜沐浴。其日不宜远行。"

《杨公忌》曰："十三日，不宜问疾。"

"正月元日，天腊日，十五日为上元，二日戒夫妇入房。"

正月修养法

孟春之月，天地俱生，谓之发阳。天地资始，万物化生，生而勿杀，与而勿夺。君子固密，毋泄真气。卦值泰，生气在子，坐卧当向北方。

孙真人《摄生论》曰："正月肾气受病，肺脏气微，宜减咸酸，增辛辣味，助肾补肺，赡养胃气。勿冒冰冻，勿太温暖。早起夜卧，以缓形神。"

《内丹秘要》曰："阳出于地，喻身中三阳上升，当急驾河车，搬回鼎内。"

《活人心书》曰："肝主龙兮位号心，病来自觉好酸辛。眼中赤色时多泪，嘘之病去效如神。"

正月初七日、二十一日，不可交易和裁衣。

正月初，结婚忌空床，容易招致不祥。如果不得已，把熏笼放在床上用以压制。

《梅师方》说：正月初一这天不要吃梨，是避讳"离"字的意思。也不要吃鲫鱼，这时的鲫鱼头中有虫。

《千金方》说：在正月内，吃虎、豹、狐狸的肉，会使人伤神、折损寿命。

又说：这个月也不能吃生葱、蓼子，令人脸上起游风。也不要吃冬眠潜伏不动的动物。

《本草》说：这个月不要吃老鼠接触了的食物，吃了会使人生瘘。

《心镜》说：正月应少食五辛，以避邪气。五辛是蒜、葱、韭、姜、薤。也不要吃狸、豹等肉。

《摄生论》说：正月八日适宜洗澡，但这天不宜出远门。

《杨公忌》说：正月十三日，不宜看病问疾。

正月初一是天腊日，十五日是上元日，这两天夫妇不要同房。

正月修养法

正月是春季的第一个月，天地的生气都开始复苏了，称之为"发阳"。天气复苏，万物生发，不要去杀伤，要多给予扶育而不要去剥夺。君子应该固守精气，不要使真气泄漏。在八卦中，正值泰卦，生气出现在子时，正是孕育的时候，坐和睡觉的方向都应当向北方。

孙真人《摄生论》说：正月肾气受病，肺气会显得很微弱，适宜少吃咸、酸，增食辛辣，这样可以助肾补肺，安养胃气。既不要去冒风寒受冷冻，也不要太温暖。应晚睡早起，以疏缓自己的形体和精神。

《内丹秘要》说：阳气从地下发出，喻示着人身上的"三阳"开始上升了，应当赶快利用北方的正气炼丹，搬回鼎内（鼎，指丹田穴）。

《活人心书》说：肝主龙，位置在心的旁边，如果病了好食辛酸、辛辣之味。眼中发红的时候眼泪也多，用"嘘"字吐气法去治疗，效果真是神奇。

灵剑子导引法

孟春月一势：以两手掩口，取热气津润摩面，上下三五十遍，令极热。食后为之，令人华彩光泽不皱。行之三年，色如少艾，兼明目，散诸故疾。从肝脏中肩背行后，须引吸震方生气，以补肝脏，行入下元。凡行导引之法，皆闭气为之，勿得开口，以招外邪，入于肝脏。

陈希夷孟春二气导引坐功图势

立春正月节坐功图

运主厥阴初气。时配太阳三焦相火。
坐功：宜每日子丑时叠手按髀，转身拗颈，左右耸引各三五度，叩齿，吐纳漱咽三次。
治病：风气积滞，顶痛、耳后痛、肩臑痛、背痛、肘臂痛，诸痛悉治。

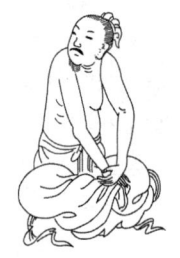

雨水正月中坐功图

运主厥阴初气。时配三焦手少阳相火。
坐功：每日子丑时叠手按髀，拗颈转身，左右偏引各三五度，叩齿吐纳漱咽。
治病：三焦经络留滞邪毒，嗌干及肿哕喉痹、耳聋污出、目锐眦痛、颊痛，诸疾悉治。

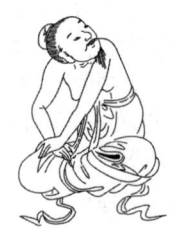

二月事宜

《孝经纬》曰："雨水后十五日，斗指甲，为惊蛰。蛰者，蛰虫震起而出也。后十五日，斗指卯，为春分。分者，半也，当九十日之半也，故谓之分。夏冬不言分者，天地间二气而已矣，阳生子，极于午，

灵剑子导引法

孟春月一势：用两手掩住口，取口中的热气润泽摩擦脸面，上下三五十遍，使脸上感到很热为止。饭后这样做，可以使脸上有光泽而不生皱纹。坚持三年，脸色会变得像少年人的脸色一样美好、漂亮。同时还可以明目、驱散一些老毛病。引气从肝脏中向肩背后行，须引吸东方的生气去补养肝脏，然后将气引向下腹。凡是用这种呼吸引导法运行，都应屏住呼吸，不得张口，以免招致外邪之气进入肝脏。

陈希夷孟春二气导引坐功图势

立春正月节坐功图（图略）

运主厥阴初气。时配太阳三焦相三火。

坐功：宜在每天子、丑二个时辰，

双手相叠按大腿，转身扭颈，

左右耸引各三五度，叩齿、吐纳、漱咽三次。

治病：风气积滞，头痛、耳后痛、

肩臂痛、背痛、肘臂痛等诸痛都治。

雨水正月中坐功图（图略）

运主厥阴初气。时配三焦手少阳相火。

坐功：每天子、丑二个时辰，双手相叠按髀，扭颈转身，

左右偏引各三五十五次，叩齿吐纳漱咽。

治病：三焦经络留滞邪毒、咽喉干和肿痛、

呃逆、喉痹、耳聋流脓、外眼角痛、颊痛等诸疾都治。

二月事宜

《孝经纬》说：雨水之后十五天，北斗星指向甲的位置，这时就是惊蛰。蛰的意思，是指动物、昆虫从冬眠中苏醒，开始活动。再过十五天，北斗指向卯的位置，就是春分。分，就是半的意思，九十天的一半，所以叫分。夏季和冬季不说分，是因为天地间二气已过了。阳气从子时

即其中分也。春为阳中，律夹钟，言万物孚甲，钟类而出也。"《晋乐志》曰："二月建卯，卯者，茂也，言阳生而滋茂也。"《要纂》曰："二月为仲阳，曰令月，此正女夷司和，春皞驭节之时也。"

《玄枢经》曰："天道西南行，作事出行宜向西南，吉。不宜用卯日，犯月建，不吉。"

"是月取道中土泥门户，辟官符。上壬日取土泥屋四角，宜蚕事。"

《吕公忌》曰："是月令幼小儿女早起，避社神，免至小儿面黄。"

"是月采升麻，治头疼热风诸毒。采独活，治贼风百节痛，风无久新俱治。"

《四时纂要》曰："是月初八日、十四日、二十八日，拔白须发良。"

《千金方》曰："是月宜食韭，大益人心。"

《纂要》曰："是月丁亥日，收桃花阴干为末，戊子和井花水服方寸匕，日三服。疗妇人无子，兼美容颜。"

《千金月令》曰："惊蛰日取石灰糁门限外，可绝虫蚁。"

《吕公忌》曰："社日，令男女辍业一日，否则令人不聪。"

《千金月令》曰："二月二日取枸杞煎汤晚沐，令人光泽，不病不老。"

《云笈七签》曰："社日饮酒一杯，能治聋疾。杜诗：为寄治聋酒一杯。"

《月令》曰："春分后宜服神明散。其方用苍术、桔梗各二两，附子一两，乌头二两炮，细辛一两，捣筛为散，红绢囊盛之，一人佩

滋长，中午到了顶峰，也就是中分的意思。春季为阳，古乐十二律夹钟对应二月，指的是万物萌发、物类汇聚而出。《晋乐志》说：二月为建卯月，卯的意思就是茂盛，是说阳气生，滋养万物而繁茂。《要纂》说：二月为仲阳，叫令月，这个月是掌管春夏万物生长的女神击鼓唱歌使天地和顺、太皞驾驭春天这个节候之时。

《玄枢经》说：二月天道向西南方向行，作事、出行宜向西南，吉利。不宜在卯日做事，犯月建，不吉利。

这个月取道路中土来粉刷门户，以躲避官符。上壬日取土涂刷屋内四角，适宜养蚕。

《吕公忌》说：这个月让小孩子早起，躲避土地神，以免使小儿面黄。

这个月可以采升麻来治疗头疼、热风和各种毒症。还可以采独活来治疗各种风邪引起的关节游走疼痛，无论是积了很久的老病或新近染上的都能治。

《四时纂要》说：二月的初八、十四、二十八日三天，适宜拔掉白须发。

《千金方》说：这个月适宜吃韭，于养心很有益。

《纂要》说：这个月的丁亥日，收集桃花阴干捣成末，戊子二时和井花水，每次服一方寸匕，每天服三次，可以治疗妇女不孕症，同时还可以使妇女颜色美好。

《千金月令》说：惊蛰这一天，将石灰撒在门槛外面，可以杜绝虫子和蚂蚁。

《吕公忌》说：祭祀社神这天（立春后第五戊日），让男女停止劳作、学习一天，否则会使人不聪慧。

《千金月令》说：二月二日这天，用枸杞煎水，晚上洗澡，可以使人皮肤有光泽、不易生病和衰老。

《云笈七签》说：祭祀社神这天饮酒一杯，能治疗耳聋。有杜甫的诗为证：为寄治聋酒一杯。

《月令》说：春分过后，适宜服用神明散。处方是：用苍术、桔梗各二两，附子一两，乌头二两炮，细辛一两，捣成末筛为散，用红绢缝

带,一家无病。若染时疫者,取囊中之药一钱,新汲水调服,取汗即愈。"

"二月以后,当多服祛痰之药。风劳之疾每起于痰,人能先令痰有疏导,则病可庶几。"

"是月上丙日,宜洗头发愈疾,效。上卯沐浴,去百病。"

"是月二十五日,天仓开日,宜坐圜,入山修道。"

《云笈七签》曰:"二月八日沐浴,令人轻健,初六日亦同。"

《玄枢经》曰:"是月上卯日洗发愈疾。"

《玄枢经》曰:"是月初八日,乃佛生日也。"周建子,以子月为岁首,是以十一月为正月也。庄王九年四月初八日,释迦生,以子至卯月,是今二月也,二月八日为佛生辰无疑。今不知者不考岁首建支,犹以四月为成规,何其谬欤!

《灵宝》曰:"是月八日,宜修芳春斋。九日,勿食鱼。十五日,修太上庆生斋。"

《洛阳记》:"寒食日,妆万花舆,煮杨花粥。"

二月事忌

《千金月令》曰:"二月三日,不可昼眠。"

《白云忌》曰:"二月九日,不可食鱼鳖,仙家大忌。"

《云笈七签》曰:"二月十四日,忌水陆远行。"

又曰:"是月勿食黄花菜、交陈菹,发痼痰,动宿气。勿食大蒜,令人气壅,关膈不通。勿食鸡子,滞气。勿食小蒜,伤人志。勿食兔肉、狐貉肉,令人神魂不安。兔死眼合者勿食,伤人。兔子勿与生姜同食,成霍乱。"

《养生论》曰:"是月行途,勿食阴地流泉,令人发疟瘴,又令脚软。"

制的小袋装好。一个人佩带在身上，可使一家人无病。如染时令性疾病的人，取袋中的药一钱，用新汲的水调服，发汗即愈。

二月以后，应当多服祛痰的药。因为风劳疾病往往由咳痰而起，如果能先把痰疏导化解，那么不用多久疾病就会好了。

二月上丙日这天，适宜洗头发，利于治疗疾病。上卯日洗澡，能去百病。

这个月的二十五日，是天仓开的日子，适宜打坐炼气功和上山修道。

《云笈七签》说：二月八日洗澡，可令人轻爽健康，初六这天洗澡的功效也一样。

《玄枢经》说：这个月的上卯日，洗头发可以治病。

《玄枢经》说：二月初八日，是佛的生日。周历法，以子月为岁首，所以十一月为正月。庄王九年四月初八日，是释迦牟尼佛圣诞日，子月到卯月，是现在的二月，所以二月八日是佛的生辰无疑。现在不知的人不考证岁首历法，还以四月为前人制定的规则，是多么荒谬啊！

《灵宝》说：二月八日，应当修芳春斋。九日，不要吃鱼。十五日，应当修太上庆生斋。

《洛阳记》说：在清明前的一天，即寒食节时，用各种花朵来装点车子，并且煮杨花粥吃。

二月事忌

《千金月令》说：二月三日，不可白天睡觉。

《白云忌》说：二月初九这天，不可以吃鱼鳖，这是修道的人和仙家的大忌讳。

《云笈七签》说：二月十四日，忌水陆远行。

又说：这月不要吃黄花菜、酱菜，否则会引发痼痰，动宿气。不要吃大蒜，令人气机壅塞，关膈不通。不要吃鸡蛋，使人滞气。不要吃小蒜，使人伤志。不要吃兔肉、狐貉肉，会令人神魂不安。兔死后闭着眼静的不要食，会伤人身体。兔子不要与生姜一起食用，易成霍乱。

《养生论》说：二月赶路时，不要喝墓地中的泉水，会令人发疟瘴，还会使人脚软。

"是月勿食生冷，可衣夹衣。"

"是月雷发声，戒夫妇容止。"

"是月初四、十六日，不宜交易裁衣。"

《玄枢经》曰："毋竭川泽，毋焚山林。勿任刑，勿杀生。"

《杨公忌》："十一日，不宜问疾。"

二月修养法

仲春之月，号厌于日，当和其志，平其心，勿极寒，勿太热，安静神气，以法生成。卦大壮，言阳壮过中也。生气在丑，卧养宜向东北。

孙真人《摄养论》曰："二月肾气微，肝正旺，宜戒酸增辛，助肾补肝。宜静膈去痰水，小泄皮肤，微汗以散玄冬蕴伏之气。"

《内丹秘要》曰："仲春之月，阴佐阳气，聚物而出，喻身中阳火方半，气候匀停。"

《法天生意》云："二月初时，宜灸脚三里、绝骨，对穴各七壮，以泄毒气，夏来无脚气冲心之病。"

"春分宜采云母石炼之，用矾石或百草上露水，或五月茅屋滴下檐水，俱可炼，久服延年。"

《济世仁术》云："庚子、辛丑日，采石胆，治风痰最快。"

灵剑子导引法

二月坐功一势：正坐，两手相叉，争力为之，治肝中风。以叉手掩项后，使面仰视，使项与手争力，去热毒，肩痛，目视不明，积风不散。元和心气，芬之令出散，调冲和之气，补肝，下气海添内珠尔。

又一势：以两手相重，按髀拔去，左右极力，去腰肾风毒之气及胸膈，兼能明目。

二月不吃生冷的食物,可以穿夹衣。

二月春雷发声,戒夫妇房事。

二月初四、十六日,不宜交易和裁衣。

《玄枢经》说:不要使河流枯竭,不要焚烧山林。不要随意动刑,不要杀生。

《杨公忌》:十一日,不宜看病问疾。

二月修养法

在春季的二月里,整天呻吟烦燥的人,应该让他心气平和,安静勿燥。不要过凉,也不要太热。安静神气,以适应万物生成的规律。在八卦中,这个月卦属大壮,是说强壮的阳气已经过半了。生气生发在丑时,睡卧休息宜向东北方向。

孙真人《摄养论》说:在二月里肾气微弱,肝气正旺,适宜戒酸味而增加辛味,这样可以助肾补肝。宜除去胸膈间痰液,把皮肤擦热、使之出微汗,以驱散冬天蓄积潜伏在人体里的邪气。

《内丹秘要》说:春季的第二个月,阴气辅佐阳气,大地的万物骤然发出,身体中阳火也刚好上升一半,与气候一样均匀。

《法天生意》说:二月刚开始的时候,适宜灸脚三里、绝骨两穴各七壮,以排泄毒气,可避免夏天犯脚气冲心的病。

春分的时候,适宜采云母炼丹药。矾石,或百草上的露水,或五月茅屋滴下的檐水,都可以炼,久服可以延年。

《济世仁术》说:庚子日和辛丑日,采石胆治疗风痰,效果最快。

灵剑子导引法

灵剑子坐功一势:正坐,两手相叉,尽量用力,可以治疗肝中风病。以相叉的手掩在颈项后面,使脸面仰视上方,让颈项与手互相争力,可以去热毒和治疗肩痛、目视不明、积风不散。使心气平和,反复搓擦以驱散积风,调理冲和之气来补肝,再向下引到气海,以达到炼内丹的作用。

又一势:将两手重叠,按在大腿然后拔去,左右尽量用力,可去腰肾风毒之气及胸膈结气,并可明目。

陈希夷仲春二气导引坐功图势

惊蛰二月节坐功图

运主厥阴初气。时配手阳明大肠燥金。
坐功:每日丑寅时握固转颈,反肘提向
顿掣五六度,叩齿六六,纳唾咽三三。
治病:腰脊肺胃蕴积邪毒、目黄、口干、
鼻衄、喉痹、面肿、暴哑、头风、牙宣、
目暗羞明怕光、鼻不闻臭、遍身疙瘩悉治。

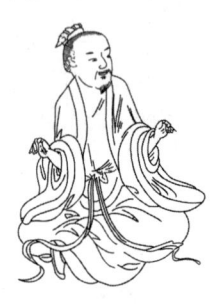

春分二月中坐功图

运主少阴二气。时配手阳明大肠燥金。
坐功:每日丑寅时伸手回头,
左右挽引各六七度,叩齿六六,
吐纳唾咽三三。
治病:胸臆、肩背、经络虚劳、邪毒、齿痛,
头肿、寒慄、热肿、耳聋耳鸣、耳后、
肩臑肘臂处背痛,气满,
皮肤殼殼然坚而不痛,瘙痒。

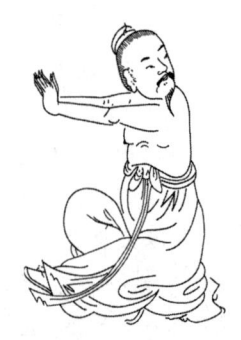

三月事宜

《孝经纬》曰:"春分后十五日,斗指乙,为清明,万物至此皆洁齐而清明矣。后十五日,斗指辰,为谷雨,言雨生百谷,物生清净明洁也。律姑洗,姑者,故也;洗者,鲜也,言万物去故而从新,莫不鲜明之谓也。"《乐志》曰:"三月建辰,辰者,震也,言时物动长也,"《纂要》曰:"三月蚕月,为末春。"

《玄枢经》曰:"是月天道北行,作事出行宜向北方,吉。"

《千金月令》曰:"三月采艾为人,以挂户上,备一岁之灸。"

陈希夷仲春二气导引坐功图势

惊蛰二月节坐功图（图略）

运主厥阴初气。时配手阳明大肠燥金。
坐功：每日丑、寅二时辰，空握拳转头，
反肘向后，短暂牵引三十次，叩齿三十六次，吐纳、嗽咽九次。
治病：腰背、肺胃蕴积邪毒，目黄、口干、
流鼻血、喉痹、面肿、突然声哑、头风、牙痛、
目暗怕光、鼻不能闻、遍身疙瘩等症。

春分二月中坐功图（图略）

运主少阴二气。时配手阳明大肠燥金。
坐功：每日丑、寅二个时辰，伸手回头，
左右捶引各四十二次，叩齿三十六次，
吐纳、嗽咽九次。
治病：胸臆、肩背、经络虚劳，
邪毒、齿痛、头肿、寒战热肿、耳聋耳鸣，
耳后、肩臑肘臂处背痛、气满，
皮肤坚而不痛，瘙痒。

三月事宜

《孝经纬》说：春分后十五日，北斗指向乙，为清明。万物长到此时，都显得干净整齐而又清明。再过十五天，被斗指向辰，就到谷雨，意思是说天下雨滋养各种谷物，万物生长得清净明洁。十二律的姑洗对应三月，姑，就是故的意思；洗，就是鲜的意思；是说万物去故而从新，都显得很鲜明的意思。《乐志》说：三月是建辰，辰，就是震的意思，是说万物在这时生长得很快。《纂要》说：三月是蚕月，为末春。

《玄枢经》说：本月天道向北走，做事、出行适合向北方，吉利。

《千金月令》说：三月三日采艾挂在门户上，以备一年中灸治之用。

《四时纂要》曰:"是月三日,取桃花片收之,至七月七日,取乌鸡血和,涂面及身,光白如玉。"

"是月二日,收桃叶晒干,捣末,井花水服一钱,治心痛。"

《岁时记》曰:"上巳日取黍面和菜作羹,以压时气。"

《月令图经》:"上巳日可采艾并蔓菁花,以疗黄病。"

《琐碎录》曰:"三月三日,取荠菜花铺灶上及坐卧处,可辟虫蚁。"

又曰:"是日取苦楝花,无花即叶,于卧席下,可辟蚤虱。"

"是月采桃花未开蕊,阴干,与桑椹子和腊月猪油,涂秃疮神效。"

《琐碎录》曰:"是月羊粪烧灰存性,和轻粉、麻油,可搽恶疮。"

"清明日日未出时,采荠菜花,候干作灯杖,可辟蚊蛾。"

"清明日三更,以稻草缚花树上,不生刺毛虫。"

"是月初三日或戊辰日,收荠菜花、桐花、芥菜,藏毛羽衣服内,不蛀。"

《济世仁术》曰:"三月三日鸡鸣时,以隔宿炊冷汤洗浇瓶口及锅灶饭箩一应厨物,则无百虫游走为害。"

《山居四要》曰:"清明前二日,收螺蛳浸水,至清明日,以螺水洒墙壁等处,可绝蜒蚰。"

《济世仁术》曰:"三月辰日,以绢袋盛面,挂当风处,中暑者,以水调服。"

《法天生意》曰:"三月三日,采桃花浸酒饮之,除百病,益颜色。"

又曰:"清明前一日,采大蓼晒干,能治气痢,用米饮调服一钱,效。"

《四时纂要》说：三月初三，把桃花片收集起来，到七月七日，用乌鸡血调和，涂抹在脸上和身上，会使人光洁如白玉。

这个月初二日，收集桃树的叶子，晒干后，捣成末，用井花水服一钱，可以治疗心痛病。

《岁时记》说：上巳日，用黍面和菜做成羹，吃了可以辟除时疫之气。

《月令图经》：上巳日，可收采艾和蔓菁花，以治疗黄病。

《琐碎录》说：三月初三，把荠菜花铺在灶上及坐卧处，可避虫蚁。

又说：这一天把苦楝花，没有花叶子也可以，放在席子下面，可辟蚤虱。

这个月可以把含苞未放的桃花中的花蕊采下来阴干，与桑椹子和腊月猪油相调，用来涂抹秃疮，效果神奇。

《琐碎录》说：这个月用羊粪烧灰存性，和轻粉、麻油，可用来涂搽治恶疮。

清明节这天日出前，采荠菜花，待它干后作灯杖用，可以避蚊虫、蛾子。

清明节这一天的三更时候，把稻草缚在花树上，树可以不生刺毛虫。

这个月初三日或戊辰日，把荠菜花、桐花、芥菜收起来，放在毛羽衣服内，可以防虫蛀。

《济世仁术》说：三月三日鸡叫的时候，用头天煮的冷汤，洗浇瓶口和锅灶饭碗等一切厨房用具，可避免各种虫爬行为害。

《山居四要》说：清明节前二日，取螺蛳泡水，到清明那天，用螺蛳水洒墙壁等处，可杜绝蜒蚰。

《济世仁术》说：三月的辰日，用绢袋盛面粉，挂在当风的地方，可供中暑的人用水调服。

《法天生意》说：三月三日，采桃花泡酒喝，可以除百病，使脸色好看。

又说：清明前一天，采大蓼晒干捣末，用米汤调服一钱，治气痢有效。

《济世仁术》曰:"寒食日水浸糯米一二升,逐日换水,至小满,漉起晒干,炒黄,水调涂,治跌打损伤及恶疮,神效。"

"三月三日,采夏枯草,煎汁熬膏,每日热酒调吃三服。治远年损伤,手足瘀血,遇天阴作痛,七日可瘥,更治产妇诸血病症。"

"三月三日,取羊齿烧炭,治小儿羊痫寒热。"
《万花谷》曰:"初三日,取枸杞煎汤沐浴,令人光泽不老。"
"是月二十日,天仓开日,宜入山修道。"
"二十七日沐浴,令人神气清爽。"
《本草》曰:"是月上寅,采甘菊苗,名玉英。六月上寅,采梗,名容成。九月上寅,采花,名金精。十二月上寅,采根,名长生。收四味为末,用成日炼蜜丸如桐子大。每服一钱,一日三服。百日身轻润泽,一年发白再黑,二年齿落更生,三年返老还童。"

《齐人月令》曰:"采何首乌,赤白各半,米泔水浸一宿,同黑豆饭锅上蒸熟,晒干,去豆为末,或加茯苓三分之一,炼蜜为丸,酒下一二钱。百日后,百疾皆除,长年益寿、多子。忌食猪肉、鱼鳖、萝卜。何首乌内,有生如鸟兽并山石形象极大者,乃珍品也,服之成仙。"

"三月四月中,采山谷内新长柏叶、松针、或花蕊,长三四寸枝,阴干,细捣为末,炼蜜为丸,如小豆大。常于月之朔望清晨,烧香东向持药八十一丸,咒曰:神仙真药,体全自然,服药入腹,益寿延年。盐汤或酒下。服讫,忌食五辛。若要长肌肉,加大麻、巨胜。要心力健壮,加人参、茯苓。用七月七日露水和丸,尤佳。"

《云笈七签》曰:"三月六日,沐浴令人无厄。"
《齐人月令》曰:"是月上辰日,采枸杞,四月上巳日服之。松花酒:取糯米淘极净,每米一斗,以神曲五两和匀,取松花一升,细碎

《济世仁术》说：寒食日这天，用水浸泡糯米一二升，每天换水，到小满的那天沥干水分晒干，炒黄，用水调涂，治疗铁打损伤及恶疮，效果极好。

三月三日，采夏枯草煎汁熬膏，每天用热酒调服，每天吃三次，可以治疗遇天阴作痛的陈年损伤、手足瘀血，七天就可痊愈。更能治产妇各种血病。

三月三日将羊齿草烧灰，能治疗小儿羊痫寒热。

《万花谷》说：初三这天，用枸杞煎水洗澡，可令人皮肤光润不老。

这个月二十日，开天仓的日子，适宜入山修道。

二十七日这天洗澡，可令人神清气爽。

《本草》说：这个月上寅日，采甘菊的苗，名为"玉英"。六月份的上寅日，采甘菊梗，名为"容成"。九月上寅日，采花，名为"金精"。十二月的上寅日，采根，名为"长生"。把这四味收集起来捣碎为末，用蜂蜜制成像梧桐子那么大的丸。每天服三次，每次服一钱，百天之后身体轻爽，皮肤润泽，一年之后白发变黑，二年之后落了的牙齿会再生，坚持三年就能返老还童。

《齐人月令》说：采何首乌，赤白各一半，用淘米水浸泡一夜，同黑豆在饭锅上蒸熟，晒干之后去掉豆子，捣成末，或者加三分之一的茯苓，用蜂蜜炼成丸子，用酒服下一二钱。百日之后百病皆除，延年益寿，多子。服食期间忌食猪肉、鱼鳖、萝卜。长得像鸟兽、山石形状的极大的何首乌，为珍品，服用后可以成仙。

三月、四月间，采山谷里新长出的柏树叶、松针、或花蕊，长三四寸的枝条，阴干后，捣细为末，用蜂蜜炼成丸，如小豆那么大。常在每月初一和十五的清晨，向东方烧香，手持药八十一九，咒曰：神仙真药，体全自然，服药入腹，益寿延年。然后用盐开水或酒服下。服药之后要忌食五辛。若要长肌肉，可加大麻、巨胜。若要心力壮健，可加人参、茯苓。若用七月七日这天的露水和药丸，效果更好。

《云笈七签》说：三月六日这天洗澡，可以使人无灾难。

《齐人月令》说：这个月上辰日，采枸杞，于四月上巳日服用。松花酒：取糯米淘洗得极其干净后，每一斗米配神曲五两和匀，用松花一升，

蒸之，绢袋盛，以酒一升，浸五日，即堪服。任意服之。"

《千金方》："是月入大山，背阴不见日月松脂，采炼而饵之。百日，耐寒暑，补益五脏。"

《云笈七签》曰："商陆如人形者，杀伏尸，去面黯黑，益智不忘，男女五劳七伤，妇女产中诸病。右用面十二斤，米三斗，加天门冬末酿酒，浸商陆六日，斋戒服之。颜色充满，尸虫俱杀，耳目聪明，令人不老通神。"

"三月上巳，宜往水边饮酒燕乐，以辟不祥，修禊事也。清明一日，取榆柳作薪煮食，名曰换新火，以取一年之利。"

《真诰》曰："是月十一日拔白，十三日拔白，永不生出。初一初十日，拔白生黑。"

"是月取百合根晒干，捣为面服，能益人。取山药去黑皮，焙干，作面食，大补虚弱，健脾开胃。"

《灵宝经》曰："是月三日，修荡邪斋。"

"是月初六、初七日、廿七沐浴，令人神爽无厄。"

《荆楚记》曰："三月三日，四民踏百草。时有斗百草之戏，亦祖此耳。"

"洛阳上巳日，妇人以荠花点油祝之，洒入水中，若成龙凤花卉状者则吉，谓之油花卜。"

《酉阳杂俎》曰："三月心星见辰出火，禁烟插柳，谓厌此耳。寒食有内伤之虞，故令人作秋千、蹴鞠之戏以动荡之。"

《养生仁术》曰："谷雨日采茶炒藏，能治痰嗽及疗百病。"

《家塾事亲》曰："是月采桃花未开者，阴干百日，与赤桑椹等分，捣和腊月猪脂，涂秃疮，神效。"

《居家必用》曰："三月三日，取鼠耳草汁，蜜和为粉，谓之龙舌拌，以压时气。即茅香草，俗呼为鼠耳草，可染褐色。"

捣碎后蒸熟，用绢袋装上，取一升酒浸泡五天，就可以任意服用了。

《千金方》说：这个月进大山，采集完全背阴不见日月的松脂，炼制后制作成糕点食用，吃上一百天，可以使人耐寒暑，并且补益五脏。

《云笈七签》说：商陆，长得像人形的，可以杀身上的寄生虫和病菌，去脸上的黑斑，增加智力和记忆力。也可以治疗男女五劳七伤和妇女生产中的各疾病。另外，还可以取面十二斤、米三斗，加天门冬末酿成酒，再浸泡商陆六天，斋戒沐浴之后服用。可以使脸色红润、精神饱满，杀尽身上的病菌病毒，耳聪目明，使人延年益寿。

三月的上巳日，适宜往水边欢乐地饮酒野餐，这样可以避除不吉祥，这就是民间所说的修禊事。清明节那一天，用榆、柳作柴火煮饭吃，叫换新火，这样可以得到一年的吉利。

《真诰》说：本月十一日、十三日适宜拔除白发，永不再生。初一、初十日拔除白色须发会生出黑须发。

这个月取百合的根晒干，捣为末服用，对人很有益。将山药去掉黑皮后，焙干作成面食，能大补虚弱，开胃健脾。

《灵宝经》说：三月三日，适宜修荡邪斋。

本月初六、初七日、廿七日沐浴，可令人神清气爽，远离灾难。

《荆楚记》说：三月三日，老百姓都去踏青。现在的斗百草的游戏，大概就是源于此吧！

洛阳人在上巳日，妇女用茅花点油后进行祝福祈祷，然后洒入水中，如果形成龙凤花卉的形状，就表示吉利，这就是所说的油花卜。

《酉阳杂俎》说：三月，于辰时可看见心星，禁火，禁烟插柳，就是为了除去这种邪恶。寒食节有使人内脏受到损伤的可能，所以用荡秋千、踢足球这些游戏来动荡开去。

《养生仁术》说：谷雨这天，把茶叶炒后收藏起来饮用，治疗痰嗽和各种疾病都有效。

《家塾事亲》说：这个月把没有开的桃花采来阴干，过一百天，再加等量赤桑椹，捣碎后用腊月的猪油调和，涂抹秃疮效果神奇。

《居家必用》说：三月初二，用鼠耳草汁，加蜂蜜调为粉，称为龙舌拌，可以压时邪秽气。茅香草，俗名为鼠耳草，可用来做褐色染料。

《万花谷》云:"春尽,采松花和白糖或蜜作饼,不惟香味清甘,自有所益于人。"

三月事忌

"季春之月,不宜用卯日卯时作事,犯月建,不吉。"

《云笈七签》曰:"是月勿久处湿地,必招邪毒。勿大汗,勿裸露三光下,以招不祥。勿发汗以养脏气。勿食陈菹,令人发疮毒热病。勿食驴马肉,勿食獐鹿肉,令人神魂不安。勿食韭。"

《月令忌》曰:"勿食血并脾,季月土旺在脾,恐死气投入故耳。"

《百一歌》曰:"勿食鱼鳖,令人饮食不化,神魂恍惚,发宿疾。"

《本草》曰:"勿食生葵,勿食羊脯。三月以后有虫如马尾,毒能杀人。"

《风土记》:"是月十六日,廿七日,忌远行,水陆不吉。初一、十六日,忌裁衣交易。"

《千金方》:"三月辰寅日,勿食鱼,凶。"

《云笈七签》曰:"是月五日,忌见一切生血,宜斋戒。"

孙真人曰:"是月勿杀生以顺天道。勿食百草心、黄花菜。"

《千金方》曰:"勿食鸟兽五脏,勿食小蒜,勿饮深泉。"

《云笈七签》曰:"三月八日,勿食芹菜,恐病蛟龙瘕,面青黄,肚胀大如妊。服糖水吐出愈。"

《杨公忌》:"初九日,不宜问疾。"

《法天生意》云:"勿食鸡子,终身昏乱。"

《万花谷》说：春季尽了，采松花和白糖或蜂蜜作成饼子，不但香味清芬甘甜，还有不少有益于人的地方。

三月事忌

三月，不要在卯日卯时做事，犯月建，不吉利。

《云笈七签》说：这个月不要在潮湿的地方居处过久，否则必然招来邪毒。不要出大汗，不要裸体暴露在日光、月光、星光等三光下面，以免招来不祥。不出汗可以养脏气。不吃放陈年的酸菜，以免令人发疮毒和热病。不要吃驴马的肉和獐鹿的肉，吃了会令人神魂不安。也不要吃韭菜。

《月令忌》说：不要吃动物的血和脾脏。因为这个月五行中属土旺，脾属土，恐动物死气进入到身体里面。

《百一歌》说：不要吃鱼鳖，会令人饮食不消化、神魂恍惚、诱发旧病。

《本草》说：不要吃生葵，不要吃羊脯。三月份以后有一种像马尾一样的虫，它的毒能杀人。

《风土记》：本月十六日、廿七日，忌远行，水陆都不吉利。初一、十六日，忌裁衣和交易。

《千金方》：三月辰寅日，不要吃鱼，不吉利。

《云笈七签》说：本月五日，忌见一切鲜血，适宜斋戒。

孙真人说：三月不要杀生，以顺应天道。不要吃植物的芯、黄花菜。

《千金方》说：不要吃鸟兽的五脏，不要吃小蒜，不要喝深泉的水。

《云笈七签》说：三月八日，不要吃芹菜，以免生蛟龙瘕（即肚子里结块的病），使人脸色青黄，肚子胀大像孕妇。但服糖水使其吐出即可痊愈。

《杨公忌》：初九这天不适合问候疾病。

《法天生意》说：不要吃鸡子，否则心智终身昏乱。

又云:"勿食大蒜,亦不可常食,夺气力,损心力。"

三月修养法

季春之月,万物发陈,天地俱生,阳炽阴伏,宜卧早起早,以养脏气。时肝脏气伏,心当向旺,宜益肝补肾,以顺其时。卦值夬,夬者,阳决阴也,决而能和之意。生气在寅,坐卧宜向东北方。

孙真人曰:"肾气以息,心气渐临,木气正旺,宜减甘增辛,补精益气。慎避西风,宜懒散形骸,便宜安泰,以顺天时。"

灵剑子导引法

补脾坐功一势:左右作开弓势,去胸胁膈结聚风气、脾脏诸气,去来用力为之,凡一十四遍,闭口,使心随气到以散之。

陈希夷季春二气导引坐功图势

清明三月节坐功图

运主少阴一气。
时配手太阳小肠寒水。
坐功:每天丑寅时,正坐定,
换手左右如引硬弓,各七八度,
叩齿,纳清吐浊,咽津各三。
治病:腰肾、肠胃虚邪积滞,
耳前热苦寒,耳聋嗌痛,颈痛不可回顾,
肩拔臑折腰软,及肘臂各种痛。

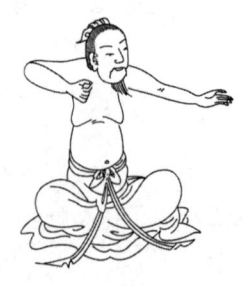

又说：不要吃大蒜，也不要经常吃它，吃多了会使人的气力减小，也会损伤心力。

三月修养法

三月是春季的最后一个月，万物发陈，天地也都充满了生气，阳气上升得很激烈，阴气开始潜伏，适宜早睡早起，以养脏气。这时肝脏的气开始潜伏了，心火是最旺盛的时候，应益肝补肾，以顺应时令。在八卦中属于夬卦，夬就是阳决阴，决而能和的意思。生气在寅时，坐卧都宜向东北方向。

孙真人说：肾气已经平息，心气渐渐降临，木气正旺，适宜少食甜味增食辛味，使其补精益气。要小心地避受西风的吹拂。人的形体应该自在放松，舒适安泰，以顺应天时。

灵剑子导引法

补脾坐功一势：左右手作接弓箭的架势，可以除去胸部、两胁和胸膈间结聚的风气及脾脏诸气。左右反复用力去做，共十四遍。做的时候要把口闭上，让心随气到，达到驱散的效果。

陈希夷季春二气导引坐功图势

清明三月节坐功图（图略）

运手少阴一气。时配手太阳小肠寒水。
坐功：每天丑、寅二个时辰，正坐定神，
左右两手换手如拉硬弓，各五十六次，
叩齿，纳清吐浊，咽津各三次。
治病：腰肾、肠胃虚邪积滞，
耳前热及畏寒，耳聋咽痛，颈痛不可转头，
肩臂疼痛如折，腰膝酸软，及肘臂各种痛症。

谷雨三月中坐功图

运主少阴二气。时配手太阳小肠寒水。
坐功：每天丑寅时，平坐，
换左右手举托，移臂左右掩乳，
各五七度，叩齿吐纳嗽咽。
治病：脾胃结瘕瘀血，目黄，鼻衄鼽，
颊肿、颔肿，肘臂外后廉肿痛，臀外痛，
掌中热。

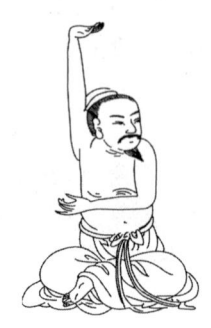

胆神图

《经》曰：胆附拦肝故图列于春后
神名龙耀，字威明。
胆之状如龟蛇混形，
其象如悬匏，色青紫，附于肝中。

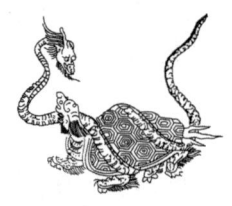

胆腑附肝总论

胆者，金之精，水之气，其色青，其神形如龟蛇，象如悬匏，附肝短叶下。胆者，敢也，言人果敢。重三两三铢，为肝之腑。若据胆，当不在五脏之数，归于六腑。因胆亦受水气，与坎同道，又不可同六腑，故别立胆脏。人之勇敢，发于胆也。合于膀胱，亦主毛发。《黄庭经》曰："主诸气力摄虎兵，外应眼瞳鼻柱间，脑发相扶与俱鲜。"故胆部与五脏相类也。且胆寄于坎宫，使人慕善知邪，绝奸止佞，敢行直道。胆主于金，金主杀，故多动杀之气。然而见杀则悲，故人悲者，金生于水，是以目有泪也。心主火，胆主水，火得水而灭，故胆大者心不惊；水盛火煎，故胆小者心常惧。阴阳交争，水胜于火，目有泪也。泪出于胆，发于肝，胆水主目瞳，受肝木之精二合。男子五十，目暗，肾气衰，胆水少耳，可补肾，长于肝。欲安其神，当息纷争，行仁义道德，以全其生也。胆合于膀胱，主于毛发。发枯者，

谷雨三月中坐功图（图略）

运主少阴二气。时配手太阳小肠寒水。

坐功：每天丑、寅两个时辰，平坐，
左右换手向上举托，移动左右臂遮掩胸乳，
各三十五次，叩齿、吐纳、嗽咽。

治病：脾胃结块瘀血，目黄，鼻出血，
颊、颔肿，肘臂外后方肿痛，臀部外侧痛，掌中发热。

胆神图（图略）

《经》上说：胆依附于肝，所以胆神图列在春季之后。
胆神名叫龙耀，字威明。
胆的形状像龟蛇混形，其象像悬挂的瓢，
色泽青紫，附着在肝上。

胆腑附肝总论

　　胆，是五行中金的精华，是水之气，颜色青，它的神形像龟蛇混形，样子像悬挂的瓢，位置依附在肝的较短的一叶下面。胆就是勇敢的意思，指人的行为果断。重量为三两三铢，是肝的腑。按分类它不在五脏之列，应归六腑。因胆也受水气，与坎卦同道，也可以不属于"六腑"，所以就独立它为"胆脏"。人的勇敢是从胆中发出的，它与膀胱相合，主管毛发的生长。《黄庭经》说：胆主管各种气力，威慑猛虎和刀兵，在外面它与眼瞳和鼻柱间相呼应，它也扶植头发使之润泽。所以胆与五脏相类似。加之胆寄存于坎水这一宫，让人向往善良和知道邪恶，绝奸邪，止妄为，敢正直行道。胆也主金，金主杀，所以胆也多动杀气。然而见杀又会生悲悯之心，在五行中金生水，所以悲伤时眼中有泪。心主火，胆主水，火遇到水就熄灭，所以胆大的人，心不容易惊骇；水盛被火煎，所以胆小的人心中经常感到惧怕。阴阳相互争斗，水胜于火，眼中就有泪。泪出于胆，发生于肝。胆水也主管着眼中的瞳仁，受肝木精华而合成。男子到五十岁目光变暗，是因为肾气衰弱，胆水减胆竭也；爪干者，胆亏也；发燥毛焦者，有风也；好食苦味者，胆不足也；颜色光白者兼青色者，胆无病也。

修养胆腑法

当以冬三月，端居静思，北吸玄宫之黑气入口，三吞之，以补嘻之损，用益胆之津。

相胆病法

胆之有病，大率口苦，吐酸涎，心中惊恐，若人捕之者。胆实，精神不守，卧起无定。虚则伤寒，寒则畏恐，头眩虚弱，爪发皆枯，目中出泪，膀胱连腰小腹作痛。胆与肝合道，胆有药，治与肝脏同方。

胆腑导引法

可正坐，合两脚掌，昂头，以两手挽脚腕起，摇动，为之三五度。亦可大坐，以两手拓地，举身努力腰脊三五度，能出胆家风毒邪气。

六气治胆法

胆病以嘻出、以吸补之法。当侧卧，以鼻渐引长气嘻之，即以嘻字作微声，同气出之也。去胆病，除阴脏一切阴干盗汗，面无颜色，小肠膨胀，脐下冷痛，口干舌涩，数嘻之，乃愈。

少的缘故，所以通过补肾来补肝更好。要想安神，应该平息不必要的纷争，多行仁道之事来保全肝胆的生机。胆与膀胱相配合，主管毛发。毛发枯燥的人，是因为胆枯竭了；指甲干枯的人，是因为胆有亏损；发燥毛焦的人，有风邪；喜欢食苦味的人，胆不足，脸上气色白润又兼有青色的人，胆没有病。

修养胆腑法

应当在冬季三个月，端正庄重地在家静思，向北方吸玄宫的黑气入口，吞咽三次，以补"嘻"字吐纳法的损失，有益于胆的润泽。

相胆病法

胆如果有病，大多表现为口苦、泛酸、心中常感到惊恐，好像随时有人要追捕一样。胆实的表现是：精神不能专注，坐卧不安。胆虚是因为伤寒，有寒就表现为畏惧、惊恐、头眩虚弱、指甲和头发干枯、目中多泪，膀胱连着腰部、小腹疼痛。胆与肝是相通的，治疗胆的药方与治肝脏的药方相同。

胆腑导引法

可以正坐，两个脚掌相合。昂着头，用两手把脚腕挽起，摇动大约十五次。也可以大坐，以两手撑地把身子举起来，用力使腰脊弯曲十五次。这样能除去胆脏里的风毒邪气。

六气治胆法

治胆病以"嘻"字的发音出气，用吸气的方法加以补养。先侧身卧好，用鼻子缓慢地引长气，然后以"嘻"字作微弱的声音出气。这样就可以治疗胆病，消除阴脏阴虚盗汗、面无颜色、小肠膨胀、脐下冷痛、口干舌涩。反复用几次"嘻"字法就能治好。

春时逸事

探春斗花

天宝中,长安士女春时斗花,以奇多者为胜,皆以千金市花,植于中庭,为探春之燕。

移春槛

开元人家,春时移名花植槛中,下设轮脚,挽以彩絙,所至牵以自随。

系煎饼

江东风俗,于正月二十日为天穿日,以红丝缕系煎饼置屋上,谓之补天漏,故李诗:"一枚煎饼补天穿。"

食生菜

晋于立春日,以萝菔、芹芽为菜盘相馈。唐立春日,春饼生菜号春盘,故苏诗:"青蒿黄韭试春盘。"

戴春燕

荆楚立春日,剪彩为燕以戴之,故欧阳诗:"共喜钗头燕已来。"又王沂公帖云:"彩燕迎春入鬓飞。"

贴宜春字

立春日,门庭楣上写宜春二字贴之,王诗云:"宝字贴宜春。"

五辛盘

立春日作五辛盘,以黄柑酿酒,谓之洞庭春色,故苏诗云:"辛盘盛青韭,腊酒是黄柑。"

春时逸事
探春斗花

唐代天宝年间,长安的姑娘们在春天里斗花,以奇特繁多为胜。大家都以重金的高价买花,人买去种植在庭院中,用来布置探春宴。

移春槛

开元年间的人家,春天的时候,把名贵的花移栽到花车里,下面安装上轮子,用彩色的粗绳牵引着,自己走到哪里就牵到那里。

系煎饼

江东的风俗是,把正月二十日这天叫做"天穿日",用红丝线系着煎饼,放在屋上,称为补天漏,所以李白在诗中说:"一枚煎饼补天穿。"

食生菜

晋朝时,人们在立春这一天,将萝卜、芹菜装在菜盘互赠。唐朝,在立春的日子里,人们把装在盘子里的春饼、生菜叫"春盘",苏东坡在诗里写道:"青蒿黄韭试春盘。"

戴春燕

荆楚一带的人,在立春这天,用彩色的绢绸剪成燕子的形状戴在头上,所以欧阳修有诗说:"共喜钗头燕已来。"另外,王沂公也吟道:"彩燕迎春入鬓飞。"

贴宜春字

立春时,人们在门框上边的横木上贴"宜春"二字,王维有诗写道:"宝字贴宜春。"

五辛盘

人们在立春的这一天制"五辛盘",将黄柑酿酒,称之为洞庭春

爆竹惊鬼

西方深山中,有人长尺余,喜犯人,犯则病寒热,名曰山臊。以竹着火作毕朴声,山臊惊遁。

饮椒柏酒

《月令》云:"元日进椒柏酒。"椒是玉衡星精,柏是仙药,二物酿酒。是早自幼起进长。

桃符画神

黄帝时有神荼、郁垒二神,于朔山东鬼门桃树下,执无道之鬼,缚以苇索,以饲虎。故肖其形于桃板上,置之门户间也。

画鸡贴户

元日,画鸡贴门户上,系苇索插于桃符两旁,百鬼畏之。

画钟馗

唐有虚耗小鬼,空中窃取人物。终南山进士钟馗能捉之,以刳其目,劈而啖之。故当正月图之以厌鬼。

除穷鬼

文公云:"正月乙丑晦,主人使奴结柳作车,缚草为船舫,载糗与粮,三揖穷鬼而送之。"

造彩胜

刘臻妻陈氏,于人日作人胜,剪彩或镂金为之。

色，故苏东坡诗中写道：辛盘盛青韭，腊酒是黄柑。

爆竹惊鬼

在西方的深山中，有一种似人的怪兽，身长一尺多，喜好伤人，被它侵害后患寒热病，这种怪兽叫做山臊。把竹子点燃起火发出毕朴的声音，山臊就会害怕逃跑。

饮椒柏酒

《月令》说：正月初一饮椒柏酒。椒是天上玉衡星的精华，柏是仙药，用这两种原料酿酒，饮了可以使儿童自幼起就能有所长进。

桃符画神

黄帝的时候，有两个神，名字叫神荼和郁垒，在朔山东面鬼门的桃树下，抓住无道的鬼就用苇索缚起来，拿去饲养老虎。后来人们为了驱鬼避邪，就把神荼、郁垒二神的肖象画在桃板上，安置在门户间。

画鸡贴户

正月初一这天，人们常常贴画鸡在门户上，并悬挂苇索插在桃符两旁，各种鬼怪都害怕。

画钟馗

唐朝有一个叫虚耗的小鬼，常常在空中窃取别人的物品。终南山进士钟馗捉到它，挖出了它的眼睛，把它撕成两半吃掉了。所以正月画钟馗像以驱鬼。

除穷鬼

韩愈说：正月乙丑晦日，主人命奴仆用柳枝作车，用草结成草船，船上装上干粮，向穷鬼三拜后把它送走。

造彩胜

刘臻的妻子陈氏，在正月初七，也就是人日这一天，用彩绢和金银

七种菜羹

荆土人日采七种菜,作羹汤以食之。

造面玺

上元日造面玺,以官位帖子置其中,熟而食之,以得高下相胜为戏笑。

天街观灯

《武林旧事》:"自正月十三日起,至十七日止,满城大小人户,跨街以竹为棚,悬挂彩灯,辉煌映月,灿烂摇星,鼓吹烟火,达旦不绝。"

踏歌声调

唐观灯士人作踏歌唱之,歌调入云。歌曰:"长安少女踏春阳,无处春阳不断肠。舞袖弓腰浑忘却,峨眉空带九秋霜。"之类。

送社饭

春社日,以诸肉杂调和铺饭上,谓之社饭。秋社,以社糕社酒相遗。妇女归外家,即外舅姨皆以新葫芦儿赠之,俗云宜良外甥。

孤山看梅

孤山,林逋故宅也。有梅三百六十株,有陈朝桧树,人竞赏之。

做人形的首饰戴在头上，非常精致。

七种菜羹

荆州一带，正月初七，即人日这一天，采七种菜做成羹汤吃。

造面茧

正月初一这天，用面做成团子，每一个里面都包一张纸片，上面写着不同品位的官衔名称。做熟吃的时候，以各人得到的官职的大小比较胜负，互相游戏欢笑。

天街观灯

《武林旧事》：自正月十三到十七日，满城大小人家，都用竹子架成横街的棚，悬挂彩灯，辉煌映月，灿烂耀星，敲锣打鼓，笙乐齐鸣，烟火遍地，通宵达旦不停。

踏歌声调

唐朝观灯，读书人都编歌来欢唱舞蹈，歌声入云。歌词是："长安少女踏春阳，无处春阳不断肠。舞袖弓腰浑忘却，峨眉空带九秋霜"之类。

送社饭

春社日，也就是春天祭祀土地神的日子，人们以各种肉杂调和，铺在饭上，称这种饭为社饭。秋社日以社糕、社酒相赠送。妇女回娘家，她的兄弟姐妹都以新葫芦送给她。这里含得有对外甥的祝福，俗称为宜良外甥。

孤山看梅

孤山，即林逋的故宅。有梅花三百六十株，有前几个朝代留下的桧树，非常古老、奇特，人们都竞相观赏。

断桥踏雪

西湖十景中,有断桥残雪一景。自断桥一径至孤山下,残雪满堤,恍若万丈玉虹跨截湖面,真奇观也。高雅者策蹇行吟以赏之。

清明祭扫

《武林旧事》:"清明前后十日,城中士女艳妆浓饰,金翠琛缡,接踵联肩,翩翩游赏,画船箫鼓,终日不绝。"

苏堤观柳

花柳撩人,鹅黄鸭绿,一月二色,长行万枝,烟霭霏霏,掩映衣袂。有素心者,携壶独往。

袚除

郑俗,三月上巳,于溱洧水滨招魂续魄,秉兰草袚除不祥。汉时,季春上巳,官及百姓皆禊于东流水上。

曲水流觞

周公成洛邑,因流水以泛酒,故诗云"羽觞流波"。秦昭王置酒河曲,见金人奉水心之剑,曰:"令君制有诸夏。"因立此为曲水。

踏青鞋履

三月三日,上踏青鞋履。

断桥踏雪

西湖十景中,有断桥残雪一景。从断桥一条小路通到孤山下,可以看见残雪满堤。这是苏堤上面的积雪,恍惚看去,有如万丈玉色的长虹,横跨湖面,把整个湖面截为两断,实是奇观。雅士们放慢了脚步,一路走一路吟诗作赋来赞赏胜景。

清明祭扫

《武林旧事》:清明的前后十天,城中的小伙子和姑娘们,一个个浓妆艳抹、精心打扮,满身珠光宝气,在街上穿流不息,拥挤不堪,翩翩游赏,华丽的游船上箫鼓宣天,终日不断。

苏堤观柳

春天的花和柳,实在是逗人喜欢,鹅黄鸭绿,一月之间会变成两种颜色。长长的行道上,千万枝花柳装点着,水光山色,烟雾缭绕,美丽的色彩掩映在行人的衣衫上。有雅兴的人,独自提着酒瓶到幽雅清静处去抒怀。

祓除

祓除是春秋时期郑国的风俗,在三月的上巳日,人们到溱洧河边祭祀亡魂,手里拿着兰草除灾祈福。汉朝,季春的上巳日,当官的和老百姓都在东流水上设除恶祭祀。

曲水流觞

周公在洛阳建都城,曾经用酒杯盛酒在水上漂流。所以有诗句:"羽觞流波"。秦昭王也把酒放以河曲上漂流,并看见一个金人奉赠他一把水心之剑,说:命令你去统治全国。后来就将这里命名为曲水。

踏青鞋履

三月三日,穿上踏青的鞋履。

杏酪枣糕

寒食日,煮粳米及麦为酪,捣杏仁煮作粥,以面裹枣蒸食,谓之枣糕。

青精饭

用杨桐叶,并细叶、冬青叶,遇寒食,采其叶染饭,色青而有光,食之资阳气,道家谓之青精干食饭。今俗以夹麦青草捣汁,和糯米作青粉团,乌柏叶染乌饭作糕,是此遗意。

驻马饮

长安侠少,春时结伴,各骑矮马,饰以锦鞯金络,并辔而行,往来有花树旁,仆从执酒随之,遇好色,则驻马而饮。

取红花

北齐崔林义之女,春日以桃花贴于面,咒曰:"取红花,取白雪,与儿洗面作光悦;取白雪,取红花,与儿洗面作光华;取雪白,取花红,与儿洗面作仪容。"

装花狮

曲江贵家游赏,剪百花装作狮子形,互相送遗。狮上有小连环,以蜀锦流苏牵之,唱曰:"春光且莫去,留与醉人看。"

护花铃

天宝间,贵家园林,纽红丝为绳,缀金铃于上,有乌鹊至,则掣铃以惊之。

杏酪枣糕

清明前一天,即寒食日,把粳米和麦子煮熟,用牛、羊或马的乳汁制成酪。又把杏仁捣烂煮粥,将面粉裹枣蒸熟,名为枣糕。

青精饭

在寒食节这一天,用杨桐叶、细叶、冬青叶,把这些叶子采来染饭,使饭的颜色发青而有光,吃了能滋生阳气,道家把这种饭称为青精干食饭。现在一般用夹麦青草捣成汁,和糯米作青粉团,用乌桕叶染成乌饭作成糕,这也就是过去"青精干食饭"的意思。

驻马饭

长安城的侠义少年,在春天时结伴,各自骑着矮马,并把马装上锦鞯金络,并排行进,专门在有花和树的地方巡游,他们的仆人执酒相随,遇到了出色的花、树,就停下马来饮酒。

取红花

北齐崔林义的女儿,春天把桃花摘来贴在脸上,像念咒语似地说:取红花,取白雪,与儿洗面作光悦;取白雪,取红花,与儿洗面作光华;取雪白,取花红,与儿洗面作仪容。

装花狮

曲江一带的富贵人家春天游赏,常把各种各样的花朵剪下来扎成狮子的形状,互相赠送。狮子上还有小连环,以名贵的四川织锦作带子牵着,唱道:"春光且莫去,留与醉人看。"

护花铃

天宝年间,富贵人家为了保护园林里的花草不被鹊鸟损坏,常用红丝线搓成绳,系一些小铃铛在上面,有雀鸟飞来,就牵动铃铛把它们惊走。

括香

唐宫中花开时,以重顶帐蒙蔽栏槛上,以闭其香,谓之括香。

吞花卧酒

《春录》曰:"握月担风,且留后日;吞花卧酒,不可过时。"

红餤双

春游之家,以油脂米粉作红餤,竿上成双挂挑,杂于马前。

酿梨花

杭州俗,酿趁梨花时熟,号曰梨花春。

锦带羹

花有锦带名者,初生,叶柔脆可食,采以作羹,杜诗云:"滑忆雕胡饭,香闻锦带羹。"

怜草色望杏花

《长庆集》云:"谁开湖寺西南路,草绿裙腰一带斜。"《劝农诏》曰:"望杏敦耕,瞻蒲劝穑。"

占草验岁

师旷曰:"荠先生,岁甘;葶苈先生,岁苦;藕先生,岁雨;蒺藜先生,岁旱;蓬草先生,岁欲流;水藻先生,岁欲恶;艾叶先生,岁欲病。"皆以正月占之。

括香

唐朝的宫庭里面香花开放的时节,便用厚重的帐子蒙在花栏杆上,以免香气散失,这叫做括香。

吞花卧酒

《春录》说:手里握着月亮,肩上担着春风,留给往后的日子慢慢享用;嚼吞着春天的花朵,醉卧在鲜花丛中,一定要趁大好春光而享受,不要错过。

红餤双

春游的人家,用油脂米粉作红餤,在竹竿上成双、交错地挂在马的前面。

酿梨花

杭州的风俗,在梨花开放时将酒酿熟,取名为梨花春。

锦带羹

有一种花的名字叫锦带花。初生的时候,叶子柔脆可食,可采下来作成羹。杜甫有诗说:"滑忆雕胡饭,香闻锦带羹"。

怜草色望杏花

《长庆集》诗句:"谁开湖寺西南路,草绿裙腰一带斜。"《劝农诏》说:"望杏敦耕,瞻蒲劝穑"。

占草验岁

师旷说:如果荠草先生长,这一年就会风调雨顺,日子也会过得甘甜;如果蓼莠先生长,这年的岁月就过得苦;如果藕先生长,这一年就多雨水;如果蒺藜先生长,这一年就会干旱;如果蓬草先生长,岁月就容易流失;如果水藻先生长,这一年就险恶;如果艾叶先生长,这年就

占雨雾

正月朔雨,春旱,人食一升;二日雨,人食二升,以渐而升。五日雨,大熟;五日有雾,伤谷伤民;元日雾,岁必饥。

折松索苇

岁首祝椒酒而饮之,又折松枝,男七女二,亦同此义。悬苇索于户上,插符其旁,百鬼畏之。

登山眺远

正月人日,当登山眺远,李充诗曰:"命驾升西山,寓目眺原畴。"

泛粥祠膏

张成见一妇人立宅东南,谓成曰:"正月十五,君宜作白粥,泛膏于上以祀我,当令君蚕宜百倍。"后果然。

花盖叶幄

夏侯湛曰:"春可乐兮,缀杂花以为盖。"谢万赋云:"幂丰叶而为幄。"

花褥草裀

花落为褥,翠草成裀。醉眠春日,其乐不浅。

容易生病。上述这些都是以正月植物的生发来占卜。

占雨雾

正月初一,如果下雨,春天就会有旱情,每人平均只能得到粮食一升;初二如果下雨,人的粮食可能有二升,依次渐升。初五下雨,粮食会大丰收;初五如果有雾,既有损庄稼,也会伤民;初一如果有雾,这一年必定闹饥荒。

折松索苇

岁首,即一年之初,用椒酒来祝福祈祷,然后饮用。又折松枝,男的折七枝,女的折二枝,也是这个意思。用苇草辫成索,悬挂在门户上,并且插在画符旁边,百鬼都害怕。

登山眺远

正月人日(即初七日),人们应该去登山望远,李充诗句:"命驾升西山,寓目眺原畴。"

泛粥祠膏

张成曾经看见一个妇女,站在他住房的东南方,对他说:"正月十五这天,你可以煮白米稀饭,撒泼在地上来祭祀我,我会让你今年养蚕比去年好一百倍"。后来果然应验。

花盖叶幄

夏候湛说:"春天里真快乐啊!把百花拿来装点屋顶,就像一个花盖。"谢万赋道:"收集叶子为帐幕。"

花褥草茵

让花瓣落在身上如同被褥,把翠绿的草地当成垫子,沉醉地睡眠在春日暖和的阳光下,真是其乐无穷啊!

浴沂禊洛

春服既成,童子冠者,浴乎沂,风乎舞雩。蔡伯喈《禊文》:"洋洋暮春,厥月除巳。尊卑烟鹜,惟女与士。自求百福,在洛之涘。"

三月社会

《武林旧事》:"三月三日,佑圣观;三月二十八日,东岳行宫,二圣生辰,都人游冶之盛,百戏竞集,士女骈阗,观者如堵。其社会名色,如

绯绿社【杂剧】　齐云社【蹴球】　遏云社【唱赚】
同文社【耍词】　角抵社【相扑】　清音社【清乐】
锦标社【射弩】　锦体社【花绣】　英略社【拳棒】
雄辩社【小说】　翠锦社【行院】　绘革社【影戏】
净发社【剃梳】　律华社【吟叫】　云机社【撮弄】

所陈金玉、珍宝、珠翠,璀璨夺目,天骥龙媒,绒鞯宝辔。行厨果局,穷极肴核之珍。一盘珠翠花朵之饰,至值数万。珍禽如红鹦、白雀,水族则玉蟹、金龟,高丽华山之奇松,交广海峤之异卉,不可缕记,无非动心骇目之观。二会皆然。"

临水观鱼

古吴茂苑,孔里园中,有世居隐士,号曰潇洒张郎。其园中有竹万竿,乔木盖屋,西有绕翠堂,东有芦轩。轩前有一大池,绿杨垂压,桃李间枝,池内有朱鱼数万,名为锦鳞池。至春日晴明,鱼游戏水,五色斑斓,名鱼万状。潇洒张郎题之曰:"锦鳞伴碧草,水面做文章。"(此条据弦雪居本补入)

浴沂禊洛

已经可以穿春装了,青年、少年人,在舞雩乘凉,在沂水河里洗澡。蔡伯喈作禊文说:"洋洋暮春,厥月除巳。尊卑烟鹜,惟女与士,自求百福,在洛之涘。"

三月社会

《武林旧事》:三月三日在佑圣观,三月二十八日在东岳行宫,是为庆祝两位圣人的生辰。这个地方,热闹到了极点,各行各业竞集于此,男男女女呼朋唤友,拥挤不堪,围观者像堵人墙。著名的社会团体有:

绯绿社【杂剧】齐云社【蹴球】遏云社【唱赚】

同文社【耍词】角抵社【相扑】清音社【清乐】

锦标社【射弩】锦体社【花绣】英略社【拳棒】

雄辩社【小说】翠锦社【行院】绘革社【影戏】

净发社【剃梳】律华社【吟叫】云机社【撮弄】

市场上陈列的珍宝珠翠,璀璨夺目,神龙宝马,金鞍玉蹬,饮食行业呈献出的也尽是山珍海味,美味佳肴,盘盘都是装饰着珠翠花朵的精品,价值几万。市场上的珍贵禽鸟如红鹦鹉、白雀,水产品里有稀罕的玉蟹、金龟。有来自朝鲜、华山的奇松,有来自沿海的奇花异草等等,不可一一尽数。总之,到处是触目惊心的奇观。这两个集会都是一样的状况。

临水观鱼

古吴国的茂苑,孔里园中,有一位世居的隐士,号潇洒张郎。其园中有竹万竿,用乔木盖屋,西有绕翠堂,东有芦轩。在轩前有一大池,绿杨垂压,桃李间枝,池内有数万条红色的金鱼,名叫锦鳞池。每到春日晴明的天气,鱼游戏水,五色斑斓,鱼儿各种姿态,非常有趣。潇洒张郎题诗说:"锦鳞伴碧草,水面做文章。"(此条据弦雪居本补入)

高子·春时幽赏〔十二条〕

高子曰：山人癖好四时幽赏，境趣颇真。即在武林，可举数事，录与同调共之。但幽赏真境，遍寰宇间不可穷尽，奈好之者不真，故每人负幽赏，非真境负人。我辈能以高朗襟期，旷达意兴，超尘脱俗，迥具天眼，揽景会心，便得妙观真趣。况幽赏事事，取之无禁，用之不竭，举足可得，终日可观，梦想神游，吾将永矢勿谖矣。果何乐可能胜哉？未尽种种，当以类见。

孤山月下看梅花

孤山旧址，逋老种梅三百六十，已废，继种者今又寥寥尽矣。孙中贵公补植原数，春初玉树参差，冰花错落，琼台倚望，恍坐玄圃罗浮。若非黄昏月下，携尊吟赏，则暗香浮动，疏影横斜之趣，何能真见实际！

八卦田看菜花

宋之籍田，以八卦爻画沟塍，圜布成象，迄今犹然。春时，菜花丛开，自天真高岭遥望，黄金作埒，碧玉为畴，江波摇动，恍自《河洛图》中，分布阴阳爻象。海天空阔，极目了然，更多象外意念。

虎跑泉试新茶

西湖之泉，以虎跑为最；两山之茶，以龙井为佳。谷雨前采茶旋焙，时激虎跑泉烹享，香清味冽，凉沁诗脾。每春当高卧山中，沉酣新茗一月。

高子春时幽赏〔十二条〕

高濂说：我个人的特殊爱好，喜欢慢慢欣赏四季的景致，情境和趣味都十分真切。就算武林，就可以列举好几件事，给有共同爱好者一起欣赏。但要欣赏幽雅真实的风景，天地间根本不可能穷尽。可惜爱好幽赏的人不真实，所以往往是人辜负了景，而非真境辜负了人。我们若能以高雅开朗的胸襟、旷达的意趣、超凡脱俗、别具天眼、来赏风景而能心领神会，才能得美妙的观赏、真实的情趣。何况欣赏这些优雅的题材，取之不尽，用之不完，迈步出门就可以看到，终日可观，梦想神游，我将永远不会忘记。还有什么样的快乐能胜过春时幽赏呢？未能说明的地方，以此类推。

孤山月下看梅花

在孤山旧址，逋老种的梅花有三百六十棵，但已尽数荒废，后来栽种的现在又寥寥无几。孙中贵先生补植上原来的数目。春天刚到的时候，梅树高低参差玉立，洁白的花瓣飘舞。倚着亭子远远望去，仿佛坐在罗浮山上的神仙宫殿中。若不是在黄昏月下带着尊贵的客人一起吟哦欣赏，那么"疏影横斜水清浅，暗香浮动月黄昏。"这描述梅花最美妙诗句的意境，怎么能真正地感受得到呢？

八卦田看菜花

宋朝有一户人家的田，以八卦的爻画图案作为沟渠、田埂，环布成一个完整的八卦图象，至今依然很清楚。春天的菜花一齐开放的时候，登上山顶遥望，好像是一座黄金的古城。碧玉的田地，外面的江流波光摇动，俨然是在河洛图中，分布成八卦图象的阴阳爻象。海阔天空，极目了然，更多的生发出图画外的意境。

虎跑泉试新茶

西湖的泉，以虎跑泉最好；两山的茶，以龙井茶最佳。谷雨节前把采来的新茶立即焙制，且用虎跑泉的水烹煮，香清味洌，沁人心脾。每年春季都应当到山上放松身心，细细品新茶一个月。

保俶塔看晓山

山翠绕湖，容态百逞，独春朝最佳。或雾截山腰，或霞横树梢。或淡烟隐隐，摇荡晴晖；或峦气浮浮，掩映曙色。峰含旭日，明媚高张；风散溪云，林皋爽朗。更见遥岑迥抹，柔蓝远岫，忽生湿翠，变幻天呈，顷刻万状。奈此景时值酣梦，恐市门未易知也。

西溪楼啖煨笋

西溪竹林最多，笋产极盛。但笋味之美，少得其真。每于春中笋抽正肥，就彼竹下扫叶，煨笋至熟，刀截剥食，竹林清味，鲜美莫比。人世俗肠，岂容知此真味。

登东城望桑麦

桑麦之盛，惟东郊外最阔，田畴万顷，一望无际。春时，桑林麦陇，高下竞秀，风摇碧浪层层，雨过绿云绕绕。雉雏春阳，鸠呼朝雨。竹篱茅舍，间以红桃白李，燕紫莺黄，寓目色相，自多村家闲逸之想，令人便忘艳俗。

三塔基看春草

湖中三塔寺基，去湖面浅尺。春时草长平湖，茸茸翠色，浮动波心，浴鹭狎鸥，飞舞惟适。望中深惬素心，兀对更快青眼。因思古诗"草长平湖白鹭飞"之句，其幽赏自得不浅。

初阳台望春树

西湖三面绕山，东为城市，春来树色新丰，登台四眺，浅深青碧，色态间呈，高下参差，面面回出。或冉冉浮烟，或依依带雨，或丛簇山村，或掩映楼阁，或就日向荣，或临水漾碧。幽然会心，自多

保叔塔看晓山

青翠的山围绕着西湖,呈现出千姿百态的景象,唯独春天的早晨最美丽。或者云雾把山腰截断,或者烟霞从树梢上横过,或者淡烟隐隐约约,摇荡晴晖;或山峦气息飘飘荡荡,掩映曙色。山峰迎托着旭日东升,明媚展现在高空。风散溪云,林皋爽朗。更见遥岭迥抹柔蓝,远云忽生湿翠,变幻天呈,顷刻万状。奈此景时值酣梦,恐怕市井百姓还在梦中,无法观赏到。

西溪楼啖煨笋

西溪竹林最多,笋子的产量也丰富。但笋味之美,很少有人真正尝到。每到春季的中期,笋子出土后正得肥壮,在竹林里面,将竹叶扫来当柴煨烤竹笋,熟后用刀切剥来吃,竹笋清味,鲜美无比。世上这些俗人,哪里知道这竹笋的真味呢?

登东城望桑麦

桑麦茂盛,唯有东郊外最广阔,田畴万顷,一望无际。春时桑林麦陇,高下竟秀,风摇碧浪层层,雨过绿云绕绕。野鸡在春阳中欢叫,斑鸠在朝雨里欢唱。竹篱茅舍外,穿插着桃红李白,燕紫莺黄,进入眼睛尽是美丽的色彩,自多村家闲逸之情,令人忘却艳俗。

三塔基看春草

湖中三塔寺基,离湖面约浅浅的一尺许,春时长的草与湖面相平,绿茸茸一片翠色,浮动波心,浴鹭戏鸥,欢快飞舞。观望中赏心悦目,由此想到古诗:"草长平湖白鹭飞"的句子,欣赏美景的乐趣,实在太浓了。

初阳台望春树

西湖三面绕山,东连杭州城。春来时,树色鲜艳饱满,登台四眺,青碧浅深,色态间呈,高下参差,相互迂回而出。或冉冉浮烟,或依依带雨,或丛簇山村,或掩映楼阁,或就日向荣,或临水漾碧,全都幽然会心,使胸间春意盎然。极目看来十分动人,让人产生江云春树之想。

胸中生意；极目撩人，更驰江云春树之想。

山满楼观柳

苏堤跨虹桥下东数步，为余小筑数椽，当湖南面，颜曰"山满楼"。余每出游，巢居于上，倚栏玩堤，若与檐接。堤上柳色，自正月上旬，柔弄鹅黄，二月，娇拖鸭绿，依依一望，色最撩人，故诗有"忽见陌头杨柳"之想。又若截雾横烟，隐约万树；欹风障雨，潇洒长堤。爱其分绿影红，终为牵愁惹恨。风流意态，尽入楼中；春色萧骚，授我衣袂间矣。三眠舞足，雪滚花飞，上下随风，若絮浮万顷，缭绕歌楼，飘扑僧舍，点点共酒旆悠扬，阵阵追燕莺飞舞。沾泥逐水，岂特可入诗料，要知色身幻影，即是风里杨花。故余墅额题曰"浮生燕垒"。

苏堤看桃花

六桥桃花，人争艳赏，其幽趣数种，赏或未尽得也。若桃花妙观，其趣有六：其一，在晓烟初破，霞彩影红，微露轻匀，风姿潇洒，若美人初起，娇怯新妆。其二，明月浮花，影笼香雾，色态嫣然，夜容芳润，若美人步月，风致幽闲。其三，夕阳在山，红影花艳，酣春力倦，妩媚不胜，若美人微醉，风度羞涩。其四，细雨湿花，粉容红腻，鲜洁华滋，色更烟润，若美人浴罢，暖艳融酥。其五，高烧庭燎，把酒看花，瓣影红绡，争妍弄色，若美人晚妆，容冶波俏。其六，花事将阑，残红零落，辞条未脱，半落半留。兼之封家姨无情，高下陡作，使万点残红，纷纷飘泊，或扑面撩人，或浮樽沾席，意恍萧骚，若美人病怯，铅华销减。六者惟真赏者得之。又若芳草留春，翠裀堆锦，我当醉眠席地，放歌咏怀，使花片历乱满衣，残香隐隐扑鼻，梦与花神，携手巫阳，思逐彩云飞动，幽欢流畅，此乐何极。

山满楼观柳

山满楼观柳从苏堤跨过虹桥东行几步,就是我自己修筑的几间小屋,对着湖的南面,名为"山满楼"。我每次出游,就住在这上面,倚栏赏苏堤,好像与屋檐接连在一起。堤上柳色,自正月上旬,柔弄鹅黄,二月娇拖鸭绿,依依一望,色最撩人,故诗有"忽见陌头杨柳"之想。又如截雾横烟,隐约万树,欹风障雨,潇洒长堤。爱其分绿影红,终为牵愁惹恨。风流意态,尽入楼中,春色萧骚,也入我衣间了。三眠舞足,雪滚花飞,上下随风,若絮浮万顷,缭绕歌楼,飘扑僧舍,点点共酒旗悠扬,阵阵追燕莺飞舞。沾泥逐水,岂特可入诗料?要知色身幻影,即是风里杨花,所以我的别墅题为:"浮生燕垒"。

苏堤看桃花

六桥桃花,人争艳尝,其幽趣数种,观赏时可能不能从中尽可得到。若桃花妙观,其趣有六:其一,在晓烟初破,霞彩影红,微露轻匀,风姿潇洒,如美人初起,娇怯新妆;其二,明月浮花,影笼香雾,色态嫣然,夜容芳润,如美人步月,丰致幽闲;其三,夕阳在山,红影花艳,酣春力倦,妩媚不胜,若美人微醉,风度羞涩;其四,细雨湿花,粉容红腻,鲜洁华滋,色更烟润,如美人浴罢,暖艳融酥;其五,高烧庭燎,把酒看花,瓣影红绡,争妆弄色,若美人晚妆,容冶波俏;其六,花事将尽,残红零落,枝条未脱,半落半留,兼之风神无情,高下陡作,使万点残红,纷纷飘泊,或扑面撩人,或浮樽沾席,意恍萧骚,若美人病怯,铅华消灭。这六种意境只有用心欣赏的人才能领受。又若芳草留春,翠裀堆锦,我当醉眼席地,放歌咏怀,使花片历乱满衣,残香隐隐扑鼻,梦与花神携手巫阳,思逐彩云飞动,幽欢流畅,这种乐趣是何等浓厚啊!

西泠桥玩落花

　　三月桃花，苏堤落瓣，因风荡漾，逐水周流，飘泊孤踪，多在西泠桥畔堆叠。粉销玉碎，香冷红残，片片似对骚人泣别，豪举离樽，当为高唱"渭城朝雨"。

天然阁上看雨

　　灵雨霏霏，乍起乍歇；山头烟合，忽掩青螺；树杪云蒸，顷迷翠黛，丝丝飞舞遥空，濯濯飘摇无际。少焉霞红照水，淡日西斜，峰峦吞吐断烟，林树零瀼宿雨。残云飞鸟，一望迷茫，水色山光，四照萧爽，长啸倚楼，腾歌浮白，信知变幻不常，阴晴难料，世态春雨，翻覆弄人哉！过眼尽是镜华，当着天眼看破。

西泠桥玩落花

三月桃花,苏堤落瓣,因风荡漾,逐水周流,飘泊孤踪,多在西泠桥畔堆叠。粉销玉碎,香冷红残,片片似对骚人泣别。豪华离尊,当为高唱"渭城朝雨"。

天然阁上看雨

灵雨霏霏,乍起乍歇,山头烟合,觕掩青螺,树杪云蒸,顷迷翠黛,丝丝飞舞遥空,濯濯飘摇无际。少焉霞红照水,淡日西斜,峰峦吞吐断烟,林树零瀼宿雨。残云飞鸟,一望迷茫,水色山光,四照萧爽,长啸倚楼,胜歌浮白,信知变幻无常,阴晴难料,世态春雨,翻覆弄人哉!过眼尽是镜花,当着天眼看破。

卷四

四时调摄笺夏卷

夏三月调摄总类

《礼记》曰:"南方曰夏,夏之为言假也,养之长之,假之仁也。"《太元经》曰:"夏者,物之修长也。"董仲舒曰:"阳长居大夏,以生育万物。"《淮南子》曰:"夏为衡,衡以平物,使之均也。"《汉律志》曰:"南者,任也,阳气于时任养万物,故君子当因时节宣调摄,以卫其生。"

立夏,火相;夏至,火旺;立秋,火休;秋分,火废;立冬,火囚;冬至,火死;立春,火殁;春分,火胎,言火孕于木之中矣。

臞仙月占主疾

四月立夏日,忌北风,主疾。

五月夏至,忌东风,主病。行秋令,主多疫。

六月行秋令,主多女疾。

夏月气数主属图

夏季曰朱明(气赤而光明也)、
长嬴、朱夏、炎夏、
三夏、九夏、纁夏。
天曰昊天。
风曰炎风。
节曰炎节。
草曰茂草、杂草。
木曰蔚林、茂林、密树、茂树。

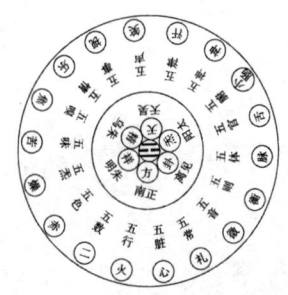

夏三月调摄总类

《礼记》说：南方称之为夏，夏有假（大）的意思，即万物在这一季节生长繁茂，是大自然的仁慈。《太元经》说：夏季是万物已成长很成熟了。董仲舒说：阳气长成居于盛大的夏季，用来生育万物。《淮南子》说：夏季也是一个平衡的季节，使大自然和生态平衡，均匀。《汉律志》说："南"的意思就是任，阳气在这个时令里开始大量发挥孕育万物的作用。所以君子应当根据时令季候来调养、摄取，使生命得到护养。

立夏这个节气是火相，到夏至就火旺。立秋火就逐渐减弱了，秋分火就止息了，立冬火被囚禁起来，"冬至"火就死了，"立春"时没有火，"春分"时火又开始复活，说明火孕育于木中。

臞仙月占主疾

四月份立夏这一天，忌吹北风，否则这一年容易生病。

五月份夏至这一天，忌吹东风，预示着这一年病多；施行秋天的时令，预示这一年多瘟疫流行。

六月份，表现出秋天的气候特征，预示这一年女性多灾难。

夏月气数主属之图（图略）

夏季又叫朱明（意为气赤而光明）、

长赢、朱夏、炎夏、三夏、九夏、缛夏。

夏季的天叫昊天。

夏季的风叫炎风。

这个季节叫炎节。

夏季的的草叫茂草、杂草。

夏季的树叫蔚林、茂林、密树、茂树。

心神图

神名丹元,字守灵。

心之状如朱雀,主藏神。

象如莲花下垂,色如缟映绛。

生居肺中肝上,

对鸠尾下一寸。

心脉出自中冲。中冲,左手指端去甲二分许陷者也之中。

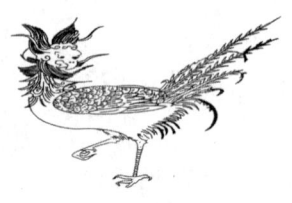

心脏夏旺论

"心属南方火,为赤帝神,形如朱雀,像如倒悬莲蕊。心者,纤也,所纳纤微,无不贯注,变水为血也。重十二两,居肺下肝上,对鸠尾下一寸。【注曰:胸中心口掩下鸠尾也。】色如缟映绛,中有七孔、三毛。上智之人,心孔通明;中智之人,五孔,心穴通气;下智无孔,气明不通,无智,狡诈。心为肝子,为脾母。舌为之宫阙,窍通耳。左耳为丙,右耳为丁。液为汗,肾邪入心则汗溢,其味苦。小肠为心之腑,与心合。《黄庭经》曰:"心部之宅莲含花,下有童子丹元家,主适寒热荣卫和,丹锦绯囊披玉罗。"其声征,其臭焦,故人有不畅事,心即焦躁。心气通则知五味,心病则舌焦卷而短,不知五味也。其性礼,其情乐。人年六十,心气衰弱,言多错忘。心脉出于中冲,生之本,神之处也,主明运用。心合于脉,其荣色也,血脉虚少,不能荣脏腑者,心先死也。心合辰之巳午,外应南岳,上通荧惑之精。故心风者,舌缩不能言也。血壅者,心惊也;舌无味者,心虚也;善忘者,心神离也;重语者,心乱也;多悲者,心伤也;好食苦者,心不足也;面青黑者,心气冷也;容色鲜好,红活有光,心无病也。肺邪入心则多言。心通微,心有疾,当用呵,呵者,出心之邪气也。故夏三月,欲安其神者,则含忠履孝,辅义安仁,定息火炽,澄和心神,外绝声色,内薄滋味,可以居高朗,远眺望,早卧早起,无厌于日,顺于正

心神图（图略）

心神名叫丹元，字守灵。

心的形状像朱雀，主藏神。

形象如下垂的莲花，颜色如一层薄薄的丝绸映出的绛红色。

居于肺中，肝的左上方，在肝脏鸠尾下一寸处。

心脉出自中冲穴。中冲，左手指端离手甲二分左右的凹陷之中。

心脏夏旺论

在五行中，心属南方火，为赤帝神，形貌像朱雀，形状似倒悬着的莲蕊。心就是纤细的意思，它虽然容纳细小，但任何地方都被它贯注、穿连，它能把体液变为血。心的重量为十二两，位置在肺的下面，肝的上面，对鸠尾穴下一寸。（注曰：胸中心口掩下就是鸠尾穴。）颜色有如一层薄薄的丝绸映出的深红色，中间有七孔三毛。上等智慧的人，心孔通明；中等智力的人，只有五孔，心穴通气；下等智力的人，没有孔，气不通明，没有智慧，为人狡诈。心为肝之子，为脾之母。舌是心之宫阙，窍通耳。在天干中，左耳为丙，右耳为丁。汗是心的液，肾上的疾病侵入到心就表现为汗多。在五味的分类上，它属于苦。在五脏的分类上，小肠为心的腑，与心相合。《黄庭经》说：心脏的外表像一朵含苞未开的莲花，下面是炼童子功的丹元。心主管着寒热调理、荣卫的调和，它的颜色有若朱红色的口袋被素色的薄纱包裹着。在五声中属徵，在五臭中属于焦。所以人遇上不顺畅的事情，声心就会表现出焦燥。心气通顺就能辨别五味，心有病，舌就焦卷而变短，也分不出五味来。心性属礼，在五情中属于乐。人到了六十岁，心气开始衰弱，说话容易错乱和健忘。心脉从中冲产生，为生命之根本，是神所在的地方，主管人的聪明才智。心与脉合在一起，颜色就很鲜艳，血脉虚少，不能供应脏腑的人，说明心已先衰弱了。在时辰上，心与巳、午两个时辰对应。它与大自然的南岳相对，与天上的火精之星相通。所以心有风邪的人，舌收缩而不能言语。血堵塞的就表现为心惊；舌头无味的人是因为心气已经虚弱了；健忘的人，是因为心神已经相离了；语言重复倒颠的人，心气已经乱了；容易伤感的人，心有损伤；喜欢吃苦

阳，以消暑气。逆之则肾心相争，水火相克，火病由此而作矣。"

相心脏病法

"心热者，色赤而脉溢，口中生疮，腐烂作臭，胸膈、肩背、两胁、两臂皆痛。心虚则心腹相引而痛，或梦刀杖火焰、赤衣红色之物，炉冶之事，以恍怖人。心病欲濡，急食咸以濡之，用苦以补之，甘以泻之。禁湿衣热食，心恶热及水。心病，当脐上有动脉，按之牢若痛，更苦烦煎，手足心热，口干舌强，咽喉痛，咽不下，忘前失后，宜服五参丸。

秦艽七钱　人参七钱　丹参七钱　玄参一两　干姜三钱　沙参四钱　酸枣仁七钱

上为末，蜜丸，空心，人参汤服三四十丸，日再服。"

修养心脏法

"当以四月五月弦朔清旦，面南端坐，叩齿九通，漱玉泉三次，静思注想，吸离宫赤气入口，三吞之，闭气三十息，以补呵气之损。"

味的人，是因为心虚不足；脸色青黑的人，是因为心气已经虚寒了；脸色鲜艳红润、灵活而有光泽，说明心没有病。肺的疾病进入了心，就表现为话多。心的功能表现在细微的方面，心有病，应当用发"呵"字音来吐纳治疗，把心上的病邪排出去。所以在夏季三个月，想使精神安宁，就应该有忠孝仁义之心、平息燥火、澄和心神、远离外界的声色之乐，饮食上也要清淡。可以到高处居住，眺望远方，早睡早起，增加日照，顺应夏季正阳之势，以消暑气。如果反其道而行之，其结果是肾和心相对抗，水火相克，火病就会由此而产生。

相心脏病法

心有热症的人，面色赤且脉象满溢，口中生疮，发出腐烂臭味，胸膈、肩背、两胁和两臂都会感觉疼痛。心有虚症的人，表现为心腹相引而痛，或者梦中常出现刀枪棍棒火焰、红色的衣服和物品、冶炼金属的熊熊炉火等，使人恍惚恐怖。心病宜用濡润的方法治疗，应该食咸味去濡润，并用苦味辅佐，用甜味去泻邪。禁止穿润湿的衣服和吃太烫的食物，心厌恶热和水。心病发作时，脐上能感觉到脉在跳动，按重一点会觉得痛，更加觉得心烦如煎、手足心发热、口干舌强、咽喉痛、咽不下、忘前失后，宜服五参丸。

秦艽七钱　人参七钱　丹参七钱　玄参一两　干姜三钱　沙参四钱　酸枣仁七钱

上药共捣为末，用蜂蜜制成蜜丸，空腹时用人参汤服三四十丸，每天服二次。

修养心脏法

应当在四月、五月的初一、初七、初八、廿二日的清晨，面向南方正坐，叩齿九遍，咽津三次，心情平静，什么都不要想，吸南方离宫赤气入口，吞入三次，闭气三十息，以用来补偿"呵"气法的损失。

六气治心法

"治心脏用呵，以鼻渐长引气，以口呵之，皆调气如上，勿令自耳闻之。若心有病，大呵三遍。呵时，以手交叉，乘起顶上为之。去心家劳热，一切烦闷。疾愈即止，过度即损，亦须以呼字吸旺气以补之。"

黄帝制夏季所服奇方

"黄帝曰：'夏三月服何药？'岐伯曰：'以补肾茯苓丸，能治男子内虚，不能饮食，健忘，悲忧不乐，喜怒无常，四肢浮肿，小便赤黄，精浊淋漓，绞痛，膀胱冷痛，阴囊湿痒，口渴饮水腹胀，皆犯五劳七伤，宜服此方。

茯苓五钱，食不消加一钱　杜仲五钱，腰痛加一钱　山茱萸四钱，湿痒加五分　附子二钱，有风加五分　牡丹皮四钱，腹中游风加一钱　泽泻三钱，水气加五分　桂三钱，颜色不荣加五分　山药五钱，头风加一钱　地黄四钱，秋冬加一钱　细辛二钱，目昏加一钱　石斛四钱，阴湿加一钱　苁蓉三钱，痿黄加五分　生姜二钱

上一十三味，共为末，炼蜜为丸，如桐子大。每服七丸，日再服。忌房事，生冷、猪鱼等食。'"

心脏导引法

可正坐，两手作拳，用力左右互筑，各五六度。又以一手向上拓空，如擎石米之重，左右更手行之。又以两手交叉，以脚踏手中，各五六度，闭气为之。去心胸风邪诸疾，行之良久，闭目，三咽津，叩齿三通而止。

六气治心法

治疗心脏用"呵"字法。用鼻子慢慢地吸入长气,用口发"呵"字音慢慢地呼出去,皆像上面一样调气,发出的声音应细得不能让自己听见。如果心有病,应大"呵"三遍。呵的时候以手交叉于顶上,可以去心脏的一切劳热,一切烦闷。病好就要停止,做多了反而会造成损害。如果造成了损害,亦须要以"呵"字呼吸法吸旺气以补之。

黄帝制夏季所服奇方

黄帝问:夏季三个月应服什么药?岐伯回答说:用补肾茯苓丸,能治男子内虚、不能饮食、健忘、悲忧不乐、喜怒无常、四肢浮肿、小便赤黄、精浊淋漓、绞痛、膀胱冷痛、阴囊湿痒、口渴饮水腹胀,都是犯了五劳七伤,宜服此方。

茯苓五钱,食不消加一钱　杜仲五钱,腰痛加一钱　山茱萸四钱,湿痒加五分　附子二钱,有风加五分　牡丹皮四钱,腹中游风加一钱　泽泻三钱,水气加五分　桂三钱,颜色不荣加五分　山药五钱,头风加一钱　地黄四钱,秋冬加一钱　细辛二钱,目昏加一钱　石斛四钱,阴湿加一钱　苁蓉三钱,痿黄加五分　生姜二钱

以上十三味,共捣成末,炼蜜为丸,像梧桐子那么大。每次服七丸,每天服二次。此间应忌房事、生冷和猪鱼等食物。

心脏导引法

正坐,两手握拳,用力左右互相击打,各三十次。又以一只手向上拓空举起,尽量用力如举一石米的重量,左右手交替进行。又以两手交叉,用脚踏手中各三十次,做的时候要闭气。可去心胸风邪引起的各种疾病。做的时间长了,最后闭上眼睛,将口津作三次吞咽,叩齿三遍就可以停止了。

夏季摄生消息论

"夏三月属火,主于长养。心气火旺,味属苦。火能克金,金属肺,肺主辛,当夏饮食之味,宜减苦增辛以养肺。心气当呵以疏之,嘘以顺之。三伏内,腹中常冷,特忌下利,恐泄阴气,故不宜针灸,惟宜发汗。夏至后,夜半一阴生,宜服热物,兼服补肾汤药。夏季心旺肾衰,虽大热不宜吃冷淘冰雪蜜水、凉粉、冷粥,饱腹受寒,必起霍乱。莫食瓜茄生菜,原腹中方受阴气,食此凝滞之物,多为症块。若患冷气痰火之人,切宜忌之,老人尤当慎护。平居檐下、过廊、巷堂、破窗皆不可纳凉,此等所在虽凉,贼风中人最暴。惟宜虚堂净室,水亭木阴,洁净空敞之处,自然清凉。更宜调息净心,常如冰雪在心,炎热亦于吾心少减。不可以热为热,更生热矣。每日宜进温补平顺丸散。饮食温暖,不令大饱,常常进之。宜桂汤、豆蔻熟水,其于肥腻当戒。不得于星月下露卧兼便,睡着使人扇风取凉,一时虽快,风入腠里,其患最深。贪凉兼汗身当风而卧,多风痹,手足不仁,语言謇涩,四肢瘫痪。虽不人人如此,亦有当时中者,亦有不便中者,其说何也?逢年岁方壮,遇月之满,得时之和,即幸而免,至后还发。若遇年力衰迈,值月之空,失时之和,无不中者。头为诸阳之总,尤不可风,卧处宜密防小隙微孔,以伤其脑户。夏三月,每日梳头一二百下,不得梳着头皮,当在无风处梳之,自然去风明目矣。"

《养生论》曰:"夏谓蕃秀,天地气交,万物华实,夜卧早起,无厌于日。使志无怒,使华成实,使气得泄。此夏气之应,养长之道也。逆之则伤心,秋发痎疟,奉收者少,冬至病重。"

夏季摄生消息论

夏季三个月，在五行上属火，主于长养。心气火旺，在五味上属苦。火能克金，金属肺，而肺又主辛味。所以在夏季安排饮食的味道，宜减少苦味增加辛味，这样可以达到养肺的目的。心气应用"呵"字呼吸法来疏导它，用"嘘"字法来顺应它。三伏天腹内常冷，特别忌讳下利，这样会使阴气泄失，使人体失去平衡，所以不宜针灸，只适宜发汗。夏至后的夜半，阴气开始回升，应该吃热食，兼服补肾的汤药。夏季心旺肾衰，即使很热时也不宜吃冷食、饮雪蜜水、冰粉、冷粥，如果饱腹受寒，必然会引起霍乱吐泻。不要食瓜茄生菜，因为腹中刚受了阴气，吃了这些凝滞之物，容易瘊块。如果是患有冷气痰火病的人，更要忌吃这，老年人也应当谨慎地护养。在屋檐下、过廊对着窗户的地方、巷堂和窗户破损的房屋都不可以纳凉，这些地方虽然凉快，但睡着后易受贼风，最能使人致病。只适宜待在空阔的厅堂、水上的亭子树荫之下、干净空敞的地方，自然清凉。更适合调息身心，意念中想到好像有冰雪在心里，外面的炎热感觉就会减少。不可以热为热，这样感觉会更热。每天适宜服温补平顺的丸散。饮食要温暖，不要吃得太饱，可少吃多餐。适宜喝桂汤、豆蔻水，尽量少吃肥腻食物。不要在星月下露宿睡眠，或者睡着了还让人给自己打扇取凉。虽然一时凉快，但若风邪进入了腠理，危害最大。出汗时迎风睡觉，最容易得手足四肢疼痛麻木的病或语言不清、四肢瘫痪。虽然不是人人都会如此，有的当时就表现出来，也有当时没有表现的。表现不一。逢年青强壮，时令巧合，当时幸免了，今后还是要发的。如果是年迈体衰，与时令不和，这时没有不发病的。头是各种阳气的总汇处，尤其不可让风侵袭，卧处一定要严密防止小缝隙、小孔的微风伤了脑。夏天三个月，每天应梳头一二百下，不要让梳子撞着头皮，并且应该在没有风的地方梳，这样自然能去风明目。

《养生论》说：夏天又称为"蕃秀"，天地阴阳二气相交，万物变得丰盛、充实，人应该晚睡早起，平静度日。无燥无怒，使花朵变成果实，使气得到通泄。这就是对夏气的应和、长养之道。反之就会伤心，秋天到了就会发疟疾。这是夏季长养之气不能供奉秋天之故，一到冬天病就加重。

又曰:"夏气热,当食菽以寒之,不可一于热也。禁饮温汤,禁食过饱,禁湿地卧并穿湿衣。"

"夏三月,丁巳、戊申、己巳、丑未辰日宜炼丹药。"

"夏三月,头卧宜向南,大吉。"

"夏三月,六气十八候皆正长养之令,勿起土、伐大树。"

《千金方》曰:"夏七十二日,省苦增辛,以养肺气。"

《内经》曰:"夏季不可枕冷石并铁物取凉,大损人目。"

陶隐居曰:"冰水止可浸物,使驱日晒暑气。不可作水服,入腹内,冷热相搏,成疾。若多着饴糖拌食,以解酷暑亦可。"

《书》曰:"夏至后,秋分前,忌食肥腻、饼臛、油酥之属,此等物与酒浆瓜果极为相妨,夏月多疾以此。"

又曰:"夏勿露卧,令人皮肤成癣,或作面风。"

又曰:"夏伤暑热,秋必痎疟。忽遇大寒,当急防避。人多率受,时病由此而生。"

《参赞书》曰:"日色晒热石上凳上,不可便坐,搐热生豚疮,冷生疝气。人自大日色中热处晒回,不可用冷水洗面,损目。伏热在身,勿得饮冷水及以冷物激身,能杀人。"

《书》云:"五六月深山涧中停水,多有鱼鳖精涎在内,饮之成瘕。"

《养生论》曰:"夏日不宜大醉。清晨吃炒葱头酒一二杯,令人血气通畅。"

又曰:"风毒脚气因肾虚而得,人生命门属肾,夏月,精化为

又说：夏气热，适宜食菽（菽就是豆类）来消暑，不能一味吃热食。不能饮温汤，禁止吃得过饱，禁止在湿润的地方睡觉和穿潮湿未干的衣服。

夏季三个月，在丁巳、戊申、己巳、丑未辰日，适宜炼丹药。

夏季三个月，睡觉的方向，头宜向南方，大吉利。

夏季三个月，六气十八候都正施行长养的时令，不要动土和砍伐大树。

《千金方》说：夏季的七十二天，应该减食苦味增食辛味，以养肺气。

《内经》说：夏季不要用冷石头做枕头，也不要用铁器取凉，不然对眼睛的损害很大。

陶隐居说：冰水只能用来浸洗物体，以驱散日晒的暑气。不可以用来当水喝，冰水一进腹内，会因冷热相搏而使人生病。如果能多放些饴糖拌食，解暑热是可以的。

《书》说：夏至以后，秋分之前，这段时间应忌食肥腻的食物、肉羹和油酥类的食物。这些食物与酒、瓜果相碍，夏天的病也往往因此而引起。

又说：夏天不要露天睡卧，会使人皮肤长癣，引起面部神经瘫痪。

又说：夏季受了暑热，到了秋天必定要发疟疾。如果遇上突然降温，应当立即防御。很多人都生怕吹不到凉风而去迎受，病也大都由此而起。

《参赞书》说：太阳把石头、凳子晒热了，不能立即就去坐，会引起抽搐和生臀疮，冷了也会引起疝气。人在太阳下晒得很热或者从很热处走回家，都不可立即用冷水洗脸，这样会损伤眼睛。体内伏有大量的热，不要饮冷水，也不要洗冷水澡，否则会很伤身体。

《书》说：五六月，深山涧中的死水里，往往多有鱼鳖的精液涎水在里面，饮了这些水，会得腹内结块的病。

《养生论》说：夏天不能喝得大醉。清晨吃炒葱头酒一二杯，则会令人血气通畅。

又说：风毒脚气病都因肾虚而起。人身体的命门属肾，在夏天里

水,肾方衰绝,故不宜房色过度,以伤元气。"

《金匮要略》曰:"夏三月不可食猪心,恐死气犯我灵台耳。宜食苦荬以益心。"

《千金翼方》曰:"夏三月丙丁日,戒夫妇容止。"

《养生论》曰:"夏月宜用五枝汤洗浴,浴讫,以香粉傅身,能驱瘴毒,疏风气,滋血脉,且免汗湿阴处,使皮肤燥痒。"

五枝汤方

桑枝、槐枝、桃枝、柳枝各一握,麻叶半斤,煎汤一桶,去渣,温洗,一日一次。

傅身香粉方

用粟米作粉一斤,无粟米,以葛粉代之。加青木香、麻黄根、香附子炒、甘松、藿香、零陵香,以上各二两,捣罗为末,和粉拌匀,作稀绢袋盛之,浴后扑身。

夏三月合用药方

豆蔻散 治夏月多冷气发动,胸膈气滞,噎塞,脾胃不和,不思饮食。

草豆蔻四两,同生姜四两炒变黄为度,去姜用 大麦芽十两,炒黄 神曲四两,炒黄 甘草四两,炙 干姜一两,炮

上为末,每服一钱,如点茶吃,不计时服。

苁蓉丸 平补下元,明目,妙甚。

苁蓉四两,酒洗去心内白汁 巴戟二两 菊花二两 枸杞二两

上炼蜜为丸,桐子大。每服二十丸,盐汤下。

诃子散 治脾胃忽生冷气,腹胀满疼闷,泄泻不止。

精化为水，肾气开始衰弱，所以房事不能过度，要节制以免伤了元气。

《金匮要略》说：夏季三个月不可以食猪心，恐怕它的死气侵犯了自己的心脏。宜食菜来养心。

《千金翼方》说：夏季三个月丙丁日，忌夫妇同房。

《养生论》说：夏季适宜用五枝汤洗浴，洗完后以香粉扑在身上，能驱除瘴毒。疏通风气、滋养血脉，而且能避免汗湿阴处，而使皮肤干燥发痒。

五枝汤方

桑枝、槐枝、桃枝、柳枝各一把，麻叶半斤，煎汤一桶，去渣，温洗，一日一次。

傅身香粉方

用粟米作粉一斤，无粟米以葛粉代替。加青木香、麻黄根、香附子炒、甘松、藿香、零陵香，以上各二两，捣成末，和粉拌匀，装进稀绢袋，洗澡后扑身。

夏三月合用药方

豆蔻散 治夏季冷气发动、胸膈气滞、噎塞、脾胃不和、不思饮食，服此药。

草豆蔻四两，同生姜四两炒变黄为度，去姜用；大麦芽十两，炒黄；神曲四两，炒黄；甘草四两，炙；干姜一两，炮

上药捣成末，每次服一钱，如果当成茶饮，就可不计时服。

苁蓉丸 平补下元，明目，效果很好。

苁蓉四两，酒洗去心内白汁；巴戟二两；菊花二两；枸杞二两。

上列药物炼蜜为丸，像梧桐子大。每次服二十丸，用盐开水服下。

诃子散 治脾胃忽生冷气、腹部胀满疼闷，泄泻不止。

诃子皮五个　大腹五个，去外皮　甘草五钱，炙　白术五钱，炒　草豆蔻十四个，面粉包炒黄，去面用　人参五钱

上为末，每服二钱，水一盏，入枣二个、生姜一小片，同煎至六分，温服。

棱术散　夏日因食冷物，气积膈滞，或心腹疼痛等症，宜常服之。

用京三棱三两，湿纸裹煨热透，另捣　莪术二两，同上制　乌药三两，去皮　甘草二两，炙　陈皮二两，用厚朴亦可

上为末，每服一钱，盐汤调下，不拘时服。

四顺丸　老人百疾。

神曲四两，入生姜二两，去皮，一处杵作饼子，焙干　甘草一两，炙黄　草豆蔻一两五钱，先炮熟，去皮剉细用　大麦芽二两，炒黄

上为末，盐汤服一钱。

橘红散　夏月消食和气

广陈皮用一斤，汤浸洗五七次，布包压干，又用生姜半斤，取自然汁，将皮拌匀一宿，焙干，称一斤　肉豆蔻一两　甘草二两

上，将甘草同白盐三四两同炒，候盐红色、草赤色为度，共橘皮为末。用茶点服，一钱一次。

太上肘后玉经八方

☴ 巽卦东南　龟台王母四童散方

辰砂四两，本方原用伏火丹砂六两，一时难得，且未当轻用　胡麻四两，净，九蒸九暴，炒微黄　天门冬四两，去心　茯苓六两　白术四两　黄精六两　桃仁四两，去皮

上七味合为末，炼蜜为丸，捣万余下。夏月丸服，余月散服。如

诃子皮五个；大腹五个，去外皮；甘草五钱，炙；白术五钱，炒；草豆蔻十四个，面粉包炒黄，去面用；人参五钱。

上药捣为末，每次服二钱，用水一盏，加枣二个、生姜一小片，一起煎至六分。温服。

棱术散 夏季因食冷物，造成气积膈滞，或心腹疼痛等症，宜经常服。

用京兰棱三两，湿纸裹煨热透，另捣；莪术二两，同前翻法；乌药三两，去皮；甘草二两，炙；陈皮二两，用厚朴亦可。

上药捣为末，每次服一钱，用盐汤调服，不拘时服。

四顺丸 治老人各种疾病。

神曲四两，加生姜二两，去皮，一处杵作饼子，焙干；甘草一两，炙黄；草豆蔻一两五钱，先炮熟，去皮刌细用；大麦芽二两，炒黄。

上药捣为末，盐汤服一钱。

橘红散 用于夏月消食和气。

广陈皮用一斤，汤浸洗五七次，布包压干，用生姜半斤取自然汁，将陈皮拌匀，浸泡一宿，焙干，称一斤；肉豆蔻一两；甘草二两

将上面的甘草与三四两白盐同炒，待盐变为红色、草赤色为度，再同橘皮捣为末。当茶服用，一次一钱。

太上肘后玉经八方

☴ 巽卦东南 龟台王母四童散方

辰砂四两，本方原用伏火丹砂六两，一时难得，且未当轻用；胡麻四两，净，九蒸九晒，炒微黄；天门冬四两，去心；茯苓六两；白术四两；黄精六两；桃仁四两，去皮。

上七味药合捣成末，炼蜜为丸，捣万余下。夏月蜜丸服用，其他的月制成散剂冲服。如梧桐子大，每次服二十九。若能坚持服八年，便会

桐子大,每二十丸。能服八年,颜如婴童,肌如凝脂。

☲ 离卦正南　彭君麋角粉方

每用麋角【注曰:麋,鹿之大者,角丫叉不齐,白如象牙,出水泽中,非山兽也。大者二十斤一付,生海边。】取用一两,具解为寸段,去心中黑血色恶物,用米泔浸之,夏三日、冬十日一换。泔浸约一月以上,似欲软即取出。入甑中蒸之,覆以桑白皮,候烂如蒸芋,晒干,粉之。入伏火硫磺一两,以酒调三钱一服。此方彭祖服之,得寿成仙。有人于鹄鸣山石洞中得石刻方,与此同也。

四月事宜

《孝经纬》曰:"谷雨后十五日,斗指巽,为立夏。物至此时,皆假大也。后十五日,斗指己,为小满。小满者,言物长于此,小得盈满也。律名中吕。"《白虎通》曰:"中吕何言?阳气极将,彼故复中难之也。"《晋志》曰:"吕者,助也,阴助成阳之功也。四月建巳,巳者,起也,物至于此,毕尽而起也。"《西京杂记》曰:"阳德用事,和气皆阳,为正阳之月。"又曰:"阳虽用事,而阳不独存,纯阳凝于无阴,亦谓之曰阴月。"《文选》称为除月,又曰首夏,维夏。

"是月,每清晨吃葱头酒一二杯,令血气通畅。"

"收书,于未梅雨时,开阁厨晾燥,随即闭门,内放七里香花或梓脑,不生蠹鱼。"

"收画,未梅雨前,逐幅抹去蒸痕,日中晒晾令燥,紧卷入匣,以厚纸糊匣口四围,梅后方开。匣须杉木桫木为之,内不用纸糊,并油漆,以避霉气。"

颜如婴童，皮肤洁白、细嫩。

☲ 离卦正南 彭君麋角粉方

每用麋角（注：麋，鹿中大的一种，角丫叉而不齐，白如象牙，出自水泽中，并不是山兽。大者二十斤一副的，生在海边。）取用一两，用锯切为寸段，去心中黑血色的恶物，用淘米水浸泡，夏季三日、冬天约十日换一次水。用淘米水浸泡一个月以上，变软后取出来，放在蒸饭的蒸笼中蒸，上面盖着桑白皮，一直蒸烂如蒸芋，晒干后制成粉。加伏火硫磺一两，用酒调三钱为一服。此方彭祖服后得以长寿成仙。有人在鹄鸣山石洞中的石刻上得到的药方，与这个方子完全一样。

四月事宜

《孝经纬》说：谷雨后十五日，北斗指向巽就是立夏。万物长到这时，基本上都长大了。再过十五天，北斗指向巳，为小满。小满的意思是说，万物长到这时，已基本上盈满。四月对应十二律为中吕。《白虎通》说：中吕是什么？是说阳气的增长快到极限了，再难保持中和。《晋志》说：音律中的"吕"，是助的意思，是指阴的出现促使阳完成了功绩。四月建巳，"巳"就是起的意思，事物发展到这里，物极必反，结束后又开始升起。《西京杂记》说：按阳的属性来处理对待事物，能以和气的宗旨来对待都属于阳，即是正阳的月份。又说：虽然以阳的特征来主宰事物的发生，但阳不能孤独的存在，纯阳会因为没有阴而凝滞，因此，四月又称为阴月。《文选》将四月称为除月，又叫首夏或维夏。

这个月，每天清晨吃葱头酒一二杯，可以使血气通畅。

收藏书籍应该在还没有进入黄梅雨季的时候，把书房、厨房的门窗都打开，让透风干燥，然后关上，在里面放上七里香花或者樟脑，就不长"蠹鱼"等寄生虫。

收藏画卷应该在"梅雨季"之前，先一张一张打开，抹去上面的水气痕迹，中午晾晒让它干燥，再卷紧放入画匣子中，用厚纸糊匣口四周，梅雨季节过后才打开。但匣子必须用杉木、沙棠等木料制作，里面不用纸糊，也不用油漆，可以避免霉气。

避蚊方：用鳗鱼晒干，于室中烧之，可少解其横。

"是月伐木不蛀。"

《月令纂》曰："是月于鱼池中纳一神守，则鱼不走。养鲤善飞，尤为紧要。"【神守，即今之团鱼也。】

《冯氏口谈》曰："戎衣同花椒卷收，或芫花末糁之，则不蛀。一用出缸蓝布包之亦妙。风领暖耳，包藏瓮中，密封瓮口，毛决不脱。"

《月录》曰："洗葛衣，用梅叶揉碎洗之，经夏不脆。忌用木盆，否则黑，以磁器洗之。"

《内景经》曰："是月食莼菜鲫鱼作羹，开胃。"

《灵宝经》曰："是月八日，宜修启寿斋。"

"是月初二、十六、十八、十九日，拔白生黑。"

《云笈七签》曰："木瓜善治转筋，病者不必服此，但口呼木瓜二字，其病即瘥。"

《月令纂》曰："是月初四日、七日、八日、九日，取枸杞煎汤沐浴，令人不老，肌肤光泽。"

《云笈七签》曰："是月望后，宜食桑椹酒，治风热之疾。亦可造膏，用桑椹取汁三斗，白蜜四两，酥油一两，生姜汁二两，以罐先盛椹汁，重汤煮汁到三升，方入蜜、酥、姜汁，再加盐三钱，又煮如膏，磁器收贮。每服一小杯，酒服。大治百种风疾。"

《千金月令》曰："四月节内，宜服暖，宜食羊肾粥。其法：先以兔丝子一两，研煮取汁一两，滤净，和面切煮。将羊肾一具切条，葱炒作臛，食之补肾，疗眼暗赤肿。"

"此月宜晚卧早起，感受天地之精气，令人寿长。"

《月令》曰："四月十五日取浮萍一两，麻黄去根，桂心、附子炮去脐皮，各五钱，捣为末。每用一两药末，入生姜二片，葱头二个，煎至八分，热服，盖暖取汗，治时行热病。"

避蚊方：用鳗鱼晒干，在房间里面燃烧，蚊子就不敢来横行了。

这个月砍下的树木不生蛀虫。

《月令纂》说：这个月在鱼池中放一只团鱼，鱼就不走失。鳝鱼和鲤鱼"善飞"，尤其有必要这样。

《冯氏口谈》说：毛绒衣服同花椒一起卷收，或用芫花末掺后收藏，就可以不生蛀虫。另外，用出缸的蓝布包起来也很妙。风领、暖耳等应包藏在盛东西的陶器中，密封，这样毛就不会脱落。

《月录》说：洗葛麻衣服用梅叶揉碎去洗，夏天的太阳晒也不会变腐脆。忌用木盆去洗，否则就会变黑，应该用磁盆洗。

《内景经》说：这个月用莼菜和鲫鱼做羹，吃了开胃。

《灵宝经》说：本月八日，适宜修启寿斋。

这个月的初二、十六、十八、十九日，拔白发后可以生黑发。

《云笈七签》说：木瓜善治疗转筋，病患不必口服，但只口呼木瓜二字，其病就会痊愈。"

《月令纂》说：这个月的初四、初七、初八、初九四天，取枸杞熬水洗浴，可以使人不老，而且使肌肤光泽滑润。

《云笈七签》说：这个月十五日之后，适宜喝桑椹酒，可以治疗风热病。也可以制成"桑椹膏"，方法是，用桑椹榨汁三斗，白蜂蜜四两，酥油一两，生姜汁二两，用罐子先装桑椹汁，熬煮到剩下三升，才加入蜜、酥、姜汁，再加盐三钱，继续煮直到成膏状，装在磁罐中收藏。每次服一小杯，用酒服用，能很有效的治疗各种风疾。

《千金月令》说：四月，衣服应该穿暖和，适宜吃羊肾稀饭。方法是：先用菟丝子一两，研细，煮后取汁水一两，过滤干净，和面切煮。再把羊肾一副切成条用葱炒，做成肉羹。吃了能补肾，治疗眼睛昏暗和红肿。

这个月适宜晚睡早起，以感受天地之精气，助人长寿。

《月令》说：四月十五日，取浮萍一两，麻黄去根，桂心、附子炮去脐皮，各五钱，捣为末。每次用一两药末，加生姜二片，葱头二个，煎至八分，趁热服，盖被发汗，能治疗时令热病。

四月事忌

《摄生月令》曰:"四月为乾,生气在卯,死气在酉,不宜用巳日时,犯月建,百事不吉。"

又曰:"初九、二十五,忌裁制交易。"

《白云杂忌》曰:"是月勿食雉,令人气逆。勿食鲤,能害人。"

《千金方》曰:"勿令韭菜同鸡肉食,暴死者尤不可食,作内疽,生胸臆中。勿食诸物之心,勿大醉,勿食葫,伤人神,损胆气,令人喘悸,胁肋气急。勿食生蒜,伤人。更禁男女同房,忌纯阴用事。【葫即葫荽也】"

《云笈七签》曰:"是月八日,不宜远行。宜清心斋沐,必得福庆。"

又曰:"是月忌暴怒伤心,秋必为疟。自夏至至九月,忌食隔宿肉菜之物,忌用宿水洗面漱口。"

孙真人曰:"是月初五日,忌见一切生血,勿食生菜。初八日、十六日,忌嗜欲,犯之夭寿。"

《杨公忌》曰:"是月初七日不宜问疾。"

四月修养法

孟夏之月,天地始交,万物并秀,宜夜卧早起,以受清明之气。勿大怒大泄。夏者,火也,位南方,其声呼,其液汗,故怒与泄为伤元气也。卦值乾,乾者,健也,阳之性,天之象也,君子以自强不息。生气在卯,坐卧行动宜向正东方。

孙真人曰:"是月肝脏已病,心脏渐壮,宜增酸减苦,以补肾助肝,调养胃气。勿受西北二方暴风,勿接阴以壮肾水,当静养以息心火。勿与淫接,以宁其神,以自强不息,天地化生之机。"

四月事忌

《摄生月令》说：四月为乾，生气在卯，死气在酉，不宜巳日时行事，犯月建，百事不吉。

又说：初九、二十五日，忌裁制衣服，进行交易。

《白云杂忌》说：这个月不要吃鸡，否则会令人气逆。也不要食鲤鱼，损害人身体健康。

《千金方》说：韭菜不要与鸡肉同食，暴死的鸡尤其不能吃，否则会使人长内疽，也就是胸腋下出痿孔。也不要吃各种动物的心，不能喝醉，不要吃葫荾，这些东西吃了会伤神，损胆气，令人喘息、心悸，胁肋间气急。不要吃生蒜，能伤人。更要禁男女同房，也要忌纯阴用事。

《云笈七签》说：四月八日，不宜远行。适宜清心斋戒沐浴，必得福庆。

又说：这个月忌暴怒，会伤心，到秋天必然会得疟疾。从夏至到九月，忌吃隔夜的肉菜等食品，也不要用隔夜的水洗脸漱口。

孙真人说：这个月的初五日，忌见一切生血，也不要吃生菜。初八日、十六日忌一切不良嗜好和欲望，否折会折寿。

《杨公忌》说：本月初七日不宜看病问疾。

四月修养法

孟夏，即夏季的第一个月，天地交泰，万物都十分秀美，适宜晚睡早起，以接受天地间的清明之气。不要大怒、大泄。夏就是火的意思，属南方，声音属呼，体液属汗，所以发怒和泄都会伤元气。在八卦中属乾，乾就是强健的意思，属阳性，是天的形象，君子此时应该自强不息。生气在卯，所以坐卧行动，都宜向正东方。

孙真人说：这个月肝脏已衰弱，心脏逐渐壮盛，适宜增食酸味减少苦味，以补肾助肝，调养胃气。不要受西、北二个方向暴风的侵犯。应减少房事以壮肾水，应当静养以息心火。夫妇不要过多的接触，以便使神志安宁，并以自强不息的态度顺应天地造化之机。

《月令》曰:"君子斋戒,处必掩身,毋躁,止声色,毋进御,薄滋味,毋违和,节嗜欲,定心气。"

《内丹秘要》曰:"姤月为一阴始生之月也。阴气方生,喻身中阴符起缩之地。灵丹养成入口中,当驯致其道,遂归丹田,不可慌忙急速。"

《保生心鉴》曰:"五月属火,午火大旺,则金气受伤。古人于是时独宿,淡味,兢兢业业,保养生脏,正嫌火之旺耳。"

灵剑子导引法

补心脏坐功之法有二:一势,正坐斜身,用力偏敲如排山势,极力为之,能去腰脊风冷,宣通五脏六腑,散脚气,补心益气。左右以此一势行之。

二势,以一手按髀,一手向上,极力如托石,闭气行之,左右同行。去两胁间风毒,治心脏,通和血脉。

陈希夷孟夏二气导引坐功图势

立夏四月节坐功图

运主少阴二气。
时配手厥阴心胞络风木。
坐功:每日以寅卯时,闭息瞑目,反换两手,抑掣两膝各五七度,叩齿吐纳咽津。
治病:风湿留滞,经络肿痛,臂肘挛急,腋肿,手心热,喜笑不休,杂症。

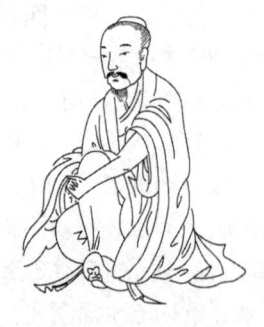

《月令》说：君子应当斋戒，所处的地方一定不让人家看见。安静不燥，远离外界的一切声色，停止一切官场活动，饮食应非常清淡，不违和气，节制一切不良嗜好和欲望，使心气平定安祥。

《内丹秘要》说：五月是阴气刚开始上升的月份，阴气刚刚生起，是比喻身上的阴符从地上起缩了。所炼成的丹药养成，放入口中，应当强炼而使它归入丹田，不要急于求成。

《保生心鉴》说：五月属火，午时的火最旺，此时金气已经衰弱。古人在这个时候，安静地独处睡卧，饮食清淡，专心静养，保养生脏，这是为了避免火旺而引起疾病。

灵剑子导引法

补心脏坐功法有二种：第一种，正坐斜身，用力偏敲如排山势，尽力做，能去腰脊风冷，宣通五脏六腑，散脚气，补心益气。左右都这样做。

第二种，以一手按大腿，一手向上极力举起，如托巨石，要闭气运行，左右反复。这个动作能去两胁间风毒，治疗心脏疾病，通和血脉。

陈希夷孟夏二气坐功图势

立夏四月节坐功图（图略）

运主少阴二气。
时配手厥阴心包络风木。
坐功：每日在寅、卯两个时辰，
闭息瞑目，反换两手，抑压两膝
各三十五次，叩齿吐纳咽津。
治病：风湿留滞，经络肿痛，
臂肘，挛急，腋肿，手心热，
喜笑不停，杂症。

小满四月中坐功图

运主少阳三气。
时配手厥阴心胞络风木。
坐功：每日寅卯时正坐，
一手举托，一手拄按，
左右各三五度，叩齿吐纳咽津。
治病：肺腑蕴滞邪毒、胸胁支满、
心中澹澹大动、面赤鼻赤、
目黄、心烦作痛、掌中热诸痛。

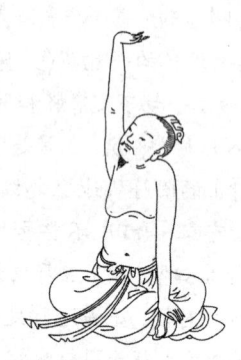

五月事宜

《孝经纬》曰："小满后十五日，斗指丙，为芒种。后十五日，斗指午，为夏至。曰芒种者，言有芒之谷可播种也。夏至者，言万物于此，假大而极至也。"《白虎通》曰："律蕤宾。蕤者，下也；宾者，敬也，言一阴始生萎靡，阳不资以为用，如宾在外，而不为内主也。"《乐志》曰："辰为午，午者，长也，大也，言物皆长大也。"《吴子夜四时歌》曰："是月为郁蒸，为仲暑。"东坡诗曰："云飞龙御月。"

《玄枢经》曰："是月天道西北行，作事出行俱宜向西北，吉。"

《荆楚记》曰："五日，以艾缚一人形悬于门户上以辟邪气。以五采丝系于臂上，辟兵厌鬼，且能令人不染瘟疫。口内常称'游光厉鬼'四字，知其名则鬼远辟。"

《云笈七签》曰："五月并十二月晦日，正月中，常宜焚烧杀鬼丹。方：

鬼箭　蜈蚣　牛黄　野葛　雄黄　雌黄　朱砂　藜芦　鬼比目　桃仁　乌头　附子　半夏　硫黄　巴豆　犀角　鬼臼　麝香　白术　苍术各等分

小满四月中坐功图（图略）

运主少阳三气。

时配手厥阴心包络风木。

坐功：每日在寅、卯两个时辰，正坐，一手举托，一手拄按，左右各十五次，叩齿吐纳咽津。

治病：肺腑蕴滞的邪毒，胸胁支满，心中澹澹大动，面红鼻赤，目黄，心烦作痛，掌心发热，各种痛症。

五月事宜

《孝经纬》说：小满后十五天，北斗指向丙，这就到芒种了。再过十五日，北斗指向午，夏至到了。谈到芒种这个节气，就是说有芒的谷物可以播种了。夏至的意思是说，万物到这个时候，长大到了极限。《白虎通》说：五月对应十二律中的蕤宾蕤就是下的意思，宾是敬的意思，是说阴刚发生，还处于柔弱状态，阳没有籍以为用，如宾在外不能入内起主导作用。《乐志》说：时辰为午，午就是长大的意思，是说万物都长大了。《吴子夜四时歌》说：这个月为"郁蒸"，即草木茂盛，云气蒸蒸的情形，为"仲暑"，即夏季的第二个月。东坡有诗句："云飞龙御月"。

《玄枢经》说：这个月天的运行规律是向西北方向的，作事、出门都宜向西北方，吉利。

《荆楚记》说：初五日，用艾草编一人形，悬挂在门上，可以避邪气。用五彩丝线系在臂上，可以避兵祸、除鬼邪，而且还能令人不染瘟病、疟疾。口中常念"游光厉鬼"四字，鬼听了这样呼他们的名就会远远避开。

《云笈七签》说：五月和十二月的最后一天及正月中，适宜焚烧杀鬼丹。配方是：

鬼箭、蜈蚣、牛黄、野葛、雄黄、雌黄、朱砂、藜芦、鬼比目、桃仁、乌头、附子、半夏、硫黄、巴豆、犀角、鬼臼、麝香、白术、苍术各等分。

共二十味，为末，用茵草汁为丸，否用糊汁亦可，丸如鸡子大，每焚一丸，百邪皆灭。

《道藏》灵宝辟瘟丹方

苍术一斤　降香四两　雄黄二两　朱砂二两　硫黄一两　硝石一两　柏叶八两　菖蒲根四两　丹参二两　桂皮二两　藿香二两　白芷四两　桃头四两，五月五日午时收　雄狐粪二两　蕲艾四两　商陆根二两　大黄二两　羌活二两　独活二两　雌黄一两　赤小豆二两　仙茅二两　唵叭香无亦可免

以上二十四味，按二十四气，为末，米糊为丸，如弹子大，火上焚烧一丸。

太仓公避瘟丹方【大仓公乃齐之神医淳于意也。】

凡官舍旅馆，久无人到，积湿积邪容易侵人，制此爇之，可以远此。宜于五六月，终日焚之，可以避瘟远邪。

苍术一斤　台芎八两　黄连八两　白术八两　羌活半斤　川芎四两　草乌四两　细辛四两　柴胡四两　防风四两　独活四两　甘草四两　藁本四两　白芷四两　香附子四两　当归四两　荆芥四两　天麻四两　官桂四两　甘松四两　干姜四两　三奈四两　麻黄四两　牙皂四两　芍药四两　麝香三分

上为末，煮红枣肉为丸，如弹子大。每月一丸焚烧。

《千金月令》曰："是月取浮萍阴干，和雄黄些少，烧烟去蚊。火烧枣子安床下，辟狗蚤。"

《纂要》曰："五月五日采艾，治百病。"

《琐碎录》曰："五日，朱砂写茶字倒贴，辟蛇蝎；写白字倒贴柱上，辟蚊虫。写仪方二字倒贴亦妙。"

又曰：午时将灯草浸油内，望太阳咒曰："天上金鸡吃蚊子脑髓液。念七遍，吸太阳气于灯草上，夜点灯草，照蚊皆去。"

上列二十味共捣为末,用菖草汁制成丸,或者用糊汁也可以,丸子像鸡蛋那么大。每次焚烧一丸,百邪能灭。

《道藏》灵宝避瘟丹方

苍术一斤　降香四两　雄黄二两　朱砂二两　硫黄一两　硝石一两　柏叶八两　菖蒲根四两　丹参二两　桂皮二两　藿香二两　白芷四两　桃头四两,五月五日午时收;雄狐粪二两　蕲艾四两　商陆根二两　大黄二两　羌活二两　独活二两　雌黄一两　赤小豆二两　仙茅二两　唵叭香无亦可免。

上列二十四味药,按农历二十四个节气依次捣为末,用米糊制成丸,像弹子那么大,火上焚烧一丸。

太苍公避瘟丹方【太苍公就是齐国的神医淳于意。】

凡是官舍旅馆,很长时间没人住,里面必然积湿邪且容易侵袭人,制这个药方燃烧,就可以驱逐。适宜在五六月的最后一天焚烧,可以避瘟疾驱邪气。

苍术一斤　台芎八两　黄连八两　白术八两　羌活半斤　川芎四两　草乌四两　细辛四两　柴胡四两　防风四两　独活四两　甘草四两　藁本四两　白芷四两　香附子四两　当归四两　荆芥四两　天麻四两　官桂四两　甘松四两　干姜四两　三奈四两麻黄四两　牙皂四两　芍药四两　麝香三分

上药捣为末,煮红枣肉为丸,像弹子般大。每月用一丸焚烧。

《千金月令》说:这个月把浮萍阴干,和少量雄黄,烧的烟可以驱除蚊子。将火烧过的枣子安在床下,可以避除狗蚤。

《纂要》说:五月五日采艾,可治百病。

《琐碎录》说:初五这天,用朱砂写"茶"字倒贴,可以避蛇蝎;写"白"字倒贴在柱上,可避除蚊虫。写"仪方"二字倒贴,也很神妙。

又说:午时将灯草浸油内,望着太阳念咒说:"天上金鸡吃蚊子脑髓液"。念七遍,灯草上吸收太阳之气,夜晚点灯草,蚊子看到灯草光

吕公曰："五日午时，韭菜地上，面东不语，取蚯蚓泥藏之。【即蚯蚓粪也，圆如碎珠，粒粒成块，即此物也。】遇鱼骨鲠喉，用此少许擦咽喉外皮，即消。"

《广惠方》曰："五日，取晚蚕蛾装一节竹筒内，开眼处封贮，待其干死。遇竹木刺伤者，以些少涂之，即出。更有别用，如此方可收得。"

《杂记》曰："以青蒿草捣汁，和石灰作饼子，阴干收起，遇刀斧伤者，涂之立效，愈后无痕。又一方：采百草头，捣汁，和石灰作块子，凿大桑树上一孔，纳灰饼在内，待百日后取出，曝干为末，傅金疮，神效。"

"五月五日宜合紫金锭、保生锭子，治小儿疾。方在医书录。内府此日用雄黄研末，少加朱砂，收真蟾酥作杵，阴干。凡遇恶毒初起，以唾磨搽，微痛，立消。"

《琐碎录》曰："五日，取鳖爪着衣领中，令人不忘。"

《千金方》曰："五日日未出时，取东向桃枝刻作小人形，着衣领中，令人不忘。"

《养生杂忌》曰："病目者以红绢盛榴花拭目，弃之，谓代其病。凡红物皆可。"

又云："五日，取莴苣菜原棵或叶置厨柜内，不生蛀虫。置毛褐衣内亦妙。"

《千金方》云："五日，取葵子微炒为末，患淋者食前温酒服一钱，立愈。"

又云："取鲤鱼枕骨烧灰，治久痢如神。"

《云笈七签》："五月一日取枸杞煎汤沐浴，令人不老不病。五日以兰汤沐浴亦可。初四、初七、初八日沐浴，吉。"

《玄枢经》曰："初九日沐浴，令人长命。"

高子曰："五月五日午时，修合药饵者，以天罡此时正塞鬼户。

都会离去。

吕公说：初五午时，在韭菜地里，面向东方不言，取蚯蚓泥藏起来（蚯蚓粪，圆如碎珠，粒粒成块，即为蚯蚓泥。）今后遇到鱼骨鲠喉，用少许擦咽喉外皮，鲠即会消。

《广惠方》说：初五这天，把晚蚕蛾装在一节竹筒内，将开眼的地方封贮，等其在里面干死。遇到被竹木刺伤的时候，用少许涂抹患处，刺就会出来。更有别的用途，因此此方可以收藏。

《杂记》说：用青蒿草捣汁，和石灰做成饼子，阴干后收起，遇到被刀斧砍伤，涂上去马上见效，而且好了之后没有痕迹。又一方：采百草头捣汁，和石灰作饼块，在大桑树上凿一个孔，把灰饼放进去，等百日后取出，用太阳晒干，捣为末，敷金疮伤，有神奇的效果。

五月五日宜合紫金锭、保生锭子，以治疗小儿疾病。处方收录在医书中。内府现在用雄黄研末，加少量朱砂，再把蟾酥研细阴干。凡遇恶毒在身上刚刚发作的时候，用唾液磨药抹在患处，微微有点痛，很快就会消失。

《琐碎录》说：五月五日，取鳖爪放在衣领中，可使人不健忘。

《千金方》说：五月五日太阳没出来的时候，用东向的桃枝刻作成小人的形状，放衣领中，可使人不健忘。

《养生杂忌》说：眼睛有病的人，用红绢包石榴花擦眼睛，然后丢掉，就可以代替你的眼病。只要红色的都可以。

又说：五日取莴苣菜整棵或叶，放在厨柜内，不生蛀虫。放在皮毛、麻料纺织品中也很妙。

《千金方》说：五日取葵子微炒，捣为末，患淋病的人饭前用温酒服一钱，立即痊愈。

又说：取鲤鱼的枕骨烧灰，治疗慢性痢疾有神效。

《云笈七签》说：五月初一，取枸杞熬水洗浴，可使人不病不老。初五用兰汤洗澡也可以。初四、初七、初八这三天洗澡，很吉利。

《玄枢经》说：初九这天洗澡，可使人长寿。

高濂说：五月五日午时，适宜修合药物，因为天罡此时正塞鬼户。《斗柄诀》中说斗杓（破军星）在戌时指向月建方位，五月每日戌时天

《斗柄诀》以月月尝加戌，五月每日戌时天罡指午，亥时指未，自未轮转。五日午时，正指艮宫，为鬼户也。故用此时合药甚效，又为天中之节。

《养生论》曰："五月五日宜合截疟鬼哭丹。用上好白砒五钱，研细入铁铫内，以寒水石一两为末围定，然后以磁碗盖定，用湿纸作条封碗合缝，炭火炙铫，烟出熏纸条黄色即止。取放纸上，置泥地出火气一时，取研为细末。入冰片一分，麝香一分，共研，蒸饼为丸，桐子大，朱砂为衣。每服一丸，临发日，神前香炉上熏过，朝北，井花水吞下。忌食鱼面生冷十日，永不再发。合时不令妇女、孝服人见。妇人有病，令丈夫捻入口中吞下，立效，又不吐泻，真妙剂也。"

《简易方》曰："用独蒲蒜同真飞丹捣和为丸，圆眼大，治疟。临发用一丸，井花水面东吞服，即愈。"

《保生月录》："是月十一日天仓开，宜入山修道。"

《简易方》曰："疫气时行，用管仲置水缸内，食水不染。十二月除夕同此。"

《本草》云："五日取露草百种，阴干，烧为灰，以井水炼成膏，再用严醋和为饼子，腋下挟之，干即换去。五遍，能治腋下臭气，又能抽出一身中疮积毒气。挟完，即以小便洗腋下干净，最效。"

《救民方》曰："中风牙紧，不能下药，用冰片、天南星，五日午时合起。遇病以指蘸药擦大牙，左右二三十擦，口自能开，方下别药治之。"

《长生要录》曰："五月五日有雨，急破竹一二株，内有神水沥，和獭肝为丸，治心腹积聚。"

又曰："是日取葛根为末，疗金疮断血，除疟。取猪牙烧灰，治小儿惊痫，并涂蛇伤。"又云："取蝙蝠倒挂晒干，和官桂、熏陆香烧之，避蚊。"

罡指向午，亥时指向未，自未轮转。五日午时，正指艮宫，为鬼户。所以此时合药很有效，又称天中节。

《养生论》说：五月初五，适合配制"鬼哭丹"。用最好的白砒霜五钱，研磨细放入铁药罐内，又用寒水石一两研成末围定，再用磁碗盖好，将湿纸作封条把碗周围的缝合好，再用炭火烤药罐，里面冒出的烟把封条纸熏黄即停止。倒出，用纸条摊在泥地上，除去火气大约一个时辰，将它研成末。加入冰片一分、麝香一分，一起再研成末，蒸成饼状制成丸子，梧桐子般大，用朱砂在外裹一层衣。每次服一九，临到发病的时候，把丸子在神前的香炉上熏过，脸朝北方，然后用井花水吞下。同时应忌食鱼面、生冷食物十天，便永不再发。调配药物时不药要让妇女、孝服人看见。妇人有病，让丈夫捻入口中吞下，马上见效，又不会吐泻，真妙药也。

《简易方》说：用独蒲蒜同"真飞丹"捣末和为丸，圆眼般大，可治疟疾病；临发病时用一丸，以井花水面向东方吞服，立即痊愈。

《保生月录》说：这个月的十一日，天仓开，适宜入山修道。

《简易方》说：在瘟疫流行的时候，把贯众放在水缸内，饮水就不会被病菌病毒沾染。十二月除夕也是一样。

《本草》说：五月初五日，采露草百种，阴干之后烧为灰，用井水炼成膏状，再用酽醋和为饼子，挟在腋下，干了再重新换上。连换五遍，能除腋下臭气，又能抽出全身所积的各种疮毒。完后，用小便洗干净腋下，效果最好。

《救民方》说：中风病人的牙关咬得很紧，不能进药，可以用冰片、天南星，在五月初五这天午时合成药剂，当遇到这样的病人，用手指蘸药擦大牙，左右各二十三下，口就能自开，便能服用其它的药物。

《长生要录》说：五月初五如果有雨，赶快破开一二株竹子，用里面的神水沥，和獭肝为丸子，可治疗心腹积聚的病。

又说：这一天取葛根捣为末，可以治疗刀疮，止血，除疟疾。取猪牙齿烧灰，可以治疗小儿癫痫，也可抹治蛇咬伤。又说：取蝙蝠倒挂晒干，和官桂，熏陆香燃烧，能避蚊虫。

《家塾事亲》曰："己丑卯辰日祀灶以猪首,吉。五月朔日,不宜出钱财。"

《万氏家抄》曰："五日,取虾蟆晒干收起,纸包红绢袋盛,疟发,早男左女右臂上挂带,勿令知之,立愈。"

《礼仪志》："夏至浚井能改水。朱索缚柳杞桃,结印为门户饰,可止恶气。"

"十三日,竹醉日,可移竹,易活。夏至淘井,可去瘟疫。"

"五月五日取冢上泥并砖石一块回家,以小瓶盛埋门外阶下,阖家不患时症。"

《抱朴子》曰："五日,朱书赤灵着心前,辟兵祛瘟,去百病。此即治百病符也。"【正月元日佩即此符。】（见图）

《本草》云："五月采苋菜加马齿苋为末,等分,产妇服之易产。"

《云笈七签》曰："五日,不可见血物。"

《博济方》云："五日午时,或腊月三十日,收猪心血,同黄丹、乳香相和为丸,鸡豆大,以红绢盛挂门上。如有产妇子死腹中者,令酒磨一丸,即下。"

赤灵符式

"五月取桃仁一百个,去皮尖,研细,入黄丹二钱,丸如桐子大,治疟。发日,面北用温酒或井花水吞下三丸即绝。合忌妇女鸡犬见之"

《琐碎录》："五日清晨,取白矾一块,自早晒至晚,收之。百虫咬伤,以些少涂之即止,又能消毒。取独蒜,不分瓣蒜也,捣烂涂面皮手脚,一年不生恶疮,及冬月不作冻疮,神验。不可多擦。"

《卫生方》云："五日,收百草头晒干为细末,用纸包收起。临用取一撮白纸封好,用红布绢拴定,令患疟人以眼按臂,面北,男左女右系臂上股,勿令病人知为何物,极有应验。"

《家塾事亲》说：己丑卯辰日用猪头祭祀灶神，吉利。五月初一日，不宜出钱财。

《万氏家抄》说：初五取蛤蟆晒干，用纸包好收藏，放在红绢袋子里，遇疟疾刚一发生，把这个袋子挂在病人的臂上，分男左女右，不要让患者知道。可以立即全愈。

《礼仪志》说：夏至这一天淘井，能把水性变好。用红色的绳子系在柳、杞、桃结上，装饰门户，可以止恶气。

十三日为竹醉日，这天可移栽竹子，很容易成活。夏至这天淘井，可以避除瘟疫。

五月五日取坟冢上的泥和砖石一块带回家，用小瓶盛装埋在门外的阶下，全家都不会患时病。

《抱朴子》说：五日，用红笔画赤龙放在心前，可避兵祸、祛瘟疫，去百病。此为治百病的神符。【正月初一日佩戴此符。】（图略）

《本草》说：初五这天采苋菜，加马齿苋共捣为末，各等分，孕妇服了可以帮助其顺产。

《云笈七签》说：五日，不可见血物。

《博济方》说：初五的午时，或腊月三十日，收集猪心血，同黄丹、乳香，混合制成丸，像鸡豆那么大，用红绢袋子装好挂在门上。如有产妇腹中死胎未下者，用酒磨服，即下。

五月取桃仁一百个，去掉皮和尖，研细，加入黄丹二钱，做丸如梧桐子般大，能治疗疟疾。发病的时候，面向北方用温酒或井花水吞下三丸，即愈。调制药物时忌妇女和鸡犬看见。

《琐碎录》：初五的清晨，取一块白矾，从早晒到晚，收藏起来。被虫咬伤后，以很少一点涂上就能止住，又能消毒。用独蒜，就是不分瓣的蒜，捣烂后涂面皮手脚，一年都不生恶疮，冬月也不会生冻疮，效果神奇。但不可多擦。

《卫生方》说：五月初五，收采百草头晒干，捣细为末，用纸包好收藏。临用时，取一撮用白纸封好，再用红布绢拴定，使患疟疾的人用眼睛看着手臂，面向北方，男左女右系在上臂，不要让病人知道里面是什么，非常灵验。

又曰:"五日,采蜀葵花赤白二色,收起阴干。赤者治妇人赤带,白治白带。"

又曰:"取鸡肠草阴干,烧灰,治积年恶疮,极效。采无花果阴干,治咽喉诸疾。"

《云笈七签》曰:"五日午时,取天落水磨朱写一龙字,明年若又雨,取水磨墨写一龙字,如钱大,二字合作一小丸。妇人难产,乳香汤吞之;生出,男左女右,手中握字丸即下。如次年无雨,前字无用矣。每年须写百字以济人。"

《本草图经》曰:"五月收杏去核,自朝蒸之,至午而止。以微火烘之收贮,少加糖霜可食。驻颜,故有杏金丹之说。不宜多食。"

"五日午时,饮菖蒲雄黄酒,避除百疾而禁白虫。"

《琐碎录》曰:"五日并夏至日,有患嗓臭者,于日未出时,汲井花水一盏,作三嗽,吐门阃里,如此三十日,口臭永除矣。"

《吕公岁时记》曰:"夏至一阴生,宜服饵制过硫黄,以折阴气。"

《千金方》曰:"五月二十七日宜服五味子汤。取五味子一合,捣,置小瓶中,以百滚汤入蜜少许,即封口,置火边良久乃服,生津止渴。"

"二十日采小蒜曝干,治心烦痛,解诸毒,又治小儿丹疹。"

"夏至后宜浚井改水,以去瘟病。"

"是月十六日、二十日,宜拔白。"

《洛阳记》:"午日造术羹艾酒,以花丝楼阁插鬓赠遗,造辟瘟扇。"

《文昌杂录》曰:"端午日走马,谓之藉柳。"

《保生余录》曰:"五月取萤火虫二七枚,捻白发能黑。"

《千金方》曰:"多采苍耳阴干,置大瓮中,能避恶气。若有时疫发生,即取为末,举家服之,不染。若病胀满,心闷发热,即服

又说：初五，采红白二色的蜀葵花，收起阴干。红色的能治妇女赤带，白色的能治白带。

又说：采鸡肠草阴干，烧灰，治疗多年不愈的恶疮，很有效。采无花果阴干，可以治疗咽喉各种疾病。

《云笈七签》说：五日的午时，取天落水磨朱写一龙字，明年如果又下雨，取水磨墨写一龙字，如铜钱大小，二字合作成一小丸。妇人难产，用乳香汤把字丸服下；如生出，男左女右，手中握字丸即下。如果第二年无雨，前字就没用了。每年须写百字以救助别人。

《本草图经》说：五月把杏采下来，去掉核，从早晨开始蒸，直到中午为止。再以微火烘干收藏储备，稍加糖霜即可食服，能使人芳颜永驻，所以有"杏金丹"的说法。但不宜多食。

初五的午时，饮菖蒲雄黄酒，能避除各种疾病和杀各种虫。

《琐碎录》说：五月初五和夏至日，有患嗓臭的人，在太阳还没有出来的时候，汲一盏井花水，漱三次，吐在门坎里，坚持三十日，口臭就会永远消除。

《吕公岁时记》说：夏至这天阴气开始生起，适宜吃饵硫黄来减少阴气。

《千金方》说：五月二十七日这天，适宜服用"五味子汤"。取五味子一合，捣细放在小瓶子中，在百沸汤中加入蜂蜜少许，立即封上瓶口，放在火边一段时间后再服，能使人生津止渴。

二十日采小蒜用太阳晒干，能治疗心烦、心痛，解各种毒，又能治小儿丹疹。

夏至之后，适宜淘井改水，可以去瘟病。

五月十六日、二十日两天，适宜拔白发。

《洛阳记》：端午这一天，制作术羹和艾酒，用花丝楼阁插髻赠送，并造一种能避除瘟病的扇子。

《文昌杂录》说：端午日这天骑马到效外，称之为躤柳。

《保生余录》说：五月取萤火十四枚，捻白发能变黑。

《千金方》说：多采苍耳，阴干后放在大瓦罐中，能避除恶气。遇上有时令病发生，即取出捣为末，全家人都服，能避免染病。如果病人

此。又能杀三尸九虫。"

《救民易方》曰:"五月五日、六月六日、九月九日采豨签草,即白花菜是也,去根、花并子净,用茎叶入甑,九蒸九曝,层层洒洒与蜜水,蒸完极香。为末,蜜丸皂角子大。每服五七丸,米汤下。服至百日,去周身瘫痪风疾,口眼歪斜,涎痰壅塞,久卧不起。又能明目,白发变黑,筋力强健,效不可言。"

《万氏家抄》曰:"五日午时采鸡肠草,晒干为末、齿痛热肿者,擦之立愈。"

《千金月令》曰:"五日取瓦上青苔或百草霜,入盐漱口,效。或水煮羊蹄根,或醋煮川椒,俱能治齿百疾。"

《灵宝经》曰:"是月五日,可修续命斋。"

《太上净明御瘟经略》曰:"天地无私,陶铸万物,本无善恶,世人自私,故生灾祸。饮食不忌,服炼不时,善既无闻,过则可述。司罚之神,得而窥测,布此毒气,一及成疾。不悟愆尤,不能保护,反怨道咎师,其疾愈甚。大凡四时调养,务在得中,服药吐纳以生正气。我有神符,使其佩服,合免斯难。兼有秘咒,每日能斋而诵之,神将日夜护卫,瘟毒百神皆知其为太上弟子,畏而敬之。诵至百遍,百鬼头破脑裂而散。咒曰:唵㖿【乌可切】暮秖【音只】混嚤【音马】㗨【音吕】斜【音歆】。

《九天高明大使神功妙济真君驱瘟遣疫消灾真符》:书符以朱书黄素,左手五雷诀,右手举笔,咒曰:洞天赤文,丹灵曜虚,驱瘟摄毒,奉命天书,金箓玉简,崇鬼悉驱,太上有敕,元君安君,急急如太虚紫清律令敕。"

《北极黑煞天丁五方杀瘟神符》:书符须澄心静虑,存自己精气神三者,上与北斗三台星合,一元真气入笔,默诵咒曰:魁魁魈魈魑魑魃尊帝星君律令敕。七遍,每符一道,诵咒七遍,令病家至诚贴之。

感觉胀满、心闷、发热，也服此药。还能杀灭人身上的"三尸九虫"，也就是各种寄生虫和病菌、病毒。

《救民易方》说：五月五日、六月六日、九月九日，这三天采稀签草，即白花菜，去掉它的根、花、子，洗干净，只用茎和叶，放入蒸饭的蒸笼中，蒸九次，反复用太阳晒干九次，蒸的时候，层层洒洒和蜂蜜水，蒸完非常香。捣为末，做成像皂角子那么大的蜜丸。每次服三十五丸，用米汤送下。服上一百天，可去周身风疾瘫痪、口眼歪斜、痰液壅塞、久卧不起。又能明目，使白发变黑、筋力强健，效果无以言明。

《万氏家抄》说：五月初五午时，采鸡肠草晒干为末，能治疗牙齿痛和热肿的病，擦了立即全愈。

《千金月令》说：初五日，取瓦上的青苔或百草霜，加盐漱口，效果很好。或者用水煮羊蹄根，或者用醋煮川椒，都能治牙齿的各种病。

《灵宝经》说：这个月的初五，可以修续命斋。

《太上净明御瘟经略》说：天地无私，造化万物，世间本无善恶，只是世人自私，所以才生灾祸。饮食不忌，服炼养生不合时，不知行善，过则却很多。主管刑罚的神，窥测世间种种情形，所以布此毒气，毒气一到就成疾病。不悟改过，不能保护，反怨道怪罪老师，其疾病会更严重。凡是四时调养，务必要适中，服药吐纳以生正气。我有神符，使人佩戴服用，可以免除此难。兼有秘咒，每日能持斋念诵，神明将日夜护卫，瘟毒百神都知其为太上弟子，就会畏敬此人。诵到百遍，百鬼头破脑裂而散去。此咒为：唵𠴪【乌可切】暮祇【音只】混嚤【音马】曬【音吕】斛【音歆】。

《九天高明大使神功妙济真君驱瘟遣疫消灾真符》：书符用朱墨书写于黄色的绢上，左手持五雷诀手印，右手举笔，念咒说：洞天赤文，丹灵曜虚，驱瘟摄毒，奉命天书，金箓玉简，鬼鬼悉驱，太上有敕，元君安君，急急如太虚紫清律令敕。

《北极黑煞天丁五方杀瘟神符》：书符时须澄心静虑，存自己精气神三者，上与北斗三台星合，一元真气入笔，默诵咒说：魁魈魖魍魑魍魎尊帝星君律令敕。念诵七遍，每符一道，诵咒七遍，让病者家虔诚心贴上。

法用天罡日制白杨木板五块，长一尺五寸，阔三寸六分，小尺，朱书后符五道于上。凡人家瘟疫传染不绝，以此安镇宅中五方，或钉壁上，病除乃烧五符。出《道藏·北极驱瘟真经》。

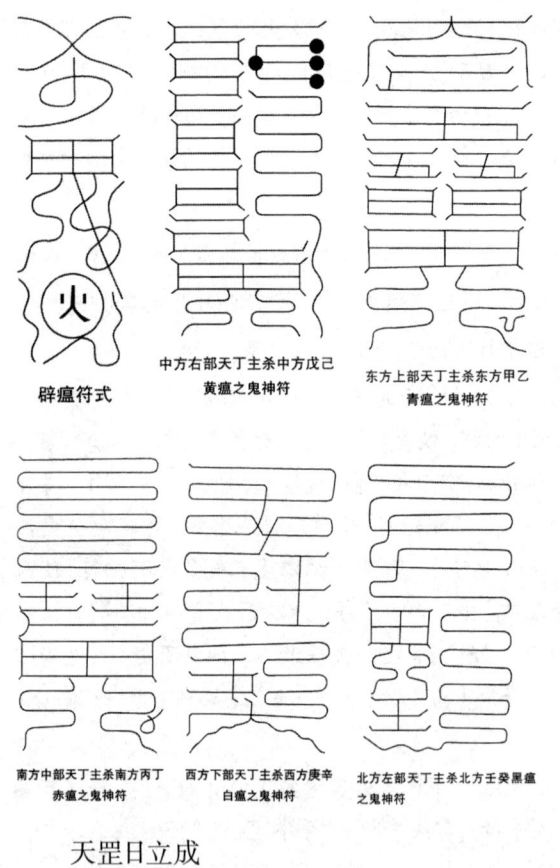

天罡日立成

正月巳日　二月子日

三月未日　四月寅日

五月酉日　六月辰日　七月亥日　八月午日

九月丑日　十月申日　十一月卯日　十二月戌日

法用天罡日制白杨木板五块，长一尺五寸，宽三寸六分，小尺，用朱墨书写五道符在上面。凡人家中瘟疫传染不断绝的，以此安镇家宅中五个方位，或钉在墙壁上，病除后才烧五符。出自《道藏·北极驱瘟真经》。（图略）

天罡日立成
正月巳日　二月子日
三月未日　四月寅日
五月酉日　六月辰日　七月亥日　八月午日
九月丑日　十月申日　十一月卯日　十二月戌日

五月事忌

"五月用事,不宜用午,犯月建,百事不吉。"

"十五、二十五日,忌裁衣交易。"

《经》曰:"五月初五、初六、初七、十五、十六、十七、二十五、二十六、二十七日为之九毒,戒夫妇容止。勿居湿地,以招邪气。勿露卧星月之下。"

《问礼俗》云:"五月俗称恶月。"按《月令》仲夏阴阳交,生死之分,君子节嗜欲,勿任声色。

《金匮要略》云:"勿食韭菜,令人乏力,损目。勿食生菜。"

《酉阳杂俎》曰:"五月蜕精神,不可上屋,令人魂魄不安。"

《太平御览》:"《异苑》曰:五月勿晒床荐席。"

《月令图经》:"勿食浓肥,勿食煮饼。可食温暖之物。"

《千金方》云:"勿食獐鹿马各兽肉,伤人神气。"

《本草》云:"勿食山泽中水,勿食未成核果,令人发痈毒及寒热。勿食生菜,勿食鸡肉,勿食蛇鳝,勿食羊蹄。"

《保生心鉴》:"是月勿下枯井及深阱中,多毒气。先以鸡毛探之,若毛下旋舞者,即是有毒,不可下也。"

《济世方》曰:"五月不可多食茄子,损人动气。茄属土耳。"

《岁时记》曰:"勿食葰菜,发皮肤风痒。"

《保生月录》曰:"茉莉花勿置床头,引蜈蚣,当忌。李子不可

五月事忌

五月行事,避免在午时,犯月建,百事不吉利。

十五、二十五日,忌裁衣和交易。

《经》说:五月初五、初六、初七、十五、十六、十七、二十五、二十六、二十七日为九毒日,戒夫妇房事。不要居住在湿地,以免招致邪气。不要在星月下露宿。

《问礼俗》说:五月,世俗称为"恶月"。按《月令》说,仲夏,也就是夏季的第二个月,阴阳相交,生死分界的关键时机,君子应该节制嗜欲,不要放纵自己于声色之间。

《金匮要略》说:不要吃韭菜,吃了会令人软弱无力,也会损伤视力。不要吃生菜。

《酉阳杂俎》说:五月令人精神疲乏,不要上屋顶,会令人魂魄不安。

《太平御览》载:《异苑》说,五月份不要晒床、草垫和席子。

《月令图经》:不要吃有浓烈的味道和肥腻的食品,也不要吃煮的饼子。可食温暖的食物。

《千金方》说;不要吃獐子、鹿子、马等各种兽类的肉,吃了会伤人神气。

《本草》说:不要饮山上沼泽池塘的水,不要吃没有成熟的水果,会使人发痈毒和寒热。不要吃生菜,不要食鸡肉,不要吃蛇和鳝鱼,不要吃羊蹄。

《保生心鉴》说:这个月不要下到枯井和深陷坑中去,里面多毒气。下去前,先用鸡毛试探一下,若鸡毛向下旋转舞动的话,说明里面有毒,就不可以下去。

《济世方》说:五月份不可以多吃茄子,会损人、动气。这是因为茄性属土的缘故。

《岁时记》说:不要吃菘菜,吃了会使人皮肤风痒。

《保生月录》说:茉莉花不要放在床头,会引来蜈蚣,应当禁忌。

与蜜、雀肉同食,损五脏。"

《千金方》曰:"小儿不可弄槿花,惹病疰。槿为疟子花。五月勿食鲤,多发风。勿食其脑。鲤鲊不可同小豆藿、官桂、猪肝同食,损人。"

《类摘良忌》云:"江鱼即黄鱼也,不可与荞麦食,令人失音。枇杷不可同炙肉热面同食,令人患热发黄。桃子不可与鳖同食。"

《便民图纂》曰:"甜瓜沉水者杀人,多食,阴下作痒生疮。患脚气,食之永不愈。双蒂者杀人,且此物不可与油饼同食。"

五月修养法

仲夏之月,万物以成,天地化生,勿以极热,勿大汗,勿曝露星宿,皆成恶疾。忌冒西北之风,邪气犯人。勿杀生命。是月,肝脏已病,神气不行,火气渐壮,水力衰弱,宜补肾助肺,调理胃气,以顺其时。卦值姤,姤者,遇也,以阴遇阳,以柔遇刚之象也。生气在辰,宜坐卧向东南方。

孙真人曰:"是月肝脏气休,心正旺,宜减酸增苦,益肝补肾,固密精气。卧早起早,慎发泄,五日尤宜斋戒静养,以顺天时。"

《保生心鉴》曰:"午火旺则金衰,于时当独宿,淡滋味,保养生脏。"

《养生纂》曰:"此时静养毋躁,止声色,毋违天和,毋幸遇,节嗜欲,定心气。可居高明,可远眺望,可入山林,以避炎暑,可坐台榭空敞之处。"

李子不要与蜂蜜、雀肉同食，会损伤五脏。

《千金方》说：小儿不可以玩耍槿花，会惹起疟疾病。因为槿花为疟子花。五月不要吃鲤鱼，多诱发风症。不要吃动物的脑。鲤蚱不可同小豆藿、官桂、猪肝同食，否则会伤身体。

《类摘良忌》说：江鱼，也就是黄鱼，不可与荞麦同吃，会使人发不出声音。枇杷不可以与烤肉、热面同食，会令人患热病，面色发黄。桃子不可与鳖同食。

《便民图纂》说：甜瓜能沉水的对身体有害，吃多了会使人阴部发痒、生疮。患脚气病的人吃了，永不会愈。长有双蒂的能致命，而且不可与油饼同食。

五月修养法

夏季的第二个月，万物都已经长大成形，这是天地孕育化生的结果。不要让自己暴太热和出很多汗，也不要露宿在星月之下，这些都有可能导致严重的疾病。也不要顶着吹西北风，谨防邪气侵入人体。不要杀害生命。这个月肝脏已衰弱，神气提不起来，火气渐渐壮大，水力衰弱，适宜补肾助肺，调理胃气，以顺应这个时令。在八卦上，正值姤卦，姤的意思就是相遇，就是以阴遇阳，以柔遇刚之象。生气在辰时，坐卧都宜向东南方。

孙真人说：这个月肝气已经衰弱，而心气正旺，食物适宜减少酸味增加苦味，益肝补肾，严密地固守精气，早睡早起，要谨防发泄。初五这天尤其适宜斋戒和安静地修身养性，以顺应天地之令。

《保生心鉴》说：在午火旺盛的时候，金就会衰弱，逢着这样的月令，就应该个人单独睡觉，饮食也应该清淡，以保养脏气。

《养生纂》说：这个月应当静养勿燥，停止一切声色活动，不能违背与天时的和谐。夫妻不要过多接触，抑制各种嗜好，以平静心气。可以到位置较高的明亮处，向远方眺望，也可以进到山林中，以避炎暑，也可以坐在亭台楼阁空敞的地方静养。

灵剑子导引法

常以两手合掌,向前筑去臂腕,如此七次,淘心脏风劳,散关节滞气。

陈希夷仲夏二气导引坐功图势

芒种五月节坐功图

运主少阳三气。
时配手少阴心君火。
坐功:每日寅卯时,正立,仰身,两手上托,右右力举各五七度,定息叩齿,吐纳咽津。
治病:腰肾蕴积,虚劳嗌干,心痛欲饮,目黄,胁痛,消渴,善笑善惊善忘,上咳吐、下气泄,身热而股痛心悲,头项痛,面赤。

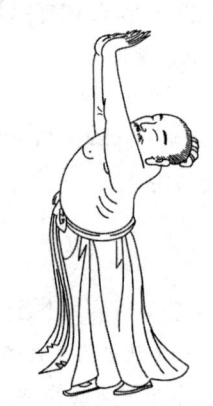

夏至五月中坐功图

运主少阳三气。时配手少阴心君火。
坐功:每日寅卯时,跪坐,伸手叉指、屈指,脚换踏左右各五七次,叩齿纳清吐浊咽津。
治病:风湿积滞,腕膝痛,臑臂痛,后廉痛厥,掌中热痛,两肾内痛,腰背痛,身体重。

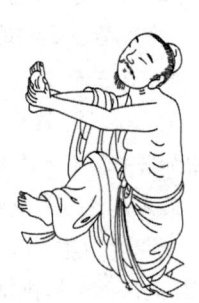

六月事宜

《孝经纬》曰:"夏至后十五日,斗指午,为小暑。后十五日斗指未,为大暑。小大者,就极热之中分为大小,初后为小,望后为大也。

灵剑子导引法

经常用两手合掌，将臂腕向前冲击出去，这样反复七次，可以祛除心脏中的风劳，驱散关节间的滞气。

陈希夷仲夏二气坐功图势

芒种五月节坐功图（图略）

运主少阳三气。
时配手少阴心君火。
坐功：每日寅、卯二时辰，正立，仰身，
两手向上托，右右用力上举各三十五次，
然后定息，叩齿、吐纳、咽津。
治病：腰肾蕴积邪气，虚劳咽干，
心痛欲饮水，目黄，胁痛，消渴，
善笑善惊善忘，上咳吐、下气泄，
身热大腿痛心悲，头项痛，面赤。

夏至五月中坐功图（图略）

运主少阳三气。时配手少阴心君火。
坐功：每日寅、卯二时辰，跪坐，伸手叉指、
屈指，用脚交换力踏左右各三十五次，
叩齿，纳清吐浊，然后咽津。
治病：风湿积滞，腕膝痛，手臂后侧
疼痛厥，掌心热痛，两肾内痛，腰背痛，身重。

六月事宜

《孝经纬》说：夏至后十五天，北斗指向午，这就是小暑。再过十五天，北斗指向未，为大暑。所谓大小，就是把最热的时候用大热和小热加以区别，六月初后为小暑，十五日以后为大暑。六月对应十二律中的林钟，林就是众多的意思，即指万物成熟，种类繁多。《乐志》说：这

律林钟,林者,众也,万物成熟,种类众多。"《乐志》曰:"月辰为未,未者,味也,万物向成,咸有味也。"《要纂》曰:"六月为徂暑。"

《玄枢》曰:"是月天道东行,作事出行俱宜向东,吉。"

"其月遇土旺,戊日祭中溜之神。"

是月宜饮乌梅酱、木瓜酱、梅酱、豆蔻汤以去祛渴。方俱见前。

三伏日宜服肾沥汤。治男子虚羸、五劳七伤、风湿脏虚、耳聋目暗。方:

干地黄六分　黄芪六分　茯苓六分　五味子四分　羚羊角四分　桑螵蛸三两,炙　地骨皮一两　桂心一两　门冬五分,去心　磁石一钱三分打碎,水洗,令黑汁出尽为止。

羊肾二个,猪肾亦可,去脂膜,切如柳叶,以水四升,先煮去水升半,即掠去水上肥沫及肾滓,取汁煎诸药,澄清去滓,分为三服。三伏日各服一料,随人加减亦可。忌食大蒜、生葱、冷陈滑物。空心平旦服之。

《养生杂纂》曰:"老人气弱,当夏之时,纳阴在内,以阴弱之腹,当肥冷之物,则多成泄泻,一伤真气,卒难补复。不宜燥热补药,惟用平补温和之剂,如八味丸之类,以助元气。"

《云笈七签》曰:"六月六日,沐浴斋戒,绝其营俗。"

《关西旧俗志》曰:"六月六日,取水收起,净瓮盛之,一年不臭。用以作醋酱腌物,一年不坏。"

《真诰》曰:"十九日、廿四日拔白,永不生。"又云:"初三、初四、十八、廿八日拔白亦可。"

《四时纂要》曰:"是月初一日、初七、初八、二十一日沐浴,去疾禳灾。"

《七签》曰:"是月二十七日,取枸杞煎汤沐浴,至老不病。"

《荆楚记》:"六月伏日,宜作汤饼食之,名为辟恶。"

个月的月辰属未,未就是味的意思,万物快要成熟,都有味道了。《要纂》说:六月为盛暑的开始。

《玄枢》说:这个月天向东方运行,办事出门都宜向东方,吉利。

这个月是土主事,在戌日要祭祀土神。

这个月适宜饮乌梅酱、木瓜酱、梅酱、豆蔻汤,以解口渴。配方见前面。

三伏天宜服肾沥汤,能治男子虚弱、五劳七伤、风湿脏虚、耳聋目昏。药方是:

干地黄六分;黄芪六分;茯苓六分;五味子四分;羚羊角四分;桑螵蛸三两,炙;地骨皮一两;桂心一两;门冬五分,去心;磁石一钱三分打碎,用水洗到里面的黑汁出尽为止。

羊肾两个,猪肾也可以,把肾上的肉膜脂块都去掉,刀切如柳叶,用四升水,先煮去水一升半,把水上的浮油泡沫、肾滓都滤掉,取汁煎以上诸药,再澄清去滓,分三次服。三伏天每天吃一服,随人加减也可以。同时忌食大蒜、生葱、冷陈滑润食物。早晨空腹服。

《养生杂纂》说:老年人气弱,在过夏季的时候,体内积纳着阴气,以自己阴弱的内脏,去抵挡肥腻和冷冻的食物,则容易造成泄泻。一旦损伤真气,很难快速补复。也不适合用燥热的补药,只能用平缓温和的药剂,例如八味丸之类,以助长元气。

《云笈七签》说:六月初六日,应该沐浴、斋戒,不要参加世俗活动。

《关西旧俗志》说:六月初六日这天,把水用干净的瓦罐收藏起来,一年都不会变臭。用来制造醋、酱和腌物,一年都不会坏。

《真诰》说:十九日、廿四日拔白须发,永不再生。又说:初三、初四、十八、廿八日,拔白发也可以。

《四时纂要》说:这个月的初一、初七、初八、二十一日沐浴,可以去除疾病和消灾。

《七签》说:这个月的二十七日,用枸杞煮水沐浴,到老都不生病。

《荆楚记》说:六月伏日这一天,适宜做汤饼来吃,名叫"辟恶"。

旧俗曰："造酱用三伏黄道日浸豆，黄道日拌黄，用草乌五七个，切作四片，撒上，其蛆尽死。"

《农桑撮要》曰："是月剩饭，用苋菜盖之，过夜不馊。"

《山居四要》曰："养鱼池中，是月宜纳二神守以护鱼。"

"治水泻百病，用乌蔺子六月六日同面炒黄，等分为末，米饮调服二钱。"

《琐碎录》曰："宜食苦荬，以益心气。"

《家塾事亲》曰："西瓜性温，熟者可食，解暑，名白虎汤。"

《千金月令》云："是月可食乌梅酱止渴。方用乌梅捣烂，加蜜适中，调汤微煮饮之。水泻渴者，以梅加砂糖、姜米饮之，不渴。"

《便民图纂》曰："六月六日，用井花水，以白盐淘于水中作卤，新锅仍煎作白盐，以此盐擦牙毕，以水吐手心内洗眼，虽老犹能灯下读书。"

《抱朴子·养生书》云："三伏内用甘草一钱，好明白滑石六钱，为末，和水饮之，名六一散，令人免中暑泄泻。"

三伏内服十味香薷饮方：

香薷数年陈者，一两　人参　陈皮　白术炒　白扁豆炒　茯苓　黄芪　木瓜　厚朴姜汁浸　甘草各五钱

共为饮片，水煎停冷服之。或为细末，水调一二钱服。

三伏时，用门冬、五味子、人参泡汤代茶，谓之参麦散。消渴生津。

《济世仁术》曰："六月极热，可用扇急扇手心，则五体俱凉。"

《抱朴子》曰："三伏中，用黄芪、茯苓煎膏，入甘草末二分，以井凉水调服。治谵狂，大消暑热毒气。"

旧俗说：造酱适合在三伏天的黄道日浸泡豆子。黄道日拌黄，用草乌三十五个，每个切作四片，撒在上面，其蛆全部被杀死。

《农桑撮要》说：这个月吃不完的剩饭，用苋菜盖起来，过夜也不会变馊。

《山居四要》说：在池水中养鱼，这个月适宜纳二神，可以保护鱼。

治疗水泻这类的病，可以用乌蔺子在六月六日这天同面一起炒黄，各等份，捣为末，用米汤调服二钱。

《琐碎录》说：这个月适宜吃苦荬菜，以益心气。

《家垫事亲》说：西瓜性温，成熟后可以吃，能解暑，名为"白虎汤"。

《千金月令》说：这个月可以食乌梅酱止渴。制的方法是：将乌梅捣烂，加适量蜂蜜，调汤后微煮一下就可以喝了。如果是水泻口渴的患者，可以在梅汤中加砂糖、姜、米，喝了不渴。

《便民图纂》说：六月六日这天，用井花水将白盐溶解在水中做成卤水，用一口新锅熬煮成白盐。用此盐刷牙后，将水吐在手心内洗眼睛，到老都能灯下读书。

《抱朴子·养生书》说：在三伏天用甘草一钱，好的白滑石六钱，捣为末，和水饮，取名为"六一散"，可使人免于中暑泄泻。

三伏内服十味香薷饮方：

香薷数年陈者，一两；人参、陈皮、白术炒；白扁豆炒；茯苓、黄芪、木瓜、厚朴姜汁浸；甘草各五钱。

上列各味药，一起制作成饮片，用水煎，放冷后饮服。或捣为末，用水调一二钱服。

三伏时，用门冬、五味子、人参泡汤代替茶，称为参麦散，可以消渴生津。

《济世仁术》说：六月最热的时候，可以用扇子急扇手心，会使人感到五体俱凉。

《抱朴子》说：在夏季的三伏期间，用黄芪、茯苓煎熬成膏，加入甘草末二分，用井中的凉水调服。可以治神志不清、胡言乱语，能大消暑热毒气。

又方：木瓜酱，用木瓜十两，去皮细切，以汤淋浸，加姜片一两，甘草二两，紫苏十两，盐一两。每用些少泡汤，沉之井中，候极冷饮之。

又方，梅酱吃水方：用黄熟梅十斤，蒸烂去核，将肉秤有几斤，每斤加盐三钱，加紫苏干者一两，干姜丝二钱，甘草三钱，搅匀，日中大晒，待红黑色收起。用时，加白豆仁、檀香些少，饴糖调匀，和水服，最解暑渴。

又，桂酱、沉香熟水，俱载《饮食笺》内。

《琐碎录》曰："暑月不可露卧，勿沐浴当风，慎贼邪之气侵人。"

又曰："其月无冰，不可以凉水阴冷作冰饮。水热生涎者勿饮，能杀人。"

《玄枢经》："是月勿斩伐草木，勿动土，勿举大事，以摇养气。"

《养生仁术》曰："勿专用冷水浸手足，防引起狂邪之风犯之，令人风病，体重气短，四肢无力。"

《食治通说》："夏月不宜饮冷，何能全断？但勿宜过食冷水与生硬果、油腻、甜食，恐不消化，亦不宜多饮汤水。人能自慎，省食煎炒、咸腊、炙爆之物，自然津液常满，何必戒饮。"

《便民纂》曰："途中一时中暑身死者，不可用冷水灌沃，急就道上取热土，填于死者脐上成堆，中间拨开作一孔，令人撒尿浇入脐孔。次用生姜、大蒜捣烂，热汤送下，即活。"

《琐碎录》曰："暑月瓮坛大日晒热，不可即取盛装饮食，恐收暑气。"

《杨公忌》曰："初三日不宜问疾。"

《灵宝经》曰："六月六日，宜修清暑斋。"

又一方：木瓜酱。用木瓜十两，去皮切细，用汤淋浸，加姜片一两，甘草二两，紫苏十两，盐一两。每次用少量泡汤，然后沉入井中，等到很冷了才饮用。

又一方，梅酱吃水方：用黄熟的梅子十斤，蒸烂后去掉核，把剩下的肉称一下，看有几斤，每斤加盐三钱，加干了的紫苏一两，干姜丝二钱，甘草三钱，搅拌均匀，在中午的太阳下暴晒，晒到颜色变成红黑色时收起来。用的时候，加白豆仁和檀香少许，再用饴糖调匀，和水饮服，最能解暑渴。

另外，以桂酱、沉香煮水，都记载在《饮食笺》内。

《琐碎录》说：暑月不可露天睡觉，不要对着风沐浴，谨防贼邪之气侵害人体。

又说：这个月如果没有冰水，不能用生水代替冰饮，半冷半热的水互相混合更不能饮，能致人于死地。

《玄枢经》：这个月不要砍伐草木，也不要动土，不要办大事情，以免动摇了长养之气。

《养生仁术》说：不要专门用冷水浸泡手足，防止风邪袭入，人一抵抗不住就有可能犯风病，使人身体重、呼吸困难、四肢无力。

《食治通说》：夏天不宜冷饮，这种说法怎么能绝对办到呢？只是不要过量食冷水、未成熟的生硬水果，油腻甜食，怕的是不消化。也不适宜过多的喝汤水。人们能够在这些方面加以注意，并少吃煎炒、卤咸菜、腊制品和烧烤食物，体内自然津液常满，也就不存在绝对戒饮的问题了。

《便民纂》说：在路上中暑昏死的人，不要用冷水去灌他，应该赶快在路上取热土，填入中暑者的肚脐，土中拨开成一个孔，让人撒尿浇入孔中，然后再取生姜、大蒜捣烂，热汤送下，即活。

《琐碎录》说：盛暑天被太阳暴晒的罐子，不能立即用来装饮食，恐怕吸收了暑气，通过食物侵犯人体。

《杨公忌》说：初三日不宜看病问疾。

《灵宝经》说：六月六日，适宜修清暑斋。

六月事忌

《月令》曰:"六月选用日时,不宜用未,犯月建,百事不利。初一日,忌经营。初十、二十日,忌交易裁衣。"

《仙志戒》曰:"六月六日,忌取土开掘。"

《四时纂要》曰:"三伏日不可嫁娶,伤夫妇,不吉。"

《云笈七签》曰:"六月二十四日,忌远行,水陆俱不可往。"

《四时纂》曰:"是月勿饮山涧泽水,令人患瘕。"

《千金方》曰:"勿食韭,令人目昏。勿食羊肉,伤人神气。勿食野鸭鸳鸟,勿食雁,勿食茱萸,勿食脾。乃是季月,土旺在脾故也,俱宜戒之。"

《云笈七签》曰:"六月勿食羊血,伤人神魂,少志健忘。勿食生葵,必成水瘕,且为犬啮,终身不瘥。"

六月修养法

季夏之月,发生重浊,主养四时,万物生荣,增咸减甘,以滋肾脏。是月肾脏气微,脾脏独旺,宜减肥浓之物,益固筋骨。卦值遁,遁者,避也,二阴浸长,阳当避也,君子庄矜自守。生气在巳,坐卧宜向南方。

孙真人曰:"是月肝气微弱,脾旺,宜节约饮食,远声色。此时阴气内伏,暑毒外蒸,纵意当风,任性食冷,故人多暴泄之患。切须饮食温软,不令太饱,时饮粟米温汤、豆蔻熟水最好。"

《内月秘诀》曰:"建未之月,二阴之卦,是阴气渐长,喻身中阴符离去午位,收敛而下降也。"

六月事忌

《月令》说：六月选用日时，不适宜用未时，犯月建，百事不利。初一日，忌经营。初十、二十日，忌交易和裁衣。

《仙志戒》说：六月六日，忌取土、动工、挖掘。

《四时纂要》说：三伏日不可嫁娶，伤夫妇，不吉利。

《云笈七签》曰：六月二十四日，忌远行，水陆都不可前往。

《四时纂要》说：这个月不要饮出泉沼泽的水，会使人得腹内结块的病。

《千金方》说：不要吃韭菜，会使人两眼昏花。不要吃羊肉，会伤人的神气。不要吃野鸭、家鸭、雁，不要吃茱萸，不要吃动物的脾脏，因为这是夏季的最后一个月，脾属土，正是土气旺的时候，都应该禁戒。

《云笈七签》说：六月不要吃羊血，会伤人的神魂，使人少志气、健忘。不要食生葵，吃了会在心腹内形成水癖，如果被狗咬伤，终身都不会治好。

六月修养法

夏季的最后一个月，生长之气既重又沉，主养四个时令，万物生长茂盛、繁荣，饮食应该增加咸味减少甜味，以助于养肾。在这个月肾脏气微，唯独脾脏气旺，在食物方面应减少一些肥腻浓厚的食品，才能有益于坚筋骨。在八卦上属"遁"卦，遁就是躲避的意思，阴气在加倍地滋长，阳气就开始回避了。君子在这个月令里应庄矜自持。生气在巳时，人们的坐卧都宜向南方。

孙真人说：这个月肝气微弱，脾土旺盛，宜节制饮食，远离声色。这个月阴气内伏，暑热外蒸，如果随意的迎风吹，任性食冷饮冷食，人们就会容易得急性腹泻的病。必须饮食温软，不要吃得太饱，应常常饮粟米温汤和豆蔻热水。

《内丹秘诀》说：这个月是建未之月，卦象上已出现两个阴爻，说明阴气渐长，反应在我们身上，就是阴符离开了午时的位置开始收敛和下降了。

灵剑子导引法

端身正坐，舒手指，直上反拘。三举，前屈。前后同行。至六月半后用之。去腰脊脚膝痹风，散膀胱邪热。

陈希夷季夏二气导引坐功图势

小暑六月节坐功图

运主少阳三气。
时配手太阴脾湿土。
坐功：每日丑寅时，
两手踞地，屈压一足，
直伸一足，用力掣三五度，
叩齿，吐纳，咽液。

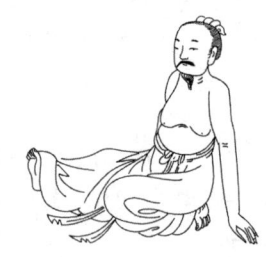

治病：腿膝腰髀风湿，肺胀满，嗌干，喘咳，缺盆中痛，善嚏，脐右小腹胀引腹痛，手挛急，身体重，半身不遂，偏风，健忘，哮喘，脱肛，腕无力，喜怒不常。

大暑六月中坐功图

运主太阴四气
时配手太阴肺湿土
坐功：每日丑寅时，
双拳踞地，返首向肩，
引作虎视，左右各三五度，
叩齿，吐纳，咽液。

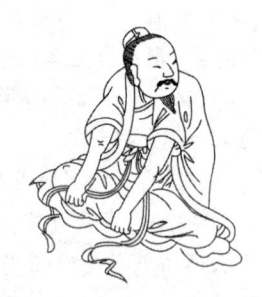

治病：头项胸背风毒、咳嗽止气、喘渴、烦心、胸膈满、臑臂痛、掌中热、脐上或肩背痛、风寒汗出、中风、小便数欠、淹泄、皮肤痛及麻、悲愁欲哭、洒渐寒热。

灵剑子导引法

端坐好,把手指舒展开,手掌向上后方作托举状,向上举三次,再向前弯曲,前后同行。这个方法应该在六月十五日以后用。可以去腰脊脚膝疼痛麻木的病,也可散膀胱的邪热。

陈希夷季夏二气坐功图势

小暑六月节坐功图(图略)

运主少阳三气。

时配手太阴脾湿土。

坐功:每日丑、寅时辰,

两手踞地,屈一足,伸直一足,

用力掣十五次,叩齿、吐纳、咽津。

治病:腿、膝、腰、大腿风湿,肺胀满,咽干,喘咳,缺盆中痛,好打喷嚏,脐右小腹胀引腹痛,手挛急,体重,半身不遂,偏风,健忘,哮喘,脱肛,腕无力,喜怒无常。

大暑六月中坐功图(图略)

运主太阴四气。

时配手太阴肺湿土。

坐功:每日丑、寅时辰,

双拳踞地,回头向肩,引作虎视,

左右各十五次,叩齿、吐纳、咽津。

治病:头项胸背风毒,咳嗽上气,喘喝,心烦,胸膈胀,上臂痛,掌中热,脐上或肩背痛,风寒汗出,中风,小便频繁量少,淹泄,皮肤麻痛,悲愁欲哭,恶寒发热。

脾神图

经曰:脾旺,于卯季附心下,故图列于夏后。

神名常在,字魂庭。

脾之状如神凤,

主藏魂,象如覆盆,

色如缟映黄,

正掩脐上近前,

横覆于胃,脉出于隐白,

隐白左足大指端侧,去甲角如韭叶。

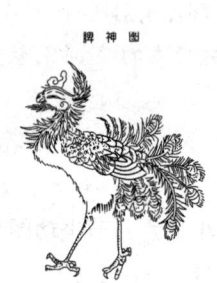

脾神图

脾脏四季旺论

脾脏属中央土,旺于四季,为黄帝,神肖凤形,坤之气,土之精也。脾者,裨也,裨助胃气。居心下三寸,重一斤二两,阔三寸,长五寸。脾为心子,为肺母,外通眉阙,能制谋意辩,皆脾也。口为之宫,其神多嫉。脾无定形,主土阴也。妒亦无准,妇人多妒,乃受阴气也。食熟软热物,全身之道也。故脾为五脏之枢,开窍于口,在形为颊,脾脉出于隐白,脾乃肉之本意处也。谷气入于脾,于液为涎,肾邪入脾则多涎。六腑,胃为脾之腑,合为五谷之腑也。口为脾之官,气通则口知五味,脾病则口不知味。脾合于肉,其荣唇也,肌肉消瘦者,脾先死也。为中央,为季夏,日为戊己,辰为丑辰未戌,为土。其声宫,其色黄,其味甘,其嗅香,心邪入脾则恶香也。脾之外应中岳,上通镇星之精。季夏并四季各十八日,存镇星黄气入脾中,连于胃上,以安脾神。脾为消谷之腑,如转磨然,化其生而入于熟也。脾不转则食不消也,则为食患。所以脾神好乐,乐能使脾动荡也。故诸脏不调则伤脾,脾脏不调则伤质,质神俱伤,则人之病速也。人当慎食硬物,老人尤甚。不欲食者,脾中有不化食也。贪食者,脾实也;

脾神图

经上说：脾土在四季中最旺，
附在心下，所以将脾神图列于夏季之后。
脾神名叫常在，字魂庭。
脾的形状如神凤，
主藏魂，形象如覆着的盆子，
色彩像白色的绢裹着黄色所透出的颜色，
位置在脐上靠前、横在胃之后，脾脉出于隐白穴。
隐白穴在左脚大指端侧，趾甲角旁开韭叶宽。

脾脏四季旺论

脾脏在五行中居中央属土，四季都很旺盛，为黄帝。脾神很像凤，占据坤土的气，为土之精。脾就是有裨益的意思，是说它可以助养胃气。位置在心脏下三寸处，重一斤二两，宽三寸，长五寸。脾为心之子，为肺之母，在外与眉头相通，相当于宫庭大门的两个了望台，能制谋意辩，这都是脾的特点。口为脾之宫，在精神上，它容易产生嫉妒的情感。脾没有固定的形状，它主管五行中的"土"，属阴。故脾为五脏之枢，开窍于口，在形为颊，脾脉出于隐白，脾乃肉之本意处也。妒也没有固定的表现形式，一般说来，女性易生妒，是阴气所至。吃熟软热的食物，这是全身生理上的需要，养生之道。所以脾是五脏的枢纽，开窍在口，形象表现在脸的两侧。脾脉从隐白穴发出，主肌肉。谷气进入脾脏，表现在体液上为涎。当肾邪进入了脾，就会引起涎水的大量分泌。在六腑之中，胃为脾的腑，也是五谷的腑。口是脾之宫，脾气通畅，口就能尝知五味，脾如果有病，那么口就感觉不出味道。脾也与肉紧密连系着，它的情况表现在口唇上。肌肉消瘦的人，说明脾的功能已经衰弱了。在位置上，脾居中央；在时令上，脾属夏季的第三个月，日辰属戊己，时辰为丑辰未戌，五行为土。在五声上属宫音，在五色上属黄色，在五味上属甘，在五臭上属香。如果心邪入脾，就会表现为厌恶香气。脾与中岳相

无宿食而不喜食者，脾虚也；多惑者，脾不安也；色憔悴者，脾受伤也；好食甜者，脾不足也；肌肉鲜白滑腻者，是脾无病征也。肺邪入脾则多歌，故脾有疾当用呼，呼以抽其脾之疾也。中热亦宜呼以出之。当四季月后十八日，少思屏虑，屈己济人，不为利争，不为阴贼，不与物竞，不以自强，恬和清虚，顺坤之德而后全其生也。逆之则脾肾受邪，土木相克，则病矣。

修养脾脏法

当以夏季之月朔旦，并三季后十八日，正坐中宫，禁气五息，鸣天鼓二十四通，【注曰：鸣天鼓者，以两手抱脑后，用中食二指起复互换，各二十四下。】吸坤宫黄气入口，十二吞之，以补呼之损也。

相脾脏病法

"脾热者，鼻赤黄而肉臑；脾虚，则腹胀鸣，成溏痢，食不消化。脾风，则多汗恶风，体上游风习习，四肢无力，举动懈怠，不思饮食，足不能行，脚下胀痛。脾恶湿，食苦以燥之。又云：脾病欲缓，食甜以补之，苦以泻之。脾病，当脐下有动气，按之牢若痛，苦逆气，

呼应，与上天土星的精气相通。在六月份和四季的后十八日，土星的黄气都会进入脾中，连接在胃上，以安脾神。脾是消化谷物的脏腑，像转动的磨子，把外来的食品转化为人能吸收的营养。脾不转动食物就不消化，引起疾病。脾神喜欢快乐，只有快乐才能使脾动荡。所以各个内脏的功能出现不调就会伤脾，脾脏不调就会伤人的体质，神和质都受到了损伤，那么人也就很快会病。人们应当谨慎勿吃硬食物，尤其老人要注意。不想吃东西的人，脾中定有不消化的饮食。贪吃的人，说明他的脾功能亢进；如果不是因为积食而又不想吃东西的人，说明脾功能虚弱了；多猜疑的人，脾不安；神色憔悴的人，是因为脾受了损伤；好吃甜食的人，脾气不足；人的肌肤鲜嫩洁白滑腻，是脾没有病的象征。肺邪到了脾脏就喜欢唱歌，所以脾脏有了疾病应当用"呼"音吐纳来治疗，呼可以除去脾脏中的疾病。内热时也适宜用"呼"的办法使热邪排出。每个季节最后一月的后十八天，应该排除思虑，克制自己而去帮助他人，不要为名利去争强好胜，也不要暗怀鬼胎去算计他人，不要去竞争，不要自我持强，应恬淡平和清虚，顺应坤柔的品德，这样才能使身体健全安康。反之，就会使脾肾受病邪的侵害，土木相克，也就会导致生病了。

修养脾脏法

应当在夏季每个月初一的早晨，和三个季节的最后十八天，端坐中宫，先安静地呼吸五口气，鸣天鼓二十四次。【注：鸣天鼓，就是用两手抱脑后，用中指和食指交替抬起，各二十四下。】吸坤宫黄气入口，也就是吸中央的生气入口，吞十二下，以补充呼法的耗损。

相脾脏病法

脾上有热邪的人，鼻子是赤黄色的，而且有肉隆起；脾虚则腹内有胀鸣现象，大便稀薄，消化不良。脾上有风邪，就会多汗、恶风、体表麻痒若游风流行的样子、四肢无力、举动懒散、不思饮食、足不能行、脚下胀痛。脾恶湿，应当用苦味的食物使它干燥。又说：脾脏的病将要好转的时候，应该食甜食去补养它，用苦味去泻它。脾有病，在脐的下

小肠急痛下泄,足重胫寒,两胁胀满,时作呕吐,气满充心,四肢浮肿,宜服诃梨勒丸。

干地黄一钱　牡丹皮一钱　薯蓣八分　泽泻八分　茯苓八分　川芎八分　山茱萸九分　干姜三分　诃梨勒皮十分　荜拨三分

上为末,炼蜜为丸,如桐子大。空心,地黄汤下二十丸。

六气治脾法

治脾脏吐纳用呼法,以鼻渐引长气以呼之。病脾大呼三十遍,细呼十遍。呼时须撮口出之,不可开口。能去冷气、壮热、霍乱,宿食不化,偏风麻痹,腹肉结块。数数呼之,相次勿绝,疾退即止,过度则损。损则吸以补之,法具前。

脾脏四季食忌

六月勿食吴茱萸,令人患赤白痢。四季勿食脾、肝、羊血。脾病,宜食米、枣、葵,禁酸味。

脾脏导引法〔六月行之〕

可大坐,伸一脚,以两手向前反掣三五度。又跪坐,以两手据地回视,用力作虎视,各三五度,能去脾家积聚风邪毒气,又能消食。

夏时逸事

洗笔池

三吴长洲蓒溪孔里,有洗笔池,是宣圣南游遗迹,池中水尚黑,内种白荷。每年池中间黑荷一朵,是圣迹之奇也。至今在潇洒张

部会感到有一股可移动的气,按重一点会感到痛,好像有一股逆气,使小肠突然疼痛、下泄、足沉重、小腿内侧的胫骨有寒、两胁胀满、时常呕吐、气满充心、四肢浮肿,适宜服诃黎勒丸。

干地黄一钱,牡丹皮一钱,薯蓣八分,泽泻八分,茯苓八分,川芎八分,山茱萸九分,干姜三分,诃黎勒皮十分,荜拨三分。

上列各药共捣为末,用蜂蜜炼为丸,像梧桐子般大。空腹,用地黄汤服下二十九。

六气治脾法

治脾脏的吐纳,用呼字法,用鼻缓慢地吸入长气,然后用嘴呼出。脾脏有病就反复大呼三十遍,再小呼十遍。呼时,嘴唇要撮成小孔出气,不能开口。这样能除去冷气、壮热,治疗霍乱、积食、由风寒湿等引起的肢体疼痛、麻木,和腹内块的病。接连不断地呼,不要间断,病好就立即停止,过度了会带来损害。如过度了,就反过来用吸法去补偿,与前面讲的方法一样。

脾脏四季食忌

六月不要吃吴茱萸,吃了会患红白痢疾。四季都不要食动物的脾、肝和羊血。有脾病的人适宜吃米、枣、葵,要禁食酸味。

脾脏导引法〔六月行之〕

可盘腿正坐,将一脚伸直,两手向前,反拉十五次。再跪坐,用两手撑地,头用力向后回头看,像虎视一样,左右各十五次。这种运动能除去脾脏积症、风邪毒气,又能消食。

夏时逸事

洗笔池

在三吴长洲蓴溪孔里,有一个洗笔池,是孔子南游的遗迹,池中水现在仍然很黑,里面种了白荷。每年池中间盛开一朵黑荷,这是孔子

郎旧居园中。

入水避暑

葛仙翁每大醉，夏炎热，入深水底，八日乃出，以能伏气故耳。

河朔夏饮

袁绍在河朔，至夏大饮，以避一时之暑，号为河朔饮。

高卧北窗

陶潜于夏日，高卧北窗之下，清风飒至，自谓羲皇上人。

避暑凉棚

长安人每至暑月，以锦结为凉棚，设坐具为避暑会。

造百索粽

唐岁时节物，五月有百索粽。

捕蝇虎蟾蜍佩

五月五日，捕蝇虎杵拌豆，豆自踊跃，可以击蝇。取万岁蟾蜍，头有角，目赤，颔下有丹书八字者，五月五日收之，阴干佩带，可以避五兵。

九子粽

粽名极多，有九子粽，王沂公诗云"争传九子粽"，章简公诗云"九子粘蒲玉粽香"是也。

圣迹所示现的奇异。至今还在潇洒张郎旧居园中。

入水避暑

葛仙翁每次喝得大醉，夏天炎热，就跳入水中沉入水底，过八天才出来，因为他有伏气的功夫。

河朔夏饮

袁绍在河朔的时候，夏天到来，就开怀畅饮，用这个方法来避暑，并号称为"河朔饮"。

高卧北窗

陶渊明在炎热的夏日，高枕无忧地睡在北窗下，阵阵清风吹来，舒服极了，并自号为"羲皇上人"。

避暑凉棚

长安人每当到了夏季，用锦搭起乘凉的棚子，内设桌凳，大家在一起纳凉，称为"避暑会"。

造百索粽

唐朝时有一种应和节气的物品，即五月份做的"百索粽"。

捕蝇虎蟾蜍佩

五月初五，把捕蝇虎拿来做游戏，它是蜘蛛的一种，身体小，白色或灰色，有单眼八只，头胸部略呈方形，腹部狭小，脚短。常在墙壁上捕食蝇和其他小虫，不结网。找一只很老的蟾蜍，号称"万岁蟾蜍"的，头上有角，眼睛是红的，颔下有丹书八字，在五月初五这天收起来，阴干后佩带在身上，可以避"五兵"之祸。

九子粽

粽子的名称很多，其中有一种叫"九子粽"。王沂公诗句说："争传九子粽。"章简公诗句说："九子粘蒲玉粽香。"这些诗句里指的就是它了。

射粉团

唐时都中，端午日造粉团角黍入盘中，以小弓架矢射之，中者取饮。

菖蒲酒

端午日，以菖蒲生山涧中一寸九节者，或屑或切以浸酒，章诗云："菖华泛酒尧樽绿。"

五彩线

五月，以五色线系臂，名曰续命缕，又曰长命缕，可以辟除不祥，五兵五鬼。

蒲人艾虎

端午日，以菖蒲根刻作小人或葫芦形，佩以辟邪，王诗"旋刻菖蒲要避邪"。五日，以艾为小虎，或剪彩为小虎，贴以艾叶，内人争相戴之，故章诗云："玉燕钗头艾虎轻。"

斗草浴兰

五日踏百草，又作斗百草之戏，章诗云："今朝斗草得宜男。"五日蓄兰以为浴，《楚骚》曰："浴兰汤兮沐芳华。"章诗云："兰芽翠釜汤。"

凫车

南方竞渡，使舟轻利，谓之飞凫，又曰水车，章诗："瑶津亭下竞凫车。"古诗云："兰汤备浴传荆俗，水马浮江吊屈魂。"

射粉团

唐朝的时候,皇都和大城市过端午节,都做一种游戏。把做好了的"粉团角黍"放在盘子里,用小弓箭去射,射中的人才可取去饮用。

菖蒲酒

端午节,用生长在山涧的一寸有九节的菖蒲,或屑或切后用酒浸泡。章诗说:"菖华泛酒尧樽绿。"

五彩线

五月,把五色线系在臂上,名叫续命缕,又叫长命缕,可以辟除种种不祥,避免兵器战争、恶煞。

蒲人艾虎

端午节,用菖蒲根刻成小人,或刻成葫芦形,佩在身上可以辟邪。王曾诗写道:"旋刻菖蒲要辟邪。"初五这天把艾做成小老虎,或剪彩为小虎,贴上艾叶,妻妾争相佩戴。所以章诗写道:"玉燕钗头艾虎轻。"

斗草浴兰

初五这天踏百草,有的又做"斗百草"的游戏。章诗说:"今朝斗草得宜男。"(所谓"宜男",就是"萱草"的别名,因为传说怀孕妇女戴了此花,就会生男孩,故此得名。)初五这天采集兰草来洗澡,对此,《楚辞》写道:"浴兰汤兮沐芳华。"章诗也写道:"兰芽翠釜汤。"

凫车

南方的端午节,划龙舟竞渡,这种舟非常轻便利落,称之为"飞凫",又叫"水车"。章诗写道:"瑶津亭下竞凫车。"古诗也写道:"兰汤备浴传荆俗,水马浮江吊屈魂。"

伏闭不出

《汉官仪》曰:"伏日万鬼行,故尽日闭户,不涉他事。"

暑饮碧筒

袁绍与刘松,三伏时尽日饮酒,以避一时之暑。魏郑公暑饮,取大荷叶,以指甲去叶心,令与大柄通,屈茎轮菌如象鼻,传席间噏之,名碧筒酒。

琢冰山

杨氏子弟,每以三伏琢冰为山,置于宴席左右,酒酣各有寒色。

分龙节

池俗,以五月二十九日、三十日为分龙节,雨则多水。闽人以夏至后为分龙,雨各有方。杭俗以五月二十日为分龙。

樱笋厨

《岁时记》以四月十五日后,通谓之樱笋厨,陈诗云:"春事无多樱笋来。"

临水宴

李少师与客饮宴,暑月临水,以荷为杯满酌,不尽则重饮,无日不大欢。

霹雳酒

《醉乡》云:"暑月大雷霆时,收雨水淘米酿酒,名霹雳酒。"

伏闭不出

《汉官仪》说：伏日是恶日，所以应该闭门在家，不宜出门做事。

暑饮碧筒

三国时，袁绍与刘松在三伏天整天饮酒，以此来避一时的暑热。魏郑公暑天饮酒，拿一张大荷叶，用指甲挖去叶心，使它与叶茎相通，把茎弯曲如象鼻那样，在席上互相传递喝酒，取名"碧筒酒"。

琢冰山

杨家的子弟，在三伏天把冰琢刻为山，放在酒宴席上，喝酒到半醉的时候，彼此都会有寒冷的感觉。

分龙节

池州的风俗，以五月二十九日、三十日为分龙节，雨多会有大水。福建人以夏至后为分龙节，雨水降落，各有方位。杭州的风俗，以五月二十日为分龙节。

樱笋厨

《岁时记》记载，以四月十五日后，都叫作"樱笋厨"。陈诗咏道：春事无多樱笋来。

临水宴

李少师与客人饮酒，暑天喜欢在临水的溪边，用荷叶做酒杯，斟满，不喝完就重饮，每天都喝得快乐至极。

霹雳酒

《醉乡》说：暑天雷雨大作的时候，把雨水收集起来淘米酿酒，这种酒取名为"霹雳酒"。

寒筵冰

《酉阳编》云:"盛夏取大水晶如拳块,置釜中,新汲水煮千沸,以小口大肚瓶盛汤,以油绵密封其口,勿令泄气。复以重汤煮瓶千沸,急沉井底,平旦出之,破瓶,冰已结矣。"

壬癸席

《河东备录》云:"取猪毛刷净,命工织以为席,滑而且凉,号曰壬癸席。"

澄水帛

同昌公主一日大会,暑热特甚,命取澄水帛,以水蘸之,挂于堂中,满坐皆思挟纩。长八九尺,细明可鉴,中有龙涎,故能消暑。

冰丝裀

唐有老人,遇老妪持旧裀,以半千售之。有波斯国人见之,曰:"此是冰蚕所织,暑月置之坐旁,满坐皆凉。"酬以千万。

招凉辟暑

《拾遗记》曰:"黑蚌千年生珠,盛暑握之生凉,名招凉珠,可以辟暑。"唐延学士讲《易》,赐辟暑犀,章诗云:"已持犀辟暑,更有草迎凉。"《酉阳编》曰:"迎凉草碧色,而干似苦竹,叶细如杉,虽若干枯,未尝凋落,盛暑挂之门户,其凉风自至。"

白龙皮

《剧谈》:李德裕夏日邀同列饮,延入小室,开樽如坐高秋,出

寒筵冰

《酉阳编》说：盛夏，用拳头大的一块水晶，放在锅里煮，要用新汲水煮沸千余次，然后倒进一个小口大肚的瓶子里，用油绵把口封紧，不要漏气。再把这个瓶子放在锅里煮沸千余次，立即拿去沉在井底，第二天早晨取出来，把瓶子敲破，里面的水就结成冰了。

壬癸席

《河东备录》说：把猪毛刷洗干净，让工人拿去编织成席子，又滑又凉快，名为"壬癸席"。

澄水帛

同昌公主有一天主持盛大宴会，这天暑热难当，便命人取来"澄水帛"，让人蘸满水挂在厅堂中间，满座都在研究这新棉絮。它有八九尺长，纤维很细，透明得可照人，中间有像龙涎一样的流水，所以能消暑。

冰丝裀

唐朝时候有个老人，遇见一个老太婆拿着旧垫絮出售，喊价五百。有个波斯国的人看见了，说：这是冰蚕丝织成的，大暑天把它放在座位旁边，满屋的人都会感到凉爽。于是用千元的大价把它买走了。

招凉辟暑

《拾遗记》说：有一种黑蚌千年才生出的珍珠，盛暑握在手里能生凉意，名为"招凉珠"，可以避暑。唐朝一个姓延的学士讲《易经》，被赐为"辟暑犀"。章诗写到："已持犀辟暑，更有草迎凉。"《酉阳编》说：迎凉草颜色碧绿，而枝干像苦竹，叶子细得像杉叶，虽然干枯了，但不会凋零飘落，盛暑挂在门上，冽冽凉风会自来。

白龙皮

《剧谈》载：李德裕夏天邀请同人饮酒，把客人引进一间小室，

则火云烈日。询其私信,云:"此日以金盆水渍白龙皮,置坐右。"皮自新罗僧得于海中者。

溜激凉风

《唐书》:"拂秣之国盛暑,乃引水潜流,上通屋宇,机制巧密,惟闻屋上泉鸣,俄见四檐飞溜,悬波如瀑布,激气生凉。"

七井生凉

霍仙别墅,一室之中开七井,皆以镂雕之盘覆之。夏月坐其上,七井生凉,不知暑气。

按辔木阴

姚崇暑月衫絺乘小驷,按辔木阴,顿忘烦溽。

读随树阴

魏伯起夏日坐板床,随逐树阴,讽读累年,床为之锐。

浮瓜沉李

魏文帝与吴质书云:"浮甘瓜于清泉,沉朱李于寒水。"杜诗云:"翠瓜碧李沉玉瓮。"

踏草竞渡

《岁时记》:"五日,土人踏百草,作斗草之戏,以拯屈三闾之溺。"

开始饮酒就如同坐在秋高气爽的天气里,饮完出外依然火云烈日。悄悄问他的亲信,回答说原因是以金盆水浸泡白龙皮,安置在坐位右边。这个皮来自新罗和尚从海中得到的。

溜激凉风

《唐书》载:拂菻国在盛暑时,便引水悄悄流动,通到屋宇内,机关控制很巧妙机密,唯能听见屋上泉水鸣响的声音,一会儿四面屋檐就飞流而下,水波悬挂如瀑布,激发出水气的凉意。

七井生凉

有座叫霍仙的别墅,在一房间里开有七口井,上面都用镂雕得很精致的大盘覆盖着。夏天坐在盘上,七井生凉,不知暑气。

按辔木阴

在暑月,姚崇穿一件细葛布做的单衣,驾着四马车,按住缰绳,在树荫下游玩,很快会忘掉暑热的烦溽。

读随树阴

魏伯起夏天坐在凉板床上,随着树荫移动,用这个方法读了好多年书,床都磨尖了。

浮瓜沉李

魏文帝在给吴质的信上说:把甜瓜浮在清泉上,把红色的李子沉浸在寒水中。对此,杜甫有诗写道:"翠瓜碧李沉玉瓮。"

踏草竞渡

《岁时记》载:五月初五,读书人到野外踏百草,作斗草的游戏,以拯救大夫屈原水溺之死。

辟兵续命

五月五日，集五采彩缯，谓之辟兵；合五色丝系之臂，谓之续命。

劳酒荐瓜

《汉书》："田家伏腊，烹羊炮酒以自劳。"《月令》："初伏，荐麦瓜于祖祢。"

环炉交扇

《新论》："王仲都夏日环炉火，不言热而身不汗。谢公暑月虽伏，当风交扇，犹沾汗流离。

啸风嗽雾

王粲《大暑赋》曰："仰庭熠而啸风。"王度《扇铭》："服絺嗽云雾。"

避暑感凉

魏许使刘松辈三伏之时，昼夜酣饮极醉，以为避暑饮。傅咸作《感凉赋》曰："夏日困于炎暑，旬日不过自凉，以时之凉，作感凉会。"

寺院浴佛

四月八日为佛诞辰，诸寺院各有浴佛会，僧尼竞以小盆贮铜像，浸以糖果之水，覆以花棚，铙鼓交迎，遍往邸第富室，以小杓浇灌佛身，以求施利。是日，西湖作放生会，舟楫之盛，略如春时，小舟竞卖龟鱼螺蚌，售以放生。

辟兵续命

五月五日，集五色绢帛，称为辟兵，可以辟除兵灾；合五色丝系在臂上，称为续命。

劳酒荐瓜

《汉书》载：农家在伏腊祭日，烹羊炮酒来慰劳自己。《月令》载：初伏的时候，要进献麦和瓜等供品祭祀祖先。

环炉交扇

《新论》载：王仲都这个人在夏日围着炉火，不感觉热而且身上也不出汗。而谢公暑月虽然很热，又吹风又打扇，仍然汗流浃背。

啸风嗽雾

王粲的《大暑赋》说："仰庭熠而啸风。"王度《扇铭》说："服絺嗽云雾。"

避暑感凉

魏国的许使、刘松等人，在三伏天，不分昼夜地饮酒直到烂醉，称这是"避暑饮"。傅咸作《感凉赋》说："夏日因于炎暑，旬日不过自凉。以时之凉，作感凉会。"

寺院浴佛

四月八日为佛诞辰日，各个寺院都有浴佛会。和尚尼姑纷纷用小盆子，在里面请放佛的铜像，浸在香药糖水中，上面覆盖花棚，敲打着铙鼓乐器，交迎不休，走遍官邸和富贵人家，用小杓浇灌佛身，求佛施恩保佑。这一天，西湖也举办放生会，舟船盛多，如同春节，小舟竞相出售乌龟、鱼、螺、蚌等，让人们买去放生。

开煮迎新

宋时点检所以四月开煮,每库各用匹帛书库名高品,以长竿悬之,谓之布牌。以木床、铁擎为仙佛鬼神之类,驾空飞动,谓之台阁。杂剧百艺之外,又为渔父习闲、竹马出猎、效八仙故事。并命妓家女使花巾裹头,为酒家保。更有花裹五熟盘架、放生笼养等,各库争为新好。库妓之琤琤者,皆珠翠盛妆,销金红背,乘绣鞯宝勒骏骑,各有皂衣黄号私身数对,开导前行,后执罗扇衣笈。浮浪闲客,随逐其后。少年狎客,簇盘钉,持杯争劝。马首金钱彩缎,沾及舆从。都人习以为常,不以为怪。所经之地,高楼远阁,绣幕如云,累足骈肩,真所谓万人海也。

高子夏时幽赏〔十二条〕

苏堤看新绿

三月中旬,堤上桃柳新叶,黯黯成阴,浅翠娇青,笼烟惹湿。一望上下,碧云蔽空,寂寂撩人,绿侵衣袂。落花在地,步蹀残红,恍入香霞堆里,不知身外更有人世。知己清欢,持觞觅句,逢桥席赏,移时而前,如诗不成,罚以金谷酒数。

东郊玩蚕山

初成蚕箔,白茧团团,玉砌银铺,高下丛簇,丝联蓓蕾,俨对雪峤生寒,冰山耀日。时见田翁称庆,邻妇相邀。村村挝鼓赛神,缲车煮茧,仓庚促织,柳外鸣梭;布谷催耕,桑间唤雨。清和风日,春服初成,歌咏郊游,一饱菜羹麦饭。因思王建诗"已闻邻里催织作,去与谁人身上着"之句,罗绮遍身,可不念此辛苦。

开煮迎新

宋朝时候的点检所（下有十三酒库）从四月开始就煮酒，每库各用布匹写上库的名称和酒品的商标，用长竿悬挂，称为"布牌"。用木床、铁擎作仙佛鬼神之类，驾空飞动，称为台阁。除上演各种杂剧之外，还会上演"渔父习闲""竹马出猎""八仙故事"等戏剧。又叫妓女用花头巾裹头，扮成酒保。另外还有花果五熟盘架，放生笼养等，这十三个库互相标新立异。库中妓女中的佼佼者，都打扮得珠光宝气，穿红着绿，绣鞋丝带，乘着骏马，前呼后拥的差人鸣锣开道，后面拥着举罗扇、抬衣箱的队列。轻浮放荡的无聊闲人，随队跟着追看。还有无聊轻浮的纨绔少年，盘子里堆满水果，上前献给妓女，以酒争劝。在马头上挂起金线彩缎，连跟随的人都沾光。城市的人都习以为常，不以为怪。所经过的地方，高楼远阁，绣幕如云，街上人山人海，互相拥挤得踩足骈肩，真是万人的海洋。

高子夏时幽赏〔十二条〕

苏堤看新绿

三月中旬，堤上桃柳出了新叶，渐渐快要成荫了，颜色也更是浅翠娇青，烟雾濛濛。一望上下，天地间，碧云蔽空，寂寂撩人，绿色的光辉，把人们的衣衫都映绿了。遍地落花，行人都踏着残红，恍惚间好像进入了香霞堆里，使人忘却了这是人间的景象。此刻邀约知己欢乐地相聚，把酒吟诗，逢桥席赏，移时而前。如果吟不出诗来，就罚他三杯酒。

东郊玩蚕山

蚕箔成熟的季节，白茧团团，好像白玉堆砌、白银铺就一般，高高低低、成丛成簇，丝丝联着颗粒，好像对着冰山令人生寒。时见田翁称庆，邻妇相邀。村村敲锣打鼓比春天祭祀土神还热闹，抽丝的车忙碌的转动着，柳树外传来梭子的鸣响声；枝上的布谷鸟在催促人们耕种，在桑林间呼唤下雨。清风和日，春衫刚做好就穿在身上，人们的歌声在郊外此起彼伏，饮餐了一顿清香的菜羹麦饭。因而想起了王建的诗句：

三生石谈月

中竺后山，鼎分三石，居然可坐，传为泽公三生遗迹。山僻景幽，云深境寂，松阴树色，蔽日张空，人罕游赏。炎天月夜，煮茗烹泉，与禅僧诗友，分席相对，觅句赓歌，谈禅说偈。满空孤月，露浥清辉，四野清风，树分凉影。岂俨人在冰壶，直欲谈空玉宇，寥寥岩壑，境是仙都最胜处矣。忽听山头鹤唳，溪上云生，便欲驾我仙去，俗抱尘心，萧然冰释。恐朝来去此，是即再生五浊欲界。

飞来洞避暑

灵鹫山下，岩洞玲珑，周回虚敞，指为西域飞来一小岩也。气凉石冷，入径凛然。洞中陡处，高空若堂，窄处方斗若室，俱可人行无碍顶处。三伏熏人，燎肌燔骨，坐此披襟散发，把酒放歌，俾川鸣谷应，清冷洒然，不知人世今为何月。顾我絺绤，不胜秋尽矣。初入体凉，再入心凉，深入毛骨俱凉哉。人间抱暑焦烁，虽啖冰雪不解，而严冬犹然者，勿令知此清凉乐国。

压堤桥夜宿

桥据湖中，下种红白莲花，方广数亩，夏日清芬，隐隐袭人。霞标云彩，弄雨欹风，芳华与四围山色交映，携舟卷席，相与枕藉乎舟中。月香度酒，露影湿衣，欢对忘言，俨对净友抵足，中宵清梦，身

"已闻邻里催织作,去与谁人身上着"的诗句。扪心自问,我们遍身穿着罗绮绸缎,难道不应该想一想养蚕人的辛苦吗?

三生石谈月

在天竺的后山,有三个像鼎一样分布的奇石,天然形成,居然可坐,相传为泽公三生的遗迹。山很背僻,但景致很幽雅。白云深处,环境寂然,松树成荫,遮天蔽日,游人很少能去。炎热的夏天有月亮的晚上,用泉水煮茶,与通禅的高僧和会诗的朋友,相对坐下,唱歌吟对,谈禅说偈。宇宙无边,只有一轮孤月挂在天上,露水润湿着月光的清辉。四周的原野送来阵阵轻风,地上只有树和它的影子处在这洁白清净的世界。真想一下子把宇宙的秘密全部彻悟。几人坐山丘岩石,成了仙境般的风景。忽然听到山头上鹤声啼唳,山溪间白云生起,好像要让人腾云驾雾,飘飘欲仙。平日心中的残尘凡心,顿时消失得一干二净。但恐到了明天早上,这些胜景消失,又会回到人世间的五浊恶世了。

飞来洞避暑

灵鹫山下,岩洞玲珑,周围都是空洞,传说这是从西域飞来的一座小岩石。气凉石冷,进去使人寒意凛然。洞中高峭处,空间高的地方如堂,狭窄处又像斗室,都可以供人行走,不会碰着脑袋。三伏天气,太阳灼人,但在此一坐,敞开衣服,披散头发,把酒放歌,石洞中川谷呼应,清冷凉爽,不知道人间此刻是何年何月。一看自己身上穿着单薄,一下感到伏天,好像已经转到秋凉了,感到通体凉快,过一会觉得是心里凉透了,再深入则感到毛骨都凉透了。人间对着暑热焦躁,虽吃水吞雪都不能解,然而这里严冬依然,不要让人知道有这么一个清凉乐国。

压堤桥夜宿

桥横跨在湖的中间,下面种满了红、白两色的莲花,方圆好几亩,夏日的清雅芬芳,隐隐约约向人袭来。云映彩霞美不胜收,一会儿,黑云在风中激起,就要下雨,湖里芳华与四围的山色交映。带着凉席到游船

入匡庐莲社中矣。较与红翠相偎,衾枕相狎者何如哉?更愿后期,与君常住净土。

湖心亭采莼

旧闻莼生越之湘湖,初夏思莼,每每往彼采食。今西湖三塔基旁,莼生既多且美。菱之小者,俗谓野菱,亦生基畔,夏日剖食,鲜甘异常,人少知其味者。余每采莼剥菱,作野人芹荐,此诚金波玉液,清津碧荻之味,岂与世之羔烹兔炙较椒馨哉?供以水蕨,啜以松醪,咏《思莼》之诗,歌《采菱》之曲,更得乌乌牧笛数声,渔舟欸乃相答,使我狂态陡作,两腋风生。若彼饱膏腴者,应笑我辈寒淡。

湖晴观水面流虹

湖山过雨,残月烘云,峦霭浮浮,林铺翠湿。浴晴鸥鹭争飞,拂袂荷风荐爽。忽焉长虹贯天,五色炽焰,影落湖波,光彩浮濯。乍骇蛟腾在渊,晃荡上下,水天交映,烁电绝流,射日蒸霞,似夺颊丸晚色。睥睨静观,景趣高远,不觉胸中习气,欲共水天吞吐。此岂丰城伏剑,时为幽人一剖璞中蕴色。

山晚听轻雷断雨

山楼一枕晚凉,卧醉初足,倚栏长啸,爽豁凝眸。时听南山之阳,殷雷隐隐。树头屋角,鸠快新晴,唤妇声呼部部矣。云含剩雨,

上去,互相当枕头抵足而眠。月香度酒,露影湿衣,欣喜地对坐,不知说什么才好,好像是对着倾心的朋友,中宵清梦,又好像在庐山上参加"庐莲社"。这些情景与红翠相互依偎,与衾枕之间的轻狂比较怎样呢?我更愿在现在与有识之士生活在这片净土上。

湖心亭采莼

过去听说莼生在越国的湘湖里,初夏时想起这个菜,每次只有到那里去采食。现在西湖的三塔基旁边,莼长得又多又好。菱中较小的一种,俗称为野菱,也生长在三塔基畔,夏天剖开来食,鲜甜异常,人们很少有知道此味的。我每次采莼和野菱,像野人那样吃这些原始风味的菜草。这实在是山珍海味、美味佳肴之味,世间的烹羊烤兔怎么能与它相比。喝着淙淙的泉水,品着松果酿的松醉酒,吟咏思念着莼的诗篇,歌唱着采野菱的小曲,更听到远处传来呜呜牧笛数声,小渔船上的渔民互相问答着,这一切使人陡然生起无忧无虑的狂态。周身轻灵,两腋生风,与那些满肚子填塞大鱼大肉的人比起来,一定会笑我的生活太寒酸了吧。

湖晴观水面流虹

湖山下过雨之后,夕阳烘烤着残云,山峦上薄雾浮动,树林里铺着翠绿的湿青苔。天晴后鸥鹭欢乐地飞舞,翻动荷叶的凉风又拂动着人们的衣衫。猛然抬头看见长虹跨跃在天上,五彩鲜明,平静的湖面倒映着彩虹的影子,波光浮动。好像是蛟龙从深潭中腾起,上下晃荡,水天交映,深色的电光在流动,阳光照射,蒸气形成彩霞,好像要与太阳的余辉争光彩。侧目打量着眼前的一切,景趣高远,好像自己的呼吸与大自然水天交融、吞吐。有如丰城剑气上冲,紫气常在斗牛间,又如高雅的人剖石见玉一般。

山晚听轻雷断雨

山楼上一觉醒来,晚风凉爽,醉后已经睡足,倚栏长啸,爽朗而豁达舒展。远处隐隐约约传来南山的雷声,树头屋角,斑鸠在新晴中欢

犹着数点飘摇，西壁月痕，影落湖波溶漾。四山静寂，兀坐人闲，忽送晚钟，一清俗耳。渔灯万盏，鳞次比来，更换睫间幽览，使我眼触成迷，意触冥契，顿超色境胜地。

乘露剖莲雪藕

莲实之味，美在清晨，水气夜浮，斯时正足，若日出露晞，鲜美已去过半。当夜宿岳王祠侧，湖莲最多。晓剖百房，饱啖足味。藕以出水为佳，色绿为美。旋抱西子一湾，起我中山久渴，快赏旨哉，口之于味何甘哉？况莲德中通外直，藕洁秽不可污，此正幽人素心，能不日茹佳味？

空亭坐月鸣琴

夏日山亭对月，暑气西沉，南薰习习生凉。极目遥山，盘郁冰镜，两湖隐约，何来钟磬？抱琴弹月，响遏流云。高旷抚《秋鸿出塞》，清幽鼓《石上流泉》，《风雷引》可避炎蒸，《广寒游》偏宜清冷。乐矣山居之吟，悲哉楚些之曲，泠然指上《梅花》，寒彻人间烦愤矣。噫！何能即元亮无弦之声，得尘世钟期之所哉。宜正音为之绝响。

观湖上风雨欲来

山阁五六月间，风过生寒，溪云欲起，山色忽阴忽晴，湖光乍开乍合。浓云影日，自过处段段生阴，云走若飞，故开合甚疾。此景静玩，可以忘饥。顷焉风号万窍，雨横两间，骇水腾波，湖烟泼墨，观处心飞神动，诚一异观哉！有时龙见，余曾目睹龙体，仅露数尺，背抹螺青，腹闪珠白，矫矫盘盘，滃云卷雨，湖水奔跳，奋若人立，浪花喷瀑，自下而升，望惊汨急漂疾，澎湃汹涌，移时乃平。对此水

唱,好像在呼朋唤友,一声接着一声。云中残存的一点剩雨,还在七零八落地洒着,西边淡淡的月痕,影子在湖波中荡漾,四面山峦都已寂静,一个人端坐感到分外清闲。又传来几声晚钟,这是世俗中清明的声音。湖上万盏渔灯,鳞次栉比,眼前又是一番幽景,处处使人着迷。心中升起无限感慨,顿觉此美景超过了多少景色胜地。

乘露剖莲雪藕

  莲子的味美,美在清晨,水气夜浮,这时正足。若日出露散,鲜美的味道就要减半。当晚住宿在岳王祠旁边,湖莲最多,晓起剖剥莲房,饱吃一顿。藕以出水的最好,绿色的最美。绕西子湖游了一圈,引起我渴望到山中的宿愿。欣赏美景的趣味,并不亚于吃到甘美的食物。何况莲中通外直,藕的高洁出污秽不染,这时正是高雅人士的情怀,怎能不天天吃这些美味呢!

空亭坐月鸣琴

  夏天在山上的亭子里赏月,暑气随着夕阳西沉,南风习习生凉。极目远看,月亮照着郁郁的山峰,两湖隐约可见,哪里来的钟磬声呢?抱月弹琴,响遍天上的流云。一曲《秋鸿出塞》,意境高远;一曲《石上流泉》,清幽流畅。《风雷引》可避炎热,《广寒游》可生清冷。山居的吟唱使人欢乐,楚些之曲令人悲伤,指上奏出清脆悦耳的《梅花》曲,寒气彻遍驱除人间烦愤。啊!怎能像元亮那样弹奏没有弦的琴,在人间能像俞伯牙那样寻找到钟子期这样的知音?这些才是人间的绝响。

观湖上风雨欲来

  山阁五六月间,一阵风过,使人生出寒意。溪云欲起,山色忽阴忽晴,湖光乍开乍合。浓云影日,乌云飘过的地方一块一块生出阴影,云走若飞,开合很快。静静地品味这种景色,可以忘却饥饿。顷刻间山风呼啸顷盆大雨充满了天地之间,湖水骇然掀起惊涛骇浪,湖中的烟雾有如泼墨山水图,看起来令人心飞神动,简直是一种奇观!有时好像看见龙已出现,我曾亲眼目睹,龙的身体仅仅露出几尺,背部螺青色,腹部闪烁像

天浑合，恍坐洪蒙，空中楼阁飞动，不知身在何所。因思上古太素，简朴无华，是即雨中世界，要知一切生灭本空，何尔执持念根，不向无所有中解脱？

步山径野花幽鸟

　　山深幽境，真趣颇多。当残春初夏之时，步入林峦，松枝交映。遐观远眺，曲径通幽。野花隐隐生香，而嗅味恬淡，非檀麝之香浓；山禽关关鼓舌，而清韵闲雅，非笙簧之声巧。此皆造化机局，娱目悦心，静赏无厌。时抱焦桐，向松阴石上，抚一二雅调，萧然景会幻身，是即画中人物。远听山村茅屋傍午鸡鸣，伐木丁丁，樵歌相答。经丘寻壑，更出世外几层。此景无竞无争，足力所到，何地非我传舍？又何必与尘俗恶界，区区较尺寸哉？

洁白珍珠，矫矫盘盘地舞动着。云气升腾卷起云雨，湖水奔跳，浪头卷起比人还高，浪花喷射瀑发，自下而上，流水急疾，澎湃汹涌，龙离开后就平静了。对着这水天一色的景致，恍惚坐在天地闪开的鸿蒙混沌之中，看见空中楼阁飞动，不知道自己身体在何处。忽然又想到上古时期，一切都是那么原始、简朴无华，就像这雨中世界。要知道宇宙间的生灭都是空幻，为何又执着地抱着念根，不向"无所有"中求解脱？

步山径野花幽鸟

山深幽境，真趣颇多。当残春初夏之时，步入林峦，松林交映。遐观远眺，曲径通幽。野花隐隐生香，而气味恬淡，非檀麝之香浓郁；山禽关关弄舌，而清韵闲雅，非笙簧之声那么机巧。此皆造化的机妙，娱目悦心，静赏无厌。偶尔带一张古琴，向松阴石上抚一二首雅调，萧然间景会幻身，宛若是画中人一般。远处传来山村茅屋旁中午的鸡鸣叫声，伐木的叮叮声，樵夫以山歌互答的声音。满山游遍，好像离开红尘很远了。这里没有竞争，只要自己脚力所能到的地方，都可能成为自己的房舍，又何必与尘俗恶世计较区区小事呢？

卷五

四时调摄笺秋卷

秋三月调摄总类

《礼记》:"西方曰秋,秋者,愁也。愁之以时,察守义也。"《太元经》曰:"秋者,物皆成象而聚也。"《管子》曰:"秋者,阴气始下,故万物收。"《淮南子》曰:"秋为矩,矩者,所以方万物也。"《汉律志》曰:"少阴者,西方也。西者,迁也,阴气迁落,万物鞣【子由切】敛,乃成熟也。"当审时节宣,调摄以卫其生。

立秋,金相;秋分,金旺;立冬,金休;冬至,金废;立春,金囚;春分,金死;立夏,金殁;夏至,金胎,言金孕于火土之中也。

臞仙月占主疾

七月,甲子日忌雷,多暴疾;晦日忌风,主多痛。

八月,秋分后忌多霜,主病。

九月,忌行夏令,主多鼽嚏。

秋月气数主属之图

秋曰三秋、九秋、白藏(气白而藏万物也)、素秋、素商、高商。

天曰旻天(愍物之凋零也)。

风曰商风、商飚、素风、凄风、高风、凉风、悲风、清风、谢风。

景曰朗景、澄景、清景。

时曰凄辰、霜辰。节曰素节、商节。

草曰衰草、白草。

木曰疏木、哀林、霜柯、霜林、疏林。

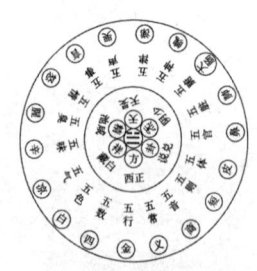

秋三月调摄总类

《礼记》载：西方属秋。秋：就是愁的意思，愁所以在这个时候发生，是因为考察了天地的本义。《太元经》说：秋，万物都长成而结出了美满的果实。《管子》说：秋，阴气开始下降，所以万物都要收获了。《淮南子》说：秋为矩，矩的意思就是说万物都长出了方圆。《汉律志》说：少阴，也就是西方。西，是迁移的意思。阴气迁落，万物就开始了敛束，也就是成熟了。应当根据时令的特点加以调养、摄取和调护身体。

立秋，是五行中的金相。秋分时节金相最为旺盛，立冬时节金相就衰弱了，到冬至金相就废除了。立春时节金相被囚困着，春分时节金相死。立夏时节金相潜隐不见，夏至时节金相又开始孕育了。这是说，金相是孕育于火土之中的。

臞仙月占主疾

七月甲子日，忌打雷，不然会多生暴疾；最后一天，忌风，不然容易长毒疮。

八月秋分之后，忌多霜，不然多病。

九月忌出现夏天的气候，不然会感冒、鼻塞、打喷嚏。

秋月气数主属之图（图略）

秋又叫三秋、九秋、白藏（即气白而又藏万物）、素秋、素商、高商。

天叫旻天（怜悯万物凋零）。

风叫商风、商飚、素风、凄风、

高风、凉风、悲风、清风、谢风。

景象又叫朗景、澄景、清景。时辰又叫凄辰、霜辰。

节气又叫素节、商节。秋草又叫衰草、白草。

树又叫疏木、哀林、霜柯、霜林、疏林。

肺神图

神名皓华,字虚成。
肺之状为虎,主藏魄,
象如悬磬,色如缟映红。
生心上,对胸有六叶。
脉出于少商。少商,
右手大指端内侧
去甲二分许陷之中。

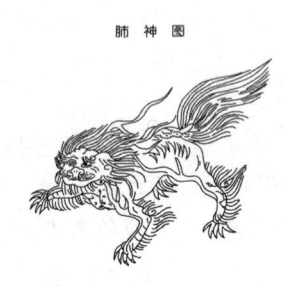

肺神图

肺脏秋旺论

　　肺属西方金,为白帝神,形如白虎,象如悬磬,色如缟映红。居五脏之上,对胸,若覆盖然,故为华盖。肺者,勃也,言其气勃郁也。重三斤三两,六叶两耳,总计八叶。肺为脾子,为肾母,下有七魄,如婴儿,名尸狗、伏尸、雀阴、吞贼、非毒、阴秽、辟臭,乃七名也。夜卧及平旦时,叩齿三十六通,呼肺神及七魄名,以安五脏。鼻为之宫,左为庚,右为辛。在气为咳,在液为涕,在形为皮毛也。上通气至脑户,下通气至脾中,是以诸气属肺,故肺为呼吸之根源,为传送之宫殿也。肺之脉出于少商,又为魄门。久卧伤气,肾邪入肺则多涕,肺生于右为喘咳。大肠为肺之腑,大肠与肺合,为传泻行导之腑。鼻为肺之官,肺气通则鼻知香臭。肺合于皮,其荣毛也,皮枯而发落者,肺先死也。肺纳金,金受气于寅,生于巳,旺于酉,病于亥,死于午,墓于丑,为秋,日为庚辛,为申酉。其声商,其色白,其味辛,其臭腥,心邪入肺则恶腥也。其性义,其情怒。肺之外应五岳,上通太白之精,于秋之旺日,存太白之气入于肺,以助肺神。肺风者,鼻即塞也;容色枯者,肺干也;鼻痒者,肺有虫也;多恐惧者,魄离于肺也;身体黧黑者,肺气微也;多怒气者,肺盛也;不耐寒者,肺劳也,肺劳则多睡。好食辛辣者,肺不足也;肠鸣者,肺气壅也。肺邪自入者,则好哭,故人之颜色莹白者,则肺无病也。肺有疾,用

肺神图（图略）

神名叫皓华，字虚成。

肺的外貌象虎，主藏魄，

形状像悬磬，颜色如缟映红。

位置在心的上面，胸部两侧都有，

有六叶。脉出自少商穴。少商穴在

右手大指端内侧离指甲二分左右的凹陷中。

肺脏秋旺论

肺在五行中属金，在方位上是西方，叫白帝。神的外貌像白虎，形象如悬着的磬，颜色如白色的薄纱映出的红色。居于各脏的上面，在胸的两侧，像盖着的样子，所以叫"华盖"。肺就是勃动的意思，言其气在里面郁勃。重三斤三两，有六叶两耳，共计八叶。肺为肾之母，为脾之子。里面有七魄，像婴儿，七魄的名字有：尸狗、伏尸、雀阴、吞贼、非毒、阴秽、辟臭等七个名字。晚上睡觉前和早上起床后，各叩齿三十六遍，呼唤肺神和七魄的名字，可以安五脏。鼻为肺之宫。左为庚，右为辛。在五气中为咳，在五液中为涕，皮毛为肺的外形。上通气至脑户，下通气至脾中，这是因为各种气都属于肺，所以肺为呼吸的根源，为传送气的大本营。肺脉出于少商，又是魄的门户。睡久了会伤肺。肾脏的病影响到肺，就会流鼻涕。肺生于右，为喘咳。大肠为肺之腑，与肺相合，是主管传泻与行导的脏腑。鼻为肺的宫，肺气通畅，鼻就能觉出香臭。肺与皮相对应，养荣身上的毛发，所以皮枯萎毛也落了，也说明肺气已经衰落。肺纳金，金受气在寅时，产生于己时，旺盛在酉时，病于亥时，死在午时，墓葬于丑时，为秋日，为庚辛，为申酉。在"五声"中属"商"，在"五色"中属于白色，在"五味"中属辛，在"五臭"中属腥。心的病影响到肺，肺味就会变得腥嗅难闻。肺与五岳相呼应，与天上太白星的精气相通。在秋天正是金旺的时节，内存太白星的气，进入肺以帮助肺神。肺上有风邪的人，鼻子会堵塞。容色枯瘦的人，肺脏已干枯了。鼻发痒的人，肺有虫。多恐惧的人，魄离开肺了。身体的颜色黑中带黄的人，肺气微弱。容易发怒气的人，肺气很盛旺。怕冷的人，肺有劳伤，这

呬以抽之，无故而呬，不祥也。秋三月金旺主杀，万物枯损，故安其魄而存其形者，当含仁育物，施惠敛容，藏阳分形，万物收杀，雀卧鸡起，斩伐草木，以顺杀气，长肺之刚，则邪气不侵。逆之则五脏乖而百病作矣。

相肺脏病法

肺病热，右颊赤，肺病，色白而毛槁，喘咳气逆，胸背四肢烦痛，或梦美人交合，或见花幡、衣甲、日月、云鹤、贵人相临。肺虚则气短，不能调息；肺燥则喉干；肺风则多汗畏风，咳如气喘，旦善暮甚。病气上逆，急食苦以泄之。又曰宜酸以收之，用辛以补之，苦以泻之。禁食寒，肺恶寒也。肺有病，不闻香臭，鼻生息肉，或生疮疥，皮肤燥痒，气盛咳逆，唾吐脓血，宜服排风散。

排风散 用治皮肤疮癣疥癞，气满咳嗽，涕唾稠黏。

人参三钱　丹参五分　防风三钱　天雄三钱，炮　秦艽三钱　山茱萸三钱　沙参二钱　虎骨酥炙，五钱　山药五钱　天麻六钱　羌活三钱　上为末，食前米饮调服三钱。为丸亦可。

修养肺脏法

当以秋三月朔望旭旦，向西平坐，鸣天鼓七，饮玉泉三，【注云：饮玉泉者，以舌抵上腭，待其津生满口，嗽而咽之，凡三次也。】然后瞑目正心，思吸兑宫白气入口，七吞之，闭气七十息。此为调补神气，安息灵魄之要诀也，当勤行之。

种人一般都贪睡。喜欢食辛辣味，是肺气不足的表现。肠鸣的人，是因为肺气壅塞了。由肺上产生的病邪，则导致好哭。颜色莹白的人，说明肺上无病。肺上有病，就用"呬"字音吐纳法祛邪，但无故作"呬"字音吐纳，是不祥的。秋季三个月，金气旺盛，主杀，使物枯损。要想使魄得到安定，使形体得到完整，就要注意多用仁爱之心去培育万物，多施仁惠，收敛杀气，雀卧鸡起，斩伐草木，这样可以顺应金秋的杀气，长肺的阳刚，使邪气不能侵犯。反之，就会使五脏功能反常，导致百病发作。

相肺脏病法

肺上有热邪的人，右脸颊发红。肺有病，脸色苍白，而毛发也会枯槁、喘咳气逆、胸背四肢烦痛，或者在梦中与美人交合，或梦见彩旗飘舞，铠甲、日、月、云、白鹤、达官显贵光临。肺虚的人，气短促，不能调息。肺燥就会感到喉干。肺有风邪就会多汗、怕风、咳嗽兼气喘，一般会早晨松缓，傍晚加重。如果肺气上逆，应赶快食用苦味，以帮助泄邪。又说：适宜用酸味来收敛，用辛味去补偿，用苦味去泻出。要禁止食寒性食物，因为肺厌恶寒。肺有病，如果分辨不出香臭，说明鼻子里面长瘜肉。也会导致生疮疥、皮肤燥痒、气盛咳逆、痰唾中带有脓血，都适宜服用排风散。

排风散 用于治疗皮肤的疮癣疥癞、气满咳嗽、涕唾稠浓。

人参三钱　丹参五分　防风三钱　天雄三钱，炮　秦艽三钱　山茱萸三钱　沙参二钱　虎骨酥炙，五钱　山药五钱　天麻六钱　羌活三钱　上列药捣为末，饭前用米汤调服三钱。制为丸也可以。

修养肺脏法

应当在秋季三个月的初一、十五，旭日东升的早晨，面向西方平坐，击天鼓七次，饮玉泉作三次吞下，【注说：以舌抵上腭，待其津生满口，漱口后吞下去，一共三次。】然后闭上眼睛，正心静气，想着吸兑宫的白气入口，吞咽七次，闭气七十息。这样可以调补神气，也是安息灵魂的重要秘诀，应当坚持施行。

六气治肺法

吐纳用呬,以鼻微长引气,以口呬之,勿使耳闻。皆先须调气令和,然后呬之。肺病甚,大呬三十遍,细呬三十遍,去肺家劳热,气壅咳嗽,皮肤燥痒,疥癣恶疮,四肢劳烦,鼻塞,胸背疼痛。依法呬之,病去即止,过度则损。呬时用双手擎天为之,以导肺经。

肺脏导引法〔七八九月行之〕

可正坐,以两手据地,缩身曲脊,向上三举,去肺家风邪积劳。又当反拳捶背上,左右各三度,去胸臆闭气风毒。为之良久,闭目叩齿而起。

黄帝制护命茯苓丸

黄帝曰:"秋三月治病如何?"岐伯曰:"当服补肾茯苓丸,主治肾虚冷,五脏内伤,头重足浮,皮肤燥痒,腰脊疼痛,心胃咳逆,口干舌躁,痰涎流溢,恶梦遗精,尿血滴沥,小腹偏急,阴囊湿痒,喘逆上壅,转侧不得,心常惊悸,目视茫茫,饮食无味,日渐羸瘦,医不能治,此方奇效。

茯苓一两　防风六钱　白术一两　细辛三钱　山药一两　泽泻四钱　附子炮,便制,五钱　紫菀五钱　独活五钱　芍药一两　丹参五钱　桂五钱　干姜三钱　牛膝五钱　山茱萸肉,五钱　黄蓍芪一两　苦参三钱

上为末,蜜丸,如桐子大。先服每七丸,日再服。

六气治肺法

吐纳用"呬",用鼻子微长地将气引入,用口发"呬"字音呼出,不能让耳朵听见所发的声音。这种呼吸方法,必须先调理好神态、呼吸,使之心平气和,才开始作"呬"字吐纳。如果肺病严重,就大"呬"三十遍,细"呬"三十遍。去肺部的劳热、气壅咳嗽、皮肤燥痒、疥癣恶疮、四肢劳烦、鼻塞、胸背疼痛。依法用"呬"字吐纳,病一好就停止,过度反而有损害。做"呬"字吐纳时,双手应该托举着天进行,这样可以疏导肺经。

肺脏导引法〔七八九月行之〕

可正坐,两手撑地,收腹曲脊缩身,双手举起全身向上三次,这样可以去肺上的风邪积劳。又反拳捶背,左右各三次,可以去胸部闭气风毒。过一会,闭眼叩齿,完毕后就可以起来了。

黄帝制护命茯苓丸

黄帝问:秋季这三个月应该怎样治病?岐伯回答道:应当服用补肾茯苓丸。主要治肾虚冷、五脏内伤、头重足轻、皮肤燥痒、腰脊疼痛、心胃咳逆、口干舌燥、痰涎流溢、恶梦遗精、尿血滴沥、小便偏急、阴囊湿痒、喘逆上壅、转侧不得、心常惊悸、视物昏花、饮食无味、日渐羸瘦,医不见效,用此方效果奇妙。

茯苓一两　防风六钱　白术一两　细辛三钱　山药一两　泽泻四钱　附子炮,便制,五钱　紫菀五钱　独活五钱　芍药一两　丹参五钱　桂五钱　干姜三钱　牛膝五钱　山茱萸肉,五钱　黄蓍芪一两　苦参三钱

上药捣为末,用蜂蜜制成丸,像梧桐子大,每次饭前服七丸,每天服二次。

秋季摄生消息论

秋三月，主肃杀。肺气旺，味属辛。金能克木，木属肝，肝主酸。当秋之时，饮食之味宜减辛增酸以养肝气。肺盛则用呬以泄之。立秋以后，稍宜和平将摄。但凡春秋之际，故疾发动之时，切须安养，量其自性将养。秋间不宜吐并发汗，令人消烁，以致脏腑不安，惟宜针灸，下利，进汤散以助阳气。又若患积劳、五痔、消渴等病，不宜吃干饭炙煿并自死牛肉、生鲙、鸡、猪、浊酒、陈臭咸醋、粘滑难消之物，及生菜、瓜果、鲊酱之类。若风气冷病、痃癖之人，亦不宜食。若夏月好吃冷物过多，至秋患赤白痢疾兼疟疾者，宜以童子小便二升，并大腹槟榔五个细剉，同便煎取八合，下生姜汁一合，和收起腊雪水一盏，早朝空心，分为二服，泻出三两行。夏月所食冷物，或膀胱有宿水冷脓，悉为此药祛逐，不能为患。此汤名承气，虽老人亦可服之，不损元气，况秋痢又当其时。此药又理脚气诸气，悉可取效。丈夫泻后两三日，以韭白煮粥，加羊肾同煮，空心服之，殊胜补药。又当清晨睡醒，闭目叩齿二十一下，咽津，以两手搓热熨眼数多，于秋三月行此，极能明目。又曰：秋季谓之容平，天气以急，地气以明。早卧早起，与鸡俱兴，使志安宁，以缓秋刑。收敛神气，使秋气平。无外其气，使肺气清。此秋气之应，养收之道也。逆之则伤肺，冬为飧泄，奉藏者少。秋气燥，宜食麻以润其燥。禁寒饮并穿寒湿内衣。

《千金方》曰："三秋服黄芪等丸一二剂，则百病不生。"
《金匮要略》曰："三秋不可食肺。"
《四时纂要》曰："立秋后，宜服张仲景八味地黄丸，治男女虚弱百疾，医所不疗者。久服身轻不老。

秋季摄生消息论

秋季三个月，主肃杀，肺气旺，味属辛，金能克木，木属肝，主酸味。在秋天这个季节里，安排饮食的味道，适宜减少辛味增加酸味，以养肝气。肺气太旺盛，就用"呬"字吐纳法泄去。立秋以后，摄养应稍为和平，不能太猛烈。一般在春秋之间，在病疾发生的时候，一定要安静地休养，根据自己的具体情况来具体安排。秋天不宜使用取吐取汗的方法治病，不然会造成脏腑不安。只有用针灸以取下利，同时用汤药以辅助阳气。又如果患积劳、五痔、消渴等病，不宜吃干饭和烧烤食品，也不宜吃自死的牛肉、凉拌肉、鸡、猪、蜀酒、陈臭咸醋、粘滑难以消化的食物，以及生菜、瓜果、炸酱之类。若风气冷病、痃癖的人，也不适宜吃。如果夏天所吃生冷食物过多，到秋天就会患赤白痢和疟疾，应当用童子尿二升和大腹槟榔五个，挫细，同童便一道煎取八合，加生姜汁一合，和收储的腊雪水一盏，早晨空腹分二次服用，腹泻二三次。夏季所食的冷食，或者膀胱的宿水冷脓，都能用这个药方祛除，不会形成病患。这个汤名叫"承气"，虽然是老年人也可以服用，不会损伤元气，何况秋痢又正当在这个时令发生。这个药又能理脚气，各种气分病都可以见效。男子泻后两三天，以韭白煮稀饭，加羊肾同煮，空腹服用，功效可以胜过补药。还可以在清晨睡醒时候，闭目叩齿二十一下，咽吞口津，用两手搓热后熨眼睛几次，在秋季三个月这么做，能明目。又说：秋季称为"容平"，天气变化明显，地气已经澄明，早睡早起，与鸡的起睡时间一致，使自己的神志安宁，这样来舒缓秋天的形体，收敛神气，使秋气平和，肺气清明。就这样顺应秋气，才是养生之道。如反其道而行之，就会伤肺，也会导致冬季"飧泄"，这是因为脏气秋季奉养冬季收藏减少的缘故。秋气燥，适宜食用麻仁一类的药物来滋润它，秋季还要禁止寒饮和穿湿润的内衣。

《千金方》说：三秋天可以服用黄芪等丸药一二剂，使百病不生。

《金匮要略》说：三秋不可食动物的肺。

《四时纂要》说：立秋之后，适宜服用张仲景八味地黄丸，以治疗男女虚弱所致的各种病，使久医不见效的人能得到治疗。长期服用还可以轻身延年。

熟地黄八两　薯蓣四两　茯苓二两　牡丹皮二两　泽泻二两　附子童便制炮，一两　肉桂一两　山茱萸四两，汤泡五遍

上为细末，蜜丸，如桐子大。每日空心酒下二十丸，或盐汤下。稍觉过热，用凉剂一二帖以温之。"

《云笈七签》曰："秋宜冻足冻脑，卧以头向西，有所利益。"

《养生论》曰："秋初夏末，热气酷甚，不可脱衣裸体，贪取风凉。五脏俞穴皆会于背，或令人扇风，夜露手足，此中风之源也。若觉有疾，便宜服八味地黄丸，大能补理脏腑，御邪。仍忌三白，恐冲药性。"

"秋三月卧时，头要向西，作事利益。"

《本草》曰："入秋小腹多冷者，用古时砖煮汁热服之。又用热砖熨肚三五度，瘥。"

《书》曰："秋气燥，宜食麻以润其燥，禁寒饮食，禁早服寒衣。"

"秋三月，六气十八候，皆正收敛之令，人当收敛身心，勿为发扬驰逞。"

《书》曰："秋伤于湿，上逆而咳，发为痿厥。"

又曰："立秋日勿宜沐浴，令人皮肤粗糙，因生白屑。"

又曰："八月望后少寒，即用微火暖足，勿令下冷。"

《养生书》曰："秋谷初成，不宜与老人食之，多发宿疾。"

秋三月合用药方

七宝丹　治久患泻痢，疗不瘥者，服之即效。老人反脾泄滑，正宜服此。

附子童便和黄泥炮，五钱　当归一两　干姜五钱　吴茱萸厚朴姜汁炒　花椒各三钱　舶上硫黄八钱，此物最少，出倭夷海舡上，作灰涂缝者佳。人不多见，俱以市硫有油者用之。舶硫色如蜜黄，中

熟地黄八两　薯蓣四两　茯苓二两　牡丹皮二两　泽泻二两　附子童便制炮,一两　　肉桂一两　山茱萸四两,汤泡五遍

上药捣为末,用蜜制梧桐子那么大的丸。每天空腹用酒下二十九,或者用盐汤服下。服后如稍觉过热,可用凉剂一、二帖温养。

《云笈七签》说:秋天适宜冻足冻脑。睡觉应头向西方,会有好处。

《养生论》说:秋初夏末,热气还很酷烈,但不可以脱衣裸体,贪取风凉。因为五脏的俞穴都会合在背上,如果让人给自己打扇,夜晚睡觉裸露手足,这些都是引起中风的根源。如果感到有病,便适宜服八味地黄丸,能大大的补养调理脏腑,抵御邪气。但是忌"三白"(即:萝卜、盐、饭),恐怕冲淡了药性。

秋三月躺下时,头要向西,很有利益。

《本草》说:入秋后感到小腹部常发冷的人,可以用古代的砖煮水,趁热服下。又用热砖熨肚子三五次,即愈。

《书》说:秋天气燥,适宜食麻仁来润燥。禁食凉寒性的饮食,不要早穿寒衣。

秋季三个月,六气十八候都正行收敛之令,人也应当收敛自己的身心,不能发扬驰逞。

《书》说:秋季伤于湿表现为身上逆气而咳嗽,会发展成为痿厥。

又说:立秋那天不宜洗澡,会令人皮肤粗燥,长白屑。

又说:八月十五之后,身上稍觉寒冷,可用微火暖足,不要让脚下感到冷寒。

《养生书》说:秋天的谷物刚成熟,老年人不宜食用,容易诱发旧疾。

秋三月合用药方

七宝丹　长期患慢性痢疾,久治不愈的人,服了见效。老年人患反脾泄滑,也正适宜服此丹。

附子童便和黄泥炮,五钱　当归一两　干姜五钱　吴茱萸　厚朴姜汁炒　花椒各三钱　舶上硫黄八钱,此物最少,出倭夷海舡上,作灰涂缝者佳。人不多见,俱以市硫有油者用之。舶硫色如蜜黄,中有金红

有金红处，如七月石榴皮色，打开俨若水晶，有光，全非松脆，性如石硬者真。

上七味为末，米醋和成两团，以白面和作外衣，裹药在内，如烧饼包糖一般。文武火煅面熟，去面，捣为末，蜜丸，桐子大。诸痢泻，米汤下二十丸，空心日午服。宿食气痛不消，以姜盐汤下。

摄脾丸 治秋来脏腑虚冷，泄泻不足。

木香　诃子炮去核　厚朴生姜汁炒　五倍子微炒　白术土炒，各等分

上为末，炊粟米饭为丸，桐子大。每服十丸，米饮送下。

葳灵仙丸 治老壮肺气壅滞，涎嗽间作，胃脘痰塞，痞闷不快。

龙脑薄荷一两　皂角一斤，不蛀肥者，用河水浸洗，去黑皮，置砂器中揉擦作稠水，去渣筋熬成膏，多少取用　葳灵仙洗去土，焙用四两

三味共搜为丸，桐子大。每三十丸，临卧生姜汤下。

保救丹 治秋后发嗽，远年冷嗽，遇秋又发，并劳嗽痰壅。

蛤蚧一个，男取雄腰上一截，女用雌腰下一截　地黄熟烂如饴，一钱　皂角不蛀的，酥炙，去黑皮，用二定　杏仁二钱，童便浸一周时，去皮尖，入蜜炒黄　半夏三钱，水煮内不见白　五味子二钱　丁香三钱

为末，蜜丸，桐子大。食前一服五丸，姜汤下。

二仁膏 治老人膈滞，肺疾痰嗽，又名生姜汤。

杏仁四两，去皮尖　桃仁五钱，去皮　生姜六两，去皮切之　甘草一钱　盐五钱

上以二仁同姜，湿纸裹包研细，入甘草与盐，瓶内收贮，用汤点服。

处,如七月石榴皮色,打开俨若水晶,有光,全非松脆,性如石硬者真。

上列七味药捣为末,用米醋和成两团,再以白面和作外衣,裹药在内,如烧饼包糖一般,文武火煅,面熟后去面,捣细为末,用蜂蜜制成像梧桐子般大的丸。各种痢疾,用米汤下二十九,空腹服用,每天中午服。患积食,气痛不消的,以姜盐汤服下。

摄脾丸 秋天脏腑虚冷,泄泻不定。

木香　诃子炮去核　厚朴生姜汁炒　五倍子微炒　白术土炒,各等分

上列药捣为末,用熟粟米饭为丸,梧桐子般大,每次服十丸,米饭送下。

威灵仙丸 治老年和壮年人肺气壅滞,涎嗽间作,胃脘痰塞,痞闷不快。

龙脑薄荷一两　皂角一斤,不蛀肥者,用河水浸洗,去黑皮,置砂器中揉擦作稠水,去渣筋熬成膏,多少取用　葳灵仙洗去土,焙用四两

上列三味共捣为丸,梧桐子般大。每次服三十九,临睡前用生姜汤下。

保救丹 治秋后发嗽,很多年的冷咳,遇秋又发,并劳嗽痰壅。

蛤蚧一个,男取雄腰上一截,女用雌腰下一截　地黄熟烂如饴,一钱　皂角不蛀的,酥炙,去黑皮,用二定　杏仁二钱,童便浸一周时,去皮尖,入蜜炒黄　半夏三钱,水煮内不见白　五味子二钱　丁香三钱

上药捣细为末,制蜜丸如梧桐子般大。饭前服,一次服五丸,姜汤下。

二仁膏 治老年人膈间积滞,肺疾痰嗽。又名生姜汤。

杏仁四两,去皮尖　桃仁五钱,去皮　生姜六两,去皮切之　甘草一钱　盐五钱

把上列"二仁"同姜,用湿纸包裹研细,加入甘草与盐,瓶内储用汤点服。

太上肘后玉经八方

☷ 坤卦西南　风后四扇散

五灵脂三两,延年益命　仙灵皮三两,强筋骨　松脂二两,去风痛　泽泻二两,强肾　白术二两,益气力　干姜二两,益气　生地黄两,补髓血　石菖蒲三两,益心神　肉桂二两,补不足　云母粉三两,长肌肥白

上药十物,如法捣洗一万杵,炼蜜为丸,桐子大。日三四十丸。

☱ 兑卦正西　夏姬杏金丹

杏子六斗,煮水滚三四沸,放下杏子,以手或棍捶摩,令皮去。大煮半晌,漉起放盆中去核,清汁得若干。取铁锅放糠火上,以羊脂油四斤,擦入釜中,擦之不已,尽此四斤脂为止。下杏釜中熬之,糠火细细不断,三四日药成,如金光五彩色。每服一二匙,服之变老成少,颜色美好,夏姬服之上升。

七月事宜

《孝经纬》曰:"大暑后十五日,斗指坤,为立秋。秋者,揫也,物于此而揫敛也。后十五日,斗指申,为处暑,言溽暑将退,伏而潜处也。律夷则,夷者,伤也;则者,法也,言金气始肃,万物于此凋伤,犹被刑戮之法也。"《晋乐志》:"七月为申,申者,身也,言万物身体皆成就也。时为龙火西颓。"《提要》曰:"七月为兰月。"又曰:"首秋、上秋、兰秋、肇秋。"

"是月也,天道东北行,作事出行宜向东北,吉。不宜用申日,犯月建,作事不吉。"

《白云杂忌》曰:"七日取麻勃一升,并人参半升合蒸,气尽令遍,服一刀圭,令人心地聪明。"

太上肘后玉经八方

☷坤卦西南　风后四扇散

五灵脂三两,延年益命　仙灵皮三两,强筋骨　松脂二两,去风痛　泽泻二两,强肾　白术二两,益气力　干姜二两,益气　生地黄五两,补髓血　石菖蒲三两,益心神　肉桂二两,补不足　云母粉三两,长肌肥白

上列十味药物,如法捣洗一万杵,炼蜜为丸,梧桐子般大,日服三四十九。

☱兑卦正西　夏姬杏金丹

杏子六斗,煮水滚三四沸,放入杏子,以手或棍槌摩,令皮去,大煮半晌,滤起放入盆中,去核,得若干清汁。取铁锅放糠火上,以羊脂油四斤擦入釜中,擦之不停,擦尽此四斤脂为止。下杏在釜中熬,糠火细细不断,三四日药成,如金光五彩色。每次服一二匙。服之变老还少,容颜美好。上古的夏姬服它后便变的更加美丽。

七月事宜

《孝经纬》说:大暑节过后十五日,南斗指向坤,为立秋日。秋,就是收的意思,万物发生到此时就要收敛了。再过十五日,南斗指向申,就是处暑节气。说溽暑不久就要消退,就要潜伏而处下了。古代的音乐旋律名为"夷则"。夷,就是创伤;则就是法则的意思。整个意思是说,金气开始肃杀,万物此时就要凋零,好象就要遭受刑戮的法办了。《晋乐志》载:七月为申,申就是身的意思,是说万物的形体都要在此时长成了。这个时令又为"龙火西颓"。《提要》说:七月为兰月,别名叫:首秋、上秋、兰秋、肇秋。

这个月里,天道是向东北出行,作事出行宜向东北,是吉利的。不宜在申日,犯月建,作事不吉利。

《白云杂忌》说:初七用麻勃一升,与人参半升合蒸,让蒸气均匀分布遍。服一刀圭,会使人心地聪明。

《云笈七签》云:"七日曝皮裘,可以避蛀。"

《家塾事亲》曰:"七日取角蒿置毡褥书籍中,可以避蠹。"《法天生意》云:"又可避蛇。收芙蓉叶可以治肿,干为末,醋调一味敷肿上,可消。"

《常氏日录》曰:"七月上甲日,采枸杞花,八月上酉日治,服之。"又云:"立秋日人未起时,汲井水长幼皆少饮之,却病。"

《法天生意》云:"七日取百合根熟捣,新瓦器盛之,挂于屋内阴干百日,拔白以此掺之,可生黑发。"又云:"是日取蜂窠中蜂蛹子一窠,阴干为末,用蜜调涂,可除面䵟。"又云:"七日取萤火十四枚,撚白发自黑。"

《常氏日抄》云:"七月采蒺莉子,阴干捣末,食后服,治眼失明。"

《法天生意》曰:"秋三月戊子、己亥、庚子、辛亥,宜炼丹药,宜入山修道。"

《云笈七签》曰:"是月十六日,剪指甲烧灰服之,能灭九虫三尸。"

又曰:"十一日,取枸杞煎汤沐浴,令人不老不病。二十三日沐,令发不白。二十五日沐,令人寿长。"

《千金月令》曰:"七月暑气将伏,宜食稍凉,以为调摄。

法用竹叶一把,栀子二个,切碎,用水熬煎,澄清去渣,用淘粳米磨作泔粉服。"

神仙饵松实法:"七月,取松卵中仁,去木皮,捣如膏。每服鸡子大一团,日三服。久服身轻,三百日后可行五百里之远。即各山松卵内小子,过七月即暴出无寻矣。非常食北来大松子也。"

"竹叶粥:中暑者宜用。竹叶一握,山栀一枚,煎汤去渣,下米煮粥,候熟,下盐花点之。进一二杯即愈。"

"立秋太阳未升,采楸叶熬膏,搽疮疡,立愈,名楸叶膏。熬法以叶多方稠。"

《云笈七笺》说：初七这天晒皮衣，可以避蛀虫。

《家塾事亲》说：初七这天把角蒿放在毡褥、书籍中，可以辟除蠹虫。《法天生意》说：又可以避蛇。收集芙蓉叶可以治疗肿疮。干后捣为末，用醋调一味，涂敷在患处就可消肿。

《常氏日录》说：七月的上甲日，采枸杞花，八月上酉日，可服用治病。又说：立秋这一天，在人们还没有起床的时候汲取井水，让全家老小都饮一点，可以除病。

《法天生意》说：初七日，把百合根捣熟，用新瓦器装好，挂在屋内，阴一百天。拔去白发后掺入此末，可以长出黑发。又说：初七日，取蜂窠中的蜂蛹一窠，阴干捣末，再用蜂蜜调后涂脸，可以除去黑斑。又说：初七日捉萤火虫十四只，拈白发后会自己生出黑发。

《常氏日抄》说：七月初七日，采蒺藜子，阴干后捣为末，饭后服用，可以治疗眼睛失明。

《法天生意》说：秋季三个月的戊子、巳亥、庚子、辛亥等，这些日子适宜炼丹药和入山修道。

《云笈七笺》说：七月十六日这天，剪指甲烧灰服下，能去人身上的各种寄生虫、病菌、病毒。

又说：十一日，把枸杞拿来煎汤洗澡，可使人不老不病。二十三日洗头，可以使头发不变白。二十五日洗头，可以使人长寿。

《千金月令》说：七月暑气将隐状，适合吃稍凉的食物对身体进行调摄。

办法是：用竹叶一把，栀子二两，切碎，用水煮煎，澄清去渣，用淘洗后的粳米磨水粉服用。

神仙饵松实法：七月取松子的仁，去掉木皮，捣为膏状，每次服鸡蛋那么大一团，每天服三次。服用久后身体会变得轻便，坚持服食三百天，可以步行五百里路。松仁一定要选用山上松果中的小子，过了七月后就会爆裂弹走，无处寻找。不能用北方的大松子。

竹叶粥：中暑的人，宜用竹叶一把，山栀一枚，煎汤后去渣，下米煮稀饭，熟后撒一点盐，吃一二杯即愈。

立秋这天，太阳还没有升起的时候，采楸叶熬成膏，用来擦疮和溃疡，立即就会愈合，取名为"楸叶膏"。熬时要叶子多才会稠成膏。

又曰:"七月七日采莲花七分,八月八日采藕根八分,九月九日采莲实九分,阴干捣细,炼蜜为丸,服之令人不老。千叶莲服之,令人羽化。"

又曰:"七日取乌鸡血,和三月三日收起之桃花片,为末,涂面,令人莹白如玉。"

又曰:"取赤小豆,男女各吞七粒,令人终岁无病。"

《家塾事亲》曰:"七日取蜘蛛一枚着领中,使人不忘。七日取槐角子熟捣成汁,纳铜钵中晒成膏,捏为鼠屎大,纳肛门内,每日三次,治痔及百疮,大效。"

又曰:"七日取苦瓠白瓤绞汁一合,以醋一升,古钱七个,和匀,以火煎之,令稀稠得所。点入眼眦中,治眼黑暗。"

又"七日采麻花,五月五日收麻叶,捣作炷圆,灸生瘰疬疮上百壮,次烧胡桃松脂研敷即愈。"

《法天生意》曰:"七日采麻花,阴干为末,乌麻油浸,每夜擦上,眉毛脱落者立生。"

"是月二十三日、二十八日拔白,永不再生。"

"七月五日是三会日,宜修迎秋斋。"

《修真指要》:"中元十五日,可修斋谢罪。"

立秋日,用水吞赤小豆十四粒,一秋可免赤白痢疾。

"七夕乞巧,使蜘蛛结万字,造明星酒、同心脍。"

《本草》云:"七月七日采慎火花、苗、叶五两,盐三两,同捣绞汁,治热毒,并小儿痘疹不出,在皮肤内者,以此汁手蘸摩之,日再即出。丹疮亦如此法。"

七月事忌

"七月,日时不宜用申,犯月建,百事不利。初八、二十二,忌裁衣交易。"

"初七日勿想恶事。"

又说：七月七日采莲花七分，八月八日采藕根八分，九月九日采莲子九分，阴干后捣细，用蜂蜜炼制成丸子，吃了令人不老。吃了千叶莲，令人成仙。

又说：七日用乌鸡的血，和三月三日收来的桃花片，研末涂面，可令人脸色莹白如玉。

又说：取赤小豆，男女各吞七粒，可令人一年不生病。

《家塾事亲》说：初七取一只蜘蛛放在衣领中，可增强记忆力。初七日用槐角子，煮熟后捣成汁，装在铜制的钵中晒成膏，捏成鼠屎大，再塞入肛门内，每天三次，治疗痔疮，大有效果。

又说：初七这天，用苦瓜的白瓤绞一合汁，用一升醋、七个古钱和匀，用火煎煮，稀稠适度时，点入眼角中，可治眼睛发黑。

又说：初七采的麻花，五月五日收的麻叶，捣烂后做成灸条，去灸瘰疬疮一百壮（瘰疬：多生在颈部或腋窝，是由于结核杆菌侵入这两处的淋巴结而引起的。症状是局部发生硬块，溃烂后经常流脓，很不易愈合），然后，烧胡桃、松脂，研细敷患处，很快就会好。

《法天生意》说：初七这天，采麻花阴干为末，用乌麻油浸泡，每夜擦上，眉毛脱落的人马上就生出新眉毛。

七月二十三日、二十八日，拨除白发后，永不再生。

七月五日是"三会日"，适宜修"迎秋斋"。

《修真指要》说：中元节七月十五日，可修斋谢罪。

立秋这一天，用水吞服赤小豆十四粒，可以一秋不生赤白痢疾。

七夕乞巧节，使蜘蛛结万字，造明星酒，装同心脍肉。

《本草》说：七月七日，采集景天草的花苗叶五两，加盐三两，同捣绞成汁，用来治疗热毒。小儿痘疹出不来，在皮肤内的，用手蘸汁摩擦，每天两次，就会发出来。治疗丹疮也是这个办法。

七月事忌

七月，日时不宜用申，犯月建，百事不顺利。初八，二十二，忌裁衣交易。

初七日不要想恶事。

《白云忌》曰:"七月勿食茈,上有蠲虫,害人。勿食韭,损目。"

《千金方》曰:"勿食鹿獐,动气。勿食茱萸,伤神气。"

孙真人曰:"勿食雁,伤人。勿多食菱肉,动气。勿食生蜜,令人暴下霍乱。勿食猪肺,勿多食新姜。"

《法天生意》曰:"立秋后十日,瓜宜少食。"

《月令》云:"立秋勿食煮饼及水溲饼,勿多食猪肉,损人神气。"

《杨公忌》曰:"初一日、二十九日不宜问疾。"

"是月初七为道德腊,十五日为中元,二日戒夫妇入房。"

七月修养法

秋七月,审天地之气,以急正气,早起早卧,与鸡俱起,缓逸其形,收敛神气,使志安宁。卦否,否者,塞也,天地塞,阴阳不交之时也。故君子勿妄动。生气在午,坐卧宜向正南。

孙真人《养生》曰:"肝心少气,肺脏独旺,宜安静性情,增咸减辛,助气补筋,以养脾胃。毋冒极热,勿恣凉冷,毋发大汗,保全元气。"

灵剑子导引法

以两手抱头项,宛转回旋俯仰,去胁、肋、胸、背间风气。肺脏诸疾,宜通项脉,左右同正月法。又法:以两手相叉,头上过去,左右伸曳之,十遍。去关节中风气,治肺脏诸疾。

《白云忌》说：七月不要食荷菜，上面有蠋虫会害人。也不要吃韭，会损害眼睛。

《千金方》说：不要吃鹿獐，会引动气。不要吃茱萸，会损伤神气。

孙真人说：不要吃雁，会损伤人。不要多吃菱肉，会动气。不要吃生蜂蜜，会使人暴生霍乱。不要吃猪肺，才上市的新姜也不可多吃。

《法天生意》说：立秋之后的十天，应少食瓜。

《月令》说：立秋不要食煮饼及水溲饼，不要多吃猪肉，会损害人的神气。

这个月初七日，为道德腊，十五日称为中元，这两天夫妇要戒房事。

七月修养法

秋七月，要审度天地之气，以待正气的出现，应该早睡早起，让自己衣着宽松，行动舒缓，并收敛神气，使神志安宁。这个月在卦是"否卦"，否就是堵塞的意思，天地都不通，阴阳也就不能运动交换。所以君子不要妄动。生气发生在午时，坐和睡的方向都适宜向正南方。

孙真人《养生》说：这个月肝和心都少气，唯有肺脏独自旺盛，宜安静性情，增食咸味减食辛味，以助气补筋，来养脾和胃。不要让自己太热，也不要纵冷，不要出大汗，这样才能保全元气。

灵剑子导引法

用两手抱着头项，宛转回旋俯仰，可以去除胁肋胸背间的风气和肺脏的各种疾病，宜通左右项脉同正月的做法一样。又一做法：以两手相叉，从头上过去，左右反复伸展十遍，可以去除关节中的风气，治疗肺脏诸疾。

陈希夷孟秋二气导引坐功图势

立秋七月节坐功图

运主太阴四气。
时配足少阳胆相火。
坐功：每日丑寅时正坐，
两手托地，缩体闭息，耸身上踊，
凡七八度，叩齿，吐纳咽液。

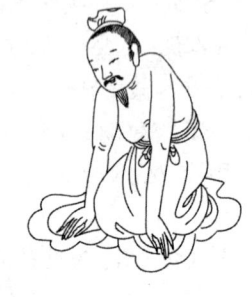

治病：补虚益损，去腰肾积气，
口苦，善太息，心胁痛，不能反侧，面尘体无泽，足外热，头痛，颔痛，目锐眥痛，缺盆肿痛，腋下肿，汗出振寒。

处暑七月中坐功图

运主太阴四气。
时配足少阳胆相火。
坐功：每日丑寅时正坐，
转头左右举引，
就反两手捶背各五七度，
叩齿，吐纳咽液。

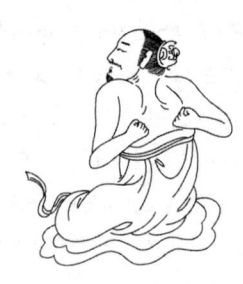

治病：风湿留滞，肩背痛，胸痛，脊膂痛，胁肋髀膝经络外至胫绝骨外踝前及诸节皆痛，少气，咳嗽，喘渴上气，胸背脊膂积滞之疾。

八月事宜

《孝经纬》曰："处暑后十五日，斗指庚，为白露，阴气渐重，露凝而白也。后十五日，斗指酉，为秋分，阴生于午，极于亥，故酉其中分也。仲月之节为秋分，秋为阴中，阴阳适中，故昼夜长短亦均焉。律南吕，南者，任也，吕者，助也，言阳气尚有妊，生阴助阳成功也。辰酉，酉者，䄬也，谓时物皆䄬缩也。"《提要》曰："八月为桂月，为

陈希夷孟秋二气导引坐功图势

立秋七月节坐功图（图略）

运主太阴四气。

时配足少阳胆相火。

坐功：每日丑寅时正坐，

两手托地，收缩身体闭气，纵身上踊，

这样做七八次，再叩齿吞津。

治病：补虚益损，去腰肾积气，口苦，善太息，心胁痛不能反侧，面容和皮肤无光泽，足外热，头痛颔痛，目锐眦痛，缺盆肿痛，腋下肿，汗出振寒。

处暑七月中坐功图（图略）

运主太阴四气。

时配足少阳胆相火。

坐功：每日丑寅时正坐，

左右转头举引，

就反两手捶背各三十五次，

再叩齿，吐纳吞津。

治病：风湿病，肩背痛，胸痛，脊梁骨痛，胁肋髀膝经络外至胫绝骨外踝前及诸节皆痛，少气咳嗽，喘渴上气，胸背脊梁骨积滞之病。

八月事宜

《孝经纬》说：处暑后十五日，南斗指向庚，就是白露节。这时阴气渐渐加重，露气变得凝重而发白了。再后十五日，南斗指向酉，就是秋分。阴气发生在午时，到亥时就是处暑节的极限，所以，到酉时就是中分。秋季第二个月的节气为"秋分"。这时就是阴和阳适中的时候，所以白天和黑夜的长短都是一样的。相当于音乐的"南吕"，南就是任的意思，吕就是帮助的意思，是说阳气开始有妊，于是便生阴而助阳成功。日辰用酉，酉就是收敛紧缩的意思，是说这时万物都要收敛紧缩了。《提

仲商。"

《玄枢》曰:"天道东北行,作事出行俱宜向东北,吉。不宜用酉日,犯月建,不吉。"

《荆楚记》曰:"是月初十日,以朱砂点小儿额上,为之天灸,以厌疾也。"

《纂要》曰:"十九日拔白,永不生。初二、初四、十五、二十五同。"

《云笈七签》云:"是月行路间,勿饮阴地流泉,令人发瘴脚软。"

"社日,人家襁褓儿女俱令早起,恐社翁为祟。与春社同。"

《田家五行》曰:"侵晨用磁器收百草头上露,磨浓墨。头痛者点太阳穴,劳瘵者点膏肓之类,谓之天灸。"

《杂纂》曰:"是月采百合,曝干蒸食之,甚益气力。"

《千金月令》曰:"此月可食韭菜、露葵。"

《齐谐记》曰:"八月初一日,作五明囊盛取百草头露以洗眼,眼明。是日可修逐邪斋。"

《述仙记》曰:"八月一日以绢囊承取柏树下露,如珠子,取拭两目,明爽无疾。"

《云笈七签》曰:"是月八日,取枸杞煎汤沐浴,令人不老不病。二十二日沐浴,令人无非祸。"

《纂要》曰:"是月初三日、初七日宜沐浴,令人聪明。二十五日宜浴,却病。"

《图经》曰:"八月楮实子红熟,甲子日采来,水浸去皮瓤。仙方单服其实,水服二钱,服久乃佳。"

又云:"采柏子,晒干为末,服方寸匙,稍增至多。欲绝谷,恣意取饱,渴则饮水,久服延年。"

《云笈七签》曰:"二十五日天仓开,宜入山修道。"

要》说：八月为桂月，为仲商。

《玄枢》说：天的运行轨道向东北，作事出行，都只宜东北方，才吉利。不适宜用酉日，会犯月建，不吉利。

《荆楚记》说：这个月的初十日，用朱砂点小儿额上，称为天灸，可以除疾病。

《纂要》说：十九日这天拔出白发，可以永不再生。初二、初四、十五、二十五这样做，效果相同。

《云笈七笺》：这个月走路时，不要饮阴地的流水和泉水，否则，瘴疠之气会导致恶性疟疾，脚软无力。

"土地诞，家里幼小的儿女都令早起，恐土地神为祟，与春社相同。

《田家五行》说：天明破晓的时候，用瓷器收集百草头上的露水，磨浓墨，头痛的人点在太阳穴上，肺痨病的人点膏肓穴上，这称为天灸。

《杂纂》说：这个月采百合，曝晒干后，蒸熟了食，会增加气力。

《千金月令》说：这个月可食韭菜、露葵。

《齐谐记》说：八月初一，制作"五明囊"，以装百草头上的露水来洗眼，能使眼睛明亮。这天可修"逐邪斋"。

《述仙记》说：八月一日，用绢囊承取柏树下的露水，像珠子一样的，用来擦洗两目，能使眼睛明爽无病。

《云笈七笺》说：这个月八日，用枸杞煎汤洗澡沐头，可以使人不老不生病。二十二日洗澡，令人没有非祸。

《纂要》说：这个月初三日、初七日适宜沐浴，会令人聪明。二十五日适宜洗澡，可以除病。

《图经》说：八月，楮实子红熟了，甲子日采来，用水浸除掉皮穗。
《仙方》载：单独服楮实子，用水服二钱，服久了效果很好。

又说：采柏子晒干后捣为末，服一匙，然后逐日增多。要打算绝谷，就可以任意吃饱，渴了就饮水，长期坚持可以延年。

《云笈七笺》说：二十五日，是天仓开的日子，适宜入山修道。

八月事忌

《千金方》曰:"勿食萌芽,伤人神胆,喘悸,胁肋气急。勿多食新姜,勿食生蒜,勿食猪肺,及饴和食,令人发疽。勿食雉肉,勿食猪肚,冬成嗽疾。"

《本草》云:"勿食獐肉,动气。勿食芹菜,恐病瘕,发则似颠,小腹胀。勿食生蜜,勿多食生果,勿食鸡子,伤神。勿食蟹,霜降后方可食。蟹盖中膏内有脑骨,当去勿食,有毒。"

《云笈七签》曰:"起居勿犯贼邪之风。勿多食肥腥,令人霍乱。"

《千金月令》曰:"秋分之日勿杀生,勿用刑,勿处房帷,勿吊丧问疾,勿大醉。君子当斋戒静专以自检。"

"二十九日忌远行,水陆不吉。"

《云笈七签》曰:"是月初八日,勿买布买鞋履附足,大忌。"

《杨公忌》曰:"二十七日不宜问疾。"

八月修养法

仲秋之月,大利平肃,安宁志性,收敛神气,增酸养肝。勿令极饱,勿令壅塞。是月宜祈谢求福。卦观,观者,观也,风在地上,万物兴昌之时也。生气在未,坐卧宜向西南方,吉。

孙真人《摄养论》曰:"是月心脏气微,肺金用事,宜减苦增辛,助筋补血,以养心肝脾胃。勿犯邪风,令人生疮,以作疫痢。十八日,乃天人兴福之时,宜斋戒存想吉事。"

《云笈七签》曰:"是月十五日,金精正旺,宜采铜铁,铸鼎剑。"

《内丹秘要》曰:"观者,四阴之卦也。斗杓是月戌时指酉,以月建酉也。时焉阴佐阳功,以成万物,故物皆缩小,因时而成矣。喻身中阴符过半,降而入于丹田,吾人当固养保元,以筑丹基。"

八月事忌

《千金方》说：不要吃植物的幼芽，会伤人神胆，令人喘悸，胁肋气急。不要过多吃新姜，不要吃生蒜，不要把猪肺和饴糖和着食，会令人生毒疮。不要吃野鸡肉，不要吃猪肚子，否则到冬天会成咳嗽病。

《本草》说：不要吃獐肉，会动气。不得吃芹菜，会使人腹内成症瘕，发作时像疯癫一样，小腹会发胀。不要吃生蜜，不要多吃生水果。不要吃鸡蛋，会使人伤神。不要食蟹，要待霜降后才能食。蟹盖中的膏内有脑骨，应当去掉，有毒。

《云笈七笺》说：平时起居，注意不要被贼邪之风吹着。也不要多吃肥腥的食物，会使人得霍乱。

《千金月令》说：秋分这天，不要杀生，不要用刑，不要在房内和帐幕内，不要去吊丧问病，不要喝醉。君子应当斋戒，静思反省。

二十九日忌出行远方，水路和陆路都不吉祥。

《云笈七笺》说：这个月的初八，不要买布买鞋穿脚上，大忌。

《杨公忌》说：二十七日不宜问病。

八月修养法

秋季第二个月，最有利的是保持平淡、并安宁心神，收敛神气，食物中要增加酸味来养肝，不要吃得太饱，会令人壅塞。这个月适宜祈求感恩求福。卦观，观者，观也，风在地上，万物兴盛昌隆的时候。生发之气在未，坐和躺都适宜向西南方向，吉祥。

孙真人《摄养论》说：这个月心脏的生气比较微弱，是因为肺金在用事，食物适宜减苦味增辛味，助筋补血，以养心肝脾胃。不要让风邪侵犯，会令人生疮、发生痢疾。十八日，是天上人间兴福的时候，适宜斋戒，存想吉祥的事情。

《云笈七笺》说：这个月十五日，金精正旺盛，适宜采铜铁，铸造鼎剑。

《内丹秘要》说：观卦，是四阴之卦。北斗的杓在这个月戌时指向酉，以月建酉，这时是以阴辅佐阳的成功，从而成熟万物，故物皆缩小，因时而成。对于人的身体来说，身中阴符过半，下降入于丹田，人们应当

灵剑子导引法

以两手拳脚胫下十余遍，闭气用力为之。此能开胸膊膈气，去胁中气，治肺脏诸疾。行完，叩齿三十六通以应之。

陈希夷仲秋二气导引坐功图势

白露八月节坐功图

运主太阴四气。

时配足阳明胃燥金。

坐功：每日丑寅时正坐，两手按膝，转头推引各三五度，叩齿吐纳咽液。

治病：风气留滞腰背经络，洒洒振寒，

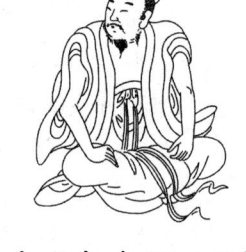

苦伸数欠或恶人与火，闻木声则惊，狂，疟，汗出，鼽衄，口喝唇胗，颈肿喉痹，不能言，颜黑，呕，呵欠，狂歌上登，欲弃衣裸走。

秋分八月中坐功图

运主阳明五气。

时配足阳明胃燥金。

坐功：每日丑寅时，盘足而坐，

两手掩耳，左右反侧，

各三五度。叩齿吐纳咽液。

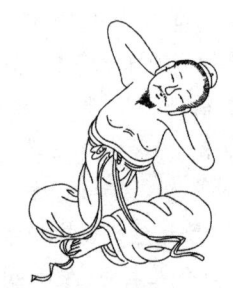

治病：风湿积滞胁肋腰股，腹大水肿，膝膑肿痛，膺乳气冲。股伏兔骱外庶足跗诸痛，遗溺失气，奔响腹胀，髀不可转，腘以结，腨似裂，消谷善饮，胃寒喘满。

九月事宜

《孝经纬》曰："秋分后十五日，斗指辛，为寒露，谓露冷寒而

养精蓄锐存元气，以便筑好炼内丹的基础。

灵剑子导引法

用手握成拳，打击小腿十余遍，要闭气用力。能疏通胸膊的膈间滞气，去除胁中气，治疗肺脏各种疾病。行完之后，叩齿三十六遍收住。

陈希夷仲秋二气导引坐功图

白露八月节坐功图（图略）

运主太阴四气。

时配足阳明胃燥金。

坐功：丑寅时，正坐，两手按膝，

转头推引，各三五次，再叩齿吐纳吞津。

治病：风气滞留在腰背经络，洒洒振寒，

苦伸数欠，或恶人与火，闻木声便惊，狂，疟，出汗，流鼻血，口喎唇胗，颈肿喉痹，不能言，面黑，呕吐，呵欠，登高狂歌，想弃衣裸走。

秋分八月中坐功图（图略）

运主阳明五气。

时配足阳明胃燥金。

坐功：每日丑寅时，盘足而坐，

两手掩耳，左右反复侧动，

各三五次。叩齿吐纳吞津。

治病：风湿积滞胁肋腰股，腹大水肿，膝膑肿痛，胸乳气动。腿部伏兔骭外廉足跗诸痛，遗尿多屁，腹胀肠鸣，髀不可转，腘似结，腨以裂，消谷善饮胃寒喘满。

九月事宜

《孝经纬》说：秋分过后十五天，南斗指向辛，就是"寒露"节；意思是

将欲凝结矣。后十五日,斗指戌,为霜降,气肃露凝结而为霜矣。故云'驷见而陨霜'。【驷,房星也。】律无射,射者,出也,言阳气上升,万物收藏,无复出也。然随阳而终,当随阴而起,无终已也。辰为戌,戌者,灭也,谓时物皆衰灭也。"《夏小正》曰:"九月纳火。大火,心星也,故九月授衣。"《提要》曰:"九月为霜月、菊月、暮秋、末秋、暮商、季商、眇秋、霜辰、授衣。"

"是月也,天道南行,作事出行俱宜向南,吉。不宜用戌日,犯月建,不吉。"

《风土记》曰:"是月九日,采茱萸插头鬓,避恶气而御初寒。"

"是月二十日,宜斋戒沐浴,其日鸡鸣时沐浴,令人辟兵。二十一日,取枸杞煎汤沐浴,令人光泽不老。二十八日宜沐浴。"

"二十一日天仓开,宜入山修道。"

《千金月令》曰:"宜进地黄汤。其法取地黄洗净,以竹刀切薄晒干。用时,火焙为末,碾细,冲汤服,煎如茶法。"

《四时纂》曰:"取枸杞子浸酒饮,令人耐老。"

《病仙方》云:"修长生者,保命莫切于豨莶草,五月五日、七月七日、九月九日采治。方具五月条内。"

《圣惠方》曰:"甘菊花晒干三升,入糯米一斗,蒸熟,菊花搜拌,如常造酒法,多用细面曲,候酒熟,饮一小杯,治头风旋晕等疾。"

《云笈七签》曰:"是月采白术,蒸曝九次,晒干为末,日服三次,不饥,延年益寿。"

《食疗本草》曰:"此月后宜食野鸭。多年小热疮不愈,食多即瘥。"

"九日采甘菊、茯苓、松柏脂,丸服,令人不老。"

露变得冷寒而要凝结了。再过十五天,南斗指向戌,为霜降;空气显得萧瑟,露也凝固了,结而为霜。所以说"驷见而陨霜"。即是指天上二十八宿之一的房星。意即为:驷星现了,霜也降了。在乐律中叫"无射"。射,就是发出的意思,是说阳气上升,万物收藏,不能再出长。然而,虽然是随阳气而终结,也会随阴气上升而后出,所以,没有真正的终结。时辰为戌,戌的意思就是灭,是说此时万物都要衰灭了。《夏小正》说:九月收敛火。大火,属心星。所以九月要开始加衣服了。《提要》说:九月为霜月、菊月、暮秋、末秋、暮商、季商、眇秋、霜辰、授衣。

这个月,天道南行,作事出行都宜向南,吉祥。不宜用戌日,犯月建,不吉祥。

《风土记》说:这个月九日,采茱萸插在头鬓上,可以避除恶气而防御初寒。

这个月二十日,应该斋戒沐浴,在鸡叫的时候沐浴,可以使人避兵祸。二十一日,用枸杞煎汤沐浴,令人皮肤光泽,不衰老。二十八日适宜沐浴。

二十一日,是开天仓的日子,适宜入山修道。

《千金月令》说:适宜服用地黄汤。做法是:取地黄洗干净,用竹刀切薄,晒干。用的时候,用火焙捣为末,碾细冲汤服,像茶那样煎煮。

《四时纂》说:用枸杞子泡酒饮,可以令人耐老。

《病仙方》说:修练长生不老的人,保持性命长寿的药莫过于豨莶草,五月五日、七月七日、九月九日采集治疗。方法在五月条内。

《圣惠方》说:用甘菊花三升晒干,加入糯米一斗,蒸熟,菊花搜拌,与一般的造酒方法一样,多用一点细面。待酒熟后,饮一小杯,能治头风旋晕等病。

《云笈七笺》说:这个月采白术,反复蒸晒九次,然后捣为细末,每天服三次,使人不会饥饿,延年益寿。

《食疗本草》说:这个月之后,适宜吃野鸭。多年来医治不愈的小热疮,吃多一点就会治好。

九日采甘菊,与茯苓、松柏脂制成丸药,服后令人不老。

《纂要》曰:"是月宜合三勒浆,过此月则不佳矣。用诃梨勒、毗梨勒、庵摩勒三味和核,捣如麻豆大。用三两,次用蜜一斗,以新汲水二斗调匀,倾瓮中,即下三勒熟搅,密封三四日后开。又搅之,以干净布拭去汗,候发定密封,共三十日方成。味甚美,饮之消食下气。"

《西京记》曰:"九日佩茱萸,饵糕,饮菊花酒,令人寿长。"

《本草》曰:"采太乙余粮,久服不饥,轻身,耐寒暑。"

《吕公记》曰:"九日天明时,以片糕搭儿女头额,更祝曰:'愿儿百事俱高。作三声。"

又曰:"九日造迎凉脯、羊肝饼,佩癭木符。"

《千金方》曰:"是月内于戌地开坎,深二三尺,埋炭五斤,土覆。戌为火之墓地,以禳火灾。炭多可加。"

《真诰》曰:"十六日宜拔白,永不生。"

九月事忌

《千金月令》曰:"是月勿食脾,季月土旺在脾也。"

《云笈七签》曰:"季秋节约生冷以防痢疾。勿食新姜,食之成痼疾。勿食小蒜,伤神损寿,魂魄不安。勿食蓼子。勿以猪肝同饴食,冬成嗽病,经年不瘥。勿食雉肉,损人神气。勿多食鸡,令人魂魄不安。九日勿起动床席,当修延算斋。"

《月忌》曰:"勿食犬肉,伤人神气。勿食霜下瓜,冬发翻胃。勿食葵菜,令食不消化。"

《云笈七签》曰:"是月十八日忌远行。"

《杨公忌》曰:"二十七日不宜问疾。"

九月修养法

季秋之月,草木零落,众物伏蛰,气清,风暴为朗,无犯朗风,节约生冷,以防疠病。二十八日,阳气未伏,阴气既衰,宜进补养之

《纂要》说：这个月适合配制"三勒桨"，过了这个月配的效果就不好了。制方是：用诃梨勒、庵摩勒、毘梨勒三味，和核捣烂象麻豆那么大，用三两，再用蜜一斗，用新汲水二斗，调均倒入瓦罐中，立即放入"三勒"趁热搅动，密封三四天之后才打开，又搅动，用干净布擦去汗，再等发酵定，密封三十日就成功了。味道很美，饮用了可以消食下气。

《西京记》说：九月初九佩戴茱萸，食饵糕，饮菊花酒，令人长寿。

《本草》说：采太乙余粮，久服不饥，使人轻身耐寒暑。

《吕公记》说：九日天明时，用片糕搭在儿女的头额上，并祝福说：愿儿百事俱高。说三遍。

又说：九日造迎凉脯，羊肝饼，佩带瘿木符。

《千金方》说：这个月内在戌地开坎，深二三尺，埋五斤炭，用土覆盖好。戌是火的墓地，用以消除火灾。炭也可以多加些。

《真诰》说：十六日宜拔白头发，以后不再生。

九月事忌

《千金月令》说：这个月不要吃动物的脾脏，因为秋季的第三个月是土旺的月份，反应在脾上，脾属土。

《云笈七笺》说：在秋天的季节，勿食生冷，以防发生痢疾。不要吃新姜，食了要成痼疾。不要吃小蒜，会伤神损寿，使魂魄不安。不要食蓼子，不要把猪肝同饴糖一起食吃了，会在冬天形成咳嗽病，几年都治不好。不要食野鸡肉，会损害神气。不要过多食鸡，会令人魂魄不安。九日不要起动床及席子，应当修延算斋。

《月忌》说：不要吃犬肉，会伤人神气。不要吃霜降下的瓜，冬天会发生翻胃的病。不要吃葵菜，使人不消化。

《云笈七笺》说：此月十八日忌远行。

《杨公忌》说：二十七日不宜问病。

九月修养法

秋季的第三个月，草木零落，众物蛰伏，气候寒冷，风暴频发，要注意避此风。宜节制少吃生冷，以免生瘟疫或恶疮。二十八日，阳气还没有

药以生气。卦剥,剥,落也。阴道将旺,阳道衰弱,当固精敛神。生气在申,坐卧宜向西南。

孙真人曰:"是月阳气已衰,阴气大盛,暴风时起,切忌贼邪之风以伤孔隙。勿冒风邪,无恣醉饱。宜减苦增甘,补肝益肾,助脾胃,养元和。"

灵剑子导引法

九月十二日已后用,补脾。以两手相叉于头上,与手争力,左右同法行之。治脾脏四肢,去胁下积滞风气,使人能食。

陈希夷季秋二气导引坐功图势

寒露九月节坐功图

运主阳明五气。
时配足太阳膀胱寒水。
坐功:每日丑寅时,正坐,
举两臂踊身上托,左右
各三五度,叩齿吐纳咽液。

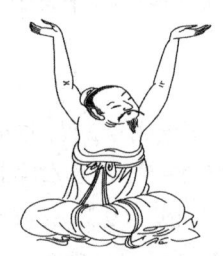

治病:诸风寒湿邪挟胁腋经络动冲头痛,目似脱,项如拔,脊痛腰折,痔,疟,狂,颠痛,头两边痛,头囟顶痛,目黄泪出,衄蚵,霍乱诸疾。

霜降九月中坐功图

运主阳明五气。时配足太阳膀胱寒水。
坐功:每日丑寅时,平坐,舒两手,
攀两足,随用足间力纵而复收
五七度,再叩齿吐纳咽液。
治病:风湿痹入腰足,髀不可曲,

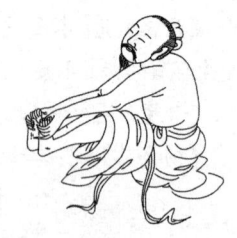

腘结痛,腨裂痛,项背腰尻阴股膝髀痛、脐反出,肌肉痿,下肿,便脓血,小腹胀痛,欲小便不得,脏毒,筋寒脚气,久痔脱肛。

潜伏，而阴气已经衰落，适宜进补养的药物以生气。此时在卦象上属"剥卦"，剥，就是落的意思，阴气即将开始旺盛，阳气已经衰弱，人们应当养精蓄锐收敛精神不要外泄。此时生旺之气在申，坐卧都适宜向西南方。

孙真人说：这个月阳气已衰，阴气太盛，暴风阵阵吹起，切应注意贼风伤人的孔隙。不要冒风邪，不要放肆的饮酒和饱餐。适宜在饮食中减少苦味增加甜味，补肝益肾，助脾胃，以养元和。

灵剑子导引法

九月十二巳时后才做，目的是补脾。以两手相叉头上，头与手互斗力，左右同样操作。可以治疗脾脏四肢，去除胁下积滞的风气，使人增加食欲。

陈希夷秋季二气导引坐功图

寒露九月节坐功图（图略）

运主阳明五气。时配足太阳膀胱寒水。

坐功：每日丑寅时，正坐，

举两臂踊身上托，左右各三五次，叩齿吐纳吞津。

治病：诸风寒湿邪挟胁腋经络冲动头痛，目似脱，项如拔，脊痛腰折，痔，疟，狂，颠痛，头两边痛，头顶痛，目黄泪出，鼻出血，霍乱诸疾。

霜降九月中坐功图（图略）

运主阳明五气。时配足太阳膀胱寒水。

坐功：每日丑寅时，平坐，舒展双手，

握两足，随意用足间的力纵而复收

五七次，再叩齿吐纳吞津。

治病：风湿痹入腰足，髀不可曲，腘结痛，裂痛，项背腰尻阴股膝髀痛、脐反出，肌肉萎，下肿，便脓血，小便胀痛，欲小便不得，脏毒，筋寒足气，久痔脱肛。

秋时逸事

风起鳜肥
《海录碎事》:"秋风起而鳜鱼肥,秋当饱鳜。"

围棋争胜
《西京记》曰:"汉宫中,八月四日出北户,竹下对局,胜者终年有福,负者多病。"

彩丝续命
八月四日以彩丝就北辰星下,祝求长命。

菊花称寿
《唐书》:"君臣秋登慈恩浮图,献菊花酒称寿。"

思莼鲈
张季鹰为齐王曹掾,见秋风起,思吴中莼羹菰米鲈鱼鲙,叹云:"人生贵适志,何能羁宦数百里外以要名爵乎?"乃歌曰:"秋风起兮木叶飞,吴江水清鲈鱼肥。"命驾而归。南人作鲙名郎官鲙,因张得名耳。

登南楼
庾亮赏月,登南楼,据胡床,与浩等谈咏竟夕,老子兴趣不浅。

怀故里
王粲观秋月,怀弟妹故里而伤神。

秋时逸事

风起鳜肥

《海录碎事》：秋风起而鳜鱼肥。秋天应当饱餐鳜鱼。

围棋争胜

《西京记》说：在汉朝宫庭中，八月四日这一天，从北屋走出去，到竹下比赛围棋，胜方终年有福，输了的就会多病。

彩丝续命

八月四日这天，拿着彩丝线对着北辰星求祷长命。

菊花称寿

《唐书》：皇帝和朝臣在秋天的日子共同登上"慈恩塔"，献菊花酒祝寿。

思莼鲈

张季鹰这个人，在齐王那里任曹掾这个官，见秋风起，思念家乡吴中盛产的莼菜羹、菰米、鲈鱼脍，叹息道：人生贵在能实现自己的愿望，何必因当官就被羁困在几百里外呢？于是唱起歌来："秋风起兮木叶飞，吴江水清鲈鱼肥。"驾车返回吴国去了。南方人作了一道菜，名字就取为"郎官脍"，就是因张季鹰而得名。

登南楼

有个叫庚亮的人为了赏月，专门登上南楼，坐在一张很大的胡床上，与浩等谈论月亮、吟诗作赋竟一整夜，他老先生的兴趣不浅。

怀故里

王粲，因观赏秋月，怀念弟妹和故乡而引起伤感。

曝犊鼻裈

七月七日法当晒衣。诸阮所晒皆绨锦，咸乃挑犊鼻裈曝于庭，曰："未能免俗，聊复尔耳。"

晒腹中书

七月七日郝隆曝腹，云："晒腹中书。"

穿针乞巧

唐天宝中，彩结百丈高楼上，陈花果酒炙，祀牛女，穿针乞巧。

占蛛丝

七夕，妇女陈瓜果祀牛女，次早，以瓜上得蛛网为得巧。

盂兰盆供

七月十五日，目连以百味五果盛盘中，作咒愿以度母。

广陵观涛

枚乘《七发》曰："八月之望，观涛于广陵之曲江。"

梯云取月

唐太和中，周生有道术，中秋夜与客会，月色方莹，彼云："我能取月置之怀袂。"因即取箸数百条，绳而驾之，曰："我梯此取月。"少顷，以手举衣，怀中出月寸许，光色照映，寒入肌骨。

曝犊鼻裈

七月七日,按规矩应当晒衣服,有个叫诸阮的人拿出来的尽是高级丝绸。有个叫咸乃的人挑了一担犊鼻裈晒在庭院,说:我没有脱俗,也顺便晒一下吧。

晒腹中书

七月七日这天,有个叫郝隆的人晒肚皮,他说:我在晒肚子里的书。

穿针乞巧

唐朝天宝年间,用彩绸搭起一个百丈的高楼,上面摆设着花果,酒,焚香祭牛郎织女星,名叫"穿针乞巧"。

占蛛丝

七夕的夜晚,妇女们陈列着瓜果祭牛郎织女星,第二天早晨起来看谁的瓜果上有蜘蛛网,便说明这人的心灵手巧。

盂兰盆供

七月十五日,目连这个孝子,用百种鲜味五果盛在盘中作咒语:但愿能超度他的母亲。

广陵观涛

枚乘《七发》说:八月十五日,观涛于广陵的曲江。

梯云取月

唐朝太和年间,有个叫周生的人很有道术,在中秋的夜晚,与客人聚会一起,月色明亮时候,他说:我能把月亮取来放在我的怀里。说罢取来竹筷几百根,用绳子连成梯子驾上去。说:我顺此梯去取月亮下

登高避厄

汝南桓景随费长房游,语云:"九月九日汝家有灾,可佩萸登高,饮菊花酒以避,此祸可消。"

佩萸食饵

武帝宫中,九月九日佩萸食饵,饮菊花酒,以期永年。

孟嘉落帽

嘉为桓温参军,九月九日温游龙山,有风至,吹嘉帽落,嘉不知顾。

登戏马台

宋武帝在彭城,九月九日登项羽戏马台。齐高祖登商飙馆,谓之九日台。

摘菊盈把

渊明九日无酒,宅边菊摘盈把而坐望,有白衣送酒,大饮而醉。

赐菊延寿

魏文帝赐锺繇秋菊云:"谨奉一束,以助彭祖之术。"

尚食枣糕

二社重阳,以枣为糕,或加以栗以肉。又《梦华录》曰:"重九,

来。过了一会儿，用手提起衣服的前襟，从怀中取出个月亮只有一寸多点，光色照映，寒气逼侵肌骨。

登高避厄

汝南有个叫桓景的人，随着费长房游历，费告诉他说：九月九日，你家有灾难，可以在身上佩戴茱萸去登高，饮菊花酒，这场祸就可以消除。

佩萸食饵

汉武帝的宫庭中，九月九日这天，人人都佩茱萸食饵，饮菊花酒，以求长寿。

孟嘉落帽

孟嘉给桓温当参军时候，九月九日这天，桓温到龙山去游玩，风忽然吹来。把孟嘉的帽子吹落了，孟嘉自己还不知道。

登戏马台

宋武帝在彭城，九月九日登项羽当年的戏马台。齐高祖也在这天登商飙馆，称为九日台。

摘菊盈把

陶渊明九月九日这天没有酒，在自己的房屋侧边采了一把菊花拿在手里，无可奈何地坐望。忽然有个穿白衣服的人送酒来，于是陶渊明大饮而醉。

赐菊延寿

魏文帝赐给钟繇秋菊，说："谨奉送你一束菊花，帮助你象彭祖那样活上八百岁。"

尚食枣糕

春社、秋社和重阳节，都是以枣子做糕点。或者加栗肉。又《梦

都人以粉面为蒸糕相遗，上插剪彩小旗，糁钉果实如石榴子、栗子、银杏、松子之类。"

满城风雨

《溪堂集》云："潘邠老有'满城风雨近重阳'之句。今去重阳四日而雨大作，遂以邠老之句续为三绝，其最云：满城风雨近重阳，无奈黄花恼意香。雪浪翻天迷赤壁，令人西望忆潘郎。"

中元大献

《道经》："七月望日作玄都大献，花果、旛幢、清馔饮食供诸圣众，欲求饿鬼满足，得还人中。"

登山坐湖

登龙山事见前，颜测作《九日北湖诗》云："亭席敛徂蕙，澄湖泛初兰。"

月帐风帏

《白纻诗》云："罗帐含月思心伤。"潘岳赋曰："劲风戾而摧帏。"

霜阶风隙

夏侯诗曰："阶缟缟以受霜。"谢诗云："秋首风绕隙。"

服黄佩赤

《太清草木方》云："九日采黄花与茯苓服之，延年。"《西京记》曰："佩赤茱萸，令人寿长。"

华录》说：重九这天，都城的人用面粉糕互相赠送，上面插剪彩的小旗子，也有在上面掺撒果实的，如像石榴子、板栗、银杏、松子这类。

满城风雨

《溪堂集》说：潘邻老夫子有"满城风雨近重阳"的佳句，现在距重阳还有四天，而雨大作，我就把潘老的这一句，续上三句，成为三绝：满城风雨近重阳，无奈花黄恼意香。雪浪翻天迷赤壁，令人西望忆潘郎。

中元大献

《道经》说：道教在七月十五日，作盛大的道场，叫"玄都大献"，案上陈列着丰盛的花果、筛旗，五花八门，满天飘舞，大量的清膳饮食，奉献给这些信徒，要想饿鬼满足，以回到人道中。

登山坐湖

登龙山的事情前面已经写了。颜测作《九日北湖诗》吟诗道："亭席敛徂蕙，澄湖泛初兰。"

月帐风帏

《白纻诗》中写道："罗帐含月思心伤。"潘岳赋曰："劲风戾而推帏。"

霜阶风隙

夏侯诗曰："阶缟缟以受霜。"谢诗云："秋首风绕隙。"

服黄佩赤

《太清草木方》说："九月九日采黄花，和茯苓服食，可以延年。"《西京记》说："身上佩戴赤茱萸，会令人寿长。"

高子秋时幽赏〔十二条〕

西泠桥畔醉红树

西泠在湖之西,桥侧为唐一庵公墓,中有枫柏数株,秋来霜红雾紫,点缀成林,影醉夕阳,鲜艳夺目。时携小艇,扶尊登桥吟赏,或得一二新句,出携囊红叶笺书之,临风掷水,泛泛随流,不知飘泊何所,幽情耿耿撩人。更于月夜相对,露湿红新,朝烟凝望,明霞艳日,岂直胜于二月花也?西风起处,一叶飞向尊前,意似秋色怜人,令我腾欢豪举,兴薄云霄,翩翩然神爽哉!何红叶之得我邪?所患一朝枯朽,摧为爨桐,使西泠秋色,色即是空,重惜不住色相,终为毕竟空也。谁能为彼破却生死大劫哉?他日因果,我当作伤时命以吊。

宝石山下看塔灯

保俶为省中第一高塔,七级燃灯,周遭百盏,星丸错落,辉煌烛天,极目高空,恍自九霄中下。灯影澄湖,水面又作一种色相,霞须溦荡,摇曳长虹,夜静水寒,焰射蛟窟。更喜风清湖白,光彩俨驾鹊桥,得生羽翰,便想飞步绳河彼岸。忽闻钟磬,半空梵音,声出天上,使我欲念色尘,一时幻破,清净无碍。

满家巷赏桂花

桂花最盛处,惟两山龙井为多,而地名满家巷者,其林若墉若栉,一村以市花为业,各省取给于此。秋时策蹇入山看花,从数里外便触清馥。入径,珠英琼树,香满空山,快赏幽深,恍入灵鹫金粟世界。就龙井汲水煮茶,更得僧厨山蔬野蔌作供,对仙友大嚼,令人五内芬馥。归携数枝,作斋头伴寝,心情神逸,虽梦中之我,尚在花

高子秋时幽赏〔十二条〕

西泠桥畔醉红树

西泠在西湖的西面,桥侧是唐一庵公墓,中有枫柏几株,秋天一到显得霜红雾紫,点缀成林,影醉夕阳,鲜艳夺目。这时驾着小游艇,扶着尊长去登桥吟赏,韵出几句好诗,取出口袋中随身携带的红叶彩笺写上,临着风投掷在溪水上,任它随风飘流,不知道它会飘泊到何处,让人幽情耿耿,更在月夜相对,露润了新染成的红叶,对着早晨的烟雾凝望,明丽的霞光,鲜艳的朝阳,岂仅仅是超过了二月的春花?西风吹来,一片落叶飞来酒杯前,好教人怜悯秋色,令我顿然举起酒杯大喝,兴致直冲云霄,翩翩然精神为之一爽!为什么我能得到红叶呢?由物及己,产生一朝枯萎的伤感,又谁知烧焦了的梧桐竟是作琴的良木,使人感到这西泠秋色,色即是空,惋惜留不住的色相,毕竟是空。有谁能把它从生死大劫中挽救出来呢?今后的因果,我应当作伤时命以吊。

宝石山下看塔灯

保俶塔为全省中最高的塔,当七层的灯都点燃,周围一百盏灯齐放光明,星丸错落,辉煌烛天,极目天空,自己好象是从九霄碧空中降下来。灯影澄在湖中,水面又形成一种图形,霞光倒映在湖光中荡漾,摇曳长虹,夜静水寒,焰光射入蛟龙的幽洞。更喜风清湖白,光彩像驾起了一道彩色的鹊桥,此刻我若能长出双翅便想飞入银河的彼岸。忽然听到钟响,半空梵音,声音从天上传来,使我在红尘中的欲念,一时像幻影破灭,清洗得一干二净。

满家巷赏桂花

桂花最盛的地方,唯南山龙井最多,而地名叫满家巷。桂花林象一道道城墙,一排排梳篦,这里全村人都以卖桂花为职业,畅销省内外。秋天的季节便登程缓缓入山看花,从几里外便闻到了馥郁的清香。进入桂树林间的小路,只见红色的花瓣点满了玉树,香气填满了空山,快

境。旧闻仙桂生自月中,果否? 若问托根广寒,必凭云梯,天路可折,何为常被平地窃去? 疑哉!

三塔基听落雁

秋风雁来,唯水草空阔处择为栖止。湖上三塔基址,草丰沙阔,雁多群呼下集,作解阵息所。携舟夜坐,时听争栖竞啄,影乱湖烟,宿水眠云,声凄夜月,基畔呖呖嘹嘹,秋声满耳,听之黯然。不觉一夜西风,使山头树冷浮红,湖岸露寒生白矣。此听不悦人耳,惟幽赏者能共之。若彼听鸡声而起舞,听鹃声而感变者,是皆世上有心人也,我则无心。

胜果寺月岩望月

胜果寺左,山有石壁削立,中穿一窦,圆若镜然。中秋月满,与隙相射,自窦中望之,光如合璧。秋时当与诗朋酒友赓和清赏,更听万壑江声,满空海色,自得一种世外玩月意味。左为故宋御教场,亲军护卫之所,大内要地,今作荒凉僻境矣。何如镜隙,阴晴常满,万古不亏,区区兴废,尽入此石目中,人世搬弄,窃为冷眼偷笑。

水乐洞雨后听泉

洞在烟霞岭下,岩石虚豁,峪岈邃窈,山泉别流,从洞隙滴滴,声韵金石。且泉味清甘,更得雨后泉多,音之清泠,真胜乐奏矣。每

赏幽深，恍惚进入了灵鹫山的金粟世界。此时就在龙井取水煮茶，又得到和尚厨师供献上山野风味的新鲜蔬菜，对着神仙般的朋友开怀饱餐，令人五腑六脏内都变得芬芳馥郁。回来时还携带了几枝，放在斋案上和床旁边伴我就寝，心清神逸，而梦中的我，还留恋在花的仙境之中。过去传说仙桂生长在月亮之中，真的吗？什么时候它在广寒宫中扎了根，肯定是凭借云梯上天而有通路才回来的，否则怎么会被窃到平地上来呢？真奇怪啊！

三塔基听落雁

秋风雁来，唯水草空阔处，选择为栖止的地方。湖上三塔基址，草丰沙阔，雁多群呼而下集，作为解散队形休息的地方。划船夜里去坐赏，时时听得雁儿们争栖竞啄的声音，鸟影翻动了湖上的雾气，宿水眠云，声凄夜月，基畔呖呖嘹嘹，秋声满耳，听后使人黯然神伤。不觉一夜西风，使山头树冷浮红，湖岸的寒露生为白色了。这种声音并不使人觉得悦耳，唯有幽赏的人才能共赏。假若你是听鸡叫声而舞，听到杜鹃的声音而感到时令变化的人，说明你们都是世界上的有心人，对于我，则没有。

胜果寺月岩望月

在胜果寺的左边，山有石壁削立，中间穿了一个孔，圆得像一面镜子。中秋月满，月光正射向圆孔，从洞中望出去，月亮与洞孔正好吻合，像两块美玉，重合在一起。秋时当与诗朋酒友，唱和清赏，更听万壑江声，满空海洋般的蔚兰色，自得一种世外玩月的意味。左边是原宋朝训练御林军的教场，是皇家重兵护卫的地方，大内要地，今天却是满目荒凉的僻静环境了。不如这个镜子般的圆孔，无论天气阴晴变幻，总是保持圆圆的一轮，万古不朽，世间上这些微不足道的兴废变幻，都被收入这石眼之中，人世上的是是非非，只需冷眼偷笑罢了。

水乐洞雨后听泉

这个洞在烟霞岭下，岩石虚豁，山是幽深邃窈的，山泉别流，从洞中的孔隙住下滴，声音有如金石。而且泉水的味道清凉甘冽，特别是下

到以泉沁吾脾，石漱吾齿，因思苏长公云："但向空山石壁下，受此有声无用之清流。"又云："不须写入熏风弦，纵有此声无此耳。"我辈岂无耳哉？更当不以耳听以心听。

资岩山下看石笋

资岩在灵隐西壁，山下有石状若笋形，圆削卓立，高可百尺，巑岏秀润，凌空插云。更喜四顾山峦，若层花吐萼，皱縠叠浪，巍峨曲折，穿幽透深。林木合抱，皆自岩窦拔起，不土而生。旧传此山韫玉，故腴润若此。但山石间水迹波纹，不知何为有之，亦不知有自何时，岂沧海桑田说也？更爱前后石壁，唐宋游人题名甚多。进此有枫林坞，秋色变幻，种种奇观，窈窕崎岖，不胜腾涉矣。时当把酒鲸吞，倚云长啸，使山谷骇应，增我济胜之力数倍。

北高峰顶观海云

北高峰为湖山第一高处，绝顶环眺，目及数里。左顾澄湖，匣开妆镜，金饼晶莹；右俯江波，绳引银河，玉虹屈曲。前后城郭室庐，郊原村落，渺若片纸画图，鳞次黑白点点耳。雄哉，目中之观哉！时间日暮将西，海云东起。恍见霄雾溟蒙，朝烟霏拂，泄泄紫纡，英英层叠，横截半空，溷合无际，四野晚山，浮浮冥漠矣。即此去地千尺，离俗数里，便觉足蹑天风，着眼处不知家隔何地。矧吾生过客，原无挂碍，何为受彼世缘束缚，不作尘外遐想？

过雨后，泉水更多，滴水之声更加清冷，简直胜过奏乐了。每次到这里，我都要喝几口泉水沁我脾胃，石漱吾齿。因又突然想到苏长公说："但向空山石壁下，受此有声无用之清流。"又说："不须写入薰风弦，纵有此声无此耳。"我们这些人难道真的没有耳朵吗？我想这类声音，不能简单地用耳朵去听，更应该以心去听。

资岩山下看石笋

　　资岩在灵隐寺西壁，山下有石，形状像圆笋一样卓立着，高的可达百尺以上，尖峰很秀丽润泽，一个个遥指兰天，直插云中。特别当你环顾四面山峰，又像一层层含苞欲放的花蕾，皱纱叠浪，巍峨曲折，穿幽透深。巨大的树木，都是从岩石上的洞中长出冲天而起，仿佛生长在没有土壤的地方，过去传说此山中蕴藏着玉，所以很丰腴润泽。但山石间水迹波纹，不知道怎么来的，也不知从什么时间开始有的，也恐怕不能用沧海变桑田这个说法来解释。我更喜欢前后的石壁，自唐宋以来游人题刻的很多。再向里面走，便是枫林坞，秋色变幻不定，种种奇观，窈窕崎岖，真是不辜负进此观游啊。此时，把酒大喝起来，倚云长啸，大吼几声，使山谷回声四起，使我增添了不少豪情和信心。

北高峰顶观海云

　　北高峰为湖山第一高处，到最高峰四顾环眺，目及数里。左看澄湖，好像打开的一个大梳妆台，又像一张金色的大饼，晶莹闪光；右面俯看江波，像一根弯曲的绳般的银河，玉龙盘曲。前后的城廓房舍、庐居，郊外的原野村落，渺如纸片上的图画，鱼鳞样层层排列，黑白点点，真雄壮啊！这是眼中看见的一切！太阳已将西沉，海云东起，恍惚云间小雨迷漾，朝烟飞扬而过，有时又缓缓地回旋曲折。英英层叠，横截半空，混乱而又无边无际，四面原野晚山，浮浮迷漾。这里好象已离开地面千尺之高，离开人世数里之远，感到脚底蹑着天风，不知家在那地。况且，我们的生命就像那短暂的过客，本来都是无牵挂的，为什么要忍受尘世间的各种束缚，不多一点红尘外的遐想？

策杖林园访菊

菊为花之隐者,惟隐君子山人家能艺之,故不多见,见亦难于丰美。秋来扶杖,遍访城市林园,山村篱落。更挈茗奴从事,投谒花主,相与对花谈胜,或评花品,或较栽培,或赋诗相酬,介酒相劝,擎杯坐月,烧灯醉花,宾主称欢,不忍执别。暮去朝来,不厌频过,此兴何乐?时乎东篱之下,菊可采也,千古南山,悠悠见之,何高风隐德,举世不见元亮?

乘舟风雨听芦

秋来风雨怜人,独芦中声最凄黯。余自河桥望芦,过处一碧无际,归枕故丘,每怀拍拍。武林唯独山王江泾百脚村多芦。时乎风雨连朝,能独乘舟卧听,秋声远近,瑟瑟离离,芦苇萧森,苍苍蔌蔌,或雁落哑哑,或鹭飞濯濯,风逢逢而雨沥沥,耳洒洒而心于于,寄兴幽深,放怀闲逸。舟中之中谓非第一出尘阿罗汉耶?避嚣炎而甘寥寂者,当如是降伏其心。

保俶塔顶观海日

保俶塔游人罕登其颠,能穷七级,四望神爽。初秋时,夜宿僧房,至五鼓起登绝顶,东望海日将起,紫雾氤氲,金霞漂荡,亘天光彩,状若长横匹练,圆走车轮,或肖虎豹超骧,鸾鹤飞舞,五色鲜艳,过目改观,瞬息幻化,变迁万状。顷焉阳谷吐火,千山影赤,金轮浴海,闪烁荧煌,火镜浮空,朣胧辉映,丹焰炯炯弥天,流光赫赫动地。斯时惟启明在东,晶丸灿烂,众星隐隐,不敢为颜矣。长望移时,令我目乱神骇,陡然狂呼,声振天表。忽听筹报鸣鸡,树喧宿鸟,大地云开,露华影白。回顾城市嚣尘,万籁滚滚生动,空中新凉逼人,凛乎不可留也。下塔闭息敛神,迷目尚为云霞眩彩。

策杖林园访菊

菊花，是花中的隐逸者，只有隐君中的高人，山人之家才能欣赏。所以并不多见，看到的也少有丰富美丽的。秋天里扶着手杖，遍访城市林园、偏僻的山村，带着茗品，去访问花的主人，在一起谈论花的典故。或品论花品，或研究栽培艺术，或赋诗相酬，举杯相劝，月下把盏，烧灯醉花，宾主欢聚，不忍离别。暮去朝来，不厌过往频烦，这是多么欢乐的兴致？此时，东篱之下，菊花盛开，千古南山，悠然可见，多么高尚的风范隐德，可惜不见了陶渊明？

乘舟风雨听芦

秋天的风雨怜人，而芦苇的声音更是凄凉悲黯。我从河桥望芦，眼到处一碧无际，回到故居，每当怀念时，便会激动不已。武林唯有独山王江泾百脚村的芦最多，时遇风雨连绵，能够独自乘舟卧听，秋声远近，瑟瑟离离，芦苇萧森，苍苍萩萩，或雁落哑哑，或鹭飞濯濯，风逢逢而雨沥沥，耳洒洒而心于于，寄兴幽深，放怀闲逸，舟中之人，敢说不是第一个脱离红尘的罗汉吗？能避嚣炎而甘于寥寂的人，应当这样来降伏自己的心怀。

保俶塔顶观海日

游保俶塔的人很少登上最高一层，能登完七层，四面环望，精神为之一爽。初秋时，夜宿僧房，睡到五更就起床，登上顶层，东望海中的日出，紫雾氤氲，金色的彩霞漂荡，满天光彩，形状有如万丈长的彩练横空，红日滚动的车轮，彩云的变幻，有的宛若虎豹超骧，鸾鹤飞舞，五色鲜艳，过目改观，瞬息幻化，变迁万状。一瞬间，阳光映红千山，金轮在海中沐浴，闪烁荧煌，一轮火红的镜子浮在空中，朦胧辉映，丹焰炯炯弥天，流光赫赫动地。此时，空中只有启明星在东方，一颗晶莹的丸子灿烂闪光，众星都隐起来了，不敢出来争艳。久久地望了很久，令我目乱神骇，陡然狂呼，声音响彻天外。忽听报晓的鸡鸣叫，树上的宿鸟开始喧哗，大地云开，露华影白。回顾城市嚣尘，万籁滚滚生动，空中新凉逼人，

六和塔夜玩风潮

浙江潮汛，人多从八月昼观，鲜有知夜观者，余昔焚修寺中，燃点塔灯，夜午月色横空，江波静寂，悠悠逝水，吞吐蟾光，自是一段奇景。顷焉风色陡寒，海门潮起，月影银涛，光摇喷雪，云移玉岸，浪卷轰雷，白练风扬，奔飞屈折，势若山岳声腾，使人毛骨欲竖。古云："十万军声半夜潮。"信哉！过眼惊心。因忆当年浪游，身共水天飘泊，随潮逐浪，不知几作泛泛中人。此际沉吟，始觉利名误我不浅。遥见浪中数点浮沤，是皆南北去来舟楫。悲夫二字，搬弄人间，千古曾无英雄打破，尽为名利之梦沉酣，风波自不容人唤醒。

周身寒意，不能再留，下塔后闭息敛神，眼中仍然是一片云霞眩彩。

六和塔夜玩风潮

　　浙江潮汛，人们多在八月份的白天观赏，很少有人知道晚上观赏的。我过去曾在寺庙里焚香修炼，点燃塔灯，见午夜的月色横空，江波静寂，悠悠逝水，吞着月光，自然形成一段奇景。一会儿，忽然风色陡然变冷，海门潮水涌起，在月光下变成银涛滚滚，光彩摇动如喷雪，云彩在白色的岸边移动，浪涛卷起轰隆隆的雷声，白练随风曲曲折折地奔腾飞舞着，气势如同山岳在大吼，使人毛骨几乎要竖立起来了，古人说："十万军声半夜潮"。这下我相信了，真使人触目惊心。因忆起过去的浪游，身随水天飘泊，随潮逐浪，不知作了多少次泛泛中人。此时沉思，才感到名利二字误我不浅。遥望浪中数点浮影，都是南来北往的舟楫。悲夫二字，搬弄人间千古，从未有英雄破除，尽都在为名利做梦，沉酣于宦海风波，还不允许人家去唤醒。

卷六

四时调摄笺冬卷

冬三月调摄总类

《礼记》曰:"北方为冬,冬之为言中也。中者,藏也。"《管子》曰:"阴气毕下,万物乃成。"《律志》曰:"北方,阴也,伏也,阳伏于下,于时为冬。"蔡邕曰:"冬者,终也,万物于是终也。日穷于次,月穷于纪,星回于天,数将几终。君子当审时节宣,调摄以卫其生。"

立冬,水相;冬至,水旺;立春,水休;春分,水废;立夏,水囚;夏至,水死;立秋,水殁;秋分,水胎,言水孕于金矣。

臞仙月占主疾

十月,立冬日忌北风,主殃六畜。

十一月,忌行夏令,主多疥疠之疾。

十二月,朔日忌西风,主六畜疫。忌行春令,主多瘤疾。

冬月气数主属之图

冬曰玄英、气黑而清英。
玄冬、三冬、九冬、安宁。
天曰上天言时无事在上临下。
风曰寒风、劲风、严风、朔风、
衰风、阴风。景曰玄景、寒景。
时曰寒辰。节曰严节鸟曰寒鸟、寒禽。
草曰寒卉、黄草。
树曰寒木、寒柯、素木、寒条。

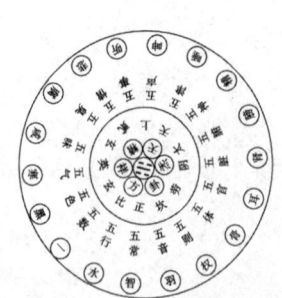

冬月气数主属图

冬三月调摄总类

《礼记》说：冬属北方，冬就是藏的意思。《管子》说：阴气全部降下来，万物就成熟了。《律志》说：北方属阴，属潜伏，当阳伏于下，对于时令来说，就为冬。蔡邕说：冬，就是终了的意思。一年完了就是次年，此月完了就开始另一月，星球自转于天，年岁快完了，君子应当审度时令来调摄以护卫生命。

"立冬"属于水相，"冬至"水旺；"立春"水休；"春分"水废；"立夏"水囚；"夏至"水死；"立秋"水殁，"秋分"水胎，是说水孕育于金。

臞仙月占主疾

十月"立冬"这天，忌刮北风，否则六畜要遭殃。

十一月忌出现夏天的气候特征，否则容易产生瘟疾和疥疮。

十二月初一，忌刮西风，否则着六畜易生瘟疫。也忌出现春天的气候特征，否则多发生经久难治的病。

冬月气数主属之图（图略）

冬季叫玄英、气黑而清英。

也叫玄冬、三冬、九冬、安宁。

天叫上天。言时无事，在上临下。

风叫寒风、劲风、严风、朔风、衰风、阴风。景叫玄景、寒景。

时叫寒辰。节叫严节。鸟叫寒鸟、寒禽。

草叫寒卉、黄草。

木叫寒木、寒柯、素木、寒条。

肾神图

神曰玄冥,字育婴。
肾之状,玄鹿两头,主藏志。
象如圆石子二,色如缟映紫。
生对脐,搏着腰脊。
左为正肾,配五脏。
右为会门,男以藏精,女以系胞。
肾脉出于涌泉。涌泉在足之中心。

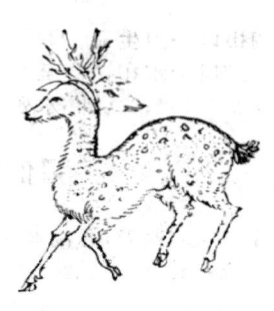

肾脏冬旺论

《内景经》曰:"肾属北方水,为黑帝。生对脐,附腰脊,重一斤一两,色如缟映紫。主分水气,灌注一身,如树之有根。左曰肾,右名命门,生气之腑,死气之庐。守之则存,用之则竭。为肝母,为肺子,耳为之官。天之生我,流气而变谓之精,精气往来谓之神。神者,肾藏其情智。左属壬,右属癸,在辰为子亥,在气为吹,在液为唾,在形为骨。久立伤骨,为损肾也。应在齿,齿痛者,肾伤也。经于上焦,荣于中焦,卫于下焦。肾邪自入则多唾,膀胱为津液之腑,荣其发也。"《黄庭经》曰:"肾部之宫玄阙圆,中有童子名十玄,主诸脏腑九液源,外应两耳百液津。"其声羽,其味咸,其臭腐。心邪入肾则恶腐。凡丈夫六十,肾气衰,发变齿动,七十形体皆困,九十肾气焦枯,骨痿而不能起床者,肾先死也。肾病则耳聋骨痿,肾合于骨,其荣在髭。肾之外应北岳,上通辰星之精。冬三月,存辰星之黑气,入肾中存之。人之骨疼者,肾虚也;人之齿多龃者,肾衰也;人之齿堕者,肾风也;人之耳痛者,肾气壅也;人之多欠者,肾邪也;人之腰不伸者,肾乏也,人之色黑者,肾衰也;人之容色紫而有光者,肾无病也;人之骨节鸣者,肾羸也。肺邪入肾则多呻。肾有疾,当吹以泻之,吸以补之。其气智,肾气沉滞,宜重吹则渐通也。肾虚则梦入暗处,见妇人、僧尼、龟鳖、驼马、旗枪、自身兵甲,或山行,或溪舟。故冬

肾神图（图略）

神名玄冥，字育婴。

肾之状，玄鹿两头，主藏志。

象貌如二个圆石子，色如缟映紫。

生对脐，搏着腰脊。

左为正肾，配五藏。

右为命门，男以藏精，女以系胞。

肾脉出于涌泉穴。涌泉在足底的中心。

肾脏冬旺论

《内景经》说：肾在五行中，属北方水，由黑帝司管。生长在肚脐的两侧，对称着是一对，都附在腰脊上。重一斤一两，颜色有如一层薄薄的白纱掩罩在紫色上面。肾主管着人体水分的调度，灌注全身，有如树根一样。左边一个叫肾，右边的叫命门，都是掌管着生命力的脏腑，也是死气居住的地方。守护得好，肾气就可以得到保存，滥用就会枯竭。肾为肝之母，肺之子，耳为官。先天生就了我们，肾因气血流通而变化成精，精气的运转成神。所谓神，就是在肾里潜藏着的情和智。在地支的分配上，左边属壬，右属癸；在时辰上为子亥；在气的吐纳上为"吹"；在液的形式上为唾液；在形表现为骨。站立久了就伤骨，使肾受损伤。也反应在牙齿上，牙齿痛的人，肾有损伤。脉络畅通于上焦，荣于中焦，护于下焦。肾中自入的邪气导致唾多。膀胱为津液之府，荣养着人的头发。《黄庭经》说：肾这个器官是玄阙圆，随时变化着盈缺，里面有上玄童子，主各脏腑的九液泉，在五官上与两个耳朵和各种液津相呼应。在五声上属"羽"，在五味上属"咸"，在五臭上属"腐"。来自心脏的病邪侵入肾，就会产生恶腐臭。男性到了六十岁，肾气就衰竭了，头发变枯，牙齿也开始动摇。到了七十岁，整个形体都乏困。到九十岁，肾气就焦枯了，骸骨枯瘦而不能起床的说明肾已衰弱死了。肾上有病则表现为耳聋、骨痿，肾与骨相通，它所荣养的是毛发。肾与大自然的北岳相应，与天上二十八宿"辰"星的精华相通。冬季三个月蓄存的是辰星的黑气，而且进入肾中潜存着。人们感觉到骨痛，是肾虚了。牙齿长得不整齐的

之三月，乾坤气闭，万物伏藏，君子戒谨，节嗜欲，止声色，以待阴阳之定。无竞阴阳，以全其生，合乎太清。

相肾脏病法

　　肾热者，颐赤，肾有病，色黑而齿槁，腹大体重，喘咳汗出，恶风。肾虚则腰中痛。肾风之状，颈多汗，恶风，食欲下，隔塞不通，腹满胀，食寒则泄，在形黑瘦。肾燥，急食辛以润之。肾病坚，急食咸以补之，用苦以泻之。无犯热食，无着暖衣。肾病，脐下有动气，按之牢若痛，苦食不消化，体重骨疼，腰膝膀胱冷痛，脚疼或痹，小便余沥，疝瘕所缠，宜服肾气丸。

　　肾气丸　　干地黄一两　　薯蓣一两　　牡丹皮六钱　　泽泻七钱　山茱萸七钱　　茯苓六钱　　桂心五钱　　附子小便炮制，四两
　　　　上捣为末，蜜丸，桐子大。空心酒下三四十丸，日再服。

修养肾脏法

　　当以冬三月，面北向，平坐，鸣金梁七，饮玉泉三，更北吸玄宫之黑气入口，五吞之，以补吹之损。

人，肾脏衰弱。掉牙齿的人，肾上有风邪。耳痛的人，肾气已壅。多呵欠的人，肾上有风邪。腰不能伸直的人，肾气已乏。气色发黑的人，是肾衰弱了。气色紫红有光泽的人，说明肾上没有病。骨节发出鸣响声的人，肾虚弱。肺上的病邪侵入肾，人就会经常呻吟。肾上有病，应当用"吹"字吐纳法来泻去；用"吸"来补充。肾气也主管着智。肾气沉滞的人，适宜用重"吹"的吐纳法来疏通。肾虚的人往往梦见暗处，出现和尚、尼姑、龟、鳖、驼、马、旗帜、枪之类，或自身也披挂着兵甲，或在山上行走，或溪水、舟船等等。所以冬季三个月，天地的气都处于闭塞状态，万物也藏伏着。君子应当小心谨慎，节制嗜欲，停止声色之乐，以等待阴阳确定，不要与阴阳相竞而让生命得以保全，才算合于太清。

相肾脏病法

肾上有热的人，腮颊赤红。肾上有病，气色发黑而且牙齿枯槁、腹大体重、喘咳、易出汗和怕风。肾虚就会出现腰痛。肾有风邪的人，表现为颈项多汗、怕风、食欲减退、隔塞不通、腹中感到满胀，食了冷食就会泻泄，形体也显得黑瘦。肾燥，就赶快食用辛味来润泽。肾病坚，急食咸味可以补益，用苦味去泻，不要吃过热的食物，不要穿得太暖和。肾有病，便感觉得到肚脐下有可以移动的气，按重一些会感到痛，苦于吃了不消化，体重骨骼发疼，腰膝膀胱冷痛，脚疼或麻木，小便余沥难尽，并为疝气或肚子里结块的病所缠，上述这些病都适服用肾气丸。

肾气丸　干地黄一两　薯蓣一两　牡丹皮六钱　泽泻七钱　山茱萸七钱　茯苓六钱　桂心五钱　附子小便炮制，四两

上列八味捣细为末，用蜂蜜制成丸，梧桐子般大，空腹用酒下三四十丸，每天服两次。

修养肾脏法

在冬季三个月，脸向北方平稳地端坐，叩上下门牙七次，（即道家气功所谓的"鸣金梁"。）饮玉泉三次，然后吸北方的生气入口，作五次吞咽，用来补偿"吹"法吐纳法的耗损。

六气治肾法

治肾脏吐纳用吹法,以鼻渐长引气,以口吹之。肾病,用大吹三十遍,细吹十遍,能除肾家一切冷气、腰疼、膝冷沉重,久立不得,阳道衰弱,耳内虫鸣及口内生疮。更有烦热,悉能去之。数数吹去,相继勿绝,疾瘥则止,过多则损。

肾脏导引法〔冬三月行之〕

可正坐,以两手耸托,右引胁三五度,又将手返着膝挽肘,左右同捩身三五度,以足前后踏,左右各数十度。能去腰肾风邪积聚。

黄帝制护命茯苓丸

黄帝曰:"冬三月宜服何药?"岐伯曰:"当服茯苓丸,主男子五劳七伤,两目迎风泪出,头风项强,回转不得,心腹胀满,上连胸胁,下引腰背,表里彻痛,喘息不得,饮食咳逆,面黄痿瘦,小便淋漓,阴痿不起,临炉不举,足肿腹痛,五心烦热,身背浮肿,盗汗不绝,四肢拘挛,或缓或急,梦寐惊悸,呼吸气短,口干舌燥,状如消渴,急于喜怒,呜咽悲愁,此方治之。

茯苓　山药　肉桂　山茱萸　巴戟　白术　牛膝　菟丝子各一两　干姜　细辛　防风　柏子仁　泽泻　牡丹皮各五钱　附子童便煮三次,用一两一个的妙

上为细末,蜜丸,桐子大。空心盐汤服七丸,日再服。"

冬季摄生消息论

冬三月,天地闭藏,水冰地坼,无扰乎阳,早卧晚起,以待日光。去寒就温,勿泄及肤,逆之肾伤,春为痿厥,奉生者少。斯时伏

六气治肾法

治疗肾脏疾病用"吹"法吐纳法。用鼻子缓慢地长吸气,用口发"吹"呼出。肾上有病,大吹三十遍,细吹十遍,就能除去肾病所致的一切冷气腰疼、膝冷沉重、久立不得、阳道衰弱、耳内虫鸣,及口内生疮,还有烦热,都能一并除去。接连地吹去,相继勿断,病愈就停止,做多了反而会造成损害。

肾脏导引〔冬三月行之〕

可正坐,以两手耸托,向右引胁三五次,再将手返著膝挽肘,左右相同地扭转身三五次,用足前后踏左右各数十次,这样能除去腰肾所积聚的风邪。

黄帝制护命茯苓丸

黄帝说:冬季三个月适宜服用什么药?岐伯答道;应当服茯苓丸,主治男性"五劳七伤"(即:心、肝、脾、肾五脏的劳损。大饱伤脾,大怒气逆伤肝,强力举重、久坐湿地伤肾,形寒饮冷伤肺,忧愁思虑伤心,风雨寒暑伤形,恐惧不节伤志。)、身体虚弱多病、两目迎风流泪、头风颈项发硬,回转不宁、心腹胀满、上齐胸胁、下引腰背,内外都感到彻痛。喘息不得,饮食咳逆,面黄瘦瘦,小便淋沥难尽,阳痿不举,足肿腹痛,五心烦热。身背浮肿,盗汗不断,四肢拘挛、或弛缓或拘急,梦寐惊悸,呼吸气短,口干舌燥,状如消渴,易喜易怒,呜咽悲愁。用此方医治。

茯苓　山药　肉桂　山茱萸　巴戟　白术　牛膝　菟丝子各一两　干姜　细辛　防风　柏子仁　泽泻　牡丹皮各五钱　附子童便煮三次,用一两一个的妙

上列药物捣细为末,蜜制成丸,梧桐子般大,空腹盐汤服七丸,每天服二次。

冬季摄生消息论

冬季三个月,天地都处于闭藏状态,水结成冰地干裂开,不要扰动阳气,应早睡晚起,以等待日光,去寒就温,不要暴露皮肤。反其道

阳在内，有疾宜吐，心膈多热，所忌发汗，恐泄阳气故也。宜服酒浸补药，或山药酒一二杯，以迎阳气。寝卧之时，稍宜虚歇，宜寒极方加绵衣，以渐加厚，不得一顿便多，惟无寒即已，不得频用大火烘炙，尤为损人。手足应心，不可以火炙手，引火入心，使人烦躁。不可就火烘炙食物。冷药不治热极，热药不治冷极，水就湿，火就燥耳。饮食之味，宜减咸增苦，以养心气。冬月肾水味咸，恐水克火，心受病耳，故宜养心。宜居处密室，温暖衣衾，调其饮食，适其寒温。不可冒触寒风，老人尤甚，恐寒邪感冒，多为嗽逆、麻痹、昏眩等疾。冬月阳气在内，阴气在外，老人多有上热下冷之患，不宜沐浴。阳气内蕴之时，若加汤火所逼，必出大汗。高年骨肉脆薄，易于感动，多生外疾，不可早出，以犯霜威。早起服醇酒一杯以御寒，晚服消痰凉膈之药，以平和心气，不令热气上涌。切忌房事，不可多食炙爆、肉面、馄饨之类。

《云笈七签》云："冬月夜卧，叩齿三十六通，呼肾神名以安肾脏，晨起亦然。"《书》云："冬时，忽大热作，不可忍受，致生时患，故曰：冬伤于汗，春必温病。"【神名玄真。】

又云："大雪中跣足做事，不可便以热汤浸洗。触寒而回，寒若未解，不可便吃热汤热食，须少顷方可。"

《金匮要略》曰："冬夜伸足卧，则一身俱暖。"

《七签》曰："冬夜卧，被盖太暖，睡觉即张目吐气，以出其积毒，则永无疾。"

又曰："冬卧头向北，有所利益。宜温足冻脑。"

"冬夜漏长，不可多食硬物并湿软果饼。食讫，须行百步摩腹法，摇动令消，方睡。不尔，后成脚气。"

而行之就会使肾受损伤，到了春天就会得痿厥的病，能得到生机的也不多。这个时候阳气潜伏在体内，有疾病适宜用吐法。心膈多热，但忌发汗，怕会泄掉了阳气。适宜服用酒浸泡的补药或山药酒一二杯，以迎阳气。寝卧的时候，可以先半卧一会。适宜冷到极点才加绵衣，应逐渐加厚，不应一次就加很多，加到刚好不冷就行了。不要常常烤火，而且用大火取暖，尤其使人受损伤。手足都直接与心相连，不要用火烤手，会引火入心，使人烦躁。也不可直接用火烘烤食物。性冷的药治不了热极的病。性热的药也治不了冷极的病。这是因为水导致湿，火导致燥的原故。在平时食味方面，适宜减咸增苦，以养心气。冬月肾水味咸，恐水克火，造成心脏生病，所以适宜养心。适宜住在慎密的房间里，温暖衣食，调理饮食，恰如其分地掌握冷热。不要去顶冒触犯寒风，老年人尤其要注意，恐怕寒邪引起感冒，引起咳嗽逆气，麻痹昏眩等病。冬季阳气在内，阴气此外，老年人多有上热下冷的毛病，不适宜洗澡沐发。阳气此时于内处于蕴藏的状态，如果用汤火去逼，必然出大汗。高年骨疏肉薄，容易被外感触动，引起外疾，不要过早出门，以免被霜雪所犯。早上起床后可以服醇酒一杯以御寒。晚上服用消痰凉膈的药物。以平和心气，不令热气上涌。一定要忌房事。不要过多吃烧烤炙煿肉面馄饨之类的食物。

《云笈七笺》说：冬季临睡前，叩齿三十六次，呼唤肾神的名字，这样可以安宁肾脏。早晨起床也是这样做。《书》说：冬天里，如果忽然感到很热，不要勉强忍受，致春生时患，会导致时令性疾病。所以说：冬天受了热，到春天就必然发温病。【肾神的名字叫玄真。】

又说：在大雪中赤足做事，不可以马上用热水浸泡。被严寒侵犯而回，若寒未消，不能马上就吃热汤热食，一定要等一会才行。

《金匮要略》说：冬夜睡觉脚伸直，就会使周身暖和。

《七笺》说：冬夜睡觉，如果被盖太暖，睡醒即张开眼睛吐气，把积毒放出去，这样就可以不生病。

又说：冬天睡觉，头应向北方，有好处。适宜让足温暖而不要捂头。

冬夜时间较长，不要多吃硬性的食物和湿软的果饼。吃完饭，必须做"百步摩腹法"以帮助消化，才睡觉。不然的话，会导致今后患脚气病。

《本草》云:"惟十二月可食芋头,他月食之发病。"

《千金方》曰:"冬三月宜服药酒一二杯,立春则止。终身常尔,百病不生。"

《纂要》曰:"钟乳酒方,服之补骨髓,益气力,逐寒湿。其方:用地黄八两,巨胜子一升,熬捣烂。牛膝四两,五加皮四两,地骨皮四两,桂心二两,防风二两,仙灵皮三两。钟乳粉五两,甘草汤浸三日,更以牛乳一碗,将乳石入瓷瓶浸过,于饭上蒸之。乳尽倾出,暖水淘尽碎研。右诸药为中末,用绢囊盛浸好醇酒三斗坛内,五日后可取服之。十月初一日服起,至立春日止。"

"冬气寒,宜食黍,以热性治其寒,禁炙饮食并火焙衣服。"

"冬三月,六气十八候皆正养脏之令,人当闭精塞神,以厚敛藏。"

《琐碎录》曰:"冬月勿以梨搅热酒饮,令人头旋,不可支吾。"

《金匮要略》曰:"冬三月,勿食猪羊等肾。"

《七签》曰:"冬夜不宜以冷物铁石为枕,或焙暖枕之,令人目暗。"

《本草》曰:"冬月不可多食葱,令人发疾。"

冬三月合用药方

陈橘丸 治大肠风燥气秘等疾。

陈橘皮去白,一两 槟榔五钱 木香五钱 羌活五钱 青皮五钱 枳壳麸炒,五钱 不蛀皂角两挺,去皮酥炙黄 郁李仁去皮尖炒黄,一两 牵牛炒,二两

上为末,研细,蜜丸,如桐子大。每服二十丸,食前姜汤下,未利,加至三十丸,以大便通利为度。

搜风顺气牵牛丸 治热涌滞不快,大肠秘结,热毒生疮。

牵牛二两,饭蒸 木通一两 青橘一两,去穰 桑皮一两 赤芍一两,炒 木香五钱

上为末,蜜丸,桐子大。酒下十五丸,至二十丸止。妇人血气,

《本草》说：只有十二月才可以吃芋头，其他月份吃了会发病。

《千金方》说：冬季三个月，每天适宜饮药酒一二杯，立春后就停止。终身坚持，百病不生。

《纂要》说：钟乳酒方，服了可以补骨髓，增加气力，驱逐寒湿。处方是：地黄八两，巨胜子一升，熬煮后捣烂；牛膝四两，五加皮四两，地骨四两，桂心二两，防风二两，仙灵脾三两，钟乳粉五两，甘草汤浸三日，更以牛乳一碗，将乳石放入瓷瓶内浸过，放在饭上蒸，等乳尽后倾出，用暖水淘净，捣碎研细。上列各种药为末，装入绢袋里面，用好酒浸泡在一个能装三斗的坛子里，五天之后就可以取出来饮服。从十月初一服起，直至立春这天停止。

冬气寒冷，适宜食黍，以热性治其寒。忌炙饮食和用火烤衣服。

冬季三个月，六气十八候，都正行养藏之令，人们应当闭精塞神，增强收敛掩藏的能力。

《琐碎录》说：冬月不要用梨搅拌热酒饮用，会使人头晕不能支持。

《金匮要略》说：冬季三个月，不要吃猪羊等动物的肾。

《七笺》说：冬月不能用冷物、铁石作枕头，或者烤焙暖后当枕头用，否则使人视力昏暗。

《本草》说：冬月不要过多的食葱，会令人发疾病。

冬三月合用药方

陈橘丸 能治疗大肠风燥气秘等方面的疾病。

陈橘皮去白，一两　槟榔五钱　木香五钱　羌活五钱

青皮五钱　枳壳麸炒，五钱　不蛀皂角两挺，去皮酥炙黄　郁李仁去皮尖炒黄，一两　牵牛炒，二两

上列药物捣为末，研细，制蜜丸如梧桐子般大，每服二十九，饭前用姜汤下。若未利，则加至三十九，以大便通利为度。

搜风顺气牵牛丸 治疗热涌涩不快，大肠秘结，热毒生疮。

牵牛二两，饭蒸　木通一两　青橘一两，去穰　桑皮一两　赤芍一两，炒　木香五钱

上列药物捣细为末，制蜜丸，梧桐子般大，用酒服十五丸至二十

醋汤下。

解老人热秘方

大附子一个八九钱重者烧过存性,研为末,每服一钱,热酒下。

太上肘后玉经八方

☰乾卦西北　天地父母七精散

竹实三两,九蒸九曝,主水气日精　地肤子四两,太阴之精,主肝明目　黄精四两,戊己之精,主脾脏虚　蔓菁子三两,九蒸九晒,主邪鬼明目　松脂三两,炼令熟,主风狂脾湿　桃胶四两,五木之精,主鬼忤　巨胜五两,五谷之精,九晒

上为末,炼蜜为丸。每服二三十丸,妙不可述。

☵坎卦正北　南狱真人赤松子枸杞煎丸

枸杞子根三十斤,取皮,九蒸九曝,捣为粉。取根骨清水煎之,添汤煮去渣,熬成膏,和粉为丸,桐子大。每服三五十丸,寿增无算。

十月事宜

《孝经纬》曰:"霜降后十五日,斗指干,为立冬。冬者,终也,万物皆收藏也。后十五日,斗指亥,为小雪。天地积阴,温则为雨,寒则为雪。时言小者,寒未深而雪未大也。律应钟,钟者,动也,言物应阳而动下藏也。辰亥,亥者,劾也,言时阴气劾杀万物也。"《西京杂记》曰:"十月为正阴,曰阴月。"《纂要》曰"上冬"。

"是月天道南行,作事出行宜正南方,吉。不宜用亥日,犯月建,不吉。"

"十六日天仓开,宜入山修道。"

又曰:"初十日、十三日宜拔白。"

《五行书》曰:"是月亥日食饼,令人无病。"

是月宜进枣汤,其方取大枣去皮核,于文武火上反复焙香,然

丸。治妇女血气，则用醋汤下。

解老人热秘方
大附子一个八九钱重者烧过存性，研为末，每次服一钱，用热酒下。

太上肘后玉经八方

☰乾卦西北　天地父母七精散
竹实三两，九蒸九曝，主水气日精　地肤子四两，太阴之精，主肝明目　黄精四两，戊己之精，主脾脏虚　蔓菁子三两，九蒸九晒，主邪鬼明目　松脂三两，炼令熟，主风狂脾湿　桃胶四两，五木之精，主鬼忤　巨胜五两，五谷之精，九晒

上列七味捣为末，炼蜜为丸，每服二三十丸，妙不可言。

☵坎卦正北南　狱真人赤松子枸杞煎丸
枸杞子根三十斤，取皮，九蒸九晒，捣为粉。取根骨用清水煎煮，添汤再煮，去渣熬成膏，和粉为丸，梧桐子般大。每服三五十丸，寿命增长无法计算。

十月事宜

《孝经纬》说："霜降"后十五日，南斗指向乾的位置，为"立冬"。冬，就是终，即收藏的意思。再后十五日，斗指向亥，就是"小雪"了。天地之间阴气积蓄，气温较暖和就变成雨，寒就变为雪。此时突出"小"字，就是说虽寒但还没有到最冷的时候，雪也不是最大的雪。在乐律中现"钟相应"，钟的意思，就是动，指万物随着阳气的消退而向下伏藏。在地支时辰上屈亥，也是"劾"的意思，就是说此时的阴气要劾杀万物了。《西京杂记》说：十月为正阴，又叫阴月。《纂要》说：是上冬。

该月天道南行，作事出行适宜向正南方，吉祥。不且用亥日，犯月建，不吉祥。

十六日是开天仓的日子，适宜入山修道。

又说：初十日、十三日，适宜拔除白发。

《五行书》说：这个月的亥日食饼，可令人无病。

这个月适宜进枣汤。制作方法是：用大枣去掉皮和核，在文武火

后泡作汤服。

《摄生图》曰:"初一日宜修成福斋。初五日修三会斋,勿行谴责。"

《四时纂要》:"逐瘟方:地黄八两,巨胜子一升,二物熬烂。牛膝、五加皮、地骨皮各四两,官桂、防风各二两,仙灵皮三两,用牛乳五两,同甘草汤浸三日,以半升同乳拌仙灵皮,磁瓶盛入炊食上蒸之,待其牛乳尽出,方以暖水淘净,碎如麻豆,同前药细剉,入布袋盛之,浸于二斗酒中。五月后取看,味重取去药渣。十月朔饮至冬至日止。忌葱蒜臭物。"

"决明子,主治青盲,目淫肤赤、白膜、痛泪,又疗唇口青色。十月十日采,阴干,百日可服。"

又云:"是月取枸杞子,清水洗净,沥干研烂,以细布袋盛,榨出汁水,去渣,慢火熬膏,勿令粘底。候少稠,即以瓦器盛之,蜡纸密封,勿令透气。每朝酒调一二匙服之,夜卧再服。百日轻身壮气,耳目聪明,须发乌黑。"

"冬三月,戊寅、己卯、癸酉、辛巳、丁亥及壬丙戊癸,宜炼丹药。"

是月宜服枣汤、钟乳酒、枸杞膏、地黄煎等物,以养和中气。方俱在前。

《云笈七签》曰:"十月十四日,取枸杞煎汤沐浴,令人光泽不病。初一日十八日并宜沐浴,吉。"

"冬至日阳气归内,腹宜温暖,物入胃易化。"

《修真指要》曰:"十五日下元吉辰,可修谢过斋。"

《经验方》:是月上亥日,采枸杞子二升,采时面东,再捣生地黄汁三升,以好酒五升同搅匀,三味共收磁瓶内,封密三重,浸二十一日,安置。立春前三日,每早空心饮一杯,至立春后,须发皆黑,补益精气,轻身无比。忌食萝卜。

上翻覆焙香，然后泡成汤服。

《摄生图》说：初一宜修成福斋，初五修三会斋，不要行谴责。

《四时纂要》逐瘟方：地黄八两，巨胜子一升，这两味药熬烂。牛膝、五加皮、地骨皮各四两，官桂、防风各二两，仙灵脾三两，用牛乳五两，同甘草汤浸三日。以半升同乳拌仙灵脾，用瓷瓶装好，放在炊食上蒸，待其牛乳出尽，才以暖水淘净，碎如麻豆，同前面的药锉细，装入布袋内，浸于二斗酒中，五日后取出来，如味道很重，就取去药渣。从十月初一开始饮，到"冬至"这一天就停止。同时应忌食葱蒜等臭物。

决明子，主要用于治疗青光眼及其引起的失明，用于治疗高血压病引起的视物模糊，口嘴麻木和眼结膜、巩膜肿痛流泪。又能治疗唇口发青。十月十日收采，阴干，百日可服。

又说：这个月取枸杞子，用清水洗净，沥干，研磨烂，用细布袋装好，榨出汁水，去渣，用慢火熬成膏，不要粘锅底，熬到稍稠的时候，就用瓦罐装好，用蜡纸密封，不要让它透气。每天早晨用酒调服一二匙，晚上睡觉前再服一次。坚持一百天就会明显感到身体轻便、气壮体健、耳聪目明、须发乌黑。

冬季三个月的戊寅日、己卯日、癸酉日、辛巳日、丁亥日、壬丙日和戊癸日，适宜炼丹药。

这个月适宜服枣汤、钟乳酒、枸杞膏、地黄煎等物，以养和中气。处方已写在前面。

《云笈七笺》说：十月十四日，用枸杞煎汤洗澡沐发，可以使人皮肤光泽而不病。初一日、十八日都适宜沐浴，吉利。

冬至日这天，阳气归入体内，要让腹部保持温暖，可以食容易消化的东西。

《修真指要》说：十五日下元是吉祥的时辰，可修谢过斋。

《经验方》：这个月的上亥日，采枸杞子二升，采的时候要面向东方。再捣生地黄汁三升，用五升好酒搅和均匀，三味共同装入瓷瓶内，要严密地封三层，待浸泡二十一日后妥善保存。从"立春"前三日开始，每天早上空腹饮一杯，至立春后，须发都会变黑，能补益精气，使身体轻快无比。忌食萝卜。

《太清草木方》云:"槐子乃虚星之精,是月上巳日,采而吞之,每服二十一粒。去百病,长生通神。"

"是月宜食芋,无碍"

十月事忌

"是月初一、十四日,忌裁衣交易。"

《白云忌》:"十月忌食猪肉,发宿气。且亥为猪肖,宜忌之,人能终身忌之,其有益于人自多,《本草》考之可见。"

《千金方》:"十月勿食椒,伤血脉。勿食韭,令人多涕唾。勿食霜打熟菜,令人面上无光。勿食獐肉,动气。勿食猪肾,十月肾旺也,不令死气入肾。"

又曰:"是月夫妇戒同寝,忌纯阴用事。"

"是月勿戴暖帽,使脑受冻则无眩晕之疾。"

《法天生意》云:"十月初四,勿责罚人,故刑官是日罢刑,大忌。"

"是月二十五日,不宜问疾。"

"是月初一日为民岁腊,十五日为下元,二日戒夫妇入房。"

"二十日忌远行。"

十月修养法

孟冬之月,天地闭藏,水冻地坼。早卧晚起,必候天晓,使至温畅,无泄大汗,勿犯冰冻雪积,温养神气,无令邪气外入。卦坤,坤者,顺也,以服健为正,故君子当安于正以顺时也。生气在酉,坐卧宜向西方。

孙真人《修养法》曰:"十月心肺气弱,肾气强盛,宜减辛苦以养肾气。毋伤筋骨,勿泄皮肤,勿妄针灸,以其血涩,津液不行。十五日宜静养获吉。"

《太清草木方》说：槐子是二十八宿中"虚星"的精华，这个月的上巳日，可以采来吞服，每次服二十一粒，可以除去百病，长生通神。

这个月也适宜吃芋，不会出问题。

十月事忌

这个月的初一，十四日，禁忌裁衣买卖。

《白云忌》：十月忌食猪肉，否则会引发旧病，而且，亥的生肖属猪，更要忌讳。人们能够终身在十月忌食猪肉，会得到更多的益处。这个结论在本草上是可以考证到的。

《千金方》：十月不要食椒，否则会伤血脉。勿食韭，否则会使人多鼻涕口水。也不要吃被霜打熟了的菜，因会令人脸无光彩。不要吃獐子肉，因会动气。不要吃猪肾，十月肾旺，以免死气进入人的肾内。

这个月不要戴太暖和的帽子，应让脑袋受一点冻，可以不发生眩晕的疾病。

《法天生意》说：十月初四，不要责罚人，因此刑官这一日罢刑，这是大忌讳。

此月二十五日，不且问病。

此月初一日为民岁腊，十五日为下元，二日戒夫妇同房。

二十日忌远行。

十月修养法

冬季的第一个月为"孟冬"月，天地都处于闭藏状态，水冻地裂，人们该早睡晚起，一定要等到天亮才起床。这样会感到既温暖又舒畅。不要让自己大汗淋漓，汗流浃背，不要受冰冻雪积的伤害，要温和地调养神气，避免风寒等邪侵犯人体。在卦象上，属于"坤卦"，坤就是柔顺的意思，以扶持身体强健为主，所以，君子应当安于正以顺时。生气旺盛在酉时，人们坐卧的方向都宜向西方。

孙真人《修养法》说：十月人的心肺气都很弱，肾气强盛，适宜减食辛味和苦味以养肾气。不要把筋骨损伤了，也不要暴露皮肤，不要随便用针灸，以免造成血涩，而使津液不能正常分泌。十五日宜静养，

《内丹秘要》曰:"玄阴之月,万物至此归根复命,喻我身中阴符穷极,寂然不动,反本复静。此时塞兑垂帘,以神光下照于坎宫,当夜气未央,凝神聚气,端坐片时,少焉神气归根,自然无中生有,积成一点金精。盖一人之一身,元气亦有升降,子时生于肾中,此即天地一阳初动,感而遂通,乃复卦也。自此后,渐渐升至泥丸,午时自泥丸下降于心,戌亥归于腹中。此即天地六阴穷极,百虫闭关,草木归根,寂然不动,乃坤卦也。静极复动,循环无端,其至妙又在坤复之交,一动一静之间,即亥末子初之时。《阴符经》曰:"自然之道静,故天地万物生。"养生者当顺其时而行,坤、复二卦之功,正在十月之间。阳不生于复而生于坤,阴中生阳,实为产药根本。"

灵剑子导引法

以两手相叉,一脚踏之,去腰脚拘束,肾气冷痹,膝中痛诸疾。

又法:正坐,伸手指缓拘脚指五七度,治脚气诸风注气,肾脏诸毒气,远行脚痛不安,并可治之,常行最妙。

陈希夷孟冬二气导引坐功图势

立冬十月节坐功图

运主阳明五气,时配足蹶阴肝风木。

坐功:每时丑寅时,正坐,用一手按膝,

以获得吉利。

《内丹秘要》说：在这个玄阴之月，万物发展到此都归入根本，完成生命的使命了，说明我们身上的阴气也发展到了极点，一切都表现为静止状态，就是所谓寂然不动，反本复静的意思。这个时候，我们应该少说话，把帘子放下来，将精神专注于丹田，当夜气还没有尽的时候，凝神聚气，端坐片刻。一会儿，神气就能归根，自然无中生有而积成一点金精。在人的一身中，元气也有升有降，在子时元气生于肾中，这是天地间一阳初动，紧接着阳气就开始扩大，这就是卦象中的"复卦"出现了。自此，就渐渐上升至"泥丸"，即人的大脑。到午时自泥丸又下降到心，到戌时和亥时，也就是一天的最后时辰，又回到腹中，这时天地间的六阴又走到了尽头，百虫停止了活动，草木归根，寂然不动。这就是"坤卦"的特点了。但静止到了极点又恢复动，循环不断。最妙的是，它又处在坤卦和复卦之间，一动一静之际，即亥末子初之时。《阴符经》说：大自然的法则，最根本的就在于静，才有天地万物的生气。养生的人，应当顺应时令来修炼。"坤复"二卦的功劳正是在十月之间。因为一阳之气不生于复卦而生于坤卦，坤土属阴，而阴中生阳，这实在是道家炼内丹药的根本。

灵剑子导引法

灵剑子导引法势：以两手相叉，用一脚踏住，能去除脚和腰的不灵活，肾气风寒引起的肢体疼痛或麻木，膝中痛等多种疾病。

又一法：先坐正，伸手指慢慢地抓住脚趾，五七次。这样能治疗脚气，各种风气，肾脏上的各种毒气，走了远路后脚痛不安，都能医治，经常这样，效果最奇妙。

陈希夷孟冬二气坐功图势

立冬十月节坐功图（图略）

运主阳明五气，时配足厥阴肝风木。

坐功：每日丑寅时，正坐，用一手按膝，

一手拽肘,左右顾,两手左右托三五度,
再吐纳叩齿咽液。
治病:胸胁积滞虚劳邪毒,腰痛不可
俛仰,嗌干,面尘脱色,胸满呕逆,飧泄,
头痛,耳无闻,颊肿,肝逆面青,目赤肿痛,
两肋下痛引小腹,四肢满闷,眩冒,目瞳痛。

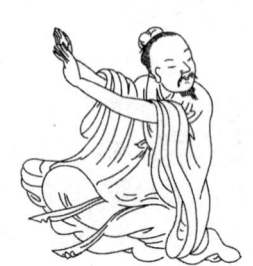

小雪十月中坐功图

运主太阳终气。时配足厥阴肝风木。
坐功:每日丑寅时,正坐,一手按膝,
一手拽肘,左右争力各三五度,
吐纳叩齿咽液。
治病:脱肘风湿热毒,妇人小腹肿,
男子癞疝狐疝,遗溺闭癃,血睾,肿睾,疝,足逆寒,脐善瘛,节时肿,转筋阴缩,两筋挛,洞泄,血生胁下,喘,善恐,胸中喘,五淋。

十一月事宜

《孝经纬》曰:"小雪后十五日,斗指壬,为大雪,言积阴为雪,至此栗烈而大矣。后十五日斗指子,为冬至,阴极而阳始至,日南至,渐长至也。"《白虎通》曰:"始律黄钟何?黄,中色也。钟,动也,言阳气动于黄泉之下,欲养万物也。"《乐志》曰:"辰子,子者,孳也,言阳气至此更滋生也。"《吕氏》曰:"仲冬为畅月。"

《月纂》:"天道东南行,作事出行宜向东南,吉。"
"冬至日阳气归内,腹中热,物入胃易消化。"
《纂要》曰:"共工氏子不才,以冬至日死,为疫鬼,畏赤小豆,是日以赤小豆煮粥厌之。"
《月令》曰:"君子斋戒慎处,必检身心。身欲宁,去声色,禁嗜

一手捩肘，左右顾视，两手左右托三五次，
再吐纳叩齿吞津。

治病：胸胁积滞，虚劳邪毒，腰痛不可俯仰，
嗌干，面容脱色，胸满呕逆，飧泄，头痛，耳无闻，颊肿，肝逆面青，目赤肿痛，两胁下痛引小腹，四肢满闷，眩冒，目瞳痛。

小雪十月中坐功图（图略）

运主太阳终气。时配足厥阴肝风木。

坐功：每日丑寅时，正坐，用一手按膝，
一手脱肘，左右争力各三五次，
再吐纳叩齿吞津。

治病：脱肘风湿热毒，妇人小腹肿，男子癫疝狐疝，遗尿或小便不利，血晕，肿晕，疝，足逆寒，月行善瘛，节时肿，转筋阴缩，两筋挛，洞泄，血生肋下，喘，善恐，胸中喘，五淋。

十一月事宜

《孝经纬》说：小雪后十五日，南斗指向壬，就是"大雪"了。它的意思是说，阴气积蓄成雪，到此时已很凛冽而成大雪了。再过十五天，南斗向子，这就是"冬至"节。阴气已发展到了极点，阳气又出现了。太阳到了地球的南回归线上，白昼便又开始变长。《白虎通》说：为什么音乐里面有"黄钟"这个音呢？黄为中色；钟，有动的意思，指阳气从最下面的黄泉开始发动，又要重新滋生万物了。《乐志》说：时辰为子时，子就是滋生的意思，说阳气到此，将开始滋生万物了。《吕氏》说：冬季的第二个月叫"仲冬"为"畅月"。

《月纂》：天道东南行，作事出行适宜向东南，吉祥。

冬至日，阳气归内，腹中生热，吃了东西容易消化。

《纂要》说：共工氏子不才，在冬至日死，为疫鬼，害怕赤小豆，这一日用赤小豆煮粥避他。

《月令》说：君子在斋戒的时候一定要恭敬严肃，检点自己的身

欲，安形性，事欲静，以待阴阳之所定。凡此以微阳方生，阴未退，听阴阳相争而未定，故君子当斋戒以待之。凡事与夏至同。此又当谨之至者，彼只止言节，此只却言禁，盖仲夏之阴犹微，而此时之阴犹盛。阴微则盛阳未至于甚伤，阴盛则微阳当在于善保。故坤复之月宜静摄为最。"

《七签》曰："是月初十日，取枸杞叶煎汤洗浴，至老光泽。十五、十六日，俱宜沐浴。"

《千金月令》曰："是月可服补药，不可饵大热之药，宜早食，宜进宿熟之肉。"

又曰："至日，于北壁下厚铺草而卧，以受元气。"

《纂要》曰："是月初十日，宜拔白发。"

《五经通义》曰："至后阳气始萌，阴阳交精，万物始成，气微在下，不可动泄。"

《保生心鉴》曰："子月，火气潜伏闭藏，以养其本然之真，而为来春发生升动之本。此时若戕贼之，至春升之际，下无根本，阳气轻浮，必有温热之病。"

《简易方》："冬至日钻燧取火，可免瘟疫。"

《仙经》曰："十一日天仓开，宜入山修道，修启福斋。"

《岁时杂记》："至日，以赤小豆煮粥，合门食之，可免疫气。"

"冬至煎糖彩珠，戴一阳巾。"

十一月事忌

《纂要》曰："是月勿食龟鳖肉，令人水病。勿食陈脯，勿食鸳鸯，令人恶心。勿食生菜，发宿疾。勿食生韭，多涕唾。勿食黄鼠，损神气。勿食虾蚌带甲之物，勿食獐肉，动气。勿食火焙食物。"

心。想使自己身体安宁，必须戒掉声色之乐，禁止嗜好欲望，安定形体和心性；要想事情安静，首先要待阴阳平衡。如现在的时令是微阳刚生，而阴又未退，只好听其阴阳相争不定。所以君子要斋戒以等待。有关注意事项与"夏至"相同，这又是一个值得谨慎对待的月份，夏至的时候只要求止住语言，注意节制，这个时令的要求却更为严格。由于仲夏的阴很微，而此时的阴很盛，阴微则盛阳还未必造成大的损伤，而阴盛则微阳的时候，就要看你是否善于保护自己了。所以在这坤和复卦相交的月份，最适宜安静地调摄和管护。

《七笺》说：这个月初十，用枸杞叶煎汤洗澡，让人到老都容光焕发。十五、十六日都适宜洗澡沐发。

《千金月令》说：这个月可以服用补药，但也不可大服食热的药。宜早食，适宜吃熟肉。

又说：这天适宜在北面的墙壁下面铺上厚厚的草睡觉，可以感受元气。

《纂要》说：这个月初十日，适宜拔除白发。

《五经通义》说：从此以后阳气开始萌发，阴阳开始交换，万物下面都处于气微的状况，不可妄动和宣泄。

《保生心鉴》说：子月，即十一月，火气潜伏，闭藏以静养生命的真元，而为来春活跃生命的根本。此时若不保养身体，到春天升腾发动时，由于下无根本，阳气必然会轻浮，就会产生温热的疾病。

《简易方》：冬至日钻燧取火，可免瘟疫。

《仙经》：十一日天仓开，适宜入山修道，修启福斋。

《岁时杂记》：本月最后一天，用赤小豆煮稀饭，全家人都关起门来共同食用，可以避免疫气。

冬至这一天适宜熬饴糖来制作彩珠，和戴"一阳巾"（头巾）。

十一月事忌

《纂要》说：这个月不要吃龟肉和鳖肉，否则会导致水病。不要吃陈旧的肉干，不要吃鸳鸯，因会令人恶心。不要吃生菜，否则会引发旧病。不要吃生韭菜，因会引起多鼻涕口水。不要吃黄鼠，否则会损伤神

《翰墨全书》曰:"是月二十五日为掠剩大夫忌,勿犯交姤,凶。至后十日,夫妇当戒容止。"

《纂要》曰:"是月十二日、二十二日,忌裁衣交易。"

《千金翼》曰:"冬至后庚辛日,不可交合,大凶。"

又曰:"勿枕冷石铁物,令人目暗。"

又曰:"初四日勿责谴下人,大忌。"

又曰:"十一日不可沐浴,勿以火炙背。"

又曰:"勿食螺蛳螃蟹,损人志气,长尸虫。"

《云笈七签》曰:"二十日不宜远行。二十日不可问疾。不用子日,犯月建,作事不吉。"

《礼仪志》曰:"至日钻燧取火,可止瘟病。是日勿多言,当闭关静坐,以迎一阳之生,不可用作。"

《云笈七签》曰:"仲冬肾气旺,心肺衰,宜助肺安神,调理脾胃。无乖其时,勿暴温暖,勿犯东南贼邪之风,令人多汗,腰脊强痛,四肢不通。"

十一月修养法

仲冬之月,寒气方盛,勿伤冰冻,勿以炎火炙腹背,毋发蛰藏,顺天之道。卦复,复者,反也,阴动于下,以顺上行之义也。君子当静养以顺阳生。是月生气在戌,坐卧宜向西北。

孙真人《修养法》:"是月肾脏正旺,心肺衰微,宜增苦味,绝咸,补理肺胃,闭关静摄,以迎初阳,使其长养,以全吾生。"

是月也,一阳来复,阳气始生,喻身中阳气初动,火力方微,要不纵不拘,温温柔柔,播施于鼎中。当拨动顶门,微微挈之,须臾火

气。也不要吃虾、蚌、带甲之类的食物,不要吃獐肉,会动气。不要吃火焙的肉食。

《翰墨全书》说:这个月的二十五日为掠剩大夫忌,勿犯交姤,凶。到后十日,夫妇当戒房事。

《纂要》说:此月十二日、二十二日,忌裁衣买卖。

《千金翼》说:冬至后庚辛日,不可交合,大凶。

又曰:不要用冷石和铁物之类做枕头,否则会使人视物不清。

又曰:初四日不要谴责下人,这是大忌。

又说:十一日,不要洗澡沐发,也不要以火灸背。

又说:不要食螺蛳和螃蟹,否则会损人的神志,身上长寄生虫。

《云笈七笺》说:二十日不宜远行,二十日不可问病,不用子日,犯月建,作事不吉。

《礼仪志》说:冬至日钻燧取火,可防止瘟病。冬至这一天不宜多说话,应该闭目静坐养神,以迎一阳的初生,不适合干任何事。

《云笈七笺》说:仲冬,也就是冬天的第二个月,肾气旺盛,心肺气衰,适宜助肾安神,调理脾胃。不要违背这个时令,不要过份地让自己温暖,不要吹来自东南的风邪,也不要让自己汗流浃背,否则会导致腰脊强痛,四肢不通。

十一月修养法

冬季的第二个月,即仲冬之月,寒气刚变得强盛,不要伤于冰冻,也不要用炎烈的火去灸腹背,不要去发掘已经冬眠蛰伏起来的生物,要顺应天的法则来行事。复卦的意思就是反回,阴气正动于下,以顺应上行义。君子应当用静养的办法来顺应阳气的刚刚发动。这个月生旺之气在戌,坐卧的方位都适宜向西北。

孙真人《修养法》:这个月肾脏正旺,心肺衰微,适宜增食苦味,不吃咸味,补理肺胃。应关闭静摄,以迎合初阳的升起,使它更好地发扬,使人的生机得到很好的保全。

这个月,一阳开始返回,阳气开始发生,说明身上的阳气初动,火力还很微弱,要采取既不放纵也不约束的态度,温温柔柔,让它在我

力炽盛,逼出真铅。气在箕斗东南之乡,火候造端之地。

灵剑子导引法

以一手托膝,反折一手抱头,前后左右为之,凡三五度。去骨节间风,宜通血脉,膀胱、肾脏之疾。

陈希夷仲冬二气导引坐功图势

大雪十一月节坐功图

运主太阳终气。时配足少阴肾君火。
坐功:每日子丑时,起身仰膝,
两手左右托,两足左右踏,各五七次,
叩齿咽液吐纳。
治病:足膝风湿毒气,口热舌干,
咽肿上气,嗌干及肿,烦心心痛,

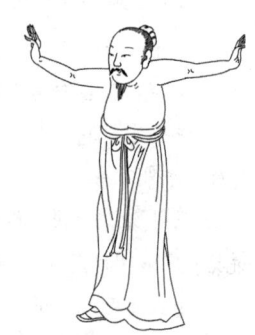

黄疸肠癖,阴下湿,饥不欲食,面如膝,咳唾有血,渴喘,目无见,心悬如饥,多恐常若人捕等症。

冬至十一月中坐功图

运主太阳终气。时配足少阴肾君火。
坐功:每时子丑时,平坐,伸两足,
拳两手按两膝,左右极力三五度,
吐纳叩齿咽液。
治病:手足经络寒湿,脊股内后廉痛,
足痿厥,嗜卧,足下热,脐痛,
左胁下背肩髀间痛,胸中满,大小腹痛,大便难,腹大颈肿,咳嗽,腰冷如冰及肿,脐下气逆,小腹急痛泄,下肿,足胻寒而逆,冻疮,下痢,善思,四肢不收。

们体内好好滋长。其修养办法："当拨动顶门，微微挈之，一会儿，火力炽盛，逼出真铅。气在箕斗东南之乡，火候造端之地。"

灵剑子导引法

以一手托住膝部，反折一手抱头，前后左右反复各做三五次。可以除去骨节间的风邪，使血脉畅通，并可以治疗膀胱肾脏的病。

陈希夷仲冬二气坐功图势

大雪十一月节坐功图（图略）

运主太阳终气。时配足少阴肾君火。

坐功：每日子丑时，起身仰膝，

两手左右外托，两足左右踏地，各五七次，

再叩齿吞津吐纳。

治病：足膝风湿毒气，口热舌干，

咽肿上气，嗌干及肿，烦心心痛，黄疸肠澼，阴下湿，饥不欲食，面如膝，咳唾有血，渴喘，眼睛看不见，心悬如饥，常恐若有人追捕等症。

冬至十一月中坐功图（图略）

运主太阳终气。时配足少阴肾君火。

坐功：每时子丑时，平坐，伸展两足，

两手握拳按两膝，左右用力三五次，

再吐纳叩齿吞津。

治病：手足经络寒湿，脊股内后廉痛，

足痿厥，嗜睡，足下热，脐痛，

左胁下背肩髀间痛，胸满，大小腹痛，大便难，腹大颈肿，咳嗽，腰冷如冰及肿，脐下气逆，小腹急痛泄，下肿，足胻寒而逆，冻疮，下痢，善思，四肢不收。

十二月事宜

《孝经纬》曰:"冬至后十五日,斗指癸,为小寒。阳极阴生乃为寒,今月初寒尚少也。后十五日斗指丑,为大寒,至此栗烈极矣。律大吕,吕者,拒也,言阳气欲出,阴拒之也。"《乐志》曰:"辰丑,丑者,纽也,言终始之际,以纽结为名也。"《纂要》曰:"十二月曰暮冬,曰杪冬、涂月、暮节、暮岁、穷稔、穷纪。"

《月纂》曰:"天道西行,作事出行俱宜向西。不宜用丑日,犯月建,作事不吉。"

《黑子秘录》:"是月癸丑日造门,盗贼不能进。"

《琐碎录》曰:"腊月子日,晒荐席,能去蚤虱。"

又曰:"是月取猪脂四两,悬于厕中,入夏一家无蝇。"

"二十四日床底点灯,谓之照虚耗也。"

"二十四日取鼠一头,绕在于子地上埋之,永无鼠耗。"

《本草图经》云:"取活鼠,用油煎为膏,敷汤火疮,灭瘢疵,极良。"

《玄枢》曰:"除日以合家头发烧灰,同脚底泥包投井中,咒曰:敕令我家眷属,竟年不害伤寒,辟却五瘟疫鬼。"

《七签》曰:"除夜枸杞汤洗浴,令人不病。初一、初二、初八、十三日、十五、二十日沐浴,去灾悔,吉。"

"除日,掘宅四角各埋一大石为镇宅,主灾异不起。"

"是日取圆石一块,杂以桃核七枚埋宅隅,绝疫鬼。"

"除夜取椒二十一粒,勿与人言,投于井中,以绝瘟疫。"

"其夜,家奉神佛前,并主人卧室燃灯达旦,主家宅光明。攒火围炉,合家共坐,以助阳气。"

十二月事宜

《孝经纬》说：冬至后十五日，当南斗指向天干的癸。就是"小寒"。阳气极盛阴气就会产生，并形成寒，所以，这个月初寒尚少。再往后十五天，南斗指向丑，就是"大寒"了，这个时候，寒冷凛冽到了极点。在乐律中的名字叫"大吕"，吕，就是拒绝的意思，对于阴阳变化来说，就是此时阳气奋力欲出，而强大的阴气极力以拒之。《乐志》说：时辰为"丑"，就是"纽"的意思，是说一岁快完了时候，以纽结为名。《篹要》说：十二月的别名有"暮冬"、"杪冬"、"涂月"、"暮节"、"暮岁"、"穷稔"、"穷纪"等。

《月篹》说：天道西地，作事出行俱宜向西，不宜用丑日，犯月建，作事不吉。

《黑子秘录》：腊月子日，晒荐席，能去蚤虱。

《琐碎录》说：在腊月的子日这天晒蔫席，能除蚤虱。

又说：这个月用一块四两重的猪脂，悬挂在厕所中，到了夏天，家里就没有苍蝇。

二十四日，在床底点灯，称为"照虚耗"。

二十四日，捉一只麦鼠，把它烧死在"子"位的地方，埋掉，以后就永远没有鼠耗了。

《本草图经》说：用一只活老鼠，放在油里熬成膏，治疗烧伤，并能不留下瘢痕，效果极好。

《玄枢》：除夕夜以合家头发烧灰，同脚底泥包投井中，咒说：敕令我家眷属，竟年不害伤寒，辟却五瘟疫鬼。

《七签》说：除夕夜用枸杞汤洗澡，使人不生病，初一、初二、初八、十三日、十五、二十日，洗澡沐头，能去灾悔，吉利。

除夕日，掘宅四角各埋一大石为镇宅，主宅异不起。

这一天取圆石头一块，和七颗核桃，埋在住宅的一角，可杜绝疫鬼。

在除夕夜，取花椒二十一粒，不要告诉人，投入井中，可绝瘟疾。

除夕夜，家中供奉神佛，在主人的卧室通宵达旦地点着灯，主家宅光明。生一盆火炉，全家围着共坐，可以助长阳气。

"除夜宜烧辟瘟丹,并家中所余杂药焚之,可辟瘟疫。可焚苍术。"方见五月。

《农桑撮要》曰:"腊八日,收鳜鱼烧存性,研细,用酒调服。治小儿斑疹不出,即发。更安悬厕上,不生虫。"

《法天生意》云:"初七、初十、十八、二十日,拔白发。"

又云:"除夜有行瘟使者降于人间,以黄纸朱书'天行已过'四字贴于门额,吉。"

《便民要纂》曰:"大寒早出,含酥油于口中,则耐寒。"

《食物本草》云:"雪水甘寒,收藏能解天行时疫,一切热毒。"

"是月收雄狐胆,若有人暴亡未移时者,急以温水研灌些少,入喉中即活。移时,即无及矣。当预备之。"

"是月取青鱼胆阴干,如患喉闭及骨鲠者,以此胆少入口中,咽津即解。"

《家塾事亲》曰:"是月取猪板油脂背阴挂,能治诸般疮疥,敷汤火良。"

又法:取猪脂一升,入磁瓮中,加鸡子白十枚,水银二钱,封瓮,埋亥地上一百日,取治痈疽,极良。

又曰:"是月,取皂角烧为末,留起,遇时疫,早起以井花水调一钱服之,效。"

《岁时杂记》:"猎月,宜合茵陈丸料,时疫瘟瘴、山岚瘴气等症。岭表行客,可常随带。

茵陈四两　大黄五两　豉心五合炒令香　恒山三两　桃核仁三两炒　芒硝三两　杏仁三两,去皮尖　鳖甲二两,酒醋涂炙　巴豆一两,去皮膜。去油,炒,另研

共为末,蜜丸,桐子大。初得时,三日内旦服五丸,或利或吐、汗。若否,再加一丸。久不觉,即以热汤饮促之。老小以意酌服。黄

除夕夜，适宜烧"辟瘟丹"，把家中一年来所剩的杂药一并焚烧，可以辟瘟疫。也可以焚烧苍术。"辟瘟丹"处方见五月。

《农桑撮要》说：腊月初八，把鳜鱼烧存性，研成细末，用酒调服，治疗小儿斑疹不出，服后即发。更要用它悬挂在厕上，可以不生虫。

《法天生意》说：初七、初十、十八、二十日，拔白发。

又说：除夕夜有行瘟使者降于人间，以黄纸朱书'天行已过'四字贴在门上，吉利。

《便民要纂》说：大寒天冷的早晨出门，含酥油于口中，可以助人耐寒。

《食物本草》说：雪水味甘性寒，收积来能解除一切流行性瘟疫和一切热毒。

这个月收集雄狐狸的胆，假若有人突然休克死亡，没有过很长时间，赶快用温水研磨少许，灌入喉中即活。但到时候若没有，就来不及了，平时就应该预备。

这个月取青鱼胆阴干，如果有人患咽喉病或被鱼刺卡住，用很少一点放入口中，吞咽几下就解除了。

《家垫事亲》说：这个月取一块猪板油脂挂在背阴处，能治疗各种疮疥，也能敷治烧伤。

又一法：取猪脂一斤放入瓷罐中，加入十个鸡蛋的蛋白，水银二钱，把罐封好埋在亥位的地上一百天，就可取来治疗局部皮肤肿胀、坚硬而皮色不变的毒疮，效果非常好。

又说：这个月用皂角烧成灰保存好，遇有流行性疫病发生，早上起床，用井花水调服一钱，有效。

《岁时杂记》说：腊月适宜合成茵陈丸料，能治疗时疫黄疸病、山岚瘴毒等症。在山岭各处的行路人，可随身佩带以利预防。

茵陈四两　大黄五两　豉心五合炒令香　恒山三两　桃核仁三两炒　芒硝三两　杏仁三两，去皮尖　鳖甲二两，酒醋涂炙　巴豆一两，去皮膜。去油，炒，另研

上列各药，共研为末，制成蜜丸，如梧桐子般大。前三天，每晨服五丸，看有无拉肚子、呕吐、出汗等情况，如果没有，再加一丸。过一段

病痰癖，时气伤寒，痎疟发痫，服之无不瘥者。治瘴气如神，赤白痢亦效。春初一服，一年不病。收瓶，以腊封口，置燥处。忌食苋菜、芦笋。"

屠苏方

大黄十六铢　白术十五铢　桔梗十五铢　蜀椒十五铢去目　桂心十八铢去皮　乌头六铢去皮脐　菝葜十二铢，一方加防风一两

上七味哺咀，红绢囊盛之，除日沉井中，至泥底。正月朔旦，取药囊置酒中，煎数沸，取起，东向饮之，从小至大，一家无疫。以药渣投井中，每岁饮之，可长年无病。

《田家五行》云："十二月二十五日，夜煮赤豆粥合家食之，出外者留之，名曰口数粥，能祛瘟鬼。"

《负暄杂录》："是月二十四日，取井花水，平旦初汲者，浸乳香数块，至元旦五鼓，暖令温。从小饮乳香一豆大，咽水三口，则一年不染时疫。"

《多能鄙事》曰："是月取乌鸦一二只，入瓶泥封固，烧为末。治一切痨瘦、骨蒸、咳嗽。米饮调下二钱，良。"

《内景经》曰："腊八日修百福斋。二十八日修迎新斋。是月初六日天仓开，宜入山修道。"

《琐碎录》："腊月晨起，以蒸饼卷猪脂食之，终岁不生疮疥。久服肌体光泽。"

《法天生意》云："川乌炒黄，绢袋盛装酒浸，服少许，可疗头风。"

十二月事忌

《千金方》："是月勿食猪，脾旺在四季故耳。"

"是月勿歌舞，犯者凶。勿食生韭，勿食霜烂果菜，勿食蚌蟹鳖虾鳞虫之物，勿食獐肉，勿食牛猪狍肉，勿食生椒，勿食葵菜，大

时间没有什么感觉，就用热汤饮服。老人和小孩斟情服用，黄病痰癖，时气伤寒，疟疾癫痫，服了之后没有不好的。治疗瘴气更是神效，治红白痢疾效果也很好。而且春初服了之后，会使一年都不生病。收藏在瓶子里，以蜡封口，放在干燥的地方。忌食苋菜、芦笋。

屠苏方

大黄十六铢　白术十五铢　桔梗十五铢　蜀椒十五铢去目　桂心十八铢去皮　乌头六铢去皮脐　菝葜十二铢，一方加防风一两

上列七味药，用口咬细，再以红绢囊装好，除夕日沉入井中，直到泥底。正月初一的早晨，取起来放在酒中煎开数沸，再取起，面向东方饮服，全家人从小到大，可令一家人不生病。把药渣投入井中，每年都饮用，可使人长年无病。

《田家五行》说：十二月二十五日的夜晚，煮赤豆稀饭，全家人都吃，有出外未回的人，也要给他留一份，名为"口数粥"，能祛除瘟疫。

《负暄杂录》：这个月的二十四日，取井花水，刚天亮就去汲取的，浸乳香数块。到元旦的五更天，取来暖温，从小饮乳香豆粒大一颗，吞水三口，就能一年不感染流行性疾病。

《多能鄙事》说：这个月取乌鸦一二只，装入瓶内，用泥封固，烧为末。能治疗一切肺结核咳嗽，用米饮调下二钱，效果良好。

《内景经》：腊八日修百福斋，二十八日修迎新斋。这个月初六天仓开，宜入山修道。

《琐碎录》说：腊月早晨起床后，用蒸饼卷猪油吃，可以终年不生疮疥。长期服用可使肌肉皮肤光泽。

《法天生意》中说：把川乌炒黄，用绢袋装好，以酒浸泡，每次服饮一点，可治疗头风症。

十二月事忌

《千金方》：这个月不要食猪肉，因为四季脾土都很旺盛。

这个月不要唱歌跳舞，不要吃生韭菜，不要吃被霜打烂了的水果蔬菜，不要食蚌、蟹、鳖、虾、鳞虫类食物，不要食獐子肉，不吃猪肉，

抵与十一月忌同。勿犯大雪，勿伤筋骨，勿妄针刺。"

《月忌》："二十一日不可问疾。初七日不宜水陆远行，凶。初九日、二十五日，忌裁衣交易。"

《琐碎录》曰："除夜勿嗔骂奴仆，并碎器皿，仍不可大醉。八日名王侯腊，忌夫妇入房。"

十二月修养法

季冬之月，天地闭塞，阳潜阴施，万物伏藏，去冻就温，勿泄皮肤大汗，以助胃气。勿甚温暖，勿犯大雪。宜小宣，勿大全补。众阳俱息，勿犯风邪，勿伤筋骨。卦临，临者，大也，以刚居中，为大亨而利于贞也。生气在亥，坐卧宜向西北。

孙真人曰："是月土旺，水气不行，宜减甘增苦，补心助肺，调理肾脏，勿冒霜雪，勿泄津液及汗。初三日宜斋戒静居，焚香养道，吉。"

灵剑子导引法

以两手耸上，极力三五遍，去脾脏诸疾不安，依春法用之。

陈希夷季冬二气导引坐功图势

小寒十二月节坐功图

运主太阳终气。时配足太阴脾湿土。
坐功：每日子丑时，正坐，
一手按足，一手上托，
挽首互换，极力三五度，
吐纳叩齿嗽咽。
治病：荣卫气蕴，食即呕，胃脘痛，

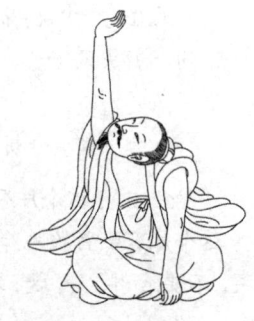

不吃生椒，不食葵菜，大约与十一月的忌讳相同。不要冒犯大雪，容易伤坏筋骨，不要随便用针刺。

《月忌》：二十一日不可问病。初七水上陆地都不要远行，凶。初九、二十五日，忌裁衣买卖。

《琐碎录》：除夕夜不要骂奴仆，并打碎器皿，也不要大醉，八日名王侯腊，夫妇不要同房。

十二月修养法

冬季的最后一个月，天地闭塞，阳潜阴施，万物伏藏，应减少冷冻而取温暖，不要过热而使皮肤出大汗，以助长胃气。既不要过份暖和，也不要受大雪的伤害。只适宜小补，不要大补。所有阳气都处于潜息的状态，不要犯风邪，不要伤筋骨。在卦中象属"临卦"，临就是大的意思，以刚居中，信念坚贞的人大顺大利。生旺之气在"亥"，坐卧都宜向西北。

孙真人说：这个月土旺，水气被克而不行，适宜减食甜味增加苦味，以补心助肺，调理肾脏。不要去顶冒霜雪，不要泄津液和汗。初三日，适宜斋戒静居，焚香养道，才吉利。

灵剑子导引法

以两手极力向上笋，用力三五遍，能除去脾脏的各种疾病和不安，可依照春天的方法去做。

陈希夷季冬二气坐功图势

小寒十二月节坐功图（图略）

运主太阳终气。时配足太阴脾湿土。

坐功：每日子丑时，正坐，
一手按足，一手上举，
挽首互换，极力三五次，
再吐纳叩齿嗽口吞津。

治病：荣卫气蕴，食即呕吐，胃脘痛，腹胀，哕疟，食发中满，食减善

腹胀,哕疟,食发中满,食减善噫,身体皆重,食不下,烦心,心下急痛,溏瘕泄,水闭黄疸,五泄注下五色,大小便不通,面黄口干,急惰嗜卧,心下痞,苦善饥善味,不嗜食。

大寒十二月中坐功图

运主厥阴初气。时配足太阴脾湿土。

坐功:每日子丑时,两手向后,
踞床跪坐,一足直伸,一足用力,
左右各三五度,叩齿嗽咽吐纳。
治病:经络蕴积诸气,舌根强痛,
体不能动摇,或不能卧,强立,
股膝内肿,尻阴臑胻足皆痛,
腹胀肠鸣,飧泄不化,足不收行,九窍不通,足胻肿若水胀。

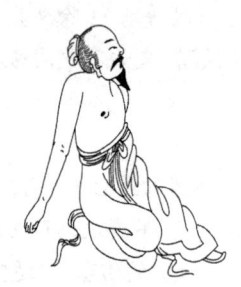

冬时逸事

腊八日粥

腊月八日,东京作浴佛会,以诸果品煮粥,谓之腊八粥,吃以增福。

灶中点灯

都人以酒糟抹于灶门之上,谓之醉司命。点灯灶心,谓之照虚耗。

馈岁别岁

苏公诗云:"为欢恐无具,假物不论货。富人事华靡,珠绣光翻坐。贫者愧不能,微赘出春磨。"言彼此相送产物,以为馈岁。又子瞻诗云:"人行犹可复,岁行那可追?已逐东流水,赴海归无时。东

噫,身体皆重,食不下,烦心,心下急痛,溏瘕泄,水闭黄疸,五泄注下五色,大小便不通,面黄口干,怠惰嗜卧,心下痞,苦善饥善味,不嗜食。

大寒十二月中坐功图(图略)

运主厥阴初气。时配足太阴脾湿土。

坐功:每日子丑时,两手向后,

踞状跪坐,一足伸直,一足用力,

左右各三五次,再叩齿嗽口吞津吐纳。

治病:经络蕴积诸气,舌根强痛,

体不能动摇,或不能卧,强立,股膝内肿,尻阴臑足皆痛,

腹胀肠鸣,飧泄不化,足不收行,九窍不通,足胕肿若水胀。

冬时逸事

腊八日粥

腊月八日,在东京办"浴沸会",用各种果品煮粥,称为"腊八粥",吃了可以使人增福。

灶中点灯

京城的人用酒糟抹在灶门上面,称为"醉司命"。点灯在灶心里面,称为"照虚耗"。

馈岁别岁

苏公诗写道:"为欢恐无具,假物不论贷。富人事华靡,珠绣光翻坐。贫者愧不能,微赞出春磨。"大意是说人们互相赠送产物,称为"馈岁"。又有苏子瞻的诗写道:"人行犹可复,岁行那可追?已逐东流水,

邻酒初熟，西舍豗亦肥。且为一日欢，毋为穷年悲。"以酒相欢，谓之别岁。

守岁分岁

子瞻诗略云："儿童强不睡，拍手夜欢哗。晨鸡且莫唱，更鼓畏惨挞。坐久灯烬落，起看北斗斜。明年岂无年，心事恐蹉跎。"故大小饮酒相欢，除夕坐以待旦，谓之守岁。范至能诗略云："奉祠席撤夜未艾，饮福之余即分岁。地炉火暖苍术香，饤盘果饵如蜂房。小儿但喜新年至，头角长成添意气。老翁把杯心茫然，增年翻是减吾年。荆钗劝酒仍祝愿，但愿尊前且强健。"合室大小除夕叙饮欢宴，谓之分岁。

藏钩之戏

《风土记》："腊日，叟妪各随其俦，分为二曹，以较胜负。始于钩弋夫人事也。"

火山香焰

隋主除夕设火山数十，焚沉香数车，香闻数十里。

砚炉暖盒

天宝间有一砚炉，曲尽其巧。寒冬置砚炉上，不冻。玄天罡女授张无颇暖金盒，寒时出此，一室暄热。

辟寒香

外国进香，大寒焚之，必减衣拒热。

赴海归无时。东邻酒初熟，西舍彘亦肥。且为一日欢，毋为穷年悲。"这几句诗的大意是说以酒相欢，称为"别岁"。

守岁分岁

苏子瞻的诗写道："儿童强不睡，拍手夜欢哗。晨鸡且莫唱，更鼓畏惨挞。坐久灯烬落，起看北斗斜。明年岂无年，心事恐蹉跎。"所以全家大小饮酒欢聚，除夕夜坐以等天明，这就叫"守岁"。范至能也有诗写道："奉祠席撒夜未艾，饮福之余即分岁。地炉火暖苍术香，钌盘果饵如蜂房。小儿但喜新年至，头角长成添意气。老翁把杯心茫然，增年翻是减吾年。荆钗劝酒仍祝愿，但愿尊前且强健。"全家老小在除夕夜叙饮欢宴，称为"分岁"。

藏钩之戏

《风土记》："腊日，老头和老太婆各按辈份，分为两队，比较胜负。这个游戏开始于汉武帝婕妤，即钩弋夫人。"

火山香焰

隋炀帝在除夕，在几十个山头上燃火，用名贵香味木材好多车去焚烧，香味飘散，几十里外都能闻。

砚炉暖盒

天宝年间，有一个砚炉，是文房用具，曲尽其妙，寒冬腊月将墨汁放在这个砚炉里，也不会冻。玄天罡女传授给张无颇一个"暖金盒"，在寒冷的时候取出来，一间屋子都会变得暖和。

辟寒香

外国进贡的一种香，在非常寒冷时点燃焚它，屋子里的人会热得必须脱去衣服。

却寒帘

咸通年,赐公主却寒之帘。

捏凤炭

杨国忠用炭屑捏成双凤,冬日暖于炉中,以白檀铺底,香霭一室。

炷暖香

云溪僧舍,冬月客至,焚暖香一炷,满室如春。故詹克爱诗云:"暖香炷罢春生室,始信壶中别有天。"

煮建茗

逸人王休与僧道交,冬月,取冰之精莹者,烹建茗以供。

妓围肉阵

申王冬月,以妓密围坐侧以御寒。杨家选妾肥大者,行列于后,谓之遮风肉阵。

暖寒会

王元宝大雪时,令童仆扫雪,开具酒宴迎宾,谓之暖寒会。

三余足学

冬为岁余,故冬月可就问学。《汉书》东方朔云:"三冬文史足。"

寻梅烹雪

孟浩然寻梅,陶谷烹雪,风致自佳。

却寒帘

咸通年间,皇上赐给公主一副可以防寒的帘子,叫"却寒帘"。

捏凤炭

唐朝的杨国忠,用木炭的细屑捏成一对凤,冬天放在炉中燃烧,用白檀木铺底,使满室都是香霭。

炷暖香

云溪和尚住房里,冬月有客人来到,便焚烧暖香一炷,满室便温暖得象春天一样。所以,詹克爱的诗写到:"暖香炷罢春生室,始信壶中别有天。"

煮建茗

有个隐士叫王休,爱与和尚道士交往,在冬天把干净精莹的冰块,拿来烹煮建茗茶。

妓围肉阵

唐高宗的儿子李袖,在冬月里,用许多妓女密密地围成一圈,他坐在中间,用来防寒。杨家选了一群丰满肥大的小老婆,排成一道遮风的人墙,称为"遮风肉阵"。

暖寒会

王元宝在下大雪的时候,令童仆扫开积雪,大开酒宴迎接宾客,取名为"暖寒会"。

三余足学

冬天称为"岁馀",所以在冬月可以研究探讨学问。《汉书》东方朔说:"三冬文史足。"

寻梅烹雪

诗人孟浩然去寻找梅花,在陶谷中煮雪水,十分风雅。

书物候风

《左传》云:"凡分至启闭,必书云物为备故也。"《灸经》曰:"至日风从南来,名为虚贼,伤人。"

谐律度晷

冬至始致八能之士,以调律历。至日度晷景,候钟律,权土炭,效阴阳也。

爱日履霜

《左传》曰:"冬日可爱。"又曰:"履霜坚冰,君子知戒。"

凿冰爨燧

《诗》云:"一之日,凿冰冲冲。"《淮南子》曰:"孟冬之月,招摇指亥,爨松燧火。"

高子冬时幽赏〔十二条〕

湖冻初晴远泛

西湖之水,非严寒不冰,冰亦不坚。冰合初晴,朝阳闪烁,湖面冰澌琼珠,点点浮泛。时操小舟,敲冰浪游,观冰开水路,俨若舟引长蛇,晶莹片片堆叠。家僮善击冰片,举手铿然,声溜百步,恍若星流,或冲激破碎,状飞玉屑,大快寒眼,幽然此兴,恐人所未同。扣

书物候风

《左传》说：每逢"春分"、"秋分"、"冬至"、"夏至"这种含有开和闭意思的节候，必书云物为备故。《灸经》说：冬至的风如果从南方吹来，这种风叫"虚贼"，因为它能伤害人。

谐律度晷

冬至节到了的时候，皇帝命令能调阴阳律历五音的人到殿前调理。冬至这一天还要用投影的办法，测日影以定时刻，准确地测定日、月、星辰；把律管埋在土里，口上轻抹芦灰，通过观察灰的浮动来确定节气；要称量土和炭，以效法阴阳变化。

爱日履霜

《左传》说："冬天的太阳很可爱。"又说："在霜雪和坚冰上走路，使君子懂得小心翼翼的道理。"

凿冰爨燧

《诗》说："一之日，凿冰冲冲。"《淮南子》说："冬季第一个月，北斗星杓端的招摇星指着亥，就应该烧火做饭了。"

高子冬时幽赏〔十二条〕

湖冻初晴远泛

西湖的水，不到极冷的时候不结冰，所结的冰也不坚固。当湖面全被冰布满的时候，天气初晴，朝阳闪烁，湖面的水看上去如珍珠一般，点点浮泛。这时划着小舟，敲打着冰块随便划游，观看从水上打开的一条水路，简直就是一条长蛇随着舟的行进在蜿蜒奔走，被撞破碎的冰块，

舷长歌，把酒豪举，觉我阳春满抱，白雪知音，忘却冰湖雪岸之为寒也。旧闻戒涉春冰，胸中不抱惧心，又何必以涉冰为戒？

雪霁策蹇寻梅

画中春郊走马，秋溪把钓，策蹇寻梅，莫不以朱为衣色，岂果无为哉？似欲妆点景象，与时相宜，有超然出俗之趣。且衣朱而游者，亦非常客，故三冬披红毡衫，裹以毡笠，跨一黑驴，秃发童子挈尊相随。踏雪溪山，寻梅林壑，忽得梅花数株，便欲傍梅席地，浮觞剧饮，沉醉酣然，梅香扑袂，不知身为花中之我，亦忘花为目中景也。然寻梅之蹇，扣角之犊，去长安车马，何凉凉卑哉？且为众嗤，究竟幸免覆辙。

三茅山顶望江天雪霁

三茅乃郡城内山高处，襟带江湖，为胜览最欢喜地。时乎积雪初晴，疏林开爽，江空漠漠寒烟，山回重重雪色。江帆片片，风度银梭，村树几家，影寒玉瓦。山径人迹板桥，客路车翻缟带。樵歌冻壑，渔钓冰蓑。目极去鸟归云，感我远怀无际。时得僧茶烹雪，村酒浮香，坐傍几树梅花，助人清赏更剧。

西溪道中玩雪

往年因雪霁，偶入西溪，何意得见世外佳景。日虽露影，雪积未疏，竹眠低地，山白排雪，风回雪舞，扑马嘶寒，玉堕冰柯，沾衣生湿。遥想梅开万树，目乱飞花，自我人迹远来，踏破瑶街十里，生平快赏，此景无多。因念雪山苦行，妙果以忍得成，吾人片刻冲风，更想护片片晶莹的堆叠在两边。我家的仆人很善于敲击冰块,敲打铿然有声,百步之外都能听见,其声恍若流星。或者用船冲激使之破碎,片片飞雪犹如玉屑在飞舞,使人痛快极了。此兴幽然,可能与一般人的兴致不一样。不禁敲击船舷唱起歌来,兴奋地举起酒杯,顿时觉得怀里抱满了阳春和白雪二位知音,忘掉了冰湖雪岸的严寒。听说过去有不要涉足春天冰水的告戒,但我心里一点也不害怕,那里用得着以涉冰水为戒呢?

雪霁策蹇寻梅

在国画中有"春郊走马""秋溪把钓""策蹇寻梅"等题材,画中人物一般都穿红色的衣服,此外,难道真的没有这样打扮的吗?要想妆点景象,就得与时相宜,有超然出俗之趣。并且穿红衣服旅游也非寻常游客,所以,在三冬披红毡衫,裹以毡笠,跨一头黑驴,由童子搀扶着去踏雪溪山,寻梅林壑。忽然看见数株梅花,便想在梅花树下席地而坐,开怀畅饮,沉醉酣然,梅香扑袂,身为花中之我,也忘记了花是我眼中的景色。但寻梅之蹇,扣角之犊,离开长安车子的喧哗,那有什么世事炎凉的感觉?即使为众人嗤笑,但究竟能幸免于覆辙。

三茅山顶望江天雪霁

三茅是郡城内山高之处,襟带江湖,为欣赏风景的最佳位置。此时,正遇积雪初晴,疏林开爽,江天一片漠漠寒烟,山回重重雪色。江帆片片,风送着船在江上穿梭,村树几家,影寒玉瓦。山径人迹板桥,客路车翻缟带。樵歌冻壑,渔钓冰蓑。目极去鸟归云,感我远怀无际。时得僧茶烹雪,村酒浮香,坐旁几树梅花,助人清赏更剧。

西溪道中玩雪

往年因雪霁偶入西溪,不意发现世外佳景。太阳虽已出来,雪还没有消溶,竹眠低地,山白排雪,风回雪舞,扑马嘶寒,玉堕冰柯,沾衣生湿。遥想梅开万树,目乱飞花,自我人迹远来,踏破瑶街十里,生平快赏,此景不多。因念雪山苦行,妙果以忍得成,而我冲风片刻,便想拥炉炉醉酒，噫，恣欲甚矣！虽未能以幽冷摄心，亦当以清寒炼骨。

山头玩赏茗花

　　两山种茶颇蕃，仲冬花发，若月笼万树，每每入山寻茶胜处，对花默共色笑，忽生一种幽香，深可人意。且花白若剪云绡，心黄俨抱檀屑，归折数枝，插觚为供，枝梢苞萼，颗颗俱开，足可一月清玩。更喜香沁枯肠，色怜青眼，素艳寒芳，自与春风姿态迥隔。幽闲佳客，孰过于君？

登眺天目绝顶

　　武林万山，皆自天目分发，故《地钤》有"天目生来两乳长"偈。冬日木落，作天目看山之游。时得天气清朗，烟云净尽，扶策蹑巅，四望无际。两山东引，高下起伏，屈曲奔腾，隐隐到江始尽，真若龙翔凤舞。目极匹练横隔，知为钱塘江也。外此茫茫，是为东海。几簇松筠，山僧指云："往宋王侯废冢。"噫！山川形胜，千古一日，曾无改移，奈何故宫黍离，陵墓丘壑，今几变迁哉？重可慨也。

山居听人说书

　　老人畏寒，不涉世故，时山居曝背，茅檐看梅初放，邻友善谈，炙糍共食，令说宋江最妙回数，欢然抚掌，不觉日暮。吾观道左丰碑，人间铭颂，是亦《水浒传》耳，岂果真实不虚故说？更惜未必得同此传，世传人口。

醉酒。噫，快乐得很啊！虽未能以幽冷摄心，亦当以清寒炼骨。

山头玩赏茗花

两山种茶很多，仲冬花发时，如月笼万树，每每入山寻到茶的胜处，便对花默共色笑，忽生一种幽香，深入人心。且花白得有如天上剪裁下来的片片白云，花心微黄，像怀里抱着的檀香木屑。回家时折取数枝，插入瓶中欣赏，枝头上的蓓蕾，个个都开放，悠悠然可欣赏一个月。更令人喜欢的是花的香气沁透了人的肺腑，色彩叫人怜爱，素雅的美丽带着寒气的芬芳与春天的五彩争艳，是两种截然不同的格调。在幽闲独处时，那些往来的佳客中，有谁胜过这瓶中的山花呢？

登眺天目绝顶

武林无数山峰，都是从天目山开始分成山脉而发出的，所以在《地铃》这本书中，有"天目生来两乳长"的偈语。在树叶都飘完了的冬季，到天目山旅游欣赏这些山峰。选一个天气晴朗的日子，山上的烟云飘散得一干二净，挂着拐杖登上顶峰，四下一望，无边无际。两条山脉向东引伸，高低起伏，弯弯曲曲地像在奔腾，隐隐约约直到江边才完，真象是龙飞凤舞。眼睛所能看到的最远处，好像有一匹长长的白绢横隔着，我知道这就是钱塘江了。更远的地方就茫茫不清了，那一定是东海。有几簇松树竹子的地方，山上的和尚指着告诉我：那就是宋时王侯的陵墓，早已废弃了。啊！大自然山川的好风景，千年如一日，不曾改变，但过去的宫殿，几经兴亡，是一片种上粮食的庄稼地，更何况这些王孙贵族的陵墓土丘，又能经得起多少变迁呢？真令人万分感慨！

山居听人说书

上年岁的人怕冷，也很少过问世上的事情，偶然到山上晒太阳，或到偏僻的茅舍人家看初开的梅花。用餐，请他讲一段宋江的故事中最精彩的章回片段，使人听得入迷，不停地为他鼓掌，不知不觉太阳已西下了。回家的路上，我看着道路旁竖立着的丰碑，铭刻在上面的颂词虽长留人间，也不过如《水浒传》罢了，难道都是真实不假的吗？何况那些丰碑上记载的，还未必能如《水浒传》一样代代流传在人们口中。

扫雪烹茶玩画

茶以雪烹,味更清冽,所谓半天河水是也。不受尘垢,幽人啜此,足以破寒。时乎南窗日暖,喜无羁发恼人,静展古人画轴,如《风雪归人》《江天雪棹》《溪山雪竹》《关心雪运》等图,即假对真,以观古人摹拟笔趣。要知世景画图,俱属造化机局,即我把图,是人玩景,对景观我,谓非我在景中?千古尘缘,孰为真假,当就图画中了悟。

雪夜煨芋谈禅

雪夜偶宿禅林,从僧拥炉,旋摘山芋,煨剥入口,味较世中美甚,欣然一饱。因问僧曰:"有为是禅,无为是禅,有无所有,无非所无,是禅乎?"僧曰:"子手执芋是禅,更从何问?"余曰:"何芋是禅?"僧曰:"芋在子手,有耶?无耶?谓有何有?谓无何无?有无相灭,是为真空非空,非非空空无所空,是名曰禅。执空认禅,又着实相,终不悟禅。此非精进力到,得慧根缘,未能顿觉。子曷观芋乎?芋不得火,口不可食,火功不到,此芋犹生。须火到芋熟,方可就齿舌消灭。是从有处归无,芋非火熟,子能生嚼芋乎?芋相终在不灭,手芋嚼尽,谓无非无,无从有来,谓有非有,有从无灭。子手执芋,今着何处?"余时稽首慈尊,禅从言下唤醒。

扫雪烹茶玩画

把茶用雪水来烹煮,味道更清淳甘冽,所以称雪为"半天河水"。它不沾染人间的尘埃污垢,雅致的高尚人品这种茶的味道,完全能够把寒冷驱除。在屋里靠南边的窗下,有太阳的暖和日子,且喜没有风寒恼人,静静地展开古人的画卷来欣赏,这些收藏的画,标题有"风雪归人""江天雪棹""溪山雪竹""关心雪运"……等画,即使是假托名人的作品,也可以从中欣赏到古人临摹名家作品的笔墨趣味。要知道真实情景的图画,这些都是上天造化安排的机局,即使让我来作画,是人在玩赏风景,对着景看我,难道不是我在风景中吗?对着眼前的画,便算是与古人有千年的诗画缘份。什么是真,什么是假,应该从赏画中得到了悟。

雪夜煨芋谈禅

在一个下雪的夜晚,我偶尔到禅院借宿,与和尚一起围炉烤火。一会儿,我去摘来山芋,在火炉上烤熟后,剥去芋皮食用,感觉味道竟然比市场上卖的好吃得多,于是就欣然饱餐了一顿。吃完后,就吃的问题请教和尚道:有为是禅,无为是禅,有无所有、无非所无是禅吗?和尚道:你手上拿着的芋就是禅,为何还有此问?我说:为什么说芋就是禅呢?和尚回答道:芋在你的手中,是有还是无呢?说有,那有是什么?说无,那无又是什么?因为,有无相灭,是为真空、非空、非非空、空无所空,这就叫禅。而执空认禅,又着实相者,始终不会达到禅的境界。若不是一心向佛,且与佛门有缘的人,是不能顿悟其中的玄机的。你在看芋时,芋由于未被火烤,人便不能食用,因为火功不到,这个山芋还是生的。必须火到芋熟后,方可用牙齿和舌头去消灭,这是从有处归无。芋若非用火烤熟,你能吃下芋吗?所以,芋相始终不灭。你手中的芋吃完,说无又不是无,因为无是从有中来的;说有又不是有,因为有来则无灭。你手中拿着的芋,如今到了何处?我此时向和尚道了个稽首,以示尊敬,因为他的一番言议,唤醒了我对禅的认识。

山窗听雪敲竹

飞雪有声,惟在竹间最雅,山窗寒夜,时听雪洒竹林,淅沥萧萧,连翩瑟瑟,声韵悠然,逸我清听。忽尔回风交急,折竹一声,使我寒毡增冷。暗想金屋人欢,玉笙声醉,恐此非尔所欢。

除夕登吴山看松盆

除夕,惟杭城居民家户架柴燔燎,火光烛天,挝鼓鸣金,放炮起火,谓之松盆。无论他处无敌,即杭之乡村,亦无此胜。斯时抱幽趣者,登吴山高旷,就南北望之,红光万道,炎焰火云,巷巷分岐,光为界隔。聒耳声喧,震腾远近,触目星丸,错落上下,此景是大奇观。幽立高空,俯眺嚣杂,觉我身在上界。

雪后镇海楼观晚炊

满城雪积,万瓦铺银,鳞次高低,尽若堆玉。时登高楼凝望,目际无痕,大地为之片白。日暮晚炊,千门青烟四起,缕缕若从玉版纸中,界以乌丝阑画,幽胜妙观,快我冷眼。恐此景亦未有人知得。

山窗听雪敲竹

下雪时能听到声音,但这个声音也只有在竹林里听起来最雅。寒夜时在山间房舍的窗下,听到雪声洒在窗外的竹林里,其声音是淅淅沥沥,萧萧落下,连绵不断,翩翩飘下,瑟瑟有声,音韵是那样悠然,使我感到逸然清雅。一股旋转的寒风骤然压来,只听得一声折断竹子的声音,使我盖着寒毡仍觉冷气突增。我暗暗想到,那些在豪华住宅里的人们,正在欢声笑语,笙歌不断,纸醉金迷,如果突然听到这种声音,未必能欢喜得起来。

除夕登吴山看松盆

除夕的晚上,只有杭州城的居民家家户户都架起柴燃烧,火光照亮了天空,敲锣打鼓,放炮点焰火,这就是称之为"松盆"的。其他地方没有超过这个情况的,就是在杭州的乡村,也无这个规模。此时带着幽雅趣味的人,登到吴山的高处,往南北一望,只见红光万道,炎焰冲天,一片火云,把街巷照得很清楚。就是以光形成的界隔,满耳的喧哗声,震天欢腾,远近都能听见,满目都能看见,火星光点,错落上下,此起彼伏,这种景象真算一大奇观。幽静超然地在高处独立,往下俯眺这鼎沸人声,突然有种自己在天上的感觉。

雪后镇海楼观晚炊

满城都积着雪,所有房屋的瓦上都铺上了银色,像鱼鳞甲一样高高低低,到处都像堆满了玉。这时登上高楼注目一看,眼睛所触及的没有一点杂色,大地变成了一片洁白。到了傍晚,做晚饭的时候,千家万户的房顶上冒出青烟,缕缕升起,就好像从一张洁白的大纸上,用黑色的笔画了一些黑线条的画面,这幽雅的情景妙不可言,使我冷眼为之一快。恐怕这奇妙的情景也未必有第二个人知道吧。

卷七

起居安乐笺上卷

高子曰：吾生起居，祸患安乐之机也。人能安所遇而遵所生，不以得失役吾心，不以荣辱萦吾形，浮沉自如，乐天知命，休休焉无日而不自得也，是非安乐之机哉？若彼偃仰时尚，奔走要途，逸梦想于燕韩，驰神魂于吴楚，遂使当食忘味，当卧忘寝，不知养生有方，日用有忌，毒形蛊心，枕戈蹈刃，祸患之机乘之矣，可不知所戒哉？余故曰：知恬逸自足者，为得安乐本；审居室安处者，为得安乐窝；保晨昏怡养者，为得安乐法；闲溪山逸游者，为得安乐欢；识三才避忌者，为得安乐戒；严宾朋交接者，为得安乐助。加之内养得术，丹药效灵，耄耋期颐，坐跻上寿，又何难哉？录古成说，间附己意为编，笺曰《起居安乐》。

恬逸自足条

序古名论

罗鹤林曰："唐子西诗云：'山静似太古，日长如小年。'余家深山之中，每春夏之交，苍藓盈阶，落花满径，门无剥啄，松影参差，禽声上下。午睡初足，旋汲山泉，拾松枝，煮苦茗啜之。随意读《周易》《国风》《左氏传》《离骚》《太史公书》，及陶杜诗，韩苏文数篇。从容步山径，抚松竹，与麛犊共偃息于长林丰草间，坐弄流泉，

高子说：人类的生活起居，蕴伏着祸患与安乐。如果人们能随遇而安，顺应自然，不要因为得失和荣辱而使自己过分高兴或痛苦，则没有一天不感到高兴和满足的，这就是安乐的原因所在。如果不顺应规律，却为了仕途而奔波，一时想到燕国、韩国，一时又想到吴国、楚国，时间久了就会食不知味，夜不成眠，这种人不知道养生有方，生活中有些该避免的行为，结果让不利的思想迷惑了自己，于是他的行为便使自己如同头枕在长矛上，脚踏在刀上一样，这样祸患就会伺机落在他的头上了。难道不应该引起注意吗？所以我说：懂得恬淡虚无，知足的人，算是把握了安乐的宗旨；周密考虑安家的地方，才能有一个安乐窝；坚持早晚怡性养生的人，算是知道快乐的方法；闲居山林的，懂得安乐的乐趣；和好人交往而不结交恶人的，算是知道自己该做什么而不该做什么；和朋友处理好关系，就能得到他们的帮助。再加上饮食调理和锻炼身体，以及灵丹妙药之助，八九十岁时又注意保养，要想长命百岁，又有何难？收集古人的观点将它编纂成书，同时附上自己的观点，笺名称《起居安乐》。

恬逸自足条

序古名论

罗鹤林讲：唐子西有两句诗说："山静似太古，日长如小年。"我居住在深山之中，每年春末夏初，野草鲜花遍地都是，家里无人造访，林间松影斑驳，鸟声悦耳。午间休息后吸几口山泉，捡一些松树枝，用来煮苦茗喝，随意地翻阅《周易》《国风》《左氏传》《离骚》《太史公书》以及陶渊明、杜甫的诗集，韩愈、苏东坡的散文。在山间小道上从容地散步，抚摸着松枝竹叶，或与幼鹿、小牛一起躺在草丛中，坐在泉水

漱齿濯足。既归竹窗下，则山妻稚子作笋蕨，供麦饭，欣然一饱。弄笔窗间，随大小作数十字，展所藏法帖、笔迹、画卷纵观之，兴到则吟小诗，或草《玉露》一两段，再烹苦茗一杯。出步溪边，邂逅园翁溪友，问桑麻，说粳稻，量晴校雨，探节数时，相与剧谈一晌。归而倚杖柴门之下，则夕阳在山，紫绿万状，变幻顷刻，恍可入目。牛背笛声，两两来归，而月印前溪矣。"味子西此句，可谓妙绝。然此句妙矣，识其妙者盖少。彼牵黄臂苍，驰猎于声利之场者，但见'滚滚马头尘，匆匆驹隙影'耳，乌知此句之妙哉？人能真知此妙，则东坡所谓'无事此静坐，一日是两日，若活七十年，便是百四十'，所得不已多乎？

延叔坚曰："吾昧爽栉梳，坐于客堂，朝则诵羲文之易，虞夏之书，历公旦之典礼，览仲尼之春秋。夕则逍遥内阶，咏诗南轩，百家众氏，投闲而作，洋洋乎其盈耳，焕烂乎其溢目，纷纷欣兮其独乐也。当此之时，不知天之为盖，地之为舆；不知世之为人，己之有躯。虽渐离击筑，旁若无人；高凤读书，不知暴雨，方之于吾，未足况也。"

仲长统曰："凡游帝王之门者，欲以立身扬名耳。而名不常存，人生易灭，优游偃仰，可以自娱，欲卜居清旷，以乐其志。论之曰：'使居有良田广宅。背山临流，沟池环匝，竹木周布，场圃筑前，果园树后。舟车足以代步涉之难，使令足以息四体之役。养亲有兼珍之膳，妻孥无苦身之劳。良朋萃至，则陈酒肴以娱之；嘉时吉日，则烹羔豚以奉之。踌躇畦苑，游戏平林，濯清泉，追凉风，钓游鲤，弋高鸿，风于舞雩之下，咏归高堂之上。安神闺房，思老氏之玄虚；呼吸精和，求至人之彷佛。与达者数子，论道讲书，俯仰二仪，错综人物。弹《南风》之雅操，发清商之妙曲，逍遥一世之上，睥睨天地之间，不受当时之责，永保性命之期。如是则可以凌霄汉，出宇宙之外矣。岂羡夫入帝王之门哉？"

边,漱牙洗脚。回到山间小屋,和妻子儿女一起作竹笋、野菜,吃麦饭,感到很满足。再坐到窗下的书桌旁,写上几十个字,将所收藏的古今字体拿出来欣赏一番。有兴趣就吟诵几首小诗,或者草书《玉露》中一二段文章,再煮一杯茶喝。然后出门到河边散步,遇到周围的农人,与他们聊一下田间的收成和气候变化与时令变迁。回家在门边倚着拐杖,欣赏西边山口的夕阳,光彩灿烂,变幻莫测,令人眼花缭乱;牛背上的牧童吹着短笛,两两结伴归来,而此时天上的月亮已经倒映在门前的溪水中了。再品味唐子西的这两句诗,真可谓绝妙。但是能体会这两句诗诗境的人,真是太少了。那些在名利场上奔波的人,整日忙忙碌碌,怎能理解它的含义呢?如果人们能如我所言,则象东坡所说的:无事此静坐,一日是二日。如果活七十岁,便是活一百四十岁了。人们的寿命不也就大大延长了吗?

延叔坚说:我拂晓起床梳洗完毕,就坐在客堂里,早晨背诵《周易》、《尚书》,阅览周公制定的典章礼制和孔子的《春秋》。晚上在台阶上散步,靠在南边的栏杆上咏诗作文,诸子百家的文章在脑海中浮现,洋洋洒洒,光彩夺目,令人自得其乐。这时,自己早已不知天可为盖,地可为容身之处,更不知世上还有别人,自己还有躯体。虽然高渐离击筑奏乐时,旁若无人,高凤读书,不知天下暴雨,但和我比起来,又何足挂齿?

仲长统说:凡是在官府间走动的人,都是想当官扬名的。但是人总是要死的,死后名声也不会永留世间。人生易灭,人应停止追求,悠闲地生活,其中也有自己的乐趣;居住在僻静的原野,可让自己的心得到陶冶。又说:假如居住的地方有良田及豪华住宅,房子背后是山,前面是河,四周沟渠环绕,竹、树密布,门前有活动的场所,屋后有果园。用船代替走路,免除了步行的疲劳,使君的身体得以休息。供养家人有好的食物,妻子、儿女不需辛苦劳作;朋友来了就用好酒好菜招待;喜庆吉日,则杀猪宰羊来庆贺。在田间散步,林间游玩,用清泉洗脚,吹凉风,钓鱼,用箭射鸟,求神降雨,上伺侍父母,下供养子女。吸收自然界的精气,达到至人的那种境界。给后人传授知识,讲解阴阳二仪,评价历史人物。弹《南风》曲,奏出清越的乐章。逍遥一世之上,藐视天地之间,不参与世俗的利害冲突,永保身心健康。这样人的灵魂就得到了

秦子敕曰："昔尧优许由，非不弘也，洗其两耳；楚聘庄周，非不广也，执竿不顾。得曝背陇亩之中，诵颜氏之箪瓢，咏原宪之蓬户，时翱翔兮林泽，与沮溺为等侪。听玄猿之悲吟，察鹤鸣于九皋，身安为乐，无忧为福。处空虚之名，居不灵之龟，知我者希，则我贵矣。斯乃得志之秋，何困苦之戚也邪？"

王右军既去官，与东土人士营山水弋钓之娱，又与道士许迈共修服食，遍采名药，不远千里，游东土中诸郡名山，泛沧海，叹曰："我卒当以乐死。"

陶元亮曰："少学琴书，偶爱闲静，开卷有得，便欣然忘食。见树交荫，时鸟变声，亦复欢然有喜。常言五六月中，北窗下卧，遇凉风暂至，自谓羲皇上人。"

陶弘景爱山水，每经涧谷，必坐卧其间，吟咏盘桓不能自已。谓门人曰："吾见朱门广厦，虽识其华乐，而无欲往之心。望高崖，瞰大泽，虽知此难立，恒欲就之。且永明中求禄，得辄差舛，若不尔，岂得为今日之事？"岂惟身有仙相，亦缘势使之然。

萧大圜曰："留侯追踪于赤松，陶朱成术于辛文，良有况乎？智不逸群，行不高物，而欲辛苦一生，何其僻也！岂如知足知止，萧然无累，北山之北，弃绝人间，南山之南，超逾世网？面修原而带流水，倚郊甸而枕平皋，筑蜗舍于丛林，构环堵于幽薄。近瞻烟雾，远睇风云，藉纤草以荫长松，结幽兰而援芳桂，仰翻禽于百仞，俯泳鳞于千寻。果园在后，开窗以卧花卉；蔬圃居前，坐檐而看灌亩。二顷以供饘粥，十亩以给丝麻。侍儿三五，可充纤织，家僮数四，足代耕耘。沽酪牧羊，协潘生之志，畜鸡种黍，应庄叟之言。获菽寻氾氏之书，露葵征尹君之录。烹羔豚而介春酒，迎伏腊而俟岁时。披良书，净化，远远超出一般人之上，又怎能仅仅追逐于名利场上呢？

秦子敕说：古代尧帝对许由很好，也爱听他的意见；许由却洗净两耳表示谢绝之意；楚王聘用庄周，并不是缺乏诚意，庄周却只顾自己钓鱼。原因是二人都不愿做官，只乐意生活在田园之间，诵颜氏之箪瓢，咏原宪之蓬户，与万物生活在一起。听猿猴的哀啼，观察鹤类在水边高地上鸣叫。以身体安康为快乐，以没有忧愁为幸福。默默无闻，藏而不露，虽不得别人理解但却因此而安静了。这是得志的时机，有什么困苦可以担忧呢？

王右军辞去官位，与野老凡夫一同垂钓，又和道士许迈共同探讨养生服食的奥妙。到处采集名贵草药，不远千里，游历于东部大小名山之中，并游泛大海，他感叹说：我很可能因快乐而死。

陶渊明说：小时候喜欢琴棋书画，也爱幽静，开卷有得，便高兴得忘了吃饭。看到林间树影斑驳，四季的鸟儿在林中啼鸣，也感到十分惬意。总认为五六月份躺在家里的北窗下任凉风一阵阵吹拂，能令人得意忘形。

陶弘景喜爱山水，每次经过溪涧，都必定要久坐其间，吟诗作文不能自已。他对其门人说：我每次看到朱门大院，虽知晓它的豪华，却不想进去；仰望高山，俯瞰大河，虽然知道难以接近，但总想走过去。人苦于求财求禄，得到了有凶患，如不能得到，又怎么可以做成今日之事？难道一个人身有仙相，也是缘份使然。

萧大圜说：张良追随赤松子，陶朱求教辛文，这都是有原因的。他们聪明但不清高，行为廉和，只想辛苦一生，这是很怪僻的。知足知止，清静而不受劳累，让灵魂超越在世俗之上。面修原而带流水，倚郊甸而枕平皋。生活在远离集市的地方，将房屋建在丛林之中，近观烟雾，远观风云，用小草来装点长松，用幽兰来扶助桂香。抬头可以望见高天的飞鸟，俯首可以看到长河中的游鱼。果园在屋后，打开窗户就看见花草；蔬菜种在门前，坐在门前就可以看到人们浇灌。二项地用来种粮食，十亩地用来种桑麻。三五个侍从，也可以织布；几个家僮，就能够负责田间事务。养殖鸡羊，种植庄稼，以光大庄子田园生活的方式。拥有氾氏的农书，又藏有尹君之录。烹羊羔和小猪来下春酒，腌制腊肉

探至颐，歌篡篡，唱呜呜。可以娱神，可以散虑。有朋自远，扬攉古今，田畯相过，剧谈稼穑，斯亦足矣，乐不可支。永保性命，何畏忧责？"

王摩诘雅喜奉佛，居常蔬食，不茹荤血。得宋之问蓝田别墅，在辋口，辋水周于舍下，竹洲花坞。与道友裴迪，浮舟往来，弹琴赋诗，啸咏终日。在京师，日饭数十名僧，以玄谈为乐。斋中无所有，唯茶铛酒臼，经案绳床而已。

乐天云："洛城内外六七十里间，凡观寺丘墅，有泉石花竹者靡不游，人家有美酒鸣琴者靡不过，有图书歌舞者靡不观。自居守洛川，泊布衣家以宴游召者，亦时时往。每良辰美景，或雪朝月夕，好事者相过，必为之先拂酒罍，次开篋诗。酒酣，乃自援琴，操宫声，弄《秋思》一遍。"

乐天《庐山草堂记》云："堂中设木榻四，素屏二，漆琴一张，儒道佛书各数卷。乐天既来为主，仰观山，俯听泉，旁睨竹树云石，自辰及酉，应接不暇。俄而物诱气随，外适内和，一宿体宁，再宿心恬，三宿后，颓然嗒然，不知其然而然矣。"

醉吟先生宦游三十载，将退居洛下，所居有池五六亩，竹数千竿，乔木数千株，台榭舟船，具体而微。与嵩山僧如满为空门友，平泉客韦楚为山水友，彭城刘梦得为诗友，皇甫朗之为酒友，每一相遇，欣然忘归。

苏子美答韩持国曰："此伏腊稍足，居室稍宽，无应接奔走之劳，耳目清旷，不设机关以待人，心安闲而体舒放。三商而眠，高春而起，静院明窗，罗列图史琴樽以自娱。有兴则泛小舟，出盘闾二门，吟啸览古于江山之间，渚茶野酿，足以消忧，莼鲈稻蟹，足以适口。又多高僧隐君子，佛庙绝胜，家有林园，珍花奇石，曲池高台，鱼鸟留连，不觉日暮。

以迎接新年。阅读好书时，聚精会神，时时发出歌唱之声。这样，可以自娱精神，可以放松思虑。有朋从远方而来，便与他说古论今；同农民相遇，便与他商讨庄稼的长势。这种生活方式，我感到很满足，很快乐。这种永保性命的养生之道，何必在乎别人的责难呢？

　　王摩诘信奉佛教，平常食素，不食荤血。在辋口他得到宋之问蓝田别墅，辋水环绕房舍，竹洲花坞，景色很美，与道友裴迪泛舟往来，弹琴赋诗，终日歌咏。在京城，每天供应几十名僧人的饭食，以玄谈为乐。斋中什么都没有，只有茶铛、酒臼、经案、绳床而已。

　　乐天说：洛阳城内外六七十里之间，凡是道观、寺院、别墅有泉石花竹的，无不游览；人家有美酒弹琴的，无不去；有图书歌舞的，无不看。自从居守洛州以来，若有平常人家以宴游召集的，也经常去。每逢良辰美景，或朝雪晚月，若遇故友，必先擦净酒具，再打开装诗书的箱子。醉了，就自己抚琴，唱弄一遍《秋思》。

　　乐天《庐山草堂记》说：中堂设置四个木榻，二个素屏，一把漆琴，儒家、佛家、道家的书各数卷。乐天既来就是主人，仰首观山，俯首听泉，向四周观看竹树云石，从早晨直到傍晚，应接不暇。一会儿就感到风景诱人，精神爽朗，外适内和，一宿过后精神开始变得宁静，再宿则心旷神怡，三宿后，人仿佛变得很委顿，什么也不知道了。

　　醉吟先生做官三十年，辞官后将居住在洛下，他居住的地方有池塘五六亩，竹林数千竿，乔树数千株，楼台亭和舟船，都准备具体而细致。他与嵩山僧人如满大师是佛友，与平泉客韦楚先生是山水友，与彭城刘梦得是诗友，与皇甫朗是酒友，每次相遇，都欣然忘归。

　　苏子美答韩持国说：收藏的腊肉稍够，居室稍宽，没有应酬和造访亲友的劳累，耳目清旷，不设置机关以待人，心感到安闲，身体也感到轻松、舒畅。黄昏时安睡一阵，傍晚就起来，此时，静院明窗，或挥毫作画，或遍览史书，或操琴抚唱，或饮酒高歌。兴趣来时，就泛舟出苏州城，吟诗抚琴，鉴古于江山之间。煮茶野酿，足以消忧解愁，莼菜、鲈鱼、稻米、螃蟹，足以适口。又有很多高僧、隐士，气势庄严的庙宇，有林园的人家，奇花异石，美不胜收；曲池高台，鱼鸟留连，不知不觉就到了夜晚。

阮孝绪着《高隐传》："言行超逸,名氏勿传,为上品;始终不耗,名姓可录,为中品;挂冠人世,栖心尘表,为下品。"

归去来兮,田园将芜胡不归?既自以心为形役,奚惆怅而独悲?悟已往之不谏,知来者之可追,实迷途其未远,觉今是而昨非。舟摇摇以轻扬,风飘飘而吹衣。问征夫以前路,恨晨光之熹微。【日欲暮也。】乃瞻衡宇,载欣载奔。僮仆欢迎,稚子候门。三径就荒,松菊犹存。携幼入室,有酒盈樽。引壶觞以自酌,眄庭柯以怡颜,倚南窗以寄傲,审容膝之易安。园日涉以成趣,门虽设而常关。策扶老以流憩,时矫首而遐观。云无心以出岫,鸟倦飞而知还。景翳翳以将入,抚孤松而盘桓。归去来兮!请息交以绝游,世与我而相违,复驾言兮焉求?悦亲戚之情话,乐琴书以消忧。农人告余以春及,将有事于西畴。或命巾车,或棹孤舟,既窈窕以寻壑,亦崎岖而经丘。木欣欣以向荣,泉涓涓而始流。善万物之得时,感吾生之行休。已矣乎,寓形宇内复几时,曷不委心任去留?胡为乎,遑遑欲何之?富贵非吾愿,帝乡不可期。怀良辰以孤往,或植杖而耘耔,登东皋以舒啸,临清流而赋诗。聊乘化以归尽,乐夫天命复奚疑!

太医孙景初,自号四休居士,山谷问其说,四休答曰:"粗茶淡饭饱即休,补破遮寒暖即休,三平四满过即休,不贪不妒老即休。"山谷曰:"此安乐法也。少欲者,不伐之家也;知足者,极乐之国也。四休家有三亩园,花木郁郁,客来煮茗,谈上都贵游人间可喜事,或茗寒酒冷,宾主相忘。其居与余相望,暇则步草径相寻,作小诗遗家僮歌之,以侑酒茗。诗曰:'大医诊得人间病,安乐延年万事休。'又

阮孝绪《高隐传》载：言行超尘脱世，不留名于世的，是上品。终身努力不懈，有名可载的，是中品。在世间做官，醉心于尘世荣华富贵的，是下品。

归去又回来啊，田园为什么不归来？既然自己的心志被形体所驱使，为何又惆怅而独自悲伤呢？悔悟过去已不可挽回，但知将来还可以劝止，实际上迷途并未很远，却已知今天的正确和昨天的过失。船在水中轻快地荡漾，风飘过来吹拂着衣裳。向行人间前方的路，叹惜天色才微明。于是望见陋室，兴奋的往前奔去。家僮和仆人上前欢迎，儿童在门旁恭候，小路都快荒了，但松树和菊花还存在。牵着小儿进入室内，看见酒已满杯，于是端起酒杯自酌自饮，边饮边观看园中的花木，脸上露出欣慰的笑容，再倚靠在南窗上寄托傲世之情，心里明白狭小的陋室也易使人安乐。每天在园中散步自乐，门却经常关闭以谢绝客人。挂着手杖游览、休息，偶乐抬头远眺天空或田野。云不经意地从山峰中飘来，鸟飞累了，才知道天高地远，此时太阳要入山了，我抚摸着孤松徘徊不已。归去又回来啊！请允许我谢绝世俗的交游，因为世道同我是相违背的，何必再求出游？我喜欢和亲友说悄悄话，或快乐地抚琴、看书以消忧解愁。农民告诉我春天要到了，我将忙于田间的农事。有时驾车，有时划船，寻找幽深曲折的山谷，或翻越崎岖的山丘。树木欣欣向荣，泉水涓涓长流。我真羡慕万物得时，感到自己年老体弱，万事已休。算了吧，人活在世上，何不把心放下，任其自然地生或死？为什么急急忙忙，心神不安地去想呢？富贵不是我的愿望，仙境不是我的追求。盼望好的天气以便独自出游，或者把手杖插在田边，除草，给苗培土。登上水边的高地徐徐高歌，站在清流的溪边赋文吟诗。姑且顺应自然以归化，乐天知命又何必再怀疑呢？

太医孙景初，自号四休居士。山谷向他请教，四休回答说：粗茶淡饭，能吃饱就行了；破的衣裳补好后，可以遮寒就行了，平稳过得去就行了；不贪图不忌妒，活得老就行了。山谷说：这是安居乐业的方法。欲望少的人，不会有很多的劳烦；能满足的人，会有极大的快乐。四休家有田园三亩，花木葱荣，客人来时，煮茗饮茶，谈论上都贵游人间的可喜之事，以致到了茶凉酒冷，宾主相忘的境界。他的家与我们家互相都

曰:'无求不着看人面,有酒可以留人嬉。欲知四休安乐法,听取山谷老人诗。'"

山谷四印云:"我提养生之四印,居家所有更赠君。百战百胜,不如一忍;万言万当,不如一默。无可拣择眼界平,不藏秋毫心地直。我肱三折得此医,自觉两踵生光辉。蒲团日静鸟吟时,炉熏一炷试观之。四休四印,老少富贫,无量无边,普同供养。"

倪正父《锄经堂》述五事:"静坐第一,观书第二,看山水花木第三,与良朋讲论第四,教子弟读书第五。"

齐斋十乐云:"读义理书,学法帖字,澄心静坐,益友清谈,小酌半醺,浇花种竹,听琴玩鹤,焚香煎茶,登城观山,寓意弈棋。十者之外,虽有他乐,吾不易矣。"

邵康节吟曰:"年老逢春雨乍晴,雨晴况复近清明。天低宫殿初长日,风暖林园未啭莺。花似锦时高阁望,草如茵处小车行。东君见赐何多也,况复人间久太平。"又云:"尧夫非是爱吟诗,诗是尧夫志喜时。明着衣冠为士子,高谈仁义作男儿。敢于世上明开眼,肯向人间浪皱眉。六十七年无事日,尧夫非是爱吟诗。"《击壤集》一编,老人怡神悦目,时可吟玩。公喜饮酒,命之曰太和汤,饮不过多,不喜太醉。其诗曰:"饮未微酡,自先吟哦,吟哦不足,遂及浩歌。"所寝之室,名安乐窝,冬暖夏凉,遇有睡思则就枕。其诗曰:"墙高于肩,室大如斗,布被暖余,藜藿饱后。气吐胸中,充塞宇宙。"闻人说人之善,就而和之,又从而喜之,语曰:"乐见善人,乐闻善事,乐道善言,乐行善意。"晚教二子以六经,家素业儒,口未尝不道儒言,身未尝不蹈儒行。其诗曰:"羲轩之书,未尝去手;尧舜之谈,未尝

看得见，休闲时就走过铺满野草的小路去造访，或者作小诗让家僮歌吟，以此来助酒兴和茶兴。诗说：大医家虽能诊断人间的病症，却不知安居乐业可以延年益寿，从而什么病都没有。又说：无求就用不着看人的脸色，有酒可以让人欢喜。想要知道四休居士安居乐业的养生之法，就请听取山谷老人诗中所言吧。

山谷"四印"说：我提倡养生的四印（即忍、默、平、直四德），是居家必备更是赠人的腑腑之言。百战百胜，不如一个"忍"字；万言万当，不如一个"默"字；不挑剔不苛求，眼界自然心平；没有任何欲念，心地就很正直。我好不容易才得到这个医方，自己感觉到浑身上下都有了精神。日静鸟吟的时候，坐在蒲团上，香炉里燃一柱香，以试观它的灵验。四休居士的四德，老人、小孩、富人、穷人，都应遵从，因为它广大无边。天下人都应供奉，并以此来养生。

倪正父《锄经堂》记述了五件事：静坐第一，观书第二，看山水花木第三，与良朋好友讨论第四，教子弟读书第五。

齐斋十乐说：读义理书，学书法字帖，澄心静坐，与益友清谈，小酌半醉，浇花种竹，听琴玩鹤，焚香品茶，登城观山，寓意奕棋。十乐之外，虽然有其他的乐趣，但我不会改变。

邵康节吟唱道：年老逢春雨乍晴，雨晴且复近清明，天低宫殿初长日，风暖林园未啭莺。花似锦时高阁望，草如茵处小车行。东君见赐何多也，况复人间久太平。又说：老夫不是喜欢吟诗，诗是尧夫表达心意的欢乐。穿戴整齐、干净像读书人，讲仁讲义有男儿风范。敢于世上明开眼，肯向人间浪皱眉。六十七年无事日，尧夫不是爱吟诗。《击壤集》这部书编成后，老人怡神悦目，经常吟唱赏玩。他喜欢喝酒，命名为太和汤，饮酒不过多，不喜喝得大醉。他在诗中写道：饮酒至脸色未红时就先吟哦诗书，感觉到吟哦不足以表达心意，随即便放声高歌。他的居室取名为安乐窝，冬暖夏凉，每当有了睡意便枕而眠。他在诗中写道：院墙高于肩膀，室大如斗。衣被暖身有余，山菜果腹之后。气自胸中吐出，可以充塞宇宙。听人说这两种方法很好，我同意并且附和这种方法，照这种方法练后，便开始喜欢上它。他说：喜欢亲近好人，喜欢听说好事，喜欢说好话，喜欢行好意。晚上教二个儿子读六经之书，虽家

离口。当中和天，同乐易友。吟自在诗，饮欢喜酒。百年升平，不为不偶；七十康强，不为不寿。"老境从容，孰有如康节者乎？

陶彭泽性嗜酒，家贫不能常得。亲旧知其如此，或置酒招之，造饮辄醉而退，曾不吝情去留。环堵萧然，不蔽风日，短葛穿结，箪瓢屡空，晏如也。

陶弦景书曰："偃蹇园巷，从容郊邑，守一介之志，非敢蔑荣嗤俗，自致云霞。盖任性灵而直往，保无用以得闲。垄薪井汲，乐有余欢，切松煮术，此外何务。"

谢灵运《逸民赋》曰："有酒则舞，无酒则醒，不明不晦，不昧不类。萧条秋首，兀我春中，弄琴明月，酌酒和风。御清风以远路，拂白云而峻举，指寰中以为期，望系外而延仁。"又曰："推天地为一物，横四海于寸心。超尘埃以贞观，何落落此心胸。"

徐勉曰："冬日之阳，夏日之阴，良辰美景，负杖蹑履，逍遥自乐。临池观鱼，披林听鸟，浊酒一杯，弹琴一曲，求数刻之乐，庶几居常以待终。"

谢譓不妄交接，门无杂宾，有时独醉，曰："入吾室者，但有清风；对吾饮者，惟有浩月耳。"

歌者袁绹，尝从子瞻与客游金山。适中秋，天宇四壁，一碧无际，江流倾涌，月色如昼，遂共登金山妙高台，命绹歌其《水调歌头》曰："明月几时有？把酒问青天。"歌罢，公自起舞。

伯伦肆意放荡，以宇宙为狭，常乘鹿车，携一壶酒，使人荷锸随之。云："死便掘地以埋。"土木形骸，遨游一世。

谢几卿性通脱，遇乐游宴，不得醉而还，因诣道边酒垆，停车

贫却是书香人家，讲话只讲儒家的言论，做人则按儒家的准则行事。他在诗中写道：义轩的书，从未离过手；尧舜的言论，从未离过口。当中和天，同乐易友。吟自己作的诗，喝自己喜欢的酒。百年升平，不能不算是一绝；七十康强，不能不算是长寿。到晚年还如此从容的，有谁能象邵康节的呢？

陶彭泽性好嗜酒，由于家穷而不能常有酒喝，亲朋旧友知道这种情况，有时就置办酒席款待他，大醉后便回家，从不顾忌亲情的去留。他的围墙四周败落萧然，不能遮风蔽日，穿的是破衣服，盛饭和米的碗瓢也空空如一，这种窘况一直都是如此。

陶弘景书信上说：傲慢于闹市，从容于城郊，守一个普通人的志气，并不是蔑视荣华或轻视俗气，自认为高洁。让心性的神灵直达，以确保无所事事，并从中得到安闲。拾柴吸水，欢乐有余，切松煮术，除此之外，什么也不做。

谢灵运《逸民赋》说：喝酒时舞剑，不喝酒时保持清醒，要不明不晦，不昧不类。萧条的秋天，兀立在我心的春中，在明月下抚琴弄唱，酌酒和风，在清风中远行，在山峰上拂拭白云。看天下很小，望宇宙却无穷。又说：视天地为一物，看四海为寸心之间，超尘脱俗，可以站得更高，看得更远。这样，心胸就变得开阔，会显得与众不同。

徐勉说：冬天的阳光，夏天的凉气，在良辰美景中，负杖缓行，尽情享受，会有逍遥自乐的感觉。在池边观鱼嬉游，在林中听鸟鸣唱；浊酒一杯，边饮酒边抚琴一曲。求余年之乐，日日如此，以待天年。

谢譓不乱交朋友，家里就没有杂友，有时一个人饮酒独醉。便说："进我家的，只有清风，与我对饮的，惟有明月。"

唱歌的艺人袁绹，曾经随从子瞻与客人游览金山。当时正值中秋，天空一碧无际，江流倾涌，月色如画。于是共登山巅高峰，让袁绹高歌《水调歌头》："明月几时有？把酒问青天。"唱完后，子瞻仍独自起舞。

伯伦姿意放荡，认为天地很小。他经常乘坐人推的小车出门远行，携一壶酒，叫人带着铁锹跟随。他说：哪里死就埋在哪里。身体形骸，都遨游人间一世。

谢几卿性格潇洒，出门遇着酒宴，不醉不归，由于前往友人家的路

褰幔，与车前三驷对饮。观者如堵，几卿自若。

陈暄嗜酒沈湎，兄子秀忧之，致书讽谏。暄答云："昔周伯仁渡江惟三日醒，吾不以为少。郑康成一饮三百杯，吾不以为多。吾尝譬酒犹水也，可以济舟，亦可以覆舟。故江咨议有言：'酒犹兵也，兵可千日而不用，不可一日而不备。酒可千日而不饮，不可一饮而不醉。'美哉江公，可与共论酒矣。何水曹眼不识杯盏，吾口不离瓢杓，汝宁与何同日而醒，与吾同日而醉乎？正言其醒可及，其醉不可及也。速营糟丘，吾将老焉。尔无多言，非尔所及。"

司空图预为寿藏，故人来者，引之圹中，赋诗对酌。人或难之，图曰："达人大观，幽显一致，非止暂游此中，公何不广哉？"布衣鸠杖，出则以女家人舁台自随。岁时村社会集，图必造之，与野老同席，曾无傲色。

韩熙载肆情坦率，不持名检，伎乐殆以百数，所得月俸，尽散诸姬。熙载敝衣芒屦，作瞽者，持独弦琴，俾舒雅执板挽之，随房乞食为乐。

子瞻在儋耳，因试笔，尝自书云："吾始至南海，环视天水无际，凄然伤之，曰：'何时得出此岛邪？'已而思之，天地在积水中，九州岛在大瀛海中，中国在少海中，有生孰不在岛者？覆盆水于地，芥浮于水，蚁附于芥，茫然不知所济。少焉水涸，蚁即径去，见其类，出涕曰：'几不复与子相见。'岂知俯仰之间，有方轨八达之路乎？念此可为一笑。"

潇洒张郎构一芦轩，铭曰："吾轩之中，并无长物。织芦成瓦，纸帐为屏。墙不御风，窗不掩月。相对二子，刘书是悦。勤儿课，摹古帖。有茶则饮，有香则焚。衲衣素餐，家风甚拙。闭门谢客，不知

旁有酒店，便停车下来，同驾车的马对饮。观看的人堵得水泄不通，谢几卿毫不在意，仍然从容自如。

陈暄好酒，整天沉湎于酒中，他的兄长子秀担忧他，写了一封信来劝告。陈暄回信说：过去周伯仁喝酒后渡江，才三日就醒了，我不认为喝得少；郑康成一次饮三百杯，我不认为喝得多。我曾经把酒比喻成水，因为水可以载舟，也可以覆舟。所以江咨议说：酒如兵，兵可以养千日不用，但不可一日不训练；酒可以千日不饮，但不可一饮不醉。说得好啊江公，可以和你共同论酒。何水曹眼不识杯盂，我口不离瓢杓，你肯给何水曹同日而醒，但肯与我同日而醉吗？这正是说清醒可以做到，真醉却不可以做到。我要尽量喝酒，因为我要老了，你不必多说，这不是你能达到的境界。

司马图为自己预备了一个墓穴，朋友来了，就引进墓穴中，饮酒赋诗。有人非难他，司马图说：懂道理的人明白，地下和地上都是一样的，并不是暂时在此中游玩，你为什么不能容纳他呢？平常穿着布衣，拄着鸠杖，出游就带着女侍、家人和鸾台。每当村子举行社日、集会，司马图一定去参加，同父老乡亲同桌饮酒，从来没有傲色。

韩熙载纵情坦率，不在乎名声，出入风月场所，给歌女银两百数，所得月薪，全部分给几个侍姬。熙载却穿着破衣旧鞋，装扮成瞎子，让舒雅手执竹板率着他，到各房乞食为乐。

苏轼在海南省儋县，因试笔，曾自写道：我初来海南岛，环视天水无际，觉得很凄然很伤心地说：什么时候能离开这个岛啊？后来自己深思，天地都在水中，九州在大海中，中国在小海中，有生之年不是生活在岛上的吗？倒盆水在地上，芥菜浮在水上，蚂蚁附在芥菜上，茫然不知怎样才好。一会水干涸了，蚂蚁立即就爬走了，看见它的同类，流着眼泪说：差点不能和你相见。它又怎么能知道天地之间，有四通八达的道路呢？想到这里一切便只得付之一笑。

潇洒张郎建构一芦轩，铭曰："在我的轩中，并无长物。织芦成瓦，纸帐为屏。墙不御风，窗不掩月。相对二子，刘书是悦。勤教孩子，临摹古帖。有茶则饮，有香则焚。衲衣素餐，家风拙朴。闭门谢客，不知世故，吾性自别。"有漫草诗说："林畔阑珊处，泥垣浸碧濠，性歧延

世故，吾性自别。"有漫草诗云："林畔阑珊处，泥垣浸碧濠，性歧延客寡，室陋涤尘劳。玄学扬雄辨，经翻刘向骚。食瓢家俸短，睡起日偏高。"（此条据弦雪居本补入。）

《绝交书》云："但愿守陋巷，教养子孙，时与亲旧叙阔，陈说平生，浊酒一杯，弹琴一曲，志愿毕矣。"

又云："闻道士遗言，饵术黄精，令人寿永，意甚信之。游山泽，观鱼鸟，心甚乐之。一行作吏，此事俱废，安能舍其所乐，而从其所惧哉？"

王逸少曰："夫人之相与俯仰一世，或取诸怀抱，悟言一室之内；或因寄所托，放浪形骸之外。虽取舍万殊，静躁不同，当其欣于所遇，暂得于己，快然自足，不知老之将至。及其所之既倦，情随事迁，感慨系之矣。悲夫！"

《闲游赞》曰："荫映崖流之际，偃息琴书之侧，寄心松竹，取乐鱼鸟，则澹泊之愿，于是毕矣。"

韩退之曰："穷居而闲处，升高而望远，坐茂树以终日，濯清泉以自洁。采于山，美可茹；钓于水，鲜可食。起居无时，惟适所安。与其有誉于前，孰若无毁于后；与其有乐于身，孰若无忧于心。穷居荒凉，草树茂密，出无驴马，因与人绝，一室之内，有以自娱。"

《澄怀录》曰："长松怪石，去墟落不下一二十里，鸟径缘崖，涉水于草莽间数四，左右两三家相望，鸡犬之声相闻。竹篱茅舍，芜处其间，兰菊艺之，临水时种梅柳，霜月春风，自有余思。儿童婢仆，皆布衣短褐，以给薪水，酿村酒而饮之。案有杂书《庄周》《太玄》《楚词》《黄庭》《阴符》《楞严》《圆觉》数十卷而已。杖藜蹑屐，往来穷谷大川，听流水，看激湍，鉴澄潭，步危桥，坐茂林，探幽

客寮，室陋涤尘劳。玄学扬雄辨，经翻刘向骚。食瓢家俸短，睡起日偏高。"（此条据弦雪居本补入。）

《绝交书》说：但愿住在陋巷，教养子孙后代，有时同亲朋旧友叙说阔别之谊，陈述平生的事迹，再取浊酒一杯，弹琴一曲，这是平生最后的志愿啊！

又说：听说道士的遗言里讲，食丹药、黄精，能让人长寿，我既同意也相信这种说法。游览高山水泽，观看鱼嬉鸟飞，我的心感到很快乐。一旦当上官吏，便不会有这种乐事，我怎么会放弃快乐之事，去当官而担惊受怕呢？

王逸少说：凡人生一世大概相同，有的胸怀抱负，著书立说在一室之内；有的由于有所寄托，便放浪于形骸之外。虽然取舍不同，静躁不同，一旦他们欣喜于所遇之事，暂得于己，却会感到快乐满足，却不知道这时人就要老了。到了他们因兴奋的事情而困倦，心情便会随事而变迁，这都是感慨所系的原因。可悲啊！

《闲游赞》说：阴影遮蔽岩石和流水的时候，仰面躺在琴书的旁边休息，把心志寄托于松林之间，取乐于鱼鸟之中，那么想淡泊的愿望，就会达到。

韩退之说：贫穷的日子，休闲自如，登上高处可以望见远方；坐在茂盛的大树上，可以看见太阳出落；濯水清泉，可以让自己洁净。在山中采挖野菜，菜也味美可餐；在水边钓鱼，鱼又新鲜可口。起居无定时，只要感到舒适和安闲。与其生前有荣誉，不如死后无骂名。与其有乐于身，不如无忧于心。虽然贫穷的住处很荒凉，但草树茂密，加上没有车马可供出游，因而与人的交往自然断绝。这样，一室之内，就有可以自娱的生活方式。

《澄怀录》载：长松怪石，去墟落不下一二十里，鸟径缘崖，涉水于草莽间数次，左右两三家相望，鸡犬之声相闻。竹篱茅舍之间，长满野草、兰花和野菊，雨水节时便种植梅花和柳树，霜月春风，自有无穷余思。儿童、婢女和家仆，都穿布衣短褐，省下的钱用来酿造村酒供饮。书案上只有杂书《庄子》《太玄》《楚词》《黄庭》《阴符》《楞严》《圆觉》数十卷而已。拄着手杖，往来于穷谷大川，听流水，看瀑布，临

墼，升高峰，愿无乐而死乎？"

《杂志》曰："居闲胜于居官，其事不一，其最便者，尤于暑月见之。自早烧香食罢，便可搔首，衩袒裙鞯从事，藤床竹几，高枕北窗，清风时来，反患太凉，挟策就枕，困来熟睡。晚凉浴罢，杖履逍遥，临池观月，乘高取风，采莲剥芡，剖瓜雪藕，白醪三杯，取醉而适，其为乐殆未可以一二数也。"

曾南丰曰："宅有桑麻，田有粳稌，而渚有蒲莲。弋于高，以追鳬雁之上下；缗于深，而逐鳣鲔之潜泳。吾所以衣食其力，而无愧于心也。息有乔木之繁荫，藉有丰草之幽香。登山而凌云，览天地之奇变；弄泉而乘月，遗氛埃之溷浊。此吾取其怠倦而乐于自遂也。"

东坡云："岁行尽矣，风雨凄然，纸窗竹屋，灯火青荧，时于此有少趣。"

诚斋曰："鸟啼花落，欣然有会于心。遣小奴，挈瘿樽，沽白酒，嚼一梨花磁盏，急取诗卷，快读一过以咽之，萧然不知在尘埃间也。"

又曰："因葺旧庐，疏渠引泉，周以花木，日哦其间。故人过逢，瀹茗弈棋，杯酒淋浪，殆非尘中有也。"

水心曰："上下山水，穿幽透深，弃日留夜，拾其胜会，向人铺说，无异好声美色。"

又曰："松竹迷道，庭花合围，著山人衣，曳杖夹书行吟，宾送日月于林茜中。凡故畤新亩，廪假进退，抱膝长啸，婚嫁有无，皆落莫恍惚若梦中事。闻名胜士，欣然迎至，共食淡面，为语儒佛二氏所以离合见性命真处，如水中盐味，非有非无。"

清潭，过险桥，坐看茂林，探寻幽谷，攀登高峰，只顾快乐，又怎会想到死啊？

《杂志》载：闲居胜于做官，是因为所做的事情不相同，其中最随便的，尤其在暑月就易见分晓。自早起来烧香，吃完饭便搔首作诗，或袒胸露怀，汲着拖鞋做事。藤床竹几，高枕于北窗，清风时时吹来，反而觉得太凉，于是挟书就枕，困意来了就熟睡。晚上凉时洗完澡，就挂着拐杖漫步逍遥，在池边观赏月亮，在高处吹风纳凉，可以采莲剥芡，剖瓜择藕，饮白酒三杯，取醉而适，其为乐的方式并没有完，不是一二种能说明的。

曾巩说：住宅的四周种有桑树和亚麻，田里种有水稻，水溏中长有蒲草和莲花。在高处用箭射猎，可以追射上下的野鸭和大雁；在深水处钓起，可以垂钓潜泳的鲤鱼和鲜鱼。所以我衣食自力，感到无愧于心。休息时，有乔树的繁阴；著书时，有丰草的幽香。登高凌云，览天地的无穷变化，弄泉乘月，忘尘俗的浑浊。这就是我取其不倦而乐于自遂的原因。

苏轼说：年纪老了啊，风雨都有凄然之感，惟有看见纸窗竹屋，灯火青荧的时候，才有一点点乐趣。

杨万里说：鸟啼花落之时，欣然却有体会在心中，便派遣小童用瘿木做的酒具去卖白酒，嘴里咀嚼着花瓷盏上的雪梨，潇潇洒洒的，不知道自己还生活在尘世间。

又说：修葺旧草房，疏通沟渠引来泉水，以灌溉四周的花木，每天在这里吟哦诗歌。故人来去，论茗奕棋，杯酒淋浪，完全不是尘世间能有的乐趣。

水心说：爬山涉水，探幽寻谷，不分白天黑夜，拾其美胜之处，向人讲述，没有不说是好风景的。

又说：松竹迷道，庭花合围，穿山人的衣服，挂着手杖拿着诗书边走边吟，消遣光阴于林间草丛中。凡旧地新田，粮仓增加或减少，子孙欢娱膝下，婚嫁有无，都落莫恍惚如梦中的事。名人雅士，欣然迎至，共食淡面，讨论儒佛两家相同点和分歧点，各见性命于真处，如水中盐味，若有若无。

李太白诗:"清风明月不用一钱买。"《赤壁赋》曰:"惟江上之清风,与山间之明月,耳得之而为声,目遇之而成色,取之无禁,用之不竭,是造物之无尽藏也。"东坡之意,盖自太白诗句中来。夫风月不用钱买,而取之无禁,太白、东坡之言信矣。然而能知清风明月为可乐者,世无几人。清风明月,一岁之间,亦无几日。就使人知此乐,或为俗事相夺,或为病苦障碍,欲享之有不能者。有闲居无事,遇此清风明月不用钱买,又无人禁,而不知此乐者,是自生障碍也。

陶潜性真率,贵贱造之者,有酒辄设。潜若先醉,便语客曰:'我醉欲眠,君且去。'"

刘含度性虚远,有气调,风流跌宕,名高一时。尝云:"不须名位,所须衣食。不用身后之誉,惟重目前所见。"

梁忠烈世子性爱林泉,特好散逸。论曰:"吾尝梦为鱼,因化为鸟。方其梦也,何乐如之?及其觉也,何忧斯类,良由吾之不及鱼鸟远矣。故鱼鸟飞浮,任其志性,吾之进退,长在掌握,举首惧触,摇足恐堕,使吾终得与鱼鸟同游,则去世如脱屣耳。"

裴中立不信数术,每语人曰:"鸡猪鱼蒜,逢着则吃;生老病死,时至则行。"

高子漫谈

高子曰:古云:"得一日闲方是福,做千年调笑人痴。"又云:"人生无百年,长怀千岁忧。"是为碌碌于风尘,劳劳于梦寐者言耳。吾生七尺,岂不欲以所志干云霄,挟剑寒星斗耶?命之所在,造化主宰之所在也,孰与造化竞哉?既不得于造化,当安命于生成,静观物我,认取性灵,放情宇宙之外,自足怀抱之中,狎玩鱼鸟,左右琴书。外此何有于我?若彼潜形,追鹿豕,浪游乐志,共烟霞沉

李太白诗中写道：清风明月不用钱就能买到。《赤壁赋》说：只有江上的清风和山间的明月，耳朵听到的是声音，眼睛看到的是颜色，取之无止境，用之不枯竭。太白、东坡说得是可信的啊！然而能够知道清风明月可乐的，世上没有几个人。清风明月，一年之中亦难得遇到几天。即使有人知道这种快乐，但有的被俗事所缠，有的被病苦困绕，想要享受这种快乐，也只是心有余而力不足。有闲居无事的人，遇此清风明月，不用钱买，又无人禁止，却不知其中的快乐的人，是自身有问题。

陶潜生性真诚坦率，不论造访者是贵是贱，均一视同仁，有酒就设宴款待。若是陶潜先醉，便对客人说：我醉了，想要睡觉，你就请回吧。

刘含度生性虚远，有气度，风流倜傥，行为放浪，当时很有名气。他曾经说：不需要名位，所要的只是衣食；不要死后的名誉，只重视目前能让人快乐的事。

梁忠烈世子，性情酷爱山林和泉水，特别喜欢飘逸之事。他论证道：我曾经梦见自己变成鱼，再变化为鸟。做此梦时，有什么快乐比得上它；到了梦醒之时，何必忧伤自己变化成他类，这就是我远不及鱼鸟的地方啊。所以，鱼潜泳、鸟高飞，都任随各自的属性和志性；我的进退，也完全在于自己的掌握中。抬头怕碰到，提脚怕迂跂。假如我最终能同鱼鸟同游，那么远离凡间就像脱掉鞋子一般容易了。

裴中立不信迷信，经常对人说：鸡猪鱼蒜，逢着就吃；生老病死，到时再作打算。

高子漫谈

高子说：古人讲道：得到一日的安闲才是福，唱千年调的笑别人痴。又说：人生无百年，长怀千岁忧。这是因为忙于风尘，劳累于梦寐的人所说的。我身长七尺，难道不想立志冲云霄，挟剑寒星斗吗？命中注定，造化主宰注定，谁能与造化者竞争呢？既然命中注定，不可更改，就应当安份守己，静观物我，认取其中的灵性，放情于宇宙之外，自我满足于怀抱之中，嬉玩鱼鸟，弹琴阅书，除此之外，有什么对我是快活的呢？假如隐藏起你的形迹，在山林间追猎山鹿、野猪，浪游乐志，与

醉。洁身者乃负甑而逃,抱道者以图形为耻。岂果不以华彩为荣,甘以寂寞为乐哉!是皆不得于造化,意富贵之畏人,不如贫贱之肆志,故能弃众人之所取,取众人之所弃耳。味无味于虚无之渊,忘无忘于玄冥之府,身居尘俗,志横两间,居在山林而神浮八极,何能使生为我酷,形为我毒,身为我桎梏,乃踽踽凉凉,为造物哂哉?乐恬逸者,当与把臂作謦咳语。

高子自足论

高子曰:居庙堂者,当足于功名;处山林者,当足于道德。若赤松之游,五湖之泛,是以功名自足;彭泽琴书,孤山梅鹤,是以道德自足者也。知足者,虽富贵不艳于当时,芳声必振于千古;否则不辱于生前,必灾祸于没世。故足之于人,足则无日而不自足,不足则无时而能足也。又若迫于饥寒,困于利达者,谓人可以胜天,乃营营于饱暖声华。孰知此命也,非人也,命不足于人,人何能足我也?故子房之高蹈遐举,功盖千古;少伯之灭迹潜踪,名铸两间。渊明嗜酒,人未病其沉酣;和靖栽梅,世共称其闲雅。是皆取足于一身,无意于持满,能以功名道德为止足,故芳躅共宇宙周旋,高风同天地终始耳。人能受一命荣,窃升斗禄,便当谓足于功名;敝裘短褐,粝食菜羹,便当谓足于衣食;竹篱茅舍,荜窦蓬窗,便当谓足于安居;藤杖芒鞋,蹇驴短棹,便当谓足于骑乘;有山可樵,有水可渔,便当谓足于庄田;残卷盈床,图书四壁,便当谓足于珍宝;门无剥啄,心有余闲,便当谓足于荣华;布衾六尺,高枕三竿,便当谓足于安享;看花酌酒,对月高歌,便当足于欢娱;诗书充腹,词赋盈编,便当谓足于丰赡。是谓之知足常足,无意于求足未足者也。足果可以力致幸求哉?我故曰:能自足于穷通者,是得浮云富贵之夷犹;能自足于取舍者,是得江风山月之受用;能自足于眼界者,是得天空海阔之襟怀;能自足于贫困者,是得箪瓢陋巷之恬淡;能自足于辞受者,是得

烟霞共醉，洁身者是不图名位的，得道者以出名为羞耻，难道真的不以华彩为荣，甘愿以寂寂无名为乐吗？这都是没有掌握到造化的规律，言富贵让人畏惧，不如贫贱让人放志，所以能放弃众人之所取，取众人之所弃。味无味于虚无之渊，忘无忘于玄冥之府。身居尘俗之中，志向却在天地间，居住在山林里，但精神却遨游在八极，怎么能让生命被我所酷爱，形骸成为我的外物，身体成为我的桎梏，于是孤独清冷，让造物者哂笑？快乐逍遥的人，应当同亲朋好友谈笑风声。

高子自足论

位在朝庭的人，应当满足于功名；住在山林的人，应当满足于道德。像张良、范蠡，是以功名来满足自己的；林逋沉缅于孤山梅鹤，是以道德来满足自己的。能满足的人，虽然富贵不艳于当时，但是名声一定振于千古。否则生前即使无辱，也会有辱于后世。所以就满足对人而言，能满足，那么就会没有一天自己不感到满足的；不能满足，那么就会没有一时能感到满足的。又像那些迫于饥寒，因于名利的人，说人可以胜天，便努力去谋求饱暖声色。谁能认识此命，就不是一般的人。连命都不能满足于人，别人怎么能满足自己啊。所以张子房高蹈遐举，功盖千古。范少伯灭迹潜踪，名铸天地。陶渊明喜欢喝酒，人们并未谴责他的沉醉；林和靖先生栽梅养鹤，世人共称其闲雅。这都是取满足于一身，无意于骄傲自满，能够以功名和道德为最后的满足，所以芳躅就会随宇宙周旋，高风也能同天地共始终。人若能接受一生命定的荣禄，便应当满足于功名；穿皮衣短衣服，食粗粮淡菜，也应当满足于衣食。住篱茅舍，荜门蓬窗，也应当满足于安居；手拿着藤杖脚蹬草鞋，骑驴行船，便应当说满足于骑乘；有山可砍柴，有水可打鱼，便应当说满足于庄田了；家有残书满床，图书四壁，便应当说满足于珍宝了；门无损坏，心有余闲，便应当说满足于荣华了；有被盖身，可以高枕三竿，便应当说满足于安享了；看花酌酒，对月高歌，便应当说满足于欢娱；诗书充腹，词赋盈编，便应当说满足于丰富的知识。这就是所说的知足者常足，而又无意于求足又没有满足的人啊。满足果真是尽力求取而有幸能得到的吗？所以我说：能自我满足于穷通的人，是得浮云富贵而从容不迫；能自我满足于取舍的人，

茹芝采蕨之清高；能自足于燕闲者，是得衡门泌水之静逸；能自足于行藏者，是得归云倦鸟之舒徐；能自足于唱酬者，是得一咏一觞之旷达；能自足于居处者，是得五柳三径之幽闲；能自足于嬉游者，是得浴沂舞雩之潇洒。若此数者，随在皆安，无日不足，人我无竞，身世两忘，自有无穷妙处，打破多少尘劳。奈何舍心地有余之足，而抱意外无妄之贪，果何得哉？似亦愚矣。观彼进功名于百尺，弃道德于方寸，日汲汲于未足，如金张贵逞，终蹈身灾；石邓财雄，卒罹族灭，君子可不以水月镜花为幻，好谦恶盈为戒哉？又若鄙陋者，原石火顷炎，冰山乍结，即便心思吞象，目无全牛，务快甲第云连，金珠山积，举世莫与之比，欲犹未满，此正所谓不知足者也。吾知棘林之驼，粘壁之蜗，是皆此辈耳。其与留有余不尽以还造化者何如哉？

居室安处条

序古名论

《天隐子》曰："吾谓安处者，非华堂邃宇，重裀广榻之谓也。在乎南面而坐，东首而寝，阴阳适中，明暗相半。屋无高，高则阳盛而明多，屋无卑，卑则阴盛而暗多。故明多则伤魄，暗多则伤魂。人之魂阳而魄阴，苟伤明暗，则疾病生焉。此所谓居处之室，尚使之然，况天地之气，有亢阳之攻肌，淫阴之侵体，岂可不防慎哉？修养之渐，倘不法此，非安处之道。故曰：吾所居室，四边皆窗户，遇风即阖，风息即开。吾所居座，前帘后屏，太明即下帘以和其内映，太暗则卷帘以通其外耀。内以安心，外以安目。心目皆安，则身安矣。明

是得江风山月的赐与；能自我满足于眼界的人，是得天空海阔的襟怀；能自我满足于贫困的人，是得箪瓢陋巷的恬淡；能自我满足于做官或不做官的人，是得茹芝采蕨的清高；能自我满足于安闲的人，是得隐居生活的静逸；能自我满足于游山玩水的人，是得归云倦鸟的舒缓；能自我满足于吟诗著书的人，是得一咏一觞的旷达；能自我满足于居处的人，是得五柳三径的幽闲；能自我满足于嬉游的人，是得浴水舞云的潇洒。若是此数中的人，在任何地方都能得到安定，没有一天不会感到满足，更因为与人无争，才会有身世两忘的境界，其中自有无穷妙处，可以打破多少尘世间的烦劳。为何要舍心地的满足，而抱意外无妄的贪念？这样做，果然会有所得吗？有类似于这种情况的人，很愚昧无知啊。纵观那些争功名于百尺，弃道德于方寸的人，成天迷恋于没有满足之中，如是功臣的后代，最终要被杀害；追求富贵荣华，终遭灭族身亡的下场。君子怎么可以不以水月镜花为约，好谦盈恶为戒呢？又说鄙陋的人，愿石火倾炎，冰山乍结，立即便贪得无厌，见利忘义，急想很快便宅第连云，金银珠宝堆积如山，举世无双，无人可比，贪欲犹未满足，这正所谓不知满足的人。我所知的棘林之驼，粘壁之蜗，都是属于此等罢了，它们其留除不尽，还不如归还给造物者算了。

居室安处条

序古名论

《天隐子》说：我所说的安处，并不是华堂深宅，重褥宽床。是指能在南面静坐，东首安寝，阴阳适中，光线明暗相伴。屋也不要太高，高则阳盛而明多；屋也不要太低，低则阴盛而暗多。因为明多就会伤魄，暗多就会伤魂。人的魂属阳，魄属阴，假如伤了明暗，那么疾病就会产生。居室之处尚且出现这种情况，况天地之气，有攻肌的亢阳，侵体的淫阴，难道不该更谨慎地防范！修养是循序渐进的，倘若不按这种方法去做，就不是安处之道。因此说：我的居室，四边都开设有窗户，起风就关窗，风停便开窗。我静坐的地方，前面挂着帘子，后面设有屏风，光线太强便放下帘子来调和室内的光线；光线太暗便卷起帘子以通外

暗尚然，况太多事虑，太多情欲，岂能安其内外哉？"

高太素隐商山，起六馆，曰春雪未融馆，清夏晚云馆，中秋午月馆，冬日方出馆，暑簟清风馆，夜阶急雨馆。各制一铭。

神隐曰："草堂之中，竹窗之下，必置一榻。时或困倦，偃仰自如，日间窗下一眠，甚是清爽。时梦乘白鹤游于太空，俯视尘壤，有如蚁垤。自为庄子，梦为蝴蝶，入于桃溪，当与子休相类。"又曰："草堂之中，或草亭僻室，制为琴室，地下埋一大缸，缸中悬一铜钟，上以石墁，或用板铺，上置琴砖或木几弹琴，其声空朗清亮，自有物外气度。"

东坡守汝阴，作亭以帷幕为之，世所未有。其制若亭，四围柱架穿插成之。装起则以帷幕围之，拆束则揭而他往。其铭略云："乃作新亭，檐楹栾梁，凿枘交设，合散靡常。不由仰承，清幄四张。我所欲往，十夫可将。与水升降，除地布床。"又云："岂独临水？无适不臧。春朝花郊，秋夕月场，无胫而趋，无翼而翔。敝又改为，其费易偿。榜曰择胜，名实允当。"又观子由继作四言诗，内云："视身如传，苟完不求。山盘水嬉，习气未瘳。风有翠帷，雨有赤油。匪车匪舟，亦可相攸。"则晴用布帷，雨用油幕可知。

唐子西云："有轩数间，松竹迷道，庭花合围，值堂屋之后，人事之所不及，宾游之所不至。往往独坐于此，解衣盘礴，箕踞胡床之上，含毫赋诗，曝背阅书，以释忽忽之气自妙。"

《山家清事》云："择故山滨水地，环篱植荆，间栽以竹，余丈，植芙蓉三百六十，入芙蓉二丈，环以松梅，入此余三丈。重篱外，芋栗羊枣桃李，内植梅。结屋前茅后瓦，入阁名尊经，藏古今书。左塾

光。这样便能达到内以安心，外以安目，心目两安，进而自身安定的目的。明暗尚且是这种情况，况太多的事虑，太多的情欲，又怎能安定自身的内外呢？

高太素隐居商山，修造有六馆，分别叫：春雪未融馆，清夏晚云馆，中秋午月馆，冬天方出馆，暑席清风馆，夜阶急雨馆。并各制一铭。

神隐说：草堂之中，竹窗之下，一定要摆设一张躺椅，有时困倦了想休息，便可以仰卧自如，白天在竹窗下睡一觉，很是清爽。有时梦见自己乘骑白鹤神游在太空，俯视尘间的土地，如象蚂蚁的小窝，自己以为是庄子，梦化为蝴蝶，进入桃花源溪，当同子休相类。又说：草堂之中，或草亭僻室，建成琴室，地下埋一个大缸，缸中悬挂一个铜钟，上面铺石墁或石板，再在上面设琴砖或木几弹琴，这样的琴声空朗清亮，自有超尘脱俗的气度。

苏轼为汝阴太守时，用帷幕造亭，世上从未有过。他建造的亭子很简单、方便，四周用柱子、架子相互穿插而成，安装用帷幕围在四周，拆除则捆成一捆而他往。其铭说：建造新亭，檐楹栾梁，凿枘交设，建造和拆除都很容易。抬头迎承甘露，四方可设青帷。我想要去的地方，到处都可以。与水同升同降，大地可作宽床。又说：岂仅是独自临水，没有舒适不好的。春天朝阳中的花卉，秋天晚上的月光。没有小路却可以通行，没有翅膀却可以飞翔。变弊为利，其中的周折很容易补偿。中榜的都是优胜者，名实才能堪当。又纵观子由继作的四言诗内说：把自己看成是可传说中的人，不要去追求一时之名。山岩水流，习气未改。因为风中有翠幄，雨中有甘露。匪车匪舟，亦可相关。那么晴天用布帷，雨天用油幕就可想而知了。

唐子西说：有敞轩几间，两旁松竹迷道，庭中花木合围，一直到堂屋的后面，这里不受世事的影响，不受客人来访的干扰。往往一个人独坐在这里，宽衣解带，盘坐在胡床之上，或书法或作赋或吟诗，若是阳光射来，便晒背读书，以解恍惚失意之气，自有其中的妙处。

《山家清事》载：选择故乡的山滨水地，环绕篱笆种植荆棘，中间栽种竹林。丈余远的地方，再种上三百六十株芙蓉。离芙蓉树二丈之处，以松梅环绕，走进去离这里要有三丈的距离。重篱之外，种植芋

训子,右道院迎宾。进舍三:寝一,读书一,治药一。后舍二:其一储酒、谷,列山具农具;一安仆役庖湢。婢一,童一,园丁二。前鹤屋养鹤,后犬一二足,驴四谛,牛四角。客至具蔬食酒核,暇则读书课农圃,毋苦吟以安天年。"

潘岳《闲居赋》曰:"太母在堂,览止足之分,庶浮云之志,筑室种树,逍遥自得。池沼足以渔钓,春税足以代耕。灌园鬻蔬,供朝夕之膳;牧羊酤酪,俟伏腊之费。凛秋暑退,熙春寒往,微雨新晴,六合清朗。太君升轻轩,御板舆,远览王畿,近周家园。席家筵,列子孙,柳垂阴,车结轨,或宴于林,或禊于氾。昆弟斑白,儿童稚齿,称万寿以献觞,咸一惧而一喜。寿觞举,慈颜和,浮杯乐饮,丝竹骈罗,顿足起舞,抗音高歌。人生安乐,孰知其它?"

王子猷尝暂寄人空宅,便命种竹。或曰:"暂住,何烦尔主?"王啸咏良久,指竹曰:"何可一日无此君?"

柳子厚曰:"把荷锸,决溪泉,为圃以给茹。其隙则浚池沟,艺树木,行歌坐钓,望青天白云,以此为适,亦是老死亡戚戚者。"

孙公仲益曰:"新宅落成,市声不入耳,俗轨不至门。客至共坐,青山当户,流水在左,辄谈世事,便当以大白浮之。"

懿代崇佛法,迎佛骨至,起"不思议堂"以奉之。

杜祁公别墅起蓍葍馆,室形亦六,器用亦六角,以象蓍花之六出焉。

陶学士曰:"余衔命渡淮,入广陵界,维舟野次,纵步至一村

头、栗树、桃树、李树,里面种植梅树。修造房屋屋顶前,用茅草铺后,再用泥瓦盖。收藏在阁楼的都是宝典名经和古今佳书。左院是教育子女的书房,右为道院,用来迎接宾客。前舍有三间:一间寝室,一间书房,一间药房。后舍有二间:一间用来储存酒缸,堆放山具农具;一间用来给仆人、厨师做浴室。一个婢女,一个童仆,两个园丁。前屋养鹤,后屋养一二只狗就够了,再养一匹驴、两条牛。客人来了,用蔬菜和村酒款待。休闲的时候便读书或作农事,但不要苦苦吟诗就可以安享天年。

潘岳《闲居赋》讲道:太母在堂,外游要有分寸,在家里同样可以胸怀浮云之志。筑室种树,逍遥自得。水溏足够捕钓鱼类,春税足够代耕。灌田浇水,种植蔬菜,以供早晚的膳食。牧羊酤酪,用来作过年的腊肉。秋临暑退,春来寒去,微雨新晴,天空变得清朗高阔。此时,太母应位临轻轩,高坐在太师椅上,远看王土,近看家园。席设长庭,排列的全是子孙后辈,四周柳树垂阴,停放的马车整整齐齐。或在林中设宴,或在水边祭祀。兄弟长辈或儿童幼子,三呼万寿向太母献酒,有的担心,有的高兴。老寿星举起酒杯,显得面慈颜和,很高兴地喝了一杯。此刻,丝竹之声并起,有的翩翩起舞,有的放声高歌。有了人生的安定和快乐,谁还想知道其他?

王子猷曾经暂时寄居别人的空宅,便命人在空宅周围种上竹林。有人问他:暂时寄住,你何苦劳烦呢?王叹咏很一会儿,指着竹林道:怎么可能一日无此君?

柳子厚说:平常拿着铁锹,引决溪泉,灌溉田地,以供饮食。中间的地带开辟为水溏或沟渠,并种上树木,行走时歌吟,坐下时垂钓,望青天白云,以此为舒适,以便等待天年。

孙公仲益说:新宅落成,喧闹的声音不再入耳,俗车不再进门。客来共坐,青山当作门户,流水从左面潺潺而过,谈论世事若有不妥,便罚酒一杯。

懿代崇尚佛法,迎来佛骨后,建"不思议堂"供奉佛骨。

杜祁公别墅命名为"栀子馆",室为六角形,器皿也用六角的,以附合栀子花六角的寓意。

陶学士说:我受命渡淮水,进入广陵界内,系船于野外,走到一个

圃，有碧芦方数亩。中隐小室，榜曰'秋声馆'，时甚爱之，不知谁家别墅，意主人亦雅士也。"

宜春城中有堆阜，郡人谓之袁台，地属李致。致有文驰声，众为筑室于袁台，取登东山而小鲁之义，榜为"小鲁轩"。

宣城何子华，有古橙四株，面橙建堂，榜曰"剖金"。霜降橙熟，开樽洁馔，与众共之。

陈犀罢司农少卿，省女兄于姑苏。适上元夜观灯，车马喧腾，目夺神醉，叹曰："涉冰霜，泛烟水，乍见此高明世界，遂觉神朗。"顿还旧馆。

武陵儒者苗彤，事园池以接宾客，建"野春亭"，内中杂植山野花草，五色错杂。

李愚语人曰："予夙夜在公，不曾漫游华胥国，意欲于洛阳买水竹处，作蝶庵，谢事居之。庵中当以庄周为开山第一祖，陈抟配食。若忙者，难为主籍供职。"

王震为国子博士，好观雨中浮沤疏稠出没，每雨，就四阶狭拥处，寓目而心醉焉。张麟瑞戏之曰："公宜以此亭名曰醉沤。"

居室建置

煴阁

南方暑雨时，药物、图书、皮毛之物皆为霉溽坏尽。今造阁，去地一丈有多，阁中循壁为厨二三层，壁间以板弸之，前后开窗，梁上悬长笯，物可悬者，悬于笯中，余置格上。天日晴明，则大开窗户，今纳风日爽气。阴晦则密闭，以杜雨湿。中设小炉，长令火气温郁。又

村庄，看见有碧芦数亩，中间隐藏着一座小屋，题着"秋声馆"三字，我立即就很是喜欢它。不知是谁家的别墅，大概主人也是个雅士吧。

宜春城中有堆阜，当地人称为"袁台"，属于李致所有。李致有文名于世，众人便为他在"袁台"上筑室，取登东山而小鲁之义，题名为"小鲁轩"。

宣城何子华，种有古橙树四株，面向橙树是一堂厅，题名为"剖金"。霜降橙熟的时候，便开樽洁食，与众人共同享用。

陈犀被罢免了司农少卿后，去姑苏女兄家探亲，正遇上元宵夜观灯节，车马喧腾，看的眼花缭乱，心神沉醉。便叹道：虽长途跋涉，饱经冰霜和烟水之苦，一见到这种高明世界，立即就感到精神爽朗。马上便归回故馆。

武陵儒士苗彤，修整园池以用来迎接宾客，并建"野春亭"，亭内杂植山花野草，五色错杂，很有隐士风尚。

李愚对人说：我早晚都忙于公事，不曾梦游华胥园，心中很想在洛阳买一片有水有竹的土地，在那里建一座蝶庵，以便辞官后居住在那里。庵中以庄周为开山第一祖师，并由陈抟配食，若是忙的人，难为主籍供职。

王震是国子博士，喜欢观看雨中的水泡，出没疏密，每次下雨，四面的台阶就显得拥挤，他看在眼里却醉在心里。张麟瑞对他开玩笑说：公应该给此亭取个名字叫"醉沤"。

居处建置

煴阁

南方雨季时，药物、图书、皮毛之物，都会受潮损坏。现在造阁离地一丈多高，阁中环壁的四周设书橱二三层，壁间用板子盖上，并前后开窗，梁上悬挂晒谷物的农具，可以挂的东西都挂上，其余的则放置在格子上。天气晴朗时，就大开窗户，让阁中接受阳光、风和爽朗的空气。天气阴暗时，就紧闭窗户，以防止雨水打湿了楼阁。阁中设置一小炉，并且要经

法：阁中设床二三，床下收新出窑炭实之。乃置画片床上，永不霉坏，不须设火。其炭至秋供烧，明年复换新炭。床上切不可卧，卧者病喑，屡有验也。盖火气所烁故耳。

清秘阁、云林堂

阁尤胜，客非佳流，不得入。堂前植碧梧四，令人揩拭其皮。每梧坠叶，辄令童子以针缀杖头，亟挑去之，不使点污，如亭亭绿玉。苔藓盈庭，不容人践，绿褥可爱。左右列以松桂兰竹之属，敷纡缭绕。外则高木修篁，郁然深秀。周列奇石，东设古玉器，西设古鼎尊罍，法书名画。每雨止风收，杖履自随，逍遥容与，咏歌以娱。望之者，识其为世外人也。

观雪庵

长九尺，阔八尺，高七尺，以轻木为格，纸布糊之，以障三面。上以一格覆顶面，前施帏幔，卷舒如帐。中可四坐，不妨设火食具，随处移行，背风帐之，对雪瞻眺，比之毡帐，似更清逸。施之就花，就山水，雅胜之地，无不可也。谓之行窝。

松轩

宜择苑囿中向明爽垲之地构立，不用高峻，惟贵清幽。八窗玲珑，左右植以青松数株，须择枝干苍古，屈曲如画，有马远、盛子昭、郭熙状态甚妙。中立奇石，得石形瘦削，穿透多孔，头大腰细，袅娜有态者，立之松间，下植吉祥、蒲草、鹿葱等花，更置建兰一二盆，清胜雅观。外有隙地，种竹数竿，种梅一二，以助其清，共作岁寒友想。临轩外观，恍若在画图中矣。

常保持炉子的温度。又有一法：阁中设二三张床，床下铺上新出窑的炭以保持干燥，这样再将画片放在床上，便永不受潮损坏，但不能有火。这些炭到秋天可以供烧，明年则重换新炭。床上千万不能睡卧，若是在床上睡卧便会生病，屡有灵验，大概是火气所攻的原故吧。

清秘阁、云林堂

楼阁特别好。才学不佳的客人最好不要让进。堂前种植碧梧四株，让人揩拭其皮，每株梧树叶子坠下时，便让童子用拐杖上的针极快地挑去，不让叶子沾上污点，叶便会如亭亭碧玉。苔藓盈庭，不让人践踏，便一直绿褥可爱。四周种植的松、桂、兰花、清竹，应回旋缭绕。其外则是高树、修竹，郁然深秀，奇石也应罗列四周。堂的东边设置古玉器，西边设置古鼎尊罍、书法、名画。每逢雨止风收之时，便挂杖缓行，逍遥自在，并咏歌来自娱。看见的人，认为他是生活在世外的人。

观雪庵

长九尺，宽八尺，高七尺，用轻木做格子，纸或布糊在格上，遮挡三面，上面再用一格覆盖顶面。前面挂一帘帏幔，捲舒如帐门，中间可以设置四个座位，但不能妨害摆设炉具和食具。此庵应可以随处移动，在背风的地方便可以张开它，以瞻眺雪景，比毡帐更显得清逸。山水雅胜之地，也可以施用，便称为"行窝"。

松轩

应选择园中明亮干燥的地方构建。用不着建得高大雄壮，只贵在清幽，且应八窗玲珑。左右种植几株青松，必须选用枝干苍古屈曲如画的，有马远、盛子昭、郭熙形态的更妙。中间立以奇石，用石形瘦削，穿透多孔，头大腰细，袅娜多姿的立在松间，下面种植吉祥、蒲草、鹿葱等花，还要置建兰一二盆，远远望去，清胜、雅观。外边的空地，种竹数竿，种梅一二株，以衬托出它的清秀高雅，并以岁寒三友相待。临轩观景，恍惚便如是在书画中。

高子书斋说

　　高子曰：书斋宜明净，不可太敞。明净可爽心神，宏敞则伤目力。窗外四壁，薜萝满墙，中列松桧盆景，或建兰一二，绕砌种以翠云草令遍，茂则青葱郁然。旁置洗砚池一，更设盆池，近窗处，蓄金鲫五七头，以观天机活泼。斋中长桌一，古砚一，旧古铜水注一，旧窑笔格一，斑竹笔筒一，旧窑笔洗一，糊斗一，水中丞一，铜石镇纸一。左置榻床一，榻下滚脚凳一，床头小几一，上置古铜花尊，或哥窑定瓶一。花时则插花盈瓶，以集香气；闲时置蒲石于上，收朝露以清目。或置鼎炉一，用烧印篆清香。冬置暖砚炉一，壁间挂古琴一，中置几一，如吴中云林几式佳。壁间悬画一。书室中画惟二品，山水为上，花木次之，禽鸟人物不与也。或奉名画山水云霞中神佛像亦可。名贤字幅，以诗句清雅者可共事。上奉乌思藏鏒金佛一，或倭漆龛，或花梨木龛以居之。上用小石盆一，或灵壁应石，将乐石，昆山石，大不过五六寸，而天然奇怪，透漏瘦削，无斧凿痕者为佳。次则燕石，钟乳石，白石，土玛瑙石，亦有可观者。盆用白定官哥青东磁均州窑为上，而时窑次之。几外炉一，花瓶一，匙箸瓶一，香盒一，四者等差远甚，惟博雅者择之。然而炉制惟汝炉，鼎炉，戟耳彝炉三者为佳。大以腹横三寸极矣。瓶用胆瓶花觚为最，次用宋磁鹅颈瓶，馀不堪供。壁间当可处，悬壁瓶一，四时插花。坐列吴兴笋凳六，禅椅一，拂尘、搔背、棕帚各一，竹铁如意一。右列书架一，上置《周易古占》、《诗经旁注》、《离骚经》、《左传》、林注《自警》二编、《近思录》、《古诗记》、《百家唐诗》、王李诗、《黄鹤补注》、《杜诗说海》、《三才广记》、《经史海篇》、《直音》、《古今韵释》等书。释则《金刚钞义》、《楞严会解》、《圆觉注疏》、《华严合论》、《法华玄解》、《楞伽注疏》、《五灯会元》、《佛氏通载》、《释氏通鉴》、《弘明集》、《六度集》、《莲宗宝鉴》、《传灯录》。道则《道德经新注指归》、《西升经句解》、《文始经外旨》、《冲虚经四

高子书斋说

高子说：书斋宜明亮清静，不可太宽大。明净可以爽朗心神，过分宽敞就会伤害眼睛。窗外四壁，应藤蔓满墙，中间应摆设松桧盆景或一二盆建兰，用砖砌围起来，再遍种翠芸草，茂盛时则满目青翠葱荣。旁边挖一个洗砚池，再建一个盆池。近窗处养金色的鲫鱼五七尾，以观其天然活泼之态。斋中摆设一张长桌，一个古砚，一个旧古铜水注，一个旧窑笔格，一个斑竹笔筒，一个旧窑笔洗，一个糊斗，一个水中丞，一个铜石镇纸。左边设置一张榻床，榻下摆设一个滚脚凳，一个床头小几案。上面摆设古铜花樽，或一个哥窑瓶，花开的时候，就把花插满瓶，以便收集香气；空闲的时候，把蒲石放在瓶口上，以便收集朝露，用来清目。或设置一个鼎炉，用来烧印篆清香。冬天设置一个暖砚炉。壁上挂一张古琴，中间设置一个几案，如果是吴中云林几案的式样则最好，壁悬挂一幅画。书室中的画只挂二种，山水画最好，花木画其次，禽鸟人物画不要挂。或者供奉属于山水云霞中的神佛像。名贤字幅，以诗句清雅的可共事。上面供奉一个西藏镏金佛，或者日本的漆龛，或者花梨木龛。可用一个小石盆，或灵山应石，将乐石、昆山石，大小不过五六寸、天然奇怪、透孔瘦削、无刀斧凿痕的最佳；次的有燕石、钟乳石、白石、土玛瑙石，但也可观赏。盆用白、定、官、哥、青东瓷、均州窑为上，而时窑次之。几案外，一炉，一花瓶，一匙箸瓶，一香盒，四种差别很大，只有博雅的人能选择它们。然而炉制只有汝炉、鼎炉、戟耳彝炉三种最佳，以腹横三寸的为标准。瓶用胆瓶、花觚为最好，次用宋瓷鹅颈瓶，其余的都不堪供用。壁间适当的地方悬挂一个壁瓶，四时插花。再排列吴兴竹凳六个，禅椅一把，拂尘、搔背、棕帚各一把，竹铁如意一个。右设一个书架，上面放置《周易古占》、《诗经旁注》、《离骚经》、《左传》、林注《自警》二篇、《近思录》、《古诗纪》、《百家唐诗》、王李诗《黄鹤补注》、《杜诗说海》、《三才广记》、《经史海篇》《直音》、《古今韵释》等书。佛家的有《金刚钞义》、《楞严会解》、《圆觉注疏》、《华严合论》、《法华玄解》、《楞伽注疏》、《五灯会元》、《佛氏通载》、《释氏通鉴》、《弘明集》、《六度集》、《莲宗宝鉴》、《传灯录》等。道家则有《道德经新注指归》、《西升经句解》、《文始

解》、《南华经义海纂微》、《仙家四书》、《真仙通鉴》、《参同分章释疑》、《阴符集解》、《黄庭经解》、《金丹正理大全》、《修真十书》、《悟真》等编。医则《黄帝素问》、《六气玄珠密语》、《难经脉诀》、《华佗内照》、《巢氏病源》、《证类本草》、《食物本草》、《圣济方》、《普济方》、《外台秘要》、《甲乙经》、《朱氏集验方》、《三因方》、《永类钤方》、《玉机微义》、《医垒元戎》、《医学纲目》、《千金方》、丹溪诸书。闲散则《草堂诗余》、《正续花间集》、《历代词府》、《中兴词选》。法帖、真则《钟元常季直表》、《黄庭经》、《兰亭记》；隶则《夏丞碑》、《石本隶韵》；行则《李北海阴符经》、《云麾将军碑》、《圣教序》；草则《十七帖》、《草书要领》、《怀素绢书千文》、《孙过庭书谱》。此皆山人适志备览，书室中所当置者。画卷旧人山水、人物、花鸟，或名贤墨迹，各若干轴，用以充架。斋中永日据席，长夜篝灯，无事扰心，阅此自乐，逍遥余岁，以终天年。此真受用清福，无虚高斋者得观此妙。

茅亭

以白茅覆之，四构为亭，或以棕片覆者更久。其下四柱，得山中带皮老棕本四条为之，不惟淳朴雅观，且亦耐久。外护阑竹一二条，结于苍松翠盖之下，修竹茂林之中，雅称清赏。

桧柏亭

植四老柏以为之，制用花匠竹索结束为顶成亭，惟一檐者为佳，圆制亦雅，若六角二檐者俗甚。桂树可结，罗汉松亦可。若用蔷薇结为高塔，花时可观，若以为亭，除花开后，荆刺低垂，焦叶蟊虫，撩衣刺面，殊厌经目，无论玩赏。

圜室

臞仙曰：圜室之制，人各不同，予所志者，取法于天地范围之

经外旨》、《冲虚经四解》、《南华经义海纂微》、《仙家四书》、《真仙通鉴》、《参同分章释疑》、《阴符集解》、《黄庭经解》、《金丹正理大全》、《修真十书》、《悟真》等。医书则有《黄帝素问》、《六气玄珠密语》、《难经脉诀》、《华佗内照》、《巢氏病源》、《证类本草》、《食物本食》、《圣济方》、《普济方》、《外台秘要》、《甲乙经》、《朱氏集验方》、《三因方》、《永类钤方》、《玉机微义》、《医垒元戎》、《医学纲目》、《千金方》、丹溪诸书等。另外的则有《草堂诗馀》、《正续花间集》、《历代词府》、《中兴词选》。法帖：真迹有《钟元常季直表》、《黄庭经》、《兰亭记》；隶书有《夏丞碑》、《石本隶韵》；行书有《李北海阴符经》、《云麾将军碑》、《圣教序》；草书有《十七帖》、《草书要领》、《怀素绢书千文》、《孙过庭书谱》。这些都是隐者适志备览，书室中所应当备的。画卷如古人山水人物花鸟，或名贤墨迹，各若干轴，用来充实书架。斋中每日据席，灯火长夜，由于无事扰心，读这些书卷画册便可以逍遥自乐，悠闲自在地度过余生。这真是受用清福，只有清静虚无的高人才能得到其中的妙处。

茅亭

用白茅草覆盖，四面构造为亭，用棕片覆盖的，则会使用更久。此亭用山上带皮的老棕树四根构成，不仅淳朴雅观，而且还很经久耐用。亭外栽种一二株兰竹。亭子建造在苍松翠盖之下，修竹茂林之中，很是雅观。

桧柏亭

种植四株老柏，用花匠竹索法结束为亭。仅有一檐的为佳，圆形的也雅，若是六角二檐的，则很俗气。桂树、罗汉松也可结亭。若用蔷薇结为高塔，花开的时候则可以观赏；若以此为亭，但除花开之时，则荆刺低垂，叶枯虫多，又撩衣刺面，不堪入目，让人生厌，也就没有供人玩赏的价值了。

圜室

臞仙说：建造园室，每人都造得不一样。我志向中的园室，要符合

理，上圆下方。经一丈有二，中隔前后二间，前间开日月圆窍于东西，以通日月之光，后间于顶上孔开窗撑放，以取天门灵气。艮上塞户，令不通达，以闭鬼户之意。此余所制也。

九径

江梅、海棠、桃、李、橘、杏、红梅、碧桃、芙蓉，九种花木，各种一径，命曰三三径。诗曰："三径初开是蒋卿，再开三径是渊明。诚斋奄有三三径，一径花开一径行。"

茶寮

侧室一斗，相傍书斋，内设茶灶一，茶盏六，茶注二，馀一以注熟水。茶臼一、拂刷、净布各一，炭箱一，火钳一，火箸一，火扇一，火斗一，可烧香饼。茶盘一，茶橐二，当教童子专主茶役，以供长日清谈，寒宵兀坐。煎法另具。

药室

用静屋一间，不闻鸡犬之处，中设供案一，以供先圣药王。分置大板桌一，光面坚厚，可以和药。大铁碾一，石磨一，小碾一，乳钵大小二，堑【音矗】筒一，用以捣珠末不飞。舂臼一，大小中稀筛各一，大小密绢筛各一，棕扫帚一，净布一，铜镬一，火扇一，火钳一，大小盘秤各一，药柜一，药箱一。葫芦瓶罐，此药家取用无算，当多蓄以备用。凡在药物所需，俱当置之。药室平时密锁，以杜不虞，此又君子所先。

高子花榭诠评

高子曰：欧阳公示谢道人种花诗云："深红浅白宜相间，先后仍

天地范围之理，上圆下方，直径有一丈二，从中间隔为前后两间，前间开日月圆，可东西相通，利于日月之光照射；后间在顶上开可以撑放的天窗，以取天门灵气；西北方向的门户紧闭不通，取其闭鬼户之意。这就是我建造的园室。

九径

江梅、海棠、桃、李、橘、杏、红梅、碧桃、芙蓉九种花木，每种为一径，总称为三三径。有诗说："三径初开是蒋卿，再开三径是渊明。诚斋奄有三三径，一径花开一径行。"

茶寮

一斗大的侧室，紧挨着书斋，内设一个茶灶，六个茶盏，二个茶注，其中一个用来注热水，一个用作茶臼，拂刷、净布各一，一个炭箱，一把火钳，一双火箸，一把火扇，一个火斗，可烧香饼。一个茶盘，二个茶橐。让一个童子专主茶役，供整日清谈，寒宵高坐。煎茶法另具。

药室

用静室一间，设在听不见鸡犬之声的地方，室中设一个供案，用来供奉先圣药王。再设置一个大板桌，要光面坚厚可以和药的。大铁碾一个，石磨一个，小碾一个，大小乳钵共二个，壁筒一个，用来捣珠末以免飞溅。舂臼一个，大中小稀筛各一个，大小密绢筛各一个，棕帚一把，净布一条，煮食物的铜鑵一个，火扇一把，火铃一把，大小盘秤各一把，药柜一个，药箱一个。葫芦瓶罐，此药家取用得很多，应多准备以便使用。凡是药物所需的，都应当提前备好。药室平时紧锁以防不测，这就是君子所防范于先。

高子花榭诠评

高子说：欧阳公示谢道人种花诗说："深红浅白宜相间，先后仍须次第栽。我欲四时携酒赏，莫教一日不花开。"我认为隐者的土地并不多

须次第栽。我欲四时携酒赏，莫教一日不花开。"余意山人家得地不广，开径怡闲，若以常品花卉植居其半，何足取也。四时所植，余为诠评：牡丹谱类，数多佳本，遇目亦少。大红如山茶石榴色者，寓形于图画有之，托根于土壤未见。他如状元红、庆云红、王家红、小桃红，云容露湿，飞燕新妆。茄紫、香紫、胭脂楼、泼墨紫，国色烟笼，玉环沉醉。尺素、白剪绒，水晶帘卷，月露生香。御衣黄、舞青霓、一捻红、绿蝴蝶，玳瑁阑开，朝霞散彩。数种之外，无地多栽。芍药在广陵之谱，三十有奇，而余所见，亦惟数种。金带围、瑞莲红、冠群芳，衣紫涂朱，容闲红拂。千叶白、玉逍遥、舞霓白、王盘盂，腻云软玉，色艳绿珠。粉绣球、紫绣球，【俗名麻叶粉团。】欢团霞脸，次第妆新。碧桃、单瓣白桃，潇洒霜姿，后先态雅。垂丝海棠、铁梗海棠、西府海棠、木瓜海棠、白海棠，含烟照水，风韵撩人。玉兰花、辛夷花，素艳清香，芳鲜夺目。千瓣粉桃、【俗名二色桃。】绯桃、【俗名苏州桃花，瓣如剪绒，非绛桃也。若绛桃，恶其开久色恶。】大红单瓣桃，玄都异种，未识刘郎。千瓣大红重台石榴、千瓣白榴、千瓣粉红榴、千瓣鹅黄榴、单瓣白粉二色榴，西域别枝，堪惊博望。紫薇、粉红薇、白薇，紫禁漏长，卧延凉月。金桂、月桂，【四时开，生子者。】广寒高泠，云外香风。照水梅、【花开朵朵下垂。】绿萼梅、玉蝶梅、磬口腊梅，【黄色如蜜，紫心，瓣如白梅少大，曾于洪宣公山亭见之，其香扑人。今云腊梅者，皆荷花瓣也，仅免狗英。】月瘦烟横，腾吟孤屿。粉红山茶、千瓣白山茶、大红滇茶、【大如茶盏，种出云南。】玛瑙山茶、【红黄白三色伙作堆，心外大瓣，朱砂红色】宝珠鹤顶山茶，【中心如馒，丛簇可爱，若吐白须者，不佳。】霞蒸雪酿，沉醉中山。大红槿、千瓣白槿，残秋几朵，林外孤芳。茶梅花、【小朵，粉红，黄心。开在十一月各花净尽之时，得此可玩。】茗花，【香清，插瓶可久可玩。】冷月一枝，斋头清供。我之所见，调亦可同，倘人我好恶不侔，用舍惟人自取。若彼草花百种，横占郊原，兹为品题，分为三乘。花之丰采不一，况栽成占地无多，种种剪裁，当与兼收并蓄，更开十径，醉赏四时。

广,开径怡闲,若是以常品花卉植其一半,便不足可取。四时植花,我来予以诠评:牡丹谱类有很多佳本,却很少得见。大红如山茶石榴的,寓形于图画的多见,托根于土壤的,却不多见。其他种类的牡丹有状元红、庆云红、王家红、小桃红,都如云容露湿,飞燕新妆。茄紫、香紫、胭脂楼、泼墨紫,此类牡丹,都如国色烟笼,玉环沉醉。尺素、白剪绒此类,都如水晶帘卷,月露生香。御衣黄、舞青霓、一捻红、绿蝴蝶此类,都如玳瑁兰开,朝霞散彩。数种品类之外,无地多栽。芍药在广陵的谱类,三十有奇,但是我所看见的,也仅有数种。金带围、瑞莲红、冠群芳,都如紫衣涂朱,容闲红指。千叶白、玉逍遥、舞霓白、玉盘盂,此类芍药,都如腻云软玉,色艳绿珠。粉绣球、紫绣球此类芍药,都如欢团霞脸,次第新妆。碧桃、单瓣白桃,都潇洒霜姿,后先雅态。垂丝海棠、铁梗海棠、西府海棠、木瓜海棠,白海棠,都如含烟照水,风韵撩人。玉兰花、辛夷花,都素艳清香,芳鲜夺目。千瓣粉桃、俗名二色桃。绯桃、大红单瓣桃,属于玄都异种,不识刘郎。千瓣大红重台石榴、千瓣白榴、千瓣粉红榴、千瓣鹅黄榴、单瓣白粉二色榴,属于西域另种,曾让张骞惊喜。紫薇、粉红薇、白薇,紫禁漏长,卧延凉月。金桂、月桂,广寒高冷,云外香风。照水梅、绿萼梅、玉蝶梅、磬口腊梅,如月瘦烟横,腾吟孤屿。粉红山茶、千瓣白山茶、大红滇茶、玛瑙山茶、宝珠鹤顶山茶,如霞蒸雪酿,沉醉山中。大红槿、千瓣白槿,如残秋几朵,林外孤芳。茶梅花、茗花,如冷月一枝,可在斋头清供。我的见解,调子也相同,倘若有人认为我好坏未分仔细,那用与不用则各人自便。如果草花百种,占地面积广大,这个作为品题,可以分为三乘。花的丰彩不同,况且栽成后占地不多,种种剪裁,应当兼收并养,更开十径,便可以四时醉赏。

高子草花三品说

高子曰：上乘高品，若幽兰、建兰、蕙兰、朱兰、白山丹、黄山丹、剪秋罗、二色鸡冠、【一花中分紫白二色，同出一蒂。】黄莲、千瓣茉莉、红芍、千瓣白芍、玫瑰、秋海棠、白色月季花、大红佛桑、台莲、【花开落尽，莲房中每颗仍发花瓣。】夹竹桃花、单瓣水仙花、黄萱花、黄蔷薇、菊之紫牡丹、白牡丹、紫芍药、银芍药、金芍药、蜜芍药、金宝相、鱼子兰、菖蒲花、夜合花。以上数种，色态幽闲，丰标雅淡，可堪盆架高斋，日共琴书清赏者也。

中乘妙品，若百合花、五色戎葵、【此宜多种。余家一亩中收取花朵一二百枝。此类形色不同，共有五十多种，能作变态，无定本也。】白鸡冠、矮鸡冠、洒金凤仙花、四面莲、迎春花、金雀、素馨、山矾、红山丹、白花荪、紫花荪、吉祥草花、福建小栀子花、黄蝴蝶、鹿葱、剪春罗、夏罗、番山丹、水木樨、闹阳花、石竹、五色罂粟、黄白杜鹃、黄玫瑰、黄白紫三色佛桑、金沙罗、金宝相、丽春木香、紫心白木香、黄木香、荼蘼、间间红、十姊妹、铃儿花、凌霄、虞美人、蝴蝶满园春、含笑花、紫花儿、紫白玉簪、锦被堆、双鸳菊、老少年、雁来红、十样锦、秋葵、醉芙蓉、大红芙蓉、玉芙蓉。各种菊花、甘菊花、金边丁香、紫白丁香、萱花、千瓣水仙、紫白大红各种凤仙、金钵盂、锦带花、锦茄花、拒霜花、金茎花、红豆花、火石榴、指甲花、石崖花、牵牛花、淡竹花、蘡薁花、木清花、真珠花、木瓜花、滴露花、紫罗兰、红麦、番椒、绿豆花。以上数种，香色间繁，丰采各半。要皆栏槛春风，共逞四时妆点者也。

下乘具品，如金丝桃、鼓子花、秋牡丹、缠枝牡丹、四季小白花，又名接骨草、史君子花、金豆花、金钱花、红白郁李花、缫丝花、莴苣花、扫帚鸡冠花、菊之满天星、枸杞花、虎茨花、茨菇花、金灯、银灯、羊踯躅、金莲、千瓣银莲、金灯笼、各种药花、黄花儿、

高子草花三品说

高子说：上乘高品的，有幽兰、建兰、蕙兰、朱兰、白山丹、黄山丹、剪秋罗、二色鸡冠、黄莲、千瓣茉莉、红芍、千瓣白芍、玫瑰、秋海棠、白色月季花、大红佛桑、台莲、夹竹桃花、单瓣水仙花、黄萱花、黄蔷薇、菊之紫牡丹、白牡丹、紫芍药、银芍药、金芍药、蜜芍药、金宝相、鱼子兰、菖蒲花、夜合花等。以上数种，都色态幽闲，丰致雅淡，可堪盆架高斋，每日与琴书共清赏。

中乘妙品，象百合花、五色戎葵、白鸡冠、矮鸡冠、洒金凤仙花、四面莲、迎春花、金雀、素馨、山矾、红山丹、白花荪、紫花荪、吉祥草花、福建小栀子花、黄蝴蝶、鹿葱、剪春罗、夏罗、番山丹、水木樨、闹阳花、石竹、五色罂粟、黄白杜鹃、黄玫瑰、黄白紫三色佛桑、金沙罗、金宝相、丽春木香、紫心白木香、黄木香、荼蘼、间间红、十姊妹、铃儿花、凌霄、虞美人、蝴蝶满园春、含笑花、紫花儿、紫白玉簪、锦被堆、双鸳菊、老少年、雁来红、十样锦、秋葵、醉芙蓉、大红芙蓉、玉芙蓉、各种菊花、甘菊花、金边丁香、紫白丁香、萱花、千瓣水仙、紫白大红各种凤仙、金钵盂、锦带花、锦茄花、拒霜花、金茎花、红豆花、火石榴、指甲花、石崖花、牵牛花、淡竹花、蔓荚花、木清花、真珠花、木瓜花、滴露花、紫罗兰、红麦、番椒、绿豆花等。以上数种，色香间繁，丰彩各半，都如栏内春风，共逞四时妆点的品类。

下乘诸品，如金丝桃、鼓子花、秋牡丹、缠枝牡丹、四季小白花又名接骨草、史君子花、金豆花、金钱花、红白郁李花、缫丝花、莴苣花、扫帚鸡冠花，菊花中的满天星、枸杞花、虎茨花、茨菇花、金灯、银灯、羊踯躅、金莲、千瓣银莲、金灯笼、各种药花、黄花儿、散水花、槿树花、白豆花、万年青花、孩儿菊花、缠枝莲、白苹花、红蓼花、石蝉花

散水花、槿树花、白豆花、万年青花、孩儿菊花、缠枝莲、白苹花、红蓼花、石蝉花。以上数种,铅华粗具,姿度未闲,置之篱落池头,可填花林疏缺者也。

以上种种,是皆造物化机,撩人春色,分布寰宇。吾当尽植林园,以快一时心目,无愧欧公诗教可也。

高子盆景说

高子曰:盆景之尚,天下有五地最盛:南都,苏、淞二郡,浙之杭州,福之浦城,人多爱之。论值以钱万计,则其好可知。但盆景以几桌可置者为佳,其大者列之庭榭中物,姑置勿论。如最古雅者,品以天目松为第一,惟杭城有之,高可盈尺,其本如臂,针毛短簇,结为马远之欹斜诘曲,郭熙之露顶攫拿,刘松年之偃亚层叠,盛子昭之拖拽轩翥等状,栽以佳器,槎牙可观,他树蟠结,无出此制。更有松元一根二梗三梗者,或栽三五窠,结为山林排匝,高下差参,更多幽趣。林下安置透漏窈窕昆石、应石、燕石、腊石、将乐石、灵璧石、石笋,安放得体。时对独本者,若坐冈陵之巅,与孤松盘桓;其双本者,似入松林深处,令人六月忘暑。除此五地,所产多同,惟福之种类更夥。若石梅一种,乃天生形质,如石燕石蟹之类,石本发枝,含花吐叶,历世不败,中有美者,奇怪莫状。此可与杭之天目松为匹,更以福之水竹副之,可充几上三友。水竹高五六寸许,极则盈尺,细叶老干,潇疏可人,盆上数竿,便生渭川之想,亦盆景中之高品也。次则枸杞之态多古,雪中红子扶疏,时有雪压珊瑚之号,本大如拳,不露做手。又如桧柏耐苦,且易蟠结,亦有老本苍柯,针叶青郁,束缚尽解,若天生然,不让他本,自多山林风致。他如虎茨,余见一百兵家有二盆,本状笛管,其叶十数重叠,每盆约有一二十株为林,此真元人物也。后为俗人所败。又见僧家元盆,奇古作状,宝玩令人忘餐,竟败豪右。美人蕉盈尺上盆,蕉旁立石,非他树可比。此须择

等。以上数种,都是铅华初具,姿态未闲的品类,栽植在篱墙池岸,可以填补花木稀疏的缺陷。

以上种种品类,都是造物化生,分布极广。它们都各具形态,又各逞丰彩,很是春色撩人。我当尽植在林园中,以快一时心目,这样,可无愧于欧公的诗教。

高子盆景说

高子说:崇尚盆树,天下有五个地方最盛行,南都,苏、淞二郡,浙江的杭州,福建的浦城,这五地的人都喜爱,价值以钱万为计,那么,它的好处就可想而知了。但盆景以放在几桌上的最佳,大盆景属于列入庭榭中的物品,暂不以议论。如是最古雅的,以天目松为第一,仅有杭州城有这种品类。它高可盈尺,根茎如臂,针毛短簇,造形如马远的敧斜诘曲,郭熙的露顶擢拿,刘松年的偃亚层叠,盛子昭的拖拽轩翥等形态。栽在佳器中,错杂参差,甚为可观,其他树类盘结的构造形态,无出其右的。再有松本一根二梗三梗的,或栽三五盆,造形为山林排匝,高下参差,更添几多幽趣。林下安置透漏窈窕的昆石、应石、燕石、腊石、将乐石、灵璧石、石笋。只要安放得体,时对独本的,就好像是坐在山陵之巅,如与孤松磐桓;对双本的,好像是直入松林深处,能让人忘掉六月的暑热。除此五地,其余的多相同,只有福建的种类最多。像石梅一种,乃是天生形质,如石燕、石蟹之类,石本发枝,含花吐叶,历世不败,其中美丽者,更是奇怪得莫名其妙。此一类可与杭州的天日松匹敌,再以福建的水竹相衬,可充作几上的三友。水竹高一般为五六寸许,最长则可达到一尺余,细叶老干,潇疏可人,盆上数竿,顿使人产生渭川之想,也是盆景中的高品。其次是枸杞之态多古意的,雪中红子扶疏,时有雪压珊瑚之感,其本大如拳,但没有露出的就不要人工去雕琢。再如松柏耐苦,且易盘结造形,也有老本苍柯,针叶青郁,让人束缚尽解,若是天生的形态,并不输让他本,且也多山林风韵。其他的如虎茨,我看见百夫长的家中有二盆,本像笛管,其叶十数层,每盆约以一二十株为林,此为真元人物,可惜后来被俗人毁坏了。再有僧家元盆,奇古怪状,赏玩起来让人忘餐,可惜竟败在豪门贵族的手中。美人蕉盈尺的可上盆,蕉旁立石,不是他树可比的,此须选择异常之石,方惬心赏。其他

异常之石,方惬心赏。他如榆椿、山冬青、山黄杨、雀梅、杨婆奶、六月雪、铁梗海棠、樱桃、西河柳、寸金罗汉松、娑罗松、剔牙松、细叶黄杨、玉蝶梅、红梅、绿萼梅、瑞香桃、绛桃、紫薇、结香、川鹃、李杏、银杏、江西细竹、素馨、小金橘、牛奶橘,冬时累累朱实,至春不凋。小茶梅、海桐、缨络柏、树海棠、老本黄杨,以上皆可上盆。但木本奇古,出自生成为难得耳。又如深山之中,天生怪树,种落崖窦年深,木本虽大,树则婆娑,曾见数本,名不可识,似更难得。又如菖蒲之种有六:金钱、牛顶、台蒲、剑脊、虎须、香苗。看蒲之法,妙在勿令见泥与肥为上,勿浇井水,使叶上有白星,坏苗。不令日曝,勿冒霜雪,勿见醉人油手,数事为最。种之昆石、水浮石中,欲其苗之苍翠蕃衍,非岁月不可。往见友人家有蒲石一圆,盛以水底,其大盈尺,俨若青璧。其背乃先时拳石种蒲,日就生意,根窠蟠结,密若罗织,石竟不露,又无延蔓,真国初物也。后为腥手摩弄,缺其一面,令人怅然。大率蒲草易看,盆古为难。若定之五色划花、白定绣花、划花,方圆盆以云板脚为美,更有八角圆盆,六角环盆,定样最多,奈无长盆。官窑哥窑圆者居多,绦环者亦有,方则不多见矣。如青东磁,均州窑,圆者居多,长盆亦少。方盆菱花葵花制佳,惟可种蒲。先年蒋石匠凿青紫石盆,有扁长者,有四方者,有长方四入角者,其凿法精妙,允为一代高手。传流亦少,人多不知。又若广中白石紫石方盆,其制不一,雅称养石种蒲,单以应石置之,殊少风致。亦有可种树者。又如旧龙泉官窑盈三二尺大盆,有底冲全者,种蒲可爱。若我朝景陵茂陵,所制青花白地官窑方圆盆底,质细青翠,又为殿中名笔图画,非窑匠描写,曾见二盆上芦雁,不下绢素。但盆惟种蒲者多,种树者少也。惟定有盈尺方盆,青东磁间或有之。均州龙泉有之,皆方而高深,可以种树。若求长样,可列树石双行者绝少。曾见宣窑粉色裂纹长盆,中分树水二漕,制甚可爱。近日烧有白色方圆长盆甚多,无俟他求矣。其北路青绿泥窑,俗恶不堪经眼。

的如榆椿、山冬青、山黄杨、雀梅、杨婆奶、六月雪、铁梗海棠、樱桃、西河柳、寸金罗汉松、娑罗松、剔牙松、细叶黄杨、玉蝶梅、红梅、绿萼梅、瑞香桃、绛桃、紫薇、结香、川鹃、李杏、银杏、江西细竹、素馨、小金橘、牛奶橘，冬时累累朱果坠枝，至春不凋。小茶梅、海桐、璎珞柏树、树海棠、老本黄杨，都可以上盆。但木本奇古，出自天然生成的最为难求。又如深山之中，天生怪树，种子落在岩石中年久而生成，木本虽大，树却婆娑，我曾发现数本，不识其名，好像也十分难得。又再如菖蒲之本有六种：金钱、牛顶、台蒲、剑脊、虎须、香苗。看蒲的方法，妙在不见泥与肥的为上。不要浇井水，而使叶上有白星，并能坏苗，不要让其曝晒，不要让其受霜雪，不要让醉人、油手触摸，这种情况最应注意。种在昆石上，水浮石中，欲想让苗苍翠繁衍，非要一年的时间不可。我住友人家中，见有圆蒲石一块，置在盛水的扁圆器皿中，它大可满尺，俨然如青壁。事先在拳石的背上种满蒲草，时间长后，蒲随石意，便根窠构结，密如罗织，石块竟不露出丝毫，也再不蔓延了，真是国宝啊。后为腥手摩弄，损缺一面，便会令人怅然若失。大凡蒲草容易看见，但古盆的却很难看见。像定窑的五色刻花、白定窑的绣花、划花、方圆盆，都以云板脚为美。另有八角圆盆，六角环盆，定样出的最多，可惜没有长盆。官窑、哥窑所产的盆圆形的居多，绦环的也有，方形的则不多见。如像青东瓷、均州窑所产的盆，圆形的居多，长盆的也少。方盆刻有菱花、葵花的为佳，也只能用来种蒲。以前蒋石匠凿青紫石盆，有扁长的，有四方的，有长方四边的，其凿法精妙，被称为一代高手。他制的石盆流传很少，也很少人知道。再如广中白石紫石方盆，它们的制造不同，雅称养石种蒲，独用应石，会减少很多风韵，但其中也有可作种树的。又再像旧龙泉、官窑所产的高二三尺的大盆，有底冲全的，种蒲尤为可爱。像我朝景陵、茂陵所制造的青花白地盆、官窑所产的方圆盆底，都质细青翠，又是宫中名师绘画，便不是窑匠描写所能比的。我曾见两个盆上所绘的芦雁，不下于绢素上的画。但盆种蒲的多，种树的少。仅有定窑所产满尺的方盆，青东瓷窑间或有制造，均州、龙泉有时制造，都方而高深，可以用来种树，若求长期不变，可列树石双行的绝少。我曾见宣窑出的粉色裂纹的长盆，中分树水二漕，制造得很是可爱。最近所制白色方圆的长盆很多，所以不用等待而他求了。北路青绿泥窑，俗意不堪入目。再有烧制成兔子、蟾蜍、刘海、荔枝、

更有烧成兔子、蟾蜍、刘海、荔枝、党仙,中间一孔种蒲,此皆儿女子戏物,岂容污我仙灵?见之当破其坦腹,为菖蒲脱灾。山斋有昆石蒲草一具,载以白定划花水底,大盈一尺三四,下制川石数十子,红白交错,青绿相间,日汲清泉养之,自谓斋中一宝。

高子拟花荣辱评

高子曰:花之遭遇荣辱,即一春之间,同其天时,而所遇迥别。故余述花雅称为荣,凡二十有二:其一、轻阴蔽日,二、淡日蒸香,三、薄寒护蕊,四、细雨逞娇,五、淡烟笼罩,六、皎月筛阴,七、夕阳弄影,八、开值清明,九、傍水弄妍,十、朱栏遮护,十一、名园闲静,十二、高斋清供,十三、插以古瓶,十四、娇歌艳赏,十五、把酒倾欢,十六、晚霞映彩,十七、翠竹为邻,十八、佳客品题,十九、主人赏爱,二十、奴仆卫护,二十一、美人助妆,二十二、门无剥啄。此皆花之得意春风,及第逞艳,不惟花得主荣,主亦对花无愧,可谓人与花同春矣。其疾憎为辱,亦二十有二:一、狂风摧残,二、淫雨无度,三、烈日销烁,四、严寒闭塞,五、种落俗家,六、恶鸟翻衔,七、蓓遭春雪,八、恶诗题咏,九、内厌赏客,十、儿童扳折,十一、主人多事,十二、奴仆懒浇,十三、藤草缠搅,十四、本瘦不荣,十五、搓捻憔悴,十六、台榭荒凉,十七、醉客呕秽,十八、药坛作瓶,十九、分枝剖根,二十、虫食不治,二十一、蛛网联络,二十二、麝脐熏触。此皆花之空度青阳,芳华憔悴,不惟花之寥落主庭,主亦对花增愧矣。花之遭遇一春,是非人之所生一世同邪?

家居种树宜忌

《地理心书》曰:"人家居止种树,惟栽竹四畔青翠郁然,不惟生旺,自无俗气。东种桃柳,西种栀榆,南种梅枣,北种奈杏为吉。"又云:"宅东不宜种杏,宅南北不宜种李,宅西不宜种柳。中间

党仙,中开一孔种蒲的,都是小儿、女子的戏物,岂容玷污仙灵?看见这类俗盆,应当打碎,为菖蒲脱灾。山斋有昆石蒲草一具,栽在白定刻花的盆内,大一尺三四,下面放置川石数十枚,红白交错,青绿相间,每日汲取清泉润养它,自认为是斋中一宝。

高子拟花荣辱评

高子说:花遭遇的荣辱,即一春之间,同一种天气内,而所遇迥然有别,所以我以讲述花的雅称为荣,总共有二十二:其一、轻阴蔽日,二、淡日蒸香,三、薄寒护蕊,四、细雨逗娇,五、淡烟笼罩,六、皎月筛阴,七、夕阳弄影,八、开值清明,九、傍水弄妍,十、朱栏遮护,十一、名园闲静,十二、高斋清供,十三、插以古瓶,十四、妖歌艳赏,十五、把酒倾欢,十六、晚霞映彩,十七、翠竹为邻,十八、佳客品题,十九、主人赏爱,二十、奴仆卫护,二十一、美人助妆,二十二、门无剥啄。这些都是花得意于春风,才及时逞艳,不仅是花得主荣,而且主也对花无愧,可谓人与花同春啊。其嫉憎为辱的,也有二十二:一、狂风摧残,二、淫雨无度,三、烈日销烁,四、严寒闭塞,五、种落俗家,六、恶鸟翻衔,七、蓦遭春雪,八、恶诗题咏,九、内厌赏客,十、儿童扳折,十一、主人多事,十二、奴仆懒浇,十三、藤草缠搅,十四、本瘦不荣,十五、搓捻憔悴,十六、台榭荒凉,十七、醉客呕秽,十八、药坛作瓶,十九、分枝剖根,二十、虫食不治,二十一、蛛网联络,二十二、麝脐熏触。这都是花空渡青阳,才落得芳华憔悴,不仅花寥落主庭,而且主也因花而增添羞愧啊。花一春的遭遇,是不是和人的一生相同呢?

家居种树宜忌

《地理心书》载:人家的园地种树,栽竹在四边,则青色葱荣,不仅生旺,自己也会感到没有俗气。东边种植柘柳,西边种植桑榆,南边种植梅枣,北边种植柰杏,这种布局,最为吉祥。又说:住宅的东边不宜种杏,住宅的南边不宜种李,住宅的西边不宜种柳,中门种槐,三世都会昌

种槐，三世昌盛；屋后种榆，百鬼退藏。庭前勿种桐，妨碍主人翁。屋内不可多种芭蕉，久而招祟。堂前宜种石榴，多嗣，大吉。中庭不宜种树取阴，栽花作阑，惹淫招损。"《阴阳忌》云："庭心种木名闲困，长植庭心主祸殃。大树近轩多致疾，门庭双枣喜加祥。门前青草多愁怨，门外垂柳更有妨。宅内种桑并种槿，种桃终是不安康。"

选择黄历台历二说

高子曰：家居选择，似不可缓，然而日者成书颇烦，无俟余为撮概，惟《奇门》《演禽》二书最为卜筮紧要，每有异验，余深知之。惜乎浩阔无容举略，今之黄历台历内有二事，人不多识，特揭以明之。

黄历每月下有某日日传娵訾之次，当用甲丙庚壬时，此为四大吉时也，百凡用之至吉。但十二时中曾无甲时丙时，其说云何？娵訾者，正月亥将也，为之月将。其十二时俱逆行，自亥始。正月虽过一二十日，其将未交，惟看历上正月下某日日传娵訾之次，方作正月论。已先之日，俱作十二月将算。交月之后，每日用时，甲取寅卯二时之中各半用之，是吉时也。丙取巳午之中，庚取申酉，壬取亥子是也。又如二月戌将降娄，当用艮巽坤乾四时，艮取丑寅二时之中各半，巽取辰巳，坤取未申，乾取戌亥是也。三月酉将大梁过传，当用癸乙丁辛四时，癸取子丑，乙取卯辰，丁取午未，辛取酉戌是也。四时申将实沉将换，而用时又以甲丙庚壬，三项实轮，无变法也。五月未将鹑首，六月午将鹑火，七月巳将鹑尾，八月辰将寿星，九月卯将大火，十月寅将析木，十一月丑将星纪，十二月子将玄枵，每月惟以黄历月建下考之。须记虽过二月，还用正月将选择，是最紧要。

又如京师台历，每日下有义字、专字、伐字、制字、宝字，其五字何也？此为奇门选日诀也。假如甲子日，子水生甲木，下生上也，为义。乙丑日，乙木克丑土，上克下也，为制。戊辰日，上下无犯，为专。庚午日，午火克庚金，下克上也，为伐。丁丑日，丁火生丑土，上

盛。屋后种榆，百鬼退舍。庭前不要种桐树，会妨碍主人翁。屋内不可多种芭蕉，否则时间长了会招邪。堂前宜种石榴，能令子孙多，是大吉大利的象征。中庭不宜种树取阴，栽花作栏，否则会惹谣招损。《阴阳忌》道：中庭种的树木闲困，长时间种在庭心主灾祸。大树靠近轩庭多导致疾病，门庭种两棵枣树会喜上加喜。门前生有青草，会让人多怨愁，门外有垂杨更妨害人。住宅内种桑和槿，以及种桃树，最终让人不安康。

选择黄历台历二说

高子说：家居选择，切不可缓，然而占卜家写的书太多而又繁杂，无意中我择其概要，仅《奇门》《演禽》二书最是卜筮的紧要，我深知它的灵验，只是惜其浩阔，不容一一举略。现在的黄历、台历，内中的二事，很多人不认识，特此予释解以说明。

黄历每月下有某日日传娵訾之次，应当用甲丙庚壬四时，这四大吉时，凡百用者至吉。但十二时中，曾无甲时丙时，这是什么原因呢？娵訾，是正月的亥将为十二星之一，为月将。其十二将都逆行，以亥开始，正月虽过一二十日，其将未交，只看历上正月下某日日传娵訾之次，才可作正月论，已先之日，都作十二月将算，交月之后，每日用时，甲取寅卯二时之中的各半用，是吉时。丙取巳午之中，庚取申酉，壬取亥子。再如二月戌将降娄，应当用艮巽坤乾四时，艮取丑寅二时之中的各半，巽取辰巳，坤取未申，乾取戌亥就是了。三月酉将大梁过传，应当用癸乙丁辛四时，癸取子丑，乙取卯辰，丁取午未，辛取酉戌。四月申将实沉将换，而用时又以甲丙庚壬，三项轮转，没有变化。五月未将鹑首，六月午将鹑火，七月巳将鹑尾，八月辰将寿星，九月卯将大火，十月寅将析木，十一月丑将星纪，十二月子将玄枵，每月只以黄历月建下参考使用。须记二月难过，还是用正月将来选择，这是最紧要的。

又如京师的台历，每日的下面有义字、专字、伐字、制字、宝字，此五字代表什么意思呢？这是《奇门》选日的诀窍。假如甲子日，子水生甲木，是下生上，因而为义。乙丑日，乙木克丑土，是上克下，因而为制。戊辰日，上下不相冲，因而为专；庚午日，午火克庚金，是下克上，因而为伐；丁丑日，丁火生丑土，是上生下，因而为宝。所以用日当以五字的消息正确使

生下也,为宝。故用日当以五字消息用之。大率宝、义为上吉,专为平,制、伐为凶也。特述以备参考。

居处生旺凶吉宜忌

《保生要录》曰:"人之家室,土厚水深,居之不疾,故人居处随其方所,皆欲土厚水深。土欲坚润而黄,水欲甘美而清。常坐之处,极令四面周密,勿令少有细隙,致风得入,壁间风峻,人不易知,其伤人最重,初时不觉,久能中人。夫风者,天地之气也,能生成万物,亦能损人,有正有邪故耳。初入腠理,渐至肌肤,内传经脉,达于脏腑,传变既深,为患不小。故云:避风如避箭。盛暑所居两头通屋,巷堂夹道,风回凉爽,其为害尤甚,养生者当更慎之。"

《黄帝宅经》曰:"阳宅即有阳气抱阴,阴宅即有阴气抱阳。阴阳之宅者,即龙也。阳宅龙头在亥,尾在巳;阴宅龙头在巳,尾在亥。【其状在龙者,阳龙赤,阴龙青,各有命坐,切忌犯也。】凡从巽向乾,从午向子,从坤向艮,从酉向卯,从戌向辰,移转为阳。【已上移转及上官所住,不计远近,悉入阳也。】从乾向巽,从子向午,从艮向坤,从卯向酉,从辰向戌,移转为阴。【已上移转悉名入阴。】故福德之方,动依天道、天德、月德,生气到其位,即修令清洁阔厚,即一家获安,荣华富贵。【天之福德者,宅之财命也。财命既壮,何愁不荣,故须勤修。】再入阴入阳,是名无气。三度重入阴阳,谓之无魂。四入谓之无魄。魂魄既无,即家破逃散,子孙绝灭也。【连犯不止,即绝门灭嗣,此之谓也。】若一阴阳往来,即合天道,自然吉昌之象也。"

又云:"其宅乃穷,急翻故宫。宜拆刑祸方舍,却益福德方也。翻宅平墙,可以销殃。"【宅之行年不利,或口舌疾病等事,即宜翻刑祸之方,添益福德。改移墙壁,即灾消祸灭,致大吉昌也。】

又云:"刑祸之方缺复荒,福德之方连接长,吉也。【刑祸之方墙宜薄,屋宜低,荒芜无事。福德之方及墙屋宜连接,高朗壮实也。】

用。大率宝、义为上吉,专为平,制、伐为凶。特此叙述以备参考。

居处生旺凶吉宜忌

《保生要录》载:人的家室,土厚水深的,居住的人不会生病。所以人的居处,随其方所,都想在土厚水深的地方,因为土坚润则黄,水甘美则清。常坐的地方,四周要周密,否则风就会从缝隙中侵入。壁间的风危害很大,人又不易察觉,但伤人却最为严重,初时感觉不到,时间久了,就能慢慢致人生病。风是天地之气,能生万物,但也能使人患病,既有利也有弊。初时进入腠理,渐入肌肤,内传至经脉,再侵入到脏腑,侵入很深了,为害不小,所以说避风如避箭。盛夏的居处,若是两头通屋,弄堂夹道,以致风回凉爽的,其为害尤甚,养生更应该谨慎。

《黄帝宅经》载:阳宅就是有阳气抱阴,阴宅就是有阴气抱阳。阴阳之宅的,就是龙宅。阳宅龙头在亥,尾在巳;阴宅龙头在巳,尾在亥。凡是从巽向乾,从午向子,从坤向艮,从酉向卯,从戌向辰的都转移为阳。从乾向巽,从子向午,从艮向坤,从卯向酉,从辰向戌的都转移为阴。所以福德之方,动土要依天道、天德、月德,生气到其位时,即整治其它,令其清洁阔厚,则一家安,从而享受荣华富贵。如果再入阴入阳,是名无气;三度重入阴阳,称为无魂;四度重入阴阳,叫做无魄,魂魄既无,则家破人亡。若是一阴一阳往来其间,则合天道自然,是吉昌之象。

又说:如果其宅依然贫穷,就要赶快翻修故宫。宜拆除刑祸方舍,以助益福德的方位。翻修住宅,平整围墙,可以消除祸害。

又说:刑祸之方缺又荒,福德之方建接长,吉祥。【刑祸一方的墙以薄为宜,屋应该低,杂草丛生也无妨。福德一方的墙和屋适合连接起来,高大宽敞结实。】刑祸之方缩又缩,犹恐灾祸往相逐。福德之方拓刑祸之方缩复缩，犹恐灾殃往相逐。福德之方拓复拓，子子孙孙受荣乐。"【刑祸之方戒侵拓也，不得太缩，缩即气不足，不足则损财禄，不吉。福德之方宜戒侵拓，亦不得太过，太过即成福会，至微不消，厚福所临也。凡事戒太过，所侵拓之数过于本宅，名曰太过。】

又云："宅中姓上吉利地，不得破损与污秽。西北天门紧要方，勿安粪土与牛厮。"又云："宅有五虚，令人贫耗；五实，令人富昌。宅大人少，一虚；门面大，内窄小，二虚；墙院不完整，三虚；井灶不一处，四虚；宅地多屋少，庭院广阔，五虚。宅少人多，一实；宅大门小，二实；墙院周完，三实；宅地相停，四实；宅水沟东南流，五实。"又云："勿以接木为柱，及自死树为柱，皆不祥。"

又云："宅乃渐昌，勿弃室堂。【不得因富就改造也。】不衰莫移，是为受殃。舍居就广，未必有欢；计口半造，必得寿考。"【言宅不宜广也。】

每年逐月有生气死气之位，修生气者，福德来集，言月生气与天道月德合其吉路也。犯死气之方者，立见祸殃。

逐月生死二气所主方位

正月生气在子癸 死气在午丁　二月生气在丑艮 死气在未坤
三月生气在寅甲 死气在申庚　四月生气在卯乙 死气在酉辛
五月生气在辰巽 死气在戌乾　六月生气在巳丙 死气在亥壬
七月生气在午丁 死气在子癸　八月生气在未坤 死气在丑艮
九月生气在申庚 死气在寅甲　十月生气在酉辛 死气在卯乙
十一月生气在戌乾 死气在辰巽　十二月生气在亥壬 死气在巳丙

又拓，子子孙孙受荣乐。【刑祸一方的墙屋应该当心侵占或拓宽，不能太缩减，缩减就会造成气机不足，气机不足就会损伤发财做官，是不吉利的。福德一方的墙和屋也应该当心侵占或拓宽，也不应该过度，太过即使是福禄之会，一点也不能承受厚福所带来的利益。凡事都要当心太过，所侵占所开拓的面积超过了本宅的面积称为太过。】

又说：宅中姓上吉利地，不得破损与污秽。西北天门紧要方，勿安粪土与牛厩。再说：宅有五虚，令人贫耗；五实，令人富贵。宅大人少的，为第一虚；门面大，内窄小的，为第二虚；墙院不完整的，为第三虚；井灶不在一处的，为第四虚；宅的空地多屋少，又庭院广阔的，为第五虚。宅少人多的，为第一实；宅大门小的，为第二实；墙院周全完整的，为第三实；宅内空地相等的，为第四实；宅的水沟往东南流的，为第五实。又说：不要用接的木料作柱子，以及自死的树为柱，这些都不吉祥。

又说：宅渐昌盛，不要放弃室堂。没有衰退就不移动，否则会遭灾祸。离开旧居迁至广宅，也未必一定有欢乐，按人口修造能居住一半的住宅，一定会得到长寿。

每年逐月有生气和死气之位，修生气的，福德前来聚集。月的生气，要与天道月德相合，这才是吉祥之路。冲犯死气方位的，立刻就有祸殃。

逐月生死二气所主方位

正月生气在子癸 死气在午丁　　二月生气在丑艮 死气在未坤
三月生气在寅甲 死气在申庚　　四月生气在卯乙 死气在酉辛
五月生气在辰巽 死气在戌乾　　六月生气在巳丙 死气在亥壬
七月生气在午丁 死气在子癸　　八月生气在未坤 死气在丑艮
九月生气在申庚 死气在寅甲　　十月生气在酉辛 死气在卯乙
十一月生气在戌乾 死气在辰巽　　十二月生气在亥壬 死气在巳丙

逐月土气所冲方位

《宅经》曰："凡修筑垣墙，连造宅舍，土气所冲之方，人家即有灾殃，宜依法禳之，吉。"

正月土气冲丁未方，二月冲坤，三月冲壬亥，四月冲辛戌，五月冲乾，六月冲寅甲，七月冲癸丑，八月冲艮，九月冲丙巳，十月冲辰乙，十一月冲巽，十二月冲甲庚。以上当细看之，犯必有灾。

天道吉方【此法人多不知，故表出于此。】

子午年坤艮　丑未年甲庚　寅申年乙辛

卯酉年乾巽　辰戌年丙壬　巳亥年丁癸

人道吉方

子午年乾巽　丑未年丙壬　寅申年丁癸

卯酉年坤艮　辰戌年甲庚　巳亥年乙辛

利道吉方

子午卯酉年乙卯　寅申丑未年丙壬

辰戌巳亥年甲庚

月天道方

正七月乙辛　二八月乾巽　三九月丙壬

四十月丁癸　五十一月坤艮　六十二月甲庚

月人道方

正七月丁癸　二八月坤艮　三九月丙壬

四十月丁癸　五十一月坤艮　六十二月甲庚

月生气方

正月子　二月丑　三月寅　四月卯　五月辰

六月巳　七月午　八月未　九月申　十月酉

十一月戌　十二月亥

逐月土气所冲方位

《宅经》说：凡是修筑垣墙，连造宅舍，土气所冲的方向，人家就有灾殃，适宜依法祭祀，吉祥。

正月土气冲丁未方，二月冲坤，三月冲壬亥，四月冲辛戌，五月冲乾，六月冲寅甲，七月冲癸丑，八月冲艮，九月冲丙巳，十月冲辰乙，十一月冲巽，十二月冲甲庚。以上应当细细看，违犯就必有灾殃。

天道吉方【此法人多不知，故表出于此。】
子午年坤艮　丑未年甲庚　寅申年乙辛
卯酉年乾巽　辰戌年丙壬　巳亥年丁癸
人道吉方
子午年乾巽　丑未年丙壬　寅申年丁癸
卯酉年坤艮　辰戌年甲庚　巳亥年乙辛
利道吉方
子午卯酉年乙卯　寅申丑未年丙壬
辰戌巳亥年甲庚
月天道方
正七月乙辛　二八月乾巽　三九月丙壬
四十月丁癸　五十一月坤艮　六十二月甲庚

月人道方
正七月丁癸　二八月坤艮　三九月丙壬
四十月丁癸　五十一月坤艮　六十二月甲庚

月生气方
正月子　二月丑　三月寅　四月卯　五月辰
六月巳　七月午　八月未　九月申　十月酉
十一月戌　十二月亥

起造工匠魇镇解法

臞仙曰:"凡梓人造房,瓦人覆瓦,石人甃砌,五墨绘饰,皆有魇镇咒诅。其建造之初,必先祭造方隅土木之神,其祭文曰:兹者建造屋宇,其木泥石绘画之人所有魇镇咒诅,不出百日,乃使自受其殃。预先盟于群灵,则灾祸无干于我,使彼自受,而我家宅宁矣。造船者亦如此例。梓人最忌倒用木植,必取生气,根下而稍上。其魇者倒用之,使人家不能长进,作事颠倒。解法以斧头击其木曰:倒好倒好,住此宅内,世世温饱。

又若造前梁,临上乃移为后梁,魇曰:前梁调后梁,必定先死娘。卯眼内放竹楔者,魇曰:榫卯放竹,不动自哭。使人家屋内常有哭声。有刻人像书咒于身,以钉钉于屋上,钉眼令瞎,钉耳令聋,钉口令哑,钉心令有心疾,钉门使房主不得在家,令出门,钉之终不得安居屋内。如钉床以竹钉十字钉之,或画人形纸符于内,使卧床之人疾病不安。此梓人魇镇之大略。解之之法,其屋既成,用水一盆,使家人各执柳枝蘸水绕屋洒之,咒曰:木郎木郎,远去他方,作者自受,为者自当,所有魇镇,与我无妨,急急一如太上律令敕。则无患矣。

如瓦匠魇,有合脊中放土人船伞之类,或壁中置一匙一箸,曰:只许住一时,其家便破。如甃砌门限,阶基之下用荷叶包饭于下,以箸十字安在上,令有呕噎之疾。有砌灶用木刻人,以瓦刀朝其寝,或向厅堂,使其刀兵相杀。石匠凿人形置磉上,又画匠彩梁俱有魇镇咒,说破无妨。凡木匠魇人,必插木簆-在首,不令插之,即不灵矣。"

起造工匠魇镇解法

臞仙说：大凡木匠造房子，瓦匠盖瓦片，石匠砌砖，用各种层次的墨色绘饰，都有魇镇咒诅。在建造起初，必须先祭造四方土木之神，其祭文如下：兹者建造房屋，其木泥石绘画之人所有魇镇咒诅，不出百日，乃使自受其殃。预先盟于群灵，则灾祸于我，使彼自受，而我家宅宁矣。造船者亦如此例。木匠最忌倒着用木植，必取生气，植物根在下而梢上。其魇者倒着用木植，使人家不能长进，作事颠倒。解法以斧头击其木曰：倒好倒好，住此宅内，世世温饱。

又如果造前梁，临上乃移为后梁，魇法上说：前梁调后梁，必定先死娘。卯眼内放竹楔者，魇法上说：榫卯放竹，不动自哭。使人家屋内常有哭声。有刻人像书咒于身，以钉钉于屋上，钉眼令瞎，钉耳令聋，钉口令哑，钉心令有心疾，钉门使房主不得在家，令出门，钉之终不得安居屋内。如钉床以竹钉十字钉之，或画人形纸符于内，使卧床之人疾病不安。这是木匠魇镇的大概。解法是，其屋造成后，用水一盆，使家人各执柳枝蘸水绕屋洒之，念咒说：木郎木郎，远去他方，作者自受，为者自当，所有魇镇，与我无妨，急急一如太上律令敕。则无患矣。

如瓦匠魇，有合脊中放土人船伞之类，或壁中置一匙一筷，说：只许住一时，其家便破。如用砖砌门限，阶基之下用荷叶包饭于下，用筷子放成个十字安在上，令有呕噎之疾。有砌灶用木刻人，以瓦刀朝其寰，或向厅堂，使其刀兵相杀。石匠凿人形放在柱下的石礅上，又画匠彩梁都有魇镇咒，说破无妨。凡木匠魇人，必插木篾在头，不令插之，即不灵矣。

卷八

起居安乐笺下卷

晨昏怡养条
序古名论

书室修行法:"心闲手懒,则观法帖,以其可逐字放置也;手闲心懒,则治迂事,以其可作可止也;手心俱闲,则写字作诗文,以其可以兼济也;心手俱懒,则坐睡,以其不强役于神也。心不甚定,宜看诗及杂短古事,以其易于见意,不滞于久也。心闲无事,宜看长篇文字,或经注,或史传,或古人文集,此又甚宜于风雨之际及寒夜也。又曰:手冗心闲则思;心冗手闲则卧;心手俱闲,则著作书字;心手俱冗,则思早毕其事,以宁吾神。"

胡昭曰:"目不欲视不正之色,耳不欲听污秽之声,鼻不欲向膻腥之气,口不欲尝毒辣之味,心不欲谋欺诈之事。反此辱身损寿。"

青牛道士曰:"勿过乐,乐人不寿。但莫强为力所不能举物。从朝至暮,常有所为,使外体不息,觉劳即止,止复为之,此与导引无异耳。"

《枕中方》曰:"怡养之道:勿久行,久坐,久卧,久言。不强饮食,亦忘忧苦愁哀。饥即食,渴乃饮。食止行百步。夜勿食多。凡食后行走约过三里之数乃寝。"

崔寔《箴》曰:"动不肆勤,静不宴逸,有疾归天,医无能恤。太上防疾,其次萌芽,腠理不蠲,骨髓奈何?"

《搜神记》曰:"天清地宁,人物营营,名利奔迫,喜怒交争。思永厥寿,弥丧其生,何不寡欲,端守尔精?"

晨昏怡养条
序古名论

书室修行法：心闲手懒的，则观法帖，使其每一个字都有处安放；手闲心懒的，则处理不急的事务，使其心动手止；手心都闲的，则写字作诗文，使其互相兼济；心手都懒的，则或坐或睡，因为那样能够不劳力费神。心不甚安定的，宜看诗和短杂的故事，因为它们容易看懂，不至于心思滞留。心闲无事的，宜看长篇文字，或经论，或史传，或古人文集，这些尤其适宜在刮风下雨之时或寒夜中拜读。又说：手懒心闲的，适宜思考；心懒手闲的，适宜卧睡；心手都闲的，适宜著书写字；心手都懒的，适宜思考如何早完其事，以安宁心神。

胡昭说：目不视不正之色，耳不听污秽之声，鼻不闻膻腥之气，口不尝毒辣之味，心不谋欺诈之事。如果违反了，就会遭致侮辱损延折寿。

青牛道士说：不要过分快乐，因为过分快乐会让人短寿。不要勉强举不能举的重物。从早到晚，要经常活动，使外体处于活动中，一当感到疲劳就停止。反复如此，便与导引之术相同了。

《枕中方》载：怡养之道在于，不能久行、久坐、久卧、久言，不能勉强饮食，还要忘掉忧苦愁哀。感到饥饿就吃东西，感到口渴就饮水，饭后散散步，晚上不要吃得过饱。凡是饭后散步约三里多路后，就可以睡觉了。

崔寔《箴》载：活动不要太频繁，静坐不要让心志飘逸，疾病是由天命注定的，不是医药能治的。开始时预防疾病，其次防止疾病萌芽，如果病在皮肤的纹理间都不能治愈，那病到了骨髓又有什么办法呢？

《搜神记》载：天清地宁，人们为了谋生，便去争名夺利，致使喜怒交争。本想延年长寿，反而却因此减损了寿延。既然如此，为什么不清心寡欲，坚守自己的元精呢？

《家语》曰："人有三死，而非其命也，乃自取也。夫寝处不时，饮食不节，劳逸过度，三者疾共杀之。"

《通天论》曰："气味辛甘发散为阳，酸苦涌泄为阴。"是以一身之中，阴阳运用，五行相生，莫不由于饮食也。若少年之人，真元气壮，失于饥饱，伤于生冷，以根本强盛，未易为患。其高年之人，真气耗竭，五脏衰弱，全在饮食以生气血。若生冷无节，饥饱失宜，调停无度，动成疾患。但人之疾病，未有不因八邪而感，八邪者，风寒暑湿饥饱劳逸也。居常之食，大抵宜在温热熟软，忌其粘硬生冷。每朝宜进平补下元药一服，女人平补血海药。无燥热者，方可以猪羊肾作米粥一杯以压之。诸品粥皆可。食后行走一二百步，令运动消散。饮食不可顿饱，频频而食，使脾胃易化，谷气长存。恐顿饱伤脾，不能消纳，遂成疾病。无疾不宜服药，只宜调停饮食，自然无恙矣。

《养老新书》曰："人为万物中一物也，不能逃天地之数，若天癸数穷，则精血耗竭，神气浮弱，反同小儿，全藉将护，以助衰晚。若遇水火兵寇非横惊怖之事，必先扶持老人于安处避之，不可喧忙惊动。高年之人，一遭大惊，便致冒昧，因生余疾。凡丧葬凶祸，不可令吊；疾病危困，不可令问；悲哀忧愁之事，不可令人报知。秽污臭败，不可令食；粘硬毒物，不可令餐；弊漏卑湿，不可令居，卒风暴雨，不可令冒；烦暑燠热，不可令中；动作行步，不可令劳；暮夜之食，不可令饱；阴雾晦瞑，不可令饥；假借鞍马，不可令乘；偏僻药饵，不可令服；废宅欹宇，不可令入；坟园冢墓，不可令游；危险之地，不可令行；涧渊之水，不可令渡；暗昧之室，不可令孤；凶祸远报，不可令知；轻盈女婢，不可令亲；家缘冗事，不可令营。若此事类颇多，不克备举，但人子悉意深虑，过为之防，稍不便于老人者，皆宜忌之，以保长年。常宜游息精蓝，崇尚佛教，使神识趣向，

《孔子家语》载：人的三种死，并不是因为寿命已尽，而是自取灭亡的结果。一是睡觉不按时，二是饮食不节制，三是劳逸过度，这三种疾病会致人早亡。

《通天论》载：气味辛甘散发为阳，气味酸苦涌泄为阴。所以人的身体中，阴阳运用，五行相生，莫不由饮食而引起。例如青年人，因为他们真气元气强盛，即使饥饱不定，生冷不分，也会因身强体壮，而不易患病。但老年人，由于真气已耗尽，五脏已衰弱，全靠饮食来生气血。若生冷无节，饥饱失宜，调停无度，一动就会成疾病。但是人的疾病都是因八邪而感染的。八邪就是风、寒、暑、湿、饥、饱、劳、逸。平常的饮食，宜温热熟软，忌粘硬生冷。每早宜吃平补下元药一服，女人宜服平补血海的药。但要没有燥热的方才可。用猪羊的肾作粥一杯以压药的燥性，其他的粥也可以。食后行走一二百步，借助运动来消化食物。饮食不可一顿吃饱，而应少饮多餐，使脾胃易于消化，营养才能长存。一顿吃得太饱会伤脾，如果不能消化吸收，便易导致疾病产生。没有病就不要吃药，只要在饮食上注意调停，自然就无病了。

《养老新书》载：人是万物中的一种，因而也不能逃避天地的规律。若天癸数穷，则会精血耗竭，神气浮动，返同小儿，宜全力养护以延缓衰老。若是遇水火兵寇等非常危险的事情，一定要先扶持老人到安全的地方躲避，不可大惊小怪惊动老人。老年人若遇大惊，便会引发旧病。凡是丧事凶祸，不能让老人去吊丧；疾病危困，不可让老人去过问；悲哀忧愁之事，不可报知老人；腐烂不洁的食品，不能让老人食用；粘硬毒物，不能给老人吃；屋漏潮湿的，不可让老人居住；不可让老人受风淋雨；不可让老人受热中暑；不可让老人活动过多，过于疲劳；晚上不让老人食得过饱；阴暗晦湿的天气不可让老人饥饿；不可让老人骑马；生僻的药饵，不可让老人服食；废宅荒屋，不可让老人进入；坟园冢墓，不可让老人游玩；危险之地，不可让老人行走；涧渊之水，不可让老人横渡；暗昧之室，不可让老人独居；凶祸远报，不可让老人知道；不可让老人亲近女色；家中事务，不可让老人操心。像此类的事情很多，不可一一列举，但天下的子女，都应予以周详考虑，防患于未然，凡不利老人的事，都应忌讳，以保老人长命。老人应经常到佛寺或神庙

一归善道。此养老之奇术也。"

《癸辛志》曰:"饱食缓行初睡觉,一瓯新茗侍儿煎。脱巾斜倚藤床坐,风送水声来耳边。"(裴晋公诗也)"细书妨老读,长簟惬昏眠。取快且一息,抛书还少年。"(半山翁诗也)"相对蒲团睡味长,主人与客两相忘。须臾客去主人睡,一枕西窗半夕阳。"(陆放翁诗也)"读书已觉眉棱重,就枕方欢骨节和。睡去不知天早晚,西窗残日已无多。"(僧有规诗也)"老读文书兴易阑,须知尘冗不如闲。竹床瓦枕虚堂上,卧看江南雨后山。"(吕荣阳诗也)"纸屏石枕竹方床,手倦抛书午梦长。睡起莞然成独笑,数声渔笛在沧浪。"(蔡持正诗也)余习懒成癖,每遇暑昼,必须偃息。客有嘲孝先者,即哦此以自解。但苦枕热,辗转数四,后见前辈言荆公嗜睡,夏月当用方枕,睡久气蒸枕热,则转一方冷处。此非真知睡味,未易语此也。

孝先曰:"花竹幽窗午梦长,此中与世暂相忘。华山处士如容见,不觅仙方觅睡方。"(编注:此诗出陆游《午梦》。)睡亦有方。希夷意谓息魂离神不动也。《遗教经》云"乃有烦恼毒蛇睡在汝心,毒蛇既出,乃可安眠"之谓。近世西山蔡季通有《睡诀》云:"睡侧而屈,睡觉而伸,早晚以时,先睡心,后睡眼。"晦翁以为此古今未发之妙。

高子怡养立成

高子曰:恬养一日之法:鸡鸣后睡醒,即以两手呵气一二口,以出夜间积毒。合掌承之,搓热,擦摩两鼻旁,及拂熨两目五七遍。更将两耳揉捏扯拽,卷向前后五七遍。以两手抱脑后,用中食二指弹击脑后各二十四。左右耸身舒臂,作开弓势,递互五七遍后,以两股伸缩五七遍。叩齿,漱津满口,作三咽,少息。因四时气候寒温,酌量衣服。起服白滚汤三五口,名太和汤。次服平和补脾健胃药数十丸。少顷进薄粥一二瓯,以蔬菜压之。勿过食辛辣及生硬之物。起步房中,以手鼓腹行五六十步。或往理佛,焚香诵经,念佛作西方功德。

烧香敬神拜佛，让神佛知道心意，归依善道，这是养老的奇术。

《癸辛志》载：裴度的诗说："饱食缓行初睡觉，一瓯新茗侍儿煎。脱巾斜倚藤床坐，风送水声来耳边。"王安石的诗说："细书妨老读，长簟惬昏眠。取快且一息，抛书还少年。"陆游的诗说："相对蒲团睡味长，主人与客两相忘。须臾客去主人睡，一枕西窗半夕阳。"僧有规的诗说："读书已觉眉棱重，就枕方欢骨节和。睡去不知天早晚，西窗残日已无多。"吕荣阳的诗说："老读文书兴易阑，须知尘冗不如闲。竹床瓦枕虚堂上，卧看江南雨后山。"蔡持正诗说："纸屏石枕竹方床，手倦抛书午梦长。睡起莞然成独笑，数声渔笛在沧浪。"我懒习成癖，每次遇到暑月的白天，便必须躺下休息，若是有客人嘲笑边韶昼眠的，便吟哦此诗以自解。但苦于枕头太热，每眠都要辗转四次，后见前辈言荆公嗜睡，夏月当用方枕，睡久后热气熏蒸得枕头也变热了，就转至一方冷处。若不是真知睡味的，不易说出此话。

边韶说："花竹幽窗午梦长，此中与世暂相忘。华山处士如容见，不觅仙方觅睡方。"睡觉也有方法，希夷的意思就是平定安魂、与本神相离而不随意变动。《遗教经》载："烦恼如毒蛇睡在你的心中，毒蛇既出，便可安眠。"近世西山蔡季通有睡诀道："侧睡要屈，睡觉要伸，早晚要分时间，先睡心，后睡眼。"晦翁认为这是古今没有发现的妙诀。

高子怡养立成

高子说：一天恬养之法，鸡鸣后醒来，就用两手呵气一二口，以呵出夜间的积毒，再两手合掌，搓热后摩擦鼻子的两旁，然后再拂熨两目三十五遍。又再将两耳揉捏扯拽，卷向前后三十五遍。接下来用两手抱脑后，用中指、食指弹击脑后各二十四下。然后左右耸身舒臂，作开弓势，左右开弓三十五遍。最后将两腿伸缩三十五遍，叩齿等到唾液满口后，分作三次吞咽，休息一下。因四时气候寒温不一，衣服的多少要顺应季节的变化。起床后喝白开水三五口，名太和汤，再服平和补脾健胃药数十丸。一会儿，食淡粥一两瓯，并用蔬菜来压味。不要过分吃辛辣及生硬的食物。在房中行走，用手鼓腹，行走五六十步。或去拜佛，焚香诵经，念佛作西方功德。或教授儿童的学业或理家政。遇事要随和，

或课儿童学业，或理家政。就事欢然，勿以小过动气，不得嗔叫用力。杖入园林，令园丁种植蔬菜，开垦沟畦，芟草灌花，结缚延蔓，斫伐横枝，毋滋冗杂。时即采花插瓶，以供书斋清玩。归室宁息闭目，兀坐定神。顷就午餐，量腹而入，毋以食爽过多，毋求厚味香燥之物以烁五内。食毕，饮清茶一杯，即以茶漱齿，凡三吐之，去牙缝积食。作气起，复鼓腹行百余步而止。或就书室，作书室中修行事。或接客谈玄，说闲散话。毋论是非，毋谈权势，毋涉公门，毋贪货利。或共客享粉糕面食一二物，啜清茗一杯，忌食水团粽子油炸坚滞腻滑等食。起送客行，或共步三二百步归。或昼眠起，或行吟古诗，以宣畅胸次幽情，能琴者抚琴一二操。时自酌量身服，寒暖即为加减，毋得忍寒不就增服。于焉杖履门庭林薄，使血脉流通。时乎晚餐，量腹饥饱，或饮酒十数杯，勿令大醉，以和百脉。篝灯冬月看诗，或说家。一二鼓始就寝，主人晏卧，可理家庭火盗生发。睡时当服消痰导滞利膈和中药一剂。心头勿想过去未来、人我恶事，惟以一善为念，令人不生恶梦。时或心神不宁，常多梦魇，当以朱砂三钱，作红绢袋盛之，置发顶内，或以麝脐毛壳置枕内厌之。或临卧时口诵婆删婆演帝二十一遍，绝梦魇更验。想此为主夜之神讳也。房中暗灯上置茶汤令暖，以供不时之需。榻前时焚苍朮诸香，勿令秽污，以辟不祥。夏月不可用水展席，冬月不可以火焙衣，二事甚快一时，后日疾作不浅。老人衰迈，冬月畏寒，可以锡造汤婆注热水，用布囊包以避湿，先时拥被团簇，临睡甚暖，又可温足，且远火气。此吾人一日安乐之法，无事外求之道，况无难为，人能行之，其为受福，实无尽藏也。是非养寿延年之近者欤？毋以近而忽之，道不在远，此之谓耳。

不要因小错而动气，更不得用力怒喊。然后拄杖走进园林，让园丁种植蔬菜，开沟垦地，除草浇花，绑住到处蔓延的藤蔓植物，整治横枝，不要怕事情冗杂。要四时采花插瓶，以供书斋清玩。归室后平静呼吸，闭目静坐定神。然后进午餐，午餐时，要量腹饮食，不要因味美而多吃，不要吃厚味香燥的食品，来烁灼五脏。食后应饮清茶一二杯，并用茶水漱齿，漱三次后再吐出，可以去掉牙缝中的积食。然后提气起身，用手反复鼓腹行百余步便停止。或到书室，做书室中修行之事。或接客谈玄，说闲散话，不要议论是非，不谈权势，不涉公门，不贪财利。或与客人共享粉糕、面食等物，啜饮清茗一杯。忌食水团粽子、油炸坚硬腻滑的食物。起身送客，或与客人共行二三百步。归来后，或昼眠，或边踱步边吟古诗，以宣畅胸中的幽情。能弹琴的人，可抚琴一二曲。四时应自己酌量身上的衣服，根据寒暖加减衣服，不得忍寒，不乱添衣。然后就柱杖行走在门庭或薄林之中，使血脉流通。四时的晚餐，应量腹饥饱，或饮酒十几杯，但不要喝醉，这样可以调理百脉。冬天的晚上在房间里点灯，用来看诗或聊聊家常，一二鼓就要睡觉。主人要晚睡，应检查一下家中防火防盗的情况。睡时应常服消痰导滞、利膈和中的药一剂。心中不要想过去未来、是非人我不顺心的事，只以一善为念，便不会做恶梦。有时心神不宁，常多梦魇，当以朱砂三钱，用红绢袋包好，放在头顶的头发内，或将麝脐的毛壳放在枕内镇魇。或临卧时口诵婆删婆演帝二十一遍，这样排除梦魇会更为灵验，想来此是主夜的神讳吧。房中的暗灯上放置的茶汤要常温，以便在需要时服用。榻前常焚苍术等香，不让居室污秽，以辟不祥。夏月不可用水洗席，冬月不可用火烤衣物，若只图一时之快，日后疾病发作时会很重。老人年老体衰，冬天怕冷，可以用锡水壶注热水，用布包紧来御寒，先放在被盖里暖被，会很暖和，又可以温脚，且无火气。这是常人一天的安乐之法，也是无事外求之道，况且并不难办，人若能这样去做，会受福不尽，实在是无尽宝藏。这是不是延年益寿最容易的方法呢？不要因太平常了而予以忽视。道不在远，说的就是这个意思。

怡养动用事具〔四十一种〕

二宜床

式如常制凉床,少阔一尺,长五寸,方柱四立,覆顶当做成一扇阔板,不令有缝。三面矮屏,高一尺二寸作栏。以布漆画梅,或葱粉洒金亦可。下用密穿棕簟。夏月内张无漏帐,四通凉风,使屏少护汗体,且蚊蚋虫蚁无隙可入。冬月,三面并前两头作木格七扇,糊以布骨纸面,先分格数凿孔,俟装纸格以御寒气,更以冬帐闭之。帐中悬一钻空葫芦,口上用木车顶盖,钻眼插香入葫芦中,俾香气四出。床内后柱上钉铜钩二,用挂壁瓶。四时插花,人作花伴,清芬满床,卧之神爽意快。冬夏两可,名曰二宜。较彼雕銮蜿嵌,金碧辉映者,觉此可久。

无漏帐

帐制幔天罩床,此通式也。孰知夏月蚊蚋缘下而上,虽闭如无。余所制帐有底,罩帐之下,如缀顶式,以粗布为之,纫其三面,前余半幅下垂,张于床内,上下四方,无隙可漏,何物得侵?夏月以青苎为之,吴中撬纱甚妙。冬月以白厚布,或厚绢为之。上写蝴蝶飞舞,种种意态,俨存蝶梦余趣。或用纸帐作梅花,似更清雅。

竹榻

以斑竹为之,三面有屏,无柱,置之高斋,可足午睡倦息。榻上宜置靠几,或布作扶手协坐靠墩。夏月上铺竹簟,冬用蒲席。榻前置一竹踏,以便上床安履。或以花梨、花楠、柏木、大理石镶,种种俱雅,在主人所好用之。

怡养动用事具〔四十一种〕

二宜床

样式如平常的凉床,但长要短五寸,宽要少一尺,四边立方柱,用无缝的阔板作顶盖。矮屏高一尺二寸,围三面作栏,用布漆画梅,或葱粉洒金也可以。下面用棕竹席密穿。夏天应挂蚊帐,四通凉风,使屏少护汗体,且蚊虫蚂蚁无隙可入。冬天在三面并前两头作七扇木格,糊上布骨纸面,先分格凿数孔,再装上纸格以防御寒气,外面用冬帐围闭。帐中悬挂一个钻空的葫芦,口上用木车顶盖盖着,钻眼插香入葫芦中,使香气四出。床内的后柱上钉铜钩二个,用来挂壁瓶。四时插花,人花相伴,清芳满床,躺卧时,令人神爽意快。这种床冬夏二季都适宜,故称为二宜,同那些雕銮钿嵌、金碧辉映的布置相比较,更久经耐用。

无漏帐

帐制成幔天罩床式,这是通式。夏天蚊虫都是沿下而上的,帐虽紧闭却如同没有闭。我所制的罩帐有底,罩帐的下面,如同缀顶的式样。用粗布制成,缝纫三面,前面留半幅下垂,张挂在床内,上下四方便会无隙可漏,那么,什么东西还能侵入呢?夏天用青绀的麻布缝制,若是用吴中的撬纱则会最好。冬天用白厚布或厚绢缝制,上面画上飞舞的蝴蝶,种种意态,仿佛有着蝶梦的余趣。或用纸帐绘以梅花,看起来好像也更为清雅。

竹榻

用斑竹制造,三面设屏,无柱,放在高斋中,可供午睡倦息。榻上宜置靠几,或布扶手、协坐、靠墩等。夏天床上铺竹席,冬天铺蒲席。榻前放置一个竹踏,以便上床时放鞋子。或用花梨、花楠、柏木、大理石镶的床榻,每种都很雅致,主人喜欢哪种床榻便用哪种床榻,这取决于主人的喜好。

石枕

　　枕制不一，即石枕，虽宋磁白定居多。有尸枕，亦旧窑者，长可一尺，古墓中得之，甚不可用。有特烧为枕者，长可二尺五寸，阔六七寸者。有东青磁锦上花者，有划花定者，有孩儿捧荷偃卧，用荷卷叶为枕者。此制精绝，皆余所目击，南方一时不可得也。有用磁石为枕，如无大块，以碎者琢成枕面，下以木镶成枕，最能明目益睛，至老可读细书。有菊枕，以甘菊作囊盛之，置皮枕、凉枕之上，覆以枕席，睡者妙甚。

女廉药枕神方

　　用五月五日、七月七日取山林柏木，锯板作枕，长一尺三寸，高四寸，以柏心赤者为之。盖厚四五分，工制精密，勿令走气，又可启闭。盖上钻如粟米大孔三行，行四十孔，凡一百二十孔，内实药物二十四品，以按二十四气。计用：

　　飞廉　薏苡仁　款冬花　肉苁蓉　川芎　当归　白芷　辛夷
　　白术　槁本　木兰　蜀椒　官桂　杜蘅　柏实　秦椒　干姜
　　防风　人参　桔梗　白薇　荆实　蘼芜　白蘅　各五钱。

　　外加毒者八味以应八风：乌头　附子　藜芦　皂角　茵草　矾石　半夏　细辛

　　上总三十二物，各五钱，哺咀为末，和入枕匣装实，外用布囊缝好。枕过百日，面有光泽；一年，体中风疾一切皆愈，而且身香；四年，发白变黑，齿落更生，耳目聪明，神方秘验。此方乃女廉以传玉青，玉青传于广成子，圣圣相传，不可轻忽。常以密袱包盖，勿令出气。

蒲花褥

　　九月采蒲略蒸，不然生虫，晒燥，取花如柳絮者，为卧褥或坐褥。皆用粗布作囊盛之，装满，以杖鞭击令匀，厚五六寸许，外以褥

石枕

　　枕的制式不一，石枕，宋瓷白定窑产的居多。有一种尸枕，多为旧窑产的，长一尺左右，但从古墓中得到的，千万不能用。有特意烧来做枕头的，长二尺五寸，宽六七寸的。有东青瓷锦上花的，有刻花定的，有孩儿棒荷仰卧，用荷卷叶为枕的。这些制式都很精绝，且都是我见过的，但南方一时不可求得。有用瓷石为枕的，如无大块的，可以用小的雕琢成枕面，下面用木镶成枕，此最能明目益睛，让人到老都可以看清小字。有菊枕，用布囊将甘菊装盛后，放在皮枕、凉枕上，盖上枕席即成，对睡者有很多的好处。

女廉药枕神方

　　用五月五日、七月七日，山林中伐取的柏木，锯成板制成木枕，长一尺三寸，高四寸，最好用赤心的柏木。盖子厚四五分，做工应精致，不能漏气，并可开关自如。盖上钻粟米大的孔三行，每行四十孔，总共一百二十孔。内装药物二十四种，以合二十四气。药物计有：

　　飞廉　薏苡仁　款冬花　肉苁蓉　川芎　当归　白芷　辛夷　白术　槁本　木兰　蜀椒　官桂　杜蘅　柏实　秦椒　干姜　防风　人参　桔梗　白薇　荆实　蘼芜　白蘅各五钱

　　另外加毒者八味以应八风：乌头　附子　藜芦　皂角　茵草　矾石　半夏　细辛

　　以上总共三十二物，各五钱，捣为末，和入枕匣装实，外用布囊缝好。枕睡百日，面容有光泽；枕睡一年，体内的一切风病都会痊愈，而且身上有香味；枕睡四年，白发变黑，齿落新生，耳聪目明，这个神方很为灵验。此方是女廉传给玉青，玉青再传给广成子，世代相传，不可轻易忽视。此药枕要常用布袱包严，不让它漏气。

蒲花褥

　　用九月采的蒲稍稍蒸过，不然会生虫，晒干，取如柳絮的花，做成卧褥或坐褥，都用粗布作囊来装盛，装满后用杖击打使其均匀，厚五六寸，外用褥面套囊，虚软温暖，他物不能比。春天过后，把褥面去掉，将

面套囊，虚软温燠，他物无比。春时后，去褥面出囊，炕燥收起，岁岁可用。

隐囊

榻上置二墩，以布青白斗花为之，高一尺许，内以棉花装实，缝完，旁系二带以作提手。榻上睡起，以两肘倚墩小坐，似觉安逸，古之制也。

靠背

以杂木为框，中穿细藤如镜架然，高可二尺，阔一尺八寸，下作机局，以准高低。置之榻上，坐起靠背，偃仰适情，甚可人意。

靠几

以水磨为之，高六寸，长二尺，阔一尺有多。置之榻上，侧坐靠肘，或置熏炉、香盒、书卷，最便三物。吴中之式雅甚，又且适中。

芦花被

深秋采芦花装入布被中，以玉色或蓝花布为之。仍以蝴蝶画被覆盖，当与庄生同梦。且八九月初寒覆之，不甚伤暖。北方无用，不过取其轻耳。

纸帐

用藤皮茧纸缠于木上，以索缠紧，勒作皱纹，不用糊，以线折缝缝之。顶不用纸，以稀布为顶，取其透气。或画以梅花，或画以蝴蝶，自是分外清致。

囊袋烘干收起，便年年可用。

隐囊

榻上放两个墩，用青白相间的布做成。高一尺左右，内用棉花填满，缝好后，旁边系二根带子作提手。榻上睡起，用两肘倚墩小坐，会感到很安逸，这也是古代的制式。

靠背

用杂木做框，中穿细藤如镜架的样子，高可二尺，宽一尺八寸，下作机关来调整高低。放在榻上，坐起靠背，偃仰适体，很令人满意。

靠几

用水磨做成，高六寸，长二尺，宽一尺多。放在榻上，侧坐时可以靠肘，或放置熏炉、香盒、书卷等三种最方便之物。吴中的样式最为雅致，并且很适中。

芦花被

深秋时采芦花，装入布被中，用玉色或蓝色的布做成，被面上绣画蝴蝶，可与庄周同梦。八九月初寒时盖此被，不会使人太热。北方用途不大，不过是取其清高罢了。

纸帐

用藤皮茧纸缠在木头上，用绳索捆缠紧扎，勒出皱纹，不用糊，用线折缝并缝好。顶盖不用纸，用质地稀疏的布做顶盖，以便于透气。或画以梅花，或画以蝴蝶，自然分外清致。

倚床

高尺二寸,长六尺五寸,用藤竹编之,勿用板,轻则童子易抬。上置倚圈靠背如镜架,后有撑放活动,以适高低。如醉卧、偃仰观书并花下卧赏俱妙。

短榻

高九寸,方圆四尺六寸,三面靠背,后背少高。如傍置之佛堂、书斋闲处,可以坐禅习静,共僧道谈玄,甚便斜倚,又曰弥勒榻。

藤墩

蒲墩止宜于冬月,三时当置藤墩,如画上者,甚有雅趣。否则近日吴兴所制板面竹凳,坚实可坐。又如八角水磨小凳,三角凳,俱入清斋。吴中漆嵌花蝤圆凳,当置之金屋,为阿娇持觞介主之用。

书枕

臞仙制,用纸三大卷,状如碗,品字相迭,束缚成枕,头枕上卷,每卷缀以朱签牙牌,下垂,一曰太清天篆,一曰南极寿书,一曰蓬莱仙籍。用以枕于书窗之下,便作一梦清雅。

袖炉

焚香携炉,当制有盖透香,如倭人所制漏空罩盖漆鼓熏炉,似便清斋焚香,炙手熏衣,作烹茶对客常谈之具。今有新铸紫铜有罩盖方圆炉,式甚佳,以之为袖炉,雅称清赏。

蒲石盆

书斋蒲石之供,夜则可收灯烟,晓取垂露润眼,此为至清具也。须择美石上种蒲草,得有旧石,种蒲年远,青葱郁然者妙绝。盛

倚床

高一尺二寸,长六尺五寸,用藤竹编成,不要用木板,轻便则易于童子搬抬。床上置放如镜架的倚圈靠背,后有撑放自如的机关以调整高低。如醉卧、仰躺看书,以及在花下卧赏,都很有妙处。

短榻

高九寸,方圆四尺六寸,三面靠背,后背稍高。若放置在佛堂或书斋的空处,可供坐禅习静,在与僧道共谈玄机时,也很方便斜倚。此榻又名弥勒榻。

藤墩

蒲墩只适宜冬天用,另外三季当置藤墩,像画上的一样,确实很有雅趣。要不就用如今江浙流行的板面竹凳,也坚实可坐。再如八角水磨小凳、三角凳,都可供清斋使用。吴中的漆嵌花蝈圆凳,只宜放在金屋,用来作阿娇为主人斟酒时的座位。

书枕

臞仙制造。用纸三大卷,卷成碗的形状,成品字形相叠,再捆缚成枕,枕时,头枕上卷。每卷下缀朱笺牙牌,又叫太清天录,也叫南极寿书,也叫蓬莱仙籍。用来枕于书窗之下,以便作一梦清雅。

袖炉

焚香携炉,制的盖子应当透香,如日本人制的漏空罩盖的漆鼓熏炉,好像也很便于作清斋焚香、炙手熏衣、作烹茶对客常谈之具。现有新铸的紫铜有罩盖的方圆炉,样式很好,用它作袖炉,也雅称清赏。

蒲石盆

供书斋蒲石之用,夜晚则可用来收灯烟,早晨可取垂露润眼,此为最清雅的用具。须选用美石,美石上种植的蒲草要年代久远,仍然碧以官哥均州定窑方圆盆中,养以河水。天落水时,令出见天日,夜受风露,则草石长青。若置之书斋,尘积蒲叶山石,则憔悴弊矣,须常念之。

仙椅

臞仙云:默坐凝神运用,须要坐椅宽舒,可以盘足后靠。椅制后高扣坐,身作荷叶状者为靠脑,前作伏手,上作托颏,亦状莲叶。坐久思倦,前向则以手伏伏手之上,颏托托颏之中,向后则以脑枕靠脑,使筋骨舒畅,血气流行。

隐几

以怪树天生屈曲若环带之半者为之,有横生三丫作足为奇,否则装足作几,置之榻上,倚手顿颡可卧。《书》云"隐几而卧"者,此也。余见友人吴破瓢一几,树形皱皮,花细屈曲奇怪,三足天然,摩弄莹滑,宛若黄玉。此老携以遨游,珍惜若宝,此诚稀有物也。今以美木取曲为之,水摩光莹,亦可据隐。此式知者甚少,庙中三清圣像,环身有若围带,即此几也,似得古制。近日塑像,去其半矣。

梅花纸帐

即榻床外立四柱,各柱挂以铜瓶,插梅数枝。后设木板约二尺,自地及顶,欲靠以清坐。左右设横木,可以挂衣。角安斑竹书贮一,藏画三四,挂白尘拂尘一。上作一顶,用白楮作帐罩之,前安踏床,左设小香几,置香鼎燃紫藤香。榻用布衾,菊枕,蒲褥,乃相称"道人还了鸳鸯债,纸帐梅花醉梦间"之意。古云:"千朝服药,不如一夜独宿。"倘未能了雨云业,能不愧此铁石心。当亟移去寒枝,毋令冷眼偷笑。

绿葱荣的最好。盛在官窑、哥窑、均州窑、定窑所出的方圆盆中，用河水养育。天下雨时，端出来让它感受天光，夜里感受风露，就会草石长青。若是长期放在书斋，由于蒲石上落满灰尘和蒲叶，就会憔悴生病，必须经常给予管理。

仙椅

臞仙说：修炼时默坐凝神，必须要坐椅宽舒，可以盘脚靠背。椅子的制作，后面要高，靠背雕成荷花形状的便于靠脑，前面做扶手，上作的托额也应是莲叶的形状。久坐思倦，向前倾可以把手放在扶手上，下巴可以托在托额中，向后倒，脑可以枕在靠脑上，这样可使筋骨舒畅，血气流通。

隐几

用天生弯曲如半边环带的怪树制成，有横生三丫作脚最为奇特，否则装上脚作几，放在榻上，便于倚手靠着前额而卧。书上说隐几而卧的就是说这种情形。我见友人吴破瓢有一几，树形皮皱，花细弯曲奇怪，三足天然生成，已摩弄得晶莹光滑，宛如黄玉。此老邀游时随身携带，珍惜若宝，确是稀世之物。现在的人把美木人工弯曲后制成，用水磨光莹，也可据隐。此式知道的人不多，庙中三清圣像有点像围带的环身，就是此几，好像是师承于古代的制式。现在的塑像，只及古代的一半。

梅花纸帐

榻床外立四根柱头，每根柱挂上一个铜瓶，插梅数枝。后设木板，约二尺，从地到顶，想靠时以便清坐。左右设横木，可以挂衣服。角设一个斑竹书橱，藏画三四幅，和挂一个白拂尘。上面做一个顶，用白纸作帐来罩，前面安放踏床，左设小香几，放香鼎以点紫藤香。榻用布衾、菊枕、蒲褥，才与"道人还了鸳鸯债，纸帐梅花醉梦间"之意相称。古人说："千朝服药，不如一夜独宿。"倘若不能了结云雨之事，能不愧对这铁石心肠吗？应当尽力移去寒枝，不要让人冷眼偷笑。

滚凳

涌泉二穴，人之精气所生之地，养生家时常欲令人摩擦。今置木凳，长二尺，阔六寸，高如常，四桯镶成。中分一档，内二空，中车圆木二根，两头留轴转动，凳中凿窍活装。以脚踹轴滚动，往来脚底，令涌泉穴受擦，无烦童子，终日为之便甚。

蒲墩

以蒲草为之，高一尺二寸，四面编束细密，且甚坚实。内用木车坐板，以柱托顶，久坐不坏。蒲团大经三尺者，席地快甚。吴中置者，精妙可用。

如意

古人以铁为之，防不测也，时或用以指画向往，后有雕竹为之。近得天生树枝，摩作如意，精巧入神。复得竹鞭树枝，屈结如意，肖生而柄亦天成，不事琢磨，无一毫斧凿痕，执之光莹如玉，其坚比铁，惜不多得。

竹钵

钵盂持以饮食，道家方物。旧有瘿木为瓢，内则灰漆。近制取深山巨竹，车旋为钵，光洁照人。上刻铭字，填以大青，真物外高品。

禅椅

禅椅较之长椅，高大过半，惟水摩者为佳。斑竹亦可。其制惟背上枕首横木阔厚，始有受用。

滚凳

涌泉二穴,是人的精气所生之地,养生家经常让人摩擦。现置一木凳,长二尺,宽六寸,高如平常一样,用四个横木镶成。中间分开一档,里面分为两个空间,中间用圆木两根,两头留轴转动,凳中凿窍以放活动的装置。用脚踩轴滚动,往来脚底,让涌泉穴得到按摩,不劳烦童子,整天这样做都会很方便。

蒲墩

用蒲草做成,高一尺二寸,四面用绳编织细密,且很坚实。内用木车坐板,用柱托顶,久坐也不易损坏。蒲团直径三尺大的,席地时会感到很快意。吴中地区做的,既可用又很精妙。

如意

古人用铁做成,以防不测,有时也用以作指挥之物指画向往,后来又有雕竹制成的。近来得一根天生树枝,打磨成如意,精巧入神。又得一竹鞭树枝,弯曲而结成如意的形状,而且柄也是天生的,没有经过雕琢,无一丝一毫斧凿的痕迹,拿在手上光莹如玉,其坚硬如铁,可惜不能多得。

竹钵

钵盂用于饮食,是道家的方物。以前有用瘿木制成瓢的,里面涂以灰漆。现在制造的是用深山的巨竹,车旋成的钵,光洁照人。上面刻大青色的铭字,真是物外高品。

禅椅

禅椅与长椅相比,高大过半,只有水磨的为佳,斑竹做的也可以。它的制作只是背上枕首的横木宽厚些,才得以经久耐用。

禅衣

琐哈喇绒为之,外红里黄,其形似胡羊毛片,缕缕下垂,用布织为体。其用耐久,来自西域,价亦甚高,惟都中有之,似不易得。今以红褐为外,黄绸为里,中絮茧绵,坐以围身,亦甚温暖不俗。

佛堂

内供释伽三身,或一佛二菩萨像,或供观音乌思藏鏒(sǎn)金之佛。价虽高大,其金鏒甚厚,且慈容端整,结束得真,印结趺跏,妙相具足,宛如现身。人能供理,亦增善念。案头以旧磁净瓶献花,净碗酌水,列此清供。昼爇印香,夜燃石灯,稽首焚修,当得无量庄严功德。

禅灯

高丽石者为佳,角者绝不可用。有日月二石,惟月灯在在有之,日灯百无一二。月灯灼以油火,其光白莹,真如初月出海。其日灯得火内照,一室皆红,晓日东升,不是过也。有小者尤更可爱,价亦倍高。

钟磬

得古铜汉钟,声清韵远,旧灵壁石磬,色黑性坚者各一,悬之佛堂,焚香敲击,以清俗耳。故诗有云:"数声钟磬是非外,一个闲人天地间。"是真有得于闲者,老人身闲,当以此声为快心悦耳。

念珠

以菩提子为上。近有检匀细子,琢磨如玉,持念轻便,甚可人意。有玉制者,有龙充造者,云是龙鼻骨磨成,色黑,嗅之微有腥香。有以檀香车入菩提子中孔,着眼引绳,谓之灌香子。世庙初,惟京师

禅衣

用琐哈喇绒制成,外面用红色里黄色,形状如同胡羊毛片,缕缕下垂,再用布织成体。其用耐久。它来自西域,价格很高,仅京都才有,很不容易求得。现在以红褐为外,黄袖为里,中絮茧绵,坐着用来围身,既温暖也不俗气。

佛堂

内供奉释伽三身,或一佛二菩萨像,或供奉观音西藏的鎏金佛像。价格虽然昂贵,但鎏金很厚,并且慈容端整,塑造的很逼真,结印坐禅,妙相俱真,宛如真人一般。人若朝拜,能增加善念。案头用旧磁瓶献花,用净碗盛水,摆上清雅的贡品。读书时焚烧印香,晚上再点燃石灯,稽首焚修,当得无量庄严功德。

禅灯

高丽石制的最佳,有角的绝对不能用。有日月二石,仅月灯常用,用日灯的百无一二,很难见到。月灯用油点燃,火光莹白,看上去真像初月出海。日灯用火内照,满室皆红,用晓日东升来比喻,也并不过分。有小的尤其可爱,但价格要高一倍。

钟磬

古铜汉钟,声清韵远,以前的灵璧石磬,色黑性坚的各一,悬挂在佛堂上,焚香敲击,可以清静俗耳。故有诗说:数声钟磬是非外,一个闲人天地间。是真正有闲情逸志的人所作。老人身闲的,当以此声来快心悦耳。

念珠

以菩提子做的为上品。现有拣匀的细子,琢磨如玉,持念轻便,很合人意。有玉制的,也有充当龙念珠的,说是龙的鼻骨磨成的,色黑,闻它有微微腥香。有用檀香木车加入菩提子内,中间穿孔留眼以便引绳,称为灌香子。庙宇问世的初期,京师仅有一人能制造这种念珠,价格为

一人能之，价定一分一子为格，余曾得之，果绝技也。又见宋人以玉碾骷髅，钻通六窍，贯线作记。有红色玛瑙者，亦如此制。又见西方细腻红者，内作铜管，外作佛字，管外用朱砂调塑为珠，绳引铜心，往来若珊瑚然。又西番硝子烧珠，质青，每粒四面白菊黄心花朵，其精巧独擅。取天然者，有大金刚子，小金刚子，小者贵甚。草子用久如漆，玛瑙、琥珀、金珀、水晶、人顶骨，以傍宗眼血实色红者为佳，枯黑为下，珊瑚恶甚。车琚椰子珠，作扁样，紫檀乌木棕竹车者，亦雅。珠上纪念，有宋做玉降魔杵五供养，天生小葫芦一寸长者为奇。鹅眼钱，海巴五台灵光石，白定窑烧豆大葫芦，玉制界刀斧子，鼍鱼转轮子，皆挂吊珠上，作纪念千万数也。宣德成化时，有番僧入贡，进献小轮子如柩状，外塑花巧，色具红黄，中藏小经一卷制成，用作念珠记总，此最相宜。先年极多，今不可得矣。又见番僧携至佩经，或皮袋、或漆匣上，有番篆花样文字，四方三寸，厚寸许，匣外两旁为耳，系绳佩服。余曾开匣视之，经文朱书，其细密精巧，中华不及。此真梵王物也，当佩服持珠，作人间有发僧，坐卧西风黄叶中，捧念西方大圣，较之奔逐利名，哀哀寒暑者，自觉我辈闲静。

圣腊烛方

槐角子二斤，八月收　白胶香一斤　硫黄四两

先将角子捣烂，将胶香化开，入角子一同熬烂。次下硫黄，用槐条搅，用小指大竹筒，长七八寸，将三物灌入，阴干，去其竹筒，每条可点一二十日。

圣灯方

浮萍六月收　瓦松六月收　远志　黄丹　蛤粉各一两

为细末，每油一两，入药一钱，点灯可照一月。

一子一分银子，我曾得到过这种念珠，果然是绝技啊。又见宋人用玉碾成骷髅，攒通六孔，穿线作记。有红色玛瑙的念珠也是这样制的。又见过西方细腻红的，内作铜管，外作佛字，管外用朱砂调塑为珠，绳穿引铜心，往来像珊瑚的样子。又见番硝子烧的珠，质青，每粒四面有白菊黄心的花朵，既精巧又独特。取自天然的，有大金钢子、小金刚子，小的很贵，草子用久后像漆的一般。玛瑙、琥珀、金珀、水晶、人顶骨，以傍宗眼血实色红的为佳，枯黑的为下，珊瑚色最差。车渠、椰子珠做成扁样，紫檀、乌木、棕、竹车的念珠也很雅致。珠上的记念，有宋代做的玉降魔杵五供养，天然的小葫芦一寸长的为奇。鹅眼钱、海巴五台灵光石、白定窑烧制的豆大葫芦、玉制的界刀斧子、鼍鱼转轮子，这些都可以挂吊在珠上，作记念千万数。宣德、成化年间，有番僧入贡，进献的小轮子如椎状，外塑花巧，色分红黄二种，中藏一卷小经，用作念珠记总，这种念珠最相宜。以前很多，现在已经没有了。又见番僧携至的佩经、皮袋、漆匣，上有篆花样的番文，四方三寸，厚寸余，匣外两边有耳，便于用绳穿起佩服。我曾开匣观看，里面的经文为朱书，其细密精巧的工艺，中华不及，这真是梵王的宝物啊。应当佩戴持珠，做人间带发修行的僧人，坐卧于西风黄叶中，捧念西方大圣，与那些争名夺利、为生计奔波的人相比，自觉得我辈很是闲静。

圣腊烛方

槐角子二斤，八月收　白胶香一斤　硫黄四两

先将槐角子捣烂，再将胶香化开，加槐角子一同熬烂，次下硫黄，用槐条搅拌，用长七八寸小指大的竹筒，将三物灌入，阴干，去掉竹筒，每条可点一二十日。

圣灯方

浮萍，六月采收；瓦松，六月采收；远志、黄丹、蛤粉各一两

将五味药物捣为细末。每份用油一两，加药一钱，点灯可照一个月。

印香供佛方并图

斋室中烧香,不可一日无者。其法另具。若印香供佛,其为印模,有焚一日者,有焚六时者,其香料随造,但料重则香。余所制方如左,亦内府旧方,少损益耳。

梦觉庵妙高香方(共二十四味,以应二十四节气,用来供佛。)

沉速四两　黄檀四两　降香四两　木香四两　丁香六两　乳香四两　检芸香六两　官桂八两　甘松八两　三赖八两　姜黄六两　玄参六两　丹皮六两　丁皮六两　辛夷花六两　大黄八两　槁本八两　独活八两　藿香八两　茅香八两　白芷六两　荔枝壳八两　马蹄香八两　铁面马牙香一斤　淮产末香一斤　入炒硝一钱有此二物引火,且焚无断灭之患。大小香印四具,图附如后。

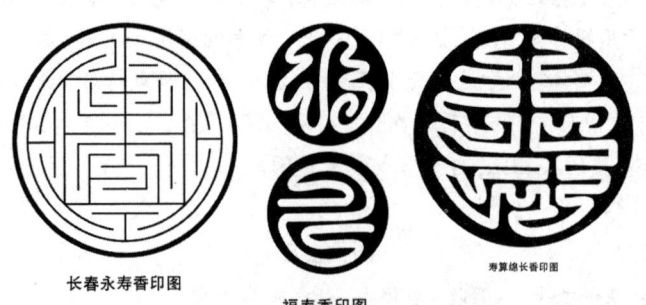

长春永寿香印图　　福寿香印图　　寿算绵长香印图

四印如式,印旁铸有边阑提耳,随炉大小取用。先将炉灰筑实,平正光整,将印置于灰上,以香末锹入印面,随以香锹筑实空处。多余香末细细锹起,无少零落。用手提起香印,香字以落炉中,若稍欠缺,以香末补之。焚烧可以永日,小者亦一二时方灭。伴经史,供佛坐,不可少也。

焚供天地三神香方

昔有真人燕济,居三公山石窟中,苦毒蛇猛兽邪魔干犯,遂下

印香供佛方并图

斋室中烧香,不可一日没有,方法另外写明。若是用印香供佛,制作的印模,有焚一日的,有焚六时的,其香料随时可造,但料用量大则香。我所制的方法如下,是来自府内的老药方,燃的慢而且小损益耳。

梦觉庵妙高香方(共二十四味,以应二十四节气,用来供佛。)

沉香四两 黄檀四两 降香四两 木香四两 丁香六两 乳香四两 检芸香六两 官桂八两 甘松八两 三赖八两 姜黄六两 玄参六两 丹皮六两 丁皮六两 辛夷花六两 大黄八两 藁本八两 独活八两 藿香八两 茅香八两 白芷六两 荔枝壳八两 马蹄香八两 铁面马牙香一斤 淮产末香一斤 入加炒硝一钱,有此二物引火,焚烧时不会出现断灭的情况。大小香印四个。(图略)

四印如式。印旁铸有边栏提耳,随炉的大小取用。先将炉灰筑实整平,再将印放在灰上,用香末锹插入印面,随即用香锹筑实。空处多余的香末,仔细捧起来,不要浪费。然后用手提起香印,香字便铸在炉中了。若是稍稍欠缺,可以用香末填补。它焚烧整日不灭,小的也要一二时才灭。伴经史,供佛坐,不能少了这种印香。

焚供天地三神香方

以前有个叫燕济的真人,居住在三公山的石窟中,苦于毒蛇猛兽以及邪魔的侵扰,便下山移居华阴县的庵中继续潜修。三年后,忽然有

山改居华阴县庵栖息。三年,忽有三道者投庵借宿,至夜,谈三公山石窟之胜。内一人云:"吾有奇香,能救世人苦难,焚之道得自然玄妙,可升天界。"真人得香,复入山中,坐烧此香,毒蛇猛兽悉皆遁默。忽一日,道者散发背琴,虚空而来,将此香方凿于石壁,乘风而去。题名三神香,能开天门地户,通灵达圣,入山可驱猛兽,可免刀兵,可免瘟疫,久旱可降甘雨,渡江可免风波。有火焚烧,无火口嚼,从空喷于起处,龙神护助。静心修合,无不灵验。

沉香　乳香　丁香　白檀　香附　藿香各二钱　甘松二钱　远志一钱　槁本三钱　白芷三钱　玄参二钱　零陵香　大黄　降真　木香　茅香　白芨　柏香　川芎　三赖各二钱五分

用甲子日攒和,丙子捣末,戊子和合,庚子印饼,壬子入盒收起,炼蜜为丸,或刻印作饼,寒水石为衣。出入带入葫芦为妙。

腥仙异香方

沉香　檀香各一两　冰片　麝香各一钱　棋楠香　罗合　榄子　滴乳香各五钱

九味为末,炼蔗浆合和为饼,焚之以助清气

难消炭

灶中烧柴,下火取出,罇闭成炭,不拘多少,捣为末。用块子石灰化开,取浓灰和炭末加水调成。以猫竹一筒,劈作两半,合脱成锭,晒干,烧用终日不消。

兽炭

细骨炭十斤,铁屎块十斤,用生芙蓉叶三斤,合捣为末。糯米粥和成剂,塑作麒麟狮子之形,晒干,每燃一枚,三日不灭。如不用以灰掩之。

三个道人投宿庵中，到了晚上，三个道人谈论三公山石窑的好处。其中一人说：我有奇香，能解救世人的苦难，焚烧的方法很符合自然的玄妙，嗅者可升天界。真人得到香后，再入山中，静坐时焚烧此香，毒蛇猛兽皆逃遁无踪。忽然有一天，道人散发背琴，从天上飘下来，将此香方凿刻在石壁上，然后乘风而去。此香名叫三神香，能打开天门地户，使人通灵达圣，入山可驱除猛兽毒蛇，可免除刀兵、瘟疫之祸，久旱可降甘雨，渡江可免风波之灾。有火则焚烧，无火则可用口嚼，自空喷向出发点，能得到神龙的护助。静心修合，无不灵验。

沉香、乳香、丁香、白檀、香附、藿香各二钱，甘松二钱，远志一钱，藁本二钱，白芷三钱，玄参二钱，零陵香、大黄、降真、木香、茅香、白芨、柏香、川芎、三奈各二钱五分

在甲子日的时候将药混合，丙子日捣成细末，戊子日和合，庚子日印饼，壬子日放入盒中收藏起来。再炼蜜如丸，或刻印作饼，用寒水石做外衣。出入装进葫芦最妙。

臞仙异香

沉香、檀香各一两；冰片、麝香各一钱；棋楠香、罗合、榄子、滴乳香各五钱

将九味药捣为末，炼甘蔗汁和匀为饼，焚烧它能助清气。

难消炭

将灶中的烧柴，下火取出后，闭在缸中成炭，不拘多少捣为末。将块子石灰化开，用浓石灰和炭末加水调成。用猫竹一筒，劈成两半，再将上物作成锭，晒干，烧用它终日不灭。

兽炭

细骨炭十斤，铁屎块十斤，用生芙蓉叶三斤合捣为末，再用糯米粥调和成剂，塑成麒麟、狮子的形态，然后晒干。每次烧一枚，烧三日也不灭。如果不用，就用灰把它掩埋好。

留宿火法

好胡桃一枚，烧半红埋热灰中，三五日不灭。

香橼盘橐

香橼出时，山斋最要一事。得官哥二窑大盘，或青东磁龙泉盘、古铜青绿旧盘、宣德暗花白盘、苏麻尼青盘、朱砂红盘、青花盘、白盘数种，以大为妙，每盘置橼廿四头，或十二三者，方足香味，满室清芳。其佛前小几上，置香橼一头之橐，旧有青东磁架，龙泉磁架最多，以之架玩，可堪清供。否则以旧人珠雕茶橐亦可，惟小样者为佳。

插瓶花法

插梅瓶中，置硫一钱，以热汤插之。芙蓉、牡丹、芍药、蜀葵、萱草，俱用大滚汤插之，紧塞瓶口，则不焦能开。插莲以泥塞摘断孔内，先入瓶底，后方加水养之。插栀子将剪断处敲碎，加盐些少于瓶，加水养之则开。兹录草草，后有备细条目。

溪山逸游条

序古名论

陶弘景曰："山川之美，自古共谈。高峰入云，清流见底。两岸石壁，五色交辉；青林翠竹，四时备美。晓雾将歇，猿鸟乱鸣；夕日欲颓，沉鲤竞跃。实为欲界之仙都，自康乐以来，未有语其奇者。"

羊祜乐山水，每风景佳日，必登岘山，言咏终日。常语从事曰："自有宇宙，便有此山，由来贤达胜士，登此远望，如我与卿者多矣，皆湮没无闻，使人悲伤。如百岁后有知，魂魄犹应登此。"

留宿火法

好胡桃一枚,烧成半红埋在热灰中,可以三五天不熄灭。

香橼盘橐

香橼送出时,是山斋中最重要的一件事。最好用官哥二窑产的大盘、青东瓷窑产的龙泉盘、古铜青绿旧盘、宣德年间的暗花白盘、苏麻尼青盘、朱砂红盘、青花盘、白盘,此几种大的最妙。每盘插香橼二十四根,或十二三根,便会香味十足,可使室内充满清芳味。在佛前的小几上,用盘橐插香橼一根,以前用青东瓷架、龙泉磁架的人最多,同它架玩,很适合清供。要么就用古人的珠雕茶橐,只是要小一点的才好。

插瓶花法

插梅在瓶中,应在瓶中放硫黄一钱,灌入热汤后,再把梅花插入瓶中。芙蓉、牡丹、芍药、蜀葵、萱草,都用大滚汤倒入瓶中,再把花插入,然后塞紧瓶口,花就不会枯萎,且能开出。插莲花则用泥塞进断孔内,先入瓶底,然后才加水养育。插栀子花,要将剪断处敲碎,加少许盐在瓶内,加水养它就会盛开。现仅草草录于此,后有仔细的条目。

溪山逸游条

序古名游

陶弘景说:山川之美,自古就有共论。高峰入云,河流见底,两岸的石壁,五色交映成辉,树林和竹林四时常青,美丽绝伦。晨雾欲尽之时,猿啼鸟鸣回旋江岸;夕阳西下之际,鲤鱼竞相潜跃。实在是人间的仙景,自从康乐以来,没有人发现山川是奇美的。

羊祜喜欢山水,每遇风景美丽的佳日,一定会登上岘山,咏叹整日。他经常对随行的人说:自从开天辟地以来,便有此山,自古以来的贤人名士,登此山远望,像我和诸君的,不可胜数,只是最后都默默无

刘歆隐居求志,尤爱山水,登危履险,必尽幽遐,人莫能及。人皆叹其有济胜之具。

李白登华山落雁峰,曰:"此山最高,呼吸之气,想通帝座,恨不携谢朓惊人诗来,搔首问青天耳。"

象耳山有李白留题,曰:"夜来月下卧醒,花影零乱,满人襟袖,疑如濯魄于冰壶中也。"

柳子厚曰:"上高山,入深林,穷回溪,幽泉怪石,无远不到。到则披草而坐,倾壶而醉。醉则更相枕以卧,意有所极,梦亦同趣。"

张衡赋曰:"仲春令月,时和气清,原隰郁茂,百草滋荣。王雎鼓翼,仓庚哀鸣,交颈颉颃,关关嘤嘤。于焉逍遥,聊以娱情。于时曜灵俄景,继以望舒,极盘游之至乐,虽日夕以亡勌。"

简文入华林园曰:"会心处不必在远,翳然林泉,便自有濠濮间想也。不觉鸟兽禽鱼,自来亲人。"

东坡曰:"江山风月,本无常主,闲者便是主人。"

王摩诘夜登华子冈,辋水沦涟,与月上下,他山远火明灭。林外深巷,寒犬吠声如豹。村墟夜舂,复与疏钟相间。此时独坐,童仆静默。每思曩昔,携手赋诗,当待春仲,卉木蔓发,轻儵出水,白鸥矫翼,露湿青皋,麦雉朝雊,倘能从我游乎?

韩持国为守,每春到,常日设十客之具于西湖,事委僚吏,即造湖上,有士大夫过即邀之,坐满九客而止,即与乐饮终日。曾存之问曰:"无乃有不得已者乎?"公曰:"汝少年安知,吾老矣,未知复有几春?若待可与饮者而后从之,吾之为乐无几,而春亦不吾待矣。"

闻，真使人伤感。我死后九泉若有知，灵魂也要独自来登游此山。

刘歊隐居潜修，尤其喜欢山水，他常登危履险，一定要穷尽深幽，载兴而归，没有人能与他相比。人们都叹服他的冒险精神和登山的本领。

李白登上华山的落雁峰后，说：此山最高，呼吸之气与天相通，恨自己没有携来谢朓惊人的诗篇，以便昂首向天朗读。

象耳山留有李白的题句：晚上卧在月光下，醒来零碎的花影，落满衣袖，宛如魂魄在月光中洗过了一般。

柳子厚说：上高山，入深林，必穷尽溪流，探遍幽泉怪石，无远不到。到了美胜之处，便坐在草地上，倾酒自醉。醉了便枕卧在地，心里想到的地方，做梦也有相同的情趣。

张衡的赋说：初春，天气温和，风很清爽，湿草地葱荣茂盛，一派欣欣向荣的景象。睢鸠飞翔，黄莺鸣唱，上下翻飞，鸟声在天空中回旋荡漾。我悠闲自在，浸没在这良辰美景中。于是白天看日光斜景，继而晚上望月抒情。尽兴游览到了快乐的境界，即使太阳落山了，也没有一丝倦意。

简文入华林园说：修心不一定到远处，幽林深水，便自然有闲居在濠水、濮水上那样悠然自得的想法，觉得鸟兽禽鱼自己会来亲近人。

东坡说：江山风月，本无常主，闲者便是主人。

王摩诘夜登华子冈，看见辋水涟漪，月亮映在水中上下摇动，他山远处的灯火明明灭灭。林外深巷中，传来寒犬凄凉的吠声，晚上村子里的舂米声和钟声疏落相间。此时独坐，童仆静默，每每想起从前，便携手赋诗。而此刻正当初春，花木蓬勃，鱼儿跃水，白鸥高翔，雉声回荡在葱翠的沼泽，这样秀丽的美景，您能和我一起游玩吗？

韩持国当大守时，每到春天，便在西湖设置十个客人的座位，这件事委托给他的部下办理，很快即建成于西湖上。有士大夫路过的，便邀请入座，直到坐满九个客人为止。大家整日尽兴乐饮。曾存之问他道：有没有被迫邀请的人呢？韩持国回答说：你这个少年人怎能知道，我快老了，不知道还能有几个春天，若是等到知道谁是尽兴饮酒的人，然后才邀请他饮酒，我的乐趣就没有多少了，况且春天也不会等待我啊。

臞仙曰："江上一蓑，钓为乐事，钓用轮竿，竿用紫竹，轮不欲大，竿不宜长，但丝长则可钓耳。豫章有丛竹，其节长又直，为竿最佳。竿长七八尺，敲针作钩，所谓'一勾掣动沧浪月，钓出千秋万古心'，是乐志也，意不在鱼。或于红蓼滩头，或在青林古岸，或值西风扑面，或教飞雪打头，于是披蓑顶笠，执竿烟水，俨在米芾《寒江独钓图》中。比之严陵渭水，不亦高哉！"

又曰："河内置一小舟，系于柳根阴处。时乎闲暇，执竿把钓，放乎中流，可谓乐志于水。或于雪霁月明，桃红柳媚之时，放舟当溜，吹箫笛以动天籁，使孤鹤乘风唳空。或扣舷而歌，饱餐风月，回舟返棹，归卧松窗，逍遥一世之情，何其乐也！"

许掾好游山水，体便登陟。人云许非徒有胜情，实有济胜之具。

王子敬云："从山阴道上行，山川自相映发，使人应接不暇。若秋冬之际，尤难为怀。"

《澄怀录》云："每遇胜日，有好怀抱，袖手吟古人诗足矣。青山秀水，眼到即可舒啸，何必居篱落下，后为己物。"

又曰："每登高冈，步邃谷，延留燕坐，见悬崖瀑流，古木垂萝，阒闲岑寂之处，终日忘返。"

《锄经堂志》曰："登高山，下观城市如蚁垤，不知其间几许人往来奔走，如蜂酿蜜，如蝇争血，从高望之，真可一笑。山之高于城市能几何？已自如此，况真仙在太虚中，下视尘土，又何翅蚁垤乎哉？"

谢皋羽曰："天地间云岚木石，崇丘绝壑，足以发奇潜老，多人迹所不到。故畸人静者，得与世相忘，而自乐其乐，恒专己而不让，

臞仙说：穿着蓑衣在江上独钓，是一件快乐的事。渔竿用轮竿，竿用紫竹，轮不要太大，竿也不宜过长，但渔线要长，这样才能钓鱼。豫章的丛竹，竹节长而又直，做渔竿最为理想。渔竿长七八尺，敲针作钓系在渔线上即成，所谓"一钩掣动沧浪月，钓出千秋万古心"，说的就是其中的乐趣，而不在于鱼钓多少。或在花满红蓼的滩头独钓；或在青林古岩，或在西风扑面，满天飞雪的隆冬，披蓑戴笠，执竿于烟水之上，俨然在米元章的《寒江独钓图》中。同严陵和太公的垂钓相比，不也是一种清高吗？

又说：河中放一叶小舟，系在荫凉的柳树下。闲时，把舟撑进河中，执竿把钓，可以说是乐趣和情志都在于水中了。或在雪霁月明，桃红柳媚之时，放舟于水中，吹箫笛以引发天籁，使孤鹤乘风唳空。或扣舷而歌，揽尽风月的美色，待到回舟返棹，归卧松窗之下，这逍遥一世的情志，是多么快乐啊。

许掾喜欢游山玩水，身体健壮无病时就出游。人们说许掾并不是为了胜景，实际上是给景色增辉。

王献之说：在山阴道上行走，山川交映相辉，使人应接不暇。若是正值秋冬之际，尤其让人难以忘怀。

《澄怀录》载：每次遇上好天气，心中便生出抱负，袖手吟哦古人的诗句，感到很满足。秀水青山，看在眼里，心中便生舒畅之感，不要甘居篱下，让自己错过美好的景色。

又说：每次登高山，步深谷，停下来安闲而坐的时候，看见悬岸上的瀑布直泻而下，古木上的苍藤垂落于地，真个是远离尘俗而清冷寂寞的地方。于是，留连忘返，整日不归。

《锄经堂志》载：登上高山，俯视城市如蚁巢，不知有多少人，为生计来往奔走，就像蜂在酿蜜，就像苍蝇在争血，从高处望见他们的俗事，真是可笑。高于城市的山并不多，自己尚能有如此，何况真仙在天空中，俯视尘土，那么才仅仅是蚁巢吗？

谢皋羽说：天地间的云岚木石，崇山绝谷，都是人迹不到的地方，是可以让人产生潜隐修行，从而达到延年益寿的奇想的。故长寿的人是静修的人，这种人能做到与世相忘而自得其乐，并且持之以恒，以至衣至鹑衣蒙垢，土面蓬首，独甘心焉。"

越人王冕，当天大雪，赤脚上潜岳峰，四顾大呼曰："遍天地皆白玉合成，使人心胆澄彻，便当仙去。"

高子游说

高子曰：时值春阳，柔风和景，芳树鸣禽，邀朋郊外踏青，载酒湖头泛棹。问柳寻花，听鸟鸣于茂林；看山弄水，修禊事于曲水。香堤艳赏，紫陌醉眠。杖钱沽酒，陶然浴沂舞风；茵草坐花，酣矣行歌踏月。喜鹚䴘之睡沙，羡鸥凫之浴浪。夕阳在山，饮兴未足；春风满座，不醉无归。此皆春朝乐事，将谓闲学少年时乎？夏月则披襟散发，白眼长歌，坐快松楸绿阴，舟泛芰荷清馥，宾主两忘，形骸无我。碧筒致爽，雪藕生凉。喧卑避俗，水亭一枕来熏；疏懒宜人，山阁千峰送雨。白眼徜徉，幽欢绝俗，萧骚流畅，此乐何多？秋则凭高舒啸，临水赋诗，酒泛黄花，馔供紫蟹。停车枫树林中，醉卧白云堆里。登楼咏月，飘然元亮高闲；落帽吟风，不减孟嘉旷达。观涛江渚，兴奔雪浪云涛；听雁汀沙，思入芦花夜月。萧骚野趣，爽朗襟期，较之他时，似更闲雅。冬月则杖藜曝背，观禾刈于东畴；策蹇冲寒，探梅开于南陌。雪则眼惊飞玉，取醉村醪；霁则足蹑层冰，腾吟僧阁。泛舟载月，兴到郯溪，醉榻眠云，梦寒玄圃。何如湖上一蓑，可了人间万事。四时游冶，一岁韶华，毋令过眼成空，当自偷闲寻乐。已矣乎！吾生几何？胡为哉！每怀不足。达者悟言，于斯有感。山人游具，聊备如左。

服脏烂不堪,蓬头垢面,也心甘情愿。

越人王冕,当天下大雪时,便赤脚登上潜岳峰,四顾大呼曰:遍天地皆白玉合成,使人心胆澄彻,便当仙去。

高子游说

高子说:在春天,正当风和日丽,芳树鸟鸣的日子,邀请朋友到郊外去踏青,携酒泛舟于湖上。散步湖岸,一边赏花观柳,一边听林中的鸟儿鸣唱;看山弄水,在水边举行祭祀,以除不祥。此刻,香满湖堤,让人欣赏艳丽的景色,以至醉眠在紫色的路旁。沽酒归来的路上,陶然于风舞水浴之中;坐在青草地上赏花,醉了就放歌踏月。既喜爱睡沙的鸳鸯,又美慕浴浪的野鸭。而此刻,夕阳已挂在山边,但酒意却正浓,加上春风满座,不喝醉是不会归家的。这些都是春天的乐事,怎么能说是不学无术的少年行为呢?夏天则披衣散发,放眼高歌,很快意的坐在松树和楸树的绿荫下,或泛舟湖中呼吸角荷的清香,以至宾客两忘,连自己都好像不存在了。碧筒使人感到清爽,雪藕让人心生凉意。避开喧闹和尘欲,焚香枕睡于水亭;懒洋洋的让人感觉快意,但此刻千峰向山阁送来了春雨。再放眼观景,绝欲幽欢,流畅而又潇洒,像这样的快乐有多少呢?秋天则登高放歌,临水赋诗,再让酒泛黄花,紫蟹作菜。然后停车在枫林中,醉卧在蓝天白云的下面。或登楼咏月,飘然如高闲的元亮;或落帽吟风,旷达不减当年的孟嘉。观看江渚的浪涛,心志同雪浪云涛相伴;耳听沙州上宿雁的鸣声,心思与芦花夜月共梦。潇洒的野外情趣,使心胸感到爽朗,与其他时间相比,更要显得多些雅闲。冬天则挂着拐杖在田坝上晒太阳,一边看东边的田里收割的谷子;骑上驴子冒着寒冷,缓行在南边的田埂上,探看盛开的梅花。下雪时满眼飞玉,便在村中取醉;天晴就走过冰河,在僧阁上腾吟诗歌。在湖上泛舟到月亮升起,雅兴来了,便至门不归,醉卧榻上,梦见寒冷的天庭。怎能如湖上独钓的高人,可以了结人间的万事。四时游冶,一年韶华,如今都成了过眼烟云,真应该用点时间来寻求快乐。唉,我还有多少岁月呢?糊涂的生活,每次都感到不满足。明理的人分析我的话,一定和我有同感。现将游山的游具,聊备如下。

游具〔二十六种〕

竹冠

制惟偃月、高士二式为佳,他无取焉。间以紫檀、黄杨为之亦可,近取瘿木为冠,以其形肖微似,以此束发,终少风神。若带唐巾汉巾,可以簪花。汉巾之制,去唐式不远,前折较后两旁少窄三四分,顶角少方。二制之外,皆非山人家所取。但《五岳真形图》人当佩带,入山可拒虎狼,寻壑可远魑魅。今以唐巾玉圈取作方式篆图琢成,带之甚雅,且圈非徒设。《五岳图》有二三篆法,惟《道藏经》所载似真,图具后幅。

披云巾

踏雪当制臞仙云巾,或缎或毡为之。扁巾方顶,后用披肩半幅,内絮以绵,或托以毡,可避风寒,不必风领暖帽作富贵态也。

道服

不必立异,以布为佳,色白为上,如中衣四边延以缁色布亦可。次用茶褐布为袍,缘以皂布,或绢亦可。如禅衣非兜罗绵,以红褐为之。月衣之制,铺地俨如月形,穿起则如披风道服。二者用以坐禅,策蹇披雪避寒,俱不可少。

文履

用白布作履,如世俗之鞋。用皂丝绦条一条,约长一尺三四许,折中交屈之,以其屈处缀履头近底外取起,出履头一二分而为二。复缀其余绦,于履面上双交,如旧画图,分其两稍缀履口两边缘处,是为絇。于牙底相接处,用一细丝绦,周围缀于缝中,是为繶。

游具〔二十六种〕
竹冠

竹冠中仅偃月、高士二式最佳,其他的竹冠没有可取之处。竹冠的中间镶有紫檀、黄杨的也可以。现在用樱木做成的竹冠,它的形状仅仅有些酷似,用它来束发,终究是少了神韵。若是在头上系上唐巾、汉巾,还可以在上面簪花。汉巾的样式和唐巾的样式差不多,制造的方式也基本雷同,仅是前褶较后褶窄了三四分,顶角的方形也要差些。除二种样式之外,皆非隐者所用。但是,《五岳真形图》的人一定要佩戴,因为入山它具有驱除虎狼和魑魅的法力。现在将唐巾琢成玉圈的方式,戴上它很是雅观,不是一般的人能设计出来的。《五岳图》有二三种篆法,仅《道藏经》所载的似真迹,图形都在后面。

坡云巾

外出踏雪应制一条臞仙云巾,或用缎或用毡毛制成。扁巾上面成方顶形,后面留半幅披肩,里面装棉絮或者用毡毛衬底,可以起到避风寒的作用,不必再用风领暖帽作富贵之态。

道服

不要标新立异,用布做成的最好,白色道服为上品,如果中衣的四边为黑色的也可以。其次用茶褐色的布为袍,边缘上用皂布或绢布也可。如果制禅衣,不要用花木草絮的图案,仅用红褐色的布就行了。制月衣,要制的铺地俨如月形,穿起则如披风道服。二者用来坐禅策驴,披雪避寒,都不可少。

文履

用白布做鞋,就像一般的鞋。用一条黑丝线,长约一尺三四寸左右,对折后从鞋头的底部穿上鞋头一、二分高,分成两股线。再系上其他的颜色的丝线,在鞋面上双交编成旧图画,然后分出两股线,点缀鞋

又以履口纳足处，周围缘以皂绢，广一寸，是为纯。又于履尾码二皂带以系之，如世俗鞋带，是为綦。如黑履，则用皂布为之，而以白或蓝为絇繶纯綦是也。

道扇

其扇有二：有纸糊者，有竹编者。近日新安置扇，其竹篾如纸，编织细密，制度精佳。但不宜漆，轻便可携，何扇胜此？纸糊如此式样亦佳，但得竹根紫檀妙柄为美。旧有鹅毛扇，即羽扇也。但无能者制度精致，今制似不堪执。

拂尘

古有红拂麈尾，红拂乃富贵家用物，毋论麈尾，似不易得。近有以天生竹边如灵芝如意形者，斫为拂柄，甚雅。其拂惟以长棕为之，不必求奇，以白尾为妙。余有万岁藤一小枝，玲珑透漏，俨肖龙形，制为拂柄，可快披拂。

云舄

以蓑草及棕为之，云头如芒鞋。或以白布为鞋，青布作高挽云头，鞋面以青布作条，左右分置，每边横过六条，以象十二月意。后用青云，口以青缘，似非尘土中着脚行用，当为山人济胜之具。

竹杖

惟合竹为佳，有以之字竹、方竹、老竹鞭为之者，亦雅。近日以荆木如杖形者，原其上有双枝厚根处，雕为双芝，摩滑如玉，亦可人意。得有三代商嵌金银碧瑱古铜鸠鸟杖头，须用棕竹为杖。余见有全身鏒金银者，形亦古甚，下有铜管，亦三代物也，制甚可爱，得此全副，老人受用无量。外此用万岁藤、藜藿为杖，形虽奇怪，此为老

口口沿的两边,这是鞋头的装饰。在鞋缝处用一根细丝线点缀一周的装饰叫圆丝带。在鞋沿口用宽一寸的黑绢包缘的装饰叫纯。在鞋的后帮上扎两条黑带子用来系鞋的装饰叫鞋带。若是黑鞋就用黑布制作,再用白色或蓝色的丝线来装饰鞋子,这就是文履。

道扇

这种扇子有两种,一种是纸糊的,一种是竹编的。现在新安生产的扇子,竹篾薄如纸,编织细密,制作精巧,只是不宜上漆,携带轻便,没有一种扇子能与它媲美。纸糊的扇子如这种样式的也好,但以用竹根、紫檀作扇柄的为最美。古代有一种鹅毛扇,即羽扇,不是能工巧匠就不能做得很精致,现在制作的鹅毛扇根本不堪执用。

拂尘

古代有红拂尘、麈尾尘。红拂尘是富贵人家的用物,这里不谈麈尾尘,因为它不易求得。现在有用如灵芝如意形状的竹边,斧削成拂柄,很是典雅。这种拂尘仅用长的棕丝做成,不必求奇,若是用白尾的更妙。我有一小枝万年藤,玲珑透孔,酷似龙形,将它制成拂柄,执在手中很是让人快意。

云舄

用蓑草或棕叶制成,云头如芒鞋。或用白布做鞋,青布作高挽结云头,鞋面用青布做条形,分置在左右两边,每边再横过六个条形,取象征十二月之意。鞋后背用青云,鞋口用青布包缘,这不是尘土中的人穿着行走的,当是隐者游览名胜古迹的鞋具。

竹杖

以合竹做的为佳。有用之字竹、方竹,老竹鞭做成的也很雅观。现在用荆木做成杖形的,原来杖头上有双枝厚根,把它雕刻成双芝,打磨光滑如玉,也很合人意。得到夏商周三朝嵌金银碧瑱古铜鸠鸟杖头的,须用棕竹做杖。我见有全身镂金银的竹杖,形状很古朴,下面有

衲行具，恐非山人家扶老也，姑置不取。

瘿杯

取木之瘿肖杯者，琢磨成杯式，惟三种为最：桃杯、莲杯、芝杯。余所藏三杯，克肖真形。其外种类甚伙且奇，要之，适用无如三者。

瘿瓢

有形如芝者，有如瓠者，山人家携带用以饮泉。大不过五六寸，而小者半之。惟以水磨其中，布擦其外，光彩如漆，明亮烛人，虽水湿不变，尘污不受，庶入精妙鉴赏。

斗笠

其制有二：一名云笠，以细藤作笠，方广二尺四寸，以皂绢蒙之，缀檐以遮风日。一名叶笠，以竹丝为之，上以檞叶细密铺盖，甚有道气。二物贵在轻便。

葫芦

有天生一寸小葫芦，最可人意，用以缀为衣纽，又可悬于念珠，价高不甚多见，惟京师有之。若用杖头挂带盛药者，二三寸葫芦亦妙。其长腰鹭鹚葫芦，可悬药篮左畔，似不可少。

药篮

即水火篮也。制有佳者，惟远红漆为佳。内实应验方药、膏药，以便随处济人，山童携之，亦多物外风致。近有藤丝编者不佳，以大毛竹车旋者太重。

铜管，也是夏商周三朝的古物，制作得很可爱，能得到这种竹杖全副的，老人会受用无穷。此外用万年藤、藜藿做杖，形状离奇古怪，这是老和尚的行具，恐怕不是山野人家扶老的用具，这里姑且不谈。

瘿杯

用酷似杯形的木疙瘩，雕琢成杯，样式只有三种为上品，桃杯、莲杯、芝杯。我所收藏的三个杯，酷似真形。除此之外也有很多奇特的瘿杯，虽然适用，但不如这三种杯典雅高洁。

瘿瓢

有形状像芝的，有像瓠的，山野人家携带着用来饮泉水。它大不过五六寸，小的只有大的一半大小。只需用水打磨它的中间，用布擦搓外形，便其光彩如漆，明亮照人，虽水打湿也不变，并不沾尘污，可让一般人鉴赏它的精妙。

斗笠

它的制造方法有两种：一种名叫云笠，用细藤作笠，方圆二尺四寸，用白绢蒙面，笠缘缀檐，用来遮风挡日；一种名叫叶笠，用竹丝制成，上面用檞叶铺盖严实，很有道气。两种斗笠，可贵之处在于轻便。

葫芦

若有天生的一寸长的小葫芦，最让人满意，既可以缀在衣纽上，又可以悬在念珠上，但由于价格很高，因此并不多见，仅京师有这种葫芦。若是挂在杖头用来盛药的葫芦，二三寸长的也妙。其长腰鹭鸶葫芦，可在左边悬挂一个药篮，这是必不可少的。

药篮

即水火篮，制作好的，只有远红漆的为佳。篮内装满药方和各种药物，以便随时可以救人，再让山童携带着它，也多几分世外仙气。现在藤丝编制的不好，车旋毛竹制的太重。

棋篮

围棋罐子,近日永嘉以藤编为罐,制巧用坚,虽堕地触石,曾无损裂。外以藤编为篮,携此二罐,其轻便可爱,诚游具中一妙品也。书室中不宜有此。

诗筒葵笺

白乐天与微之常以竹筒贮诗,往来赓唱,故和靖诗云"带斑犹恐俗,和节不妨山"之句。既有诗,可无吟笺?许判司远以葵笺见惠,绿色而泽,入墨觉有精采。询其法,乃采带露蜀葵叶研汁,用布揩抹竹纸上,伺少干,用石压之。许尝有诗云:"不采倾阳色,那知恋主心?"不独便于山家,且知葵藿倾阳之意。

韵牌

余刻诗韵上下二平声为纸牌式,名曰韵牌。每韵一叶,总三十叶。山游分韵,人取一叶,吟以用韵,似甚便览。近有四韵,刻已备矣。恐山游水泛,无暇作长篇仄韵,此余始作意也。

叶笺

余作叶笺三种,以蜡板砑肖叶纹,用剪裁成,红色者肖红叶,绿色者肖蕉叶,黄色者肖贝叶,皆取吴中罗纹长笺为之,此亦山人寄兴岑寂所为。若山游偶得绝句,书叶投空,随风飞扬,泛舟付之中流,逐水浮沉,自有许多幽趣。

棋篮

即围棋罐子。现在永嘉的人用藤条编成罐,制作精巧且坚实,即使坠地触石,也不会破损。外面用藤条编成篮子,以便随时用来装罐子,携带这二个罐子,既轻便又可爱,确实是游具中的一种妙品。但书室中不宜有此物。

诗筒葵笺

白乐天与微之常用竹筒贮诗,以便往来唱和,所以和靖的诗说:带斑犹恐俗,和节不妨山。既有诗,怎能没有记诗的书笺呢?许判司从远处购得葵笺,色绿而且润泽,在上面写字让人觉得很精彩。许判司询问制作的方法,才知道是采带露的蜀葵叶捣烂,取其汁水,再用布揩抹在竹纸上,待稍稍干后,用石块压它成形。许判司曾有诗说:不采倾阳色,那知恋主心?不独为了隐者入墨的方便,而且应该知道葵藿向阳的内涵。

韵牌

我刻诗韵上下二平声为纸牌式,名叫韵牌。每韵一叶,总共三十叶。游山时分韵牌给其他的人每人一叶,吟诗时用韵牌上的韵,确实很便于游览。现有四韵,已经刻完备了。由于忙于游山泛水,没有时间作长篇仄韵,这是我开始创作的本意。

叶笺

我制作了三种叶笺,用蜡板碾磨像叶纹,再用剪刀裁成,红色的像红叶,绿色的像蕉叶,黄色的像贝叶,这些都是按江浙罗纹长笺的样式制作的,这也是隐者寄兴于岑寂所为。若游山偶得绝句,便写在叶上投向天空,任其随风飞扬;泛舟则付之中流,让其随浪沉浮,自会生出许多幽趣。

坐毡

花时席地，每用鹿皮为之，人各一张，奈何毛脱不久。以蒲团、棕团坐之甚佳。余意挟青毡一条，临水傍花处，展地共坐，更便卷舒携带耳。

衣匣

以皮护杉木为之，高五六寸，盖底不用板幔，惟布里皮面，软而可举，长阔如毡包式，少长一二寸。携于春时，内装绵夹便服，以备风寒骤变。夏月装以夹衣。秋与春同。冬则绵服暖帽围项等件。匣中更带搔背、竹钯，并铁如意，以便取用。

便轿

入山用之，如今市中俗云兜轿式也。但坐身凉簟两旁，用铜或铁打成桥梁双钩，下攀凉簟两头，钩上作眼待箭；杠上用铜制二攀下垂，作窍以受铜钩，对眼用箭钉住，如悬挂然。人坐其上，背靠杠上圈围，不惟安适，且上山下山，如履平地，以其机关常平故耳。何有前扑后仰之患？扛子得有闽产紫荆木为之，轻细而坚，愈重愈力，他木俱不胜也。

轻舟

用以泛湖棹溪，形如划船，长可二丈有余，头阔四尺，内容宾主六人，僮仆四人。中仓四柱结顶，幔以篷簟，更用布幕走檐罩之。两旁朱栏，栏内以布绢作帐，用蔽东西日色，无日则悬钩高卷。中置桌凳。后仓以蓝布作一长幔，两边走檐，前缚中仓柱头，后缚船尾钉两圈处，以蔽僮仆风日，更着茶炉，烟起惚若图画中一孤航也。舟惟底平，用二画桨，更佳。

坐毡

赏花时席地而坐,常用鹿皮铺地,每人一张,只是鹿毛才脱落不久,不很实用,若是用蒲团、棕团来坐还要好一些。我喜欢挟一条青毡,在临水花开之处,席地坐赏,因它更便于卷舒携带。

衣匣

用皮子钉在杉木上做成。它高五六寸,盖子、底子不用板幔,只用布里皮面,软而可举,长宽如毡包的样式,但要小一二寸。春天携带,内装绵夹便服,以预防天气突然变化,夏天则装夹衣,秋天同春天装的相同,冬天则装绵服、暖帽、围巾等。匣中更要携带搔背、竹钯,以及铁如意,以便随时取用。

便轿

游山用的轿子,现在人们俗称兜轿。便轿坐身凉席的两边,用铜或铁打成轿梁的双钩,同来挽凉席的两头,钩上穿孔以便插销。杠上用两条铜制的下垂以悬挂便轿的绊绳,作孔以便承受铜钩,对眼用竹钉钉牢,像悬挂着的样子。人坐在便轿上,背靠在杠上圈围,不仅舒服安全,而且上山下山如履平地。由于这种轿子设计合理,就不会出现前扑后仰的现象。杠子最好用福建产的紫荆木,因为它既轻巧又坚硬,受力愈重愈省力。这是其他木材不具备的优点。

轻舟

用来游湖泛溪。它的形状像划船,长有二丈多,船头宽四尺,可以载宾主六人,僮仆四人。中仓有四根柱子,上面有顶,用蓬席铺盖,再用布沿着船檐铺罩。两旁有朱红色的栏杆,栏内有布绢作成的帐幔,用来遮挡东升西落的太阳,在没有太阳的时间,便用钩将它高卷起来,中间放上桌凳。后仓用蓝布作一条长幔,沿着两边的船檐,前面拴在中仓的柱头上,后头拴在船尾的两个钉圈上,以便为僮仆遮风挡日。船仓内设置茶炉,有烟起时恍惚画中的一叶孤舟。只有舟底是平的,用二划桨的最好。

叠桌

二张,一张高一尺六寸,长三尺二寸,阔二尺四寸,作二面折脚活法,展则成卓,叠则成匣,以便携带,席地用此抬合,以供酬酢。其小几一张,同上叠式,高一尺四寸,长一尺二寸,阔八寸,以水磨楠木为之,置之坐外,列炉焚香,置瓶插花,以供清赏。

提盒

余所制也,高总一尺八寸,长一尺二寸,入深一尺,式如小厨,为外体也。下留空,方四寸二分,以板匣住,作一小仓,内装酒杯六,酒壶一,箸子六,劝杯二。上空作六格,如方盒底,每格高一寸九分。以四格,每格装碟六枚,置果肴供酒觞。又二格,每格装四大碟,置鲑菜供馔箸。外总一门,装卸即可关锁,远宜提,甚轻便,足以供六宾之需。

提炉

式如提盒,亦余制也。高一尺八寸,阔一尺,长一尺二寸,作三撞。下层一格,如方匣,内用铜造水火炉,身如匣方,坐嵌匣内。中分二孔,左孔炷火,置茶壶以供茶。右孔注汤,置一桶子小镬有盖,顿汤中煮酒。长日午余,此镬可煮粥供客。傍凿一小孔,出灰进风。其壶镬回出炉格上,太露不雅,外作如下格方匣一格,但不用底以罩之,便壶镬不外见也。一虚一实共二格,上加一格,置底盖以装炭,总三格成一架,上可簰关,与提盒作一副也。

备具匣

余制以轻木为之,外加皮包厚漆如拜匣,高七寸,阔八寸,长一尺四寸。中作一替,上浅下深,置小梳匣一,茶盏四,骰盆一,香炉一,香盒一,茶盒一,匙箸瓶一。上替内小砚一,墨一,笔二,小水注

叠桌

二张,一张高一尺六寸,长三尺二寸,宽二尺四寸,制成二面可活动的拆脚,展开可成桌,叠起可为匣,携带很方便,席地用此桌,可以和朋友相互敬酒。另小几一张,叠法同上式。它高一尺四寸,长一尺二寸,宽八寸,用水磨楠木而成,放在座位的前面,便于列炉焚香,置瓶插花,以供清赏。

提盒

我制造的,提盒总高一尺八寸,长一尺二寸,径深一尺,样式如同小厨,这是外形。盒内下方留空四寸二分,用板闸住,作为小仓,内装六个酒杯,一个酒壶,六双筷子,二个劝杯。上方的空处作六个格子,如同方盒底,每格高一寸九分。分成四格,每格装六个碟子,盛果肴供饮酒食用。又作二格,每格装四个大碟,盛鲑菜供食用。外面设一个总门,装卸时可开可关,活动自如,而且很轻便,适宜远提。这种提盒足够六人饮食。

提炉

样式如同提盒,也是我发明的。高一尺八寸,宽一尺,长一尺二寸,做成三格。下层的一格如方匣,内用铜造水火炉,炉身如方匣,放进匣内。中间分二个小孔,左孔置茶壶烧水供茶,右孔置有盖的铁桶顿汤煮酒。冬天有太阳的午后,这种铁桶可以煮粥供客食用。提炉的下部开一小孔,以便出灰进风。铜壶和铁桶不要太超出炉格,也不要太露,否则不雅,另外,做无格无底的方匣一个,用来罩提炉,则铜壶和铁桶都不会外露。此匣一虚一实共二格,上面再加一格,置底盖用来装炭。总共三格成一个架子,上可开关,与提盒成一副。

备具匣

我发明的。用轻木制成,外加皮子包厚,漆成拜盒的颜色,匣高七寸,宽八寸长一尺四寸。中间作一屉,上浅下深,可以放一个小梳匣,四个茶盏,一个骰盆,一个香炉,一个香盒,一个茶盒,一个匙筷瓶。上屉内

一，水洗一，图书小匣一，骨牌匣一，骰子枚马盒一，香炭饼盒一；途利文具匣一，内藏裁刀、锥子、挖耳、挑牙、消息肉叉、修指甲刀锉、发剔等件；酒牌一，诗韵牌一，诗筒一，内藏红叶各笺以录诗，下藏梳具匣者，以便山宿。外用关锁以启闭，携之山游，似亦甚备。

酒樽

注酒远游，古有窑器甚佳，铜提次之，近以锡造者恶甚。余意磁者负重，铜者有腥，不若蒲芦作具，内用坚漆，挟之远游，似甚轻便。山游当与已上三物，束以二架，共作一肩，彼此助我逸兴。

提盒式、提炉式、匏樽式

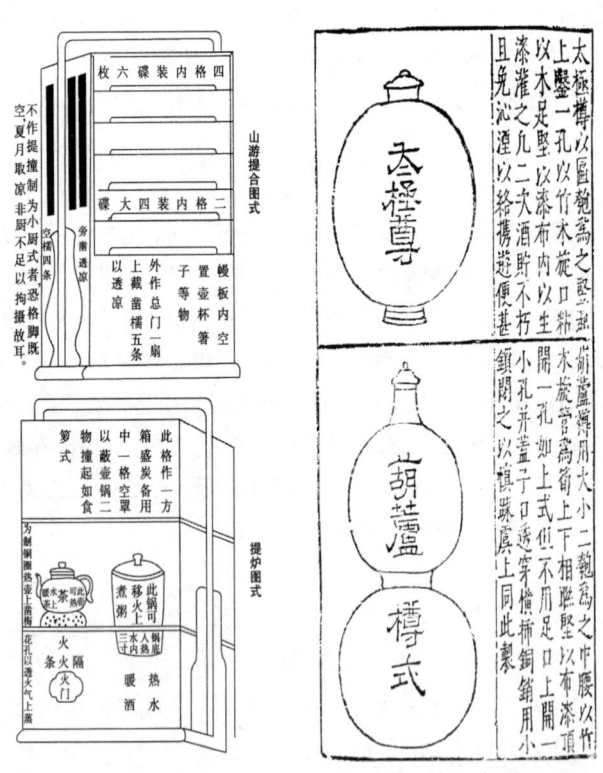

放一个小砚，一个墨瓶，二支笔，一个小水注，一个水洗，一小盒图书，一匣骨牌，一盒骰子筹码，一盒香炭饼；一匣文具，内藏剪刀、锥子、挖耳、挑牙、消息肉叉、修指甲的刀锉、理发用具等；一副酒牌，一幅诗韵牌，一个诗筒，内装红叶数笺用来录诗，下藏梳具匣，以便在山上留宿时使用。它的外面用锁锁好，便于开启，携它游山，似乎什么都备齐了。

酒樽

用于装酒远游。古代的窑器很佳，铜提次之，现在用锡造的酒樽质量很差。我认为瓷酒具过重，铜酒具有腥味，不如蒲芦做的酒具。上漆的蒲芦酒具坚硬结实，带着它远游，显得更为轻便。游山当备以上三物，将它们捆在二个架子上，再背在肩上，自然会助我几分游兴。提盒、提炉、五岳图式如下。

提盒式、提炉式、匏樽式（图略）

五岳图二式一出《道藏》，一出唐镜模下，不特制为唐巾玉圈用之，当以此用黄素朱书，裱作小卷，长可三四寸，饰以轴带，挂之杖头，与葫芦作伴。山人持以逸游，谓非负图先生辈欤。其所当佩，说如《藏经》云。

《道藏五岳真形图》《镜背五形图》

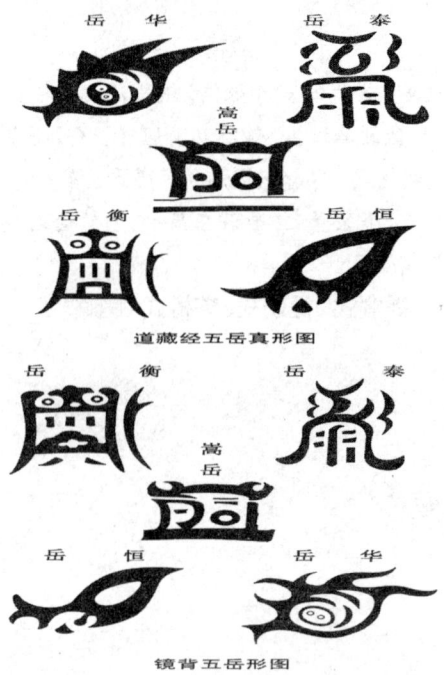

道藏经五岳真形图

镜背五岳形图

《藏经》曰："五岳之神，分掌世间人物，各有攸属。如太山乃天帝之孙，群灵之府，为五岳祖，主掌人间生死贵贱修短。衡岳主掌星象分野，水族鱼龙。嵩岳主掌土地山川，牛羊食啖。华岳主宰金银铜铁，飞走蠢动。恒岳主掌江河淮济，四足负荷等事。"《抱朴子》曰："修道之士，栖隐山谷，须得五岳真形图以佩之，则山中魑魅虎虫、一切妖毒皆莫能近。"汉武帝元封三年七月七日，受之西王母，流布人间。后太初年中，李充自称冯翊人，三百岁，荷草器负图遨游，武帝见之，封负图先生。故世人能佩此图，渡江海，入山谷，夜

上边二种式样的五岳图,一出自《道藏》经,一出自唐镜模下,不特制就可作唐巾的玉圈用,应当以此用黄纸红字裱成三四寸的小卷,饰以轴带,挂在杖头同葫芦作伴。隐者带着它们逸游,能说这不像是仙家吗?当佩戴上它后,会有《藏经》所说的效果。

《道藏五岳真形图》《镜背五形图》(图略)

《藏经》说:五岳之神,分别掌管世间的人物和动物,各有职司。如泰山乃是天帝之孙,群仙的总府,因而是五岳之祖,主管人间生死贵贱的长短。衡山主管星象分野,水族鱼龙。嵩山主管土地山川,牛羊食啖。华山主管金银铜铁,飞走蠢动。恒山主管江河淮济,四足负荷等事。《抱朴子》说:修道之士,隐居山谷,若戴五岳真形图,则山中的魑魅虎虫及一切妖毒,都不能近身。汉武帝在元封三年的七月七日,得到西王母传授的此图,于是此图开始流传人间。后来在太初年中,李充自称是冯翊人,今年三百岁,常荷草器负图遂游,汉武帝召见他,封他为负图先生。所以世人

行郊野，偶宿凶房，一切邪魔、魑魅魍魉、水怪山精悉皆隐遁，不敢加害。家居供奉，横恶不起，祯祥永集云。故此图不独用为佩轴，家居裱成画图安奉亦可。

三才避忌条

天时诸忌

圣人曰："勿怨天。"又曰："君子敬天之威，则省其过咎而改之。"故吾人起居，不知三才避忌，必犯灾害，何以能安乐哉？故人当勿指天为证，勿怒视日月星辰。行住坐卧，莫裸体以亵三光。勿对三光濡溺，勿月下欢淫，勿唾流星，勿久视云汉。大风大雨大雷大雪大露不可出行，当静坐敬畏。勿嗔怨风雨，勿指虹霓。重雾三日必大雨，未雨不可出行。雷鸣勿仰卧，远出触寒而归，勿面向火，勿就吃热食。衣湿汗即脱，勿开口喝冷。大寒大暑勿可出入。伏热者勿骤饮水，冲寒者勿骤饮汤，勿渎寒而寝。日出则出，日入则入，朝出莫饥，暮息莫饱。朔不可泣，晦不可歌。此天时避忌之要略也。

地道诸忌

坤主厚载，万物生成，人赖以生，敢不寅畏，以亵地灵。勿以刀杖怒掷地，勿轻掘地，深三尺即有土气伤人。勿裸卧地上。入深山当持明镜以行，使精魅不敢近。入山念仪方二字以却蛇，念仪康二字以却虎，念林兵二字以却百邪。入山至山脚，先退数十步方上山，山精无犯。入山将后衣裾折三指挟于腰，蛇虫不敢近。渡江河朱书禹字，佩之吉。写土字于手心，下船无恐怖。深山流出冷水不可饮，水有沙虫处不可浴。有水弩虫处不可渡，虫射人影即死。先以物击

佩戴此图，渡江海，入山谷，夜行郊野，偶宿凶房，一切邪魔，山精水怪，看见它皆隐遁，不敢加害。家居供奉此图，不生横祸，永葆吉祥。所以此图不独用于佩轴，若是家居时裱成图画供奉，也很安全。

三才避忌条

天时诸忌

圣人说：不要怨天。又说：君子敬重天的威严，那么就能反省自己的过失，从而加以改正。所以人们的起居生活，不知三才避忌，一定会犯上灾害，如此，又怎能安居乐业呢？所以人们不要指天发誓，不要怒视日月星辰。行走坐卧，不要裸体亵渎三光。不要对着三光小便，不要在月下淫乐。不要对着流星唾口水，不要久视天空。大风、大雨、大雪、大露，不要外出，应当在家静坐，以示敬畏天空。不要嗔怨风雨，不要手指彩虹。接连三天起雾，一定会下大雨，即使没有下雨，也不要出门。雷鸣时不要仰卧。出门接触寒气后回家，不要马上烤火或吃热食。出汗打湿了衣服就要更换，不要立即喝冷水。大寒大热天不要出入。身体发热的人，不要立即饮冷水；身体受寒的人，不要立即喝热汤。不要刚接触过寒气就睡觉。太阳出来才出门，太阳落山就回家。早晨出门不要太饥，晚上休息不要过饱。初一不要哭泣，三十不要唱歌。这些都是天时避忌的要略。

地道诸忌

大地使万物得以生成，是人类赖以生存的源泉，没有谁敢不敬畏，没有谁敢亵渎地灵。不要把刀杖怒掷在地。不要轻易挖地，因为挖地三尺就有土气伤人。不要裸卧在地上。进入深山，应当手持明镜以助行，使精魅不敢近前伤害。进山念"仪方"二字以避蛇，念"仪康"二字以避虎，念"林兵"二字以避百邪。进山时，走到山脚下，先退数十步后才进山，这样，山精就不会加害。进山后将衣服的后襟褶夹三指宽在腰间，蛇虫就不敢近前。渡江河时，佩戴红色的"禹"字，会很吉祥。

水，虫散方可渡。行热勿以河水洗面。陂湖水有小影，是鱼秧勿食。井水沸起者勿食，屋漏勿误食，冢井中有毒勿食。凡浊水要急饮，入杏仁泥，少搅十数次，即可饮。夏月冰勿多食，莫贪一时之快，久则成疾。此地忌之大略也。

人事诸忌

人为万物之灵，有生之所当重者也，岂可不以生我者为急，乃以贼我者为务也？遵生者，当知所重。五脏喜香洁，恶腥膻，食必择可。勿搔首披发覆面。肝恶风，心恶热，肺恶寒，脾恶湿，肾恶渗。发不可误入鲊食。甲寅日割指甲，甲午日割脚指甲，此为三尸游处，故以斩除之。不可向北唾，犯魁星。唾远损气，唾多损神。汗出毛孔，勿令扇风，恐为风中。凡汗之所出，本于五脏，饮食饱热，汗出于胃，饱甚胃满，故汗出于胃也。惊悸夺精，汗出于心，惊夺心精，神气浮越，阳内薄之，故汗出于心也。持重远行，汗出于肾，骨劳气越，肾复过疲，故持重远行，汗出于肾也。疾走恐惧，汗出于肝，暴役于筋，肝气疲极，故疾步恐惧，汗出于肝也。摇动劳苦，汗出于脾，动作用力，谷精四布，脾化水谷，故汗出于脾也。故劳伤汗出成病。勿令汗入饮食，食后以纸捻入鼻，引嚏数次，令人气通，明目化痰。勿强忍大小便，勿努力大小便。夜间宜开眼出溺。行走勿语，行远乘马勿回顾，伤神。凡行远常存魁罡在头上。夜行宜数叩齿，鬼神畏齿声也。夜行及冥卧，心中惧者，当存日月光，入我明堂中，百邪自散。勿久行，伤肝；勿久立，伤骨；勿久坐，伤肉。勿跂床悬脚，勿竖膝坐。大树下不可坐，防阴气伤人。坐卧莫当风。冷石不可坐，成疝。日晒热石不可坐，生疮。鸡鸣时叩齿三十六遍，舌舐上腭，待神水满口，漱而咽之，口诵四海神名三遍，止鬼辟邪，令人无疾。东海神阿明，南

写"土"字在手心,下船不会害怕。从深山流出来的冷水不能饮,有沙虫的水,不能用来洗澡。有水弩虫的江湖不要渡,因为它能含沙射人,置人于死地。渡河前,先用石头击水,将水弩虫驱散后方可渡河。走路走热后,不要用河水洗脸。池塘和湖泊有小影子的水不要喝,因为那是鱼秧。热井水不要食,放在屋漏不要吃,以免误食中毒,墓井中的东西有毒不能食。凡是浊水但急着要饮的,可加杏仁泥少许搅拌数十次后饮用。夏天的冰不要多食,如果只为贪图一时之快,时间久后,就会引起疾病。这些都是地忌的大要。

人事诸忌

人是万物之灵,有生之年应当珍惜,岂能有不为自己的生命担忧,而以同死亡作斗争为当务之急的。养生的人应当予以重视。五脏喜欢香洁的食物,不喜欢腥膻味的食物,所以食必须选择利于五脏的食品。不要搔首披发遮面。肝怕风,心怕热,肺怕冷,脾怕湿,肾怕渗。头发不可以误入鲊食。甲寅日剪指甲,甲午日剪脚趾甲,因为它易藏污纳垢,所以必须剪除。不可向北唾液,这样做会冲犯河魁和天罡二星,而且唾远会损气,唾多会损神。若毛孔发了汗,不要扇风,恐怕会中风。因为凡出汗皆是五脏所生。人食饱后会感到很热,再由于食物满胃,便会生汗,所以汗出于胃。惊悸伤害元精,汗便生于心;因为惊悸伤害了心神,神气就会浮动,从而阳气不足,所以汗生于心。负重远行,汗生于肾;由于身体劳累,血气便会受损,再加上肾过度疲劳的缘故,所以负重远行,汗生于肾。疾走恐惧,汗生于肝;由于剧烈劳动伤害了筋骨,造成肝气极度疲劳,所以疾步恐惧,汗生于肝。摇动劳苦,汗生于脾:由于动作用力,造成谷精四布,脾化为水谷,所以汗生于脾。因此,劳伤出汗都会生病。不要让汗流入食物。食后用纸塞入鼻孔,引喷嚏数次,让人通气,起到明目化痰的作用。不要强忍大小便,也不要使劲大小便。夜间宜睁眼小便。行走时不要说话。骑马远行,不要回头,因为会伤神。凡远行要用北斗作方向。夜行宜叩齿数次,因为鬼神害怕牙齿发出的声音。夜行及晚上睡觉惧怕的,心中当存日月光,百邪自散。不要久行,久行伤肝;不要久立,久立伤骨;不要久坐,久坐伤肉。不要跂床悬脚,不要竖起膝盖坐。大树下不可坐,防止

海祝良，西海巨乘，北海禺强。早起食生姜以辟秽气，下床先左脚，吉。嗽齿勿用棕刷，败齿。夜半勿哭泣，勿对北詈骂，勿卒惊呼，勿恚怒，令神魂不安。勿大乐，使气飞扬；勿多笑，伤脏；多喜，令人妄错昏乱。食勿语，寝勿言。勿多念，内志恍惚。勿多思，神怠。勿思虑，伤心。勿久卧，伤气。勿头向北，春夏向东，秋冬向西。夜卧防床头有隙进风。夜眠勿以脚悬高处。卧勿开口，以泄真气。勿以手压心口，令人梦魇。勿尸卧，勿以笔画人面为戏，使魂不认尸，多致死者。勿露卧。睡醒觉热，勿饮水又睡。凡梦勿语人。勿燃烛照寝，令人神魂不安。人卧忽不醒，勿急以灯照之，杀人。就黑暗处，以指甲掐其人中，或口咬大拇指甲处，而唾其面。勿当风沐浴，勿沐发未干即寝。勿冷水洗沐，饥勿浴，饱忌沐。洗头不可用冷水，成头风。勿沐浴同日，沐者，洗头，浴者，澡身也。有眼疾不可浴。午后勿洗，头汗出勿洗，沐浴无常，不吉。当考之《月令》沐浴日，吉。旦起勿开眼洗面，盛热勿以水洗面，勿以大热汤漱口，凡有脚汗，勿入水洗。凡夏至后丙丁日，冬至后庚辛日，不宜交合。大月十七日，小月十六日，此名毁败日，不宜交合。大喜大怒，男女热病未好，阴阳等疾未愈，并新产月经未净，俱不可交合。勿醉饱入房。勿每月二十八日交合，人神在阴。帐幕内忌燃烛行房。凡本命甲子庚申不可入房。雷电风雨不可交合。此为人事之忌大略耳，人能谨而戒之，心获安乐，无诸疾苦，再加调和饮食，餐服药饵，百年之寿，人皆可至，幸毋忽之。

阴气伤人。坐卧不要对着风。冷石不能坐,坐了生疝气。曝晒的热石不能坐,坐后会生疮。鸡鸣时叩齿三十六遍,用舌头舐上腭,待唾液满口,漱口后再吐出咽下去?,口诵四海神名三遍,能止鬼辟邪,使人不生病。东海神叫阿明,南海神叫祝良,西海神叫巨乘,北海神叫禺强。早晨起床食生姜以僻秽气。下床时应先左脚,这样便吉利。漱牙齿,不要用棕刷,会损坏牙齿。半夜三更不要哭泣。不要对着北方辱骂,不要辛然惊呼,也不要忿怒,否则使人心神不安。不要过分高兴,会使人气机紊乱。不要多笑,多笑会伤脏腑。不要过喜,过喜会使人昏头转向。吃东西时不可说话,睡觉不要多言。不要多念,多念会使内志恍惚。不要多思,多思使人心神疲倦。不要思虑过多,否则会伤心。不要久卧,久卧会伤气。头不要向北,春夏宜向东,秋冬宜向西。夜卧要防止床头有隙进风,夜眠不要把脚悬在高处。不要卧着开口,以免泄露真气。不要用手压心口,会使人做恶梦。不要尸卧,不要用笔画人的面部作游戏,会使人的魂认不出肉体,造成人亡。不要在野外露宿。睡醒感到发热时,不要饮水后又睡。凡做梦不要对人说。不要点着腊烛睡觉,会使神魂不安。人睡后突然不醒,切勿急忙用灯照他,这样做,会死人。发生这种情况,应就在黑暗处用指甲掐他的人中,或用口咬大姆指指甲处,再唾他的脸,人就会醒来。不要当风洗澡,不要洗头发后未干就睡觉。不要冷水洗头、沐浴,饥饿时或吃饱后,不要洗澡。洗头不要用冷水,否则会生头风病。不要在一天中既洗头又洗身,沐就是洗头,浴就是洗澡、清洗身体。有眼病的人,不要洗澡。午后不要洗脸,头上出汗时不要洗。淋浴要参考《月令》中淋浴的吉日,否则会不吉利。早晨起早,不要睁开眼睛就洗脸,不要用太热的水洗脸,不要用太热的汤漱口。凡是有脚汗的,不要用水洗。凡夏至后的丙丁日,冬至后的庚辛日,不宜交合。大月的十七日,小月的十六日,名叫毁败日,不宜交合。大喜大怒,男女热病未好,阴阳等病未愈,以及新产、月经未净都不能交合。不要喝醉酒后行房。不要在每月的二十八日交合,因为人神在阴。帐幕内忌讳点着腊烛行房。凡本命为甲子,庚申的人,不可行房。雷电云雨时,不可交合。这些都是人事忌讳的大要,人若能谨慎戒备,必能安居乐业而无病苦,再加上饮食调和,服食药饵得法,要活上一百岁,每个人都能办到,请不要忽视。

宾朋交接条

序古名论

《白虎通》曰:"朋友之道有四,近则正之,远则称之,乐则思之,患则死之。"

《扬子法言》曰:"朋而不心,面朋也;友而不心,面友也。"

《家语》曰:"夫内行不修,身之罪也;行修而名不彰,友之罪也。故君子入则笃行,出则友贤。"

《礼记》曰:"君子之交淡如水,小人之交甘苦醴。君子淡以成,小人甘以坏。"

《汉书》曰:"李德公所交,皆舍短取长,好成人之美。时荀爽、贾彪,虽俱知名,而不相能,德公并交二子,情无适莫,世称其正。"

胡质曰:"古人之交也,取多知其不贪,奔北知其不怯,闻流言而不信,故可终也。"

祢衡,字正平,少与孔文举作尔汝之交。时衡未二十,而文举已五十余矣。

荀巨伯远看友人疾,值胡贼攻郡,友人语伯曰:"吾且死矣,子可去。"伯曰:"远来视之,今有难而舍之去,岂伯行耶?"贼既至,谓伯曰:"大军至此,一郡俱空,汝何人独止耶?"伯曰:"友人有疾,不忍委之,宁以己身代友人之命。"贼闻斯言,异之,乃相谓曰:"我辈无义之人,而入有义之国。"乃偃而退,一郡获全。

山涛与嵇、阮一面,契若金兰。山妻韩氏觉涛与二人异常交,问之,涛曰:"当年可以为友者,惟此二人。"妻曰:"负羁之妻,亦亲观赵狐,意欲窥之,可乎?"涛曰:"可。"他日二人来,劝涛止之宿,

宾朋交接条

序古名论

《白虎通》载：朋友之道有四种：离得近的就帮助他，离得远的就写信去安慰他，高兴时应想到他，自己有困难的时候，就离开他。

扬子《法言》载：朋友不交心，是表面上的朋友。

《家语》载：如果不修内在的行为，是自己的罪过；行为修正，但名不显露的，是友人的罪过。所以君子在家就笃行，出门就友贤。

《礼记》载：君子之交淡如水，小人之交甘如醴。君子之交因淡而成功，小人之交因甘美而失败。

《汉书》载：李德公所交的，都是舍短取长，好成人之美的朋友。当时的荀爽、贾彪都很知名，很多人想要和他们交朋友都很难，德公和他们俩人都交了朋友，并且情同手足，很多人都说他们是正直的朋友。

胡质说：古代的人交朋友，从是否多取来了解他是否贪婪，从是否临阵脱逃来认识他是否胆怯，从听到的流言蜚语来察他是否轻信，交其不贪、不怯、不轻信，所以能相处终身。

祢衡，字正平，很小就与孔文举是不拘小节的好朋友，当时正平还未满二十岁，而文举却已五十多岁了。

荀巨伯从远处来探视友人的病情，正值胡人攻打郡城，友人对巨伯说：我一旦死了，你就回去。巨伯回答说：我从远处来探望你，现在你有难却离你而去，难道是我这次来的目的吗？贼人攻破城后对巨伯说：大军到了这里，一郡的人都逃光了，你为什么独自留在此城？巨伯回答说：我的友人身患重病，我不忍心抛弃他独自逃命，我宁肯用自己的性命来代替友人的性命。贼人听了巨伯这番话后，很赏识他的朋友之义，于是对巨伯说：我们是些无义的人，却去攻打仁义的国家。于是贼人退兵回国，一郡得到了保全。

山涛同嵇康、阮籍只见过一面，便契若金兰。山涛的妻子韩氏觉得丈夫和嵇康、阮籍二人交往非同一般，便问他缘故。丈夫说：可交为朋友的人，只有这两个人。妻子说：当年负羁的妻子亲自观察了赵衰、

具酒食，妻穿墙视之，达旦忘返。涛入曰："二人何如？"曰："君才致不如，正当以识度耳。"涛曰："伊辈亦以我识度为胜。"

晋王越镇海昌，以王安期为记室参军，雅相知重。敕世子毘曰："学之所益者浅，体之所安者深。闲习礼度，不如式瞻仪形；讽味遗言，不如亲承音旨。王参军人伦之表，汝其师之！"

齐太原孙伯翳，家贫，尝映雪读书，放情物外，栖志丘壑，与王令君亮、范将军为莫逆之交。王、范既相二朝，欲以吏职相处，伯翳曰："人生百年，有如风烛，宜怡神养性，琴酒寄情，安能栖栖役曳若此？嵇康所不堪，予亦未能也。"

梁王绎博览群书，才辨冠世，不好声色，爱重名贤，与裴子野、萧子云布衣交。

白居易与元相国稹友善，以诗道著名，号元白。《集》内有哭元相诗云："相看掩泪俱无语，别有伤心事岂知？想得咸阳原上树，已抽三丈白杨枝。"

许棠久困名场。咸通末，马戴佐大同军幕，棠往谒之，一见如旧识。留连数月，但诗酒而已，未尝问所欲。忽一旦大会宾友，命使者以棠家书授之。棠惊愕，莫知其来。棠启缄密视久之，乃是言马戴已潜遣一价恤其家矣。其用情周渥，人所不及如此。

《风土记》曰："越俗性率朴，初与人交有礼，封土坛，祭以犬鸡，祝曰：'卿乘车，我带笠，他日相逢下车揖；我步行，卿乘马，后日相逢卿当下。'"

自昔士之闲居野处者，必有同道同志之士相与往还，故有以自

狐偃,今天我想亲自看一下你的朋友如何,可以吗?丈夫说:可以。有一天,二人来访,山涛为他俩准备了酒食,留他俩住宿,山涛的妻子便隔着墙偷看他俩的情形,一直到天亮。山涛进来问妻子道:二个人怎么样?妻子回答说:你的才情也不如他们,只能以你的见识气度和他们交朋友。山涛说:他们也是因为我的见识和气度,才同我交朋友的。

晋东海王司马越镇守海昌,用王安期为记室参军,对他非常看重。司马越对他的世子司马毗说:从学习中获得的知识终归是肤浅的,而身体力行的才深刻。休闲时学习礼度,不如瞻仰效法;诵读先贤留下的箴言,不如当面学习圣贤的旨意。王参军人伦的表率,值得大家学习。

齐国太原人孙伯翳的家很穷,经常映雪读书。他放情于物外,息志于丘壑,同王令君亮、范将军雪是莫逆之交。王、范两人已经为二朝之相,想委任他以官职。伯翳说:人生百年,就如风中的烛火,随时都会熄灭,所以应该怡神养性,以琴或酒来寄托情怀,怎么能如此忙碌劳顿呢?嵇康所不能的,我也不能办到。

梁朝的王绎博览群书,才辨冠世,不好声色,爱重名贤,与裴子野、萧子云是布衣之交。

白居易与元稹是好朋友,以诗闻名于世,号元白。他的诗集中有哭无稹的诗:相看掩泪俱无语,别有伤心事岂知?想得咸阳原上树,已插三丈白杨枝。

许棠久困名场,咸通末年,马戴辅佐大同的军务,许棠前往参见,他俩一见如故。便留下来居住了数月,平常只是饮酒作诗而已,从未相问来的目的。忽一日马戴宴宾友,命使者交给许棠一封家书,许棠感到很惊奇,不知家书从何而来。许棠折信仔细看了很久,信上说马戴已悄悄派了一个使者给了家中很多抚恤费。马戴用心周密而深厚,是他人无法办到的。

《风土记》说:越人民裕朴实,与人初交时很有礼貌,一定会封土坛,用鸡犬相祭,祝词说:你乘车,我戴笠,他日相逢下车揖;我步行,你乘马,后日相逢你当下。

自古以来,士大夫闲居山野的,一定有志同道合者互相往来,所以

乐。渊明诗曰:"昔欲居南村,非为卜其宅,闻多素心人,乐与数晨夕。"又云:"邻曲时来往,抗言谈在昔。奇文共欣赏,疑义相与析。"则南村之邻,岂庸庸之士哉?杜少陵与朱山人诗曰:"相近竹参差,相过人不知。幽花欹满径,野水细通池。归客村非远,残尊席更移。看君多道气,从此数追随。"李太白与范居士诗曰:"忽忆范野人,闲园养幽姿。"又云:"还倾三五酌,自咏猛虎词。近作十日欢,远为千载期。风流自簸荡,谑浪偏相宜。"观此则朱山人、范居士者,可为非常流矣。

周益公尝访杨诚斋于南溪之上,留诗云:"杨监全胜贺监家,赐湖岂比赐书华?回环自辟三三径,顷刻能开七七花。门外有田供伏腊,望中无处不烟霞。却惭下客非摩诘,无画无诗只漫夸。"诚斋续贺相欢,好事者绘以为图。诚斋题曰:"平叔曾过魏秀才,何如老子致元台?苍松白石青苔径,也不传呼宰相来。"诚斋长嗣东山先生,以集英殿修撰致仕家居,年八十。曾云巢年尤高,尝携茶袖诗访伯子,其诗云:"褰衣不待履霜回,到得如今也乐哉。泓颖有时供戏剧,轩裳无用任尘埃。眉头犹自怀千恨,兴到何如酒一杯?知道华山方睡觉,打门聊伴茗奴来。"伯子和诗亦佳,其风味不减前二老也。二老相访,高谊如此。

古延方士,湖州东林沈东老,能酿十八仙白酒。一日有客自号回道人,长揖于门,曰:"知公白酒新熟,远来相访,愿求一醉。"公见其风骨秀伟,跫然起迎。徐观其碧眼有光,与之语,其声清圆,于古今治乱、老庄浮图氏之理,无所不通,知其非尘埃人也。因出酒器十数于席间,曰:"闻道人善饮,欲以鼎先为寿,如何?"公曰:"饮器中钟鼎为大,屈卮螺杯次之,梨花蕉叶最小,请戒侍人,次第速斟,当为公自小至大以饮之。"笑曰:"有如顾恺之食蔗,渐入佳境也。"又约周而复始,常易器满斟于前,笑曰:"所谓杯中酒不空也。"回公兴至即举杯,命东老鼓琴,回公浩歌以和之。又欲以围棋相娱,

才有以此自乐的生活方式。陶渊明的诗说：昔欲居南村，非为卜其宅。闻多素心人，乐与数晨夕。他又写道：邻曲时来往，抗言谈往昔。奇文共欣赏，疑义相与析。那么由此可见，居住在南村的邻居，怎会是庸庸碌碌之辈啊！杜少陵给朱山人的诗说：相近竹参差，相过人不知。幽花欹满径，野水细通池。归客村非远，残尊席更移。看君多道气，从此数追随。李太白给范居士的诗说：忽忆范野人，闲园养幽姿。他又写道：还倾三五酌，自咏猛虎词。近作十日欢，远为千载期。风流自簸荡，谑浪偏相宜。由此可见，那朱山人、范居士，一定不是一般的人物。

　　周益公曾经到南溪造访杨诚斋，留下一首诗说："杨监全胜贺监家，赐湖岂比赐书华？回环自辟二三径，顷刻能开七七花。门外有田供伏腊，望中无处不烟霞。却惭下客非摩诘，无画无诗只谩夸。"杨诚斋便续诗相唱和，好事者将此事绘成图画。杨诚斋在画上题道："平叔曾过魏秀才，何如老子致元台？苍松白石青苔径，也不传呼宰相来。"诚斋的长子东山先生，以前是英殿翰林，现辞职回家居住，已经年满八十。曾云巢的年事更高，常常携茶袖诗访问东山先生，其诗说："寒衣不待履霜回，到得如今也乐哉。泓颖有时供戏剧，轩裳无用任尘埃。眉头犹自怀千恨，兴到何如酒一杯。知道华山方睡觉，打门聊伴茗奴来。"东山先生和诗也很佳，其风味不减前二老。二老互相访问，情谊非常深厚。

　　古延方士湖州东林沈东老，能酿造十八仙白酒。一日，有个客人自称是回道人，在门外久久地作揖道：知道您新酿的白酒熟了，我专程从远处来访问您，愿求一醉。公见他风骨秀伟，便很高兴地迎接了他。仔细看他的眼睛碧光照人，同他交谈，又发现他的声音清亮圆润，而且对古今治乱，老庄浮图氏的理论，无所不通，便知道他不是尘世中的人。于是摆了十几件酒器在席上，问他道：听说道人很善饮，我想用鼎为你祝寿，可以吗？道人回答说：饮器中，以钟鼎为大，有弯柄的酒杯，螺壳雕制的酒杯次之，梨花、蕉叶类的酒杯最小，请你让仆人从小杯到大杯依次斟满，我要当着你的面饮完这些酒。他笑着说：这就犹如顾倩吃甘蔗一样，渐渐进入佳境。饮完一轮后，又从小到大，周而复始，面前经常保持满杯。他又笑着说：正所谓杯中酒不空啊。道人的兴趣来时，就举杯让东老鼓琴，道人则高歌以伴和。道人又想用下围棋来助兴，

止奕数子，辄拂去，曰："只恐棋终烂斧柯。"回公自日中至暮，已饮数斗，无酒色。东老欲有所叩，回公曰："闻公自有黄白之术，未尝妄用，且笃于孝义，又多阴功，此余今日来寻而将以发之也。"东老因叩长生轻举之术，回公曰："四大假合之身，未可离形而顿去。"东老摄衣起谢，有以喻之。回公曰："此古今所谓第一最上极则处也。"饮将达旦，瓮中所酿，止留糟粕，而无余沥。回公曰："久不游浙中，今日为公而来，当留诗以赠。然吾不学世人用笔。"乃就擘席上榴皮画字题于庵壁，其色微黄而渐加黑。其诗曰："西邻已富忧不足，东老虽贫乐有余。白酒酿来缘好客，黄金散尽为收书。"已而告别。东老启关，送至舍西，天渐明矣，握手并行，至舍西石桥，回公即先度乘风而去，莫知所终。

古延名衲　成都一僧，诵《法华经》甚专，虽经兵乱，卒不能害。忽一仙仆至，云："先生请师诵经。"引行过溪岭数重，烟岚中一山居。仆曰："先生老病起晚，请诵至《宝塔品》见报，欲一听之。"至此果出，野服杖藜，两耳垂肩。焚香听经罢，入不复出。以藤盘、竹箸，秫饭一盂，枸菊数瓯，无盐酪，美若甘露，得衬钱一环。仆送出路口，问曰："先生何姓名？"仆于僧掌中书'孙思邈'三字，僧大骇，仆遽失之。三日，山中寻求，竟迷旧路，归视衬资，乃金钱一百文也。由兹一饭，身轻无疾，天禧中僧一百五十岁，后隐不见。

李东谷曰："君子以文会友，以友辅仁。友之者，友其德也。当亲密之时，握手论心，必使君臣、父子、兄弟、夫妇之伦，粹然一出于正，此交友第一义也。夫何世变日薄，友道扫地，惟酒馔追随，有无

只奕数子就将棋拂去，说：只怕一盘下完斧柯都已烂掉了。道人从中午到黄昏，已饮酒数斗，脸上仍无酒色。东老欲询问他到这里来的缘委，道人说：听说你有点石成金的法术，却从未妄用过，并且笃守孝义，又多积阴德，这就是我今天来寻你而点化你的原因。东老因此而向道人询问长生轻举之术，道人说：地、水、土、风，四大假合之身，不可离形而遁去。东老提起衣摆，感谢道人用比喻来点化他。道人说：这就是古今所谓第一最上极则处的道理。饮酒至天亮时，瓮中的酒只剩下了糟粕而再无余酒了。道人说：很久没有游览浙江了，今天为你而来，应留首诗来赠给你，只是我没有学过世人用笔。于是，就劈开席上的石榴，在庵壁上题字，字的颜色便由微黄而逐渐加黑。诗中写道：西邻已富忧不足，东老虽贫乐有余。白酒酿来缘好客，黄金散尽为收书。写完后，便向东老辞别。东老亲自开门送至房舍的西边，此时，天渐渐亮了，俩人握手并行，一直走到房屋西边的石桥上，道人就乘风而去，不知踪影。

　　古延名衲　　这篇文章里记载，成都一个僧人诵《法华经》甚是虔诚，虽然历经兵乱，仍没有受到一丝伤害。忽然一个仙仆来到他的面前说：先生请师父去诵经。仙仆引他走过数重溪水和山岭后，来到一所烟岚掩映的山居。仙仆说：先生患有老病，每天起来得很晚，请你诵读《法华经》，诵到《宝塔品》时就通报一声，先生想听。诵到此节时，先生果然出来了，只见他身着野服，受挂杖藜，两耳垂肩。他焚香听完经后，进去便不再出来。用藤盘、竹筷、秫饭一盂，枸杞和菊花数瓯，虽没有盐和酪，但味道却美如甘露。僧人得到一环施舍的钱后，仙仆便将他送出路口，僧人问仙仆道：您先生叫什么名字？仙仆在僧人的手掌上写下"孙思邈"三个字，僧人大惊，仙仆忽然便不见了踪影。三日后，僧人往山中寻求，竟迷了旧路。回来后看手中的钱，乃是一百文金钱。由于这一饭，僧人从此便身轻无病。天禧年间，僧人已经活到一百五十岁了，后来便隐居不见了。

　　李东谷说：君子以文会友，以友辅仁。交朋友，是交他的德行。当朋友亲密无间，握手论心之时，君臣父子兄弟夫妇的伦理道德，便粹然出于纯正，这是交友的第一义。可惜世风日下，人情淡薄，只要有酒有肉，便有人追随，若是不能同济，便恶言相骂，极力抵毁。有的为了蝇头

周济，秽言相谑，术数相胜。于规圆便利，谄谀取容，此妾妇耳，非友也。啑以濡沫，甘效奔走，此奴隶耳，非友也。恐少有攖拂，而取疏远，故随事苟徇而颟亲密。乘人父子之睚眦，即导之以不慈不孝；乘人兄弟之阋墙，即导之以不悌不恭；乘人夫妇之反目，即导之以不琴不瑟。谬引古今，眩乱是非，指鹿为马，野鸟为鸾，皆此辈也。取友又当以此自鉴，毋为人欺，毋过责于此辈，远而敬之，以为友道戒。"

又曰："'故旧不遗，则民不偷，'世俗薄，故旧衰。友人平日同笔砚，同出处，同贫贱，同患难，相与相爱，不啻骨肉。一旦得志，视若路人，因而多以忘旧为憾。此特不能理遣耳。宜如何？若故人死亡而终身不相接，足矣。故友道难乎其振哉！"

林可山《山林交盟》曰："山林交与市朝异，礼贵简，言贵直，所尚贵清。善必相荐，过必相规，疾病必相救药，书尺必直言事。初见用刺，不拘服色，主人肃入序坐，称呼以号及表字，不以官。讲闻必实言所知所闻事。有父母，必备刺拜报谒同，自后传入，一揖，坐。诗文随所言，毋及外事、时政异端。饮馔随所具，会次坐序齿，不以贵贱僧道易。饮随量，诗随意，坐起自如，不许逃席。乏使令，则供执役。请必如斯，无违客例。有干实告，及归，不必谢。凡涉忠孝友爱事，当尽心。毋慢嫉前辈，须接引后学，以共追古风。贵介公子有志于古道，必不骄人以自满。苟非其人，不在兹约。凡我同盟，愿如金石。"

小利，便谄谀取容，这些都是妇人行为，不是真正的朋友。吃点别人的东西，便甘愿效力奔走，这是奴隶行为，不是真正的朋友。担心稍有触犯和违背便会疏远，所以故意违心相迎合看起来很亲密。乘别人父子不和，便教人不慈不孝；乘别人兄弟相争之时，便教人不悌不恭；乘别人夫妇反目，便教别人不和不睦。错误地引经据典，眩乱是非，指鹿为马，以鸟为鸾，都属于此类小人。交朋结友，当以此作为自鉴，既不要被人欺，也不要过多责难别人，远而敬之，这是交朋结友的戒条。

又说：过去的坏习气，若没有遗留下来，民众便不会变坏。由于世道炎凉，所以存有旧有的恶习。朋友，尽管平日同用笔砚，一起出入，同贫贱，共患难，相让相爱，俨然如亲生骨肉。但一旦得志，便视若路人，以至忘掉了旧日同甘共苦的友人。这些都不是普通的道理能解释清楚的，应该怎么办呢？若是故人死亡，那么终身都难遇到知己了。所以，友道很难再重振起来。

林可山《山林交盟》载：山林之交与都市之交不同，礼贵在简，言贵在直，所喜欢的贵在清高。善行一定要表彰，过失不定要规劝，生病一定要送药医治，看书一定要直言其事。初次见面一定要递上自己的名片，不以衣服的好坏取人。主人请进门后，按辈分称兄或叫别人的表字，不要以官名相称。一定要说实话言实事。有父母在家的，一定要略备拜品，报上自己的名字，从后堂进入，向其父母作一揖后，再坐下来。谈诗说文，随便发表意见，但不要谈论外事或时政异端。吃饭时，要按序而坐，不要分贵贱高低。饮酒随量，谈诗随意，起坐自如，不要逃席。猜拳划令，若是输了，就该替别人斟酒。一旦被别人邀请作客，一定要准时赴宴，但不要过分提前，以免成为速客；如果因事不能前往，一定要实话实说，以求朋友的谅解。到了回家的时候，也不必向主人道谢。凡是涉及到忠孝友爱之事，一定要尽心尽力。不要傲慢或嫉妒前辈，应当接引后学，以追古风。崇尚古道的贵族公子，一定不会骄傲自满。如果不是崇尚古道的人，就不受本盟条约的约束。凡是我的同盟，愿我们之间的友谊如金石长存。

高子交友论

　　高子曰:《毛诗序》云:"自天子以至庶人,未有不须友道以成者也。"但今之世,友道日偷,交情日薄,见则握手相亲,背则反舌相诟,何人心之不古乃尔? 此辈自薄,非薄我也。不知诋我以悦他人,他人有心亦防尔诋。自己辗转猜忌,智巧百出,视友道为路尘,宜管鲍陈雷之绝世也。

　　吾意初与人交,深情厚貌,不易洞晓,何术以知其心地之善恶,情性之邪正也? 但以吾心之美恶邪正以交其人,彼虽奸险,欲伺我隙,我无隙可伺,彼将奈何? 彼虽贪婪,欲窥我败,我无败可窥,彼将奈何? 与之谈,必先以仁义,彼之愚我邪我之言,勿听也。与之饮,必敬以酒食,彼之诱我乱我之事,勿行也。我无私,彼将何以行其私? 我无好,彼将何以投吾好? 自防谨密,则郛郭坚完,外操矛盾,何以祸我? 但今之人自作恶业丑行,始欲人协己谋,取必与,乃厚人若骨肉,虽父母妻子不若也。苟所谋幸成,则人必挟我,求不遂,即变交好为寇仇,非金帛货殖不解也。果人祸我? 抑果自祸而然耶? 人心孰不乐为善? 但以正感正,以邪感邪,邪正分于应感,岂果人人皆小人,而世无君子耶? 道谊之在天下,亦未全灭也,但千百中一二耳,奈何移君子之道谊,而近全于市人,在在有之也。此又何说哉? 近辈有与胜己者谈,不问其言之是非、嚄嚄是赞,听彼大言不惭。与不若己者谈,不论其言之可否,嘹嘹是诋,愧彼缄言似讷。遂使过无从知,善无从进,直谅之道,三益之友,淹没无闻矣。

高子交友论

高子说,《毛诗序》讲:自天子至庶民百姓,没有是不依靠朋友的帮助而能成事的。但现在的世道,友道已变,交情也是日渐淡薄了,人们见面虽仍握手相亲,但在背后却又相互诋毁,人心不古何以至此?这样的人是自我轻薄,并不是轻薄他人。却不知道用诋毁别人来讨他人欢喜的同时,他人如有心,也会防备你的诋毁。自己对他人反复猜忌,智巧百出,将友道视作路上扬起的尘土,这是忘了管仲与鲍叔牙、陈重与雷义的深厚交情的典故了。

我认为,初次与人相交,深情厚貌并不容易洞察知道,又有什么方法可以知道对方的心地是善是恶,情性是正是邪呢?但以自己心底的美恶邪正与人相交,对方即使奸险,且想伺机害我,但如果我没有给他以可乘之机,对方又能怎样呢?对方即使很贪婪,想窥视我的弱点,但如果我没有弱点可以被别人看出,对方又能怎样呢?与别人交谈,首先应当仁义,别人愚弄我的邪言不要听进去。与别人对饮,应当敬以酒食,对方诱我为乱的事,我不去做。我没有私心,对方又怎么能行其私欲呢?我没有特别的爱好,对方又怎能投我所好呢?自己如能谨慎地提防,那么"外城"必定坚固完整,外面的矛和盾,又怎么能够伤害到我呢?但现在的人,自己做了坏事,却还想有人同谋,真是有求必应,对人好得如同骨肉,即使是父母妻子也比不上。如果所谋侥幸成功了,那么他就可以以此要挟你,要求一旦没有得到满足,就会变友好为仇敌,不用金银财物是不能化解的。这是别人害自己,还是自己害自己呢?人心没有不乐于为善的,以正感正,以邪感邪,邪正的分别就在于所感应的不同,既然如此那么岂能是人人都是小人,而没有君子的。在天底下,道谊并没有完全消失,但千百人中也只尚存一二了,无奈只好将君子的道谊与市民相贴,这样的事便到处都有了。这又怎么说呢?现在的人与比自己强的人交谈时,不管对方所说的是否正确,均一味称赞,对方更是大言不惭;与不如自己的人交谈,不管对方说得怎样,都加以诋毁,使对方惭愧而言语迟钝。于是自己有了过错便无从知晓,别人的优点长处也不能吸收了,因此,友直、友谅、友多闻的三种交友之道,也淹没无闻了。

夫贵者能以直友为可重，则事功日进，而望誉日隆。富者能以直友为可宝，则家业日昌，而声名日著。奈何对贵者而言直，不惟交疏，且目为妄人；语富者而言直，不惟友薄，且名为恶客。求其德贤者而亲之，耻佞人而远之者，几人哉？非富贵之高品，不能自别也。但以直自居，以道自重者，是果为妄人？又果为恶客？乃曲誉取怜，求为富贵交耶？借得贵者一顾盼，所荣几多？富者一餍饫，所饱几日？靡靡焉以直道自委，甘心效奴隶之恭、妾媵之媚以悦人哉！

古者贵择交，且交以心，匪交以面也；交不能择，友不以心，是诚面交矣，何能久且敬哉？故君子宁寡交以自全，抱德以自重，乃鄙泛交以求荣，趣附以自贱也。

又若一辈，与富者交，惟欲利其利；与贵者交，惟欲利其势。使世人不以势利横胸中，不以智巧媒径路，则人人圣贤矣，又何慕富之德，贵之贤，乃委身于白日，相从于朱门哉？即其口食自足于一朝，家将何物供厨烟于三炊？人当以此心谅人之心，勿以世道求古之道，则交全而谊厚矣。

他如同门同业，一贵一贫，在贵者当念其穷，勿以路人视故人，分所有以周急，厚道也。在穷者亦当安其穷，勿羡人以怨人，希所有以自足，亦厚道也。奈何贵者不古，而穷者不明？昧此二者，何得于友耶？举世皆尔尔，果何人为丈夫哉？交情乃见矣。

彼山人词客，迈德弘道，贲于丘园，抱河岳之灵，而飘然浪游，欲出与寰宇为友者，此正吾人所欲交与游，愿闻其艺而甘心焉者。惜乎今之时同调者罕其人，而朱门无容辙，遂使诸君冥心物外，介然绝

权贵之人如能重视率直的朋友，这样就能使人事功日进，同时声望和名誉也会与日俱增。富裕的人如能珍视直率的朋友，那么家业就会日渐昌盛，而声名也会日渐昭著。怎奈何对权贵之人直言，不仅交往会生疏，而且还会被视为狂妄；对富裕的人直言，不仅友情会淡薄，并且还会说你是讨厌的客人。能够与有德而贤慧的人亲近，耻于与无德的人交往而与之疏远的又有几人呢？不是品行高尚的人是不能办到的。但能以率直自居且尊重友道的人，果真是狂妄的人吗？果真是令人讨厌的人吗？委曲自己而让别人同情，是想与富贵的人交往。如果真得到了富贵者的一点顾盼，又有什么值得光荣的呢？在富贵者家中吃饱一次，又能饱几日呢？很多人常常委曲自己的直率，而甘心效仿奴隶的谦卑模样，装出女人的媚态以取悦别人！

古代的人贵在择友，并且用心去相交，不仅仅限于表面的交往。交不择友，友不以心，叫"诚面交"，又怎么能得到长久和尊重呢？所以君子宁可少交友而保全自己，抱德以自重，是因为他们鄙视用广泛的交友来求得荣誉，以自我轻贱为乐趣的缘故。

又如一些人，与富裕者交往，只是想得到好处；与权贵者交往，只是想依附于别人的权势。假如世上的人心中都不贪恋势利，并且不用智巧计谋作路径，那么人人都会是圣贤了，又何必去羡慕富裕者的品德、权贵者的贤能，而委身于"白日"，相从于"朱门"呢。即是在别人处求得一时的温饱，而家里仍然没有可以用来供奉三餐的食物。人应当将心比心，不要用世道来求古道，那么交往就会成功，友谊也会深厚了。

如果是同门同业，却又一贵一贫，那么富贵的人应当同情贫穷的人，不要将其视作路人，而应将自己所拥有的分给对方以解救别人的急困，这就是厚道了。贫穷的一方也应安于贫穷，不要因羡慕而埋怨对方，所拥有的虽然很少却能自足，这也是厚道。无奈贵者不古，穷者不明，昏昧于这两个方面，怎么能得到朋友呢？倘若举世都如此，那谁还会是大丈夫呢？当今交友之道由此可见。

那些山人词客，具有弘大高超的道德，居于丘园，胸怀河山的灵气而飘然浪游，欲超出人世而与天地为友，这正是我想交往并和他一起浪游，而甘心听闻他的高见。可惜现在这样的人已经十分罕见了，并且

俗，高枕岩阿，而无意海宇，使中原意气，化作秋云，尚友之心，不得圆满如意，是一恨也。彼堪舆诸家，欲兆我先知富贵祸福之机者，皆高贤也。奈老人无意于荣枯，何能从人起朽骨而辟山灵，转灾年而为福日，汲汲乎逐高贤之脚舆力骑哉？敢谢所闻，而且从吾之僻也。

余寡交，自少及老无几人，皆余社友也。况性不能附人就事成苟合，追复古道虽拳拳，奈何世之凉德往往耳。吾于友道重有感于今日，安得大执金刚如达摩西来，化度友道，使复古敦素，顿脱一切业心恶劫，共欢无我无人法界，证上菩提，此余第一大愿。

权贵富豪又容不下这样的人,因此使这些人冥心物外,独然脱俗,高枕岩泉,而无意于世间,将中原意气化作秋云,崇尚交友的心也得不到圆满如意,这些都是遗憾之事。那些看相风水的先生,预知我祸福天机者,都是高人贤士。奈何老人无意于荣枯,怎会追随别人起朽骨而开启山灵,转灾年而为福日,急切的追逐高人贤士的足迹呢?感谢高人的相告,而且顺从了我的癖好。

我的朋友很少,从年轻到年长没有几人,都是我志趣相投的社友。况且我本性不能苟且附人就事,虽一片拳拳之心致力于恢复古道,奈何世道常常薄德。我对于交友之道,今日有所感悟,能够得到大执金刚如达摩西来,化度交友之道,能够恢复古时的敦厚,立刻去除一切恶心恶行,在无我无人的法界共欢,证入大彻大悟的境界,这就是我的第一大心愿。

文/白/对/照

遵生八笺

二

〔明〕高濂 著
谦德书院 译

目 录

卷 九

延年却病笺 上卷..................................558
 序古名论..................................558
 太清中黄胎脏论略..........................560
 幻真先生服内元气诀........................570
 闭气诀第八................................576
 唐李真人长生十六字妙诀....................586
 胎息秘要歌诀..............................588
 治万病坐功法..............................592
 符绝三尸秘法〔符并朱书〕..................600
 服五牙法..................................604
 养五脏五行气法............................606
 服气有三膈说..............................606

服日气法……608
服月精法……608
拘三魂法……610
制七魄法……610
斋见不祥之物……610
治急病法……612
反舌塞喉法……612
制三尸日……612
寝室卧时祝法……612
耳鸣咒……614
合气治病真符诀法……614
服日月光芒法……614
恶梦吉梦祝……616
明耳目诀……616
存日月诀……616
服食灵药忌……616
思三台厌恶法……618
厌恶梦咒……618
行路畏恐法……618
守庚申捷法……620
太上真人除三尸七魄要诀……620
老君去尸虫方……620
左洞真经按摩导引诀……622
太上混元按摩法……628
天竺按摩法……630
婆罗门导引十二法……632

擦涌泉穴说.................................634
擦肾腧穴说.................................634
针灸百病人神所忌考.................636

卷 十

延年却病笺 下卷.........................640
　　高子三知延寿论.....................640
　　最上一乘妙道.........................656
　　八段锦导引法图.....................658
　　八段锦坐功图.........................660
　　去病延年六字诀〔其法以口吐鼻取〕.................666
　　心书九章.................................672
　　至道玄微七论要诀.................688
　　内丹三要论.............................694
　　导引却病歌诀.........................706

卷十一

饮馔服食笺 上卷.........................720
　　序古诸论.................................720
　　茶泉类.....................................728
　　汤品类〔三十二种〕.................746
　　熟水类〔十二种〕.....................760
　　粥糜类〔四十种〕.....................764
　　果实粉面类〔十八种〕.............776

脯鲊类〔五十种〕......780

卷十二

饮馔服食笺 中卷......802
    家蔬类......802
    野蔌类......822
    酿造类......846
    酝造类......847
    曲类......856

卷十三

饮馔服食笺 下卷......862
    甜食类〔五十八种〕......862
    法制药品类〔二十四种〕......882
    服食方类......892

卷十四

燕闲清赏笺 上卷......934
    叙古鉴赏......934
    叙古宝玩诸品......942
    论古铜色......960
    论新旧铜器辨正......964
    论新铸伪造......970

论宣铜倭铜炉瓶器皿……972
论古铜器具取用……976
论汉唐铜章……982
刻玉章法……986
论官哥窑器……986
论定窑……990
论诸品窑器……994
论饶器新窑古窑……996
论藏书……998
论历代碑贴……1002
论帖真伪纸墨辨正……1020
兰亭边旁考异……1022
论古玉器……1024
论剔红倭漆雕刻镶嵌器皿……1028

卷九

延年却病笺上卷

高子曰：生身以养寿为先，养身以却病为急。《经》曰："我命在我，不在于天，昧用者夭，善用者延。"故人之所生，神依于形，形依于气，气存则荣，气败则灭，形气相依，全在摄养。设使形无所依，神无所主，致殂谢为命尽，岂知命者哉？夫胎息为大道根源，导引乃宣畅要术。人能养气以保神，气清则神爽；运体以却病，体活则病离。规三元养寿之方，绝三尸九虫之害。内究中黄妙旨，外契大道玄言，则阴阳运用，皆在人之掌握，岂特遐龄可保，即玄元上乘，罔不由兹始矣。噫！顾人之精进如何。余录出自秘经，初非道听迂说，读者当具天眼目之，毋云泛泛然也。编成笺曰《延年却病》。

序古名论

《金匮妙录》曰："凡欲求长生却病，大法有三：一保精，二行气，三服饵。凡此三事，亦各有法，不得真传，卒难得遇也。故保精之术，列叙百数，服饵之方，略有千种，皆以勤劳不强为务。夫行气可治百病，可祛瘟疫，可禁邪魅，可止疮血，可居水中，可辟饥渴，可延年命。其大要旨，胎息而已。胎息者，不以口鼻为之，如在胞胎之中，则以成道。"

又曰："道以精为宝，施与人则生人，留于己则生身。生身求度世，名在于仙位。生人即功遂，功遂而身退。身退陷俗已为剧，何况妄施而废弃？弃损不觉多，久废老而坠。天地有阴阳，阴阳人所贵。所贵合于道，但当慎无费。"

高子说：人活着要以养寿为先，养身以治病为急。《道德经》说："我命在我，又不在于天。善养生者长寿，不会养生者早亡。"所以人的生命在于神，而神依附于形，形又依附于气，有气则人体健康，气衰则人体衰弱。形气相互为用，全在调养。假如形体无所依附，六神无主，则人的生命便会终止。调息服气为养生之根源，导引则是调畅气机的主要方法。人能通过养气以保神，气清则神爽；活动身体以治病，身体活动了病也就会痊愈。如若能遵从精、气、神的养生法规，则可避免三尸九虫的侵害。在内探究天心之妙旨，在外遵从自然界的规律，那么阴阳的运用，都在人的掌握之中，不仅仅退龄可保，就是达到道的最高境界，也没有不是从此开始的。噫，那么人的修炼程度到底能够如何？我所录的都出自秘经，绝不是没有根据的，读者如有锐敏的观察力，就不会认为我是泛泛而谈了。编成后，取笺名为《延年却病》。

序古名论

　　《金匮妙录》中讲："凡是想长生却病的，有三种方法：一是保精，二是行气（呼吸吐纳和导引等养生修炼之术），三是服食丹药。这三种方法各有不同，若不得要领，则很难把握。所以保精的方法，可列举几百种，服药之方，约有千种，但都要以勤劳而不强求为要务。行气可以治疗百病，可避瘟疫、邪气，可止疮疡出血，可居水中，可解除饥饿，可延长人的寿命。但其要旨，不过是调息的结果。不用口鼻，而以意守丹田，如在胞胎之中才可以成道。"

　　又说：养生之道以精为宝，施予妇人则可以生出后代，留在自己身上则可以强身。强身则可以成仙，而位列仙班。生育只是完成了凡世的任务，完成后自己身体就会减退，身体减退了就会作为凡人，更何况还有因胡乱施为而废弃精宝的。开始弃损时不觉得多，然而精如果被长期

《玄禾》曰:"志者气之神也,气者体之充也。善者遂其生,恶者丧其形。故行气之法,少食自节,心定自安,志坚自通,意专自达,久则神矣。若人服气者,日午后至子时前,为死气,不可服。惟酉时日近明净,不为死,亦可服也。冬三月子时寒,夏三月午时热,二时俱不可服气。若腹中寒,午气可服,腹热,子气亦可服也。"

真人曰:"天道盈缺,人事多屯,居处屯危,不能自慎,而鲜有成。"故养性之士,不知自慎之方,未可与论养生服气之道。故向道者,以自慎为第一事。

太清中黄胎脏论略

内养形神除嗜欲,

心不动摇,六腑如烛。常修此道,形神自足。

专修静定身如玉。

内绝所思,外绝所欲。

一者上虫居脑宫,

《洞神玄诀》曰:"上虫居上丹田,脑心也,其色白而青,名彭居。使人好嗜欲凝滞,学道之人宜禁制之。"

万端齐起摇子心。常思饮膳味无穷,想起心生若病容。

学道者,不得内行扶身,却为三虫所惑乱也。

二者中虫住明堂,

《洞神玄诀》曰:"中虫名彭质,其色白而黄,居中丹田。使人贪财,好喜怒,浊乱真气。"

遣子魂梦神飞扬。或香或美无定方,或进或退难守常。精神恍

损耗，人便会衰老而导致死亡。天地间有阴阳，人也以阴阳为贵，这与道相符，人们主要应当注意，不要随意耗损了精宝。

《玄禾》中说："志是气之帅，气是身体的根本，善于施行的人能保养好自己的生命，相反就会损害其形体。所以行气的方法，应当自行节制饮食，保持心情愉快。志坚则气机条达，用心专一则能心想事成，时间久了就能掌握其规律了。如果人们想练习服气，就不能在午后至子时前，因为此时为死气；只有在酉时，接近明净，才不为死气，可以练习。冬天三个月中子时天气最冷，夏天三个月中午时天气最热，在这二个时辰都不能服气。如果腹中有寒积冷气，可吸午时最热之气；如腹中有热，可服子时最寒之气。"

真人说："天道有盈缺，人间世事多艰难困苦，人处在困顿之中，自己又不谨慎，这样的人很难有成就。"所以养生的人，对那些不知自己谨慎调理的，不可与他谈论养生、服气的道术。养生向道的人，当以自慎为首务。

太清中黄胎脏论略

内养形神除嗜欲，

（心不动摇，六腑通明。常常修炼，形神自然充足。）

专修静定身如玉。

（内绝思虑，外绝嗜欲。）

一者上虫居脑宫，

（《洞神玄诀》讲："上虫位于上丹田，即脑心。它为青白色，称为彭居，令人产生嗜欲或痴呆。学道之人，应该杜绝它。"万端齐起摇子心，常思饮膳味无穷，想起心生若病容。

学道者不懂得体内气机通畅可以强身，却被三虫所迷惑。）

二者中虫住明堂，

（《洞神玄决》说："中虫叫彭质，其色为黄白色，位于中丹田，令人贪财，容易喜怒，扰乱真气。"）

遣子魂梦神飞扬。或香或美无定方，或进或退难守常；精神恍惚

惚似猖狂，令子坐卧败谷粮，子若知之道自昌。

怡然不易，其道自成也。

三者下尸居腹胃，

下尸，其色白而黑，居下丹田，名彭矫。使人爱衣服，耽酒好色。令子淡泊常无味。

若常守淡泊，三尸既亡，永无思虑矣。

静则心孤多感思，挠则心烦怒多起。

服气未通，被三尸虫较力，或多怒，或多悲思，或多嗜滋味。

使人邪乱失情理，子能守之三虫弃。

得见五牙九真气，

五牙为五行气，生子五脏中。

五牙咸恶辛酸味。

若五味不绝，五脏灵气不生，终不断思欲想。

为有三虫镇随子，尸鬼坐待汝身死，何得安然不惊畏。

三尸之鬼，常欲人早终，在于人身中求人罪状，每至庚申日白于司命。若不惊不惧，不早修炼形神，使年败气衰，形神枯悴，纵使志若松筠，亦复无成矣。

劝子将心舍烦事，

静持心神，止舍烦务。

超然自得烟霞志。

超然洞悟，烟霞之畅，在乎目前。

咸美辛酸五脏病，津味入牙昏心境。

但是五味入牙，皆通于两眼之穴，散沾于百脉之内。

致令六腑神气衰，百骸九窍不灵圣。

九仙真气常自灵，三虫已死复安宁。

由子运动呼吸生，

神气若足，呼吸运动，兴起云雾，自然得成，隐化无滞。

似猖狂，令子坐卧败谷粮，子若知之道自昌。学道者内心安适喜悦，不改初衷，自然会修炼得道。）

三者下尸居腹胃，

（下尸的颜色为黑白色，位于下丹田，叫做彭矫，它使人喜欢服饰，贪酒好色。

令子淡泊常无味。如果能甘于淡泊，三虫消亡后，则无忧虑了。）

静则心孤多感思，挠则心烦怒多起。

（服气未通畅，被三虫所诱惑，就易多怒，或狂喜、悲伤、思虑，或有饮食偏嗜。）

使人邪乱失情理。子能守住三虫弃。

得见五牙九真气，

（五牙就是五行之气，它在五脏中产生。）

五牙咸恶辛酸味。

（如果五味不禁，五脏灵气不生，就始终不能让人绝欲。）

为有三虫镇随子，尸鬼坐待汝身死，何得安然不惊畏。

（三尸之鬼，常想让人早死，于是在人的身上寻找罪状，每到庚申日向司命汇报。如果人们不在意，没有及早修炼形神，则气衰形败，即使志向坚如松竹，也会一事无成。）

劝子将心舍烦事，

（把持心神，不要为麻烦事所扰。）

超然自得烟霞志。

（超然顿悟，则丹田之气畅通，如在眼前运行。）

咸美辛酸五脏病，津味入牙昏心境。

（五味入口，都与两眼相通，遍布在人体百脉之中。）

致令六腑神气衰，百骸九窍不灵圣。

九仙真气常自灵，三虫已死复安宁。

由子运动呼吸生，

（如果神气充足，呼吸运动，云雾兴起，就会自然成功，潜移默居在丹田内荧荧。

服气成者，居在丹田中，凝结若鸡子，炳焕。肌肤坚白，筋骸清劲。

地府除籍天录名，坐察阴司役神明，内合胎仙道自成。

入胎息至五百息，当入异境，地籍除名，三天录仙；至千息，魂游上境。

胎息真仙食气得，却闭真气成胎息。

服气二百日，五脏虚疏，方可学入胎息，准九天五神。《经》云："先须密室无风，厚软毡席，枕高四指，才与身平。求一志人，同心为道侣，然后捐舍心识，握固仰卧，情无所得，物无所牵，灵气渐开，心识怡然。初闭息，经十息至五十息，至百息，只觉身从一处，如在一房中。只要心不动移，凡一日一夜十二时，都一万三千五百息。"故《太微升玄经》云："气绝曰死，气闭曰仙，魄留守身，魂游上天。"至百息后，魂神当见其魄，缘是阴神常不欲人生耳。

羽服彩霞何所得，皆自五脏生云翼。

蝉为饮气乘露，故生羽翼；人服元气，而天衣不碍于体。

五脏真气芝苗英，

《太华受经》曰："元气含化，布成六根，吉凶受用，应行相从。内气为识，胎气为神，子能胎息，复还童婴。反魂五脏之始，先布于水，内有六腑，外应六根。"

肝主东方其色青。

《五纬经》曰："肝主于木，生于水，克之于土，来自东方，其色苍。"当存想青气出之于左胁，但六时思之不辍，当见此气如青云。用此气可治一切人热疾，时行臃肿，疥癣急瘦。但观病人疾状，量其浅深，想此气攻之，无不愈者。如观病人肝色枯悴，不可治也。

化,没有阻滞。)

居在丹田内荧荧。

(服气成功的人,他的气如鸡蛋黄一样凝结而位于丹田,如烛光般明亮,可照亮数里之内,这就是丹田之气,这种现象是自然的。肌肤坚白,筋骸清劲。)

地府除籍天录名。坐察阴司役神明,内合胎仙道自成。

(深呼吸五百次,则地籍除名,而名列天仙,进入异境;深呼吸过千次,则灵魂游动于天堂。)

胎息真仙食气得,却闭真气成胎息。

(经过二百天的服气练习,五脏清静了,才可学入胎息。按《九天五神经》中讲:"先必须将室内布置得密不透风,垫席厚且软,枕高四指,刚与身平,找一个志同道合的人,共为道侣修炼,然后舍弃杂念,再两手握紧仰卧,忘掉一切事情,灵气渐开,心情愉快。然后开始闭眼调息,经十、五十至一百次调息,只觉身从一处,如在一房中。只要心不动移,经过一天一夜十二个时辰,就会有一万三千五百次呼吸。"所以《太微升玄经》称:气绝为死,气闭为仙。魄留下守住躯体,魂在上天游动。"经历一百次调息后,魂神可见。魄为阴神,总不想让人活。

羽服彩霞何所得,皆自五脏生云翼。

(蝉蜕因为饮气承受露水,故生羽翼;人调息元气,则仙人之衣可穿着于人体了。)

五脏真气芝苗英,

(《太华受经》载:"元气含化,分布成六根,吉凶受用,应行相从。内气为识,胎气为神,若懂胎息,就会返老还童。反魂五脏之始,先分布于水,内有六腑,外与六根相应。")

肝主东方其色青。

(《五纬经》说:"肝主木,为水所生,克土,方位应东方,其色苍。"应存想青气从左胁上升,只有随时想着它,才可见这种气如青云一般。用此气可治疗人体一切热病、流行病、痈肿、疥癣、急性咳嗽。根据患者病状,考虑病位深浅,用这种气治疗没有不愈的。如果看到患者肝色枯悴,则为不治之症。)

子但闭固千息经，青气周流色自成。

胎息经千息为内养，此气青色，当自凝结。

心主南方其色赤，服之千息赤色出。

《五纬经》曰："心主于火，生之于木，克之于金，来自南方，其色赤。"每日午时，想赤气在心，大如鸡子，渐渐自顶而出自散。咒曰：南方丙丁，赤龙居停，阴神避位，阳官下迎。思之必至，用之必灵。如此三咒之。能常行此气，存想五十日不阙，当为赤气，如火光自见。用此气可治人一切冷病。当用气攻之，若病人面色带青，即不治。

肺主西方其色白，服之千息白色极。

《五纬经》曰："肺主于金，生之于土，克之于木，来自西方，其色白。"每至丑时，存想肺间有气，状如白珠，其光渐渐上注于眉间。后乃咒曰：西方庚辛，太微玄真，内应六腑，化为肺神。见于无上，游于丹田，固护我命，用之成仙。急急如律令。存念一遍。如此四十九日，肺中有气如白云自见。此气照地下一切宝物，及察人善恶。如寒用心气，缘是火气。如热用肾气，缘是水气。不辨用气，即无效也。

脾主中央其色黄，服之千息黄色昌。

《五纬经》曰："脾主于土，生之于火，克之于水。"闭气千息，不敢伏藏，存想黄气，但一念一想，不限时节，亦无咒。其脾藏存之四十九日，自见此气。已后能用，可能自蔽形影。

肾主北方其色黑，服之千息黑色得。

《五纬经》曰："肾主于水，生之于金，克之于火。"此五牙神气，但至五更初，各存想气色都出于顶上讫，即止。亦不假一一别存想，只是较迟，满百日，方有效验也。

驱役万灵自有则，

服气，心志正，兼行内行，内外相扶，一年后应，是人间鬼怪精魅，及土地神祇并不敢藏隐。所到去处，地界神祇随卫道者，阴司六籍善恶具知。

乘服彩霞归太极。

子但闭固千息经，青气周流色自成。

（胎息，经过千次调息而为内养，这种气为青色，自会凝结。）

心主南方其色赤，服之千息赤色出。

（《五纬经》讲："心主火，为木所生，克金，方位应南方，其色赤。"每日中午想到赤气在心中，如鸡蛋大小，渐渐自顶部出来外散。咒曰：南方丙丁，赤龙居停，阴神避位，阳官下迎。思之必至，用之必灵。如此念三遍。如果能常行此气，存想五十天而不间歇，便可见到赤气如火光。用这种气可治疗人体一切冷病。若病人面色带青，为不治之症。）

肺主西方其色白，服之千息白色极。

（《五纬经》讲："肺主金，为土所生，克木，位应西方，其色白。"每至丑时，存想肺间有气，状如白珠，其光渐渐上注于眉间。默念一遍：西方庚辛，太微玄真，内应六腑，化为肺神。见于无上，游于丹田，固护我命，用之成仙。急急如律令。如此练习四十九天，肺中便有气如白云可以自己看见。这种气可照见地下一切宝物，可观察到人的善恶。如果寒，用心气，因心气为火气，如果热，用肾气，因肾气为水气。如果不辨寒热而用气治疗，则无效。）

脾主中央其色黄，服之千息黄色昌。

（《五纬经》讲："脾主土，为火所生，克水。"闭气千息，不敢伏藏，存想黄气。只要一天想一次，不限于时节，也不需念脾脏咒语，经过四十九天，自然可见此气。以后若用此气，就可以隐形。）

肾主北方其色黑，服之千息黑色得。

《五纬经》讲："肾主水，为金所生，克火。"为五脏神气，每到五更初，各存想的气、色都上出到顶上就停止。不需一一存想，也不需念咒语，只是见效较迟，需满百日才可见到效验。

驱役万灵自有则，

服气时，应心志高雅，兼修德行，使内外相得。一年后，人间鬼怪精魅，及土地神，都不敢隐藏。每到一处，地方的鬼神，常为之扩道。阴司六籍，善恶都知。）

乘服彩霞归太极。

《胎息伏阴经》曰:"内息无名,唯行想成,若不行戒,行入胎息,未得合神。"《太微灵隐书》曰:"凡人入胎息,游人间,行尸解术,随物所化,故有托衣衾。"所化者常以庚辛日,取庚时,于一净室内,焚名香一炉于所卧床头。又须设几案,上著香炉,下著所拄龙杖及履鞋等物,尽安置于头边。身衣不解,以衾盖之,首西而卧,自念身作死人。当阴念此咒七遍,咒曰:太一玄冥,受生白云,七思七召,三魂随迎,代余之身,掩余之形,形随物化,应化而成。此存念一食间,但依寻常睡。如当存念之起,一食久,辄不得与人语。若与人语,其法不成。如此常行四十九日,渐渐成法。后要作,不问行住坐卧,阴念此咒七遍,随手捉物,身便别处去,众人只见所把之物,身以死矣。后却见物,还归本形。此法即可以下界助身,不可以便行非法之事,大须护慎。其法大须隐默,若卧在床上,但以被覆身,隐念一遍,便却出入,只见所卧衾被是身,不见被形。若于财色留心,当为神理销折矣。

九行空门至真路,大道不与人争怒。动息能持勿暂停,阴神返照神常助。

持心不息,其道易成。
诸行无心是实心,因心运得归天去。
无心之心,因心运心。虽无有心,还因心有。
除苟无心是谓真,
众事曰苟,无事曰除。除心上念,万行归余。
自随胎息入天门。
胎息以善行为要机,无念为至路。
玄元正理内藏身,无曲潜形体合真。

《洞玄经》曰:"心无曲,万神足。"
三部清虚元气固,六腑翻成百万神。
三元静,六腑调,真气归于真形,二理相合。五脏六腑诸神共有百万,自然相和应也。

（《胎息伏阴经》讲："内息无名，只是想到成功，如不按照戒律，行入胎息，就不能合神。"《太微灵隐书》说："一般人入胎息，游人间，行尸解术，随物所化，故有托衣衾"。所化者经常要在庚辛日，取庚时，在一个干净的房间里，床头点上优质的香。同时再设桌子，上放香炉，桌旁应放龙杖和鞋子等物，安放于床头边。身上衣服不解，用被子盖住。头向西躺着，默念自身已成死人，并默念咒语七遍，"太一玄冥，受生白云，七思七召，三魂随迎，代余之身，掩余之形，形随物化，应化而成。"存想这种念头约一顿饭的时间，仍按照寻常方式睡觉。存想的时候不要与别人讲话，如果说话就不灵了。这样练习四十九天，渐渐法成。不问行住坐卧，默念此咒七遍，随手拿物，身却去向别处，众人只看见所拿之物，身已经死了。后来却见此物，又还归原来的形状。这个法术可以下界助身，不可以行非法的事情，一定要谨慎。此法务必需要安静隐默，如果躺在床上，把被子盖覆在身上，默念一遍，便即出入，只见所卧被子披盖在身上，不见被的形状。如果用心于财色施用此法，就会被神灵所消耗。）

九行空门至真路，大道不与人争怒。动息能持勿暂停，阴神返照神常助。

（长练不息，其道易成。）

诸行无心是实心，因心运得归天去。

（无心之心，因心运心。虽没有用心，还是因为有心。）

除苟无心是谓真。

（多事称苟，无事称除。无事，心不想念万物，而万物归之。）

自随胎息入天门。

（胎息以善行为关键，心无杂念为要务。）

玄元正理内藏身，无曲潜形体合真。

（《洞玄经》认为：心直则神足。）

三部清虚元气固，六腑翻成百万神。

（三元清静，六腑调畅，真气归于真形，二理相合。五脏六腑诸

大肠之府主肺堂,

肺为首三焦之主。

中有元神内隐藏。

《太明经》曰:"大肠主肺也,鼻柱中央为候色也,元气自足,其神当见。"

肾府当明内宫女,外应耳宅为门户。

《内神经》曰:"精主肾,肾为后宫内宫列女,主耳。肾之官,承气于耳。左肾为壬,右肾为癸,回圈两耳门,内有元神,守自都管,兼主志。"凡人好嗔怒,即伤肾,伤肾即失志,俱丧元神。故道者忌嗔怒。

膀胱两府合津门,气海回圈为要路。

膀胱是两腑气,肾合膀胱,乃受津之府,上应于舌根也,津液往来,常润肥泽。舌岸以应两膀胱气,若少不润,服气人未成,当欲少语,以养津也。语多即口干,难用气也。中有神,其神常抱无贪之行,故道者不贪,志合神理。

子当自见内神章,终身不泄神常助。

幻真先生服内元气诀

进取诀第一

凡欲服气,先须高燥净空之处。室不在宽,务在绝风隙,常令左右烧香。床须厚软,脚令稍高,衾被适寒温,冬令稍暖尤佳,枕高三寸余,令与背平。每至半夜后生气时,或五更睡醒之初,先吹出腹中浊恶之气一九口止。若要细而言之,则亦不在五更,但天气调和,腹中空则为之。先闭目叩齿三十六下,以警身神毕,以手指捏目大小眦,兼按鼻左右,旋耳及摩面目,为真人起居之法。更随时加之导引,以宣畅关节,乃以舌挂上腭,撩口中内外,津液候满口则咽之,令下入胃存,胃神承之,如此三,止。是谓漱咽灵液,灌溉五脏,神，共有百万，自然相互应和。）

大肠之府主肺堂。

（肺为首，乃三焦之主。）

中有元神内隐藏。

（《太明经》讲："大肠主肺，鼻柱中央为候色。元气充足，其神韵可见于鼻柱。"）

肾府当明内宫女，外应耳宅为门户。

（《内神经》称："精主肾，肾为后宫内宫列女，主耳。肾之官承气于耳。左肾为壬，右肾为癸，循环于两耳门，内有元神守护，肾主水，兼主情志。"凡是人发怒则易伤肾，肾伤则失志，又伤及元神。所以习道者忌讳怒。）

膀胱两府合津门，气海循环为要路。

（膀胱是两腑气，肾合膀胱，为受津之腑，上应于舌根。津液往来则滋润舌根，营养舌岸，以对应两膀胱气。若津液少就不能滋润，表明服气之人尚未练成，应当少说话，以保养津液。说话太多则口干，气便不能上承。膀胱中有神，神常与不贪并行，故学道者没有贪心，志趣合乎神理。）

子当得见内神章，终身不泄神常助。

幻真先生服内元气诀
进取诀第一

凡是要修练服气，首先必须选地势高、干燥、清净、空旷之处，筑一房室。房室不在宽大，关键要密不透风，并要经常在屋的左右烧香。床须厚软，让脚稍高于头，盖上被子以不冷不热为度，如在冬天则让身体觉得稍暖和为宜。枕头高为三寸，让头与背平。每至半夜子时阳气生时，或在五更刚醒时，先吐出九口腹中浊恶之气，停止。但确切地说，服气的最佳时间也并非只在五更，只要天气调和、空腹，便可练习。方法是先闭目叩齿三十六次，以警告身内元神。再用手指捏眼眶的内、外，再按鼻子的左右，接着是耳朵和摩擦面部，这是真人起床后所做的。更随时加以导引，以宣通流畅关节。然后用舌抵上腭，撩口中津液，等到津

面乃生光。此后去就,大体略同。便兀然放神,使心如枯木,空身若委衣,内视反听,万虑都遣,然后淘之。每事皆闭目握固,唯临散气之时则展指也。夫握固所以闭关防而却精邪,凡初服气之人,气道未通,则不可握固。待至百日,或半年,觉气通畅,掌中汗出,则可握固。《黄庭经》曰:"闭塞三关握固停,漱咽金醴吞玉英。遂至不食三虫亡,久服自然得兴昌。"

转气诀第二

诀曰:凡人五脏,亦各有正气,夜卧闭息,觉后欲服气,先须转令宿食消,故气得出,然后始得调服。其法:闭目,握固,仰卧,倚两拳于乳间,竖膝举背及尻。闭气则鼓气海中气,使自内向外,轮而转之,呵而出之,一九或二九止,是曰转气。毕则调之。

调气诀第三

诀曰:鼻为天门,口为地户,则鼻宜纳之,口宜吐之,不得有误。误则气逆,气逆乃生疾也。吐纳之际,尤宜慎之。亦不使自耳闻。调之或五,或七,至九,令平和也,是曰调气。毕则咽之,夜睡则闭之,不可口吐之也。

咽气诀第四

诀曰:服内气之妙,在乎咽气。世人咽外气以为内气,不能分别,何其谬哉?吐纳之士,宜审而为之,无或错误耳。夫人皆禀天地之元气而生身,身中自分元气而理,每因咽及吐纳,则内气与外气相应,自然气海中气随吐而上,直至喉中。但候吐极之际,则辄闭口,连鼓而咽之,令郁然有声汩汩,然后男左女右而下,纳二十四节,如

液满口后慢慢咽下，让它入胃，让胃神接受津液，如此三次后停止。这叫做漱咽灵液，用此灵液灌溉五脏，能使面部有光泽。其后的服气修炼，与上所讲大体相同。坚持服气修炼，人就可油然而放逸精神，使心如枯木一样无知无觉，身体空虚若脱去衣服，不以目视而用心聆听，将各种忧虑都抛开，然后就可淘汰各种尘俗。每当身体不适，则闭目握固（握固：屈大拇指于四指下），只有当要散气时，才展开五指。握固可以闭关防而防却精邪。初练服气之人，气道未通，则不可握固。等待服气百日或半年后，自觉气流通畅，掌中汗出，就可握固。《黄庭经》说："闭塞三关握固停，漱咽金醴吞玉英。遂至不食三虫亡，久服自然得兴昌。"

转气诀第二

口诀上说：人体五脏，各有正气。夜卧闭息，睡醒后想练服气，先须用转气的方法使宿食消化，排出腹中旧气，然后再练服气。其法：闭目握固，仰卧，将两拳放于乳间，竖膝，抬背至臀部。闭气，鼓动气海中的气，使之自内向外，轮流运转，然后吐气，让它出来，吐九次或十八次，这就叫转气。转气完毕后再练调气。

调气诀第三

口诀上说：鼻为天门，口为地户。鼻应纳气，口应吐气，不得有误，有误则气机逆乱，逆乱而生疾病。吐纳之际，更应谨慎.不要使自己的耳朵听到吐纳之声。调息五、七次或九次，使气平和，这就叫调气。调气完毕则咽气。夜间睡觉则闭口，不能口吐。

咽气诀第四

口诀上说：服内气之妙，在于咽气。一般人咽外气当作内气，不能区分，真是荒谬！练吐纳的人，审慎为之，或许可以避免错误。人类禀天地之元气而得以生存，人体自有元气，每次咽气和吐纳，则内气与外气相通，气海中的气自然随吐而上升，直至喉中。只等吐到极处，才闭口。连续鼓动气机，然后咽下，让它郁然有声，然后按男左女右的法则吞咽，纳二十四下，如水沥沥，很清晰地听得见。如此则内气与外气相互水沥沥分明闻之也。如此则内气与外气相顾，皎然而别也。以意送之，以手摩之，令速入气海。气海，脐下三寸是也，亦谓之下丹田。初服气人，上焦未通，以手摩之，则令速下。若流通，不摩亦得。一闭口，三连咽，止。干咽号曰云行。一嗽口咽，取口中津咽，谓之雨施。初服气之人，气未流行，每一咽则旋行之，不可遽至三连咽也。候气通畅，然后渐渐加之，直至于小成也。一年后始可流通，三年功成，乃可恣服。新服气之人，既未通，咽或未下，须一咽以为候。但自郁然有声，汩汩而下，直入气海。

气诀第五

诀曰：下丹田近后二穴，通脊脉，上达泥丸。泥丸，脑宫津名也。每三连咽，则速存下丹田，所得内元气，以意送之，令入二穴。因想见两条白气，夹脊双引，直入泥丸，薰蒸诸宫，森然遍下，毛发、面部、头项、两臂及手指，一时而下，入胸，至中丹田。中丹田，心宫神也。灌五脏，却历入下丹田，至三里，遍经髀、膝、胫、踝，下达涌泉。涌泉，足心是也。所谓分一气而理，鼓之以雷霆，润之以风雨是也。只如地有泉源，非雷霆腾鼓，无以润万物。人若不回荡浊恶之气，则令人不安。既有津液，非漱咽之，不堪溉灌五脏，发其光彩，终不能还精补脑，非交合则不能沂而上之。咽服内气，非吐纳则不能引而用之。是知回荡之道，运用之理，所以法天则地。想身中浊恶结滞，邪气瘀血，被正气荡涤，皆从手足指端出去，谓之散气。则展手指，不须握固。如此一度，则是一通。通则无疾，则复调之。以如使手，使手复难，鼓咽如前，闭气鼓咽，至三十六息，谓之小成。若未绝粒，但至此常须少食，务令腹中旷然虚静。无问坐卧，但腹空则咽之。一日通夕至十度，自然三百六十咽矣。若久服气息，顿三百六十咽，亦谓之小成。一千二百咽，谓之大成，谓之大胎息。但闭气数至一千二百息，亦是大成，然本色无精光。又有炼气、闭气、照顾，很容易分别。用意念下送，用手导引，让它迅速入气海。气海位于脐下三寸，也称下丹田。初练服气的人，上焦未通，用手导引，可令外气速下；若已通，不导引也行。每一次闭口连续三次下咽，然后停止。干咽，称云行；漱口咽，咽口中津液，称为雨施。初服气之人，气未通畅，每一次吞咽后则气返回，不可连续三次吞咽。等到气机通畅，然后逐渐增加次数，直到稍有成效。一年后才可流通，三年后功夫练成，才可随意咽气。刚练服气之人，气不通，咽之不下，须咽一下气后等候，直到自然郁然有声，汩汩而下，直入气海。

行气诀第五

口诀上说：下丹田近后二穴，与脊脉相通，上达泥丸。泥丸，是大脑及其精津的名称。每三次连续下咽，则速沉入下丹田，所得内元气，用意念运行，使气入二穴。接着想象有两条白气，夹脊而行，一直到达脑部，熏蒸各个脏腑窍穴，很繁茂地分布于毛发、面部、头顶、两臂及手指，然后下行入胸，至中丹田。（中丹田乃心宫神）。灌溉五脏，再转入下丹田，到足三里，遍经脾、膝、胫、踝，下达涌泉。涌泉，位于脚心。所说的分一气之理，就是用雷霆来鼓动，用风雨来润泽。地上如果只有泉源，没有雷霆的鼓腾，就不能滋润万物；如果人们不荡涤浊恶之气，则会使人情绪不安。已有津液，不能咽下，虽然津液能灌溉五脏，润泽面容，也最终不能变成精液营养大脑，不交合则不能上达。吞咽内气，不吐纳则不能导引而随意使用。只有懂得回荡之道，运用之理，才能效法天地。想象身中浊恶结滞、邪气瘀血，被正气荡涤，都从手足指端出去，称为散气。只需展开五指，不须握固。如此一次，便是一通。通畅则人体无病，应反复调息。如果在手上运用这种功法感到困难时，便鼓咽如前法。闭气、鼓咽至三十六次，才能小成。如果没有绝粒，则需少吃，使腹中空虚。不论坐卧，只要腹空则咽气。一日做十次，共咽气三百六十下，也称为小成；一千二百下，称为大成，又叫大胎息。只闭气数到一千二百下，也是大成，但木色没有精光。又有炼气、闭气、委气、布气，连同其诀要，都列成文字，供志同者参考。

委气、布气,并诸诀要,具列于文,同志详焉。

炼气诀第六

诀曰:服气炼形,稍暇入室,脱衣散发,仰卧展手,勿握固,梳头令通,垂席上布之,则调气咽之。咽讫,便闭气候极,乃冥心绝想,任气所之通理,闷即吐之,喘息即调之,候气平,又炼之,如此十遍即止。新服气之人未通,有暇渐加一至十,候通渐加至二十,至五十即令遍身汗出。如有此状,是其效也。安志和气,且卧勿起冲风,乃却老延年之良术耳。但要清爽时为之,气昏乱欲睡,慎勿为也。常能勤行,四支烦闷不畅亦为之,不必每日,但要清爽时为也。十日五日,亦不拘也。《黄庭经》曰:"千灾已消百病痊,不惮虎狼之凶残,亦以却老年永延。"

委气诀第七

诀曰:夫委气之法,体气和平,身神调畅,无问行住坐卧,皆可为之。但依门户调气,或身卧于床,或兀然而坐,无神无识,寂寂沉沉,使心同太空,因而调闭,或十气二十气,皆通。须任气,不得与意相争。良久,气当从百毛孔中出,不复吐也。纵有十分无二也。复调复为,能至数十息以上弥佳。行住坐卧皆可为之。如此勤行,百关开通,颜色光泽,神爽气清,长和新沐浴之人。但有不和则为之,亦当清泰也。《黄庭经》云:"高拱无为魂魄安,清净神见与我言。"

闭气诀第八

诀曰:忽有修养乖宜,偶生疾患,宜速于密室依服气法,布手足讫,则调气咽之。念所苦之处,闭气想注,以意攻之。气极则吐之,讫,复咽,相继依前攻之,气急则止,气调复攻之。或二十至五十攻,觉所苦处汗出通润即止。如未损,即每日夜半,或五更,昼日,频

炼气诀第六

口诀上说：服气炼形，有空闲时进入房间，脱下外套，散开头发，仰卧展开手臂，不要握固，梳头使气机通畅，将头发散布于席上，则调气咽下。咽毕便闭气至人不能忍受，才会昏心断想，任凭气机运行。憋闷则吐气，喘息就调息一下，等到气机平和再炼，如此十遍即可。刚炼服气的人，气未通，有时间可以逐渐增加次数，气通后，可渐加至二十甚至到五十遍，使全身出汗。如果有这种现象，就是见效了。情志安定，气机和调，躺下去，不要起床受风，此乃防老延年之良方。炼气时要神志清爽才行，气昏乱欲睡，就不要练习。经常炼气，四肢烦闷不畅也可练，不必每天，但要清爽时才行。十天、五天，并不限制。《黄庭经》说："千灾已消百病瘥，不惮虎狼之凶残，也是却老延年。"

委气诀第七

口诀上说：委气之法，就是使体气平和，身神调畅，无论行住坐卧，皆可练习。只要依照规则调气，或者躺在床上，或者随意而坐，无神无识，入静，使心如太空，就可开始调气，十气或者二十气，都通。必须随气运行，不得与意念相争。过一会，气自然从毛孔中出来，就不须再吐了。即使有口中吐出的，十分也只存二分了。反复调息，能达到数十次更好。行住坐卧，都可以练习。如此勤奋练习，就会百脉肢节畅通，颜色光泽，神气清爽，如刚沐浴之人。只要有不适，练后即愈。《黄庭经》说："高拱无为魂魄安，清净神见与我言。"

闭气诀第八

口诀上说：偶有修养失宜，变生疾患，应立即到密室按照服气法摆好姿势，调气咽气。想到痛处，闭气让气流注在那里，用意念攻疾，气憋到极点后才吐纳。一次完毕，重复再做。气行急速则停止，气行调和后再攻，如此攻二十至五十次，觉得病处汗出，气体通畅，肌肤润泽即停。如果病邪未除，则每天无论半夜、五更还是白天，频繁地用意念攻作以意攻及。若病在头面手足,但有疾之处则攻之,无不愈者。是知心之使气,甚于使手,有如神助,功力难知也。

布气诀第九

诀曰:凡欲布气与人疗病,先须依前人五脏所患之处,取方面之气布入前人身中。令病者面其本方,息心净虑,始与布气。布气讫,便令咽气,鬼贼自逃,邪气永绝。

六气诀第十

诀曰:六气者,嘘、呵、呬、吹、呼、嘻是也。五气各属一脏,余一气属三焦也。呬属肺,肺主鼻,鼻有寒热不和,及劳极,依呬吐纳。兼理皮肤疮疥,有此疾则依状理之,立愈也。呵属心,心主舌,口干舌涩气不通,及诸邪气,呵以去之。大热,大开口呵,小热,小开口呵,仍须作意,是宜理之。呼属脾,脾主中宫,如微热不和,腹胃胀满,气闷不泄,以呼气理之。吹属肾,肾主耳,腰肚冷,阳道衰,以吹气理之。嘘属肝,肝连目,论云:肝盛则目赤,有疾作,以嘘气理之。嘻属三焦,三焦不和,嘻以理之。气虽各有所理,但五脏三焦,冷热劳极,风邪不调,都属于心。心主呵,呵所理诸疾皆愈,不必六气也。

调气液诀第十一

诀曰:人食五味,五味各归一脏,每脏各有浊气,同出于口。又六气三焦之气,皆凑此门,众秽并投,合成浊气。每睡,觉熏熏气从口而出,自不堪闻,审而察之,以知其候。凡口中焦干,口苦舌涩,咽频无津,或咽唾喉中痛,不能食,是热极状也,即须大张口呵之。每咽必须闭户出之,十呵二十呵,即鸣天鼓,或七或九,以舌搅华池而咽津,复呵,复咽,令热气退,止。但候口中清水甘泉生,即是热退五脏凉也。若口中津液冷淡无味,或呵过多,心头汪汪然,饮食

疾。若病在头面手足，就只攻击有疾的地方，没有不治愈的。这就表明意念调动气机的能力强于大脑支配手。功力奇特，是难以解释的。

布气诀第九

口诀上说：凡是想布气给别人治病，必须先知道患者病处，取自身与患者病位同处之气，布入患者身中。让病者面对自己，入静，才开始布气。布气完毕便让他咽气，这样鬼贼自然离开，邪气永远绝迹。

六气诀第十

口诀上说：六气指嘘、呵、呬、吹、呼、嘻。五气各属一脏，一气属于三焦。呬属肺，肺主鼻。鼻有寒热不和及劳极，可依照呬法吐纳，并可治疗皮肤疮疥。有这些疾患则按法调理，立可痊愈。呵属心，心主舌。口干舌涩，气不通及多种邪气，用呵法可以去除。高热，可大开口呵；低热，用小口呵，仍需用意念调理。呼属脾，脾主中宫。如有寒热不和、腹胃胀满、气闷不泄，就用呼气法调理。吹属肾，肾主耳。腰腹中冷，阳虚，用吹气法调理。嘘属肝，肝与目相连。《论》载：肝盛则目赤。有疾病发作，用嘘气法调理。嘻属三焦，三焦不和，用嘻气法调理。六气虽然各有所属，但五脏三焦之冷热劳极，风邪不调，都属于心。心主呵，呵可以调理各种疾病，不必六气都用。

调气液诀第十一

口诀上说：人食五味，五味分别归于一脏，每一个脏器都有浊气，都从口中吐出。同时，六气、三焦之气，都经过此门，各种秽气相合形成浊气。每次睡觉，觉得有怪气从口中出来，自己都不愿闻。如仔细地辨别，可推知身体的病变。若口中干燥，口苦舌涩，反复吞咽也没有津液，或咽津时咽喉疼痛，不能进食，是热极之状，须张大口呵气。每次咽气必须闭口，呵气十次二十次，即鸣天鼓，鸣七次或九次，用舌搅口，咽津，再呵复咽，反复进行，等到热气退后才停止。只要等到口中清水甘泉产生，就是热退五脏凉的表现。若口中津液冷淡无味，或呵气过

无味，不受水，则是冷状也，即当吹以温之，如温热法，伺候口美心调，温即止。《黄庭经》云："玉池清水灌灵根，审能行之可长存。"又云："嗽咽灵液灾不干。"

食饮调护诀第十二

诀曰：服气之后，所食须有次第。可食之物有益，不可食之物必有损。损宜永断，益乃恒服。每日平旦食少许淡水粥，或胡麻粥，甚益人，理脾气，令人足津液。日中淡面、馎饦及饼并佳。作可馁，慎勿饱，饱则伤心，气尤难行。凡热面、萝卜、椒、姜羹切忌，咸酸辛物宜渐渐节之。每食毕，即须呵出口中食毒浊气，永无患矣。服气之人，肠胃虚净，生冷、酸滑、粘腻、陈硬、腐败难消之物不可食。若偶然食此等之物一口，所在处必即微痛，慎之。不可冲生产死亡，并六畜一切秽恶不洁之气，并不可及，何况近之耶！甚不宜正气。如不意卒逢以前诸秽恶，速闭气上风，闭目速过，便求一两杯酒荡涤之。觉气入腹不安即须调气，逼出浊气，即咽纳新气，以意送之，当以手摩之，则便吞椒及饮一两盏酒令散矣。服气一年，通气；二年，通血实；三年功成，元气凝实，纵有触犯，无能为患。日服千咽，不足为多，返老还童，渐从此矣。气化为津，津化为血，血化为精，精化为髓，髓化为筋。一年易气，二年易血，三年易脉，四年易肉，五年易髓，六年易筋，七年易骨，八年易发，九年易形，即三万六千真神，皆在身中，化为仙童，号曰真人矣。勤修不怠，则关节相连，五脏牢固。《黄庭经》云："千千百百自相连，一一十十似重山。"是内气不出，外气不入，寒暑不侵，刀兵不害，升腾变化，寿同三光也。

幻真注解胎息经

胎从伏气中结，

脐下三寸为气海，亦为下丹田，亦为玄牝。世人多以口鼻为玄牝，多，心头冷，饮食无味，则是冷状。应该用吹法来温暖，如温热法，等到口甜心温即止。《黄庭经》载："玉池清水灌灵根，审能修之可长存。"又称："漱咽灵液灾不干。"

食饮调护诀第十二

口诀上说：练习服气之后，进食必须有先后。可吃的东西对人体有益，不可吃的东西对人体有害。有害的食物应避开，有益的则经常食用。每天清早，吃少量淡水粥，或者是胡麻粥，对人体非常好，它能调理脾气，令人津液充足。中午以淡面、汤面及饼为好。若有饥饿感，进食则不要太饱，过饱易伤心，气更加难于流行。凡是热面、萝卜、椒、姜、羹禁用，咸、酸、辛物，也应该慢慢节制。每次吃完，就呵出口中食物的毒气，这样身体就安宁了。服气之人，肠胃清静，生冷、酸滑、粘腻、陈硬、腐败难消之物，不可吃。如果偶尔吃了一点，所在之处必然会有轻微疼痛，必须小心。不可冲犯生产、死亡及六畜等一切秽恶不洁之气，并且不能近口，更不能吸进肠胃中，它对人体正气有害。如果不在意接触了秽气，则应立即闭气，邪气在上，闭目，邪气立即消散，并用一、二杯酒荡涤。如果感觉邪气入腹不适，则须调气，逼出浊气，立即纳入新气，用意念送下，并以手导引，再吞食椒及一、二盏白酒，使邪气消散。服气一年，可通气；二年，可以行血；三年则可练成，元气凝聚，即使有邪气侵犯，也不能对身体构成危害。每天咽气数千次，也不算多。返老返童，从这里开始。气化生津，津化生为血，血化生为精，精化生为髓，髓再化为筋。一年换气，二年换血，三年换脉，四年换肉，五年换髓，六年换筋，七年换骨，八年换发，九年就可改变形态，使三万六千真神，都在身中，便可变成仙童，称为真人了。勤奋修炼，则关节相连，五脏牢固。《黄庭经》讲："千千百百自相连，一一十十似重山。"这样内气不出，外气不入，寒暑就不能侵入，刀兵不能损伤，升腾变化，寿命同日月星宿永恒。

幻真注解胎息经

胎从伏气中结，

（脐下三寸为气海，也称下丹田或玄牝。世人大多把口、鼻当作玄非也，口鼻即玄牝出入之门。盖玄者水也，牝者母也。世人以阴阳气相感，结于水母，三月胎结，十月形体具，而能生人。修道者常伏其气于脐下，守其神于身内，神气相合，而生玄胎；玄胎既结，乃自生身，即为内丹，不死之道也。

气从有胎中息。

神为气子，气为神母，神气相逐，如形与影。胎母既结，神子自息，即元气之不散。

气入身来谓之生，神去离形谓之死。

《西升经》云："身者，神之舍；神者，身之主也。"主人安静，神即居之；主人躁动，神即去之。神去气散，安可得生？是以人耳目手足，皆不能自运，必假神以御之。学道养生之人，常拘其神以为神主，主既不去，宅岂崩坏也。"

知神气可以长生，固守虚无以养神气。

《道经》云："我命在我，不在天地。天地所患，人不能知。至道能知，而不能行。知者但能虚心绝虑，保气养精，不为外境爱欲所牵，恬淡以养神气，即长生之道毕矣。"

神行即气行，神住即气住。

所谓意是气马，行止相随，欲使元气不离玄牝，即先拘守至神。神不离身，气亦不散，自然内实，不饥不渴也。

若欲长生，神气相注。

相注者，即是神气不相离。《玄纲》云："锱铢阳气不灭不为鬼，纤毫阴气不尽不为仙。"元气即阳气也，食气即阴气也。当减食节欲，使元气内运，元气若壮，即阴气自消。阳壮阴衰，则百病不作，神安体悦，可觊长生矣。

心不动念，无来无去，不出不入，自然常住。

神之与气，在母腹中本是一体之物，及生下为外境爱欲所牵，未尝一息暂归于本。人知此道，当泯绝情念，勿使神之出入去来能不忘，久而习之，神自住矣。

牝，这是不对的，口鼻是玄牝出入之门。大概玄是水，牝是母的缘故。世人认为阴阳之气相感，结在水母，三月胎结，十个月形体完备，而能成人。修道者常伏气于脐下，将其神守于身内，神气相合，而生玄胎。玄胎已结，则阴阳二气伏于下丹田而相结为胎，即为内丹，这就是人不死的道理。）

气从有胎中息。

（神为气之子，气为神之母。神气相互跟随，如同形与影一样。胎母已结，则神子自然停息，元气不散。）

气入身来谓之生，神去离形谓之死。

（《西升经》载："身体是神的归宿，神是身体的主导。"身心安静，神则附于身，身心躁动，神则离开，神去气散，人怎能生存？所以人的耳目手足，都不能自己运动，而靠神来指挥。学道养生之人，常局限地认为神为身之主，主既然不散，身体便不能倒下。"）

知神气可以长生，固守虚无以养神气。

（《道经》说："我命在我，不在天地。天地所患，人不能知道。高深的道理人们能懂，但不能遵行。聪明人只要能虚心绝虑，保气养精，不为外部环境所诱惑，恬淡以养神气，则长寿之道尽在其中。"）

神行即气行，神住即气住。

（所谓意是气之马，行止相随，想使元气不离玄牝，即先守住神。神不离身，气就不会散，自然内部充实，不饥不渴。）

若欲长生，神气相注。

（相注就是指神气不相离。《玄纲》称："阳气一点不灭不为鬼，阴气一丝尚存不为仙。"元气即为阳气，食气则为阴气。常减食节欲，使元气内运，元气若壮，则阴气自消。阳气壮阴气衰，则不发疾病，神安体健，可望长寿了。）

心不动念，无来无去；不出不入，自然常住。

（神与气，在母腹中本属一体，出生后为外部环境所惑，不曾一刻附于身体。人们懂得这个道理，就应常常入静断除情念，不让神出入来

勤而行之，是真道路。

修真之道，备尽于斯，圣人之言，其可忘乎？凡胎息用功后，关节开通，毛发疏畅，即但鼻中微微引气，相从四肢百毛孔中出，往而不返也。后气续到，但引之而不吐也。切切于徐徐，虽云引而不吐，所引亦不入于喉中，微微而散，如此内气亦下流散矣。

胎息铭解

三十六咽，一咽为先，吐唯细细，纳唯绵绵，坐卧亦尔，行立坦然。戒于喧杂，忌以腥膻。假名胎息，实曰内丹。非只治病，决定延年。久久行之，名列上仙。

高子曰：上《胎息诀》，与后《李真人十六字诀》相同。但此条每于半夜子后，或丑寅时候，冬月恐子时严寒，夏月恐午时太热，故冬以寅时，夏以酉时，亦不为败时。初起如此，习久坐下即是子午，何必因时？初起握固，以脚后跟曲转，顶住玉茎柯根，使精气固定，手趺足盘以行其气。务依此铭，一咽一吐，皆从鼻窍中出入。出声宜细，不令有声闻之于耳。三十六咽数毕，舒伸四肢，鼻引清气，亦勿咽入喉中，只昂头引向遍体四肢，以手足徐徐伸缩而导引之。凡腹中气转啰上，亦勿使之直放口中出，往亦用昂头，徐徐舒伸手足，导而引之，使气遍转四肢。凡行持间，忽遇此气转动上达，皆如此以导引之。余则日得空闲，即以唐李真人十六字行之，自然不饥不渴，如常饮食一般，不可厌倦间断。久久行之，功不尽述。

胎息诗赞

气本延年药，心为使气神。能知行气诀，便可作真人。

去,只要能坚持练习,则神自然会依附于体。)

勤而行之,是真道路。

(修炼之路,都已尽述,圣人的话,怎能忘怀?凡是胎息功练过后,关节打通,毛发舒畅,只用鼻孔微微引气,同时气相继从四肢毛孔中出,出而不进。以后气上到鼻后,只引引而不吐出。切记宜缓,虽说导引而不吐,所导引的气也不入喉中,但慢慢而散,这样内气就不流散了。)

胎息铭解

服气要吞咽三十六次,先吞咽一次,再慢慢吐气,慢慢吸气。不论坐着躺着,站立都行。练功时不要选喧闹嘈杂的地方,也不要食有腥膻味的东西。借用胎息这个名称,实际是讲人体的内丹。能够炼就内丹,不仅能医治人的疾病,而且一定能够延年益寿。不间断地练习,可以成仙。

高子说:上面所讲的胎息诀与后文的《李真人十六字诀》,意义都相同。只是此条练功时间要定为半夜子时或丑寅时候。怕冬月子时太冷,夏月午时太热,所以冬天胎息的时间改用寅时,夏天改用酉时,这也不可算是不合时令。初习时依此时间,练习到一定时候,什么时间都可以练,不必拘于时辰。初练时两手握固,用脚后跟曲转,顶住外生殖器根部,使精气固定,脚盘住两手交叉,行气。必须铭记此法。一纳一吐,都从鼻孔中出入。出声应细,不能听到声音。吐纳三十六次后,舒展四肢,用鼻孔吸气,不要吸入喉咙,只需昂头将气引入体表四肢,这时需要手脚慢慢伸缩来辅助导引。凡是腹中浊气逆转上行,也不要任它从口中放出,同样要昂头,徐徐地舒展手足,进行导引,使它达于体表四肢。凡是练功过程中出现此情况都要这么做。如果别的时间有空闲,便按唐代李真人十六字练习,自然会感到不饥不渴,如同饮食过一般。不可厌倦间断,应长期练习,其功效不可详述。

胎息诗赞

气本延年药,心为使气神。能知行气诀,便可作真人。

唐李真人长生十六字妙诀

一吸便提,气气归脐。一提便咽,水火相见。

上十六字,仙家名曰十六锭金,乃至简至易之妙诀也。无分于在官不妨政事,在俗不妨家务,在士商不妨本业,只于二六时中,略得空闲,及行住坐卧,意一到处,便可行之。口中先须嗽及三五次,舌搅上下腭,仍以舌抵上腭,满口津生,连津咽下,汩然有声。随于鼻中吸清气一口,以意会及心目寂地,直送至腹脐下一寸三分丹田元海之中,略存一存,谓之一吸。随用下部轻轻如忍便状,以意力提起使归脐,连及夹脊、双关、肾门,一路提上,直至后顶玉枕关,透入泥丸顶内。其升而上之,亦不觉气之上出,谓之一呼。一呼一吸,谓之一息。气既上升,随又似前汩然有声咽下,鼻吸清气,送至丹田,稍存一存,又自下部如前轻轻提上,与脐相接而上。所谓气气归脐,寿与天齐矣。凡咽下,口中有液愈妙,无液亦要汩然有声咽之。如是一咽一提,或三五口,或七九,或十二,或二十四口,要行即行,要止即止。只要不忘,作为正事,不使间断,方为精进。如有风疾,见效尤速。久久行之,却病延年,形体变,百疾不作,自然不饥不渴,安健胜常。行之一年,永绝感冒痞积、逆滞不和、痈疽疮毒等疾,耳聪目明,心力强记,宿疾俱瘳,长生可望。如亲房事,欲泄未泄之时,亦能以此提呼咽吸,运而使之归于元海,把牢春汛,不放龙飞,甚有益处。所谓造化吾手,宇宙吾心,妙莫能述。

《修真至要》曰:"精根根而运转,气默默而徘徊,神混混而往来,心澄澄而不动。"又曰:"身外有身,未为奇特。虚空粉碎,方是全真。"可谓至言。

唐李真人长生十六字妙诀

　　一吸便提，气气归脐；一提便咽，水火相见。

　　上面这十六个字，仙家称为"十六锭金"，实在是十分简易之妙诀。练此功法，只要有空闲就可练习。当官的，不妨碍政事；平民百姓，不影响家务；做生意的，不影响生意，一天中，不论空闲及行住坐卧，只要意念一到，便可行气。口中先漱三、五次，用舌搅上下腭，再用舌抵上腭，则会满口生津，将津液咽干，汩然有声。随即用鼻吸入一口清气，用意念将气送至位于脐下一寸三分的丹田元海之中，略存一存，称为一吸。随后下部轻轻如忍便状，用意念将气提起归脐，连及夹脊、双关、肾门一路提上，直到后顶玉枕关，透入大脑顶内。将气向上提升时，不要有气从头顶上冒出的感受，称为一呼。一呼一吸，称为一息。当内气上升后，又如前面一样汩然有声咽下。鼻吸清气，送至丹田，稍停一停，又从下部如前次一样轻轻提上，与脐相接，然后上升，这就是所说的"气气归脐，寿与天齐"。凡吞咽下气，口中要有津液才有灵妙，无津液也要汩然有声地下咽。像这样一咽一提，或着三、五息，或七、九息、或十二、二十四息，要行气就行气，要停止就停止。只要不忘，把它当作正事看待，不间断，就能日见长进。如有风疾，见效更快更明显。长久练习，可却病延年，改变形体，不生百病，自然会不饥不渴，身体安健。练习一年，绝不发感冒、痞积、逆滞不和、痈疽疮疡等病，并可使人耳聪目明，记忆力增强，老病痊愈，可望长寿。如果行房事要泄之时，也能用此法来提呼咽吸，使精液归于元海，延长性交时间，使精子不遗出来，对人体就会很有好处。自然界造化在自己，宇宙便是我心，其意念妙不可述。

　　《修真至要》讲："精根根而运转，气默默而徘徊；神混混而往来，心澄澄而不动。"又说："身外有身，未为奇特；虚空粉碎，方是全真。"这真可谓是至理名言。

胎息秘要歌诀

闭气歌诀

忽然身染疾,非理有损伤。敛意归闲室,脱身卧本床。仰眠兼握固,叩齿与焚香。三十六咽足,丹田气越常。随心连引到,损处最为良。汗出以为度,省求广利方。

布气与他人攻疾歌诀

修道久专精,身中胎息成。他人凡有疾,脏腑审知名。患儿向王气,澄心意勿轻。传真气令咽,使纳数连并。作念令其损,顿能遣患情。鬼神自逃循,病得解缠萦。

六气歌诀

（病瘥即止,不可过,过即败气。）

一曰呬。呬法最灵应须秘,外属鼻根内关肺。寒热劳闷及肤疮,以斯吐纳无不济。

二曰呵。呵属心王主其舌,口中干涩身烦热。量疾深浅以呵之,焦腑疾病自消灭。

三曰呼。呼属脾神主其土,烦热气胀腹如鼓。四肢壅闷气难通,呼而理之复如故。

四曰嘘。嘘属肝神主其目,赤翳昏昏泪如哭。都缘肝热气上冲,嘘而理病更神速。

五曰吹。吹属肾脏主其耳,腰膝冷多阳道萎。微微纵气以吹之,不用外边求药饵。

六曰嘻。嘻属三焦有疾起,三焦所有不和气。不和之气损三焦,但使嘻嘻而自理。

胎息秘要歌诀
闭气歌诀

忽然身染疾，非理有损伤。敛意归闲室，脱身卧本床。仰眠兼握固，叩齿与焚香。三十六咽足，丹田气越常。随心运引到，损处最为良。汗出以为度，省求广利方。

布气与他人攻疾歌诀

修道久专精，身中胎息成。他人凡有疾，脏腑审知名。患儿向王气，澄心意勿轻。传真气令咽，使纳数连并。作念令其损，顿能遣患情。鬼神自逃遁，病得解缠萦。

六气歌诀

（病好就停止，不可过度，过度则败气）

一曰呬。呬法最灵应须秘，外属鼻根内关肺。寒热劳闷及肤疮，以斯吐纳无不济。

二曰呵。呵属心王主其舌，口中干涩身烦热。量疾深浅以呵之，焦腑疾病自消灭。

三曰呼。呼属脾神主其土，烦热气胀腹如鼓。四肢壅闷气难通，呼而理之复如故。

四曰嘘。嘘属肝神主其目，赤翳昏昏泪如哭。都缘肝热气上冲，嘘而理病更神速。

五曰吹。吹属肾脏主其耳，腰膝冷多阳道萎。微微纵气以吹之，不用外边求药饵。

六曰嘻。嘻属三焦有疾起，三焦所有不和气。不和之气损三焦，但使嘻嘻而自理。

调理津液歌诀

人因食五味,壅滞闭三焦。热极苦涩盛,冷多淡水饶。便将元气疗,休更问壶瓢。热随呵自退,冷宜吹始消。口中频漱咽,津液自然调。若得如斯妙,冷热可无交。

服气饮食所宜歌诀

修道欲得见真的,庖馔之中堪者吃。淡粥朝餐渴自消,油麻润喉足津液。就中粳米饭偏宜,淡面馎饦也相益。好酒饮时勃气消,生椒服之百病息。食前宜咽六七咽,以食为主是准则。饭了须呵三五呵,免教毒气烦胸臆。

服气饮食杂忌歌诀

密室避风隙,高床免鬼吹。藏精身有益,保气命无亏。喜怒情须戢,利名心可灰。真神兼本属,禽兽及虫鱼。此等血肉食,皆能致食危。荤茹既败气,饥饱也如斯。生硬冷须慎,酸咸辛不宜。雨云风罢作,雷电晚休为。萝卜羹须忌,白汤面勿欺。更兼避热食,瓜果勿委随。陈臭物有损,死生秽无裨。须防咽入腹,服气勿多疑。

休粮歌诀

千日功夫如不辍,心中渐得尸虫灭。更教充实三丹田,转得坚牢百骨节。只欲思惟断食因,懒将品味加餐啜。腹虚即咽下脐轮,元气便将为休绝。饱即宁心勤守中,饥来闭咽忘言说。如斯励力久成功,方信养生在秘诀。岂并凡常服药人,终朝修炼无休歇。营营药力尽成空,矻矻忍饥守不彻。争似常服太和精,便能精

调理津液歌诀

　　人因食五味,壅滞闭三焦。热极苦涩盛,冷多淡水饶。便将元气疗,休更问壶瓢。热随呵自退,冷宜吹始消。口中频漱咽,津液自然调。若得如斯妙,冷热可无交。

服气饮食所宜歌诀

　　修道欲得见真的,庖馔之中堪者吃。淡粥朝餐渴自消,油麻润喉足津液。就中粳米饭偏宜,淡面馎饦也相宜。好酒饮时勃气消,生椒服之百病息。食前宜咽六七咽,以食为主是准则。饭了须呵三五呵,免教毒气烦胸臆。

服气饮食杂忌歌诀

　　密室避风隙,高床免鬼吹。藏精身有益,保气命无亏。喜怒情须戢,利名心可灰。真神兼本属,禽兽及虫鱼,此等血肉食,皆能致食危。荤茹既败气,饥饱也如斯。生硬冷须慎,酸咸辛不宜。雨云风罢作,雷电晚休为。萝卜羹须忌,白汤面勿欺。更兼避热食,瓜果勿委随。陈臭物有损,死生秽无裨。须防咽入腹,服气勿多疑。

休粮歌诀

　　千日功夫如不辍,心中渐得尸虫灭。更教充实三丹田,转得坚牢百骨节。只欲思惟断食因,懒将品味加餐啜。腹虚即咽下脐轮,元气便将为休绝。饱即宁心勤守中,饥来闭咽忘言说。如斯励力久成功,方信养生在秘诀。岂并凡常服药人,终朝修炼无休歇。营营药力尽成空,矻矻忍饥守不彻。争似常服太和精,便能清净生光悦。如贪外美乱正元,百

净生光悦。如贪外美乱正元,百疾临身自尪劣。

慎守歌诀

精气切须坚慎守,益身保命得长久。人多嗜欲丧形躯,谁肯消除全永寿。未病忧病病难成,已灾去灾灾遭否?临终始解惜危身,不及噬脐身已朽。胎息纵然励力修,欲情不断也殃咎,阴丹体得道方全,如此之人还鲜有。

九载功变歌诀

气并血脉共肉髓,筋骨发形依次起。欲遣衰老却童华,一年一变九载矣。

先端坐澄定,闭目息气,然后鸣天鼓四八通,以舌掠上唇外九遍,次掠下唇外九遍,又掠上唇里九遍,又掠下唇里九遍。即上唇外为南方,下唇外为北方,上唇里为东方,下唇内为西方,即以舌柱为中方。待津满口,即数努两腮内气二十一遍,微从鼻出些子便咽。咽时须喉中鸣,即汩汩也。想津气入下丹田,如此三遍五遍。又咽时须俟气出便咽也。

治万病坐功法

凡治诸病,病在喉中胸中者,枕高七寸;病在心下者,枕高四寸;病在脐下者,去枕。以口出气,鼻纳气者,名曰泻。闭口温气咽之者,名曰补。欲引头病者,仰头。欲引腰脚病者,仰足十指。欲引胸中病者,俛足十指。欲引去腹中寒热诸所不快者,皆闭气。胀腹欲息者,须以鼻息,已,复为,至愈乃止矣。

——平坐伸腰、脚、两臂,展手据地,口徐吐气,以鼻纳之。除胸中肺中之痛。咽气令温,闭目行也。

——端坐伸腰,以鼻纳气闭之,自前后摇头各三十次。除头虚疾临身自尫劣。

慎守歌诀

　　精气切须坚慎守，益身保命得长久。人多嗜欲丧形躯，谁肯消除全永寿。未病忧病病难成，已灾去灾灾遣否？临终始解惜危身，不及噬脐身已朽。胎息纵然励力修，欲情不断也殃咎，阴丹体得道方全，如此之人还鲜有。

九载功变歌诀

　　气并血脉共肉髓，筋骨发形依次起。欲遣衰老却童华，一年一变九载矣。

　　先端坐入静，闭目息气，然后鸣天鼓四至八次，用舌头掠上唇外九遍，接着掠下唇外九遍，又掠上唇内九遍，掠下唇里九遍。上唇外为南方，下唇外为北方，上唇里为东方，下唇里为西方，以舌柱为中方。待津满口，便多次鼓动二腮，纳气二十一遍，微从鼻涕出些便咽津液。咽时须喉中有声，即汩汩声。存想津气进入下丹田。如此做三遍或五遍，再咽时，须等气出再咽。

治万病坐功诀

　　凡是治疗各种疾病，要根据不同的情况来安放枕头。如病在喉、胸中，枕高七寸；病在心下，枕高四寸；病在脐下，则去掉枕头。用口出气，鼻吸气，称为泻；闭口将气温热再咽下，称为补。想除头部病邪的则仰头；想除腰腿病的，翘起脚十趾；欲除胸中病的，要屈卷足的十趾。欲除腹中寒热及各种不适，都可闭气。腹胀难忍的，用鼻呼吸，反复进行，直到病愈为止。

　　一、平坐，伸腰、脚、两臂，两手展开撑地，口中慢慢吐气，用鼻吸气，能除胸中、肺中之痛。咽吞的气先要在口中温热，然后再闭目用意念行气。

　　二、端坐，伸腰，用鼻纳气，闭气，自前后摇头各三十次。可治疗头空花，天旋地转之疾。闭目摇之。

——将左胁侧卧，以口吐气，以鼻纳之。除积聚心下不快之证。

——端坐伸腰，徐以鼻纳气，以右手持鼻摇，目昏若泪出者，去鼻中息。亦治耳聋，亦除伤寒头痛之疾。皆当以汗出为度。

——正偃卧，以口徐出气，以鼻纳之。除里急。饱食后小咽，若咽气数至十，令温为度。若气寒者，使人干呕腹痛，可用鼻纳气咽之七，至十至百，则大填腹内，除邪气补正气也。

——右胁侧卧，以鼻纳气，以口小吐气数至十，两手相摩，热以摩腹，令其气下出之。除两胁皮肤痛闷之疾，愈即止。

——端坐伸腰，直上展两臂，仰两手掌，以鼻纳气闭之，自极七息，名曰蜀王台。除胁下积聚之疾。

——覆卧去枕，竖立两足，以鼻纳气四，复以鼻出之四。若气出之极，令微气再入鼻中，勿令鼻知。除身中热，及背痛之疾。

——端坐伸腰，举左手仰其掌，却右手同。除两臂及背痛之疾，气结积聚之病。

——端坐，以两手相叉抱膝，闭气鼓腹二七，或三七，气满则吐，以气通畅为度。行之十年，老有少容。

——端坐伸腰，左右倾侧，闭目，以鼻纳气。除头风。自极七息，止。

——端坐伸腰，鼻纳气数十为度。除腹中饮食满饱。若快则止，未便者复为之。若腹中有寒气亦为之。

——端坐，使两手如张弓势，满射数四。可治四肢烦闷背急。每日或时为之，佳。

——端坐伸腰，举左手仰掌，以右手承右胁，以鼻纳气，自极七息。除瘀血阴气等，并皆治之。

——端坐伸腰，举右手仰掌，以左手承左胁，以鼻纳气，自极七虚空花，天昏地转之疾。摇头时一定要紧闭双眼。

三、将左肋侧卧，用口吐气，用鼻吸气。能治疗积聚心下不快导致的疾病。

四、端坐，伸腰，用鼻子慢慢吸气，用右手捏鼻摇动，治疗视物昏花，眼泪汪汪，鼻息肉；也能治疗耳聋，伤寒头痛。都以出汗为限度。

五、正面仰卧，用口慢慢出气，用鼻子吸气。治疗里急后重，腹部饱胀。然后轻微咽气十次，使气温和为度。如果气寒，使人干呕、腹痛，可用鼻纳气并咽七至十下，甚至百次，则真气填满腹内，除邪气，补正气。

六、右胁侧卧，用鼻子吸气，用口慢慢吐气，数到十次，手相互摩擦，温热后再摩腹，使气下行从肛门排出。能除两胁胀闷疼痛，病愈则停。

七、端坐，腹部挺直，两臂上展，两手掌朝上，用鼻子吸气，闭气。如此呼吸七次，称为蜀王台。治疗胁下积聚之疾。

八、俯卧，去枕，竖起两脚，用鼻子吸气四次，再用鼻子出气四次。如果气出尽则再微微吸入少许，不让鼻感知。能治疗身中热及背痛。

九、端坐，伸腰，举起左手，使手掌朝上，右手姿势相同。治疗两臂及背痛，并能治疗气结积聚之病。

十、端坐，两手交叉抱膝，闭气鼓腹十四次或二十一次，气满就吐，等到气机通畅为止。这样坚持十年，即使年事已高，也有少年的一样的面容。

十一、端坐，伸腰，左右倾侧，闭眼，用鼻子吸气。治疗头风。这样做七次后停止。

十二、端坐，伸腰，用鼻子吸气数十次。治疗饮食后腹中胀痛。自觉腹中舒适则停止，若不然，再做。如果腹中有寒气，也可治疗。

十三、端坐，使两手如张弓满射的姿势，呼吸四次。可治疗四肢烦闷，背部拘急。每天随时练习，效果都好。

十四、端坐，伸腰，举左手使手掌朝上，用右手按着右胁，用鼻纳气，这样深吸气七次。治疗瘀血，腰部闪挫等。

十五、端坐，伸腰，举右手使手掌朝上，用左手按住左胁，用鼻吸息。除胃寒,食不变则愈。

——两手却据,仰头,自以鼻纳息,因而咽之数十。除热,身中伤死肌肉等,治之而愈。

——正偃卧,端展足臂,以鼻纳气,自极七息,摇足三十而止。除胸足中寒,周身痹厥逆嗽。

——偃卧,屈膝,令两膝头内向相对,手翻两足,伸腰,以鼻纳气,自极七息。除痹疼热痛,两髀不遂。

——平坐,两手抱头宛转上下,名为开胁。身体昏沉不通畅者,并皆治之愈。

——踞坐,伸右脚,两手抱左膝头,伸腰,以鼻纳气,自极七息。除难屈伸,及拜起髀中痛瘀痹等病,并皆治之。

——踞坐,伸左足,两手抱右膝,伸腰,以鼻纳气,自极七息,展左足着外。除难屈伸,及拜起髀中疼。一本云除风,并目晦耳聋。

——正偃卧,直两手捻胞所在,令如油囊裹丹。阴下湿,小便难倾,小腹重不快。若腹中热,但口出气,鼻纳之数十,止。亦不须小咽之。若腹中不热者,行七息,以温气咽之十,止。

——覆卧,傍视两踵,伸腰,以鼻纳气,自极七息。除脚中弦痛转筋及脚酸痛。

——踞坐,两手抱两膝头,以鼻纳气,自极七息。除腰痹背痛。

——偃卧,展两髀两手,令两踵相向,亦鼻纳气,自极七息。除死肌及足髀寒疼之疾。

——偃卧,展两手、两髀、左膀、两足踵,以鼻纳气,自极七息。除胃中有食不消、苦呕之疾。

——踞坐伸腰,以两手引两踵,以鼻纳气,自极七息,向两膝头

气,这样深吸气七次。治疗胃寒饮食不化。

十六、两手抱住头的后部,仰头,用鼻子吸气,并咽下数十次。可除热及身体受伤肌肉坏死。

十七、正面仰卧,展平手臂,用鼻子吸气,这样深呼吸七次,摇脚三十次。除胸部及脚中寒气,周身痹痛、厥逆、咳嗽。

十八、仰卧,屈膝,让两膝盖相对,用手翻抱两脚,伸腰,用鼻吸气,深呼吸七次。治疗痹疼热病,两只大腿活动不利。

十九、平坐,两手抱头上下转动,称为开胁。治疗身体昏沉不通畅,可愈。

二十、蹲坐,伸右脚,两手抱左膝头,伸腰,用鼻吸气,如此做七次深呼吸。治疗肢体难以屈伸,以及拜起大腿气血瘀滞导致的疼痛等病。

二十一、蹲坐,伸左脚,两手抱右膝,伸腰,用鼻子吸气,这样做七次呼吸,向外展开左足。治疗肢体难以屈伸,以及拜起后大腿中痛。有书上说,可除风邪以及目暗、耳聋。

二十二、正面仰卧,用两手按摩膀胱处,使它如油囊裹丹。治疗阴部湿冷,小便困难,小腹坠胀不适。如果腹中热,只用口出气,鼻吸气数十次,停止,也不须小咽。若腹中不热,呼吸七次,将温气咽下,如此十次,停止。

二十三、俯卧,从旁边看两脚跟,伸腰,用鼻吸气,深呼吸七次。治疗脚中弦疼转筋及脚部酸痛。

二十四、蹲坐,两手抱两膝头,用鼻吸气,深呼吸七次,治疗腰背病及风寒湿痹痛。

二十五、仰卧,展开两腿两手,使两脚跟相向,也用鼻吸气,做七次深呼吸。除去死肌及足髀寒冷疼痛。

二十六、仰卧,展开两手、两腿、左膀、两脚跟,用鼻子吸气,深呼吸七次。治疗食积不化,呕吐等。

二十七、蹲坐,伸腰,用两手攀两脚跟,两膝头向下。用鼻子吸气,

者。除身痹呕逆之疾。

——偃卧，展两手两足，仰足指，以鼻纳气，自极七息。除腹中弦急切痛。

——偃卧，左足踵拘右足拇指，以鼻纳气，自极七息。除厥疾。若人脚错踵不拘拇指，依法行之。

——偃卧、以右足踵拘左足拇指，以鼻纳气，自极七息。除周身痹。

——病若在左，端坐伸腰，右视目，以鼻纳气，极而吐之数十，止。闭目而作。

——若病在心下积聚者，端坐伸腰，向日仰头，徐以鼻纳气，因而咽之，三十而止。开目而作。

——若病在右，端坐伸腰，左视目，以鼻徐纳气而咽之数十，止。

《元阳经》云："常以鼻纳气，含而漱之，舌撩唇齿咽之，一日夜得千咽者，大佳。当少饮食，多即气逆，逆则百脉闭，百脉闭则气不行，气不行则疾病生。"

《太上三尸中经》曰："人之生也，皆寄形于父母胞胎，饱味于五谷精气。是以人之腹中，各有三尸九虫，为人大害。常以庚申之日上告天帝，以记人之造罪，分毫奏录，欲绝人生籍，减人录命，令人速死。死后魂升于天，魄入于地，唯三尸游走，名之曰鬼，四时八节企其祭祀。祭祀不精，即为祸患，万病竞作，伐人性命。上尸名彭倨，在人头中，伐人上分，令人眼暗发落，口臭面皱齿落。中尸名彭质，在人腹中，伐人五脏，少气多忘，令人好作恶事，嗜食物命，或作梦寐倒乱。下尸名彭矫，在人足中，令人下关骚扰，五情勇动，淫邪不能自禁。此尸形状似小儿，或似马形，皆有毛，长二寸，在人身中。人既死矣，遂出作鬼，如人生时形象，衣服长短无异。此三尸。九虫种类群多，蛔虫长四寸五寸，或八寸，此虫贯心人死。白虫长一寸，

深呼吸七次，治疗身痛、呕逆。

二十八、仰卧，展开两手、两脚，仰足趾，用鼻吸气，深呼吸七次，治疗腹中弦急切痛。

二十九、仰卧，用左足后跟勾住右足大拇趾，用鼻吸气，深呼吸七次。可治疗厥症。如果左脚后跟不能勾住右足大拇指，仍可依法行事。

三十、仰卧，用右脚跟勾住左足大拇趾，用鼻子吸气，深呼吸七次。可治疗周身痹痛。

三十一、病位在左，端坐，伸腰，眼睛向右看，用鼻吸气，深呼吸数十次，停止。闭目而作。

三十二、若病邪积聚在心下，可端坐，伸腰，面向太阳仰头，用鼻子慢慢吸气，并吞咽下去，做三十次后停止。开目而作。

三十三、病位在右，端坐，伸腰，眼睛向左看，鼻子慢慢吸气，并咽下去，如此做数十次后停止。

《元阳经》说：应经常用鼻子吸气，口含津液，用舌头撩唇齿产生津液，咽下。一天能如此做千次，最好。应当少量饮食，吃多了则易导致气逆，气逆则百脉闭塞，百脉闭塞则气不通，气不通畅则生疾病。

《太上三尸中经》称：人最初的生命，都寄形于父母胞胎，依靠五谷精气来营养，所以人的腹中，都有三尸九虫，构成人体之大害。它常在庚申日向天帝告知人的罪过，一点也不漏掉，它想减少人的寿命，让人立即死去。人死后魂升上天，魄入于地，只有三尸游走，称之为鬼，四时八节，希望人们祭祀。若祭祀不精，就会留下祸患，各种疾病便会竞相发作，夺人性命。上尸叫彭倨，位于人的头中，伤人的上部，使人眼昏、发落、口臭、面皱、齿落。中尸叫彭质，位于人的腹中，伤人的五脏，使人少气、健忘，喜欢做坏事，吃有生命的东西，或做恶梦。下尸叫彭矫，位于人的脚中，使人下关瘙痒，五情涌动，淫欲过度。此尸形状像小孩，或像马，都有毛，约二寸长，在人的身中。人死后便出来做鬼，跟人活着时的形象、高矮、衣服一模一样。这是三尸虫。九虫，种类很多：蛔虫，长约四寸、五寸或八寸，此虫穿心则人死。白虫，长一寸，容易繁

相生甚多，长者五寸，躁人五脏，多即杀人，兼令人贪食烦满。肺虫令人多咳嗽，胃虫令人吐呕不喜，膈虫令人多涕唾，赤虫令人肠鸣虚胀，蛲虫令人动止劳剧则生恶疮颠痴、痈疔疽痿、癣疥痫癞，种种动作，人身中不尽有之。亦有少者，其中有十等，就中妇人最多也。其虫凶恶，好污人新衣，极患，学道，欲调去之即可矣。凡至庚申日兼夜不卧，守之若晓，体倦少伏床，数觉莫令睡熟，此尸即不得上告天帝。"又《太上律科》云："庚申日，北帝开诸罪门，通诸鬼神诉讼，群魔并集，以司天下兆人及诸异类善恶之业，随其功过多少，赏劳谪过，毫分不遗。"经曰：三守庚申，即三尸震恐。七守庚申，三尸长绝。乃精神安定，体室长存，五神恬静，不复骚扰，不迷不惑，不乱不淫，瞋怒平息，真灵卫佐，与天地相毕。每夜临卧之时，叩齿三七，以左手抚心上，呼三尸名，使不敢为害耳。

符绝三尸秘法〔符并朱书〕

《太上》曰："三尸九虫能为万病，病人夜梦战斗，皆此虫也。可用桃板为符，书三道埋于门阃下即止矣。每以庚申日书带之，庚子日吞之，三尸自去矣。常以六庚日书姓名安元命箓中，三尸不敢为患也。"符式如后。

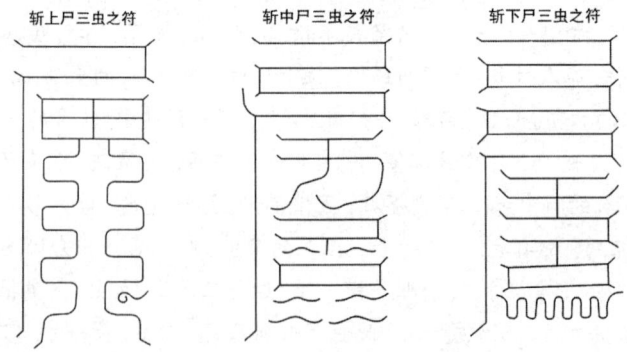

殖，长的约有五寸，能躁动人的五脏，太多则致人死，且能令人贪食，令胸部烦满。肺虫，使人经常咳嗽。胃虫，使人呕吐不止。膈虫，令人多涕唾。赤虫，使人肠鸣虚胀。蜣虫，使人动止劳剧，且生恶疮、癫痫、痈、疽、瘘、癣、疥、癞等多种疾病。有些人的身体中不全有这些虫，也有很少的。这些人可分为十等，其中妇人身中虫最多。妇人特有的一些虫很凶恶，喜欢弄脏人的新衣，非常有害，学道，将此虫引走即可。"庚申日到了，彻夜不睡，一直守到清晨，身体疲劳了，就在床上躺一躺，不要睡得太熟，此尸就不能向天帝告状。又有《太上律科》讲："庚申日，北帝打开罪门，通知鬼神提出诉讼，群魔聚集，用以管理天下众人的各种善恶之事。根据他功过的多少，奖赏有功之人，惩罚有过之人，一点也不遗漏。"经上说：守候三个庚申日，三尸虫就会产生极大的恐惧。守候七个庚申日，三尸虫从此就会灭绝，人就会精神安定，身体健康长存，精神恬静，不再受到骚扰，不迷不惑，不乱不淫，嗔怒得到平息，真灵卫佐，与天地同生长存。每晚睡觉时，叩齿二十一下，用左手抚摸胸口，并且叫出三尸虫的名字，使之不敢危害身体。

符绝三尸秘法〔符并朱书〕

《太上》曰："三尸九虫可生万病，病人夜晚做梦梦见战斗，都是因为此虫。可用桃板作符，书三道埋于门槛下就会停止此噩梦。每到庚申日书符并佩戴，庚子日把它吞服，三尸虫就会离去。常于六庚日书写姓名安放于元命篆中，三尸虫就不敢为患了。"

符式如后（图略）

书符之法，须闭目存气，想金光自空中圆焰如火，取来吹入笔中，书符无不应验。

此符消九虫，当以六庚日服符、以白纸竹纸朱书服。每庚皆如之，惟庚申书之不限多少。从庚申日早朝服止，次庚午日又服一道，值六庚勿失，虫皆不贯五脏，人身无病也。敕符咒曰："日出东方，赫赫堂堂，某服神符，符卫四方。神符入腹，换胃荡肠，百病除愈，骨体康强。千鬼万邪，无有敢当，知符为神，知道为真。吾服此符，九虫离身，摄录万毒，上升真人。"

三宝归身要诀

《蕊珠洞微》曰："息之出也，天地盗我元阳之气。息之入也，我盗天地之气。若能真人潜渊，心息相依以归根，则息息盗天地之气矣。"

魏伯阳曰："耳目口三宝，闭塞勿发通。"这三件如何唤作三宝？如此郑重？盖耳乃精窍，目乃神窍，口乃气窍。若耳逐于声，精从声耗而不固；目荡于色，神从色散而不凝；口发言语，气从言走而不聚，安得打成一片，以为丹基？如此紧要，岂得不谓之三宝？修生之人，不于此三宝关键，收舍向里，无有是处。

今人精从下流，气从上散，水火各背，不得凝结，皆是此心使然。心苟爱念不生，此精必不下流；忿念不生，此气必不上炎。一念不生，万虑澄寂，即水火自然交媾矣。本来面目，虽无念虑，常常灵湛者也。若一向虚静去了，则此灵涣散，所谓顽空，亦谓之痴痴者，不灵之谓也。所以佛有贪、嗔、痴三戒也。贪即欲也，嗔即忿也。欲与忿，水火不媾之源也。无贪嗔，斯定；不痴，斯慧矣。慧以培定，定以资慧，定慧相忘，道斯成矣。

书符之法，须闭目存气，想金光从空中圆焰像火一样，取来吹入笔中，书符无不应验。

此符消九虫，当于六庚日，用白纸竹纸红字书写，服之。每庚都是这样，只有庚申日书符不限多少。从庚申日早朝服止，次庚午日再服一道，每逢六庚日不忘失，三尸虫不会贯穿五脏，人身就会无有病苦。敕符咒曰："日出东方，赫赫堂堂，某服神符，符卫四方。神符入腹，换胃荡肠，百病除愈，骨体康强。千鬼万邪，无有敢当，知符为神，知道为真。吾服此符，九虫离身，摄录万毒，上升真人。"

三宝归身要诀

《蕊珠洞微》称：呼气，是天地盗我的元阳之气；吸气，是我盗天地之气。如果能如真人那样潜藏元气，心息相伴归根，则每次呼吸都是我盗天地之气。

魏伯阳说：耳、目、口三宝，宜封藏而不宜发泄。此三者为何被称为三宝呢？因为耳为精窍，目为神窍，口为气窍。如果耳被声音所逐，精从耳窍耗散而不能固守；眼睛被颜色所感，神就随色散而不聚；口说话，气就随言而不聚，怎能打成一片，作为根基？如此重要，怎能不称为三宝！修生养性之人，不注意这关键三宝，以及保养精、神、气，则大错特错了。

若精从下流失，气往上消散，水火背离，就不能相互凝结，都是心使之如此。如果心不产生爱念，则精不下流；不生愤怒，则气不上散；万念不生，则各种思虑消失，水火自然互济。若无思虑，就会现出本来面目，则心情安定。如果一向清静，而此灵涣散，称为顽空，也称为痴，痴就是指不灵。所以佛教有贪、嗔、痴三戒。贪即欲，嗔指发怒，欲与怒是水火不济的根本原因。没有贪嗔，则禅定；不痴，则智慧。智慧可以帮助禅定，禅定可以产生智慧，智慧与禅定相辅相成，达到连定慧的念头都没有的境界，就得道了。

服五牙法

凡服气皆先行五牙以通五脏，然后依常法乃佳。

东方青色，入通于肝，开窍于目，在形为脉。

南方赤色，入通于心，开窍于舌，在形为血。

中央黄色，入通于脾，开窍于口，在形为肉。

西方白色，入通于肺，开窍于鼻，在形为皮。

北方黑色，入通于肾，开窍于耳，在形为骨。

肺为五脏之华盖第一，肺居心上，对胸，有六叶，色如缟映红。肺脉出于少商。（左手大指之端内侧，去爪甲二分许陷者之中。）

心居肺下肝上，对鸠尾下一寸，色如缟映绛。心脉出于中冲。（左手中指之端，去爪甲之二分许陷者之中。）

肝在心下，少近后，右四叶，左三叶，色如缟映绀。肝脉出于大敦。（左足大指端，乃三毛之中。）

脾正掩脐上，近前，横覆于胃，色如缟映黄。脾脉出于隐白。（左足大指端侧，去爪甲角如韭叶。）

左肾右肾，前对脐，搏着腰脊，色如缟映紫。左为正肾，以配五脏。右为命门，男以藏精，女以系胞。肾脉出于涌泉。（左足心陷之中。）

凡服五牙之气者，皆宜思入其脏，使其液宣通，各依所主。既可以周流形体，亦可以治疗疾病。服青牙者，思气入肝中，见青气氤氲，青液融融。分明良久，乃见足大敦之气，循股而至，会于脉中，流散诸脉，上通于自然。次服诸方，仍宜以丑后澡漱冠服，入别室焚香，坐向其方，静虑澄心，注想而为之。四方同此服法。

服五牙法

练习服气，都必须先行五行之气，用以通五脏，然后依照一般法练习，效果就会很好。

东方色青，通肝，开窍于目，在形为脉；

南方色赤，通心，开窍于舌，在形为血；

中央色黄，通脾，开窍于口，在形为肉；

西方色白，通肺，开窍于鼻，在形为皮；

北方色黑，通肾，开窍于耳，在形为骨。

肺为五脏的华盖，位于最上面。肺在心的上面，对称地位于胸部，有六叶，为深红色。肺脉从少商穴出来。（少商穴位于左手大拇指尖的内侧，距离指甲二分左右，凹陷处的中间。）

心位于肺下肝上，即剑突下一寸，色红绛。心脉从中冲穴出来。（中冲穴位于左手中指尖，距离指甲二分左右，凹陷处的中间。）

肝位于心下，稍微靠后，右边有四叶，左边有三叶，色红绛。肝脉从大敦穴出来。（大敦穴位于左脚的大拇趾端，在三毛的中间。）

脾位于脐部，靠前，横着掩盖胃，色黄。脾脉从隐白穴出来与他脉相通。（隐白穴位于左脚的大脚趾指端侧面，离指甲根窄如韭菜叶一样的距离）

左、右两肾，对称分布在脐前，附着于腰脊，色紫。左边为正肾，五脏之肾；右肾为命门，男子用来藏精，女子用来维系胞胎。肾脉从涌泉穴出来与他脉相通。（涌泉穴位于足心凹陷处。）

凡是运行五行之气，都应想到气进入所属脏腑，使本脏津液通畅，且依附于所属脏腑。既可以周流全身，也可以治疗疾病。譬如服青气，则想到青气进入肝中，见到青气充盛，青液满盈。过一会儿，则可感觉到脚部大敦穴之气，顺着腿而达肝部，集于肝脉中，接着分散到五脏之脉中，在上与外界相通。然后依次服他脏之气，服气时要在丑时后洗澡换衣，在房间焚香，然后面对服气之方，入静，注想练习。四方服法与此相同。

养五脏五行气法

春以六丙之日时加巳，食气百二十，助于心，令心胜肺，无令肺胜肝，此养肝之义也。

夏以六戊之日时加未，食气百二十，以助脾胜肾，不伤于心也。

季夏以六庚之日时加申，食气百二十，以助肺，令肺胜肝，不伤于脾也。

秋以六壬之日时加亥，食气百二十，以助肾，令肾胜心，不伤于肺也。

冬以六甲之日时加寅，食气百二十，以助肝，令肝胜脾，不伤于肾也。

此法，是五行食气之要，明时各有九，凡一千八十。食气各以养脏，周而复始，不相克，精心为之。

服气有三膈说

凡人腹中有三膈处：一、心有膈。初学服气者，觉心下胃中气满，是一膈也。但少食，惟以咽气存想，充关而下，自能通也。二、生脏下有膈。亦须以上法减食，或口咬甘草并桂些少以通之。三、下丹田有膈。须固志，如上法以通之，或服蜀椒一二百粒，自然气周通身中矣。咽气须干咽，不得和唾，亦须用出息咽之。若用入息，恐生风入，当用心也。

凡咽气，喉中深咽，不得浅，浅即发嗽。

凡初服气，气未固，腹中作泄，勿令有此，以意运令散，或以药食治之。

凡服气，得脐、丹田常满。叫唤读书，终日对人语言，气力不少，出入行步无倦怠也。

凡服气人不可过劳，劳即损气。仍须时常行步，使气下行。

凡服气者，小便黄赤不碍，行之日久，自然如常。

养五脏五行气法

春天要在六丙日和巳时,服气一百二十息,以助心,使心脏火气胜过肺脏金气,不令肺脏金气太盛而伤害肝脏木气,此符合春季养肝之义。

夏天要在六戊日的未时,服气一百二十息,以辅助脾脏的土气,使土气胜过肾脏的水气,以免水气太盛而伤害心脏的火气。

夏季最后一个月要在六庚日的申时,服气一百二十息,以辅助肺脏的金气,让金气胜过肝脏的木气,以免木气太盛伤害季夏的脾脏土气。

秋天要在六壬日的亥时,服气一百二十息,以辅助肾脏的水气,使水气胜过心脏的火气,以免火气太盛而伤害秋季肺脏的金气。

冬天要在六甲日的寅时,服气一百二十息,以辅助肝脏的木气,使木气胜过脾脏的土气,以免土气太盛而伤害冬季肾脏的水气。

上面所讲的方法,是服五行之气的要诀,四季每季三月九十天,有九个服气日子,每次服气一百二十息,共服气一千零八十次。食气各根据五行生克关系而保养相关的脏器,周而复始,不相克,一定要精心练习。

服气有三膈说

人的体内有三处阻膈。首先,心脏有膈。刚练服气的人,感觉心下胃中气满,这是一膈。只要少吃,咽气存想,用气冲关而下,就自然能通。其次,脐处有膈。也须依上法减食,或者口咬甘草及桂枝少许以通。再次,下丹田有膈。要固其心志,用上法来使之通达,或口服蜀椒一、二百粒,自然会使气机舒畅,气行全身。咽气时须干咽,不能和唾液一同咽下,也可呼出,不能用鼻子吸入,担心风邪乘机入内,应当谨慎。

咽气时要深,不能太浅,太浅则引起咳嗽。

初练服气时,气不能固守,以致腹泄,这种现象不正常。用意念行气,或用药物治疗。

练习服气,使得脐部、丹田之气满盈,即使整天叫唤、读书、与人讲话,气力也不会消减,步行出入也一点不感到倦怠。

服气之人不可过度劳累,否则损气。但可以经常走走,使气能下行。

服气之人小便色黄短少,这不要紧,只要坚持练习服气,练习的时间长了,则自然好转。

凡人饮酒食肉，一时虽勇健，百病易生，瘴疠蛊毒，逢即被伤。若服元气，久而行之，诸毒不能伤，一切疫病不能染。如能坚持，自知其妙。

服日气法

平旦伺日初出，乃对日，坐立任意，叩齿九通，心呼日魂、珠景、照韬、绿映、回霞、赤童、玄炎、飙象。仍冥目握固，存日中五色流霞皆来接身，下至两足，上至头顶。又令光霞中有紫气，如目童，累数十重，与五色俱来，入口吞之，四十五咽气。又咽液九过，叩齿九通。微祝曰："赤炉丹气，圆天育精，刚以受柔，炎水阴英。日辰元景，号曰大明，九阳齐化，二烟俱生。凝魂和魄，五气之精，中生五帝，乘光御形。探飞以虚，掇根得盈。首巾龙盖，披朱带青。翯乌流玄，霞映上清，赐书玉简，金阁刻名。服食朝华，与真合灵，飞仙太微，上升紫庭。"再拜而止。

服月精法

伺月初出，对月，坐立任意，叩齿十通，心呼月魄暖萧、芬艳、翳寥、婉虚、灵兰、郁华、结翘、淳金、清莹、昃容、台标。仍冥目握固，存月中五色流精皆来接身，下至两足，上至头顶。又令光精中有黄气，如目童，累数十重，与五色俱来，入口吞之，五十咽气。又咽液十过，叩齿十通。微祝曰："黄青玄晖，元阴上气，散蔚寒飙，条灵敛胃。灵波兰颖，挺濯淳器，月精夜景，玄官上贵。五君夫人，各保母位，赤子飞入，婴儿续至。回阴三合，光玄万方，和魂制魄，五胎流通。乘霞飞精，逸虚于东，首结灵云，景华招风。左带龙符，右腰虎章，凤羽朱帔，玉佩金珰，骞树结阿，号曰木王。神蟆控根，有亏有充，明精内映，玄水吐梁。赐书玉札，刻名灵房，服食月华，与真合同，飞仙紫薇，上朝太皇。"再拜。（若天阴，可于寝室存之。山林中旦夕恒行。）

人们饮酒吃肉,虽然一时强健,但易生百病。瘴疠虫毒,容易使肌体发病。如经常练习服气,则毒邪不能伤人,一切传染病也不会上身。如能长期坚持吸气,自然知道服气的妙处。

服日气法

早晨,等到太阳刚出,即对日而坐,随意叩齿九下,用心呼:日魂珠景,照韬绿映,回霞赤童,玄炎飚象。然后闭目握固,存想太阳的五色流霞都来到人身,上至头顶,下至两足。又想像光霞中有紫气,如瞳仁,累计数十层,与五色一起来到,张口吞下,咽气四十五次。又吞液九遍,叩齿九下,然后默默祷告:"赤炉丹气,圆天育精,刚以受柔,炎水阴英。日辰元景,号曰大明,九阳齐化,二烟俱生。凝魂和魄,五气之精,中生五帝,乘光御形。探飞以虚,掇根得盈。首巾龙盖,披朱带青。蜷乌流玄,霞映上清,赐书玉简,金阁刻名。服食朝华,与真合灵,飞仙太微,上升紫庭。"祷告结束后再对着太阳拜一下,结束。

服月精法

等到月亮初升,对月坐立,随意叩齿十下,用意念呼:月魄暖萧,芬艳翳寥,婉虚灵兰,郁华结翘,淳金清莹,炅容台标。再闭目握固,存想月中五色流精,都来到身内,上至头顶,下至两足。又假如光精中有黄气如瞳仁,累计数十层,与五色同来,便张口吞下,咽气五十次,又咽液十次,叩齿十次,然后默默祷告:"黄青玄晖,元阴上气,散蔚寒飙,条灵敛胃。灵波兰颖,挺濯浡器,月精夜景,玄官上贵。五君夫人,各保母位,赤子飞入,婴儿续至。回阴三合,光玄万方,和魂制魄,五胎流通。乘霞飞精,逸虚于东,首结灵云,景华招风。左带龙符,右腰虎章,凤羽朱帔,玉佩金珰,骞树结阿,号曰木王。神蝶控根,有亏有充,明精内映,玄水吐梁。赐书玉札,刻名灵房,服食月华,与真合同,飞仙紫薇,上朝太皇。"祷告结束后再对着月亮拜一下,结束。(如果天阴,可于寝室内存想。如果是在山林中,应当早晚坚持练习。)

拘三魂法

其日夕卧,去枕,向上伸足,交手心上,瞑目,闭气三息,叩齿三通。存心有赤气如鸡子,从内仰上,从目中出,外转大覆,身实成火,烧身周币,内外洞彻如一。觉体中小热,叩齿三通。呼爽灵、胎光、幽精三神急住。因微祝曰:"太微玄宫,中黄始青,内炼三魂,胎光安宁。神宝玉室,与我俱生,不得妄动,监者太灵。若欲飞行,唯得诣太极上清;若欲饥渴,唯得饮徊水玉精。"

制七魄法

其日夕卧,向上伸足,两手掌掩两耳,(当使指端接交颈中。)瞑目,闭气七过,叩齿七通。(上下叩数遍为一通。)存鼻中,端有白气如小豆,须臾渐大,冠身九重,忽又各变成天兽。(两青龙在两目中,两白虎在两鼻孔中,头皆向外。朱雀在心上,向人口。苍龟在左足下,灵蛇在右足下,头亦向上。玉女着玄锦衣,两手各把火光当耳门。)如此良久,咽液七遍,叩齿七通。呼尸狗、伏矢、雀阴、吞贼、非毒、除秽、臭肺。(尸狗以下七神名也。)又微祝曰:"素气九回,制魄却奸。天兽守门,娇女执关。炼魄和柔,与我相安,不得妄动,看察形源。若汝饥渴,听饮月黄日丹。"

斋见不祥之物

凡进斋入室见不祥之物者,常念北帝咒,南向叩齿三下。咒曰:"二象回倾,玄一之精,七灵护命,上诣三清。双皇驱除,赫奕罗兵,三十万人,侍卫神营。巨兽百万,威摄千精,挥剑逐邪,咸落魔灵。神伯所咒,千妖灭形。"毕,又叩齿三十六通。

拘三魂法

服气之日,在晚上睡觉前,去枕,向上伸足,两手交叉放在胸部,闭眼吸气三次,叩齿三次。意想有如鸡蛋大小的赤气从内向上,从目中出来,逐渐变大,全身变成火,将身体焚烧,使内外通明。自觉身体发烧,则叩齿三次,叫:爽灵、胎光、幽精,三神急住。然后默默祷告:"太微玄宫,中黄始青,内炼三魂,胎光安宁。神宝玉室,与我俱生,不得妄动,监者太灵。若欲飞行,唯得诣太极上清;若欲饥渴,唯得饮徊水玉精。"

制七魄法

服气之日的晚上睡前,向上伸足,两手掌捂耳,(使手指在颈部接交)。闭目吸气七次,叩齿七次。(上下牙齿相叩数遍为一次。)意念鼻中有如小豆大小的白气,逐渐变大,把身体包裹几层,忽然白气又分别变成各种仙兽。(两条青龙在两目中,两只白虎在两鼻孔中,头都朝外。朱雀在心脏部位,嘴巴朝向人的口。苍龟在左脚下,灵蛇在右脚下,头都朝上。玉女穿着黑锦衣,两手各抱火光挡住耳门。)如此良久,咽唾液七次,叩齿七次,叫:尸狗、伏矢、雀阴、吞贼、非毒、除秽、臭肺。(尸狗以下七神的名称。) 又默默祷告:"素气九回,制魄却奸。天兽守门,娇女执关。炼魄和柔,与我相安,不得妄动,看察形源。若汝饥渴,听饮月黄日丹。"

斋见不祥之物

凡是进斋入室见到不祥之物的,应常念北帝咒,向南叩齿三下。咒曰:"二象回倾,玄一之精,七灵护命,上诣三清。双皇驱除,赫奕罗兵,三十万人,侍卫神营。巨兽百万,威摄千精,挥剑逐邪,馘落魔灵。神伯所咒,千妖灭形。"结束后,再叩齿三十六次。

治急病法

凡受三五法，在存识三天贞名、三司贞名，有急灾困病，大唤三天名，密呼三师名，即灾病皆消。

上清微天贞名（防中）

中禹余天贞名（元）

下大赤天贞名（德丘）

(上三天贞名也。)

左无上贞名燊（即天字也。)

右玄老贞名众（即人字也。)

中央太上贞名䰾（即地字也。)

(上三师名。)

反舌塞喉法

凡守一者，身神常安。若体中不宁，当反舌塞喉，漱泪醴泉满口，咽之，讫。又如前咽液无数，觉宁乃止。止而未宁，重复为之。须臾之间，不宁之痾，即应廓散，自然除也。当时有效。

制三尸日

凡甲寅、庚申之日，是三尸鬼竞精神之日也，不可与夫妻同室寝食，可慎之。甲寅日可割指甲，甲午日可割脚甲，此是三尸游处，故以割除，以制尸魄也。

寝室卧时祝法

凡人卧，床常令高，则地气不及，鬼吹不干。鬼气侵人，常因地气而逆上耳。人卧室宇，当令洁盛，盛则受灵气，不洁则受故气。故气之乱人室宇者，所为不成，所依不立。一身亦尔，当数沐浴洁净。

治急病法

凡是受三五法,应意念三天贞名、三司贞名,有急灾困病,大呼三天名,密呼三师名,灾病都会消除。

上清微天贞名(防中)

中禹余天贞名(元)

下大赤天贞名(德丘)

(上三天贞名也。)

左无上贞名燊(即天字也。)

右玄老贞名众(即人字也。)

中央太上贞名䰾(即地字也。)

(上三师名。)

反舌塞喉法

凡是能专一内守,则身神常安。如果精神散乱,则应卷舌塞喉,等到唾液满口就吞咽,完毕后再如此重复进行多次,直到感觉心神宁静才停止。如果停止后觉得情绪仍未安宁,就再重新进行。一会儿后,不宁的心情就会好转,症状自然消失,立即见效。

制三尸日

凡甲寅庚申之日,是三尸鬼竞相扰乱人精神的日子,故夫妻不能过性生活,睡觉、吃饭都要谨慎。甲寅日,可剪指甲;甲午日可剪脚趾甲,趾甲为三尸虫游动之处,剪除后则可制服尸魂。

寝室卧时祝法

人在床上睡觉,床宜高些,则地气不能及身,鬼邪不能侵扰。鬼气侵犯人体,常借助于地气而逆上。人的卧室,必须洁净,洁净才能接受灵气,不干净则易遭受病气侵袭。鬼气进入卧室,如果卧室干净,鬼气就没有依靠,也就不会导致身体发病。人身也是如此,必须经常洗涤使身体保持干净。

《黄素四十四方经》云:"夜寝欲合眼时,以手抚心三过,闭目微咒曰:'太灵九宫,太乙守房,百神参位,魂魄和同,长生不死,塞灭邪凶。'咒毕而寝。此名九宫隐祝寝魂之法。常能行之,使人魂魄安宁,永获贞吉。"

耳鸣咒

耳神娇女云耳鸣,外使入也,如钟声以闻九宫。鸣者常掩耳而咒曰:"赤子在宫,九真在房,清听神命,亦察不祥。太乙流火,以灭万凶。"

合气治病真符诀法

斗印:喔吸吽。斗讳:魑魅魃魈魕。吸南方气入笔,病在外,自中出;病在内,自外入。吸病人气搁笔放吹去。

身中三宝精气神,子能炼之可长生。九窍固兮神归腹,元神一举升昆仑。要识归根复命处,下手之初须定意。以我之气合彼气,我病去兮彼病去。

服日月光芒法

凡存心中有日象,大如钱,在心中,赤色有光芒,从心中上出喉,至齿间即不出,却回还胃中。如此良久,临目存见心中胃中分明,乃吐气,讫,咽液三十九过,止。一日三为之,日出时,食时、日中时行之。一年除疾,五年身有光彩,十八年得道,日中行无影,辟百邪千灾之气。常存日在心,月在泥丸中,昼服日,夜服月。

服月法:存月光芒白色,从脑中下入喉,芒亦至齿而咽入胃。一云,常存月,一日至十五日以前服,十五日以后不服。月减光芒,损天

《黄素四十四方经》上记载："夜晚睡觉将要闭眼的时候，用手抚心三遍，闭目默默祷告：'太灵九宫，太乙守房，百神参位，魂魄和同，长生不死，塞灭邪凶。'结束后就可以安睡了。这种方法称为九宫隐祝寝魂法。如果能经常这样做，就会使人魂魄安宁，永获贞吉。"

耳鸣咒

耳神娇女云耳鸣，外使入也，如钟声以闻九宫。鸣者常掩耳而咒曰："赤子在宫，九真在房，清听神命，亦察不祥。太乙流火，以灭万凶。

合气治病真符诀法

斗印：喔吸吽。斗讳：魑魅魃魍魉。吸南方气入笔，病在外，自中出；病在内，自外入。吸病人气搁笔放吹去。

身中三宝精气神，子能炼之可长生。九窍固兮神归腹，元神一举升昆仑。要识归根复命处，下手之初须定意。以我之气合彼气，我病去兮彼病去。

服日月光芒法

意想心中有一太阳，如铜钱大小，色红有光芒，从心中向上到达喉咙，至牙齿间但不出来，再返回到胃中。如此良久，意念胃中心中分明，于是呼气，完毕后咽唾液三十九次才停止。一天做三次：日出时，吃饭时，中午。这样练习一年，可治病；练习五年，身体有光彩；练习十八年可以得道，便可白天行走不见踪影，且可避邪气。常常意念太阳在心中，月亮在脑中；白天服日光，夜晚服月光。

服月法：意念月亮的白色光芒从脑中下行入喉咙，光芒也到达齿间而咽入胃。也有人说，经常意念月亮的光芒在脑中，每月一至十五日以前可服月光，十五日以后则不服，因为月的光芒在后半月已减，若服则会气,故即止也。

恶梦吉梦祝

太素真人教始学者辟恶梦法,若数遇恶梦者,一曰魄妖,二曰心试,三曰尸贼,此乃厌消之方也。若梦觉以左手捻人中二七过,叩齿二七通,微祝曰:"大洞真玄,长炼三魂,第一魂速守七魄,第二魂速守泥丸,第三魂受心节度,速启太素三元君。向遇不祥之梦,是七魄游尸来协邪源。急召桃康护命,上告帝君,五老九真各守体门,黄阙神师、紫户将军把钺握铃,消灭恶精。返凶成吉,生死无缘。"毕,若又卧,必获吉应,而造为恶梦之气,则受闭于三关之下也。

明耳目诀

《真诰》曰:"求道要先令目明耳聪,为事主也。且耳目是寻真之梯级,综灵之门户,得失系之,而立存亡之辨也。"今抄经相示,可施运用之道。日常以手按两眉后小穴中三九过,又以手心及指摩两目颧上,以手旋耳,行三十过,唯令数无时节也。毕,辄以手逆乘额三九过,从眉中始,以入发际中,仍须咽液,多少无数。如此常行,耳目清明,二年可夜书。眉后小穴为上元六合之腑,化生眼晖,和莹精光,长映彻瞳,保炼目神,是真人坐起之上道也。

存日月诀

青牛道士口诀:"暮卧存日在额上,月在脐下,上辟千鬼万邪,致玉童玉女来降,万祸伏走。"甚秘验也。

服食灵药忌

女仙程伟妻曰:"服食灵药,勿食血物,使三尸不得去。干肉可耳。"《凤纲诀》曰:"道士有疾内视心,使生火烧身及疾处,存之要损元气，故必须停止。

恶梦吉梦祝

太素真人教初学者辟恶梦的方法：若连续做几次恶梦，就一叫魄妖，二叫心试，三叫尸贼，这就是消除恶梦之法。如果梦醒，就用左手掐人中穴十四次，叩齿十四次。默默祷告："大洞真玄，长炼三魂，第一魂速守七魄，第二魂速守泥丸，第三魂受心节度，速启太素三元君。向遇不祥之梦，是七魄游尸来协邪源。急召桃康护命，上告帝君，五老九真各守体门，黄阙神师、紫户将军把钺握铃，消灭恶精。返凶成吉，生死无缘。"祷告完毕，如果继续睡觉，一定会获得吉应，而造成恶梦之气，就会被禁闭在三关之下。

明耳目诀

《真诰》讲：想学道之人必须先使自己耳聪目明，这是学道的根本。并且耳、目是寻求真理的阶梯，综灵的门户，人的得失与之关系密切，还是而立之年事业成功的关键。现摘录明耳目的经典文字以供应用。平常以手按两眉毛外侧的小穴二十七次，再用手心及手指按摩两眼上方，以手旋转耳朵，共三十次。完毕后，用手逆行按摩额头二十七遍，从两侧眉中间开始，一直到两鬓发中。仍须咽下唾液，次数不论。如此经常做，可使耳目清明，二年后夜间可看见东西。眉外侧小穴为上元六合之腑，常练可化生眼晕，和莹精光，长映彻瞳，保练目神，这是真人常练之法。

存日月诀

青牛道士口诀：傍晚躺下休息，意念太阳在额上，月亮在脐下，使千万鬼邪不得近身，而玉童玉女来到身边，各种祸患远离。这种方法非常灵验。

服食灵药忌

女仙，即程伟的妻子说：服食灵药，不要吃血物，否则三尸虫不会离开人体，但干肉可吃，《凤纲诀》说：道士有病，用意念看自己的心

精如彷佛,疾即愈。凡痛处加其火,必验也。"(以意火攻之。)

思三台厌恶法

上台（虚精） 中台（六淳,又作六停） 下台（曲生）

右三台内讳,知者众恶悉除,诸善备至。

凡于静房端坐,思三台覆头,次思两肾气从胸中出与三台相连。久久思毕,二七叩齿,二鼻微微内气,闭口,满便咽之。咽毕乃咒曰:"节荣节荣,愿乞长生,太玄三台,常覆我形。出入行来,万神携营,步之五年,仙骨自成;步之七年,令药皆精;步之十年,上升天庭。"

步台日

正月三日 二月二日 五月五日 九月九日 十月二十六日

厌恶梦咒

若人梦寤不真,魄协百气以校其心,欲伺我神之间伏也。每遇梦恶,但北向启太上大道君,具言其状,不过四五则自消绝也。

《青童君口诀》曰:"夜遇恶梦非好,觉当即返枕而咒曰:'太灵玉女,侍真卫魂,六宫金童,来守玉门。化恶返善,上书三元,使我长生,乘景驾云。'毕,咽液七过,叩齿七通而更卧。如此四五,亦自都绝也。"此咒亦返恶梦而更吉祥也。

行路畏恐法

凡行来畏恐,常鸣天钟于左齿三十六通,先闭气左嘘之,叱叱五通。常行之,辟精邪恶物不祥之气。常夜寝临欲眠时,以手抚心,叩齿三通,闭目微咒曰:"太灵九宫,太一守房,百神参位,魂魄和同。长生不死,塞灭邪凶。"咒毕而寝。此名为九宫隐咒寝魂之法,常能行之,使人魂魄安宁,常保吉祥。

脏，使之生火烧身和有病的地方。用此法的精髓，反复练习，疾病即可治愈。凡是疼痛的地方，用火治疗必定灵验。（"火"指意念之火）

思三台压恶法

上台名"虚精"，中台名为六淳，也叫"六停"，下台名"曲生"。

以上所称的"三台"，懂得它的人则能除万恶，能得到各种善报。

练功方法：在安静的房间端坐入静，意念三台覆盖头部，然后想到两肾之气经胸中上行与三台相连接。这样过一会儿，叩齿十四次，用鼻子微微吸气，闭口，口中津液满后便吞咽。然后念咒说："节荣节荣，愿乞长生。太玄三台，常覆我形。出入行来，万神俊营。步之五年，仙骨自成。步之七年，令药皆精。步之十年，上升天庭。"

步台日

正月三日，二月二日，五月五日，九月九日，十月二十六日。

厌恶梦咒

若人睡觉不踏实，魄调和百气以考察其心，想要在神之间潜藏。每遇梦恶，可向北禀告太上大道君，详细讲述，不超过四五天就会消失。

《青童君口诀》曰："夜遇恶梦非好，觉当即返枕而咒曰：'太灵玉女，侍真卫魂，六宫金童，来守玉门。化恶返善，上书三元，使我长生，乘景驾云。'毕，咽液七过，叩齿七通而更卧。如此四五，亦自都绝也。"此咒亦返恶梦而更吉祥也。

行路畏恐法

凡是走路恐慌者，可常鸣天钟，即闭口叩左侧上下牙齿三十六次。先闭口用左侧嘴角出气，叩牙五次。经常练习可避精邪恶物不祥之气。夜晚卧睡之时，用心抚摸胸部，叩齿三次，闭目默念："太灵九宫，太一守房，百神参位，魂魄和同。长生不死，塞灭邪凶。"念完即睡觉。这个功名叫九宫隐咒寝魂之法，经常练习，可使人魂魄安宁，永葆吉祥。

守庚申捷法

存头中有太上老君、泥丸真人，着远游冠子，服玄袍，坐于冥光帐中，下视口目耳鼻，清涤气，谓之上，一拘上部之魂。次存心中有太一大帝、绛宫真人，着九阳冠，服丹南逸景之袍，坐于朱陵帐中，下视四体情状，肝脾胆肾皆令清洁如五色玉，谓之中，一拘四肢之邪精。次存脐内有太黄老君、黄庭真人，二人戴十灵之冠，服黄罗之袍，坐于黄锦帐中，下视脾肠之孔窍，皆令分明如素，谓之下，一拘肠胃，制骸魄。于是三尸无从得动也。

太上真人除三尸七魄要诀

以春乙卯日，夏丙午日，秋庚申日，冬壬子日，冥目卧时，先捣朱砂、雄黄、雌黄三分等，细罗之，绵裹里枣大，以塞鼻中。此谓消三尸炼七魄之道，秘法勿令有知者。明日日中时，以东流水浴毕，更整饰床席，三尸服新衣，洗除鼻中绵里，及扫洒寝席床下，通令所止一室洁净，便安枕卧，闭气握固良久，微咒曰："天道有常，改故易新。上帝吉日，沐浴为真。三气消尸，朱黄合魂，宝炼七魄，元与我亲。"咒毕，此道是消炼尸秽之上法，改真新形之要诀，四时唯各取一日为吉。

赵先生曰："欲除三尸九虫之法，常以月建之日夜半子时，密出庭中，正东向，平体正气，叩齿三十六通讫，举头小仰，即复下头小俯，因咽液二七过，又双前却两手二七遍，首后却，授手为之，窃咒曰：'南昌君五人，官将百二十人，为某除三尸伏尸，将某周游天下，过度灾厄。'语讫，徐徐左回还卧。行之三尸消灭。若月中有重建者，为修之法，欲得斋戒独住，不欲人杂错，务令寂静，勿使人知之，及六畜鸟兽并无声为妙。此法易行，无恍惚之患。"

老君去尸虫方

贯众（五分，杀伏虫）　白雀庐（十二分，杀蛔虫）　蜀漆（三分，

守庚申捷法

意念头中有太上老君、泥丸真人，戴着远游的帽子，穿着黑袍，坐在冥光帐中，向下看口、目、鼻、耳，以清涤神气，称为上一，可拘守着上部之魂。意念心中有太上帝，绛宫真人，戴九阳冠，穿红色逸景之袍，坐在红绫帐中，向下看四体情状，即肝、脾、胆、肾，使之清净，如五色玉石，称为中。可压制四肢之邪精。意想脐内有太黄老君、黄庭真人，此二人戴十灵之冠，穿黄罗袍，坐在黄锦帐中，向下看脾、肠的孔窍，使其分明可见，称为下。可拘守肠胃，制约骸魄。于是三尸虫无法动弹。

太上真人除三尸七魄要诀

春季乙卯日，夏季丙午日，秋季庚申日，冬季壬子日，闭目睡觉时，先捣朱砂、雄黄、雌黄分成三份，仔细过滤，用棉布裹成枣大小，把它塞入鼻中。这是消三尸炼七魄之道，秘法不要告诉别人。明日中午的时候，用东流水洗澡后，整饰床席，三尸服新衣，洗除鼻中绵里药，扫洒寝席床下，令室内洁净，便安枕躺下，闭气握固良久，默念咒："天道有常，改故易新。上帝吉日，沐浴为真。三气消尸，朱黄合魂，宝炼七魄，元与我亲。"念咒完毕，此法是消炼尸秽的上法，改真新形的要诀，四时只各取一日修炼就很吉祥。

赵先生说："想要除三尸九虫之法，常以月建之日夜半子时，密出庭中，正东向，平体正气，叩齿三十六次后，举头小仰，再下头小俯，咽唾液十四次，然后双前曲两手十四遍，首后退，授手为之，默念咒曰：'南昌君五人，官将百二十人，为某除三尸伏尸，将某周游天下，过度灾厄。'念咒后，慢慢从左回还卧。如此做三尸就会消灭。如果月中重建，为修这个道法，应当斋戒独住，不要人员杂错，务必寂静，不要让人知，没有六畜鸟兽声更佳。此法容易行持，不会有恍惚之患害。"

老君去尸虫方

贯众（五分，杀伏虫）　　白雀芦（十二分，杀蛔虫）　　蜀漆（三分，杀

杀白虫 （五分，杀肉虫） 雷丸（五分，杀赤虫） 僵蚕（四分，杀膈虫） 厚朴（五分，杀肺虫） 狼牙子（四分，杀胃虫） 石蚕（五分，杀蜣虫）

右九件，炒微香为末，蜜丸桐子大。轻粉一分，调浆服五丸，日三服。已后，淡白汤加至十丸，三十日见效，百日病愈，众虫俱尽灭，须至诚服之，无不效也。甲子日为之。

左洞真经按摩导引诀

高子曰：人身流畅，皆一气之所周通。气流则形和，气塞则形病。故《元道经》曰："元气难积而易散，关节易闭而难开。"人身欲得摇动，则谷气易消，血脉疏利。仙家按摩导引之术，所以行血气，利关节，辟邪外干，使恶气不得入吾身中耳。《传》曰："户枢不蠹，流水不腐。"人之形体，亦犹是也。故延年却病，以按摩导引为先。

夜半子候

少阳之气生于阴分，修生之士于子时修炼。古人一日行持始于子，一岁功用起于复。（一阳之月是也，即今之十一月。）

转胁舒足

《混元经》曰："戌亥子三时，阴气生而人寐，寐则气滞于百节。养生家睡不厌缩，觉不厌伸。故阳始生则舒伸转掣，务令荣卫周流也。"

鼓腹淘气

《淘气诀》："闭目仰面，举腰脊，鼓气海中气，使内外转，吐而去之，不使耳闻，一九二九止。若五脏三焦壅，即以六气治之，所谓嘘呵呼呬吹嘻是也。嘘属肝，呵属心，呼属脾，呬属肺，吹属肾，嘻属三焦。导引家不经师授，大月从嘘为顺行，小月从嘻为逆行，以理推白虫）芜荑（五分，杀肉虫）雷丸（六分，杀赤虫）僵蚕（四分，杀膈虫）厚朴（五分，杀肺虫）狼牙子（四分，杀胃虫）石蚕（五分，杀蛲虫）

上述九味药，炒香研末，制成梧子大的蜜丸。用一分轻粉制成汤，每次送服五丸，每天三次。以后，用淡白汤送服十九。三十天见效，一百天治愈，各种虫都可被杀死。只要心诚，这些药服下去后没有无效的，甲子日服用较好。

左洞真经按摩导引诀

高子讲：人身流畅，都是因为气的流通才得以维系。气机调畅则人体健康，气滞不通则形体发病。所以《元道经》称：元气难以聚集，易于耗散，关节易闭塞难于开通。人体必须运动，饮食才易于消化，血脉才通利。养生高手用按摩导引之法来行血气、通关节、避外邪，使邪气不得侵入人体。《传》称：户枢不蠹，流水不腐。人的形体也是这样。所以要想延年却病须以按摩导引为先。

夜半子候

少阳之气，生在阴分，养生之人，在子时修炼。古人养生从一天的子时开始，年复一年，并且坚持不懈。（一阳之月，是现在的十一月。）

转胁舒足

《混元经》说：戌、亥、子三个时辰，阴气生而人入睡，睡着后气则滞于人体关节。养生之人睡觉时要蜷缩身体，睡醒后要伸展身体。所以阳气一旦产生则舒伸身体，使营卫之气周流全身。

鼓腹淘气

《淘气诀》："闭目仰面，向上抬腰脊，鼓气海中气，使内外转，吐而去之，不要让耳听见，九次、十八次停止。若五脏三焦堵塞，就以六气治之，六气是嘘呵呼呬吹嘻。嘘属肝，呵属心，呼属脾，呬属肺，吹属之,不应如是。大抵六字泻而不补,但觉壅即行,本脏疾已即止,岂可逐日行之?古人言:六气不出不可过,过则伤正气。"

导引按蹻

踊身令起,平身正坐,两手叉项后,仰视举首,左右招摇,使项与手争。次以手扳脚,稍闭气,取太冲之气。(太冲穴在大指本节后二寸,骨罅间陷者。)左挽如引弓状,右挽亦如之。令人精和血通,风气不入。久能行之,无病延年。

捏目四眦

《太上三关经》云:"常以手按目近鼻之两眦,闭气为之,气通即止。终而复始,常行之,眼能洞见。"又云:"导引毕,以手按目四眦三九遍,捏令见光明。"是检眼神之道。久为之,得见灵通也。

摩手熨目

捏目四眦毕,即用两手侧立,摩掌如火,开目熨睛数遍。

对修常居

《内景经》云:"常以两手按眉后小穴中二九,一年,可夜作细书。亦可于人中密行之,勿语其状。眉后小穴为上元六合之府,主化生眼晕,和莹精光,长珠彻瞳,保炼月精,是真人坐起之道。"紫微夫人曰:"仰和天真,俯按山源。天真是两眉之角,山源是鼻下人中也。两眉之角,是彻视之津梁;鼻下人中,是引灵之上房。"

俯按山源

紫微夫人云:"俯按山源,是鼻下人中之本侧,在鼻下小谷中

肾，嘻属三焦。导引家不经老师传授，大月从嘘为顺行，小月从嘻为逆行，以理推之，不应是这样。大抵六字泻而不补，觉堵塞即行，本脏疾病已治愈，不可每日行气。古人言：六气不出不可过，过则伤正气。"

导引按蹻

跃身而起，平身坐定，两手交叉放在颈后，仰视，头左右摇摆，接着用手扳脚，稍稍闭气，取太冲穴之气（太冲穴在大指本节后二寸，骨罅间陷者。），向左引如射箭状，右边同样如此，可使人精血通畅，风邪不得侵入。经常练习，可去病延年。

捏目四眦

《太上三关经》称：经常用手按内眼角，闭气做，呼吸时就停止，反复进行。经常这样做，可以明目。又说：导引完毕，用手按捏四个眼角二十七遍，捏的时候让眼睁开。这是检验眼神的方法。经常做，可以知道它的妙用。

摩手熨目

捏完四个眼角，再用两手侧面摩擦，手掌变热后，睁眼，用手掌熨几次眼睛。

对修常居

《内景经》说：经常用两手按压眉毛外侧的小穴位十八次，过一年，眼睛明亮，夜间可以写字看书，也可以常按人中穴。眉毛外的小穴，为上元六合之府，作用是化生眼晕，和莹精光，长珠彻瞳，保炼月精，是真人练习的好方法。紫微夫人说：仰和天真，俯按山源。天真是两侧眉毛的角，山源是指鼻下的人中。眉角是彻视之津梁，人中是引灵之上房。

俯按山源

紫微夫人说："俯按山源，山源即是鼻下的人中，在鼻下小谷中。"

也。"楚庄公时，市长宋来子洒扫一市，常歌曰："手为天马，鼻为山源。"每经危险之路，庙貌之间，心中有疑忌之意者，乃先反舌内向，咽津一二遍毕，以左手第二第三指，捏两鼻孔下人中之本，鼻中隔孔之内际也。鼻中隔孔之际，一名山源，一名鬼井，一名神池，一名魂台。捏毕，因叩齿七遍，又以手掩鼻。手按山源，则鬼井闭门，手薄神池，则邪根分散，手临魂台，则玉真守关。鼻下山源，是一身之武津，真邪之通府。守真者所以遏万邪，在我运摄云耳。

营治城郭

《消魂经》云："耳欲得数按仰，左右令无数，使人听彻。所谓营治城郭，名书皇籍。"

击探天鼓

天鼓者，耳中声也。举两手心紧掩耳门，以指击其脑户，常欲其声壮盛，相续不散。一日三探，有益下丹田。或声散不续，无壮盛者，即元气不集也，宜整之。

拭摩神庭

《真诰》云："面者神之庭，发者脑之华。心悲则面焦，脑灭则发素。"《太素丹经》云："一面之上，常欲得两手摩拭之使热，高下随形，皆使极匝，令人面色有光泽，皱斑不生。行之五年，色如少女。所谓山泽通气，勤而行之，手不离面乃佳也。"《颍阳书》云："发宜多栉，齿宜数叩，液宜常咽，气宜常炼，手宜在面。此五者，所谓子欲不死修昆仑也。"

上朝三元

《真诰》云："顺手摩发，如理栉之状，使发不白。以手乘额上，谓之手朝三元，固脑坚发之道也。头四面以手乘顺就结，唯令多楚庄公时，市长宋来子洒扫一市，经常唱道：手为天马，鼻为山源。每次经过危险的地方和有宗庙之处，心中自觉有些事理不明时，先卷舌向内，吞咽津液二次，再用左手食指和中指，捏两鼻孔下的人中之本，即鼻子隔孔的内际。鼻中隔孔之际，又叫山源和鬼井，也称神池和魂台。捏毕，叩齿七次，再用手掩鼻。用手按压山源，则鬼井闭门；手抚着神池，则邪根分散；手贴近魂台，则玉真守关。鼻下山源，是一身的武津，正气、邪气通行的场所。守真，可以制服各种邪气，为我所指使。

营治城郭

《消魂经》说：按压耳廓无数次，可增强听力。这就是所谓的营治城郭，在皇家的养生典籍中有记载。

击探天鼓

天鼓指耳中的声音。用两手心压住耳门，用手指击打脑户，则耳朵听到的声音会增强，经久不散。一日做三次，对下丹田有好处。如果声音散乱，且不持续，听起来也不洪亮，说明元气不能聚集，须服气调理。

拭摩神庭

《真诰》称：面部为神之庭，头发为脑之华。心情悲伤则面部有焦虑之情，大脑功能减退则头发变白。《太素丹经》称：面部须经常用手按摩使之发热，按摩到位，则面部有光泽，不生黑斑皱纹。练习五年，面色如少女，这就是所谓的山泽通气。经常做，使手不离开面部才好。《颖阳书》称：发宜多梳，齿宜常叩，液宜常咽，气宜常练，手宜在面。这五条，就是所说的人欲不死的长寿秘方。

上朝三元

《真诰》称：顺手摩发，像梳理头发一样，可使头发不白。用手来回按摩额头，称为手朝三元，这是固脑坚发之道。用手按摩头部四周，可使头发增多。于是头部血液流通，风湿之邪不会附着于头。

也。于是头血流散，风湿不凝。"

下摩生门

《黄庭经》云："两部水王对生门。"生门者脐也。闭内气，鼓小腹令满，以手摩一周天三十六度。

梳发去风

《谷神诀》："凡梳头勿向北，梳欲得多，多则去风。多过一千，少不下数百，仍令人数之。"《太极经》云："理发欲向王地梳之，取多而不使痛，亦可令侍者梳也。于是血液不滞，发根常坚。"

运动水土

《真诰》云："食勿过多，多则生病。饱慎便卧，卧则心荡。"学道者当审之。《登真秘诀》云："食饱不可睡，睡则诸疾生。"但食毕须勉强行步，以手摩两胁上下良久，又转手摩肾堂令热，此养生家谓之运动水土。水土即脾肾也，自然饮食消化，百脉流通，五脏安和。《养生论》云："已饥方食，才饱即止。申未之间，时饮酒一杯，止饥代食。酒能淘荡阴滓，得道之人，熟谷之液皆所不废。"酒能炼人真气，灵剑子《服气经》云："酒后行气易通，然不可多，及吐反有所损。"

太上混元按摩法

两手捺髀，左右捱肩二七遍，左右纽身二七遍。两手抱头，左右纽腰二七遍。

左右摇头二七遍。一手抱头，一手托膝，三折，左右同。两手托头三举之。一手托头，一手托膝，从下向上三遍，左右同。两手攀头下向，三顿足。两手相捉头上过，左右三遍。

下摩生门

《黄庭经》称:"两部水王对生门。"生门指肚脐。闭内气,鼓动小腹使之有胀满的感觉,用手导引使气内外旋转三十次。

栉发去风

《谷神诀》载:梳头时不要面向北方。梳头必须勤,勤则祛风邪。多则梳一千次以上,少也不要低于几百次,梳头的时候可以数次数。《太极经》称:头发宜梳向密集的地方。反复梳理但不要使头皮有疼痛感,也可以让别人帮助梳理。这样血液不会停滞,发根便坚牢不易脱落。

运动水土

《真诰》称:"吃饭不要吃得过多,吃多则易生病;不要吃饱了就睡觉,否则心神荡漾。"学道的人必须谨慎。《登真秘诀》称:"食饱不可睡,否则诸疾生。"食完饭后散散步,用手上下按摩一会儿两胁,再反手按摩肾脏部位,使之发热。养生家称此为运动水土,即指运动脾肾。这样饮食自然就会消化,可使百脉流通,五脏安和。《养生论》说:"腹中饥饿才吃,刚刚有饱感就不要吃了。申时与未时之间,饮一杯酒,可以代替吃粮食,酒能荡涤肠胃,得道之人少量喝点酒对人有好处",可以提炼人体内的真气。《灵剑子服气经》说:"饮酒后行气容易通畅,但不可多喝,喝多了会引起呕吐,反而对身体有害。"

太上混元按摩法

一、两手按大腿,左右转动肩膀十四次,左右扭动身体十四次。两手抱头,左右扭腰十四次。

二、左右摇头十四次。一手抱头,一手托膝,曲体三次,然后换手做三次。两手放在颈后抬头,手托头三次。一手托头,一手托膝,从下向上三遍,左右互换又做。两手压头,面向下,顿足三次。两手交叉过头,来回三次。

两手相叉,托心前,推却挽来三遍,着心三遍。

曲腕,筑肋,挽肘,左右亦三遍。左右挽,前后拔,各三遍。舒手挽项,左右三遍。

反手着膝,手挽肘,覆手着膝上,左右亦三遍。手摸眉,从上至下使遍,左右同。两手空拳筑三遍。外振手三遍,内振三遍,覆手振亦三遍。两手相叉反复搅,各七遍。摩纽指三遍。

两手反摇三遍,两手反叉,上下纽肘无数,单用十呼。两手上耸三遍,下顿三遍。

两手相叉头上过,左右伸肋十遍。两手拳,反背上掘脊,上下亦三遍。掘,指之也。

两手反捉,上下直脊三遍。覆掌搦腕,内外振三遍。

覆掌前耸三遍。覆掌两手相叉交横三遍。覆手横直即耸三遍。若有手患冷,从上打至下,得热便休。

舒左脚,右手承之,左手捻脚,耸上至下,直脚三遍。右手捻脚亦尔。前后揿足三遍。左揿足,右揿足,各三遍。前后却揿足三遍。

直脚三遍,纽髀三遍,内外振脚三遍。若有脚患冷者,打热便休。

纽髀,以意多少。顿脚三遍。却直三遍。

虎据,左右纽肩三遍。推天托地左右三遍。左右排山,负山拔木,各三遍。

舒手直前,顿伸手三遍。舒两手两膝,亦各三遍。

舒脚直反,顿伸手三遍。揿内脊各三遍。

天竺按摩法

两手相捉,纽揿如洗手法。

两手浅相叉,翻覆向胸。

两手相捉,共按髀,左右同。

三、两手交叉放在胸前，外推内收三次。按摩胸部三次。

四、曲腕、击肋、挽肘，左右各三遍。左右手分别置于左右侧交叉握住，前后推拉各三次。展开手掌托脖颈，左右各三遍。

五、反手放在膝上，手挽肘，将手翻过来放在膝上，左右各三遍。手摸眉，从上至下摸遍，左右相同。两手握空拳叩击三遍，外展抖动手臂三次，内三次，反手抖动三次。两手交叉反复搅动，各七次，按摩旋扭手指三次。

六、两手反摇三遍。两手反叉，上下扭转肘关节无数次，只呼吸十次。两手向上耸三次，下顿三次。

七、两手交叉从头上过，左右各伸肋十次。两手握拳，拳背向上，擦脊上下三次。

八、两手在背部交叉，上下按摩脊柱三次。翻掌握腕，内外振动三次。

九、反掌前耸三次，翻手两手交叉，交横三次。翻手横直，耸三次。如果手部冷，从上到下，发热后停止。

十、舒展左脚，右手托住，左手按脚，从上至下耸动，伸脚三次。右手按脚也是这样，前后扭转脚三次，然后各向左和向右扭转三次。

十一、伸脚三次，扭动大腿三次，内外振动脚三次。如果脚部有冷感，就用手拍打至热为止。

十二、动大腿，不拘多少，顿脚三次，伸腿三次。

十三、虎据，左右纽肩三遍。推天托地左右三遍。左右排山，负山拔木，各三遍。

十四、舒手直前，顿伸手三遍。舒两手两膝，亦各三遍。

十五、舒脚直反，顿伸手三遍。捩内脊各三遍。

天竺按摩法

一、两手相握，如洗手一样扭转。

二、两手交叉，反复向胸前翻转。

三、两手相握，一同按压胫骨，左右相同。

两手相重，按髀，徐徐捩身，左右同。

以手如挽五石力弓，左右同。

作拳向前筑，左右同。

如托石法，左右同。

作拳却顿，此是开胸，左右同。

大坐，斜身偏欹如排山，左右同。

两手抱头，宛转髀上，此是抽胁。

两手据地，缩身曲脊，向上三举。

以手反捶背上，左右同。

大坐，伸两脚，即以一脚向前虚掣，左右同。

两手据地回顾，此是虎视法，左右同。

立地，反拗身三举。

两手急相叉，以脚踏手中，左右同。起立，以脚前后虚踏，左右同。

大坐，伸两脚，用相当手勾所伸脚着膝中，以手按之，左右同。

右十八势，但逐日能依此三遍者，一月后，百病除，行及奔马，补益延年，能食，眼明，轻健，不复疲乏。

右十八势，但逐日能依此三遍者，一月后，百病除，行及奔马，补益延年，能食，眼明，轻健，不复疲乏。

婆罗门导引十二法

第一，龙引。以两手上托，兼似挽弓势，左右同。又叉手相捉头上过。

第二，龟引。峻坐，两足如八字，以手托膝行摇动。又左顾右顾，各三遍。

第三，麟盘。俱卧，屈手承头，将近床脚，屈向上，傍髀展上，脚

四、两手重叠，按摩大腿，慢慢扭转身子，左右相同。

五、用手如拉重弓，左右姿势相同。

六、握拳向前击，左右姿势相同。

七、如托石头一样，姿势左右相同。

八、握拳行扩胸运动，左右姿势相同。

九、端坐，身体微微倾斜，两手如推山，姿势左右相同。

十、两手抱头，屈身低头至大腿上，这是抽胁。

十一、两手撑地，缩身屈背，脚向上蹬三次。

十二、用手反敲背部，左右姿势相同。

十三、端坐，伸直二脚，再用一只脚向前虚拉，左右姿势相同。

十四、两手撑地回头，这是虎视法，左右姿势相同。

十五、站立，扭转身子跷脚三次。

十六、两手交叉，将左、右脚分别踏在手中，左右姿势相同。

十七、站立，用脚前后虚踏，左右姿势相同。

十八、端坐，伸两脚，用手将脚牵引至膝下，用手按住，左右姿势相同。

以上十八种姿势，只要每天按照这种方法做三遍，一个月后就能迅速地消除百病，补益延年，增强食欲，眼明身健，不易疲劳。

婆罗门导引十二法

第一、龙引。两手上举，兼有拉弓之势，左右同。又两手交叉，上举过头。

第二、龟引。端坐，两脚呈八字形，用手展开膝，使膝转动，同时头左右回顾各三次。

第三、麟盘。侧卧，屈手托头，靠近床脚，屈向上，依着大腿向上，脚向前弯，左右姿势同。

向前拗，左右同。

第四，虎视。两手据床，拔身向背后视，左右同。

第五，鹤举。起立，徐徐返拗引颈，左右挽，各五遍。

第六，鸢趋。起立，以脚徐徐前踏，又握固，以手前后策，各三遍。

第七，鸳翔。以手向背上相捉，低身，徐徐宛转，各五遍。

第八，熊迅。以两手相叉，翻覆向胸臆，抱膝头上，宛转各三遍。

第九，寒松控雪。大坐，手据膝，渐低头，左右摇动，徐徐回转，各三遍。

第十，冬柏凌风。两手据床，或低或举，左右引，细拔回旋，各三遍。

第十一，仙人排天。大坐，斜身偏倚，两手据床如排天，左右同。

第十二，凤凰鼓翅。两手交捶膊并连臂，反捶背上连腰脚，各三。数度为之，细拔回旋，但取使快为主，不得过度，更至疲顿。

擦涌泉穴说

其穴在足心之上，湿气皆从此入。日夕之间，常以两足赤肉，更次用一手握指，一手摩擦，数目多时，觉足心热，即将脚指略略动转，倦则少歇。或令人擦之亦得，终不若自擦为佳。

擦肾腧穴说

张成之为司农丞监史同坐。时冬严寒，余一二刻间，两起便溺。问曰："何频数若此？"答曰："天寒自应如是。"张云："某不问冬夏，只早晚两次。"余谂之曰："有导引之术乎？"曰："然。"余曰："旦夕当北面。"因暇专往叩请，荷其口授。曰："某先为家婿，妻弟

第四、虎视。两手撑在床上，拔身向后看，左右姿势相同。

第五、鹤举。站立，慢慢折返身体，伸长颈左右扭转，左右各五遍。

第六、鸢趋。站立，用脚慢慢向前踏，同时两手握固，用手前后策动，左右各三次。

第七、鸳翔。用一只手在背上与另一只手交叉，低身，慢慢转侧，左右各五次。

第八、熊迅。两手交叉，翻转使掌心向胸，低身抱膝，转侧左右各三次。

第九、寒松控雪。端坐，手撑在膝上，慢慢低头，左右摇动，慢慢转侧，左右各三次。

第十、冬柏凌风。两手撑床，或低头或抬头，左右转动身体，再慢慢归位，各三次。

第十一、仙人排天。端坐，侧身，两手撑床如推开天，左右同。

第十二、凤凰鼓翅。两手胳膊交叉，反捶背部，自上而下，连及腰腿，各三次。慢慢上下反复，只是以身体舒适为止，不要过度，否则使人体易于疲劳。

擦涌泉穴说

涌泉穴位于脚心，湿气都从此穴进入人体。傍晚，脱掉鞋袜，一手握着脚趾，一手摩擦涌泉穴，觉得脚心发热，便将脚活动一下，人觉得疲倦时就稍稍休息一下。或者请他人帮忙摩擦也行，但总没有自己擦效果好。

擦肾俞穴说

张成之任司农丞监史，和我曾在一起同坐。当时正值天气严寒，一二刻的时间我就去解了两次小便。张问我："什么缘故使得小便这么多？"我说："天气寒冷，本来就该如此。"张说："我一年四季，每天只在早晚各解一次小便。"我试着探问道："你有导引之术吗？"张答说："有"。我便对他说："哪天有时间定要当面向您请教。"因此，当我有

少年遇人有所得，遂教小诀：临卧时坐于床，垂足解衣，闭气，舌拄上腭，目视顶门，仍提缩谷道，以手摩擦两肾腧穴，各一百二十次，以多为妙。毕即卧。如是三十年，极得力。"归禀老人，老人行之旬日，云："真是奇妙。"亦与亲旧中笃信者数人言之，皆得效验。

针灸百病人神所忌考

百忌历载：（人神所在，四时、十干、十二支、十二时各有住处，不止黄历后闻一月三十日也。针灸治疾者，当慎择用之，毋为庸医所误。）

春在左胁　夏在脐　秋在右胁　冬在腰间

十干日人神所忌：

甲日不治头　乙日不治喉　丙日不治肩　丁日不治心　戊日不治腹
己日不治脾　庚日不治腰　辛日不治膝　壬日不治胫　癸日不治足

十二支日人神所在：

子日在目　丑日在腰　寅日在胸　卯日在脾胃　辰日在足　巳日在手
午日在心　未日在头手　申日在头背　酉日在肩　戌日在面　亥日在头项

十二时人神所在：

子时在足　丑时在头　寅时在目　卯时在面上　辰时在项　巳时在手
午时在胸　未时在肚腹　申时在心　酉时在背　戌时在腰　亥时在两足

男子针灸忌除日，妇女针灸忌破日。

空时就专门去请教,得到张成之的口授秘术。他说:"我的祖先曾作人家的上门女婿,祖先妻子的兄弟年少,曾遇一人教他一小秘诀:晚上睡觉前,坐在床上,脚下垂,脱掉衣服,闭气,舌抵上腭,目内视头顶,收腹提肛,用两手摩擦两肾俞穴,各一百二十次,次数越多越好,练完功后休息。我先人这样坚持练习了三十年,疗效极佳。"于是我回来后便将此方法告诉了老人,老人练习了十日,便夸奖说:"效果果然奇妙。"于是我又将此法告诉亲戚朋友及手下,通过练习,疗效都很好。

针灸百病人神所忌考

《百忌历》记载:人神在四季、十干、十二支、十二时辰各有不同住处。用针灸治疗疾病,必须慎重选择穴位,不要被庸医所误。

春天入神在左胁部,夏天在脐部,秋天在右胁部,冬天在腰际。

十干日人神所忌:

甲日不治头,乙日不治喉,丙日不治肩,丁日不治心,戊日不治腹,己日不治脾,庚日不治腰,辛日不治膝,壬日不治胫,癸日不治足。

十二支日人神所在:

子日在目,丑日在腰,寅日在胸,卯日在脾胃,辰日在足,巳日在手,午日在心,未日在头、手,申日在头、背,酉日在肩,戌日在面,亥日在头项。

十二时人神所在:

子时在足,丑时在头,寅时在目,卯时在面上,辰时在项,巳时在手,午时在胸,未时在肚腹,申时在心,酉时在背,戌时在腰,亥时在两脚。

男子针灸忌讳除夕之日,女子针灸忌讳正月初五。

卷十

延年却病笺下卷

高子三知延寿论

色欲当知所戒论

高子《三知论》曰：人生孰不欲倚翠偎红，沉酣曲蘗，明眸皓齿，溺快衾绸？何知快乐之悦吾心，而祸害因之接踵矣。故庄生曰："人之大可畏者，衽席之间不知戒者过也。"故养生之方，首先节欲，欲且当节，况欲其欲而不知所以壮吾欲也，宁无损哉？夫肾为命门，为坎水，水热火寒，则灵台之焰藉此以灭也。使水先枯竭，则木无以生，而肝病矣，水病则火无所制，而心困矣，火焰则土燥而脾败矣，脾败则肺金无资，五行受伤，而大本以去，欲求长生，其可得乎？

嗟夫！元气有限，人欲无穷，欲念一起，炽若炎火。人能于欲念初萌，即便咬钉嚼铁，强制未然。思淫逸之所，虎豹之墟也，幽冥之径也。身投爪牙而形甘嚅哨，无云智者勿为，虽愚者亦知畏惧。故人于欲起心热之际，当思冰山在前，深渊将溺。即便他思他涉以遏其心，或行走治事以避其险，庶忍能戒心，则欲亦可免。此为达者言也。平居当熟究养生之理，守静之方，秉慧剑截断尘缘，举法眼看破幻影。无为死可以夺吾生，清静恬淡，悉屏俗好；勿令生反速就其死，定性存诚，务归正道。俾仙不误我，而我不误身，久住长年，不为妄诞。然余所论，人孰不曰嚼过饭也？

余亦知为熟谈，但人知为嚼过饭，而不知饭所当食；知此谈为熟，奈何熟此谈而不行？所以百日沉疴，经年枕席，芳华凋谢，早岁泉扃。皆由厌常谈而希平地可仙，薄浅近而务谈说高远，于尔身心，

高子三知延寿论

色欲当知所戒论

高子的《三知论》说：人活着谁不想倚翠偎红，沉醉于美酒和明眸皓齿的美人之中？但是快乐之事在使自己心情愉快时，所致的祸患也接踵而至了。所以庄子说："人之大可畏者，衽席之间不知戒者过也。"故养生之法，首先必须节欲。欲望尚且需要节制，更何况那种只知道追逐性欲，而不知道怎样强壮养身的人，又怎么会不损害身体呢？肾为命门，为坎水，水盛火寒，脑宫的灵光也将因此而消灭。假如肾水先枯竭，则肝木无所滋润，肝脏就会发病；肾水病则心火无所限制而上炎，心脏必受困；火盛则土燥，又导致脾脏发病；脾脏患病则肺金失去依靠，五行受损，生命的根本就会受到威胁，想要长生，又怎么能办得到呢？

唉！元气有限，但人的欲望无穷，欲望一起，便会炽热如火。人的欲望萌动时，即使咬钉嚼铁，也不能强制住。其所思淫逸，如同投身于虎豹之窝和幽灵出没的地方而甘愿被吞噬。不要说聪明人不应这么做，就是痴呆之人也知畏惧。所以当人的欲望产生，心情躁动时，应该想到冰山在前，自己将身溺深渊。这样，即便胡思乱想，也可以遏制心绪，或走路或办事，想办法以避免危险。只要忍耐而生戒心，就可以免除欲望，这是圣明之人说的。平常应该深究养生之道，乐守清静之方，秉慧剑斩断尘缘，用法眼看破幻影。清静恬淡，避开俗好；不要一味追逐乐趣而加速死亡，要安定性情，保存至诚之念，归于正道；使神仙不误我，我不误身。这样，延年长寿，就不会为荒谬的想法了。

然而我所记述的，人们都认为如同嚼饭一样无味，我自己也知道是老生常谈。但人们只知道为嚼饭，却不知饭为什么应该吃；知道我这是老生常谈，为什么对这些听说过多次的道理却不依照执行呢？这就是

果何益哉？徒云自哄自己，毕竟终无一成。吾岂欲人人知予言有本耶？聊自信耳。因录诸经法言，觉彼色欲知戒，俾得天元之寿。

黄帝曰："一阴一阳之谓道，偏阴偏阳之谓疾。阴阳不和，若春无秋，若冬无夏。因而和之，是为圣度。圣人不绝和合之道，贵于闭密，以守天真。"

素女曰："人年六十，当秘精勿泄。若气力尚壮，不可强忍；久而不泄，致生痈疾。"

老君曰："情欲出于五内，魂定魄静，生也；情欲出于胸臆，精散神惑，死也。"

全元起曰："乐色不节则精耗，贪妒不止则精散。圣人爱精重施，则髓满骨坚。"

《仙经》曰："无劳尔形，无摇尔精，归心寂静，可以长生。"又曰："道以精为宝，宝持宜闭密。施人则生人，留己则生己。结婴尚未可，何况空废弃？弃损不竟多，衰老命已矣。"故人肝精不固，目眩无光；肺精不交，肌肉消瘦；肾精不固，神气减少；脾精不固，齿发衰白，疾病随生，死亡随至。"

《书》曰："服丹石以快欲，肾水枯燥，心火如焚，五脏干烈，大祸立至。"

勿大醉入房，勿燃烛入房，勿远行疲乏入房，勿忍小便入房，勿带疮毒疾病未瘥入房。

孙真人曰："大寒、大热、大风、大雨、大雾、大雷，日月薄蚀，星辰之下，神佛之前，更忌元旦、三元、五腊，每月朔望，庚申本命，春秋二分、二社，五月九毒日，每月二十八人神在阴，四月十月纯阴用事，皆不可犯，否则损神，不惟父母受伤，生子亦不仁不孝，戒之戒之。"

为什么旧病不能根除，英年早逝的原因。不愿做基本的东西而望突然成仙，好高骛远，对自己身心有什么益处呢？自欺欺人，终究会一事无成。我岂能让人人都知道我讲的话是有道理的呢？但我有这种信心。在此摘录一些经书的格言，使人们知道色欲当戒，并使他们得以长寿。

黄帝说：阴阳调和称为得道，阴阳之偏盛偏衰会导致疾病发生。阴阳不和，如同只有春天没有秋天，只有冬天而没有夏天。因而调和阴阳，才是圣人的法度。圣人调和阴阳的方法，重在闭守，不泄人体的真元。

素女说：人到六十岁应该困摄精液，不要妄泄；如果气力还壮盛，则不可强忍，久不泄精，则易致痈疡。

老君说：情欲由五脏所产生，魂魄安定清静，则长生；情欲出于胸臆，则精、气、神散乱，易致早亡。

全元起说：贪色而不节制则耗损精气；妒忌他人而不制止则精气耗散。圣人爱惜精气不妄泄，故身体壮实，骨骼坚硬。

《仙经》称：不要让身体过度劳累，不要让精气为欲所动摇，清心寡欲，则可以长生。又说：养生之道以精为宝，必须固守精气。施精给妇女，则繁衍生命，留在自己身上则能使自己长寿。阴阳交媾尚且不宜，何况白白废弃。废弃时不觉得多，但人已衰老了。如果人的肝精不固，则目眩晕无光；肺精不固，则肌肉消瘦；肾精不固，则神气减少；脾精不固，则齿发脱落，疾病随即产生，而死亡之期也临近了。

有书载：通过服用丹石药可获得快感，但会使肾水干枯，心火上炎，五脏干烈，大病迅至。

夫妻性生活之前不可大醉，不要燃烛，不可远行疲惫，不要忍小便，不要带未愈的疮毒疾病。

孙真人说：大寒大热，大风大雨，大雾大雷，日食，月食，星辰之下，神佛像之前，都不可犯色戒。更忌讳元旦、三元（正月十五为上元，七月十五为中元，十月十五为下元）、五腊（正月初一为天腊、五月初五为地腊，七月初七为道德腊，十月初一为民岁腊，十二月节日为侯王腊），每月的初一、十五，庚申日以及本人的五行属性日，春分、秋分、春社、秋社、五月的三个五日、六日、七日，每月的二十八日，这些日子，人神在阴，四月、十月，只有阴气主事，都不能妄泄精液，否则损伤神气。且不

高子曰：寡欲者，无伺时日之戒，而自无欲；多欲者，虽律以时日，而一日不能无欲。若尽如太上五百戒中，犯者减算除年，则人寿尽夭亡矣。故立教太严，使人反不知信。然而立教之意，戒人节欲，借时日以惧之耳。余于多戒中仅取以上数条，此大不可犯者为戒。善养生者，当知所恐惧，而无犯此数者。

高子曰：色欲知戒者，延年之效有十：
阴阳好合，接御有度，可以延年。
入房有术，对景能忘，可以延年。
毋溺少艾，毋困倩童，可以延年。
妖艳莫贪，市妆莫近，可以延年。
惜精如金，惜身如宝，可以延年。
勤服药物，补益下元，可以延年。
外色莫贪，自心莫乱，可以延年。
勿作妄想，勿败梦交，可以延年。
少不贪欢，老能知戒，可以延年。
避色如仇，对欲知禁，可以延年。

身心当知所损论

高子曰：吾人一身，所藉三宝具足。足则形生，失则形死。故修养之道，保全三者，可以长年。夫人一日之中，一家之事，应接无穷，而形劳百拙，起居不知节宣，万感不令解脱，乃恣意行为，尽力动荡，不知五脏六腑之精，所当珍惜，以养吾形；六欲七情之伤，所当远避，以安吾体。恃年力之壮，乃任意不以为劳，何知衰朽之因，死亡之速，由此而致？令人发槁形枯，蚕眠猬缩，欲求金石以起吾生，草木以活吾命，有是理哉？故当日用起居，喜怒哀乐，行住坐卧，视只损伤父母,受胎生下的小孩将来也会不仁不孝,必须谨慎。

高濂说:寡欲之人,不论忌日多少,他都不会有欲望;纵欲之人,即使用忌日来约束他,每日他仍有欲望。如果全都执行太上真人所立的五百戒诀,来减少违犯者的寿命,那么人们都早亡了。所以立教太严,反而使人不相信。而立教的用意,在于警戒人节欲,只是用条目来吓唬人而已。我从众多戒条中仅取以上几条,切切不可违犯。善于养生的人,应知泄欲之危害,不要违背我所录的几条。

高濂说:论色欲知戒者,延年之效有十:

一、阴阳好合,接御有度,可以延年。

二、入房有术,对景能忘,可以延年。

三、毋溺少艾,毋因倩童,可以延年。

四、妖艳莫贪,市妆莫近,可以延年。

五、惜精如金,惜身如宝,可以延年。

六、勤服药物,补益下元,可以延年。

七、外色莫贪,自心莫乱,可以延年。

八、勿作妄想,勿败梦交,可以延年。

九、少不贪欢,老能知戒,可以延年。

十、避色如仇,对欲知禁,可以延年。

身心当知所损论

高濂讲:人的身体中,精、气、神三宝必须充足。充足则身体健康,亏损则身体衰弱。故养生之道,在于保全三宝,从而延寿。人一天中,有许多事情要做,致使形体劳累,加上起居不知节宣,情绪不知控制,任其自然,却不知五脏六腑之精必须珍惜,以补益人的身体。六欲七情必须节制,以保全身体。如果自恃年轻力壮,恣意妄行,则衰老、早亡接踵而至。到那时再想借助金石及草药来救命,已经晚了。所以日常起居,喜怒哀乐,行住坐卧,视听笑谈,必须一一谨慎,这样身体无损,元气便会日益充盛,精神也会日益充足,就会与彭祖同龄,寿比嵩乔。谁敢说听笑谈,逐一戒谨,则身无所损,元气日充,精神日足,彭铿比年,嵩乔同寿,敢曰迂妄以自欺哉?当与同志者,共守此道。因录诸经法言,觉彼身心之损,俾得地元之寿。

《素问玄珠》曰:"起居不节,用力过度,则脉络伤。伤阳则衄,伤阴则下。"

《庄子》曰:"人有畏影恶迹,而走以避之,举足愈数而迹愈多,走愈疾而影不离,自以为尚迟,疾走不休,绝力而死。不知处阴以休影,处静以息迹,愚亦甚矣!"

《书》云:"凡人于外事,勇于敢则杀,勇于不敢则活。盖敢于有为即杀身,不敢有为则活其身也。""久行伤筋劳于肝,久立伤骨损于肾。""故行不疾走,立不至疲。""大雾不宜远行,宜饮酒一杯以出。""久坐伤肉,久卧伤气。坐勿背日,勿当疏风。"

"卧间闭口,使真元不失,邪气不入。"

《淮南子》曰:"大喜坠阳,故喜勿极,极则伤魄,魄伤则狂,使意不存而皮革焦。忿怒则气逆,大怒破阴,悲哀动中则伤魂,魂伤则狂妄,而阴缩拘挛。"

庚桑曰:"全汝形,抱汝生,毋使汝思虑营营。""故外不劳形于事,内无思想之患,则形体不弊,精神不散,可以延年。"

《灵枢经》曰:"内伤忧恐则气上逆,六输不通,血凝不散,津液渗漏,恍惚不宁,四肢不耐。恐惧不解则精伤,骨酸痿瘀,五脏失守。惊则心无所倚,神无所归。故临危冒险则魂飞,戏狂禽逸兽则神恐。"

《老子》曰:"知足不辱,知止不殆。""心有所憎勿深憎,当运心于平等;心有所爱勿溺爱,不令偏颇而改正。不然损性伤神。"

《老子》曰:"五色令人目盲,五音令人耳聋。""心之神发乎目,久视则伤心。肾之精发乎耳,久听则伤肾。

《书》曰:"疑惑不已,则心无所主,正气不行,外邪来干,失寐

荒诞自欺呢？与志同道合者，共守此道。现摘录一些经书格言，使读者知道自己身心状态，注意保养，从而长寿。

《素问玄珠》说："起居不节，用力过度，则脉络损伤，伤阳络则衄血，伤阴络则便血。"

《庄子》称："有人害怕身影和足迹，于是跑着想避开，抬脚速度越快则足迹越多，跑得越快则影子跟得越快，而自己还认为自己跑得慢了，于是疾跑不休，最后气绝而死。这种人不知到有荫的地方去灭绝身影，静立以绝迹，真是太愚蠢了。"

《书》上说："人对于身外之事，勇于敢则死，勇于不敢则活，因为敢于有为则致杀身，不敢有为则活身"。"久行伤筋劳肝，久立伤骨损肾"，所以走路时不要太快，站立时不要太疲劳。有大雾时不宜远行，出门时最好喝一杯酒。久坐伤肉，久卧伤气。坐着时不要背对太阳，不要对着风口。

睡觉时闭上嘴巴，不要使元气丢失，邪气就不能侵入人体了。

《淮南子》说：大喜伤阳，所以高兴不要过度，过度则伤魄，魄伤则发狂，使情志失常而皮肤、毛发枯燥。忿怒则逆气，大怒伤阴。悲哀触伤内脏而伤魂，魂伤则人狂妄，导致阳器收缩、全身痉挛。

庚桑子说：保全身体，注意养生，不要让自己为各种事情所烦忧。则身体不为事情所烦劳，内心不为情绪所影响，则形体不坏，精神不散，可以延年益寿。

《灵枢经》说：内伤忧怒则气上逆，六腑的六腧穴不通，血凝不散，津液渗漏，神志恍惚，四肢不能随意运动，恐惧不能解脱则会伤精，导致骨节酸痛，肢体无力，五脏失于固守。受到惊吓则心无所依靠，神无归处。所以面临危险则魂飞，遇到凶恶的野兽则神志恐慌。

《老子》说："知足不辱，知止不殆"。心有所恨但不要痛恨，当保持平和的心情。心有所爱也不要溺爱，如有不对就定要加以纠正，否则会损性伤神。

《老子》说："五色使人目盲，五音令人耳聋"。心神从眼中得以体现，久视则伤心；肾精在体表是双耳，久听则伤肾。

《书》说：疑惑不已，则会六神无主；正气不行，则会受外邪干

忘寝,昏昏默默,渐成虚劳。"

《书》曰:"谈笑以惜精气为本,笑多则肾转腰疼。""行走勿语伤气,语多则住而再语。""故老君曰:塞其兑,闭其门,终身不勤;开其兑,济其事,终身不救。"

真人曰:"常习不唾地,有则含以咽之,使人精气常留,面目光彩。"故曰:"远唾不如近唾,近唾不如不唾。"又曰:"津液者,吾身之宝,宝聚则为富翁,宝散则为贫客。"

《闲览》曰:"目疾切忌洗浴,令人目盲。""饱食沐发,冷水并热泔洗头,冷水濯足,皆令人头病。""炊汤隔宿洗体成癣,洗面无光,作甄哇疮。"

真人曰:"发宜多栉,手宜在面,齿宜数叩,津宜常咽,气宜常炼,五者修昆仑之法。"

《书》曰:"大小二便勿强闭忍,忍小便成淋,忍大便成痔。或涩或滑,又勿过度,皆伤气害生,为祸甚速。"

《书》曰:"罗绮成于天蚕,制造出自人力,勿轻剪裁,以为华美,以折福寿。""春冰未泮,当下厚上薄,养阳收阴。""大暑宜脱汗衣,勿冒风触。""冬日之衣,急脱急着,棉衣不可顿加,稍暖又宜暂脱。""北方语曰:若要安乐,不脱不着。南方语曰:若要安乐,频脱频着。"

高子曰:身心知损者,延年之效二十:

四时顺摄,晨昏护持,可以延年。

三光知敬,雷雨知畏,可以延年。

孝友无间,礼义自闲,可以延年。

谦光辞让,损己利人,可以延年。

物来顺应,事过心宁,可以延年。

扰，从而导致失眠、饮食减退、终日昏昏沉沉，渐渐形成虚劳。

《书》上说：谈笑时要注意爱惜精气，笑多了，则肾病腰痛。走路时不要讲话，否则伤气。如果有很多话要说就停住再说。所以老君说："塞其兑（"兑"指"耳"），闭其门（"门"指"口"），终身不勤；开其兑，济其事，终身不救。"

真人说：经常保持不吐涎，有涎就咽下去，可使人的精气长存，面目光泽。故说：远吐不如近唾，近唾不如不唾。又称：津液为身体之宝。宝聚则成为富翁，宝散则为穷人。

《闲览》称：眼睛患病切忌洗浴，否则使人失明。吃饱后用冷水、热水交替洗头，用冷水洗脚，都会使人头痛。隔夜的热水用来洗身体则身体长癣，洗脸则面色失去光泽，用来在甑中煮食会长疮。

真人说：头发应该多梳，手应经常擦脸，齿应常叩，津应常咽，气应常练。这五种方法都是长寿之宝。

《书》上说：大、小便都不要强忍。忍小便可导致淋症，忍大便可致痔疮。坚涩不利或滑脱不禁，都会伤气，很快就有祸患产生。

《书》上说：罗绮是天蚕所吐出的丝，为人所编织而成的，为了衣服的华美而胡乱剪裁，造成浪费，这种行为会损福折寿。春天冰未融化，穿衣则应当上身衣服少，下身衣服多，以养阳敛阴。大热天应脱掉汗湿的衣服，但不要遭受风邪。冬天穿衣，切忌急脱急穿，棉衣不可立即加上，天气稍微变暖也应暂时脱下。北方人说：若要安乐，不脱不着。南方人说：若要安乐，频脱频着。

高子论身心知损者，延年之效二十：
一、四时顺摄，晨昏护持，可以延年。
二、三光知敬，雷雨知畏，可以延年。
三、孝友无间，礼义自闲，可以延年。
四、谦光辞让，损己利人，可以延年。
五、物来顺应，事过心宁，可以延年。

人我两忘，勿竞炎热，可以延年。
口勿妄言，意勿妄想，可以延年。
勿为无益，常慎有损，可以延年。
行住量力，勿为形劳，可以延年。
坐卧顺时，勿令身怠，可以延年。
悲哀喜乐，勿令过情，可以延年。
爱憎得失，揆之以义，可以延年。
寒温适体，勿侈华艳，可以延年。
动止有常，言谈有节，可以延年。
呼吸精和，安神闺房，可以延年。
静习莲宗，敬礼贝训，可以延年。
诗书悦心，山林逸兴，可以延年。
儿孙孝养，僮仆顺承，可以延年。
身心安逸，四大闲散，可以延年。
积有善功，常存阴德，可以延年。

饮食当知所损论

高子曰：饮食所以养生，而贪嚼无忌，则生我亦能害我，况无补于生，而欲贪异味，以悦吾口者，往往隐祸不小。意谓一菜，一鱼，一肉，一饭，在士人则为丰具矣，然不足以充清歌举觞，金匏银席之燕。但丰五鼎而罗八珍，天厨之供亦隆矣，又何俟搜奇致远，为口腹快哉？吾意玉瓒琼苏与壶浆瓦罐，同一醉也；鸡跖熊蹯与粝饭藜蒸，同一饱也。醉饱既同，何以侈俭各别？人可不知福所当惜。况《物理论》曰："谷气胜元气，其人肥而不寿。"养性之术，当使谷气少，则病不生矣。"谷气且然，矧五味餍饫，为五内害哉？吾考禽兽谷食者宜人，此世之常品是也。若远方珍品，绝壑野

六、人我两忘,勿竞炎热,可以延年。

七、口勿妄言,意勿妄想,可以延年,

八、勿为无益,常慎有损,可以延年。

九、行住量力,勿为形劳,可以延年。

十、坐卧顺时,勿令身怠,可以延年。

十一、悲哀喜乐,勿令过情,可以延年。

十二、爱憎得失,揆之以义,可以延年。

十三、寒温适体,勿侈华艳,可以延年。

十四、动止有常,言谈有节,可以延年。

十五、呼吸精和,安神闺房,可以延年。

十六、静习莲宗,敬礼贝训,可以延年。

十七、诗书悦心,山林逸兴,可以延年。

十八、儿孙孝养,僮仆顺承,可以延年。

十九、身心安逸,四大闲散,可以延年。

二十、积有善功,常存阴德,可以延年。

饮食当知所损论

高子说:饮食是为了养生,但如果贪食无忌,则对人有益的东西也能变为有害的东西,更何况对身体本来就无益的东西。如果只是觉得味道好而贪吃,则隐藏的祸患就不小了。一碟菜、一盘鱼、一盘肉、一碗饭,对养生的士人而言,已经够丰盛了,何须要有歌舞相伴,豪华丰盛的宴席呢?美酒与一般的酒都能醉人;鸡跖熊掌与粗米饭,都能使人解除饥饿。既然同是醉饱,为什么要将侈华节俭搞得如此悬殊呢?人们不可不知道幸福必须珍惜!何况《物理论》说:"谷气胜元气,使人肥胖但不长寿。"修生养性的方法,须使谷气少于元气,从而疾病不生。谷气尚且如此,更何况肥甘厚味对人体五脏的危害呢?我考证吃谷食的禽兽对人有益,是人间食物之常品。若是远方的珍品、绝壁沟壑的野味,恐怕所食多毒。虽名为珍品,对五脏六腑恐有害。吃到肚子里,又

味,恐其所食多毒,一时尚珍,其于人之脏腑宜忌,又未可晓。悦口充肠,何贵于此?故西方圣人,使我戒杀茹素,岂果异道者哉?人能不杀则性慈而善念举,茹素则心清而肠胃厚,无嗔无贪,罔不由此。即宣尼恶衣恶食之戒,食无求饱之言,谓非同一道耶?余录诸经法言,觉彼饮食知忌,俾得人元之寿。

《内经》曰:"谨和五味,骨正筋柔,气血以流,腠理以密,长有天命。""酸多伤脾,肉胝而唇揭;咸多伤心,血凝而色变;甘多伤肾,骨病而齿败;苦多伤肺,皮槁而毛落;辛多伤肝,筋急而爪枯。"

凡食,先欲得食热食,次食温暖食,次冷食。食热温食讫,如无冷食者,即吃冷水一两咽,甚妙。若能恒记,即是养性之要法也。凡食,欲得先微吸取气咽一两咽,乃食,主无病。真人言:热食伤骨,冷食伤脏。热勿灼唇,冷勿痛齿。食讫踟蹰,长生。饱食勿大语。大饮则血脉闭,大醉则神散。

春宜食辛,夏宜食酸,秋宜食苦,冬宜食咸。此皆助五脏,益血气,辟诸病。食酸咸甜苦不得过分。春不食肝,夏不食心,秋不食肺,冬不食肾,四季不食脾,如能不食此五脏,尤顺天理。燕不可食,入水为蛟。蛇所吞亦不宜杀之。饱食讫即卧,成病,背疼。

饮酒不宜多,多即吐,吐不佳。醉卧不可当风,亦不可用扇,皆损人。白蜜勿合李子同食,伤五内。醉不可强食,令人发痈疽,生疮。醉饱交接,小者令人面皯咳嗽,大则不幸伤绝脏脉,损命。

凡食欲得恒温暖,宜入易消,胜于习冷。

凡食皆熟胜于生,少胜于多。饱食走马,成心痴。饮水勿急咽之,成气病及水癖。人食酪勿食酢,变为血痰及尿血。食热食汗出勿洗面,令人失颜色,面如虫行。食热食讫,勿以醋浆漱口,令人口臭

能有多大的好处呢？西方圣人教我们戒杀吃素,难道真与我们有什么不同吗？人能不杀生。,则性情温和的美德就表现出来；吃素则心静且肠胃功能健康,不嗔怒不贪欲,这就是孔子说恶衣恶食之戒,食无求饱之言,难道不是同一道吗？我摘录诸经书中格言,使人们知道饮食有忌讳,并使人们能注意养生以达长寿。

《内经》称：五味调和,则骨骼坚固,筋脉柔和,气血周流,腠理致密,生命长存。味道过酸则伤脾,肌肤皱缩而口唇反翘；过咸则伤心脏,血液凝固,皮肤发紫；甘甜伤肾,骨节疼痛牙齿失泽、脱落；过苦则伤肺,使皮肤枯槁,头发脱落；过辛则伤肝,筋脉挛急而手指干枯。

吃饭最好先吃热食,再吃温食,最后吃冷食。吃完热、温食,如果没有冷食,即咽一、二口冷水,也很好。这是养生之妙法,一定要永远记住。吃饭之前,先吸两口气咽下,可以免除疾病。真人说：热食伤骨,冷食伤脏；热物灼唇,冷物痛齿。吃完饭后慢慢地走走,可以长生。饱食后不要大声说话。大饮则血脉闭涩不周流,大醉则耗散神气。

春天宜吃辛类食物,夏天宜吃酸类食物,秋天宜吃苦类食物,冬天则应吃得咸一点。这样就可以助五脏,益气血,辟邪气。但是吃酸咸甘苦不能过度。春天不宜吃肝,夏天不宜吃心,秋天不宜吃肺,冬天不宜吃肾,一年四季不可吃脾。如果能严格遵守,就更加顺应天理。燕子不能吃,因其入水就会变成蛟龙。蛇所吞服的动物,也不可杀了来吃。吃饱后就睡觉,易发生背疼的毛病。

饮酒不可太多,太多会致呕吐,对身体不好。醉酒后卧下休息时,不能在有风的地方,也不能用扇子扇风,因能损人。不能把蜜蜂和李子一起食用,否则损伤五脏。醉酒后不可勉强吃饭,否则使人体长痛疽,生疮。酒足饭饱后不能行房事,轻者使人面色焦枯、咳嗽；重者伤绝脏脉,短命。

吃饭时,饭以温热为好,不烫嘴,也易消化。吃热的比吃冷的要好。

吃东西熟的比生的好,少吃比多吃好。吃饱后遗精,会得心痫病。饮水时不要急咽,否则引起水气病。人吃酪时不要吃醋,否则变生血瘕及尿血。吃热食出汗,不要洗脸,否则面部失去光泽,瘙痒如有虫爬行。刚进食完,也不能用醋漱口,否则令人口臭及齿出血。马身上的汗、气息

及血齿。马汗息及马尾毛入食中亦能害人。鸡兔犬肉不可合食。烂茅屋上水滴浸宿脯，名曰郁脯，食之损人。

孙真人曰："久饥不得饱食，饱食成癖病。饱食夜卧失覆，多霍乱死。时病新瘥，勿食生鱼，成痢不止。食生鱼勿食奶酪，变成虫。食兔肉勿食干姜，成霍乱。人食肉，不用取上头最肥者，必众人先目之食，食者变成结气及痋疠。凡食皆然。"

《参赞书》云："凡空腹勿食生果，令人膈上热，骨蒸作痈疖。铜器盖食，汗出落食中，食之发疮，肉疽。触寒未解，食热食亦作刺风。饮酒，热未解，勿以冷水洗面，令人面发疮。饮食勿沐发，沐发令人作头风。荞麦和猪肉食，不过三顿成热风。干脯勿置秫米瓮中，食之闭气。干脯火烧不动，出火始动，擘之筋缕相交者，食之患人或杀人。羊脾中有肉如珠子者，名羊悬筋，食之患癫痫。诸湿食不见形影者，食之成痋，腹胀。暴疾后不用饮酒，膈上变热。"

《食忌》云："凡新病瘥，不可食生枣、羊肉、生菜，损颜色，终身不复，多致死，膈上热蒸。凡食热脂饼物，不用饮冷醋、浆水，善失声若咽。生葱白合蜜食害人，切忌。干脯得水自动，杀人。曝肉作脯不肯燥，勿食。羊肝勿合椒食，伤人心。胡荽合羊肉食之，发热。"

《延命录》曰："饮以养阳，食以养阴。食宜常少，亦勿令虚。不饥强食则脾劳，不渴强饮则胃胀。冬则朝勿令虚，夏则夜勿令饱。饱食勿仰卧，成气痞。食后勿就寝，生百疾。凡食，色恶者勿食，味恶者勿食，失饪不食，不时不食，父母并自己生肖犯者勿食。露食勿食。藏物不密者勿食。物色异常者勿食。三厌勿食。鱼无肠胆勿食。异形勿食。菌有毛、背无纹者勿食。闭口椒勿食。饮馔上有细白末子并黑细末子者勿食。炙爆承热勿食。藏物作气勿食。铜器盖物勿食。旋作生酢勿食。兽禽脑子勿食。六畜自死勿食。果实双仁勿食。肉块自动

及尾巴上的毛混入食物也对人体有害。鸡、兔、狗肉不能同吃,烂茅草上的雨水滴在干肉上,称为郁脯,吃了对人有害。

孙真人说:久饿不可饱食,否则导致积滞。饱食后夜卧没盖好被子,则多致霍乱吐泻而死。流行病刚好,不要吃生鱼,否则泄痢不止。吃生鱼片时不要吃乳酪,否则腹内生虫。吃兔肉时不要吃干姜,因易致霍乱。吃肉时不要吃最肥的,否则易致气滞,虫积,痤疡。一般进食都要有所注意。

《参赞书》称:空腹时不要吃生果,否则使人膈上生热,骨蒸,长痛疖。用铜器盖食物,如果铜器上的汽水落在食物中,人吃后就会长疮及痈疽。受风寒未愈而吃热食,也会引发畏风病症。饮酒发热时,不要用冷水洗脸,否则面部长疮。吃饱后不要洗头,否则患头风。荞麦不能与猪肉同吃,不超过三次,必发热风。干肉不要放在秫米缸中,否则闭气。干肉用火烧不动,出火才动,切开后筋缕相连的,吃后患病或死人。羊脾中有如珠子样的肉的,称羊悬筋,人吃后易患癫痫。不见形影的汤食,吃后易致腹胀腹痛。急病后不可饮酒,因易致膈上发热。

《食忌》称:新病刚好,不能吃生枣,羊肉、生菜,否则使人面容失去光泽,终身不能恢复,膈上湿热蒸蒸,甚至致人死命。凡是吃热脂饼物,不能饮用醋、浆水,因易引起声嘶。生葱白与蜜一起吃,对人有害。干肉得水自动,吃了则害人性命。晒肉时肉不干则不能吃。羊肝不要和椒同吃,否则伤人心。胡荽与羊肉同食,令人发烧。

《延命录》说:饮水用以养阳,进食用以养阴。吃饭应该少量,但也不要让胃肠空虚。不饿而勉强进食则伤脾,不渴而勉强饮水则胃胀。冬天早晨要吃好,夏天晚上不要吃饱。吃饱后仰卧则致腹胀。吃完饭就睡觉,容易引起各种疾病。颜色晦暗、气味难闻、烹饪不当的食物不能吃。不到吃饭的时候不食。犯父母与自己生肖相克的食物不能吃。暴露在外面的食物不能吃。贮藏不密的食物不能吃。物色异常的不能吃。狗、大雁、黑鱼不能吃。鱼无肠胆的不能吃。形状奇异的不能吃。菌上有毛,而背面没有纹理的不能吃。闭口椒不能吃。食物面上有细小的黑白花点的不能吃。没有烤熟的、收藏时漏了气的、用铜器盖着的、刚做的生鲜、禽兽的脑、自死的六畜、有双仁的果实、肉块自动的、鸡

者勿食。鸡心勿食。蹄爪带毛者勿食。凡禽六指三足四距者勿食。凡卵上有八字痕者勿食。种种生物，或月令当忌，或五脏相反，或宜或忌者，座右当置《食鉴本草》，以为日用口食考证，无俟琐缀。饮酒食肉，名曰痴脂，忧狂无恒。食良药，五谷充悦者，名曰中士，犹虑疾苦。食气，保精存神，名曰上士，与天同年。"

高子曰：饮食知忌者，延年之效有十八：

蔬食菜羹，欢然一饱，可以延年。

随时随缘，无起谋念，可以延年。

毋好屠宰，冤结生灵，可以延年。

活烹生割，心惨不忍，可以延年。

闻声知苦，见杀思痛，可以延年。

禽羞兽品，毋过远求，可以延年。

勿食耕牛，勿食三义，可以延年。

勿尚生醢，勿饱宿脯，可以延年。

勿耽曲蘖，致乱天性，可以延年。

惧动刀砧，痛燔鼎镬，可以延年。

椒馨五味，勿毒五官，可以延年。

鸟衔鼠盗，勿食其遗，可以延年。

为杀勿食，家杀勿食，可以延年。

闻杀勿食，见杀勿食，可以延年。

勿以口食，巧设网阱，可以延年。

勿以味失，笞责烹调，可以延年。

一粥一菜，惜所从来，可以延年。

一颗一粒，不忍狼藉，可以延年。

最上一乘妙道

最上一乘无上至真妙道，以太虚为鼎，太极为炉，清净为丹

心、带毛的蹄爪，有六指、三脚、四脚趾的禽类、有八字痕的蛋类都不能吃。种种生物，不论是月令忌讳，或是与五脏五行相克有关的适宜与禁忌，食用前必须先翻翻《食鉴本草》，以考证日用的食物，不要嫌麻烦。饮酒吃肉的人，称为痴脂，他们常常忧狂无常。吃补药或食素的人，称为中士，尚且担心疾苦。食气保精存神，称为上士，可与天同寿。

高子论饮食知忌者，延年之效有十八：

一、蔬食菜羹，欢然一饱，可以延年。

二、随食随缘，无起谋念，可以延年。

三、毋好屠宰，冤结生灵，可以延年。

四、活烹生割，心惨不忍，可以延年。

五、闻声知苦，见杀思痛，可以延年。

六、禽羞兽品，毋过远求，可以延年。

七、勿食耕牛，勿食三义，可以延年。（三义即狗、雁、黑鱼。）

八、勿尚生醢，勿饱宿脯，可以延年。

九、勿耽曲糵，致乱天性，可以延年。

十、惧动刀砧，痛燔鼎镬，可以延年。

十一、椒馨五味，勿毒五官，可以延年。

十二、乌衔鼠盗，勿食其遗，可以延年。

十三、为杀勿食，家杀勿食，可以延年。

十四、闻杀勿食，见杀勿食，可以延年。

十五、勿以口食，巧设网阱，可以延年。

十六、勿以味失，笞责烹调，可以延年。

十七、一粥一菜，惜所从来，可以延年。

十八、一颗一粒，不忍狼藉，可以延年。

最上一乘妙道

养生学中最高无上的至真妙道，是以天地最有生气的太虚为鼎，以天地混沌状态的太极为炉，以清净为内丹之基，以无为作内丹之母，

基，无为为丹母，性命为铅汞，定慧为水火。室欲惩忿为水火交，情性合一为金木并，洗心涤虑为沐浴，存诚定意为固济。戒定慧为三要，中为玄关，明心为应险，见性为凝结。三元混一为圣胎，性命打成一片为丹成，身外有身为脱胎，打破虚空为了当。此最上一乘之妙，至士可以行之，功满德隆，直超圆顿，形神俱妙，与道合真。

八段锦导引法图

闭目冥心坐，（冥心盘跌而坐。）握固静思神。叩齿三十六，两手抱昆仑。（又两手向项后，数九息勿令耳闻，自此以后出入息皆不可使耳闻。）左右鸣天鼓，二十四度闻。（移两手心掩两耳，先以第二指压中指，弹击脑后，左右各二十四次。）微摆撼天柱，（摇头左右顾，肩膊随转动二十四，先须握固。）赤龙搅水津。（赤龙者舌也，以舌搅口齿并左右颊，待津液生而咽。）漱津三十六，（一云鼓漱。）神水满口匀。一口分三咽，（所漱津液分作三口，作汩汩声而咽之。）龙行虎自奔。（液为龙，气为虎。）闭气搓手热，（以鼻引清气闭之，少顷，搓手急数令热极，鼻中徐徐乃放气出。）背摩后精门。（精门者，腰后外肾也，合手心摩毕，收手握固。）尽此一口气，（再闭气也。）想火烧脐轮。（闭口鼻之气，想用心火下烧丹田，觉热极即用后法。）左右辘轳转，（俯首摆撼两肩三十六，想火自丹田透双关入脑户。鼻引精气，闭少顷间。）两脚放舒伸。（放直两脚。）叉手双虚托，（叉手相交，向上托空三次或九次。）低头攀脚频，（以两手向前攀脚心十二次，乃收足端坐。）以候逆水上，（候口中津液生，如未生再用急搅取水同前法。）再漱再吞津。如此三度毕，神水九次吞。（谓再漱三十六，如前口分三咽，乃为九也。）咽下汩汩响，百脉自调匀。河车搬运讫，（摆肩并身二十四次，再转辘轳二十四次。）发火遍烧身。（想丹田火自下而上遍烧身体，想时口鼻皆闭气少顷。）邪魔不敢近，梦寐不能昏。寒暑不能

以性命为修炼内丹的铅汞,以定慧为修炼内丹的水火,制欲惩忿为水火交融,性情合一为金木相并,洗心涤虑为沐浴,安神定志为固济。戒、定、慧为三件要事,肚中为玄关,明心为应付险关,见到本性为内丹凝结。精、气、神三元合一为圣胎,天性与生命打成一片为内丹炼成,身外有身为脱胎,打破虚空为了当。这都是最上一乘功夫的奇妙之处,能够达到如此境界的人,则会功满德隆,超越圆寂的死亡境界,形神俱妙,与道合真。

八段锦导引法

闭目冥心坐,(闭眼入静,盘腿而坐。)握固静思神。叩齿三十六,两手抱昆仑。(两手交叉放在颈后,呼吸九次,不要让耳朵听见。)左右鸣天鼓,二十四度闻。(用两手心掩住两耳,先以第二指压中指,弹击脑后,左右各二十四次。)微摆撼天柱,(摇头左右看,肩膀随着转动二十四次,先须握固。)赤龙搅水津。(赤龙,指舌头。用舌头搅动口齿及左右颊,等到津液产生后咽下去。)漱津三十六,(一种说法为鼓嗽。)神水满口匀。一口分三咽,(一口津液分三次咽下去。)龙行虎自奔。(液为龙,气为虎。)闭气搓手热,(用鼻子吸气,闭气片刻,将手迅速搓热,鼻子才慢慢呼气。)背摩后精门。(精门,指腰后外肾,用手心按摩后,收手握固。)尽此一口气,(再闭气。)想火烧脐轮。(闭口鼻之气,意想有火烧下丹田,觉得非常热,再用后法。)左右辘轳转,(低头摆动两肩三十六次,意想火从丹田透过双关入脑中,用鼻子吸气后闭气一会儿。)两脚放舒伸。(放直两脚。)叉手双虚托,(两手交叉,向上托空三次或九次。)低头攀脚频,(用两手向前攀脚心十二次,才收脚端坐。)以候逆水指神水上,(等到口中津液产生,如果没有,再急搅取水同前法。)再漱再吞津。如此三度毕,神水九次吞。(即再漱三次,如前面分三次咽下,才为九次。)咽下汩汩声,百脉自调匀。河车搬运讫,(摆动肩膀及身体二十四次,再转辘轳二十四次。)发火遍烧身。(意想丹田之火自下而上,烧遍全身。意想时口鼻都闭气一会儿。)邪魔不敢近,梦寐不能昏。寒暑不能入,灾病不能迍。子后午前作,造化合乾坤。循环次第转,八卦是良因。

入,灾病不能迍。子后午前作,造化合乾坤。循环次第转。八卦是良因。诀曰:其法于甲子日,夜半子时起首,行时口中不得出气,唯鼻中微放清气。每日子后午前,各行一次,或昼夜共行三次,久而自知。蠲除疾病,渐觉身轻,能勤苦不怠,则仙道不远矣。

高子曰:以上名八段锦法,乃古圣相传,故为图有八。握固二字,人多不考,岂特闭目见自己之目,冥心见自己之心哉?趺坐时,当以左脚后跟曲顶肾茎根下动处,不令精窍漏泄云耳。行功何必拘以子午,但一日之中,得有身闲心静处,便是下手所在,多寡随行。若认定二时,忙迫当如之何?入道者不可不知。

八段锦坐功图

叩齿集神图势

叩齿集神三十六,两手抱昆仑,
双手击天鼓二十四。
此法先须闭目冥心盘坐,
握固静思,然后叩齿集神,
次叉两手向项后数九息,
勿令耳闻,乃移手各掩耳,
以第二指压着中指,击弹脑后左右各二十四次。

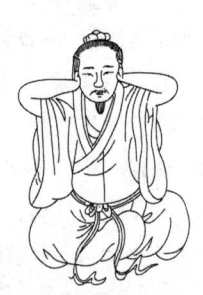

摇天柱图势

左右手摇天柱各二十四,
此法先须握固乃摇头左
右颈肩膊随动二十四。

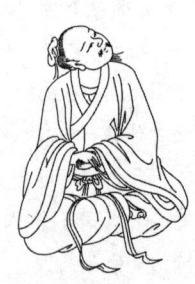

诀为：练功之法，在甲子日夜半子时起床，练功时口中不能出气，只能用鼻子微微出气。每天子时后、午时前各练一次，或者昼夜共练三次。时间久了，则疾病消除，渐感身轻。如能苦练不懈，则成仙不远了。

高子讲：上述功法称为八段锦法，是先哲圣人相传下来的。还有八幅练功图。"握固"两个字，很多人没有搞清楚，难道仅仅是指闭目内视？趺坐时，应用左脚后跟曲顶阴茎根部勃动之处，不让精窍漏泄精液。练功的时间不必拘于子时、午时，一天中，只要有时间，心情能够入静，便可以做。练习的次数，可根据情况来定。如果确定是这两个时间练习，又有什么慌张急迫的呢？入道练习者不可不知。

八段锦坐功图

叩齿集神图势（图略）

叩齿集神三十六，两手抱昆仑，
双手击天鼓二十四。
闭目、冥心、盘趺而坐，
叩齿三十六次以集聚、收敛神思，
再叉两手向项后，匀细深长地呼吸九次，
直到呼吸的声音耳不可闻。然后移两手，
手心掩住两耳，先用食指压着中指，弹击脑后，左右两边都各弹二十四次。

摇天柱图势（图略）

左右手摇天柱，各二十四。
上法先须空握拳，于是才左
右摇头顾视，肩膊自然跟随
摇动，共二十四次。

舌搅漱咽图势

左右舌搅上腭三十六漱,
三十六分作三口,如硬物咽之,
然后方得行火。
此法以舌搅口齿
并左右颊三十六次,
待津液生方漱之至满口咽之。

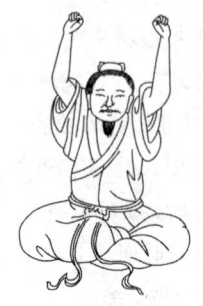

摩肾堂图势

两手磨肾堂三十六,以数多更妙。
此法闭气搓手令热后,
摩肾堂如数,毕,仍收手握固,
再闭气想用心火下烧丹田,
觉热极即用后法。

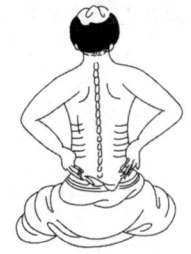

单关辘轳图势

左右单关辘轳各三十六。
此法须俯首摆撼左肩三十六次,
右肩亦三十六次。

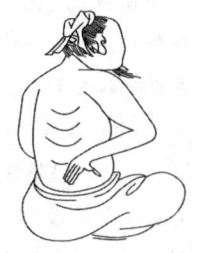

左右辘轳图式

双关辘轳三十六。
此法两肩并摆撼至三十六数,
想火自丹田透双关入脑户,
鼻引清气,后伸两脚。

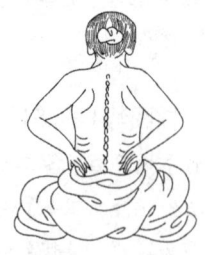

舌搅漱咽图势（图略）

左右舌搅上腭三十六漱，
三十六分作三口，
如咽硬物，然后方得行火。
上法以舌搅口齿、上腭、两颊三十六次，
待口中津液生成，再鼓嗽三十六次，
所漱津液分为三口，作汩汩之声而吞咽，感觉如吞硬物。这时才能用鼻引吸清气而闭，少顷，搓两手直到极热，气才从鼻中徐徐放出。

摩肾堂图势（图略）

两手磨肾堂三十六，以数多更妙。上法应
先闭气，肾堂，即精门，指腰前段将搓热
的两手从后背按摩肾堂，共三十六次。
但次数以多为妙。于是收手握固，再闭气，
意想心火下烧丹田，感到很热了，才用下法。

单关辘轳图势（图略）

左右单关辘轳各三十六。
此法接上法为，用鼻引吸清气而闭，
用意念想心火下烧丹田，觉极热后，
再俯首摆撼两肩各三十六次。

左右辘轳图式（图略）

双关辘轳三十六。此法为，
以鼻引吸清气，俯首同时摆撼双肩三十六次。
意念中想丹田火自下而上遍烧全身，
同时口、鼻都闭气少顷，然后伸直两脚。

左右按顶图势

两手相搓,当呵五呵后
叉手托天按顶各九次。
此法两手相叉
向上托空三次或九次。

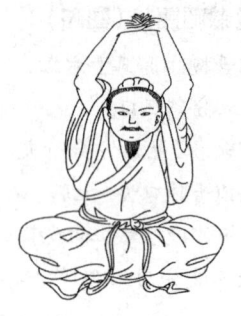

钩攀图势

以两手如钩,
向前攀两脚心十二次,
再收足端坐。
此法以两手向前攀脚心十二次,
乃收足端坐,候口中津液生,
再漱再吞,一如前数,
摆肩并身二十四次,想丹田火自下而上遍烧身体,想时口鼻皆须闭气少顷。

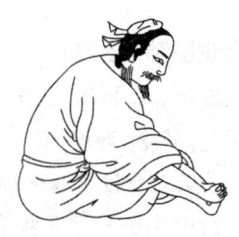

陈希夷左右睡功图

陈希夷左睡功图

调和真气五朝元,
心息相依念不偏。
二物长居于戊已,
虎龙盘结大丹圆。

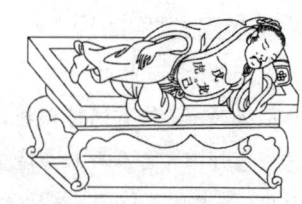

左右按顶图势（图略）

两手相搓，当呵五呵，
后叉手托天按顶，保三或九次。
此法为，双手相搓，行呵气五次，
再双手相交，向上托天按顶，
往返三或九次。

钩攀图势（图略）

以两手如钩，
向前攀两脚心十二次，
再收足端坐。
此法为，将两手做成钩形，
向前攀双脚心十二次，然后收足端坐。
等口中津液产生了，再漱吞，
然后再行一次双关辘轳，为二十四次。

陈希夷左右睡功图

陈希夷左睡功图（图略）

调和真气五朝元，
心息相依念不偏。
二物长居于戊巳，
虎龙盘结大丹圆。

右睡功图

肺气长居于坎位,
肝气却向到离宫。
脾气呼来中位合,
五气朝元入太空。

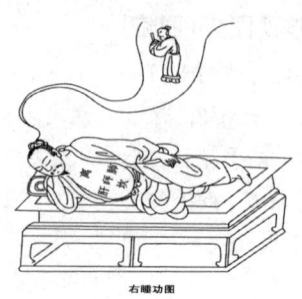

右睡功图

去病延年六字诀〔其法以口吐鼻取〕

总诀

此行六字功夫秘要诀也。非此,六气行不到于本经,以此导之,若引经耳,不可不知。

肝若嘘时目睁精,肺知呬气手双擎。
心呵顶上连叉手,肾吹抱取膝头平。
脾病呼时须撮口,三焦客热卧嘻宁。

吹肾气诀

肾为水病主生门,有疾尪羸气色昏。
眉蹙耳鸣兼黑瘦,吹之邪妄立逃奔。

呵心气诀

心源烦躁急须呵,此法通神更莫过。
喉内口疮并热痛,依之日下便安和。

嘘肝气诀

肝主龙涂位号心,病来还觉好酸辛。
眼中赤色兼多泪,嘘之立去病如神。

右睡功图（图略）

肺气长居于坎位，
肝气却向到离宫。
脾气呼来中位合，
五气朝元入太空。

去病延年六字诀〔其法以口吐鼻取〕

总诀

以下是六字功夫秘要总诀。没有掌握要诀，六气就不能到达本经，以此诀导引，起到类似引经的作用，不可不知。

肝若嘘时目睁精，肺知呬气手双擎。
心呵顶上连叉手，肾吹抱取膝头平。
脾病呼时须撮口，三焦客热卧嘻宁。

吹肾气诀

肾为水病主生门，有疾尪羸气色昏。
眉齆耳鸣兼黑瘦，吹之邪妄立逃奔。

呵心气诀

心源烦躁急须呵，此法通神更莫过。
喉内口疮并热痛，依之日下便安和。

嘘肝气诀

肝主龙涂位号心，病来还觉好酸辛。
眼中赤色兼多泪，嘘之立去病如神。

呬肺气诀

呬呬数多作生涎，胸膈烦满上焦痰。
若有肺病急须呬，用之目下自安然。

呼脾气诀

脾宫属土号太仓，痰病行之胜药方。
泻痢肠鸣并吐水，急调呼字免成殃。

嘻三焦诀

三焦有病急须嘻，古圣留言最上医。
若或通行去壅塞，不因此法又何知？

四季却病歌诀

春嘘明目木扶肝，夏至呵心火自闲。
秋呬定收金肺润，肾吹唯要坎中安。
三焦嘻却除烦热，四季长呼脾化餐。
切忌出声闻口耳，其功尤胜保神丹。

养心坐功法

时正坐，以两手作拳，用力左右互相虚筑，各六度，又以一手按腕上，一手向上拓空如重石。又以两手相叉，以脚踏手中各五六度。能去心胸间风邪诸疾。关气为之良久，闭目，三咽，三叩齿而止。

养肝坐功法

时正坐，以手两相重，按髀下，徐捩身，左右各三五度。又以两手拽相叉，翻覆向胸三五度。此能去肝家积聚风邪毒气，余如上。

呬肺气诀

呬呬数多作生涎，胸膈烦满上焦痰。

若有肺病急须呬，用之目下自安然。

呼脾气诀

脾宫属土号太仓，痰病行之胜药方。

泻痢肠鸣并吐水，急调呼字免成殃。

嘻三焦诀

三焦有病急须嘻，古圣留言最上医。

若或通行去壅塞，不因此法又何知？

四季却病歌

春嘘明目木扶肝，夏至呵心火自闲。

秋呬定收金肺润，肾吹唯要坎中安。

三焦嘻却除烦热，四季长呼脾化餐。

切忌出声闻口耳，其功尤胜保神丹。

养心坐功法

正坐，两手握拳，用力向两侧虚击，各六次；又将一手按在另一只手的腕上，下面的手向上如托重石；再两手交叉，用左右脚分别踏手五、六次。能去除心、胸间风邪等疾病。闭气一会，然后闭目三咽三叩齿后结束。

养肝坐功法

正坐，两手重叠按于大腿下，慢慢转身，左右各十五次；又双手交叉，在胸前外推内收十五次。这种方法能除肝脏积聚及风邪毒气。收功方法同养心坐功法。

养胆坐功法

时平坐，合两脚掌，昂头，以两手挽脚腕起，摇动，为之三五度。以两手拓地，举身努腰脊三五度。能去胆家之风毒邪气。余如上，止。下同。

养脾坐功法

时大坐，伸一脚，屈一脚，以两手向后反掣，各三五度。又行跪坐，以两手据地，回头用力虎视，各三五度。能去脾脏积聚风邪，喜食。

养肺坐功法

时正坐，以两手据地，缩身曲脊，向上三举，去肺家风邪积劳。又行反拳捶脊上，左右各三五度。此法去胸臆间风毒。闭气为之良久，闭目咽液，三叩齿为止。

养肾坐功法

时正坐，以两手止从耳左右引胁三五度，可挽臂向空抛射，左右同，缑身三五度。更以足前后逾，左右各十数度。能去腰肾膀胱间风邪积聚。余如上法。

凡欲修养，须静室焚香，顺温凉之宜，明燥湿之候。每夜半后生气时，或五更睡觉，先呵出腹内浊气，或一九止，或五六止，定心闭目，叩齿至十六通，以集心神。然后以拇指背拭目大小眦九过，兼按鼻左右七过。以两手摩令极热，闭口鼻气，然后摩面，不计遍数，为真人起居法。次以舌拄上腭，漱口中内外津液满口，作三咽下，令入胃中存，胃神承之。如此作为，是三度九咽，庶得灌溉五脏，光泽面目，极有效验，不可轻忽。余意六字之法，某脏有病，当以某字治

养胆坐功法

平坐，使两脚掌向上，用两手挽脚腕一起摇动，做十五次。再用手按地，抬身弓腰十五次。能去除胆脏风毒邪气。收法同上。

养脾坐功法

端坐，伸一只脚，屈一只脚，用两手向后反拉各十五次；再跪坐，用两手撑地，回头用力虎视，各十五次。能去除脾脏积聚风邪，增进食欲。

养肺坐功法

正坐，用两手撑地，缩身曲背，向上抬背三次，可除肺脏风邪积劳。再用拳头捶打脊背，左右各十五次，这种方法可去除胸间风毒。闭气良久，然后闭目吞咽津液，叩齿三次后停。

养肾坐功法

正坐，用两手从耳旁上升牵引两胁十五次，可挽臂向空中抛射，左右同，缓身十五次；再用脚前后各跨十几次。能消除腰肾膀胱间风邪积聚。收功之法与上面相同。

凡是想修炼养生，须选择在清新干净的居室，寒温适宜，在房内烧香。每到半夜后气逐渐生时或五更时睡醒后，先呵出腹内浊气，呵九次或五、六次，静心闭目，叩齿十六次，以收心神。然后用拇指背擦眼睛内外角各九遍，同时按鼻左右七遍，再用手摩擦使之发热，闭气，然后摩面，不论次数，这是真人起居之法。再用舌抵上腭，漱口中内外，使津液满口，然后分三次咽下，使之进入胃中，意念胃神接受它。如此做三遍，共咽九次，则津液能灌溉五脏，光泽面目。这种方法极有效验，不可轻视。我想六字诀的方法，某脏有病，就用某字来治疗，不可六字都练，担心会伤害无病的五脏。并且用六字诀治病时，须斟酌行事，不可之，不必俱行，恐伤无病之脏，当酌量以行可也。然呵字一法，心脏热者，秋冬睡醒，当呵出三五口，以去五脏壅气，此又不可废者。

心书九章

（此至真妙道，人能熟玩精思，仙阶可步，矧延年却病云乎？此下三录，皆紫府南宫极玄妙语。）

赵古蟾曰："三教之道，同一心地，法门有三，学儒者，学此而已；修仙者，修此而已；参禅者，参此而已。舍此心而他求，所谓旁蹊曲径耳，苦己劳形，终无所成。学者倘即是书，反复玩味，其理自明。其理既明，当继之以力行。力行不倦，则三教圣贤之阃域，可造进而无疑矣。然是书也，岂但为初学之士发哉？"

原心章第一

八万四千法门，同归方寸。故首题《原心章》。

夫心，先天地而独存，历事变而不朽，先际无始，后际无终。廓彻圆通，灵明虚湛，所谓体也。不疾而速，不行而至，所谓用也。造物无方，灵变莫测，所谓神也。五常百行之所由始，万物万事之所由终，所谓道也。夫人未生之初，体用混融，万殊一致，虽不可得名状，心非无也。既生之后，如月当空，随水现形，各各禀受，无欠无余，圣智非增，凡愚非损，心非始有。心之静，性也；动，情也；动而不止，欲也。性情欲三者，同出而异名也。性固善，情欲一萌，而有恶焉。情动欲萌，智诱物化，物化不已，心存无几。溺于染缘，移于习气，染习既深，昧其本真矣。圣智善返，则为圣智；凡愚忘返，则为凡愚。圣智凡愚之分，返与不返耳。返，固善也，不返，忘也，悲夫！

过度。只有呵字一法,心脏有热邪者,在秋冬睡醒后,当呵出三、五口,用以去除五脏壅气,这一则不能废弃。

心书九章

(此为至真精妙的要道,人能认真钻研仔细思考,可步仙阶,更何况延年去病! 此下三录,都是紫府南宫极玄妙语。)

赵古蟾说:儒、释、道三教,同一心地,只不过法门有三。学儒者,学此而已;修仙者,修此而已,参禅者,参此而已。如果抛弃了这心书而找别的学习,则是旁路曲径,既苦了自己,又伤了身体,最终一事无成。学者如果能反复研读,它的道理自然明了。道理既明,就按此去做,且从不间断,则三教圣贤的领域,就可以涉入了。但是这本书,岂止是只为初学者所编写的呢!

原心章第一

八万四千法门,同归于心,所以首写《原心章》。

心,先于天地而单独存在,历经各种事变而不朽。要推测它最早的存在,前面没有开始的时间,要预测它的未来的存在,根本没有终结。廓彻圆通,灵明虚湛,这就是所说的它的体。看似不快但迅速,看似不走但却无处不到,这就是所说的它的作用。造物无方,灵变莫测,这是它的神妙之处。仁义礼智信五常和人的各种行为由它开始,万事万物都因它而结束,这就是它的规律。人未形成时,心体用合一,各种事物都统一于心,虽然不能说出它的形状,但心还是有的。人出生以后,如月当空,随水现形,各自禀受,无欠无余,圣智没有增加,凡愚没有减少,心不是本来就有。心之静称为性,动称为情,动而不止称为欲。性、情、欲,同出于心,但名称不同。性本来善良,但情欲萌发,则产生恶。情动欲萌,智诱物化,物化不止,便心存无几。若再沉溺于染缘,移于习气,染习已深,其本真则不明白了。圣智的人善于由动返静,所以成圣智;凡愚忘返,则为凡愚。圣智与凡愚的区分就在于返与不返。返则善,不返则忘,真是悲哀。

究竟章第二

既知道心,便当究竟。故次之以《究竟章》。

道也者,心也,日用常行之谓也。于眼曰视,于耳曰听,于鼻曰嗅,于口曰言,于手曰举,于足曰履。饥则思食,渴则思饮;冬则思裘,夏则思葛。行住坐卧,苦乐逆顺,无往而非道之所寓,特昧性而不知耳。凡是数端,日用常行之大者,当究竟体认,果何为哉?苟知其所以然,则与道思过半矣。

实证章第三

究竟此理,以悟为期。故次之以《实证章》。

学贵实证,道贵实悟。学非实证,口耳文字之谓也;道非实悟,情识意解之谓也。夫欲实证实悟,当坚其信心,确其素志,既坚且确,无难焉。盖大道虚无,不可名状,无声色接于耳目,可以见闻;无法度授与学者,可以造进,贵在自证自悟耳。非坚其信心,确其素志,而能坐进是道者,未之有也。所谓实证实悟者,非枯坐灰心,以待其悟,当于日用常行之间,常常体认,常常提撕,力到功深,自有所得。自得之妙,如获拱璧,如归大家,如大梦之初醒,如积冰之已泮,其乐不可云喻矣。儒家所谓寻仲尼颜子乐处者,乐此者也;禅宗所谓禅悦法喜者,悦此者也;道教所谓当此之时喜极难言者,喜此者也。学道参禅,不得其实,而自谓实证实悟者,是自诬也。自诬可乎?既得实证实悟,见得亲切,认得的当,通身手眼,全体金刚,一切处所,皆知下落,才到此地位,便得实证实悟的道理,尽情贬向无生国里。切不可执为奇特,如此方有门分相应。所以古人道:"认着依前还不足。"若也认着执着依前,只在妄想情识中,未免又被识神搬弄,引入阴界中去,辗转轮回,无所休息,学者切宜慎之。

究竟章第二

已经知道了心，便应当穷究，所以接着这是《究竟章》。

道，即心，是日用常行之称谓。在眼称视，在耳称听，在鼻称嗅，在口称说，在手称举，在脚称走。饥饿则想吃东西，口渴则想饮水。冬天则想皮袄，夏天则想短衣服。行住坐卧，苦乐逆顺，没有不遵从一定的道理的，只是一般人不知道罢了。从这些日用常行的重要方面，来体会道究竟是什么？如果能有所体会，就对道有了大半以上的认识。

实证章第三

探求此理，期望领悟，所以接着是《实证章》。

学习贵在实证，道理贵在领悟。学习后不实证，不过是理论上的东西；学道不能实证，也不过是停留在情识意解上的东西。如果人们想做到实证实悟，必须坚定信心，确定志向，这样既有信心，又目的明确，就不难了。因为高深的大道理很虚无，不可名状，无声色与耳目接触、见闻，无法度授给学习的人，使之进步，所以贵在学者自证自悟。如果没有坚定信念和明确目标，就想有所成就，是不可能的。

所谓实证实悟，绝不是像枯木一样静坐灰心，以等待悟性突发，必须在日常生活中常常体会，力到功深，自然会觉悟。自己省悟的妙处，如获得了璧玉，如变成了大学问家，如大梦初醒，如积冰融化，其快乐不可用语言表达。儒家所追求的孔子之乐、颜子之乐，应是以此为乐；禅宗所谓喜悦禅法，是以此为喜悦；道教所说当此之时欢喜得不可形容，也是以此为欢喜。学道参禅，不得要领，而自以为大彻大悟了，这不过是自欺欺人。可以自欺吗？只有见得亲切，认得准确，通身都是手眼，全都变成了护法金刚。一切处所，都知其下落，到了这种境界，才是真正的实证实悟，而将一切都贬入虚无之中。切不可将它看得很奇特，这样才有门分相应。所以古人说：只认识从前还不足。若只是认识以前，并执著于从前，就只是在妄想情识中，未免不被识神作弄，引入阴界中去，辗转轮回，无所停止，初学者必须注意。

破幻章第四

既得实证实悟,当识破万幻,庶不为万事所累。故次之以《破幻章》。

一切世间,皆同幻化,以有形,故不能长久。草木禽兽之脆,蜎飞蠕动之微,固其宜也。至大者天地,至坚者金石,成住坏空,皆不能免,况于人乎?若不明此身是幻,以五尺有限之躯,与天地间无涯事物相酬应,加以功名利禄富贵声色,互相煎迫,精神气血,阴消阳耗而不知觉,毋怪乎渥然如丹也为枯槁,黟然如黑者星星矣。一旦亡形弃质,同于臭腐,虽亲于妻子,亦掩鼻而不敢近,睥睨而不敢视,禽兽不若也。当此之时,不审平生所好所尚,果能与生死敌乎?夫惟不敢敌,随业流转,轮于诸趣,生已复死,死已复生,生死相继,备受诸苦,如循环然,无有休息。是以至人知一切物为幻,一切物如梦,一切法如空花阳焰,一切有为如镜中像,如水中月。以是故尘视珠玉,铢视轩冕,以声色如粪壤,等生死如浮沤。其应物也,如鉴空衡平,妍媸轻重,来则应之,不来勿求。过则化之,既化勿留。能转于物,不为物所转。能应于事,不为事所应。以其生也,由太虚而来,故同太虚无滞碍。及其死也,复归太虚。噫,彼圣人者,果何为而然哉?识破万幻,不染诸缘,君子以是知其然也。

安分章第五

能识万幻,当知一切皆有数定,则不生希求之心。故次之以《安分章》。

富贵贫贱寿夭,分也;生死祸福荣辱,数也。一饮一啄之微,莫不皆然。从生至死,一定而不可易也。安其分,则不为富贵贫贱寿夭之所累;知其数,则不为生死祸福荣辱之所怵。然虚无所累,静无所怵,故静极而虚,可以入道也欤?人之荣生也,以有幻体,故不得不为也。苟达,不为亦达;不达,多为亦奚以为?然则奈何?曰:"无

破幻章第四

了解了实证实悟,必须识破万幻,才不被万事所累,所以接着是《破幻章》。

世上一切事物,都因幻化而有形,所以不能长久。草木禽兽的脆弱、细蚊幼子之微小,就不必说了。即便是大到天地,坚硬如金石,也不可避免地会被毁坏,何况人呢?懂得自身是幻化的,而用五尺有限之躯,与天地间万事万物相为酬应,又因功名利禄、富贵声色,互相煎迫,精神气血,消阴耗阳而不自知,就难怪红润的脸色变得枯槁,乌黑的头发变得苍白了。一旦忘形弃质,便如同臭肉一样,即使是自己的妻子儿女,也掩鼻不敢靠近,斜眼看而不敢正视,连禽兽都不如了。此时,审查自己平生所喜好所希望,果真能与生死对敌吗?如果不敢敌,便随业流转,轮回六趣,生了死,死了又生,生死相续,备受苦难,如此循环,没有休止。所以圣人知道一切事物都是幻化而来,一切事物都如梦一样,一切教理都如空花阳焰,一切作为都如镜中像、水中月。因此圣人视珠宝声色、功名利禄为粪土,视生死如浮泡,不为外事所迷惑。顺应事物,犹言明察持平,美丑轻重,来则应之,不来不要求。过去则化,既化也勿留。能转于物,不为物所转。能应于事,不为事所应。生命伴随太虚而来,所以同太虚一样没有滞碍,死后又复归于太虚。啊,圣人为何能做到这样?是认破万幻,不为尘世所染。君子也看透了以上道理。

安分章第五

能识破万物不过是幻化,就知道一切事物都有定数,而不产生希求之心,故接着是《安分章》。

富与贵、贫与贱、寿与夭,是缘分;生和死、祸和福、荣和辱,是天数。小到一饮一啄,也没有不是天数的。从生到死,都不可违背规律。安分,则不会被富贵、贫贱、寿夭所累;知一切皆为定数,则不会为生死、祸福、荣辱所担心。这样虚无所累,静无所惧,所以静极而虚,就可以人道了。人以生为荣,而又有幻体,所以不能不为生奔忙。如果能富贵,不争取也能富贵;不能富贵,再努力也枉然。所以古人讲:无为无不为无不为,斯可矣。"

神气章第六

论性不论气不备,论气不论性不明。故次之以《神气章》。

神者,性也,首章言之详矣。然性之说有二:有天地之性,有气质之性。父母未生以前,即天地之性,万殊一本者也。父母既生之后,即气质之性,一本万殊者也。天地之性善,气质之性恶,善恶混同,以其禀二五之气,有刚柔缓急之不同,所以然也。非性之咎,善反之,则天地之性焉。为气之说亦有二:有天地之气,有父母之气。天地之气,真气也;父母之气,凡气也。盖人生母腹中,受父精母血而成其朕兆,所谓凡气也。混合空洞,帝真九气而全其体段,所谓真气也。自一气生胞,二气生胎,第三禀长灵明仙之气而生魂,性始来寄。以体段未具而未能灵。迨乎四气生魄,五气生五脏,第六禀高真冲和之气而生灵,体段始具。具则能动,动则初生,初生性灵,至九月气足,十月胎圆,然后降生。上丹田为性根,下丹田为命蒂。白玉蟾真人曰:"人生在母腹中,其脐蒂与母脐蒂相连,母呼亦呼,母吸亦吸。及乎降诞,剪去脐蒂,然后各自呼吸。而受父母一点凡气,则栖于下丹田中,而寄体于肾。下丹田者,又名玄关,前对脐,后对肾,居脐肾中间,其连如环,广一寸三分。周围有八窍,前后二窍,以应乾坤,上通泥丸,下彻涌泉;旁六窍以应坎离震巽兑艮六卦,以通六腑。一身之气,皆萃于此,如水之朝东,辐之辏毂也。故下丹田为命之基,其性即泥丸,而寄体于心。泥丸者,在人之首,明堂之间,六合之内,是谓顶门。故世称顶门为囟门也。囟即性也,囟开皆知夙世姻缘等事,合则忘之矣,故泥丸谓之性根。能知性根命蒂,始可言修炼也。天地之气亦有二:人未生之前,谓之先天,又谓之母气。其为气也,至大至刚,充塞天地,周流六虚,昼夜不息。人才受胎,便禀此气,谓之后天,又谓之子气,谓之日月发生之气。即前所谓混合空为，这就可以了。

神气章第六

论性不论气，所论就不完备；论气不论性，所论就不明确，所以接着是《神气章》。

神就是性，第一章说的很详细。但性有两种说法，即天地之性和气质之性。父母未生我之前，属天地之性，这是万物的同一个本源；父母生我之后，属气质之性，是同一个本源产生出来的。天地之性善，气质之性恶，善恶混同，既禀受了天地阴阳之气，人的性情就有刚柔缓急的不同，因此，并非性本身有过错。善于反补的人，则可全为天地之性。气也有两种说法：即天地之气与父母之气。天地之气为真气，父母之气为凡气。白人在其母腹中，接受父母精血，而成人形，称之为凡气。混合空洞帝真九气（九气：三丹田、三元、三洞房合为九气。三元，指元精、元气、元神。三洞房，指脑中左、中、右三洞房宫，各有神守之。）而保全其身体，称之为真气。自一气生胞，二气生胎，第三则禀受长灵明仙之气而生魂，这时才开始产生性，故身体未成形就已有了灵性。然后四气生魄，五气生五脏，第六则禀受高真冲和之气而生灵，身体才完备。完备后才能动，动则初生，初生性灵，到九月气足，十月胎圆，然后降生。上丹田为性根，下丹田为命蒂。白玉蟾真人说：人生在母腹中，其脐蒂与母脐蒂相连，母亲呼吸则胎儿呼吸。出生后剪去脐蒂，就各自呼吸。因禀受了父母的一点凡气而藏于下丹田中，以养肾。下丹田又叫玄关，前面对着脐，后面对着肾，位于脐、肾中间。连起来如环状，宽一寸三分。周围有八个孔，前后二孔与天地乾坤相对，上通大脑，下通于脚底涌泉穴；旁边六孔，分别对应于坎、离、震、巽、兑、艮六卦，与六腑相通。一身之气，都聚于此，如水之东流，车辐之集中于轴心。所以下丹田为生命的根基。其性即泥丸，而寄体于心。泥丸在人的头部，明堂之间，六合之内，称为脑顶门。所以世俗称脑顶门为囟门。囟即性，囟开则能知道世间姻缘等事，合则忘记，所以泥丸称为性根。人只有知道了性根、命蒂，才可以谈修炼养生。天地之气有两种：人未生之前，谓为先天之气，又称为母气。这种气很大很刚，充塞天地，周流于宇宙间，洞，帝真九气是也。其实一气耳。其气充塞人之腔子里，每日遇子时，斗柄指地，先天之气随斗柄从九地之下发生，周流六虚，造化万物。子时，非人间之子时也，二六时中，常常收视返听，顿觉身中暖气冲然，即其候也。"《丹经》云："精生有时，时至神知，百刻之中，切忌昏迷。"天地之气既生，则人身之子气，以类感类，亦由涌泉上升丹田，点化凡气，以成人身之造化。故曰："形者，神气之舍；神者，形气之主。形气非神，块然一物。"呜呼！神非形气，茫然无归。呜呼！寄神，性也，寄气，命也，二者不可偏废。修性而不修命，紫阳所谓精神属阴，宅舍难固，未免常用迁徙之法。修命而不修性，释氏所谓炼气精粹，寿可千岁。若不明正觉三昧，报尽还来，复入诸趣。所以先儒曰："论性不论气不备，论气不论性不明，要知性为主，气次之。"是书也，于故以《原心章》首之。

混合神气，仙家谓之炼金丹。形，喻之鼎器；气，喻之药物；神，喻之火候。忘机绝念，收视返听，使精、神、魂、魄、意五者不漏，固鼎器也。昼牝夜玄，摄心一处，终日默默，如愚如痴，采药物也。惺惺不昧，了了常知，神不外驰，其气自定，调火功也。是以圣人忘形养气，忘气养神，忘神养虚，形神俱妙，与道合真。彼所谓忘者，非若槁木死灰墙壁瓦砾，懵然无知之谓也。若必口诀，动而复静，静而复动。必有事焉而勿正，心勿忘，不游于外，老氏之忘也。胸次间常灵豁豁地不忘怀，不管带，释氏之忘也。夫是谓之真忘。若夫虚化神，神化气，气化形，死矣。是谓众人。

修幻章第七

神气，真也，形气，幻也。假幻以修真，真乃坚固。故次之以《修幻章》。

世之学佛者，率以形同幻化而不顾，且鄙学仙者为有为，自甘一向沉滞空寂，流为顽空，世缘既尽，坐脱立亡，遂指为奇特耳。

日夜不息。人初受胎,便禀受此气,称为后天,又叫子气,即日月发生之气,也就是前面所说的混合空洞帝真九气。其实都是一种气。这种气位于人体内,每天子时斗柄指地,先天之气随斗柄从九地之下发生,周流宇宙天地,造化万物。子时不是指人间的子时。一日十二个时辰,经常视而不见,听而不闻地内守,会顿觉身中暖气上冲,这就是其表现。《丹经》说:"精生有时,时至神知。百刻之中,切忌昏迷。"天地之气已生,则人身之子气,以类感类,也由涌泉上升至丹田,点化凡气,以成人身之造化。所以说:形是神、气之舍;神是形、气之主,形、气没有神,便成孤独一物。神没有形气,则茫然没有归处。神寄托于性,气寄托于命,二者不可偏废。修性而不修命,就正如紫阳所说的精神属阴,形躯难回。应常用吐纳食气、移精炼神的方法。修命而不修性,就如同佛教所说的炼气精粹,寿可千岁。如不明白正确的诀窍,报尽还来,就会功夫白费。所以先儒张载说:"论性不论气不备,论气不论性不明。要知性为主,气次之。"所以我把《原心章》放在读书的第一章。

将神和气混而为一,道家称为炼金丹。形体被比作鼎器,气被比作药物,神被比作火候。入静内守,使精、神、魂、魄、意五者不外漏,这是加固鼎器。昼夜守炼下丹田,心归一处,终日不语,如愚如痴,这是采集药物。清醒不糊涂,神不失散,气自然安定,这是调火功。因此圣人忘形养气,忘气养神,忘神养虚,形神俱妙,与道合真。所谓忘,不是像槁木死灰、墙壁瓦砾般,茫然无知。若在念口诀时,动而复静,静而复动,那么心中一定有事而不能入静。心不忘,不游于外,这是老氏之忘;胸间常灵豁豁地不忘怀,不管带,这是释氏之忘,叫做真忘。虚化神,神化气,气化形,死了,叫作众人。

修幻章第七

神气是真气,形气是幻想。但是只有用形气的幻来修炼神气的真,真才能坚固,所以接着是《修幻章》。

世上学习佛教的,大都置形同幻化而不珍惜,且将道家重视修炼形体鄙弃为有用,而甘愿成天沉滞于空寂,流为顽空,待到世缘已尽,涅槃后才认为是脱离了苦海,殊不知这是为古代圣人所耻笑而不取

殊不知此理乃先圣之所哂，为上祖师之所不取。如九峰虔侍者语一第座；"汝若会先师意，吾一一依先师礼待之。"问答凡数反，皆不契。座曰："汝妆香来，炉烟起处，若不脱去，是不会先师意。"侍者抚其背曰："坐忘立忘，即不无，若论先师意，未梦见在。"昔有一僧，依一长者安禅入定，衣服饮食，卧具医药，悉以资给，如是数年。密遣一婢往视之，挑戏之余，凝然不动。顾谓婢曰："枯木倚寒岩，三冬无暖气。"婢持此语，归告长者，长者乃呵其僧曰："养汝数年，犹作这般见解。"斥而去之，正坐沉空滞寂之病也。达摩只履西归，普化摇铃升天，此岂沉空滞寂者所能为耶？又如大通智胜佛，十劫坐道场，佛法不现前，不得成佛道。于是跏趺坐，身心寂不动，遍历十小劫，已得成佛道。所以释迦称赞诸佛世尊一大事，因缘甚深难解，不可妄传与人，惟佛与佛，乃能证知。舍利佛等诸大弟子闻佛所说，深自克责，自谓空法得证，已得寂灭之乐，不复妄志，求阿耨多罗三藐三菩提。今日那知寂灭非真寂灭也。设使不闻佛法最上一乘秘密之藏，终止于空法而已。故圭堂曰："世尊末年说法华，所以再发重关之秘五千，退席者，乃重关前事，入法华者，乃重关后事也。"如如居士曰："饶伊大通大彻，担板只见一边。直须大法明了，方晓教外别传。"圭堂、如如此理，岂无深意焉？盖佛法季运世皆以存神运气，揠苗助长之说，指为教外别传，簧鼓后学。疑团不破，遂以修仙法为有为而不为，甘心于沉空滞寂之域，不知侬家自有修仙显诀，特为寻常而不究竟者耳。从上祖禅师立坐禅一法，以授徒众，至今丛林行焉，可谓暗合妙道。不然，何以使之厚铺坐褥，宽解衣带，端身直脊，唇齿相着，舌拄上腭，微开其目，常视鼻端？盖厚铺坐褥者，使形体不倦也；宽解衣带者，使气不住也；端身直脊者，使理通达，气不窒塞也；唇齿相着，舌柱上颚者，使重楼无浩浩而去之患也；微开其目者，使不坐在黑土之下也，又以去昏病也。祖师为人可为指出修仙之法，不过如是。盖佛家之说，隐而不露，使学者默而会

的。九峰山有一虔诚的侍奉方丈的僧人对住持说:"你若能领会先师的旨意,我会一一按照先师之礼侍奉你。"然而几次问答,都不契合。住持说:"你装香来,炉烟点燃,若香烟不断,你就没有领会先师的旨意。"侍者抚其背说:物我两忘,即不无,若论先师意,未梦见在。古代有一僧人,依靠一长者生活,安禅入定,衣服、饮食、卧具、医药都由长者提供,像这样有几年。后来暗中派一婢女前去观望,并挑逗他,僧人凝然不动。回头对婢女说:"枯木倚寒岩,三冬无暖气。"婢女回去将此话告知长者,长者便呵斥僧人说:"养你这么多年,居然作出这般见解。"于是将僧人赶走。这个僧人就是犯了沉滞于空寂的错误。达摩只履西归,普化摇铃升天,这岂是沉空滞寂者所能做到的。又如大通智胜佛,十劫坐道场,佛法不现前,不得成佛道。于是盘腿交足而坐,身心入静,历经十次小劫,才得以修成佛道。所以释迦牟尼佛告诫诸佛世尊一件大事,就是因为缘分深奥难以解说,不能随便传给他人,只有佛与佛之间,才能知道。舍利弗等许多大弟子,听佛所说,都深深自责,以前自认为空法得证,已达超凡脱俗的境界,不再妄志求阿耨多罗三藐三菩提。今日哪知寂灭,不是真寂灭。假设不使他们听到佛法最上一层秘密之藏,就只能永远停留在空法上。所以主堂说:世尊末年说《法华》,用来解释五千条悟道的难关和奥义,退席的,是重头前的事,人法华的,是重关后的事。如如居士说:饶伊大彻大悟,担板只见一边。只有大法明了,才晓教外别传。主堂、如如这些话,难道没有深意?佛法末世,世人都认为是存神运气,拔苗助长之说,将它当成教外别传,以此来惑乱后来的学习者的心。因不解疑团,于是认为修仙法为有为而不为,而甘心涉入沉空滞寂的领域,却不知侬家自有修仙显诀,只是不为人们所探寻罢了。上祖禅师给徒弟传授的坐禅法,现在寺院里的和尚都在练习,可谓暗合妙道。不然,为何使他们铺厚坐褥,宽衣解带,端身立脊,唇齿相着,舌抵上腭,微睁其眼,常视鼻端?辅厚坐褥,使形体不觉劳累;宽衣解带,使气流不停;端身直脊,使腠理通达,气不闭塞;唇齿相着,舌抵上腭,使喉咙无发音之患;微睁其眼,使人不坐在黑暗之中,又可以去除头昏。祖师为人们指出的修仙之法,不过如此。佛教的理论,内容比较含蓄,学习者必须默默地领会,心有灵犀后,一点就通。

之，忽然契合，一拨便转，所以续佛慧者常多。道家之说虽显易晓，未免以文字传之，反涉支离，适以启学者疑，所以了性命者，常不多见也。佛则谓之慧命，仙则谓之性命，其实一也，特所从言之异耳。安得圆机之士，与语仙佛之道耶？

静通章第八

功夫次第于此章，静则动，动则通，通则久，久则变化无穷焉。故次之以《静通章》。

天地之外曰太虚，又曰太无，总谓之虚无，又谓之虚空，以其无心故也。故虚则能容，无则变化，是以物各付物，事各付事，形各付形，气各付气，使天地自相覆载，日月自相运行，阴阳自升降，寒暑自往来，四时自推迁，五气自顺布，飞潜动植，自形自包，虚空一何容心焉，此虚空所以长且久也。天地大虚空，人身小虚空，人身不能与天地同其久者，以有心，故不能虚无。若能虚无其心，神自来归，气自来复，始可言修持之法。当先谨言语，其次节饮食，再次省睡眠。此三者，修仙修佛之关键也。

何为而然哉？老子曰："玄牝之门，为天地根，绵绵若存，用之不勤。"玄牝者，神气之根蒂也；口鼻者，神气之门户也。出息入息，长收缓放，使之绵绵，归根覆命，以养神气。故先之以谨言语。紫阳曰："道自虚无生一气，便从一气产阴阳。"人日用发生之气，每凭虚而生，人才虚腹，便思饮食，所以养其气也。其气既生，不能归源，则随色声香味喜怒哀耗散之矣。故次以节饮食。简庵德禅师曰："学道之士，如鸡抱卵，使暖气相续；才有间断，赚他性命。"人若贪睡，则神离于气，气无所主，奔溃四逸，欲望凝结，其可得乎？故次之以省睡眠。然后固鼎采药之方，坐禅修幻之法，次第而行之。则外之先天母气下降，而内之后天子气上升，俱会于中田，点化凡气，日久月深，凡气炼尽，真气充实。其气油然而生，莫之能御，自双关深入泥

所以续佛慧的常有许多。道教的理论，虽然显而易见，但用文字记载流传下来，却反而将它支离，令后学者多疑，所以了性命者，常不多见。佛教称为慧命，仙家称为性命，这其实是一致的，只不过是叫法不同.怎能与园机之士谈论仙佛之理论呢？

静通章第八

功夫次第于此章，静则动，动则通，通则久，久则变化无穷，所以接着是《静通章》。

天地之外称为太虚，又叫太无，总起来叫虚无，又叫虚空，因其无心的缘故。故虚则能容，无则变化。于是物各付物，事各付事，形各付形，气各付气，使天地互相覆载，日月自相运行，阴阳自行升降，寒暑自相往来，四时自行推迁，五气自顺布，飞潜动植，自形自包，虚空一何容心。这就是虚空长久存在的原因。天地为大虚空，人体为小虚空。虚空哪能包容心呢？人之所以不能和天地同样长久，是因为人有心而不能虚无。如果能让自己的心虚无，神自然归来，气自然恢复，才能谈修持之法。必须先注意言语，接着节制饮食，然后减少睡眠，这三者是修仙修佛的关键。

怎样做才能达到这种境界呢？老子说：下丹田之门为天地之根，绵绵若存，用之不勤。下丹田为神气之根蒂，口鼻为神气的门户。吸气呼气，深吸缓呼，使之绵绵，归于下丹田，以养神气，所以首先须谨慎言语。紫阳说："道自虚无生一气，便从一气产阴阳。"人们每天呼吸自然生发的气，气虚则再生，人感饥饿，便想吃饭，吃饭是为了养气。气已生，不能归源，就随色声香味及喜怒哀乐耗散了。故次以节饮食。简庵德禅师曰："学道之士，如鸡抱卵，使暖气相续；才有间断，赚他性命。"人若贪睡，则神离于气，气无所主，奔溃四逸，欲望凝结，其可得乎？故次之以省睡眠。然后固鼎采药之方，坐禅修幻之法，次第而行之。则外之先天母气下降，而内之后天子气上升，俱会于中田，点化凡气，日久月深，凡气炼尽，真气充实。所以第二必须饮食有节。简庵德禅师说：学道之士，应如鸡抱卵，使暖气相续。如有间断，就会赚他性命。人如果贪睡，则神离开气，气无所依，则奔溃四逸，气想要聚集，怎么能做得丸，与神交媾，所谓追二气于黄道，会三姓于玄宫。交媾之后，仍化为甘露，自玄膺而下，复入中宫。一升一降，成其造化也。

但要此一动一静，然后相应，不然则药物耗散，火候差失，所谓毫发差殊不作丹也。此皆出于自然，不可以存神运气，揠苗助长之说，同日而语。以要言之，动极生静，静极生动，一动一静，互为其用而已，如天地之妙。其动也辟，其静也翕，不辟则不翕，不翕则不辟，辟兮翕焉，造化之无穷焉。若静定功夫既极，则元阳之气自生。《道德经》曰："致虚极，守静笃，万物并作，吾以观其复。"《法华经》云："身心寂不动，为求无上道。"《古德》云："直须大死一回，绝后再生。"斯言尽之矣。

气之生也，乾坤震动，山岳撼摇，龙虎争驰，火风相击，往来三宫，自升自降。盖气之始升，则为冬至，一阳生于六阴之下，其卦为复☷。阳气渐长，阴气渐消，故为丑，其卦为临☷。于寅，其卦为泰☷。于卯，其卦为大壮☷。节属春分，木旺在卯，真气熏蒸，是为沐浴。于辰，其卦为夬☷。于巳，其卦为纯乾☰。六阳既极，一阴生于六阳之下，其卦为姤☷。阴气渐长，阳气渐消，故为未，其卦为遁☷。于申，其卦为否☷。于酉，其卦为观☷。节属秋分，金旺为酉，真气熏蒸，是为沐浴。于戌，其卦为剥☷。于亥，其卦为坤☷。六阴既极，复变为一阳，一升一降，无暂休息。二分二至，晦朔弦望，五行四时，二十四气，三百六十五度，攒簇于一刻之中。一刻之功夫，故有一年之节候，一年三万六千刻，刻刻要调和卯酉，外可以夺三万年之数。此与天地造化，默相符命，亦非执图泥象之比。当此之时，气脉调和，精神爽快，俨如浴之方起，睡之正酣，夫妇之欢会，子母之留恋，神抱其气，气抱其神，日积月累，打成一片，阴尽阳纯，遂成真人。逮夫脱胎神化，身外有身，聚则成形，散则成风，去来无碍，隐显莫测，造化不能留，阴阳不能拘，神鬼莫能测，蓍龟莫能知，逍遥无何有之乡，而与太虚同体矣。

到呢？所以第三必须减少睡眠。用固鼎采药之方，坐禅修幻的方法，依次练习。那么在外的先天元气下降，在内的后天呼吸之气上升。这两种气在中田相会，点化凡气，日久月深，凡气炼尽，真气充实，其气油然而生，不能驾御，自双关穴深入大脑，与神交媾。这就是所谓的将先天后天二气聚凝于黄道，金精、木液交会于丹田土釜之中。交媾之后，则化为唾液，白喉咙而下，再进入中丹田，一升一降，造化乃成。

只有如此一动一静，才能相应。不然则药物耗散，火候不够，所谓毫发差殊不作丹。这都出于自然，不可与用意念运气、拔苗助长之说同日而语。简而言之，动极生静，静极生动，一动一静，相互为用。如天地之妙，其动也开，其静也合，不开则不合，不合则不开，开开合合，于是造化无穷。如果静定工夫已到极点，则元阳之气自然产生。《道德经》称："致虚极，守静笃，万物并作，吾以观其复。"《法华经》称："身心寂不动，为求无上道。"《古德》称："直须大死一回，绝后再生。"这些话都包括了这些意思。

生气时，乾坤震动，山岳摇撼，龙虎争驰，火风相击，往来丹田，自升自降。气开始上升则为冬至，一阳生于六阴之下，其卦为复䷗。阳气渐长，阴气渐消，故为丑，其卦为临䷒。对寅而言，其卦为泰䷊。在卯而言，其卦为大壮䷡。节属春分，木旺在卯，真气熏蒸，是为沐浴。对辰而言，其卦为夬䷪。对巳而言，其卦为纯乾䷀。六阳已极，一阴生于六阳之下，其卦为姤䷫。阴气渐长，阳气渐消，故为未，其卦为遁䷠。对申而言，其卦为否䷋。对酉而言，其卦为观䷓。节属秋分，金旺在酉，真气熏蒸，是为淋浴。对戌而言，其卦为剥䷖。对亥而言，其卦为坤䷁。六阴已极，再变为一阳，一升一降，永无停息。二分二至，晦朔弦望，五行四时，二十四气，三百六十五度，聚在一刻之中。一刻的工夫则有一年的节候，一年三万六千刻，每刻都要调和卯酉，外可以夺三万年之数。这与天地造化恰好符合，也非执图泥象所能相比。这时，气脉调和，精神爽快，如刚洗完澡，睡得正香，夫妻交合，母子留恋，神抱其气，气抱其神，日积月累，打成一片，阴尽阳纯，于是成为真人。等到脱胎神化，身外有身，聚则成形，散则成风，来去无阻，隐现莫测，造化不能留，阴阳不能拘，鬼神莫能测，蓍龟不能知，逍遥于无何有之乡，则与太虚同为一体了。

以上三章专论性命。

戒行章第九

形乃宅舍,心乃主人,若戒行缺,则藩篱破矣。故次之以《戒行章》。

欲了向上事,须先持戒,次修功行。持戒者,目无妄视,耳无妄听,口无妄言,身无妄动。以卑自居,以谦自持,彼以恶来,我以善受,贪嗔痴爱,人我是非,一切放下。此其大略。修功行者,见人饥寒,思拯济之;见人疾病,思救疗之;见人忿争,思解释之,凡可以为人方便者,皆随力而为之。力有不及,常劝人为。此其大略。苟持戒而不修功行,是厚于待己,薄于待人,则有外魔。修功行而不持戒,是优于利人,劣于利己,则有内魔。内魔外魔,皆道之障。所以古者学道之士,初发道心,便持戒行,日用二六时中,未常枉用其心。朝炼夕磨,不记岁月,成与不成,亦无取必。及其功圆行满,神气亦壮,自然感召巨眼宗匠以点化之,一言半句,便跻寿域,非一朝一夕之故也。今之学者,不思体质凡陋,根器浅劣,且无寸功片行以及于人,又无涵养功夫,贪嗔痴爱,人我是非,勃不可遏。见古人之成如是之易,我成如是之难,遂萌妄想,侥幸点化。欲以积年耗散之气,累岁昏乱之神,成就于片饷之间,以求出世之道,愚亦甚矣!正谓点石成金,蒸沙作饭之理也。及其无成,反生谤黩。噫,可悲也夫!紫阳曰:"若非积行修阴德,动有群魔作障缘。"斯言尽矣。

《天隐子》曰:"神仙,人也,在乎修我灵气,勿为世俗沉沦,遂我自然,勿为邪见凝滞,则功成矣。"旨哉言乎!

至道玄微七论要诀

丹鼎第一

丘真人曰:"大包天地,小不容针,乃先天之物,性命之根蒂

以上三章专论性命。

戒行章第九

形体为宅舍,心则为主人。如果没有戒行,则如同宅舍的墙壁破损,所以最后是《戒行章》。

想了解更高深的东西,先必须持戒,然后才能修身。持戒,即眼睛不要乱看,耳朵不要乱听,嘴巴不要乱讲,身体不要乱动。以谦卑为本,恶来善受,对于贪嗔痴爱,人我是非,一切放下不管,这是其大略要求。修功行的人,看见别人饥饿寒冷,就想到救济他;看到别人患病,就想到医治他;看见别人争吵,就想到去劝解。凡是可以方便别人的,都尽力去做,自己不能做到的就劝别人去做,这也是其大致的要求。如果只持戒而不修功行,是对自己宽厚,对他人刻薄,则有外魔。修功行而不持戒,是优于利人,劣于利己,则有内魔。内魔与外魔都是修道的障碍。所以古代学道的人,初发道心,便持戒行,日用二六时中,未常枉用其心。朝夕磨炼,不记岁月,成与不成,也不勉强,等到功圆行满,神色已壮,自然会感召巨眼宗匠来点化他,一言半句,便可成为长寿之人,并非一朝一夕之功。 现在有些人,不考虑自己体质凡陋,根器浅劣,且没有寸功片行施予他人,又缺乏涵养,遇到贪嗔痴爱,说自己的坏话时,便勃然大怒。看到古人得道那么容易,而自己又那么难,于是产生妄想,侥幸点化,想凭借自己多年来耗散之气、昏乱之神,马上成功,以求出世之道,真是太愚蠢了。其实这与点石成金、蒸砂作饭的道理是一样的。最后不仅一事无成,反而会遭到诽谤和指责。唉,可悲啊!紫阳说:"若非积行修阴德,动有群魔作障缘。"此话说得好。

天隐子说:神仙,由人而来,在于他修炼灵气,不甘沉沦于世俗。将我融于自然,不为邪见所惑,修炼之功便成了。说得好啊!

至道玄微七论要诀
丹鼎第一

丘真人说:大可以包容天地,小可以小得不容一针,这是天地的产物,性命之根蒂所在。它位于脐与肾之间(一说法为前),大肠之左。有

也。在脐肾之间（一曰前），大肠之左，有一玄谷〇，性命始于此，呼吸出焉，受胎之所。"

铅汞第二

精气中含灵谓之铅，元神一念；感通有情谓之汞，应物之神。

真铅真汞第三（至此铅汞一矣）

气无升降息定谓之真铅，念无生灭神凝谓之真汞。息有一毫之未定，形非我有，散而归阴，非真铅也。念有一毫之散乱，神不纯阳，散入鬼趣，非真汞也。非夙有灵骨，岂能至此？

作用成丹第四

铅汞相投，合而成丹。铅汞二物，同生于一。金生水，铅生银也；水生木，银生砂也；木生火，砂生汞也。火不自生，则归之于木；木不自生，则归之于水；水不自生，则归之于金。运汞投铅之秘旨，在于忘情。情忘则性复，性复则归虚〇，呼吸皆在于此。呼之根，吸之蒂，是谓玄牝之门。人能虚心定息，任其自然，守固此处，久而纯熟。十月数足而成丹，即所谓婴儿也。即是我一灵真性，纯阳而不离，非是果有一婴儿，只是一灵无杂念，如婴儿之无外想，是太乙含真气也。数足之后，灵验异常。

火候第五

人心之动，昼则心窍皆开，阳也，辟一户而谓之乾；人心之定，夜则心窍皆合，阴也，辟一户而谓之坤。阳动阴静，阴静阳生。阳动则精神舒畅，阴静则昏睡僵伏，此人间常情也。古人以交媾神气为进火，十二时中只一时，言一日之间，行住坐卧，自然而然，凝神入气穴，便是进火，便是子时。一坐定阳气生，即身中子时。所谓冬至不一玄谷〇，性命源于此，呼吸也从此发出，受胎也在此处。（受胎：道家修炼名词，指内丹。）

铅汞第二

精气中所含灵气称为铅，是元神之一念；感通中有神情的，称为汞，与物之神相感应。

真铅真汞第三

气不升降、闭气变化的称为真铅；意念不要产生也不要消灭，而且神凝的称为真汞。气息还有一丝未止，人的形体就还不是自己的，散出的气息就归于阴气，因此不是真铅。意念有一丝散乱，神不为纯阳，散入鬼趣的，不是真汞。不是早有灵骨，怎能达到这种境界。

作用成丹第四

铅汞一同投入，则炼成丹。铅汞同出于一物。金生水，故铅生银；水生木，故银生砂；木生火，故砂生汞。火不能自生，归功于木；木不能自生，归功于水；水不能自生，归功于金。将汞投入铅中的原因，在于忘情，情忘则性复，情复则归虚〇。呼吸都在于此。呼之根，吸之蒂，称为玄牝之门。人能虚心定息，任其自然，守固此处，久而纯熟。满十月则成丹。这就是所说的婴儿，即为内丹。即是我一灵真性，纯阳而不离开。不是果真形成一婴儿，只是一灵无杂念，如婴儿没有思想，是元气含有真气的缘故。时间足月以后，灵验异常。

火候第五

人的心动，白天则心窍都开，为阳，辟一户而称为乾。夜间心静，心窍都闭上，为阴，关一户而称为坤。阳动阴静，阴静阳生。阳动则精气舒畅，阴静则昏睡僵伏，这是人间常情。古人把神气交媾称为进火。进火即调节神气呼吸十二个时辰中只有一个时辰可行。一日之间，行住坐卧，自然而然，凝神入气穴，便是进火，便是子时。一坐下来，阳气产生，即在子，夏至不在午，言下手时，便是冬至一阳生，即火候也。只如子时定息，不出不入，神凝，不生不灭，打成一片，非动非静，非阴非阳。以此功夫冶炼空气全胎，集天地之造化，亦如冬至之时，万物皆凋，外若可伤，然生意归根，而胚胎万物，无穷之生意，蕴于此矣。

造化第六

忘五官之用，息内外之机，忘中不忘，自然而然。不动中间，默默守聚，杳冥之际，恍惚之中，打成一片，只在脐肾之间。十二时中，用功不断，十月功夫，夺天地之大数。古仙妙用，在乎抽添。念动而散，出乎卯门，法当抽回，使念静息定。或昏而睡，入乎酉门，法当添起，调息奋迅。太极真人有诗曰："散时行坤道，土虚晦其光。（收聚光）昏时起巽风，调息任自然。"试问："如何见得纯阳而成丹？"曰："念念更无念，对镜自相忘。不睡安有梦？神灵觉异常。"神凝者，想梦自消。

坎离之旨第七

（二灵只是一灵，魂出则魄入，魂入则魄出也。）

人之道，首者，乾之体也；腹者，坤之体也。昼行乾道，内之一灵，升而为乾宫之用，一阴入乎二阳之中，离也。夜行坤道，外之一灵，降而为坤宫之用，一阳入乎二阴之中，坎也。故圣人以神气归空〇，合而为一，使坎离既济于中宫，为之交媾。曰："坎离与乾坤，四象分体用。坎离既交媾，乾坤体不动。体全阴阳纯，太极气氤氲。戊己本属土，土位据中尊。至中守正位，虚无道所寄。性情复归虚，丹成仙诏至。"

☷坤以一为乾宫，生三女，离居中，阴数六。

☰乾以一为坤宫，生三男，坎居中，阳数九。

☵坎宫之阳升而流戊。阳土五。

身中子时。所谓冬至不在子，夏至不在午。是说下手时便是冬至，一旦阳气生便是火候。只如子时，定息不呼不吸，神凝不生不灭，打成一片，非动非静，非阴非阳。用这种工夫治炼空定气全胎，集天地之造化。也如冬至之时，万物凋谢，外观似乎受到摧残，然而其生机都归于根部，胚胎万物之无穷的生机都蕴藏在此。

造化第六

忘记五官之功用，息内外之机，忘中不忘，自然而然。不动中间，默默守聚，则恍惚之中，打成一片，只在脐肾之间。在十二个时辰，不断练习，用十个月的功夫，可夺天地之大数。古仙妙用，在于内丹。念动而散，出于卯门，必须抽回，使心静息定；或去昏睡，入于酉门，使用添起之法，调息使阳气快速得到振奋。太极真人有言："散时行坤道，土虚晦其光。昏时起巽风，调息任自然。"试问怎能看到纯阳练成丹？答曰：念念更无念，对境自相忘。不睡安有梦，神灵觉异常。神凝则梦自然消除。

坎离之旨第七

（二灵只是一灵，魂出则魄入，魂入则魄出。）

人的头是乾之体，腹是坤之体。白天行乾道，内有一灵，上升为乾宫所用，一阴入于二阳之中，为离。夜行坤道，外有一灵，下降为坤宫所用，一阳入于二阴之中，为坎。所以圣人以神气归空，合而为一，使坎离在中宫交合。说："坎离与乾坤，四象分体用。坎离既交媾，乾坤体不动。体全阴阳纯，太极气氤氲。戊己本属土，土位居中尊。至中守正位，虚无道所寄。性情复归虚，丹成仙诏至。"

☷坤以一为乾宫，生三女，离居中，阴数为六。
☰乾以一为坤宫，生三男，坎居中，阳数为九。
☵坎宫之阳升而流戊。阳土为五。

☷离宫之阴降而就己。阴土十。
上坎离交媾之图，鹤林子受。

内丹三要论

玄牝

《悟真篇》云："要得谷神常不死，须凭玄牝立根基。真精既返黄金室，一颗明珠永不离。"夫身中一窍，名曰玄牝。受气以生，实为府神。三元所聚，更无分别。精神魂魄，会于此穴。乃金丹还返之根，神仙凝结圣胎之地也。古人谓之太极之蒂，先天之柄，虚无之系，造化之源，混沌之根，太虚之谷。归根窍，复命关，戊己门，庚辛室，甲乙户，西南乡，真一处，中黄宫，丹元府，守一坛，偃月炉，朱砂鼎，龙虎穴，黄婆舍，铅炉土釜，神水华池，帝乙神室，灵台绛宫，皆一处也。

然在身中而求之，非心非肾，非口非鼻，非肝非肺，非脾非胃，非脐轮，非尾闾，非膀胱，非谷道，非两肾中间一穴，非脐下一寸三分，非明堂泥丸，非关元气海。然则果何处也？曰："我得妙诀，名曰规中，一意不散，结成胎仙。"《参同契》云："真人潜深渊，浮游守规中。"此其所也。《老子》曰："多言数穷，不如守中。"正在乾之下，坤之上，震之西，兑之东，坎离水火交媾之乡。人之一身，天地之正中，八脉九窍，丝络联接，虚间一穴，空悬黍米，不依形而立，惟体道而生。似有似无，若亡若存，无内无外，中有乾坤。《易》曰："黄中通理，正位居体。"《书》曰："惟精惟一，允执厥中。"《度人经》曰："中理五气，混合百神。"崔公《入药镜》曰："贯尾闾，通泥丸。"纯阳曰："穷取生身受气初。"平叔曰："劝君穷取生身处。"元气之所由生，真息之所由起。白玉蟾又谓之念头动处。修丹之士，真息（一作气。）不住，则神化无基矣。且此一窍，先天而生，后天相

☲离宫之阴降而就己。阴土为十。

上面的坎离交媾图为鹤林子所传授。

内丹三要论

玄牝

《悟真篇》说：要得谷神腹中元气常不死，须凭玄牝立根基。真精既返黄金室，一颗明珠永不离。人的身中有一窍叫做玄牝，接受气而生，实为元神之府。三元在此，没有分别。精神魂魄，在此聚集，为内丹返回之根，神仙凝结圣胎之地。古人称之为太极之蒂，先天之柄，虚无之系，造化之源，混沌之根，太虚之谷。归根窍，复命关，戊己门，庚辛室，甲乙户，西南乡，真一处，中黄宫，丹元府，守一坛，偃月炉，朱砂鼎，龙虎穴，黄婆舍，铅炉土釜，神水华池，帝乙神室，灵台绛宫，都是一处。

探求玄牝在身体中的位置，不是心肾，不为口鼻，不为肝肺，不为脾胃，不在脐轮，不在肛门，不在膀胱，不在消化道，不在两肾中间的穴位中，不在脐下一寸三分处，不在明堂、泥丸，不在关元、气海。那在哪里呢？答：我得妙诀，在脐中一意不散，结成胎仙。《参同契》称："真人潜深渊，浮游守规中。"就是这个地方。《老子》说："多言数穷，不如守中。"恰好位于乾之下，坤之上，震之西，兑之东，坎离水火交会之处。人身处在天地之间，八脉九窍，丝络联接，虚间一穴，空悬黍米，不依形而立，惟体道而生。似有似无，若存若亡，无内无外，中有乾坤。《易》称：黄中指祖窍通理，正位居体。《书》称：惟精惟一，允执厥中。《度人经》称：中理五气，混合百神，崔公《入药镜》称："贯尾闾，通泥丸。"纯阳说："穷取生身受气初。"平叔说："劝君穷取生身处。"元气由此产生，真息也由此而出现。白玉蟾又说：修丹之人一动念头，如果不知此窍，则真息不停，那么成仙就没有了根基。这一窍为先天之窍，与后天相接，先天后天两气相互混杂。杳杳冥冥之中有精，但此精不是一般的精；恍恍惚惚中有物，但不是一般的物。天得之以清，地得之而接，先后二气，总为混沌。杳杳冥冥，其中有精，非常精也；恍恍惚惚，其中有物，非常物也。天得之以清，地得之以宁，人得之以灵。

谭真人曰："开（一作辟。）浩气之门，所以收其根；知元神之囊，所以韬其光。若蚌内守，若石内藏，所以为珠玉之房，皆直指也。然此一窍，亦无边傍，更无内外，若以形体色相求之，则又大成错谬。故曰：不可执于无为，不可形于有作，不可泥于存想，不可着于持守。圣人法象，见诸丹经。或谓之圆高中起，状如蓬壶，关闭致密，神运其中；或谓之状如鸡子，黑白相扶，纵广一寸，以为始初，弥历十月，脱出其胞；或谓之其白如绵，其连如环，中广一寸二分，包一身之精粹。此固明云玄关之要，显露造化之机。学者苟不探其玄，不顺其奥，用功之时，便守之以为蓬壶，存之以为鸡子，想之以为连环模样，若此形状，执着（一作有。）为有，（一作无。）存无入妄，岂不大可笑邪？要之玄关一窍，玄牝之门，乃神仙聊指造化之机耳。"

玉溪子曰："似是而非，除却自身安顿，着落何处去？然其中体用权衡，本自不殊。如以乾坤法天地，坎离配日月是也。"《参同契》曰："混沌相交接，权舆树根基。经营养鄞鄂，凝神以成躯。则神气有所收藏，魂魄不致散乱，回光返照便归来，造次不离常在此。"其诗曰："经营鄞鄂体虚无，便握元神里面居。息往息来无间断，圣胎成就合元初。"玄牝之旨，备于斯矣。抑又论之，杏林曰："一空玄关窍，三关要路头。忽然轻运动，神水自周流。"又云："心下肾上处，肝西肺左中，非肠非胃府，一气自流通。"今曰玄关一窍，玄牝之门，在人一身天地之中正造化，固吻合乎此。然愚常审思其说，大略初明，尤未得为直指。天下秘道，流传人间，太上慈悲，必不肯靳。愚敢漏泄天机，指出玄关一窍，的的大意，冒禁相付，使骨相合仙之士，一见豁然，心领神会，密而行之，句句相应。是书在处，神物护持，若业重福薄，于道无缘，自不邂逅斯诀。虽及见之，忽而不敬，亦不过瞽之文章，聋之钟鼓耳。玄之又玄，彼安知其然？

宁，人得之则灵。

　　谭真人说：开浩气之门，用以收其根；得元神之囊，用以掩其光。就如蚌内守，石内藏，所以为珠玉之房，都是直指。但这一窍，没有边缘，更没有内外，如果用形体色相来探求，则大错而特错。所以古人有言：不可执于无为，不可形于有作，不可泥于存想，不可着于持守。圣人之法象，在许多丹经中可见。有人称为圆高中起，形状像蓬壶，关闭致密，神运行其中。有人说它状如鸡蛋，黑白相间，显露造化之机。长宽约一寸，这是最初的形态，十月后，从胞中脱出。有人说它色白如练，连接如环，直径为一寸二分，包容一身之精髓。这都在说明玄关的重要以及表明造化的机理。初学者如果不探明其深奥的道理，练功时，便念为蓬壶、鸡蛋、连环模样，执有为无，存无入妄，岂不是太可笑了？玄关之窍，玄牝之门，是神仙暂且用来说明自然界变化的机理。

　　玉溪子说：似是而非，除却自身安顿，着落在哪里？然而权衡其中形体、功用，本来相同。如同乾坤符合天地的规律，坎离与日月相配。《参同契》称："混沌相交接，权舆树根基。经营养鄞鄂，凝神以成躯神气有所收藏，魂魄就不致于散乱，回光返照便归来，匆忙间也不离开。"有诗说："经营鄞鄂体虚无，便握元神里面居。息往息来无间断，圣胎成就合元初。"玄牝的旨意，尽在其中。《杏林》中讲："一空玄关窍，三关要路头，忽然轻运动，神水自周流。"又说："心下肾上处，肝西肺左中，非肠非胃府，一气自流通。"现在所说的玄关一窍，玄牝之门，在人的身体之中，天地之中正是造化，不是与这十分吻合吗？我常常仔细思考这些理论，对此大致明白，但没有得人指点。上天不保密，让其流传人间，太上慈悲，绝不会吝惜。所以我敢泄漏天机，指出玄关一窍的大意，使学者一看便豁然开朗，心领神会，按照我的讲解去施行，则能与句句话相符合。这本书所在之处，有神物护持，如果业重福薄，就与道无缘，自然不会与它相遇。即使遇到这本书，而不知其重要性，也不过是瞎子看书，聋子听钟鼓。极深极玄，那又有何用呢？

《密语》曰："径寸之质，以混三才，在脐之上，约以三指，彷佛其内，谓之玄关，不可以有心守，不可以无心求。以有心守之，终莫之有；以无心求之，愈见其无，若何可也？盖用志不分，乃可凝神。但澄心绝虑，谓息令匀，寂然常照，勿使昏散，候气安和，凝神入定于此定中。观照内景，才若意到，其兆即萌，便觉一息从规中起，混混续续，兀兀腾腾，存之以诚，听之以心，六根安定，胎息凝凝，不闭不数，任其自然。静极而嘘，如春沼鱼；动极而反，如百虫蛰，氤氲开阖，其妙无穷。如此少时，便须忘气合神，一归混沌，致虚之极，守静之笃，心不动念，无去无来，不出不入，湛然常住，是谓真人之息以踵。踵者，其息深深之义，神气交感，此其候也。前所谓元气之所由生，真息之所由起。此意到处，便见造化；此息起处，便见玄关。非高非下，非左非右，不前不后，不偏不倚。人一身天地之中，正此处也。采取在此，交媾在此，烹炼在此，沐浴在此，温养在此，结胎在此，脱体在此。今若不分明说破，学者必妄意猜度，非太过则不及矣。"紫阳曰："饶君聪慧过颜闵，不遇真师莫强猜。纵有丹经无口诀，教君何处结灵胎？"然此窍阳舒阴惨，本无正形，意到即开。开阖有时，百日立基，养成气母，虚室生白，自然见之。黄帝三月内视，盖此道也。

自脐下肠胃之间，则谓之酆都地狱，九幽都司，阴秽积结，真阳不居。故灵宝炼度诸法，存想此为幽关，岂修炼之所哉？学者试思之。

药物

古歌曰："借问因何有我身？不离精气与元神。我今说破生身理，一粒玄珠是嫡亲。"夫神与气精，三品上药，炼精成气，炼气化神，炼神合道，此七返九还之要道也。红铅墨汞，木液金精，朱砂水银，白金黑锡，金公姹女，离女坎男，苍龟赤蛇，火龙水虎，白雪黄

《密语》中讲：一寸左右，容纳三才（三才指精、气、神——译注），在脐之上，行三指左右的里面，称为玄关，不能用心守，也不能无心去求。用有心去守，最终则无；用无心去求，则更加虚无。那怎么办？用志不分心，才可凝神。只要澄心绝虑，均匀调息，入静内视，不使神志昏散，等到气息安定，就能凝神入定。用意念存观体内脏腑组织的形象，意念一到，其征兆就萌动，便感觉一息从规中慢慢上升，混混续续，时而安静时而闹腾。用诚挚意念，用心来听，六根安定，胎息凝凝，不闭不数，任其自然。静极而嘘，如春沼鱼；动极而反，如百虫蛰伏，氤氲开合，其妙无穷。这样过一会，则须忘气合神，归于混沌，致虚之极，守静之笃，心不动念，无去无来，不出不入，湛然常住，这被称为真人之息以踵。踵指深深呼吸之意。神气交感就在这里，即前面所说的元气由此产生，真息由此升起之处。意念一到，便见造化，此息产生之处，便是玄关。不高不低，不左不右，不前不后，不偏不倚，正在人体正中。采取集身中之精、气、神在此，交合在此，修炼内丹在此，澄心涤虑在此，温养在此，结胎在此，脱胎在此。现在如果不一一说明，学习者就会随意猜想，不是太过便是不及。紫阳说："饶君聪慧过颜闵，不遇真师莫强猜。纵有丹经无口诀，教君何处结灵胎？"但此窍阳舒阴惨，本无正形，意念一到便开。开合有时，百日立基，养成气母，清静虚无，可生慧悟光明，自然可见。黄帝三个月内视，就是这个道理。

脐下肠胃之间，称为丰都地狱，九幽都司。因阴秽积结，故尔真阳不居。所以灵宝炼度诸法意念此处为幽关，不为修炼之处。学道之人，请考虑一下。

药物

古代有歌称："借问因何有我身？不离精气与元神。我今说破生身理，一粒玄珠是嫡亲。"精、气、神为三味好药，炼精成气，炼气化神，炼神合道，这是七返九还（返真火以炼丹九还指还乾阳以脱胎）之要道。红铅黑汞，水液金精，朱砂水银，白金黑锡，金公姹女（金公，内丹中指元精、坎水；姹女，内丹指心、心火。故合指水火、阴阳两个方面。）离女坎男，苍龟赤蛇，火龙水虎，白雪黄芽（白雪即真铅，黄芽即真汞。

芽，交梨火枣，金乌玉兔，乾马坤牛，日精月华，天魂地魄，水乡铅，金鼎汞，水中金，火中木，阴中阳，阳中阴，黑中白，雄中雌，异名多象，皆譬喻也。然则果何谓之药物？曰："修丹之要，在乎玄牝。欲立玄牝，先固本根。"本根之本，元精是也。精即元气所化也，故精气一也。以元神居之，则三者聚为一也。杏林驿道人曰："万物生皆死，元神死复生。以神居气内，丹道自然成。"施肩吾先生曰："气是添年药，心为使气神。若知行气主，便是得仙人。"若精虚则气竭，气竭则神逝。《易》曰："精气为物，游魂为变。"欲复命归根，不亦难乎？玉溪子曰："以元精未化之元气而点化至神，则神有光明，而变化莫测矣，名曰神仙。"是皆明身中之药物，非假外物而为之也。

然而产药有川源，采药有时节，制药有法度，入药有造化，炼药有火功。昔闻之师曰："西南之乡，土名黄庭，恍惚有物，杳冥有精，分明一味水中金，但向华池仔细寻。此产药之川源也。垂帘塞兑，窒欲调息，离形去智，几于坐忘，劝君终日默如愚，炼成一颗如意珠。此采药之时节也。天地之先，无根灵草，一意制度，产成至宝，大道不离方寸地，功夫细密要行持。此制药之法度也。心中无心，念中无念，注意规中，一气还祖，息息绵绵无间断，行行坐坐转分明。此入药之造化也。清净药材，密意为元，十二时中，气炼火煎，金鼎常令汤用暖，玉炉不要火教寒。此炼药之火功也。"

大抵玄牝为阴阳之源，神气之宅。神气为性命之药，胎息之根。胎息为呼吸之祖，深根固蒂之道。胎者乃藏神之府，息者乃化胎之源。胎因息生，息因胎住，胎不得息胎不成，息不得胎神无主。原夫人之未生，漠然太虚，父母媾精，其兆始见，一点初凝，一念是也。纯是性命混沌，三月玄牝立焉。玄牝既立，系如瓜蒂。婴儿

铅则喻肾指水,汞则喻心属火,故合指水火阴阳。)交梨火枣,金乌玉兔,乾马坤牛,日精月华,天魂地魄,水乡铅,金鼎汞,水中金,水中木,阴中阳,阳中阴,黑中白,雄中雌,异名太多了,都是比喻。那为何称之为药物呢?答:修丹的关键,在于玄牝,想要立玄牝,须先坚固本根。而本根之本为元精。精则为元气所化生,所以精、气实际上同为一源。以元神而居,则三者聚在一处。杏林驿道人说:"万物生皆死,元神死复生。以神居气内,丹道自然成。"施肩吾先生说:"气是添年药,心为使气神。若知行气主,便是得仙人。"如果精虚则气竭,气竭则神逝。《易》中讲:"精气为物,游魂为变。"想要重新归根,不是很难吗?玉溪子说:用元精未化的元气来点化而成为神,则神有光明而变化莫测,称为神仙。这都表明身中的药物不是外物所变生来的。

然而药有产地,采收药物要说时令,炮制药物要讲究法则,将药物入鼎要讲究造化,在鼎中炼制药物要讲究火功。我过去听我老师讲过:"在西南方,有一块名叫黄庭的土地,上面好似有物,幽蝉玄远好似有精,仔细分明则是水中金,但须向华池中仔细寻觅。这是讲药物的川源。放下帘子,闭上耳朵,窒绝欲望,调匀呼吸气息,脱离形体,弃去智慧,几乎到达坐忘的境地,奉劝你终日默默无言,好像愚人一样,就可修炼成一颗如意珠(比喻内丹),这是讲采收药物的时节问题。用先天地而生的无根灵草,专心制度,生产成至宝,使修炼之道不离玄牝方寸之地,再加上功夫行持细密,这就是炼制药物的法度了。心中不要有心思,念中不要有思念,专注于规中,将元气一气返回于本初状态,每次呼吸连绵无所间断,行坐之间都分分明明,这是讲入药造化。以清净作炼药之材,密意为元,在一天十二时辰中,气炼火煎,要使金鼎中的水保持不冷,玉炉中的火保持不灭,这就是炼药的火功了。"

大致说来,玄牝是阴阳造化之源,精气、元神的宅舍。神气是性命得以存在的药物,胎息的根基。胎息又是呼吸的祖先,根深蒂固之道。胞胎是藏神的府第,气息是化胎的根源。胞胎因气息而生,气息因胞胎而保持,胞胎不得气息胎儿不能生成,气息不得胎神就无主宰。当人未生之时,只有漠然太虚之气,父母精血交合,其人之兆才初见,当时只是一点精血初结,一念是也。纯是混沌的性命,经过三个月,玄

在胎，暗注母气，母呼亦呼，母吸亦吸。凡百动荡，内外相感，何识何知？何明何晓？天之气混之，地之气混之，人之气混之，但有一息焉。及期而育，天翻地覆，人惊胞破，如行大巅失足之状，头悬足撑而出之，大叫一声，其息即忘，故随性随情，不可拘也。况乳以沃其心，巧以玩其目，爱以牵其情，欲以化其性，浑然天真散之，物者皆是矣。胎之一息，无复再守也。神仙教人修炼，必欲返其本而复其初，重生五脏，再立形骸，无质生质，结成圣胎。其诀曰："专气致柔，能如婴儿。除垢止念，静心守一。外想不入，内想不出。终日混沌，如在母腹。"神定以会乎气，气和以合乎神，神即气而凝，气炼神而住，于寂然大休歇之场，恍惚无何有之乡，灰心冥冥，注意一窍，如鸡抱卵，似鱼在渊，呼至于根，吸至于蒂，绵绵若存，再守胎中之一息也。守无所守，其息自住。得此息住，泯然若无。离心于心，无所存注，杳冥之内，但觉虚空之中，灵为造化之主宰，时节若至，妙理自彰。

药既生矣，火斯出焉。故采药之时，谓之坎离合；火出之际，谓之乾坤交。其坎离之合也，则万象内攒于丹鼎，在乎立基，百日之间见之。其乾坤之交也，则一点下降于黄庭，在乎立基，百日之后见之。当此之时，身心混融，与虚空等，亦不知神之为气，亦不知气之为神，亦不知天地何如，亦不知我为甚物。如太虚之未分，如三才之未露，浑沦凝结之未凿，动静阴阳之未然，忽然一点灵光，朗如虚空生白之状。似此奇妙，非存想，非作为，自然而然，吾亦不知其所以然而然。

牝才立起。玄牝既立，好像瓜蒂系在藤上。婴儿在母腹，暗吸母亲之气，母亲呼他也呼，母亲吸他也吸。一切动荡，内外相感交，婴儿又何识何知？何晓何明？此时之是与天气相混为一，与地气相混为一，与人气（母亲之气）相混为一，只有一息罢了。及至婴儿出生，好像天翻地覆，人惊恐，胎胞破出，好像走在高山失足，头悬空向下，两足朝天撑着而生出，此时，婴儿大哭一声，就忘却了在母腹中的胎息。所以，人生之后，就随性随情，而不可拘于胎息了。况且，后天母亲以乳汁肥沃其心，用各种巧玩以惑其眼，用各种爱护以牵动他的情，用各种欲望去变化他的天性，浑然的天真之性因此而散，凡物都是这个样子。胎息一道，再也无法保守了。神仙教人修炼，一定要回复到本初，重新生出五脏，再建形体，从无质处生质，结成圣胎。其歌口诀上说："专一之气使人柔弱，能像婴儿一样，除去各种尘垢，止住各种杂念，静心守一，外想就不能侵入，内想就不能泄出。整天混沌，好像在母亲肚腹中。"定神使神与气相会，使气匀和让气与神相合，神气合而相凝，气炼神而往于寂然大休歇之场，恍惚于无何有之乡，灰心冥冥，专注于玄牝一窍，好像母鸡抱卵，好像鱼在水中，用根蒂呼吸，绵绵一线若存，就可再保守胎儿如在母腹中的一息了。守无所守，胎息自得。得此胎息并能保存，人就可泯然似无。离神心于凡心，凡心无所存注，冥冥之中，但感觉虚空之中，神灵是造化的主宰，时间一到，妙奥玄理自然明白。

  药物既已生出，火也自然生出了。所以，道家把采取药物的时候，称为坎卦相交合。当丹火生出之时，称为乾卦、坤卦相合。当坎离相合之时，各种物象都被放入凡鼎之中，这是修炼内丹的根基，在一百天内可以见到结果。其乾坤相交，则是一点元气下降于黄庭中宫，这也是修炼内丹的根基，在一百天中可见到结果。在这个时候，身体与心神交融为一，与虚空相类似，不知是神变为气，也不知是气变成神，也不知天地如何，也不知我是什么东西。好像太虚浑沌未有分别，天地人三才还未分别，浑沌凝结尚未被开凿，动与静、阴与阳都还没有形成，只见忽然有一点灵光，就像虚空中生出的一个白点那么明朗。像如此奇妙的景象，不是存想、作为可实现的，而自然而然的，连我也不知道为什么会有这种景象。

《经》云:"一物含五采,永作仙人禄。"(一作药。)此金液大还丹也。岂凡朱凡汞,五金八石所可同日而语哉?还返之理至矣尽矣。若不悟信,舍玄牝而立根基,外神气而求药物,不结自然之胎息,而妄行火候,弃本趋末,逐妄迷真,天弗之鉴,吾末如之何也已。

火候

古歌曰:"圣人传药不传火,从来火候少人知。"夫所谓不传者,非秘而不传也。盖采时谓之药,药之中有火焉;炼时谓之火,火之中有药焉。能知药而收火,则定里见丹成,自有不待传而知者矣。诗曰:"药物阳内阴,火候阴内阳。会得阴阳理,火药一处详。"此其义也。后人惑于丹经,不能顿悟,闻有二十四气,七十二候,二十八宿,六十四卦分野,日月合璧,海潮升降,长生三昧,阳文阴武等说,必欲穷究何者为火,何者为候,疑心一生,种种作相,虽得药物之真,懵然不敢烹炼。殊不知真火本无候,大药不计斤。玉蟾云:"火本南方离卦,离属心。心者神也,神即火也,气即药也,神不乱,气归神,以火炼药而成丹者,即是以神驭气而成道也。"其说如此分明直截,夙无仙骨,诵为空言,当面错过,深可叹息。然火候口诀之要,尤当于真息中求之。盖息从心起,心静息调,息息归根,金丹之母,《玉帝心印经》所谓"回风混合,百日功灵"者此也。《入药镜》所谓"起巽风,运坤火,入黄房,成至宝"者此也。海蟾翁所谓"开阖乾坤造化枢,锻炼一炉真日月"者此也。丹阳子所谓"神火夜煮铅汞髓,老龙吞尽祝融魂"者此也。何则?真人潜深渊,浮游守规中,必以神驭气,以气定息,橐钥之开阖,阴阳之升降,呼吸出入,任其自然,专气致柔,含光默默,行住坐卧,绵绵若存。如妇人之怀孕,如小龙之养珠,渐采渐炼,渐凝渐结,功夫纯料,打成一片。动静之间,更宜消息,念不可起,念起则火炎;意不可散,意散则火冷。但

《经》书上说："有一含有五彩色的物体,可永远作为成仙的药物。"这个物体就是道家讲的金液大还丹。这岂是凡间的朱砂、铅汞、五金八石,可以与之相比的。九返七还的道理全在这里。若没有悟性并相信此说,舍弃玄牝,而另外立一根基,在神气之外另寻内丹的药物,不结自然胎息,而妄行修炼火候,去本而趋末,追逐迷妄,反惑于真谛,天也不会给他鉴戒,我又能把他怎样呢?

火候

古歌说:"圣人传药不传火,从来火候少人知"。所说的"不传",并非秘而不传。采时为药,药中有火;炼时为火,火中有药。能知药而收火,则一定能看到体内炼成丹,那么自然有不须传授便自然知道的人。有诗说:"药物阳内阴,火候阴内阳。会得阴阳理,火药一处详。"就是这个意思。后人为丹经所迷惑,不能顿悟,听说有二十四气、七十二候、二十八宿、六十四卦、十二分野、日月合璧、海潮升降、长生三昧、阳文阴武等说法,就想穷究何为火,何为候,疑心一生,便有种种行为。虽然得到真正的药物,却糊糊涂涂的不敢烹炼。殊不知真火本来就没有一定的火候,炼制大药不需要计较斤两。玉蟾说:火本来是南方离卦,离属心,心为神,神为火,气即是药。神不乱,气归神,用火炼药成丹,就是用神驭气而成道。这种说法直截了当,本来就没有仙骨,纯为空谈,如当面错过,就深为可惜。火候口诀的重要性,尤其应在真息中去探求。息从心起,心静息调,息息归根,即金丹之母。《玉帝心印经》所说的:"回风混合,百日功灵。"《入药镜》所说的:起巽风,运坤火,入玄关,成至宝,就是指此。海蟾翁所说的:开乾坤造化枢,煅炼一炉真日月,也是指此。丹阳子说的:"神火夜煮铅汞髓,老龙吞尽祝融魂",也是指此。为何?真人潜深渊,浮游守规中,必用神驭气,用气定息,橐钥相当于现代的风箱之开合,阴阳之升降,呼吸出入,任其自然,专气致柔,含光默默,行住坐卧,绵绵若存。如妇女怀孕,如小龙养珠,慢慢采慢慢炼,慢慢凝结,功夫纯粹,打成一片。动静之间,更宜消息。念不可起,起则火炎;意不可散,散则火冷。只使之不过和不及,取舍适中,神气相抱,一意冲和,包裹混浊,这称为火。火种不断,丹鼎常温,没有一

使其无过不及，操舍得中，神气相抱，一意冲和，包裹混沌，斯谓之火。种种相续，丹鼎常温，无一息之间断，无毫发之差殊。如是炼之，一刻有一刻之周天也；如是炼之，百日谓之立基；如是炼之，十月谓之胎仙。以至元海阳生，水中火起，天地循环，造化反复，皆不离乎一息也。况所谓沐浴温养，进退抽添，其中皆密合天机，潜符造化，初不容吾力焉。无子午卯酉之法，无晦朔弦望之节，无冬至夏至之分，无阴火阳符之别。若言其时，则一日内十二时，意所到皆可为。若言其妙，则一刻之功夫，自有一年之节候。一年之功夫，可夺天地三万六千年之气数。要知"慢守药炉看火候，但安神息任天然"，此平叔之言也。"昼夜屯蒙法自然，何用孜孜看火候"，此高象仙之确论也。噫！圣人传药不传火之旨，尽于斯矣。若谓之药自药，火自火，则吾不知也。

神无方，易无体。夫所谓玄关一窍者，不过使神识气，使气归根，回光返照，收拾念头之法耳。玉溪子曰"以正心诚意为中心柱子"者是也。夫所谓药物火候者，亦皆譬喻耳。盖大道之要，自然而然，不假造作，凡属心思意为者皆非也。但要知人身中自有个主张造化底。且道只令何者为主？若能知此以静为本，以定为机，一斡旋顷刻天机自动，不规中而自规中，不胎息而自胎息，药不求生而自生，火不求出而自出，莫非自然之妙用，岂待吾存想持守，苦己劳形，心知之，意为之，然后为道哉？究竟到此可以忘言矣。明眼者以为何如？谨再识于篇末。

导引却病歌诀

水潮除后患

平明睡醒时，即起端坐，凝神息虑，舌舐上腭，闭口调息，津液自生，渐至满口，分作三次，以意送下。久行之，则五脏之邪火不炎，

息间断,没有丝毫差错。像这样练习,炼一刻有一刻的周天;炼一百天,称为立基;炼十月,称为胎仙。则元海之中阳气生,水中火起,天地循环,乾坤反复,都不离于一息。何况所说的沐浴温养,进退抽添,其中都密合天机,潜符造化,不是凭个人的力量可以达到。不需讲究子午卯酉之法,晦朔弦望之节,冬至夏至之区分,阴火阳符之差别。如果说其练功时间,一天十二个时辰,意念一生便可以练习。如果要说它的妙处,则一刻的功夫,自有一年的节候;一年的功夫,则可获得天地三万六千的气数。要知道"慢守药炉看火候,但安神息任自然",这确实是平叔的肺腑之言。"昼夜屯蒙法自然,何用孜孜看火候",这是高象仙的言论。圣人传药不传火的意思,已经很明确了。如果认为药就是药,火就是火,那么我也不知道了。

神无方,气无体。所说的玄关一窍,不过是使神识气,使气归根,回光返照,收起念头之法。玉溪子说:将正心诚意作为中心柱子,就对了。所谓药物火候,都是比喻。大道之要,自然而然,不矫揉造作。心猿意马则不好。只要知道人的身中,自有主宰造化的,就能晓何者为主。如能知道以静为本,以定为机,一转身,天机自会运动,不规中而自然规中,不胎息而自然胎息,不求药生而药自生,不求火出而火自然出现。如果不是自然的妙用,难道还要等待我辈用意念守持,苦已劳形,心领悟后,用意去施行,然后才能得道吗?到此为止,可以忘言了,聪明者认为怎么样呢?请再往下看,也是自然的妙用。

导引却病歌诀

水潮除后患(水潮指唾液)

清早睡醒后,马上起床端坐,凝神定气,舌抵上腭,闭口调息,津液自然产生,等到津液满口后,分三次慢慢吞咽,用意念送下。这样长期练习,则五脏之邪火不能上炎,四肢的气血流畅,不生疾病,永绝后患,

四肢之气血流畅，诸疾不生，永除后患，老而不衰。

诀曰：
津液频生在舌端，寻常漱咽下丹田。
于中畅美无凝滞，百日功灵可驻颜。

起火得长安

子午二时，存想真火自涌泉穴起，先从左足行上玉枕，过泥丸，降入丹田，三遍。次从右足亦行三遍。复从尾间起又行三遍。久久纯熟，则百脉流通，五脏无滞，四肢健而百骸理也。

诀曰：
阳火须知自下生，阴符上降落黄庭。
周流不息精神固，此是真人大炼形。

梦失封金匮

欲动则火炽，火炽则神疲，神疲则精滑而梦失也。寤寐时调息神思，以左手搓脐二七，右手亦然，复以两手搓胁，摇摆七次，咽气纳于丹田，握固，良久乃止。屈足侧卧，永无走失。

诀曰：
精滑神疲欲火攻，梦中遗失致伤生。
搓摩有诀君须记，绝欲除贪是上乘。

形衰守玉关

百虑感中，万事劳形，所以衰也。返老还童，非金丹不可。然金丹岂易得哉？善摄生者，行住坐卧，一意不散，固守丹田，默运神气，冲透三关，自然生精生气，则形可以壮，老可以耐矣。

诀曰：
却老扶衰别有方，不须身外觅阴阳。

虽年老也不会感到衰弱。

歌诀为：

津液频生在舌端，寻常漱咽下丹田。
于中畅美无凝滞，百日功灵可驻颜。

起火得长安

子时、午时，意想真火从涌泉穴上升，先从左脚上行到脑后玉枕穴，通过泥丸再下降至丹田，如此三次。然后右脚也这样做三遍，再从肛门处又行三次。练习时间长了，则百脉通畅，五脏无滞碍，四肢健壮而百骸安宁。

歌诀为：

阳火须知自下生，阴符上降落黄庭。
周流不息精神固，此是真人大炼形。

梦失封金匮

欲望萌动则欲火炎烈，火炎则神疲，神疲则精滑而梦遗。睡觉时调息神思，用左手搓脐十四次，右手也搓十四次；再用两手搓胁，摇摆七次，咽气使之归于丹田，握固良久后停止。屈腿侧卧，永不梦遗。

歌诀为：

精滑神疲欲火攻，梦中遗失致伤生。
搓摩有诀君须记，绝欲除贪是上乘。

形衰守玉关

思虑伤心，琐事劳形，这是衰老的原因。要想返老还童，没有金丹不行。然而金丹不易得到。善于养生者，行住坐卧，意念不散，固守丹田，默运神气，冲透三关，自然产生精气，则形体可以健壮，衰老可以延缓。

歌诀为：

却老扶衰别有方，不须身外觅阴阳。
玉关谨守常渊默，气足神全寿更康。

玉关谨守常渊默，气足神全寿更康。

鼓呵消积聚

有因食而积者，有因气而积者，久则脾胃受伤，医药难治。孰若节饮食，戒嗔怒，不使有积聚为妙。患者当以身闭息，鼓动胸腹，俟其气满，缓缓呵出。如此行五七次，便得通快即止。

诀曰：

气滞脾虚食不消，胸中膨闷最难调。

徐徐呵鼓潜通泰，疾退身安莫久劳。

兜体治伤寒

元气亏弱，腠理不密，则风寒伤感。患者端坐盘足，以两手紧兜外肾，闭口缄息，存想真气自尾闾升过夹脊，透泥丸，逐其邪气，低头屈抑如礼拜状，不拘数，以汗出为度，其疾即愈。

诀曰：

跏趺端坐向蒲团，手握阴囊意要专。

运气叩头三五遍，顿令寒疾立时安。

叩齿牙无疾

齿之有疾，乃脾胃之火薰蒸。每侵晨睡醒时，叩齿三十六遍，以舌搅牙龈之上，不论遍数，津液满口，方可咽下，每作三次乃止。及凡小解之时，闭口咬牙，解毕方开，永无齿疾。

诀曰：

热极风生齿不宁，侵晨叩嗽自惺惺。

若教运用常无隔，还许他年老复钉。

鼓呵消积聚

有因饮食而成积聚，有因气滞而成积聚，时间长了则脾胃受伤，医药难治。如能节食戒怒，就不会形成积聚。患了积聚则须闭气，鼓动胸腹，等到气满，再慢慢呵出。这样做五至七次，使得身体舒畅后才停止。

歌诀为：
气滞脾虚食不消，胸中膨闷最难调。
徐徐呵鼓潜通泰，疾退身安莫久劳。

兜礼治伤寒

元气亏弱，腠理不密，则易感伤寒。患者盘脚端坐，用两手紧兜外肾，闭口缄息，意想真气从肛门上升夹脊上行，透过泥丸，驱逐邪气，低头屈身如拜礼一样，不限次数，以汗出为度，疾病就消除了。

歌诀为：
跏趺端坐向蒲团，手握阴囊意要专。
运气叩头三五遍，顿令寒疾立时安。

叩齿牙无疾

牙齿有病，为脾胃之火熏蒸所致。每天凌晨睡醒后，叩齿三十六次，用舌头搅牙龈上方，不论次数，津液满口后才可咽下。每次作三次后停止。凡解小便时，闭口咬牙，解完开口，永无牙病。

歌诀为：
热极风生齿不宁，侵晨叩嗽自惺惺。
若教运用常无隔，还许他年老复钉。

升观鬓不斑

思虑太过,则神耗气虚,血败而斑矣。要以子午时握固端坐,凝神绝念,两眼令光,上视泥丸,存想追摄二气,自尾闾间上升下降,返还元海,每行九遍。久则神全,气血充足,发可返黑也。

诀曰:

神气冲和精自全,存无守有养胎仙。

心中念虑皆消灭,要学神仙也不难。

运气除眼翳

伤热伤气,肝虚肾虚,则眼昏生翳,日久不治,盲瞽必矣。每日睡起时,趺坐凝息,塞兑垂帘,将双目轮转十四次,紧闭少时,忽然大睁,行久不替,内障外翳自散。切忌色欲,并书细字。

诀曰:

喜怒伤神目不明,垂帘塞兑养元精。

精生气化神来复,五内阴魔自失惊。

掩耳去头旋

邪风入脑,虚火上攻,则头目昏旋,偏正作痛,久则中风不语,半身不遂,亦由此致。治之须静坐,升身闭息,以两手掩耳折头五七次,存想元神逆上泥丸,以逐其邪,自然风邪散去。

诀曰:

视听无闻意在心,神从髓海逐邪气。

更兼精气无虚耗,可学蓬莱境上人。

托踏应轻骨

四肢亦欲得小劳,譬如户枢终不朽。熊鸟演法,吐纳导引,皆养生之术也。平时双手上托,如举大石,两足前踏,如履平地,存想神

升观鬓不斑

思虑太过，神耗气弱，血衰则头发斑白。在子时、午时，两手握固、端坐，凝神绝念，两眼上视泥丸，意想追摄阴阳二气，自肛门会阴穴上升下降，返回元海，每次练习九遍。时间长久则神全，气血充足，头发可变黑。

歌诀为：

神气冲和精自全，存无守有养胎仙。

心中念虑皆消灭，要学神仙也不难。

运气除眼翳

被热、气所伤，肝肾亏虚，则眼睛便会昏花、生翳，时间久了则失明。每天早晨起床时，盘腿而坐，凝息，闭眼塞耳，轮转双目十四次，紧闭一会双眼，然后睁大眼睛。经常练习，则内障外翳自然消散。切忌色欲和看、写小字。

歌诀为：

喜怒伤神目不明，重帘塞兑养元精。

精生气化神来复，五内阴魔自失惊。

掩耳去头旋

邪风入脑，虚火上攻，则导致头目昏旋，及偏正头痛，时间久了则会中风不语，半身不遂。治疗这种疾病，须静坐升身屏住呼吸，用两手掩耳，昂头低头五至七次，意想元神逆上到泥丸，来驱逐邪气，则风邪自然散去。

歌诀为：

视听无闻意在心，神从髓海逐邪气。

更兼精气无虚耗，可学蓬莱境上人。

托踏应轻骨

四肢得以运动，就犹如转动的门枢不会腐朽。五禽戏、吐纳导引，都是养生之法。平时双手上托，如举大石，两脚前踏，如履平地，意念神气,依按四时嘘呵二七次,则身轻体健,足耐寒暑。

诀曰:

精气冲和五脏安,四肢完固骨强坚。

虽然未得刀圭饵,且住人间作地仙。

搓涂自美颜

颜色憔悴,所由心思过度,劳碌不谨。每晨静坐闭目,凝神存养,神气充赡,自内达外,以两手搓热,拂面七次,仍以嗽津涂面,搓拂数次。行之半月,则皮肤光润,容颜悦泽,大过寻常矣。

诀曰:

寡欲心虚气血盈,自然五脏得和平。

衰颜仗此增光泽,不羡人间五等荣。

闭摩通滞气

气滞则痛,血滞则肿,滞之为患,不可不慎。治之须澄心闭息,以左手摩滞七七遍,右手亦然。复以津涂之。勤行七日,则气血通畅,永无凝滞之患。修养家所谓乾沐浴者,即此义也。

诀曰:

荣卫流行不暂休,一才凝滞便堪忧。

谁知闭息能通畅,此外何须别讨求。

凝抱固丹田

元神一出便收来,神返身中气自回。如此朝朝并暮暮,自然赤子产真胎。此凝抱之功也。平时静坐,存想元神入于丹田,随意呼吸,旬日丹田完固,百日灵明渐通,不可或作或辍也。

诀曰:丹田完固气归根,气聚神凝道合真。

气,依照四时,采用嘘、呵之法,每次十四次,则能身轻健体,耐寒暑。

歌诀为:

精气冲和五脏安,四肢完固骨强坚。

虽然未得刀圭饵,且住人间作地仙。

搓涂自美颜

面容憔悴,是由思虑过度劳碌不慎引起。每天早晨,静坐,闭目凝神,意养神气平和充盈,自内而外,并将两手搓热,擦面七次,再用唾液涂面,搓多次。这样过半个月,则皮肤光泽明亮,容颜光润悦目,不同寻常。

歌诀为:

寡欲心虚气血盈,自然五脏得和平。

衰颜仗此增光泽,不羡人间五等荣。

闭摩通滞气

气滞则痛,血滞则肿,气血停滞,不可不谨慎。治疗时清心闭息,用左手抚摩患处四十九次,再用右手抚摩四十九次,然后用津液涂抹。这样做七天,则气血通畅,永不患凝滞之病。修养家所说的干沐浴,就是指的这种方法。

歌诀为:

荣卫流行不暂休,一才凝滞便堪忧。

谁知闭息能通畅,此外何须别讨求。

凝抱固丹田

元神一出便收来,神返身中气自回。如此朝朝并暮暮,自然赤子产真胎。这就是凝抱的功法。平时静坐,意想元神进入丹田,随意呼吸,十天后丹田充实,一百天则灵明渐通,练功时不能有间断。

歌诀为:丹田完固气归根,气聚神凝道合真。

久视定须从此始,莫教虚度好光阴。

久视定须从此始，莫教虚度好光阴。

淡食能多补

五味之于五脏，各有所宜，若食之不节，必致亏损，孰若食淡谨节之为愈也。然此淡亦非弃绝五味，特言欲五味之冲淡耳。仙翁有云："断盐不是道，饮食无滋味。"可见其不绝五味。淡对浓而言，若膏粱过度之类，如吃素是也。

诀曰：厚味伤人无所知，能甘淡薄是吾师。

三千功行从此始，天鉴行藏信有之。

无心得大还

大还之道，圣道也。无心者，常清常静也。人能常清静，天地悉皆归，何圣道之不可传，大还之不可得哉？《清静经》已备言之矣，修真之士，体而行之，欲造夫清真灵妙之境，若反掌耳。

诀曰：有作有为云至要，无声无臭语方奇。

中秋午夜通消息，明月当空造化基。

淡食能多补

五味对于五脏来说，各有所宜，如果饮食没有节制，必然导致某一脏腑的亏损，不如吃淡食来调养。所说的吃淡食并不是排斥酸、苦、甘、辛、咸五味，只是说五味必须调和。仙翁说过："断盐不是道，饮食无滋味。"可见仙人也不绝五味。淡是相对于浓而言，如膏粱过度之类，如同吃素一般。

歌诀为：厚味伤人无所知，能甘淡薄是吾师。

三千功行从此始，天鉴行藏信有之。

无心得大还

大还之道为圣道，无心指常清心寡欲。人们如能永保清静，则天地万物都可得到，何须担心圣道不可传，大还不可得呢？《清静经》已经讲得很透彻了。修真之士，身体力行，想要达到清真灵妙之境界，真是易如反掌。

歌诀为：有作有为云至要，无声无臭语方奇。

中秋午夜通消息，明月当空造化基。

卷十一

饮馔服食笺上卷

高子曰：饮食，活人之本也。是以一身之中，阴阳运用，五行相生，莫不由于饮食。故饮食进则谷气充，谷气充则血气盛，血气盛则筋力强。脾胃者，五脏之宗，四脏之气皆禀于脾，四时以胃气为本。由饮食以资气，生气以益精，生精以养气，气足以生神，神足以全身，相须以为用者也。人于日用养生，务尚淡薄，勿令生我者害我，俾五味得为五内贼，是得养生之道矣。余集首茶水，次粥糜、蔬菜，薄叙脯馔醇醴、面粉糕饼果实之类，惟取实用，无事异常。若彼烹炙生灵，椒馨珍味，自有大官之厨，为天人之供，非我山人所宜，悉屏不录。其他仙经服饵，利益世人，历有成验诸方，制而用之有法，神而明之在人，择其可饵，录之以为却病延年之助。惟人量己阴脏阳脏之殊，乃进或寒或热之药，务令气性和平，嗜欲简默，则服食之力，种种奏功。设若六欲方炽，五官失调，虽饵仙方，终落鬼籍，服之果何益哉？识者当自商榷。编成笺曰《饮馔服食》。

序古诸论

真人曰："脾能母养余脏，养生家谓之黄婆。司马子微教人存

高子说：饮食是活人的根本，这是因为人的一身之中，阴阳的运用，五行的相生，没有不是由于饮食作用的。所以，饮食后谷气就充足，谷气充足血气就旺盛，血气旺盛，人也就筋力强健了。脾胃是五脏之宗，另外四脏的气都是由脾禀承来的，四时也都以胃气为本。从饮食中获得气，来利养精血，精血又复养于气，气充足也就具有了精神，而神气充满后，身体得到了保全，这都是相互为用的。人在日用养生时，饮食务必淡薄，不要让有助于我们生长的东西反而伤害我们，使五味变成五贼。这样才算懂得了养生之道。我在此卷所集的，首先是茶水，然后是粥糜、蔬菜、美味的肉脯，味厚的美酒，面粉糕饼，果实一类的东西，只取适用的，不管异常的。烹饪烧烤生食，用香料腌制珍奇贵重的食物，自有掌管朝廷饮食的大厨，供给天子和帝王，不是我们山野村夫所适宜的，所以一概摒弃不录。其他的道教经典、服食丹药养生术，对世人有益，而且历来就有现成并且灵验的各种方药，制作使用也有方法，要真正明白其中的奥妙，在于各人的领会。（所以）选择其中可以服食的笺方。记录下来，以帮助人们消除病痛，延长寿命。只是人们应当了解自己阴脏（偏寒性的体质）和阳脏（偏热性的体质）的差异，从而进服或寒或热的药，务必使自己气性平和，使得耳、目、口、鼻等感官所产生的欲念变得简单沉静，那么服食药饵的功力，就常能奏效。假如使得六欲正炽，五官失调，虽然服食仙方，也难免落入鬼籍，那么服用的结果还有什么养益可言呢？知道的人应多加考虑。此处则编成笺，叫"饮馔服食"。

序古诸论

真人说："脾像母亲一样能资养其余四脏，养生家把它叫作黄婆。

黄气，入泥丸，能致长生。太仓公言：安谷过期，不安谷不及期。以此知脾胃全固，百疾不生。江南一老人，年七十三岁，壮如少者。人问所养，无他术，平生不习饮汤水耳，常人日饮数升，吾日减数合，但只沾唇而已。脾胃恶湿，饮少胃强，气盛液行，自然不湿，或冒热远行，亦不念水。此可谓至言不烦。"

"食饮以时，饥饱得中，水谷变化，冲气融和，精血以生，荣卫以行，脏腑调平，神智安宁。正气充实于内，元真通会于外，内外邪渗，莫之能干，一切疾患，无从而作也。"

"饮食之宜，当候已饥而进食，食不厌熟嚼；仍候焦渴而引饮，饮不厌细呷。无待饥甚而食，食勿过饱；时觉渴甚而饮，饮勿太频。食不厌精细，饮不厌温热。"

太乙真人《七禁文》其六曰："美饮食，养胃气。"彭鹤林曰："夫脾为脏，胃为腑，脾胃二气，互相表里。胃为水谷之海，主受水谷，脾为中央，磨而消之，化为血气，以滋养一身，灌溉五脏。故修生之士，不可以不美其饮食。所谓美者，非水陆毕备，异品珍馐之谓也。要在乎生冷勿食，粗硬勿食。勿强食，勿强饮。先饥而食，食不过饱；先渴而饮，饮不过多。以至孔氏所谓'食饐而餲，鱼馁而肉败不食'等语。凡此数端，皆损胃气，非惟致疾，亦乃伤生。欲希长年，此宜深戒。而亦养老奉亲，与观颐自养者之所当知也。"

黄山谷云："烂蒸同州羔，灌以杏酪食之，以匕不以箸。南都拨心面，作槐芽温淘，糁以襄邑抹猪。炊共城香稻，荐以蒸子鹅。吴兴庖人，斫松江鲈鲙，继以庐山康王谷水，烹曾坑斗品。少焉，解衣仰

司马子微告诉人们存黄气入大脑，能使人长生。太仓公说：饮食正常的人过期而死，饮食不正常的人不到期就死。由此可以知道，若脾胃健全，百病也就不会产生了。江南有一位老人，年龄已到七十三岁，却壮如少年，人们问其养生的方法，没有别的秘术，只是平时不习惯饮汤水。常人每天饮服数升，我每天饮水量要减少好几倍，一般只是用水沾湿嘴唇罢了。脾胃恶湿，饮得少，胃的运化能力就会增强，胃气也就充盛，胃液也就能运动，自然就不湿了。即使远行，也不嗜饮水。这样可以说是要言不烦了。"

"饮食有规律，饥饱适当，水谷就能很好地运化，冲和气常在，精血就会生成，荣卫二气内外相贯，运行不已，脏腑调平，神志也就安宁了。体内的正气谐和充实，元气和真气通会于外，内外的邪气就不能侵袭，一切疾患，也就无从发作了。"

"饮食得当，应当是在饥饿时才进食，食不能不细嚼；应当在口渴时才饮水，而且不能不细细地小口饮喝。不要待到很饿了才进食，食也不要太饱；不要很渴时才饮喝，饮也不要太快。食物宜当精细，饮水宜当温热。"

太乙真人《七禁文》第六条说："饮食得当，可养胃气。"彭鹤林说："脾为脏，胃为腑，脾胃的气是互为表里的。胃是水谷之海，主受水谷；脾居中央。能消磨水谷，运化为血气，以滋养全身，灌溉五脏。所以修身的人，不能不美其饮食。所谓美者，并不是说要具备一切异品珍馐，而是要注意不食生冷、粗硬的东西，不要强迫自己饮食。应在有些饥饿时才进食，但不可过饱；应在有些渴意时引饮，但不能过多。这正如孔子的'食物变质馊臭，鱼肉腐烂，不吃'等语。但凡各种不宜食之物，都损胃气，不仅会使人生病，也会伤生。要少疾长寿，对这些都要深戒，养老奉亲与自我保养的人也应当知道。"

黄山谷说："蒸烂同州羊羔，浇上杏酪，不用筷子用刀割着吃，南都的拨心面，做法是用槐树芽和面（大概是取槐树芽的绿汁），面煮熟后要"温淘"，再用襄邑的抹猪拌和浇头。蒸上共城的香稻饭，垫上蒸子鹅。请吴兴的厨师，用刀把松江的鲈鱼切成片，接着用庐山康王谷的泉水，泡福建曾坑的斗品茶。饮后一会儿，解衣仰卧，叫人诵读苏东坡赤

卧,使人诵东坡赤壁前后赋,亦足以一笑也。"此虽山谷之寓言,然想象其食味之美,安得聚之以奉老人旨甘?

东坡《老饕赋》云:"庖丁鼓刀,易牙烹熬,水欲新而釜欲洁,火恶陈而薪恶劳。九蒸暴而日燥,百上下而汤鏖。尝项上之一脔,嚼霜前之两螯。烂樱珠之煎蜜,滃杏酪之蒸羔。蛤半熟以含酒,蟹微生而带糟。盖聚物之夭美,以养吾之老饕。婉彼姬姜,颜如李桃。弹湘妃之玉瑟,鼓帝子之云璈。命仙人之萼绿华,舞古曲之郁轮袍。引南海之玻璃,酌凉州之蒲萄。愿先生之耆寿,分余沥于两髦。候红潮于玉颊,惊暖响于檀槽。忽累珠之妙曲,抽独茧之长缫。闵手倦而少休,疑吻燥而当膏。倒一缸之雪乳,列百柂之琼艘。各眼滟于秋水,咸骨碎于春醪。美人告去,已而云散,先生方兀然而禅逃。响松风于蟹眼,浮雪花于兔毫。先生一笑而起,渺海阔而天高。"

吴郡鲈鱼鲙。八九月霜下时,收鲈三尺以下,劈作脍,浸洗,布包沥水令尽,散置盘内。取香柔花叶相间,细切,和脍拌令匀。霜鲈肉白如雪,且不作腥,谓之金齑玉脍,东南佳味。

《杂俎》曰:"名食有萧家馄饨,漉去其汤不肥,可以瀹茗。庾宗粽子,白莹如玉。韩约作樱桃饆饠,其色不变,能造冷胡突,鲙鳢鱼臆连,蒸鹿獐皮索饼。将军曲良翰能为驴鬐驼峰炙。"

何胤侈于味,食必方丈,后稍去,犹食白鱼鳝腊糖蟹。钟岏议曰:"鳝之就腊,骤于屈伸;蟹之将糖,躁扰弥甚。仁人用意,深怀恻怛。至于车螯、蚶蛎,眉目内缺,惭浑沌之奇;唇吻外缄,非金人之慎。不荣不悴,曾草木不若;无声无臭,与瓦砾何异?故宜长充庖厨,永为口实。"

后汉茅容,字季伟,郭林宗曾寓宿焉。及明旦,容杀鸡为馔,林壁前后赋，也足为快事。"这虽然是出自黄山谷的寓言，然而只想像其食物的美味，又怎么能聚集它以奉老人的美意？

东坡《老饕赋》说："庖丁鼓刀，易牙烹熬，水欲新而釜欲洁，火恶陈而薪恶劳。九蒸暴而日燥，百上下而汤鏖。尝项上之一脔，嚼霜前之两螯。烂樱珠之煎蜜，滃杏酪之蒸羔。蛤半熟以含酒，蟹微生而带糟。盖聚物之夭美，以养吾之老饕。婉彼姬姜，颜如李桃。弹湘妃之玉瑟，鼓帝子之云璈。命仙人之萼绿华，舞古曲之郁轮袍。引南海之玻璃，酌凉州之蒲萄。愿先生之耆寿，分余沥于两髦。候红潮于玉颊，惊暖乡于檀槽。忽累珠之妙曲，抽独茧之长缫。闵手倦而少休，疑吻燥而当膏。倒一缸之雪乳，列百椀之琼艘。各眼滟于秋水，咸骨碎于春醪。美人告去，已而云散，先生方兀然而禅逃。响松风于蟹眼，浮雪花于兔毫。先生一笑而起，渺海阔而天高。"

吴郡的鲈鱼鲙，即在八九月下霜时，收捕三尺以下的鲈鱼，用刀细切成鲙，浸洗后用布包起，沥水尽，散开放置在盘内，再取香柔的花叶，相间着切细，和鱼鲙拌匀。被霜打过的鲈鱼肉像雪一般白，而且没有腥气，所以被称作金齑玉鲙，是东南一带的佳味。

《酉阳杂俎》说："名食有萧氏馄饨，滤去了汤的不肥，可以烹茶饮。庚氏粽子，色泽白莹如玉。韩约作的用樱桃为馅的面食，樱桃的颜色熟后也不会改变。能造的凉粉，将鲙鱼和鳢角的胸腹，同鹿獐皮一起蒸成面条。曲良翰将军，能用驴头鬃部的肉和驼峰制作烤肉。"

何胤对食味的要求很高，凡是吃食都必须味美而长，后来稍微有一些改变，但仍只吃白色的鱼、鳝鱼和糖蟹。钟岏议说："鳝鱼将要被制成鱼干之前，猛烈地伸缩躯体，螃蟹将要被做成糖蟹时，也惊惧乱动得特别厉害。品德高尚的人，应该在内心深处多怀恻隐，而富有同情心的。至于车螯、蚶、蛎等物，它们原本就没有眉毛眼睛，对外面的浑浊世界羞于见到；它们的唇吻是自己从外面封闭上的，就像铜铸的人那样缄默慎言。它们不知道荣华也不懂得忧伤，竟连草木都不如；它们没有芳香也没有臭味，与瓦砾没有什么不同。因此，它们适宜长期充当厨房里的材料，永远是人口中的食物。"

后汉的茅容，字季伟，郭林宗曾经在他家里住宿，第二天早晨，茅

宗意为己设，既而容独以供母，自与林宗共蔬藿同饭。林宗因起拜之，曰："卿贤乎哉！"后竟以孝成德。

《苕溪渔隐》曰："东坡于饮食，作诗赋以写之，往往皆臻其妙，如《老饕赋》、《豆粥诗》是也。"《豆粥诗》云："江头千顷雪色芦，茅檐出没晨烟孤。地碓春糠光似玉，沙瓶煮豆软如酥。我老此身无着处，卖书来问东家住。卧听鸡鸣粥熟时，蓬头曳履君家去。"又《寒具诗》云："纤手搓来玉数寻，碧油煎出嫩黄深。夜来春睡无轻重，压扁佳人缠臂金。"寒具，乃捻头也。出《刘禹锡嘉话》。过子忽出新意，以山芋作玉糁羹，色香味皆奇绝。天酥陀则不可知，人间绝无此味也。诗云："香似龙涎仍酽白，味如牛乳更全清。莫将北海金齑鲙，轻比东坡玉糁羹。"诚斋《菜羹诗》亦云："云子香抄玉色鲜，菜羹新煮翠茸纤。人间脍炙无此味，天上酥陀恐尔甜。"

宋太宗命苏易简讲《文中子》，有杨素遗子《食经》"羹藜含糗"之说，上因问："食品何物最珍？"对曰："物无定味，适口者珍。臣止知齑汁为美。臣忆一夕寒甚，拥炉痛饮，夜半吻燥，中庭月明，残雪中覆一齑盂，连咀数根，臣此时自谓上界仙厨鸾脯凤胎殆恐不及。屡欲作《冰壶先生传》纪其事，因循未果也。"上笑而然之。

唐刘晏五鼓入朝，时寒，中路见卖蒸胡处，热气腾辉，使人买以袍袖包裙褐底啖，谓同列曰："美不可言。"此亦"物无定味，适口者珍"之意也。

倪正父思云："鲁直作《食时五观》，其言深切，可谓知惭愧者矣。余尝入一佛寺，见僧持戒者，每食先淡吃三口：第一，以知饭之正味。人食多以五味杂之，未有知正味者，若淡食，则本自甘美，初不假外味也。第二，思衣食之从来。第三，思农夫之艰苦。此则《五观》中已备其义。每食用此为法，极为简易。且先吃三口白饭，已过

容杀鸡做成菜肴，林宗以为是为自己庖设的。到吃饭时，茅容却将鸡肉供给母亲，自己仍与林宗一起以蔬菜和嫩豆叶下饭。林宗因此站起来拜了拜，说："卿真贤孝！"后来，茅容最终因为孝而成为了大德。

《苕溪渔隐》说："东坡对饮食的见解，常以诗赋来表达，而且都臻美其妙，如《老饕赋》、《豆粥诗》等。"《豆粥诗》说："江头千顷雪色芦，茅檐出没晨烟孤。地碓舂糠光似玉，砂瓶煮豆软如酥。我老此身无着处，卖书来问东家住。卧听鸡鸣粥熟时，蓬头曳履君家去。"另外，《寒具诗》说："纤手搓来玉数寻，碧油煎出嫩黄深。夜来春睡无轻重，压扁佳人缠臂金。"寒具乃是一种油炸的面食，出自《刘禹锡嘉话》（即《刘宾客嘉话录》）。苏轼的小儿子突然引发新意，以山芋作玉糁羹，色香味都十分绝妙奇异。天酥陀则不知道是哪种食物，人间绝对没有此种美味。诗云："香似龙涎仍酽白，味如牛乳更全清；莫将北海金齑鲙，轻比东坡玉糁羹。"诚斋的《菜羹诗》也说："云子香抄玉色鲜，菜羹新煮翠茸纤。人间脍炙无此味，天上酥陀恐尔甜。"

宋太宗叫苏易简讲《文中子》，其中有杨素遗子《食经》"羹藜含糗"之说，太宗因此问："食品中什么最为珍贵？"苏回答说："食物没有定味，凡是适合于口的就珍贵。臣只知道齑汁的味最美。有一天晚上臣冻得厉害，便拥炉痛饮，到夜半唇干口燥，当时月光洒满庭院，，残雪中覆盖着一盆齑汁，便接连咀嚼了数根。臣当时自认为就是上界的仙厨做的鸾脯凤脂，恐怕也赶不上它。几次想写《冰壶先生传》记此事，只是因为没有空儿便作罢了。"太宗听后了然大笑，认为说得在理。

唐朝的刘晏在五鼓时入朝，当时天气很寒冷，路中见卖蒸饼的，热气腾腾，便叫人去买来用袍袖包在裙褐底，边吃边对同列说："美不可言。"这也说明"物无定味，适口者珍"。

倪正父说："鲁直所作的《食物五观》，语言深刻恳切，可以说鲁直是一个知道惭愧反思的人。我曾经到过一个佛寺，看到持戒的僧人，每次吃饭前都先吃淡饭三口。这样做，第一可以知道饭的正味，因为人吃多了五味就会与饭味混杂，也就不能知道饭的味道了。如果淡吃，饭的味道就会十分香甜，这是刚吃时还未受到其他味道浸染的原因。第二，可以让自己思索衣食是从哪里来的。第三，可以想到农夫的艰苦。这

半矣,后所食者,虽无羹蔬,亦可自了,处贫之道也。"

王逢原《思归赋》云:"吾父八十,母发亦素,尚尔为吏,夐焉遐路。嗷嗷晨乌,其子反哺,我岂不如,郁其谁诉?惟秋之气,惨栗感人,日兴愁思,侧睇江滨。忆为童子,当此凛辰,百果始就,迭进其珍。时则有紫菱长腰,红芡圆实,牛心绿蒂之柿,独包黄肤之栗。青芋连区,乌椑五出。鸭脚受彩乎微核,木瓜镂丹而成质。青乳之梨,頳壶之橘。蜂蛹腌齑,楔楂渍蜜。膳馐则有鸡鹜野雁,泽凫鸣鹑。清江之膏蟹,寒水之鲜鳞。冒以紫姜,杂以茭首。觞浮萸菊,俎荐菁韭。坐溪山之松篁,扫门前之桐柳。僮仆不哗,图书左右。或静默以终日,或欢颜以对友。信吾亲之所乐,安闾里其滋久。切切余怀,欲辞印绶,固非效渊明之褊心,耻折腰于五斗。"

茶泉类

论茶品

茶之产于天下多矣!若剑南有蒙顶、石花,湖州有顾渚、紫笋,峡州有碧涧明月,邛州有火井、思安,渠江有薄片,巴东有真香,福州有柏岩,洪州有白露,常之阳羡,婺之举岩,丫山之阳坡,龙安之骑火,黔阳之都濡高株,泸州之纳溪梅岭。之数者,其名皆著。品第之,则石花最上,紫笋次之,又次则碧涧明月之类是也。惜皆不可致耳。若近时虎丘山茶,亦可称奇,惜不多得。若天池茶,在谷雨前收细芽,炒得法者,青翠芳馨,嗅亦消渴。若真岕茶,其价甚重,两倍天池,惜乎难得,须用自己令人采收方妙。又如浙之六安,茶品亦精,但不善炒,不能发香而色苦,茶之本性实佳。如杭之龙泓(即龙

些都是《五观》中已谈过的。每次吃食,都用此法,极为简易。并且,先吃三口白饭,饥饱已经过半了,以后所食,即使没有汤菜,也可以吃下,这也是处贫之道。"

王逢原《思归赋》说:"我父亲八十岁时,母亲的头发已全白了,而我尚为官吏,在很远的地方。清晨嗷嗷叫的乌鸦,它的幼子在长大后也会反过来哺养它,我难道还不如它吗?忧虑向谁诉说?秋气惨栗感人,我的忧愁也逐渐加重,常侧视江水发愣。回忆起我还是孩子时,每到秋天,百果成熟时,常常有珍品迭进。有长腰的紫菱,红圆的芡实,牛心绿蒂的柿子,黄色的板栗,连片的青芋,五瓣的乌桿,淡色的银杏,还有像青乳一样的梨子,像赤壶一样的橘子,腌过的蜂蛹和渍过蜜的楔楂。膳馐则有:鸡鹕、野鸭,泽池中的兔与爱叫的鹑。还有清江中的膏蟹,寒水中的鲜鱼,和同紫姜、菱白一起作成的菜肉羹。饮荚菊酒,下菁韭菜。坐在溪山的松竹间,清扫门前的桐柳叶。僮仆不喧哗,身边有书籍。或者整天静默闲坐,或者与朋友尽情畅谈。享受亲情的欢乐,安居在闾里很久。这些都非常切合我的志趣,于是就有了辞去官职的念头,这并不是仿效陶渊明的狭隘的生活,而是不愿为高官奉禄而折腰。"

茶泉类

论茶品

茶的产地及品种很多,比如剑南有蒙顶石花茶,湖州有顾渚紫笋茶,峡州有碧涧明月茶,邛州有火井思安茶,渠江有薄片茶,巴东有真香茶,福州有柏岩茶,洪州有白露茶,常州的阳羡茶,婺源的举岩茶,丫山的阳坡茶,龙安的骑火茶,黔阳的都濡高株茶,泸州的纳溪梅岭茶。以上列举的几种,都很著名。按照品级依次排列。其中石花为最上品,紫笋位居其次,再次则为碧涧明月之类,不可一一枚举。现在的虎丘山茶,也很珍奇,可惜不可多得。假如天池茶,在谷雨前收采细芽,煎炒得法的,便青翠芳馨,嗅一下也会消渴。真芥茶,价格很昂贵,是天池茶的两倍,也很稀有难得,必须自己亲自叫人收采才好。又如浙江的六安茶,也是茶中精品,但是如果不妥善煎炒,茶就不能发出香味而味苦,

井也），茶真者，天池不能及也。山中仅有一二家，炒法甚精。近有山僧焙者亦妙，但出龙井者方妙。而龙井之山，不过十数亩，外此有茶，似皆不及，附近假充，犹之可也。至于北山西溪，俱充龙井，即杭人识龙井茶味者亦少，以乱真多耳。意者，天开龙井美泉，山灵特生佳茗以副之耳。不得其远者，当以天池龙井为最。外此，天竺灵隐为龙井之次。临安、于潜生于天目山者，与舒州同，亦次品也。

茶自浙以北皆较胜，惟闽广以南，不惟水不可轻饮，而茶亦宜慎。昔鸿渐未详岭南诸茶，乃云岭南茶味极佳，孰知岭南之地，多瘴疠之气，染着草木，北人食之，多致成疾，故当慎之。要当采时，待其日出山霁，雾瘴山岚收净，采之可也。

茶团茶片皆出碾硙，大失真味。茶以日晒者佳甚，青翠香洁，更胜火炒多矣。

采茶

团黄有一旗一枪之号，言一叶一芽也。凡早取为茶，晚取为荈。谷雨前后收者为佳，粗细皆可用。惟在采摘之时，天色晴明，炒焙适中，盛贮如法。

藏茶

茶宜箬叶而畏香药，喜温燥而忌冷湿。故收藏之家，以箬叶封裹入焙中，两三日一次。用火当如人体温，温则去湿润，若火多，则茶焦不可食矣。

又云："以中坛盛茶，十斤一瓶，每年烧稻草灰，入大桶，茶瓶坐桶中，以灰四面填满，瓶上覆灰筑实。每用拨灰开瓶，取茶须少，

其实茶的本性是很好的。再如杭州的龙井茶,如果是真品,那么天池茶也不能与它相比,山中仅有一二家的炒法很精妙。附近山中有几个僧人焙炒的方法也很妙,但还是要以出产在龙井的茶叶为最好。龙井的茶山,不过十几亩,另外的地方出产的茶叶,似乎都不及它。附近假充的龙井茶,还勉强可以。特别是北山西溪出产的茶叶,都假充是龙井茶。即使是杭州的本地人,能够识别龙井茶味的也很少,因此以假乱真的茶叶就很多了。天开龙井有美泉,所以山灵特意出产佳茗来与它相衬。如果不与外地的茶叶相比较,就应当以天池龙井为最上品,除此之外,天竺、灵隐,为龙井的次品。临安、于潜出产的,以及出产于天目山,与舒州的,也属次品。

自浙江以北出产的茶叶都较好,惟有闽广以南的地方,不只是水不能轻易饮用,就是饮茶也应当谨慎。唐朝的陆羽因对岭南的各种茶叶不甚了解,便说岭南茶的味道极佳。哪里知道岭南多瘴疠之气,草木也因此受了熏染,北方人如果饮用了这里的茶,多会生病成疾,应当谨慎。因此在这个地方采茶叶,只能等太阳出来山中的雾气消净后,才可以采摘。

茶叶被加工成茶片,都是用水碾水磨制成,严重损减了茶叶的真味。用太阳晒干的茶叶味道最佳,且青翠香洁,远远胜过用火炒的。

采茶

团黄有一旗一枪的称号,即一叶一芽。凡是早采摘的为茶,晚采摘的为荈。其中以谷雨前后收摘的最佳,粗细都可以用。惟有在采摘的时候,天空很明朗,并且炒焙适中,盛贮得法,茶叶才会好。

藏茶

茶叶宜用嫩香蒲的叶子包藏,而最忌讳香药,喜欢温暖干燥忌讳寒冷湿润。所以收藏之家,用嫩香蒲的叶子封裹茶叶然后焙干,每隔两三日一次。使用的火的温度应如人的体温,这种温度就可以去除湿润,若火太大,茶叶就会发焦而不可食用了。

又说:"用中等坛子盛茶,十斤一瓶,每年烧一些稻草灰,先将茶

仍复覆灰，再无蒸坏。次年换灰为之。"

又云："空楼中悬架，将茶瓶口朝下放，不蒸原蒸，自天而下，故宜倒放。"

若上二种芽茶，除以清泉烹外，花香杂果，俱不容入。人有好以花拌茶者，此用平等细茶拌之，庶茶味不减，花香盈颊，终不脱俗，如橙茶。莲花茶，于日未出时，将半含莲花拨开，放细茶一撮，纳满蕊中，以麻皮略絷，令其经宿。次早摘花倾出茶叶，用建纸包茶，焙干。再如前法，又将茶叶入别蕊中，如此者数次，取其焙干收用，不胜香美。

木樨、茉莉、玫瑰、蔷薇、兰蕙、橘花、栀子、木香、梅花皆可作茶。诸花开时，摘其半含半放蕊之香气全者，量其茶叶多少，摘花为拌。花多则太香而脱茶韵，花少则不香而不尽美，三停茶叶一停花，始称。假如木樨花，须去其枝蒂及尘垢虫蚁，用磁罐，一层花，一层茶，投间至满，纸箬絷固，入锅，重汤煮之，取出待冷，用纸封裹，置火上焙干收用。诸花仿此。

煎茶四要

一、择水　凡水泉不甘，能损茶味，故古人择水最为切要。山水上，江水次，井水下。山水，乳泉漫流者为上，瀑涌湍激勿食，食久令人有颈疾。江水，取去人远者。井水，取汲多者，如蟹黄浑浊咸苦者，皆勿用。若杭湖心水，吴山第一泉，郭璞井，虎跑泉，龙井，葛仙翁井，俱佳。

二、洗茶　凡烹茶，先以热汤洗茶叶，去其尘垢冷气，烹之则美。

三、候汤　凡茶须缓火炙，活火煎。活火，谓炭火之有焰者。当

瓶放入坛中，四面用稻草灰将坛填满，再在瓶上用灰覆盖并筑实。以后每次使用时便将灰拨去开瓶，取茶些许，仍然用灰覆盖，就再不会蒸坏了。第二年换一次灰。"

又说："在空楼里悬挂一个架子，将茶瓶口朝下放，茶叶便不会受潮。因为蒸气自天而下，故宜倒放。"

以上列举的两种芽茶，除了用清泉烹煎外，不要再加入花香杂果。有的人喜欢用花来拌茶，就应同等量的细茶拌和，这样茶味就不会减少，且花香扑鼻。然而终究没有脱掉俗气，正如橙茶一般。莲花茶，在太阳未出来时，将含苞欲放的莲花拨开，放入一撮细茶，纳满花蕊，用麻线略微拴捆一下，经过一个晚上，次日早晨摘花倒出茶叶，用建纸包茶，焙干。再如前法，又将茶叶放入别的花蕊中，如此数次，取来焙干收用，不胜香美。

桂花、茉莉、玫瑰、蔷薇、兰蕙、橘花、栀子、木香、梅花，都可作茶。摘含苞欲放且花蕊的香气丝毫没有减损的，衡量茶叶多少，和花一起拌和。花多则太香而减损茶叶的香韵，花少则不香茶味也不尽美，用量一般为三停茶叶一停花。假如是桂花，就须除去它的枝蒂和上面附着的尘垢，以及被虫蚁蛀坏的部分，用瓷罐盛装，放一层花，一层茶，一直放满。然后用纸箬包裹拴捆牢固，放入锅中用浓汤煮，取出待冷，再用纸封裹，置于火上焙干收用。其他各花都可用此方法。

煎茶四要

一、择水　凡是水泉不甘甜的，便会损减茶味，故古人择水最为切要。其中以山水最好，江水其次，井水最次。山水中又以从石钟乳上滴下来的水为最好。瀑布和水流湍急的水不能饮用，饮用久了会让人患颈疾。江水，要在距离人群居住地远的地方取水。井水，取经常汲用的。如果水中有蟹黄使水混浊且味咸苦的，就不能饮用。比如杭州湖里的水，吴山第一泉，郭璞井，虎跑泉，龙井，葛仙翁井，都很好。

二、洗茶　凡是烹制茶，都要先用热水洗涤茶叶，除去尘垢冷气后烹制，茶味才佳美。

三、候汤　凡是茶必须用慢火烘烤，活火煎制。活火，就是有火焰的

使汤无妄沸，庶可养茶。始则鱼目散布，微微有声；中则四边泉涌，累累连珠；终则腾波鼓浪，水气全消，谓之老汤。三沸之法，非活火不能成也。最忌柴叶烟熏煎茶，若然，即《清异录》云五贼六魔汤也。

凡茶少汤多则云脚散，汤少茶多则乳面聚。

四、择品　凡瓶要小者，易候汤，又点茶注汤相应。若瓶大啜存停久，味过则不佳矣。茶铫、茶瓶，磁砂为上，铜锡次之。磁壶注茶，砂铫煮水为上。《清异录》云："富贵汤"，当以银铫煮汤，佳甚，铜铫煮水，锡壶注茶次之。

茶盏惟宣窑坛盏为最，质厚白莹，样式古雅，有等宣窑印花白瓯，式样得中，而莹然如玉。次则嘉窑心内茶字小盏为美。欲试茶色黄白，岂容青花乱之？注酒亦然。惟纯白色器皿为最上乘品，余皆不取。

试茶三要

一、涤器　茶瓶茶盏茶匙生鉎（音星），至损茶味，必须先时洗洁则美。

二、熁盏　凡点茶，先须熁盏令热，则茶面聚乳，冷则茶色不浮。

三、择果　茶有真香，有佳味，有正色。烹点之际，不宜以珍果香草杂之。夺其香者，松子、柑橙、莲心、木瓜、梅花、茉莉、蔷薇、木樨之类是也。夺其味者，牛乳、番桃、荔枝、圆眼、枇杷之类是也。夺其色者，柿饼、胶枣、火桃、杨梅、橙橘之类是也。凡饮佳茶，去果方觉清绝，杂之则无辨矣。若欲用之，所宜核桃、榛子、瓜仁、杏仁、榄仁、栗子、鸡头、银杏之类，或可用也。

炭火。不要让汤太过沸腾，便可以用来泡茶。水微涨时，有像鱼眼睛似的小水泡冒出来，并微微发出响声，再过一会儿则四边泉涌，累累连珠，最后则腾波鼓浪，水气全消，称作老汤。能够让水三沸的，非活火不能成。最忌讳用柴叶烟熏煎茶，为此，《清异录》记载它是五贼六魔汤。

凡是茶少汤多的，则茶叶分散；汤少茶多的，则茶叶像粥面一样聚合在一起。

四、择品　凡是茶杯适宜选用小的，容易等到水开，并且泡茶注汤容易相应。如果茶杯大了，啜饮后就有一部分留存在杯中，停留久后味道过了便不佳美了。其中以茶铫、茶瓶、瓷砂最好，铜锡器皿要次些。用磁壶注茶，砂铫煮水最好。《清异录》记载："富贵汤"，即用银铫煮的水，味道特别佳。用铜铫煮水，锡壶注茶的为其次。

茶盏惟以宣窑的坛盏为最好，质厚白莹，样式古雅。有等宣窑，印花白瓯，式样得中，且莹然如玉。稍次一点的则为嘉窑，里面烧有茶字且盏小的较好。欲试茶色黄白，岂容青花乱之？注酒也是同样的，惟有纯白色的器皿为最上乘品，其余的都不可取。

试茶三要

一、涤器　茶瓶、茶盏、茶匙生锈，会直接损伤茶味，必须先洗干净。

二、熁盏　凡是泡茶，必须先用火烤茶盏使其发热，那么茶面便有凝聚如稠粥状的一层，冷后则茶色不浮。

三、择果　茶有真香，有佳味，有正色，有烹泡的严格规定，不宜用珍果香草夹杂。损茶香的，有松子、柑橙、莲心、木瓜、梅花、茉莉、蔷薇、桂花之类。损其味的，有牛乳、番桃、荔枝、圆眼、枇杷之类。损其色的，有柿饼、胶枣、火桃、杨梅、橙橘之类。饮茶不要这些才觉清爽，杂用后就不好说了。如果实在要用，也应选其相适宜的，比如：核桃、榛子、瓜仁、杏仁、榄仁、栗子、芡实、银杏之类。

茶效

人饮真茶，能止渴消食，除痰少睡，利水道，明目益思，（出《本草拾遗》。）除烦去腻。人固不可一日无茶，然或有忌而不饮。每食已，辄以浓茶漱口，烦腻既去，而脾胃不损。凡肉之在齿间者，得茶漱涤之，乃尽消缩，不觉脱去，不烦剌挑也。而齿性便苦，缘此渐坚密，蠹毒自已矣。然率用中茶。（出苏文。）

茶具十六器

收贮于器局供役苦节君者，故立名管之，盖欲归统于一，以其素有贞心雅操，而自能守之也。

商象（古石鼎也，用以煎茶。）

归洁（竹筅帚也，用以涤壶。）

分盈（杓也，用以量水斤两。）

递火（铜火斗也，用以搬火。）

降红（铜火箸也，用以簇火。）

执权（准茶称也，每杓水二斤，用茶一两。）

团风（素竹扇也，用以发火。）

漉尘（茶洗也，用以洗茶。）

静沸（竹架，即《茶经》支腹也。）

注春（磁瓦壶也，用以注茶。）

运锋（劚果刀也，用以切果。）

甘钝（木砧墩也。）

啜香（磁瓦瓯也，用以啜茶。）

撩云（竹茶匙也，用以取果。）

纳敬（竹茶橐也，用以放盏。）

茶效

人饮真茶,能止渴消食,除痰醒脑,利尿,明目益思,(出自《本草拾遗》)除烦去腻。人不可一日无茶,除非是有所顾忌而不能饮的。每次吃饭后,用浓茶漱口,烦腻顿去,并且不损脾胃。凡是牙齿缝间夹有肉渣的,用茶漱涤,便会全部消缩,不知不觉就脱出来了,不用再去挑它。而且齿性宜苦,常饮苦茶能使牙齿逐渐坚密,蠹虫也不能浸入。因此可以饮用品级中下等的茶。(出自苏文。)

茶具十六器

收贮在器局中供使用。像苦节君这种,人们给它们命名以便统管,是想将它们统一到茶道中,让它们具有贞心雅操的品性而能自守。

商象　古石鼎,用来煎茶。

归洁　竹刷把,用来洗壶。

分盈　勺,用来量水的斤两。

递火　铜火斗,用来搬火。

降红　铜火箸,用来簇火。

执权　准茶秤,每次勺水二升,用茶一两。

团风　一般的竹扇,用来发火。

漉尘　茶洗,用来洗茶。

静沸　竹架,即《茶经》中的支腹。

注春　瓷瓦壶,用来注茶。

运锋　削果刀,用来切果。

甘钝　木砧墩。

啜香　瓷瓦瓯,用来啜茶。

撩云　竹茶匙,用来取果。

纳敬　竹茶橐,用来放盏。

受污(拭抹布也,用以洁瓯。)

总贮茶器七具

苦节君(煮茶作炉也,用以煎茶,更有行者收藏。)
建城(以箬为笼,封茶以贮高阁。)
云屯(磁瓶,用以杓泉以供煮也)
乌府(以竹为篮,用以盛炭,为煎茶之资。)
水曹(即磁缸瓦罐,用以贮泉,以供火鼎。)
器局(竹编为方箱,用以收茶具者。)
外有品司(竹编圆橦提盒,用以收贮各品茶叶,以待烹品者也。)

论泉水

田子艺曰:"山下出泉,为蒙稚也。物稚则天全,水稚则味全。"故鸿渐曰:"山水上。"其曰"乳泉石池慢流"者,蒙之谓也。其曰"瀑涌湍激者",则非蒙矣,宜戒人勿食。

混混不舍,皆有神以主之,故天神引出万物,而《汉书》三神山岳其一也。

源泉必重,而泉之佳者尤重。余杭徐隐翁尝为余言,以凤凰山泉,较阿姥墩百花泉,便不及五泉,可见仙源之胜矣。

山厚者泉厚,山奇者泉奇,山清者泉清,山幽者泉幽,皆佳品也。不厚则薄,不奇则蠢,不清则浊,不幽则喧,必无佳泉。

山不停处,水必不停。若停,既无源者矣,旱必易涸。

石流

石,山骨也;流,水行也。山宣气以产万物,气宣则脉长,故曰

受污　拭抹布，用来洁瓯。

总贮茶器七具

苦节君　煮茶作炉，用以煎茶，更有收藏它的行家。
建城　用香蒲叶编成的笼子，封茶以贮高阁。
云屯　瓷瓶，用来勺泉，以供煮茶使用。
乌府　用竹编成的竹篮，用来盛炭，为煎茶的工具。
水曹　瓷缸瓦罐，用来贮泉水，以供火鼎。
器局　用竹编成的方箱，用来收装茶具。
品司　竹编筐篮的提梁和支柱，用来收贮各品茶叶，以待烹品。

论泉水

田子艺说："山下涌出的泉水，是水流原始的形态。最原始的物品总能保持它的天性,，而最原始的水,本身的味道也最为纯澈。"故鸿渐说："山水是最好的。"他说"石钟乳上慢慢滴下的水"，就是蒙水，味道鲜美。他说："瀑涌湍急的流水"，就不是蒙水，味道并不鲜美，告诫人们不要饮用。

混混不舍，都有神灵主宰，故天神引出了万物。而《汉书》中记载的三神，山岳便是其中之一。

泉水的发源地很重要，泉水很佳的发源地就更重要。余杭的徐隐翁曾对我说，将凤凰山的泉水与阿姥墩、百花泉相比较，便赶不上五泉，由此可见仙源的重要性。

山厚的泉厚，山奇的泉奇，山清的泉清，山幽的泉幽，都是佳品。山不厚则薄，不奇则蠢，不清则浊，不幽则喧，必定没有佳泉。

山不停处，水必不停。如果停了，便无源泉，一旦干旱必定容易干涸。

石流

石，是山的骨骼。流，是水在行走。山发散阳气，以产万物，阳气宣则脉长，所以说山水是最好的。《博物志》记载："石是金的蕴藏地，

山水上。《博物志》曰:"石者,金之根甲,石流精以生水。"又曰:"山泉者,引地气也。"

泉非石出者必不佳。故《楚辞》云:"饮石泉兮荫松柏。"皇甫曾《送陆羽》诗:"幽期山寺远,野饭石泉清。"梅尧臣《碧霄峰茗》诗:"烹处石泉佳。"又云:"小石冷泉留早味。"诚可为赏鉴者矣。

泉往往有伏流沙土中者,挹之不竭,即可食。不然,则渗潴之潦耳,虽清勿食。

流远则味淡,须深潭停蓄以复其味,乃可食。

泉不流者,食之有害。《博物志》曰:"山居之民,多瘿肿疾。"由于饮泉之不流者。

泉涌出曰濆。在在所称珍珠泉者,皆气盛而脉涌耳,切不可食。取之以酿酒,或有力。

泉悬出曰沃,暴溜曰瀑,皆不可食。而庐山水帘,洪州天台瀑布,皆入水品,与陆《经》背矣。故张曲江《庐山瀑布》诗:"吾闻山下蒙,今乃林峦表。物性有诡激,坤元曷纷矫?默然置此去,变化谁能了?"则识者固不食也。然瀑布实山居之珠箔锦幕也,以供耳目,谁曰不宜?

清寒

清,朗也,静也,澄水之貌。寒,冽也,冻也,覆水之貌。泉不难于清,而难于寒。其瀬峻流驶而清,岩奥阴积而寒者,亦非佳品。

石少土多,沙腻泥凝者,必不清寒。

蒙之象曰果行,井之象曰寒泉。不果则气滞而光不澄,不寒则性燥而味必啬。

冰,坚水也,穷谷阴气所聚,不泄则结而为伏阴也。在地英明者惟水,而冰则精而且冷,是固清寒之极也。谢康乐诗:"凿冰煮朝餐。"《拾遗记》:"蓬莱山冰水,饮者千岁。"

石流精便产生了水。"又说："山泉是地气形成的。"

泉如果不是从石间涌出，必定不会佳美。故《楚辞》记载："饮石泉兮荫松柏。"皇甫曾《送陆羽》诗："幽期山寺远，野饭石泉清。"梅尧臣《碧霄峰茗》诗："烹处石泉佳。"又说："小石冷泉留早味。"这些诗确实为鉴赏之作。

泉往往有潜流在沙土中的，舀它却并不枯竭，这种就可以饮用。不然，就是潴留的积水，虽然清澈却不能食用。

不流动的泉，吃了对人体有害。《博物志》说："居住在山里的人，多患甲状腺肿大病。"是由于饮用了不流动的泉水的缘故。

泉涌出叫喷。到处所称的珍珠泉，都因气盛而脉涌，切不可食用。取来酿酒，或许还有一点作用。

泉悬挂着流出叫沃，迅速往下流注叫瀑，都不可饮用。但是庐山的水帘，洪州天台的瀑布，都可入水品，这便与陆羽的《茶经》有所背离了。故张曲江作《庐山瀑布》诗："吾闻山下蒙，今乃林峦表。物性有诡激，坤元曷纷矫？默然置此去，变化谁能了？"因此知道的人便必定不会饮用它。然而瀑布其实是山的珠箔锦幕，令人赏心悦目，谁又能说它不好呢？

清寒

清，有明朗、清静的意思，为清澈之水。寒，有凛冽、冰冻的意思，为结冰之水。泉不难清澈，却难于寒冷。其中急峻流驶而清澈的水，和幽深的山崖中阴积而寒冷的水，都不是佳品。

石少土多，沙腻泥凝的水，必不清寒。

蒙之象叫果行，井之象叫寒泉。不果就气滞而光不澄，不寒则性燥而味必涩。

冰，又叫坚水，是由穷谷的阴气凝聚，不流泄而凝结为伏阴所致。在地上英明的只有水，而冰则是水的精华且十分寒冷，是清寒之水的极品。谢康乐曾作诗："凿冰煮朝餐。"《拾遗记》载："蓬莱山的冰水，饮用后会活到一千岁。"

下有石硫黄者，发为温泉，在在有之。又有共出一壑，半温半冷者，亦在在有之，皆非食品。特新安黄山朱砂汤泉，可食。《图经》云："黄山旧名黟山，东峰下有朱砂汤泉，可点茗。春色微红，此则自然之丹液也。"《拾遗记》："蓬莱山沸水，饮者千岁。"此又仙饮。

有黄金处，水必清；有明珠处，水必媚；有子鲋处，水必腥腐；有蛟龙处，水必洞黑，美恶不可不辨也。

甘香

甘，美也；香，芳也。《尚书》："稼穑作甘。"黍甘为香，黍惟甘香，故能养人，泉惟甘香，故亦能养人。然甘易而香难，未有香而不甘者也。

味美者曰甘泉，气芳者曰香泉，所在间有之。泉上有恶木，则叶滋根润，皆能损其甘香，甚者能酿毒液，尤宜去之。

甜水，以甘称也。《拾遗记》："员峤山北，甜水绕之，味甜如蜜。"《十洲记》："元洲玄涧，水如蜜浆，饮之与天地相毕。"又曰："生洲之水，味如饴酪。"

水中有丹者，不惟其味异常，而能延年却疾，须名山大川，诸仙翁修炼之所有之。葛玄少时为临沅令，此县廖氏家世寿，疑其井水殊赤，乃试掘井左右，得古人埋丹砂数十斛。西湖葛井，乃稚川炼丹所在。马家园后淘井，出石瓮，中有丹数枚，如芡实，啖之无味，弃之。有施渔翁者，拾一粒食之，寿一百六岁。此丹水，尤不易得。凡不净之器，切不可汲。

煮茶得宜，而饮非其人，犹汲乳泉以灌蒿莱，罪莫大焉。饮之者一吸而尽，不暇辨味，俗莫甚焉。

泉下有硫黄石的，形成温泉，到处都有。还有共出一窒，半温半冷的，也是处处都有，都不可饮用。但是新安黄山的朱砂汤泉可食。《图经》载："黄山旧名黟山，在东边的山峰下有朱砂汤泉，可以泡茶，到了春天便微微泛红，这是大自然的丹液。"《拾遗记》载："蓬莱山的沸水，饮用后的人可长命千岁。"这也是仙饮。

有黄金的地方，水必定清澈；有明珠的地方，水必定妩媚；有蝌蚪的地方，水必定腥腐；有蛟龙的地方，水必定漆黑，善恶不可不分辨。

甘香

甘，美的意思；香，芳的意思。《尚书》载："稼穑作甘。"黍甘为香，黍因有甘香，故能养人；泉因有甘香，故也能养人。然而甘容易而香很难，还没有只香而不甘的。

味美的叫甘泉，气芳的名香泉，所在之地间而有之。泉上长有恶木，虽叶滋根润，却能损伤泉的甘香，更有甚者能酿造毒液，故尤其应该禁用它。

甜水，以甘相称。《拾遗记》载："员峤山的北面，有甜水绕过，味甜如蜜。"《十洲记》载："在元洲的玄涧，有甜如蜜浆的泉水，饮用后与天地同寿。"又说："生洲的水，味如饴酪。"

水中有朱砂的，不只是味道异常，还能延年却病，须名山大川，各位仙翁修炼的地方才有。葛玄年青时为临沅县令，此县的廖氏家族世代长寿，便怀疑他家的井水不同寻常，于是就试着在井边挖掘，觅得了古人埋的丹砂数十斛。西湖的葛井，是稚川炼丹的所在地。马家的人在园的后面淘井时，得一石瓮，里面有数枚如芡实的丹砂，尝觉无味，便将它扔弃了。有一渔翁拾得一粒，吃后活了一百六十岁。此丹水，尤其不易得到。凡是不干净的器皿，切不可盛装。

煮茶得法，而饮茶的人不是行家，就犹如用钟乳石上滴下的水来灌溉蒿莱，罪过实在是太大了。饮茶的人一吸而尽，来不及仔细品味，那真是太俗气不过了。

灵水

灵，神也。天一生水而精明不淆，故上天自降之泽，实灵水也。古称上池之水者非欤？要之皆仙饮也。（大瓮收藏黄梅雨水、雪水，下放鹅子石十数块，经年不坏。用栗炭三四寸许烧红，投淬水中，不生跳虫。）

灵者，阳气胜而所散也。色浓为甘露，凝如脂，美如饴，一名膏露，一名天酒是也。

雪者，天地之积寒也。《氾胜书》"雪为五谷之精"，《拾遗记》"穆王东至大擻之谷，西王母来进嶕州甜雪"，是灵雪也。陶谷取雪水烹团茶，而丁谓《煎茶诗》："痛惜藏书箧，坚留待雪天。"李虚己《建茶呈学士》诗："试将梁苑雪，煎动建溪春。"是雪尤宜茶饮也。处士列诸末品，何邪？意者以其味之燥乎？若言太冷，则不然矣。

雨者，阴阳之和，天地之施，水从云下，辅时生养者也。和风顺雨，明云甘雨，《拾遗记》"香云遍润，则成香雨"，皆灵雨也，固可食。若夫龙所行者，暴而霪者，旱而冻者，腥而墨者，及檐溜者，皆不可食。

潮汐近地，必无佳泉，盖斥卤诱之也。天下潮汐，惟武林最盛，故无佳泉。西湖山中则有之。

扬子，固江也，其南泠则夹石停渊，特入首品。余尝试之，诚与山东无异。若吴淞江，则水之最下者也，亦复入品，甚不可解。

井水

井，清也，泉之清洁者也；通也，物所通用者也；法也，节也，法制居人，令节饮食，无穷竭也。其清出于阴，其通入于淆，其法节由于得已。脉暗而味滞，故鸿渐曰："井水下。"其曰"井取汲多"者，盖汲多则气通而流活耳，终非佳品。养水取白石子入瓮中，虽养其

灵水

灵，就是神的意思。天上降下来的水精明清澈，故从天上降下的雨泽，其实是灵水，古时称它为上池水，把它保存下来可以成为仙饮。（用大瓮收藏黄梅雨水、雪水，下面放十几块鹅卵石，经过很多年水质都不会变坏。将三四寸左右的栗炭烧红后，浸入水中，可不生跳虫。）

灵水，是因阳气盛而下降形成的。色浓为甘露，凝如脂，美如饴，又叫膏露和天酒。

雪，是天地积寒所致。《氾胜书》载："雪为五谷之精。"《拾遗记》"穆王向东到了大㩜的山谷，西王母娘娘进贡了嵊州的甜雪"，这即是灵雪。陶谷取雪水来烹团茶。丁谓的《煎茶》诗："痛惜藏书箧，坚留待雪天。"李虚己的《建茶呈学士》诗："试将梁苑雪，煎动建溪春。"雪尤其适宜用来煎茶饮用。处士将它列为末品，为什么呢？难道是认为它的性味很干燥吗？如果是认为它太冷，就错了。

雨，是阴阳相和，天地相施，水从云下，辅助天下万物生养的物质。和风便能顺雨，明云即得甘雨。《拾遗记》"香云遍润，则成香雨"，以上的都是灵雨，所以可以饮用。但是像龙在游走的雨，暴雨和霪雨，旱而冻的雨，腥臭且颜色发黑的雨，以及从屋檐上流下来的雨，都不能食用。

有潮汐的附近，必定没有佳泉，因为盐碱地浸坏了水质。天下的潮汐，惟有武林最兴盛，所以没有佳泉。然而西湖的山中却有。

扬子江是长流江，它的南面因水停滞不流通而迂回夹石形成水潭，里面的水非常清凉，特被列入首品。我曾尝试过，的确与山东的水质没有区别。然而吴淞江的水虽是最下品，却仍被列入品级，我甚是不解。

井水

井，非常清亮，是因为有清洁的泉水。通，是物所通用的意思。法，便是节，法能约束人，让人节制饮食，没有穷尽。井水的清凉得于地阴，与其他物质相通便会变成浊水，对人就不再有约束力了。因脉暗而味涩滞，所以鸿渐说："井水为下品。"井水经常被取汲，便会与空气相通而水质流活，终究不是佳品。要想保持水质，可取白色的石子放入瓮

味,亦可澄水不淆。

　　高子曰:井水美者,天下知钟泠泉矣,然而焦山一泉,余曾味过数四,不减钟泠。惠山之水,味淡而清,允为上品。吾杭之水,山泉以虎跑为最,老龙井、真珠寺二泉亦甘。北山葛仙翁井水,食之味厚。城中之水,以吴山第一泉首称,予品不若施公井、郭婆井二水清洌可茶。若湖南近二桥中水,清晨取之烹茶,妙甚,无伺他求。

汤品类〔三十二种〕

青脆梅汤

　　用青翠梅三斤十二两,生甘草末四两,炒盐一斤,生姜一斤四两,青椒三两,红干椒半两,将梅去核擘开两片。大率青梅汤家家有方,其分两亦大同小异。初造之时,香味亦同,藏至经月,便烂熟如黄梅汤耳。盖有说焉:一者青梅须在小满前采,捶碎核,去仁,不得犯手,用干木匙拨去,打拌亦然。捶碎之后,摊在筛上,令水略干。二用生甘草。三月炒盐,须待冷。四用生姜,不经水浸,擂碎。五月青椒,旋摘晾干。前件一齐炒拌,仍用木匙抄入新瓶内,止可藏十余盏汤料者,乃留些盐掺面,用双重油纸紧扎瓶口。如此,方得一脆字也。梅与姜或略犯手,切作丝亦可。

黄梅汤

　　肥大黄梅蒸熟去核,净肉一斤,炒盐三钱,干姜末一钱半,紫苏二两,甘草、檀香末随意,拌匀,置磁器中晒之,收贮,加糖点服。夏月调水更妙。

中,既能保味,又能使水澄清不浑浊。

　　高子说:井水中味美的,天下人都知道要数钟冷泉。然而焦山有一股泉水,我曾尝过四次,丝毫不逊于钟冷泉。惠山的泉水,味淡而清凉,被推为上品。杭州的水,山泉以虎跑泉最好,老龙井、真珠寺二泉也很甘美。北山的葛仙翁井水,味道很浓厚。城中的水,首推吴山第一泉,但我品尝后觉得不及施公井、郭婆井二水清冽可口。另外湖南近二桥中的水十分清凉,早晨取来烹茶味道非常好,只觉再无所求了。

汤品类〔三十二种〕

青脆梅汤

　　用青翠梅三斤十二两,生甘草末四两,炒盐一斤,生姜一斤四两,青椒三两,红干椒半两。将梅去核,掰成两片。大概制作青梅汤每家都有自己的方法,其分两也大同小异。才制成时,香味也相同,保藏几个月以后,便烂熟得像黄梅汤了。又有一种说法:一用青梅,须在小满前采摘,将核捶碎,去仁,不得与手直接接触,用干木匙拨去,打拌也可以。捶碎之后,摊在筛上,将水略略滤干。二用生甘草。三用炒盐,须冷后待用。四用生姜,不经水浸,擂碎。五用青椒,采摘后晾干。将以上的东西一起搅拌,仍用木匙将它装进新瓶里,只能够装藏十余盏汤料的,便可以留些用盐和面,用双层油纸封闭瓶口,紧紧包扎。依照此方不过是为了得一个脆字。梅与姜如果与手接触了,将它们切成丝也同样可以。

黄梅汤

　　肥大黄梅蒸熟,去核,净肉一斤　炒盐三钱　干姜末一钱半　干紫苏二两　甘草、檀香末随意,拌匀,置瓷器中晒干,收贮,加糖冲服。夏天调水更妙。

凤池汤

乌梅去仁留核一斤,甘草四两,炒盐一两,水煎成膏。

一法:各等分三味,杵为末,拌匀,实按入瓶。腊月或伏中合,半年后焙干为末,点服。或用水煎成膏亦可。

橘汤

橘一斤,去壳与中白穰膜,以皮细切,同橘肉捣碎,炒盐一两,甘草一两,生姜一两,捣汁和匀。橙子同法。曝干,密封。取以点汤服之,妙甚。

杏汤

杏仁不拘多少,煮,去皮尖,浸水中一宿。如磨绿豆粉法,挂去水,或加姜汁少许,酥蜜点。又,杏仁三两,生姜二两,炒盐一两,甘草为末一两,同捣。

茴香汤

茴香、椒皮六钱,炒盐二钱,熟芝麻半升,炒面一斤,同为末,热滚汤点服。

梅苏汤

乌梅一斤半,炒盐四两,甘草二两,紫苏叶十两,檀香半两,炒面十二两,均和点服。

天香汤

白木樨盛开时,清晨带露,用杖打下花,以布被盛之,拣去蒂萼,顿在净器内,新盆捣烂如泥,榨干甚,收起。每一斤,加甘草一两,盐梅十个,捣为饼,入磁坛封固。用沸汤点服。

凤池汤

乌梅去仁留核,一斤　甘草四两　炒盐一两,水煎成膏。

一法:取三味等分,杵为末,拌匀,紧实地按入瓶中。在腊月或伏天制作,半年后,焙干研为末。冲服,或用水煎成膏也可。

橘汤

橘一斤,去壳和中间的白穰膜,将它的皮细切,同橘肉一起捣碎　炒盐一两　甘草一两　生姜一两　捣汁和匀。橙子同法。晒干,密封。取以冲汤服用,甚妙。

杏汤

杏仁不拘多少,煮去皮尖,浸水中一宿。如磨绿豆粉法,滤去水,或加姜汁少许,用酥蜜泡服。又,杏仁三两,生姜二两,炒盐一两,将甘草研为末一两,共同捣碎。

茴香汤

茴香、椒皮六钱　炒盐二钱　熟芝麻半升　炒面一斤　同研成末,用热滚汤冲服。

梅苏汤

乌梅一斤半　炒盐四两　甘草二两　紫苏叶十两　檀香半两　炒面十二两　拌和均匀冲服。

天香汤

白桂花盛开时,趁它在清晨还带着露水,用木杖打下花,用布被装盛,拣去蒂、萼后,立即顿放在干净的器皿内,然后倒在新盆里捣烂如泥,榨干后收藏。每一斤,加甘草一两,盐梅十个,捣成饼,装入瓷坛密封。用沸汤冲服。

暗香汤

梅花将开时,清旦摘取半开花头连蒂,置磁瓶内,每一两重,用炒盐一两洒之,不可用手漉坏。以厚纸数重,密封置阴处。次年春夏取开,先置蜜少许于盏内,然后用花二三朵置于中,滚汤一泡,花头自开,如生可爱,充茶香甚。(一云蜡点花蕊阴干,如上加汤亦可。)

须问汤

东坡居士歌括云:"二钱生姜(干用),一升枣(干用,去核),二两白盐(炒黄),一两草(炙去皮)。丁香木香各半钱,酌量陈皮一处捣(去白)。煎也好,点也好,红白容颜直到老。"

杏酪汤

板杏仁用三两半,百沸汤二升浸盖,候冷即换沸汤。如是五度了,逐个挦去皮尖,入小砂盆内细研。次用好蜜一斤,于铫子内炼三沸,看滚掇起,候半冷,旋倾入杏泥,又研。如是旋添入研和匀,以之点汤服。

凤髓汤

润肺,疗咳嗽。

松子仁　胡桃肉(汤浸去皮,各用一两。)　蜜半两

上件研烂,次入蜜和匀。每用,沸汤点服。

醍醐汤

止渴生津。乌梅(一斤,捶碎,用水两大碗同熬作一碗,澄清,不犯铁器。)缩砂(二两,研末)白檀末(一钱)　麝香(一字)　蜜(三斤)

将梅水、缩砂、蜜,三件一处,于砂石器内熬之,候赤色为度。

暗香汤

梅花将开时,在清晨摘取半开的花朵,连蒂放入瓷瓶内,每装一两梅花,用炒盐一两洒在上面,不可用手将它拌坏。用厚纸数层,密封置阴凉处。次年春夏取开,先放蜜少许在盏内,然后将二三朵花放在盏中,用滚汤略泡,花头自开,如鲜活时一样可爱,充茶甚香。(又说将腊梅蕊阴干,如上加汤也可。)

须问汤

东坡居士的歌括载:"三钱生姜(干用), 一升枣(干用,去核),二两白盐(炒黄),一两草(炙烤后去皮) 。丁香、木香各半钱,酌量陈皮一处捣(除去白穰)。煎也好,点也好,红白容颜直到老。"

杏酪汤

用三两半板杏仁,加二升百沸汤浸泡,待冷后揭开盖子,便再换沸汤。如此五次后,逐个掐去皮尖,放入小砂盆内细研。再用上好的蜂蜜一斤,装入铫子内烧沸三次,等它滚烫后取出,待到半冷,立刻倒入杏泥,又研。这样反复添入研细和匀,将它冲汤服用。

凤髓汤

润肺,疗咳嗽。

松子仁、胡桃肉(汤浸后去皮,各用一两。) 蜜半两

将它们研烂,再放入蜜和匀。每次使用时,用沸汤冲服。

醍醐汤

止渴生津。

乌梅(一斤,捶碎,用水两大碗,同熬作一碗,澄清,不接触铁器) 缩砂(二两碾末) 白檀末(一钱) 麝香(一字) 蜜(三斤)

冷定,入白檀、麝香。每用一二匙点汤服。

水芝汤

通心气,益精髓。

干莲实(一斤,带皮炒极燥,捣罗为细末) 粉草(一两,微炒)

上为细末,每二钱入盐少许,沸汤点服。莲实捣罗,至黑皮如铁不可捣,则去之。世人用莲实去黑皮,多不知也。此汤夜坐过饥气乏,不欲饮食,则饮一盏,大能补虚助气。昔仙人务光子服此得道。

茉莉汤

将蜜调涂在碗中心抹匀,不令洋流。每于凌晨,采摘茉莉花三二十朵,将蜜碗盖花,取其香气熏之。午间去花,点汤甚香。

香橙汤

宽中,快气,消酒。

大橙子(二斤,去核,切作片子,连皮用) 生姜(一两,切半分片子焙干) 檀香末(半两) 甘草末(一两) 盐(三钱)

上二件,用净砂盆内碾烂如泥。次入白檀末、甘草末,并和作饼子,焙干,碾为细末。每用一钱,沸汤点服。

橄榄汤

止渴生津。百药煎(一两) 白芷(一钱) 檀香(五钱) 甘草(炙,五钱)

上件捣为细末,沸汤点服。

将梅水、缩砂、蜜,三件一起放入砂石器内熬煮,等到颜色变红就可以了。冷定后,加入白檀、麝香。每次用一二匙,冲汤服用。

水芝汤

通心气,益精髓。

干莲实(一斤,带皮炒到非常干燥,捣碎,研成细末)　粉草(一两,微炒)

将它们研为细末,每二钱入少许盐,用沸汤冲服。将莲实捣成细末,至黑皮如铁一样时,不可再捣,便将它除去。世人都食用莲实,但对于要去掉黑皮,很多人都不知道。此汤,夜坐过饥,气乏,不想吃东西,饮一盏,就能补虚助气。昔日仙人务光子服用此汤便得了道。

茉莉汤

将蜜调涂在碗中心,抹匀,不让它四处流动。每天凌晨,采摘茉莉花二三十朵,将蜜碗盖在花上,用其香气薰它。到午间将花拿去,冲汤甚香。

香橙汤

宽中,快气,消酒。

大橙子(二斤,去核,切作片子,连皮用)　生姜(一两,切半片子焙干)　檀香末(半两)　甘草末(一两)　盐(三钱)

以上二件,放入干净砂盆内碾烂如泥。再加入白檀末、甘草末,一起和作饼子,焙干,碾为细末。每次服用一钱,沸汤冲服。

橄榄汤

止渴生津。百药煎(一两)　白芷(一钱)　檀香(五钱)　甘草(炙,五钱)

将它们捣为细末,沸汤冲服。

豆蔻汤

治一切冷气,心腹胀满,胸膈痞滞,哕逆呕吐,泄泻虚滑,水谷不消,困倦少力,不思饮食。（出《局方》。）

肉豆蔻仁（一斤,面裹煨） 甘草（炒,四两） 白面（炒,一斤） 盐（炒,二两） 丁香枝梗（只用枝五钱）上为末,每服二钱,沸汤点服。食前服,妙。

解酲汤

中酒后服。

白茯苓（一钱半） 白豆蔻仁（五钱） 木香（三钱） 橘红（一钱半） 莲花青皮（一分） 泽泻（一钱） 神曲（一钱,炒黄）缩砂（三钱） 葛花（半两） 猪苓（去黑皮,一钱半） 干姜（一钱） 白术（术二钱）

上为细末和匀,每服二钱,白汤调下。但得微汗,酒疾去矣。不可多食。

木瓜汤

除湿,止渴,快气。

干木瓜（去皮净,四两） 白檀（五钱） 沉香（三钱）茴香（炒,五钱） 白豆蔻（五钱）缩砂（五钱） 粉草（一两半） 干生姜（半两）

上为极细末,每用半钱,加盐,沸汤点服。

无尘汤

水晶糖霜（二两） 梅花片脑（二分）

上将糖霜乳细罗过,入脑子再碾匀。每用一钱,沸汤点服。不可多,多则人厌也。

豆蔻汤

治一切冷气,心腹胀满,胸膈痞滞,哕逆呕吐,泄泻虚滑,水谷不消,困倦少力,不思饮食。(出自《局方》。)

肉豆蔻仁(一斤,用面裹煨) 甘草(炒,四两) 白面(炒,一斤) 盐(炒,二两) 丁香枝梗(只用枝五钱) 将它们研为末,每服二钱,沸汤冲服,食前服用,绝妙。

解酲汤

中酒后服。

白茯苓(一钱半) 白豆蔻仁(五钱) 木香(三钱) 橘红(一钱半) 莲花青皮(一分) 泽泻(一钱) 神曲(一钱,炒黄) 缩砂(三钱) 葛花(半两) 猪苓(去黑皮,一钱半) 干姜(一钱) 白术(二钱)

将上述物品研为细末和匀,每服二钱,白汤调下。只要微微出汗,便知酒已解。不可多食。

木瓜汤

除湿,止渴,快气。

干木瓜(去皮洗净,四两) 白檀(五钱) 沉香(三钱) 茴香(炒,五钱) 白豆蔻(五钱) 缩砂(五钱) 粉草(一两半) 干生姜(半两)

将它们研成非常细小的末,每次使用半钱,加盐,沸汤冲服。

无尘汤

水晶糖霜(二两) 梅花片脑(二分)

将糖霜用乳细滤过,加入脑子再碾匀。每次用一钱,沸汤冲服。不可吃得太多,太多会让人生厌。

绿云汤

（食鱼不可饮此汤。）

荆芥穗（四两）　白术（二两）　粉草（二两）

上为细末，入盐，点用。

柏叶汤

采嫩柏叶，线系垂挂一大瓮中，纸糊其口，经月取用。如未甚干，更闭之，至干，取为末，如嫩草色。不用瓮，只密室中亦可，但不及瓮中者青翠。若见风则黄矣。此汤可以代茶夜话，饮之尤醒睡。饮茶多则伤人，耗精气，害脾胃，柏叶汤甚有益。又不如新采洗净，点更为上。

三妙汤

地黄、枸杞实，各取汁一升，蜜半升，银器中同煎，如稀饧。每服一大匙，汤调、酒调皆可。实气养血，久服益人。

干荔枝汤

白糖（二斤）　大乌梅肉（五两，用汤蒸去涩水）　桂末（少许）
生姜丝（少许）　甘草（少许）

上将糖与乌梅肉等捣烂，以汤调用。

清韵汤

缩砂末（三两）　石菖蒲末（一两）　甘草末（五钱）　入盐少许，白汤点用。

橙汤

橙子（五十个）　干山药末（一两）　甘草末（一两）　白梅肉（四两）

绿云汤

（食鱼不可饮此汤）

荆芥穗（四两）　白术（二两）　粉草（二两）

以上三味研为细末，加入盐泡用。

柏叶汤

采嫩柏叶，用线系紧，垂挂在一个大瓮中，用纸封糊瓮口，一个月后取用。如果还不是很干，就又将瓮口封起来，直至干为止，取出研为细末，如嫩草色。不使用瓮，悬挂在密室中也可以，但不及瓮中的青翠。如果见风，就会发黄。晚上聊天可以代替茶，饮用后尤其醒眠。饮茶多则伤人，耗精气，害脾胃，而柏叶汤对人体非常有益，但却不如新采来洗净泡服的更好。

三妙汤

地黄、枸杞实，各取汁一升，蜜半升，在银器中同煎如稀饧状。每次服用一大匙，用汤调、酒调都可以。实气养血，久服益人。

干荔枝汤

白糖（二斤）　大乌梅肉（五两，用汤蒸去涩水）　桂末（少许）　生姜丝（少许）　甘草（少许）

将糖与乌梅肉等量捣烂，用汤调服。

清韵汤

缩砂末（三两）　石菖蒲末（一两）　甘草末（五钱）　放少许盐，用白汤冲服。

橙汤

橙子（五十个）　干山药末（一两）　甘草末（一两）　白梅肉（四两）

上捣烂，焙干，捏成饼子，白汤用。

桂花汤

桂花（焙干为末，四两） 干姜（少许） 甘草（少许）

上为末，和匀，量入盐少许，贮磁罐中，莫令出气。时常用，白汤点服。

洞庭汤

陈皮（去皮，四两） 生姜（四两）

上将姜与橘皮同腌一宿，晒干。入甘草末六钱，白梅肉三十个，炒盐五钱，和匀，沸汤点用。

木瓜汤（又方）

木瓜（十两） 生姜末（二两） 炒盐（二两） 甘草末（二两） 紫苏末（十两）上五味和匀，沸汤点用。手足酸，服之妙。

又一方：加缩砂二两为末，山药末三两，消食，化气，壮脾。

参麦汤

人参（一钱） 门冬（六分） 五味（三分）

入小罐，煎成汤服。

绿豆汤

将绿豆淘净下锅，加水，大火一滚，取汤停冷，色碧，食之解暑。如多滚则色浊，不堪食矣。

以上捣烂,焙干,捏成饼子,用白汤送服。

桂花汤

桂花(焙干研为末,四两) 干姜(少许)　甘草(少许)

将它们同研为末,和匀,放入少许盐,贮放在瓷罐中,不要让它漏气。可以经常服用,白汤冲用。

洞庭汤

陈皮(去皮,四两)　生姜(四两)

将姜与橘皮同淹一夜,晒干,放入六钱甘草末,白梅肉三十个,炒盐五钱,和匀,沸汤冲服。

木瓜汤(又方)

(又方)　木瓜(十两)　生姜末(二两)　炒盐(二两)　甘草末(二两)　紫苏末(十两)　将以上五味和匀,用沸汤冲服。如果手足发酸,服用后效果很好。

又一方:加缩砂二两研为末,山药末三两,可以消食化气壮脾。

参麦汤

人参(一钱)　门冬(六分)　五味(三分)

一同放入小罐煎成汤服。

绿豆汤

将绿豆淘净,下锅,加水,用大火烧沸,待冷取汤时。颜色青翠,食用后可解暑。如果反复沸腾颜色便会变浊,就不可口了。

熟水类〔十二种〕

稻叶熟水

采禾苗晒干,每用,滚汤入壶中,烧稻叶带焰投入,盖密。少顷,泻服香甚。

橘叶熟水

采取晒干,如上法泡用。

桂叶熟水

采取晒干,如上法泡用。

紫苏熟水

取叶,火上隔纸烘焙,不可翻动,候香收起。每用,以滚汤洗泡一次,倾去,将泡过紫苏入壶,倾入滚水。服之能宽胸导滞。

沉香熟水

用上好沉香一二小块,炉烧烟,以壶口覆炉,不令烟气旁出。烟尽,急以滚水投入壶内,盖密。泻服。

丁香熟水

用丁香一二粒,捶碎,入壶,倾上滚水。其香郁然,但少热耳。

砂仁熟水

用砂仁三五颗,甘草一二钱,碾碎入壶中,加滚汤泡上。其香可食,甚消壅隔,去胸膈郁滞。

熟水类〔十二种〕

稻叶熟水

采禾苗晒干,每次使用时先将壶中的水烧开,然后烧稻叶,带着火焰投入水中,用盖子盖紧。一会儿就可倒出来服用,很香。

橘叶熟水

采来晒干,如上法泡用。

桂叶熟水

采来晒干,如上法泡用。

紫苏熟水

采叶,在火上隔纸烘焙,不能翻动,等到发香才收起。每次服用,先用滚汤洗泡一次,倒掉水,再将泡过的紫苏放入壶中,注入滚水。服用后能宽胸导滞。

沉香熟水

用上好的沉香一二小块,在炉上烧烟,用壶口覆盖住火炉,不让烟气从旁边冒出。等到烟尽,急以滚水投入壶内,盖密,然后倒出服用。

丁香熟水

用丁香一二粒,捶碎,放入壶中,倾注滚水。其香气馥郁,只是微微有一点热。

砂仁熟水

用砂仁三五颗,甘草一二钱,碾碎后放入壶中,加滚汤泡,香美可食,善于消除壅隔,去胸膈滞气。

花香熟水

采茉莉、玫瑰,摘半开蕊头,用滚汤一碗,停冷,将花蕊浸水中,盖碗密封。次早用时,去花,先装滚汤一壶,入浸花水一二小盏,则壶汤皆香霭可服。

檀香熟水

如沉香熟水方法。

豆蔻熟水

用豆蔻一钱,甘草三钱,石菖蒲五分,为细片,入净瓦壶,浇以滚水,食之如味浓,再加热水可用。

桂浆

官桂(一两,为末) 白蜜(二碗)

先将水二斗煮作一斗多,入磁坛中,候冷,入桂、蜜二物,搅三百余遍。初用油纸一层,外加绵纸数层,密封坛口五七日,其水可服。或以木楔坛口密封,置井中三五日,冰凉可口。每服一二杯,祛暑解烦,去热生凉,百病不作。

香橼汤

用大香橼不拘多少,以二十个为规,切开,将内瓤以竹刀刮出,去囊袋并筋收起。将皮刮去白,细细切碎,笊篱热滚汤中焯一二次,榨干收起,入前瓤内。加炒盐四两,甘草末一两,檀香末三钱,沉香末一钱,不用亦可,白豆仁末二钱和匀,用瓶密封,可久藏。每用以箸挑一二匙,冲白滚汤服。胸膈胀满、膨气,醒酒化食,导痰开郁,妙不可言。不可多服,恐伤元气。

花香熟水

采茉莉、玫瑰半开的蕊头,用滚汤一碗,待冷,将花蕊浸入水中,盖碗密封。次日早晨食用时,拿去花,先装滚汤一壶,再加入浸花水一二小盏,则整壶汤都香气弥漫,服用可口。

檀香熟水

如沉香熟水方法。

豆蔻熟水

用豆蔻一钱,甘草三钱,石菖蒲五分,研为细片,装入干净的瓦壶,将滚水浇在上面后食用。如果味太浓,可再加热水食用。

桂浆

官桂(一两,研为末) 白蜜(二碗)

先将水二斗煮作一斗多,倒入瓷坛中,待冷后,放入桂、蜜二物,搅拌二百多遍。先用油纸一层,外加绵纸数层,再密封坛口五至七日,其水可以服用。或用木楔密封坛口,置于井中三五日,便会冰凉可口。每次服用一二杯。可祛暑解烦,去热生凉,百病不生。

香橼汤

用大香橼不拘多少,以二十个为准,切开,将内瓤用竹刀刮去,用囊袋盛装并用橡筋扎紧收起。将皮刮去白,细细切碎,放入筅篱中在热滚汤中煮一二次,榨干后收起,放入前瓤内,加炒盐四两,甘草末一两,檀香末三钱,沉香末一钱,不用也可以,加白蔻仁末二钱和匀,用瓶密封,可长久藏用。每次使用时用筷子挑一二匙,放入白开水中冲服。可治胸膈胀满、膨气,醒酒化食,导痰开郁,妙不可言。不可多服,恐伤元气。

粥糜类〔四十种〕

芡实粥

用芡实去壳三合,新者研成膏,陈者作粉,和粳米三合,煮粥食之。益精气,强智力,聪耳目。

莲子粥

用莲肉一两,去皮煮烂细捣,入糯米三合,煮粥食之。治同上。

竹叶粥

用竹叶五十片,石膏二两,水三碗煎至二碗。澄清去渣,入米三合煮粥,入白糖一二匙食之。治膈上风热,头目赤。

蔓菁粥

用蔓菁子二合,研碎,入水二大碗,绞出清汁,入米三合煮粥。治小便不利。

牛乳粥

用真生牛乳一钟,先用粳米作粥,煮半熟,去少汤,入牛乳,待煮熟盛碗,再加酥一匙食之。

甘蔗粥

用甘蔗榨浆三碗,入米四合煮粥,空心食之。治咳嗽虚热,口燥,涕浓,舌干。

粥糜类〔四十种〕

芡实粥

用芡实去壳三合,将新鲜的研成膏,陈旧的制成粉,和粳米三合煮粥食用,能益精气,强智力,聪耳目。

莲子粥

用莲肉一两,去皮,煮烂捣细,加入三合糯米煮粥,食用,功效同上。

竹叶粥

用竹叶五十片,石膏二两,水三碗,煎至二碗,澄清,去渣,加入三合米,煮粥,再加白糖一二匙食用。治膈上风热,头目赤。

蔓菁粥

用蔓菁子二合,研碎,加入水二大碗,绞出清汁,再加米三合煮粥。治小便不利。

牛乳粥

用真生牛乳一盏,先用粳米作粥,煮到半熟时,倒掉一些汤,加入牛乳,待煮熟后盛在碗中,再加酥一匙食用。

甘蔗粥

用甘蔗榨浆三碗,加入四合米,煮粥,空腹食用。治咳嗽虚热,口燥,涕浓,舌干。

山药粥

用羊肉四两烂捣,入山药末一合,加盐少许,粳米三合,煮粥食之。治虚劳骨蒸。

枸杞粥

用甘州枸杞一合,入米三合,煮粥食之。

紫苏粥

用紫苏研末,入水取汁。煮粥将熟,量加苏子汁,搅匀食之。治老人脚气。(须用家苏方妙。)

地黄粥

十月内生新地黄十余斤,捣汁,每汁一斤,入白蜜四两,熬成膏,收贮封好。每煮粥三合,入地黄膏三二钱,酥油少许。食之滋阴润肺。

胡麻粥

用胡麻去皮,蒸熟,更炒令香。用米三合,淘净,入胡麻二合研汁同煮,粥熟加酥食之。

山栗粥

用栗子煮熟,揉作粉,入米煮粥食之。

菊苗粥

用甘菊新长嫩头丛生叶,摘来洗净,细切,入盐,同米煮粥食之,清目宁心。

山药粥

用羊肉四两捣烂,加入一合山药末,盐少许,粳米三合,煮粥食用。治虚劳骨蒸。

枸杞粥

用甘肃枸杞一合,加入三合米,煮粥食用。

紫苏粥

将紫苏研成末,加水取汁,煮到粥快要熟时,依量加苏子汁,搅匀食用。治老人脚气。(须用家苏才妙。)

地黄粥

在十月里,用生的新鲜的地黄十余斤,捣汁,每取汁一斤,便加白蜜四两,熬成膏,封好收贮。每次煮三合粥,便加地黄膏二三钱,酥油少许,食用后能滋阴润肺。

胡麻粥

将胡麻去皮蒸熟,再炒香。用三合米,淘净,放入二合胡麻,研汁同煮,粥熟后,加酥食用。

山栗粥

将栗子煮熟,揉成粉,加米煮粥食用。

菊苗粥

将甘菊新长的嫩头丛生叶,摘来洗净,细切后加盐,同米煮粥,食后可清目宁心。

杞叶粥

用枸杞子新嫩叶,如上煮粥,亦妙。

薏苡粥

用薏仁淘净,对配白米煮粥,入白糖一二匙食之。

沙谷米粥

用沙谷米拣净,水略淘,滚水内下,一滚即起,庶免作糊。治下痢甚验。

芜蒌粥

用砂罐先煮赤豆烂熟,候煮米粥少沸,倾赤豆同粥再煮食之。

梅粥

收落梅花瓣,净,用雪水煮粥,候粥熟,下梅瓣,一滚即起,食之。

荼蘼粥

采荼蘼花片,用甘草汤焯过,候粥熟同煮。又采木香花嫩叶,就甘草汤焯过,以油盐姜酰为菜。二味清芬,真仙供也。

河衹粥

用海蜇煮烂,去骨细拆,候粥熟同煮,搅匀食之。

山药粥

用淮山药为末,四六分配米煮粥食之,甚补下元。

杞叶粥

将枸杞子的新鲜嫩叶,如上法煮粥,也很妙。

薏苡粥

将薏仁淘净,配等量的白米煮粥,加入白糖一二匙食用。

沙谷米粥

将沙谷米拣洗干净,用水略微淘洗,放入滚水内,水沸腾便起锅,以免煮成糊状。治下痢十分灵验。

芜蒌粥

用砂罐先将赤豆煮得烂熟,然后煮米粥,稍微沸腾几次后,倒入赤豆同粥再煮食用。

梅粥

收取落下的梅花瓣,洗干净,用雪水煮粥,等到粥熟,下入梅瓣,一烧开便起锅食用。

荼蘼粥

采荼蘼花片,用甘草汤略微煮一下,等到粥熟后再同煮。又采木香花的嫩叶,和甘草汤煮一下,用油盐姜醋拌和为菜。二味清芬,真是供奉神仙的食品。

河祇粥

将干腊海味煮烂,去骨细拆,等到粥熟后,同煮,搅匀食用。

山药粥

将淮山药研为末,按四六的比例加水煮粥,食后很补下元。

羊肾粥

枸杞叶半斤,米三合,羊肾两个碎切,葱头五个,干者亦可。同煮粥,加些盐味食之,大治腰脚疼痛。

麋角粥

用煮过胶的麋角霜作细末,每粥一盏,入末一钱,盐少许食之,治人下元虚弱。

鹿肾粥

用鹿肾二个,去脂膜,切细,入少盐,先煮烂,入米三合煮粥,治气虚耳聋。一方,加苁蓉一两,酒洗去皮,同肾入粥煮,亦妙。

猪肾粥

用人参二分,葱白些少,防风一分,俱捣作末,同粳米三合,入锅煮半熟。将猪肾一对去膜,预切薄片,淡盐腌顷刻,放粥锅中,投入再莫搅动,慢火更煮良久。食之能治耳聋。

羊肉粥

用烂羊肉四两,细切,加人参末一钱,白茯苓末一钱,大枣二个,切细黄芪五分,入粳米三合,入好盐三二分,煮粥食之,治羸弱,壮阳。

扁豆粥

白扁豆半斤,人参二钱,作细片,用水煎汁,下米作粥食之,益精力,治小儿霍乱。

羊肾粥

枸杞叶半斤,米三合,羊肾两个切碎,葱头五个,干的也可以。同煮粥,加些盐味,食后大治腰脚疼痛。

麋角粥

将煮过胶的麋角霜研成细末,每一盏粥,加入细末一钱,盐少许。食后治人下元虚弱。

鹿肾粥

用鹿肾二个,去脂膜,切细,加入少许盐,先煮烂,再加入米三合煮粥,食后能治气虚耳聋。又方:加苁蓉一两,用酒洗去皮,同肾入粥煮,也很妙。

猪肾粥

用人参二分,葱白少许,防风一分,一同捣成末,同三合粳米,入锅煮至半熟。将猪肾一对,去膜,切成薄片,用淡盐腌片刻,将粥倒入锅中,投入肾片不再搅动,慢火再煨煮多时,食后能治耳聋。

羊肉粥

用烂羊肉四两,切细,加人参末一钱,白伏苓末一钱,大枣二个,切细,黄芪五分,再加入粳米三合,洒入精盐二三分煮粥,食后治羸弱,壮阳。

扁豆粥

白扁豆半斤,人参二钱,切成细片,用水煎汁,下米煮成粥,食后益精力。又治小儿霍乱。

茯苓粥

茯苓为末,净一两,粳米二合,先煮粥熟,下茯苓末同煮起食,治欲睡不得睡。

苏麻粥

真紫苏子、大麻子各五钱,水洗净,微炒香,同研如泥,取汁,将二子汁化汤煮粥。治老人诸虚结久,风秘不解,壅聚膈中,腹胀恶心。

竹沥粥

如常煮粥,以竹沥下半瓯食之,能治痰火。

门冬粥

麦门冬生者洗净,绞汁一盏,白米二合,薏苡仁一合,生地黄绞汁二合,生姜汁半盏。先将苡仁、白米煮熟,后下三味汁,煮成稀粥。治翻胃呕逆。

萝卜粥

用不辣大萝卜,入盐煮熟,切碎如豆,入粥将起,一滚而食。

百合粥

生百合一升切碎,同蜜一两窨熟,煮粥将起,入百合三合同煮,食之妙甚。

仙人粥

(何首乌,赤者为雄,白者为雌,大者为佳。)

采大者,不可犯铁,竹刀刮去皮,切成片收起。每用五钱,砂罐煮烂,下白米三合煮粥。

茯苓粥

将茯苓研为末，净重一两，粳米二合，先把粥煮熟，再下茯苓末同煮后一起食用，治想睡不得睡。

苏麻粥

真紫苏子、大麻子各五钱，用水洗净，微微炒香，同水研如泥，取汁，将二子汁化汤煮粥。治老人各种虚结久，风秘不解，壅聚膈中，腹胀恶心。

竹沥粥

如平常一样煮粥，再下半瓯竹沥食用，能治痰火。

门冬粥

麦门冬，将新鲜的洗净，绞汁一盏，白米二合，薏苡仁一合，生地黄绞汁二合，生姜汁半盏。先将苡仁、白米煮熟后，再下三味汁，煮成稀粥。治翻胃呕逆。

萝卜粥

用不辛辣的大萝卜，加入盐煮熟，切成豆子一样大，在粥即将起锅时才放入，稍微烫一下便可食用。

百合粥

生百合一升，切碎，同蜜一两窨藏，等熟后再煮粥，将起锅时，放入百合三合同煮，味道很好。

仙人粥

（何首乌，赤者为雄，白者为雌。大者为佳）　采大的，不可与铁器接触，用竹刀刮去皮，切成片收起。每次用五钱，用砂罐煮烂，下白米三合煮粥。

山茱萸粥〔作面也可〕

采去皮,捣研为泥粉。每用一盏,入蜜二匙,同炒令凝,揉同粥搅食。

乳粥

用肥人乳,候煮粥半熟,去汤,下入乳汁代汤,煮熟置碗中,加酥油一二钱旋搅,甘美,大补元气。无酥亦可。

枸杞子粥

用生者研如泥,干者为末。每粥一瓯,加子末半盏,白蜜一二匙,和匀,食之大益。

肉米粥

用白米先煮成软饭。将鸡汁,或肉汁,虾汁汤调和清过。用熟肉碎切如豆,再加茭笋、香蕈,或松穰等物,细切,同饭下汤内,一滚即起,入供。以咸菜为过,味甚佳。

绿豆粥

用绿豆淘净,下汤锅多水煮烂。次下米,以紧火同熬成粥,候冷食之,甚宜夏月。适可而止,不宜多吃。

口数粥

十二月二十五日夜,用赤小豆煮粥,同绿豆法。一家大小分食,若外出夜回者,亦留与吃,谓之口数粥,能除瘟疫,辟厉鬼。(出《田家五行》)。

山茱萸粥〔作面也可〕

采来，去皮捣烂，研为泥粉。每次用一盏，加入蜜二匙同炒至凝结，再揉碎，同粥搅拌后食用。

乳粥

用肥胖人的乳汁，等到粥煮至半熟时，滤去汤，倒入人乳汁代替汤，将粥煮熟置于碗中，加酥油一二钱搅拌，味道十分甘美，可大补人的元气。没有酥油也可以。

枸杞子粥

将生的枸杞子研如泥，干的研为末。每一瓯粥，加枸杞子末半盏，白蜜一二匙，和匀，食后对人体非常有益。

肉米粥

把白米先煮成软饭，将鸡汁或肉汁、虾汁作成汤，调和澄清，把熟肉切成豆子大小，再加入茭笋、香芃或松穰等物，细切，同饭一起放入汤内，汤沸腾便立即起锅，入供。用咸菜拌吃，味甚佳。

绿豆粥

将绿豆淘净，放入汤锅中，多加些水将它煮烂。再下米，用大火熬成粥，等到冷后才食用，夏天非常适宜吃它。但也要适可而止，不宜多吃。

口数粥

十二月二十五日夜，用赤豆煮粥，同绿豆法。全家人，大小分食，如果外出很晚才回家的人也应该留一些给他们吃，故被称为口数粥。能除瘟疫，辟疠鬼。（此方出自《田家五行》。）

果实粉面类〔十八种〕

藕粉

　　法取粗藕，不限多少，洗净切断，浸三日夜，每日换水，看灼然洁净，漉出捣如泥浆，以布绞净汁，又将藕渣捣细，又绞汁尽，滤出恶物。以清水少和搅之，然后澄去清水，下即好粉。

鸡头粉

　　取新者，晒干，去壳，捣之成粉。

栗子粉

　　取山栗切片，晒干，磨成细粉。

菱角粉

　　去皮，如治藕法取粉。

姜粉

　　以生姜研烂绞汁澄粉，用以和羹。

葛粉

　　去皮，如上法取粉。开胃，止烦渴。

茯苓粉

　　取苓切片，以水浸去赤汁，又换水浸一日，如上法取粉。拌米煮粥，补益最佳。

果实粉面类(十八种)
藕粉
挖取一些粗藕,不限多少,洗净截断,浸三天三夜,每日换水,见到灼然洁净时,才将它滤出,捣如泥浆,用布将汁全部绞出。又将藕渣捣细,再将汁绞尽,滤出污秽的东西,用清水少许搅和,然后澄清,沉淀下来的即是上好的藕粉。

鸡头粉
取新鲜的鸡头晒干,去壳,捣成粉。

栗子粉
取山栗切片晒干,磨成细粉。

菱角粉
去皮,如制藕法取粉。

姜粉
将生姜研烂绞汁,沉淀出姜粉,用来和羹。

葛粉
去皮,如上法取粉。可开胃,止烦渴。

茯苓粉
茯苓切片,以水浸去赤汁,又换水浸一日,如上法取粉。拌米煮粥,补益最佳。

松柏粉

取叶,在带露时采之。经隔一宿,则无粉也。取嫩叶捣汁澄粉,如嫩草郁葱可爱。

百合粉

取新者,捣汁,如上法取粉。干者可磨作粉。

山药粉

取新者,如上法,干者可磨作粉。

蕨粉

作饼食之甚妙。有治成货者。

莲子粉

干者可磨作粉。

芋粉

取白芋,如前法作粉。紫者不用。

蒺藜粉

臼中捣去刺皮,如上法取粉。轻身去风。

栝蒌粉

去皮,如上法取粉。

松柏粉

取叶,在带露时采摘,因经过一夜,就没有粉了。将嫩叶捣汁澄粉,如嫩草郁葱一般可爱。

百合粉

取新鲜的捣汁,如上法取粉,干的可磨作粉。

山药粉

取新鲜的,如上法,干的可磨作粉。

蕨粉

作饼食用,甚妙,可制为存货。

莲子粉

干的,可磨作粉。

芋粉

取白芋,如前法作粉。紫色的不用。

蒺藜粉

在木臼中捣去刺皮,如上法取粉。可轻身去风。

栝蒌粉

去皮,如上法取粉。

茱萸面

取粉如上法。

山药拨鱼

白面一斤,好豆粉四两,水搅如调糊。将煮熟山药研烂,同面一并调稠。用匙逐条拨入滚汤锅内,如鱼片,候熟以肉汁食之。无汁,面内加白糖可吃。

百合面

用百合捣为粉,和面搜为饼。为面食亦可。

以上诸粉,不惟取为笼造,凡煮粥俱可配煮。凡和面,用黑豆汁和之,再无面毒之害。

脯鲊类〔五十种〕

千里脯

牛羊猪肉皆可,精者一斤,浓酒二盏,淡醋一盏,白盐四钱,冬三钱,茴香、花椒末一钱,拌一宿,文武火煮,令汁干,晒之。妙绝,可安一月。

肉鲊〔名柳叶鲊〕

精肉一斤,去筋,盐一两,入炒米粉些少,多要酸。肉皮三斤,滚水焯,切薄丝片,同精肉切细拌,用箬包,每饼四两重。冬天灰火焙三日用,盖上留一小孔。夏天一周时可吃。

茱萸面

取粉如上法。

山药拨鱼

白面一斤，上好的豆粉四两，用水搅调成糊状，将煮熟的山药研烂，同面一并调稠。用匙将鱼片逐条拨入滚汤锅内，等到熟后，用肉汁拌吃。如果没有肉汁，在面内加白糖也可以。

百合面

将百合捣成粉，和面搅拌，制成饼。当成面食，也可以。

以上各种粉，并不单单是做成蒸制的食品，煮粥都可以搭配煮食。凡是和面，加入黑豆汁拌和，就再无面毒之害了。

脯鲊类〔五十种〕

千里脯

牛羊猪肉皆可，精肉一斤，浓酒二盏，淡醋一盏，白盐四钱，冬天用三钱，茴香花椒末一钱，拌和后经过一夜，用文武火间煮，把汁滤干，然后用太阳晒，妙绝。可存放一个月。

肉鲊〔名柳叶鲊〕

精肉一斤，去筋，盐一两，放入炒米粉少许，多放些醋。肉皮三斤，在滚水里略煮一下，切成薄丝片，同精肉切细拌和，用箬叶包，每个饼四两重。冬天用灰火焙三日方可食用，盖上留一个小孔。夏天过一周后可吃。

捶脯

新宰圈猪带热精肉一斤,切作四五块,炒盐半两,擩入肉中,直待筋脉不收,日晒半干,量用好酒和水,并花椒、莳萝、橘皮,慢火煮干,碎捶。

火肉

以圈猪方杀下,只取四只精腿,乘热用盐。每一斤肉盐一两,从皮擦入肉内,令如绵软。以石压竹栅上,置缸内二十日,次第三番五次,用稻柴灰一重间一重迭起,用稻草烟熏一日一夜,挂有烟处。初夏,水中浸一日夜,净洗,仍前挂之。

腊肉

肥嫩獖猪肉十斤,切作二十段,盐八两,酒二斤,调匀,猛力擩入肉中,令如绵软。大石压去水,晾十分干,以剩下所腌酒调糟涂肉上,以篾穿挂通风处。又法:肉十斤,先以盐二十两,煎汤澄清取汁,置肉汁中。二十日取出,挂通风处。一法:夏月盐肉,炒盐擦入匀,腌一宿挂起。见有水痕,便用大石压去水干,挂风中。

炙鱼

鲞鱼新出水者,治净,炭上十分炙干收藏。

一法:以鲞鱼去头尾,切作段,用油炙熟,每段用箬间盛瓦罐内,泥封。

水腌鱼

腊中,鲤鱼切大块,拭干,一斤用炒盐四两擦过,腌一宿,洗净晾干。再用盐二两,糟一斤拌匀,入瓮,纸箬泥封涂。

捶脯

新宰杀圈猪，取带热气的精肉一斤，切作四五块，炒盐半两，捏入肉中，直至筋脉不收时方止，晒到半干，再用好酒和水，并花椒、小茴香、橘皮用慢火煮开，捶碎。

火肉

用刚宰杀的圈猪，只取四只精腿，乘热用盐，每一斤肉用盐一两，从皮擦入肉内，令猪肉绵软。以石将它压在竹栅上，置于缸内二十日，定时翻三五次，用稻柴灰，一层间隔一层叠起，用稻草烟熏一日一夜，再挂在有烟的地方。到了初夏，将肉放在水中浸一日一夜，洗净，仍像前面一样悬挂。

腊肉

肥嫩的公猪肉十斤，切作二十段，盐八两，酒二斤，调匀，猛力按入肉中，令肉绵软。用大石压去水，晾晒得十分干。用剩下的腌过肉的酒调糟，涂在肉上，用篾穿肉，然后将它挂在通风处。又法：肉十斤，先以盐二十两，煎汤澄清取汁，将肉放置汁水中，二十日后取出，挂通风处。又一法：夏天盐肉，将炒盐擦入肉中，和匀，腌一夜挂起，见有水痕，便用大石压去水，令干，挂风中。

炙鱼

新出水的鲥鱼，制净，放在炭上炙得十分干后再收藏。一法：把鲥鱼去掉头尾，切作段，用油炙熟。每段用箬叶间隔，盛装在瓦罐内，用泥密封。

水腌鱼

腊月间的鲤鱼，切成大块，拭干，一斤，用炒盐四两擦过，腌一夜，洗净，晾晒干。再用盐二两，糟一斤，拌匀入瓮，然后用纸箬泥封涂。

蟹生

用生蟹剁碎,以麻油先熬熟,冷,并草果、茴香、砂仁、花椒末、水姜、胡椒,俱为末,再加葱、盐、醋,共十味,入蟹内拌匀,实时可食。

鱼鲊

鲤鱼、青鱼、鲈鱼、鲟鱼皆可造。治去鳞肠,旧筅帚缓刷去脂腻腥血,令十分净,挂当风处一二日,切作小方块。每十斤用生盐一斤,夏月一斤四两,拌匀,腌器内。冬二十日,春秋减之。布裹石压,令水十分干,不滑不韧。用川椒皮二两,莳萝、茴香、砂仁、红豆各半两,甘草少许,皆为粗末,淘净白粳米七八合炊饭,生麻油一斤半,纯白葱丝一斤,红曲一合半,捶碎。以上俱拌匀,磁器或水桶按十分实,荷叶盖竹片扦定,更以小石压在上,候其自熟。春秋最宜造,冬天预腌下作坯可留。临用时旋将料物打拌。此都中造法也。鲞鱼同法,但要干方好。

肉鲊

生烧猪羊腿,精批作片,以刀背匀捶三两次,切作块子,沸汤随漉出,用布内扭干。每一斤入好醋一盏,盐四钱,椒油、草果、砂仁各少许。供馔亦珍美。

大爁肉

肥嫩在圈猪约四十斤者,只取前腿,去其脂,剔其骨,去其拖肚净。取肉一块,切成四五斤块,又切作十字,为四方块。白水煮七八分熟,捞起停冷,搭精肥切作片子,厚一指。净去其浮油,水用少许,厚汁放锅内,先下爁料,次下肉,又次淘下酱水,又次下原汁烧滚,又次下末子细爁料在肉上,又次下红曲末,以肉汁解薄,倾在肉

蟹生

将生蟹剁碎,加麻油先熬熟,冷后,同草果、茴香、砂仁、花椒末、水姜、胡椒一起研成末,再加葱、盐、醋,共十味,入蟹内拌匀,即时可食。

鱼鲊

鲤鱼、青鱼、鲈鱼、鲟鱼都可制作。除去鱼鳞和肠子,用旧笤帚慢慢刷去脂腻腥血,洗得非常干净后,挂在当风处一二日后,将鱼切作小方块。每十斤鱼用生盐一斤,在夏天则用盐一斤四两,拌匀,腌在器皿内,冬天腌制二十日,在春秋减少。用布裹石压,令水十分干,并且不滑不韧。用川椒皮二两,小茴香、茴香、砂仁、红豆各半两,甘草少许,都研为粗末,淘洗干净的白粳米七八合煮成饭,生麻油一斤半,纯白葱丝一斤,红曲一合半,捶碎。将以上的东西放在一起拌匀,然后放在瓷器或木桶里按得十分紧实,用荷叶盖上,竹片扦定,再用小石压在上面,等肉自熟。在春秋天最宜制作,在冬天可预先腌下作坯料保留。临用时,旋将料物打拌。这些都是适宜制作的方法。鲚鱼同法,但要干的才好。

肉鲊

生烧猪羊腿,精批作片,以刀背匀捶三两次,切作块,在沸汤里滤一下,然后放在布内扭干。每一斤放入好醋一盏,盐四钱,椒油、草果、砂仁各少许,也十分珍美。

大爊肉

约重四十斤的肥嫩的圈猪,只取前腿,去其脂,剔其骨,去其蹄子。取肉一块,切成四五斤重的一块,又切作十字,为四方块,加白水煮至七八分熟,捞起停冷,搭精肥肉切作片,厚约一指。洗去其浮油,用水少许,厚汁放入锅内,先下爊料,再下肉,依次淘下酱水,下原汁烧滚,下末子细爊料在肉上,下红曲末,将肉汁打去上面的浮沫,然后倾在肉上,用文武火烧滚,令沸。直至肉料上下都成红色,方下宿汁,略下盐,去酱

上，文武火烧滚令沸，直至肉料上下皆红色，方下宿汁。略下盐，去酱板，次下虾汁，掠去浮油，以汁清为度。调和得所，顿热用之。其肉与汁，再不下锅。

豉汁鹅同法，但不用红曲，加些豆豉擂在汁内。

捉清汁法：以原去浮油，用生虾和酱捣在汁内，一边烧火，使锅中一边滚起泛来，掠去之。如无虾汁，以猪肝擂碎，和水倾入代之。三四次下虾汁，方无一点浮油为度。

留宿汁法：宿汁，每日煎一滚，停倾少时，定清方好。如不用，入锡器内，或瓦罐内，封盖，挂井中。

用红曲法：每曲一酒盏许，隔宿酒浸令酥，研如泥，以肉汁解薄下。

粗爊料方：用官桂、白芷、良姜等分，不切完用。

细爊料方：甘草多用，官桂、白芷、良姜、桂花、檀香、藿香、细辛、甘松、花椒、缩砂、红豆、杏仁等分，为细末用。

凡肉汁要十分清，不见浮油方妙。肉却不要干枯。

带冻盐醋鱼

鲜鲤鱼切作小块，盐腌过酱，煮熟收起。却下鱼鳞及荆芥同煎滚，去渣，候汁稠，调和滋味得所。锡器密盛井中，或水上，用浓姜醋浇。

瓜齑

酱瓜、生姜、葱白、淡笋干或茭白、虾米、鸡胸肉，各等分，切作长条丝儿，香油炒过供之。

水鸡干

治净大水鸡，汤中煮浮即捞起，以石压之，令十分干，收。

板,再下虾汁,擦去浮油,以汁清为止。调和得所,顿热使用。其肉和汁,不再下锅。

　　豉汁鹅同法,但不用红曲,加些豆豉,擂在汁内。
　　捉清汁法:以原汁去浮油,用生虾和酱捣在汁内,一边烧火,一边使锅中沸腾泛沫,然后将泡沫掠去。如无虾汁,可把猪肝擂碎,和水倾入。三四次后才下虾汁,等到没有一点浮油为止。
　　留宿汁法:将宿汁每日煎滚二次,冷一会儿,沉淀清后方好。如果不用,就放入锡器内或瓦罐内,封盖后挂在井中。
　　用红曲法:每曲用一盏酒左右,隔宿用酒浸令酥,研如泥,将肉汁上面的浮沫打去后倒入。
　　粗燂料方:用官桂、白芷、良姜等分,不切,完整地使用。
　　细燂料方:甘草用多,官桂、白芷、良姜、桂花、檀香、藿香、细辛、甘松、花椒、缩砂、红豆、杏仁等分,研成细末使用。
　　凡肉汁要十分清,不见浮油方妙。但是肉却不要干枯的。

带冻盐醋鱼

　　鲜鲤鱼切作小块,用盐腌过,加酱煮熟收起,刮下鱼鳞同荆芥一同煎滚,去渣。等到汁稠时,调和滋味合适,用锡器密盛,置井中或水上,用浓姜醋浇。

瓜齑

　　酱瓜、生姜、葱白、淡笋干或茭白、虾米、鸡胸肉,各等分,切作长条丝儿,加香油炒过供食用。

水鸡干

　　制净大水鸡,在汤中煮浮,立即捞起,用石头压,等它十分干后再收藏。

算条巴子

猪肉精肥各另切作三寸长条,如算子样,以砂糖、花椒末、缩砂末,调和得所,拌匀,晒干蒸熟。

臊子蛤蜊

用猪肉,精肥相半,切作小骰子块,和些酒,煮半熟,入酱。次下花椒、砂仁、葱白、盐、醋,和匀。再下绿豆粉,或面,水调下锅内作腻,一滚盛起。以蛤蜊先用水煮去壳,排在汤鼓子内,以臊子肉浇供。新韭、胡葱、菜心、猪腰子、笋、茭白同法。

炉焙鸡

用鸡一只,水煮八分熟,剁作小块。锅内放油少许,烧热,放鸡在内略炒,以旋子或碗盖定,烧极热,醋酒相半,入盐少许烹之,候干再烹。如此数次,候十分酥熟,取用。

蒸鲥鱼

鲥鱼去肠,不去鳞,用布拭去血水,放荡锣内。以花椒、砂仁、酱擂碎,水洒葱拌匀其味和蒸,去鳞供食。

酥骨鱼

大鲫鱼治净,用酱水、酒少许,紫苏叶大撮,甘草些少,煮半日,候熟供食。

川猪头

猪头先以水煮熟,切作条子,用砂糖、花椒、砂仁、酱拌匀。重汤蒸顿煮烂,剔骨扎缚作一块。大石压实,作膏糟食。

算条巴子

猪肉,精肥各切作三寸长的条子,像算子一样,以砂糖、花椒末、缩砂末调和得法,拌匀晒干,蒸熟。

臊子蛤蜊

用猪肉,肥精各一半,切作小骰子块,和些酒煮至半熟,放入酱;然后下花椒、砂仁、葱白、盐、醋和匀;再下绿豆粉或面,用水调下锅,作成腻子,水一开便盛起。把蛤蜊先用水煮去壳,排在汤鼓子内,再将臊子肉浇在上面。新韭、胡葱、菜心、猪腰子、笋、茭白同法。

炉焙鸡

用鸡一只,水煮至八分熟,剁作小块。在锅内放油少许,烧热,放鸡在内,略炒,用旋子或碗盖定,烧得极热时,加入醋酒各一半,盐少许烹煮,等干后再烹。如此数次,等到十分酥熟,方才取用。

蒸鲥鱼

把鲥鱼去肠,不去鳞,用布拭去血水,放在锣锅内。把花椒、砂仁、酱擂碎,水酒、葱,拌匀味道,上锅蒸,去鳞后食用。

酥骨鱼

大鲫鱼制净,用酱、水酒少许,紫苏叶一大撮,甘草少许,煮半日,候热供食。

川猪头

猪头,先用水煮熟,切作长条子,用砂糖、花椒、砂仁、酱拌匀。重汤蒸嫩煮烂,剔骨,扎缚作一块,用大石压实,作成膏糟食用。

酿肚子

用猪肚一个,治净,酿入石莲肉,洗擦苦皮十分净白,糯米淘净,与莲肉对半,实装肚子内,用线扎紧煮熟,压实候冷切片。(煮熟肚子,将纸铺地放上,用好醋喷肚,用钵盖上,少顷取食,如此肚肉皆可食。)

夏月腌肉法

用炒过热盐擦肉令软匀,下缸内石压一夜,挂起。见水痕,即以大石压干,挂当风处,不败。

腌猪舌牛舌法

每舌一斤用盐八钱,一方用五钱,好酒一碗,川椒、莳萝、茴香、麻油少许,细切葱白,腌五日,翻三四次,索穿挂当风处阴干,纸装盛藏煮用。

风鱼法

用青鱼、鲤鱼,破去肠胃。每斤用盐四五钱,腌七日取起,洗净拭干。鳃下切一刀,将川椒、茴香,加炒盐,擦入鳃内并腹外里,以纸包裹,外用麻皮扎成一个,挂于当风之处。腹内入料多些方妙。

肉生法

用精肉切细薄片子,酱油洗净,入火烧红锅爆炒,去血水微白即好。取出切成丝,再加酱瓜、糟萝卜、大蒜、砂仁、草果、花椒、橘丝、香油,拌炒肉丝。临食加醋和匀,食之甚美。

酿肚子

用猪肚一个,制净,酿入石莲肉,洗擦掉苦皮使它十分净白,再将糯米淘净,与莲肉对半,填满猪肚,用线扎紧,煮熟压实,候冷切片。(煮熟肚子,将纸铺地放上,用好醋喷肚,盖上钵,一会儿后取食,其肚肉都很厚实可食。)

夏月腌肉法

用炒过的热盐擦肉,让它软匀,下缸内,用石压一夜,挂起。如见水痕,即以大石压干,挂在当风处便不会腐败。

腌猪舌牛舌法

每舌一斤,用盐八钱,另一方用五钱,好酒一碗,川椒、小茴香、茴香、麻油少许,切细葱白,腌五日,翻三四次,用绳索穿起,挂当风处阴干,用纸包装盛放收藏,煮熟食用。

风鱼法

用青鱼、鲤鱼,破开鱼肚去除肠胃。每斤鱼用四五钱盐,腌制七日取起,洗净擦干。鱼鳃下切一刀,将川椒、茴香加炒盐,擦入鳃内并裹在鱼腹外,用纸包裹,外面用麻皮扎成一个,挂于当风之处。鱼腹内加入调料,多加些才妙。

肉生法

用精肉,切成细薄片子,酱油洗净,入火烧红锅内爆炒去血水,微白即好。取出切成丝,再加酱瓜、糟萝卜、大蒜、砂仁、草果、花椒、橘丝、香油,拌炒肉丝。临吃时加醋和匀,食之甚美。

鱼酱法

用鱼一斤,切碎洗净后,炒盐三两,花椒一钱,茴香一钱,干姜一钱,神曲二钱,红曲五钱,加酒和匀,拌鱼肉,入磁瓶封好,十日可用。吃时,加葱花少许。

糟猪头蹄爪法

用猪头蹄爪煮烂去骨,布包摊开,大石压扁实落一宿,糟用甚佳。

酒发鱼法

用大鲫鱼破开,去鳞、眼、肠胃,不要见生水,用布抹干。每斤用神曲一两、红曲一两,为末,拌炒盐二两,胡椒、茴香、川椒、干姜各一两,拌匀,装入鱼空肚内,加料一层,共装入坛内,包好泥封。十二月内造了,至正月十五后开。又翻一转,入好酒浸满,泥封,至四月方熟取吃。可留一二年。

酒腌虾法

用大虾,不见水洗,剪去须尾。每斤用盐五钱,腌半日,沥干,入瓶中,虾一层,放椒三十粒,以椒多为妙。或用椒拌虾装入瓶中亦妙。装完,每斤用盐三两,好酒化开,浇入瓶内,封好泥头。春秋五七日即好吃,冬月十日方好。

湖广鱼鲊法

用大鲤鱼十斤,细切丁香块子,去骨并杂物。先用老黄米炒燥碾末,约有升半,配以炒红曲升半,共为末听用。将鱼块称有十斤,用好酒二碗,盐一斤,夏月用盐一斤四两,拌鱼腌磁器内。冬腌半

鱼酱法

用鱼一斤,切碎洗净后,炒盐三两,同花椒一钱,茴香一钱,干姜一钱,神曲二钱,红曲五钱,加酒和匀,拌鱼肉入瓷瓶内封好,十日可用。吃时加葱花少许。

糟猪头蹄爪法

将猪头蹄爪煮烂,去骨,用布包后摊开,再用大石压扁实放一宿,糟用甚佳。

酒发鱼法

将大鲫鱼破开,去鳞、眼、肠胃,不要碰生水,用布抹干。每斤用神曲一两、红曲一两,研为末,拌炒盐二两,胡椒、茴香、川椒、干姜各一两,拌匀,装入鱼空肚内,加料一层,同装入坛内,包好泥封。十二月内制作的,至正月十五后开,又翻一转,加入好酒浸满,泥封,至四月方熟,取吃。可留一二年。

酒腌虾法

将大虾用酒洗,剪去须尾。每斤用盐五钱,腌半日,滤干后放入瓶中。虾一层,放椒三十粒,以椒多为妙。或用椒拌虾装入瓶中也妙。装完,每斤用盐三两,好酒化开,浇入瓶内,封好泥头。春秋五七日即可以吃,冬月十日吃方好。

湖广鱼鲊法

用大鲤鱼十斤,细切成丁香块,去骨和杂物。先用老黄米炒燥碾末,如有半升,就配以炒红曲半升,一起研为末待用。称十斤鱼块,用好酒二碗,盐一斤,夏天用盐一斤四两,拌鱼腌在瓷器内。冬天腌半月,春夏腌十日。取起洗净用布包严,榨得十分干后,加川椒二两,砂仁一两,月,春夏十日。取起洗净,布包榨十分干。以川椒二两,砂仁一两,茴香五钱,红豆五钱,甘草少许,为末,麻油一斤八两,葱白头一斤,先合米曲末一升,拌和纳坛中,用石压实。冬月十五日可吃,夏月七八日可吃。吃时再加椒料米醋为佳。

水爍肉〔又名擘烧〕

将猪肉生切作二指大长条子,两面用刀花界如砖阶样。次将香油、甜酱、花椒、茴香拌匀。将切碎肉揉拌匀了,少顷,锅内下猪脂熬油一碗,香油一碗,水一大碗,酒一小碗,下料拌匀,以浸过为止。再加蒜榔一两,蒲盖闷。内酥起锅食之。如无脂油,要油气故耳。

清蒸肉

用好猪肉煮一滚,取净方块,水漂过,刮净,将皮用刀界碎。将大小茴香、花椒、草果、官桂,用稀布包作一包,放荡锣内,上压肉块,先将鸡鹅清过好汁调和滋味浇在肉上,仍盖大葱、腌菜、蒜榔入汤锅内,盖住蒸之。食时,去葱蒜菜并包料食之。

炒羊肚儿

将羊肚洗净,细切条子。一边大滚汤锅,一边热熬油锅。先将肚子入汤锅,笊篱一焯,就将粗布扭干汤气,就火急落油锅内炒。将熟,加葱花、蒜片、花椒、茴香、酱油、酒、醋调匀,一烹即起,香脆可食。如迟慢,即润如皮条,难吃。

炒腰子

将猪腰子切开,剔去白膜筋丝,背面刀界花儿。落滚水微焯,滤起,入油锅一炒,加小料葱花、芫荽、蒜片、椒、姜、酱汁、酒、醋,一烹即起。

茴香五钱,红豆五钱,甘草少许,研为末,麻油一斤八两,葱白头一斤,先合米曲末一升,拌和纳入坛中,用石压实。冬天十五日可吃,夏天七八日可吃。吃时再加椒料、米醋为佳。

水煤肉〔又名擘烧〕

将生猪肉切作二指大的长条子,两面用刀划呈如石阶样。将香油、甜酱、花椒、茴香拌匀,再将碎肉揉拌匀。片刻后,在锅内下猪脂熬油一碗,用香油一碗,水一大碗,酒一小碗,下料拌肉,浸过为止。再加蒜椰一两,盖上蒲盖闷煮,等到肉酥时起锅,吃来好像没有脂油,是因为去了油气的缘故。

清蒸肉

将上好的猪肉略煮一下,取出洗净切成方块,用水漂过,刮净,将皮用刀切碎。将大小茴香、花椒、草果、官桂用稀布包作一包,放入锣锅内,上压肉块。先将鸡鹅清燉取出好汁,调和滋味,浇在肉上,再洒大葱、腌菜、蒜椰入汤锅内,盖住蒸上。吃时,去掉葱、蒜、菜及包料食用。

炒羊肚儿

将羊肚洗净,细切成条子。一边放大滚汤锅,一边放热熬油锅。先将肚子放入汤锅,再装入笊篱略烫一下,然后用粗布扭干汤气,急忙放在油锅内炒。将熟时,加葱花、蒜片、花椒、茴香、酱油、酒、醋调匀,一烹即起,香脆可食。如迟慢,便会软如皮条般难吃。

炒腰子

将猪腰子剖开,剔去白膜筋丝,背面用刀切成花儿,落滚水中微烫一下,滤起,入油锅一炒,加小料、葱花、芫荽、蒜片、椒、姜、酱汁、酒、醋,一烹即起。

蛏鲊

蛏一斤,盐一两,腌一伏时,再洗净控干,布包石压,加熟油五钱 姜、橘丝五钱, 盐一钱,葱丝五分,酒一大盏,饭糁一合磨米拌匀,入瓶泥封,十日可供。鱼鲊同。

又风鱼法

每鱼一斤,盐四钱,加以花椒、砂仁、葱花、香油、姜丝、橘细丝,腌压十日,挂烟熏处。

糖炙肉〔并烘肉巴〕

猪肉去皮骨,切作二寸大片。将砂糖少许去气息。酱、大小茴香、花椒拌肉。见日一晾即收。将香油熬熟,下肉盖定。勿烧火,以酥为度。肉巴,用精嫩切条片,盐少腌之,后用椒料拌肉,见日一晾,炭火铁床上炙之,食。

酱蟹、糟蟹、醉蟹三法

香油,入酱油内亦可,久留不砂。又法:糟、醋、酒、酱各一碗,蟹多,加盐一碟。又法:用酒七碗,醋三碗,盐二碗,醉蟹亦妙。炭一块,则蟹膏不沙。以白芷一钱入醉蟹,则膏结实。恐有药气,不佳。

晒虾不变红色

虾用盐炒熟,盛箩内,用井水淋洗,去盐晒干,色红不变。

煮蟹青色、蛤蜊脱丁

用柿蒂三五个,同蟹煮,色青。用枇杷核内仁,同蛤蜊煮,脱丁。

蛏鲊

蛏一斤,盐一两,腌一昼夜,再洗净控干,用布包石压实。加熟油五钱,姜、橘丝五钱,盐一钱,葱丝五分,酒一大盏,饭糁一合,磨米拌匀,入瓶泥封。十日可供食。鱼鲊同。

又风鱼法

每一斤鱼,用盐四钱,加以花椒、砂仁、葱花、香油、姜丝、橘细丝,腌压十日,挂在烟熏处。

糖炙肉〔并烘肉巴〕

猪肉去皮骨,切作二寸大片。用砂糖少许除去气味,酱、大小茴香、花椒拌肉,隔日一晾即收。将香油熬熟,下肉盖定,不要烧火,至酥时为止。肉巴,将精嫩皮切成条片,用盐稍稍腌一下,再用椒料拌肉,隔日一晾,用炭火在铁床上炙烤熟后食用。

酱蟹、糟蟹、醉蟹三法

将蟹放入香油内,入酱油内也可,久留也不会沙蚀。糟、醋、酒、酱各一碗。如果蟹多,就再加盐一碟。又法:用酒七碗,醋三碗,盐二碗,醉蟹也妙。炭一块,则蟹膏不沙。以白芷二钱入醉蟹,膏虽结实,但恐有药气,不佳。

晒虾不变红色

虾用盐炒熟,装在箩内,用井水淋洗去盐,晒干,就不会变成红色。

煮蟹青色、蛤蜊脱丁

用柿蒂三五个同蟹煮,色青。用枇杷核内仁同蛤蜊煮,脱丁。

造肉酱法

精肉四斤,去筋骨,酱一斤八两,研细盐四两,葱白细切一碗,川椒、茴香、陈皮各五六钱,用酒拌各料并肉如稠粥,入坛封固,晒烈日中十余日。开看干,再加酒,淡,再加盐。又封以泥,晒之。

黄雀鲊

每只治净,用酒洗拭干,不犯水。用麦黄、红曲、盐、椒、葱丝,尝味和为止。却将雀入扁坛内,铺一层,上料一层,装实。以箬盖蔑片抟定,候卤出,倾去,加酒浸,密封久用。

治食有法条例

洗猪肚用面,洗猪脏用砂糖,不气。煮笋入薄荷,少加盐,或以灰,则不蔹。糟蟹坛上,加皂角半锭,可留久。洗鱼滴生油一二点,则无涎。煮鱼下末香,不腥。煮鹅下樱桃叶数片,易软。煮陈腊肉,将熟,取烧红炭投数块入锅内,则不油蔹气。煮诸般肉,封锅口,用楮实子一二粒同煮,易烂又香。夏月肉,单用醋煮,可留十日。面不宜生水过,用滚汤停冷过之。烧肉忌桑柴火。酱蟹、糟蟹、忌灯照,照则沙。酒酸,用赤小豆一升,炒焦,袋盛入酒坛中则好。

染坊沥过淡灰,晒干,用以包藏生黄瓜、茄子,至冬月可食。用松毛包藏橘子,三四月不干,绿豆藏橘亦可。

五月以麦面煮成粥糊,入盐少许,候冷,倾入瓮中,收新鲜红色未熟桃,纳满瓮中,封口,至冬月如生。蜜煎黄梅,时换蜜,用细辛放顶上,不生小虫。用腊水同薄荷一握,明矾少许,入瓮中,投浸枇杷、林檎、杨梅于中,颜色不变,味凉可食。

造肉酱法

精肉四斤，去筋骨；酱一斤八两，研细盐四两，葱白细切一碗，川椒、茴香、陈皮各五六钱；用酒拌各料与肉一起和成稠粥，放入坛内封固，在烈日下晒十余日。打开看如果干了，便再加酒，如果味淡，就再加盐，仍用泥密封，继续晒。

黄雀鲊

每只制净，用酒洗，擦干，不沾水。用麦黄、红曲、盐、椒、葱丝，尝到味合适为止。便将雀放入扁坛内，铺一层，上一层料，装满，以箬盖篾片扦定。等到有卤汁流出，便将汁倒去，再加酒浸，密封后可长久食用。

治食有法条例

洗猪肚用面，洗猪脏用砂糖，没有臭味。煮笋，加入薄荷，少加些盐，或用灰，则不蔹。糟蟹，坛上加皂角半锭，可保存很久。洗鱼，滴生油一二滴，则无涎。煮鱼，下末香，不腥。煮鹅，下樱桃叶数片，易软。煮陈腊肉，快熟时，取烧红炭投数块入锅内，则无油蔹气。煮各种肉，封锅口，用楮实子一二粒同煮，易烂又香。夏天的肉，单用醋煮，可留十日。面不宜用生水泡，用滚汤停冷再泡。

染坊沥过淡灰，晒干，用以包藏生黄瓜、茄子，到冬天可食。用松毛包藏橘子，过三四月而不干。用绿豆藏橘也可以。

五月，将麦面煮成粥糊，加入少许盐，候冷，倾入瓮中。收新鲜红色未熟桃，装满瓮中，封口，至冬天也跟新鲜的一样。用蜜煎黄梅，常常更换蜜。用细辛放顶上，不生小虫。用腊水同薄荷一握，明矾少许，放入瓮中，投浸枇杷、林檎（即花红）、杨梅在里面，可使其颜色不变，味凉可食。

卷十二

饮馔服食笺中卷

家蔬类

皆余手制,曾经知味者笺入,非漫录也。或传有不同,悉听制度。

配盐瓜菽

老瓜嫩茄,合五十斤。每斤用净盐二两半,先用半两腌瓜茄一宿,出水。次用橘皮五斤,新紫苏连根三斤,生姜丝三斤,去皮杏仁二斤,桂花四两,甘草二两,黄豆一斗,煮酒五斤,同拌入瓮,合满捺实。筭五层,竹片捺定,筭裹泥封,晒日中。两月取出,入大椒半斤,茴香、砂仁各半斤,匀晾晒在日内,发热乃酥美。黄豆须拣大者,煮烂,以麸皮罨熟,去麸皮,净用。

糖蒸茄

牛奶茄嫩而大者,不去蒂,直切成六棱。每五十斤,用盐一两拌匀,下汤焯令变色,沥干,用薄荷、茴香末夹在内,砂糖二斤,醋半钟,浸三宿,晒干,还卤直至卤尽茄干,压扁收藏之。

蒜梅

青硬梅子二斤,大蒜一斤,或囊剥净,炒盐三两,酌量水煎汤,停冷浸之。候五十日后,卤水将变色,倾出再煎其水,停冷浸之,入瓶。至七月后食,梅无酸味,蒜无荤气也。

家蔬类

这些都是我亲手制作过的,并品尝过它们的味道,才写出来传与他人,不是随便收录的。如果方法有不同的,悉听尊便。

配盐瓜菽

老瓜、嫩茄,共五十斤,每斤用净盐二两半,先用半两腌瓜、茄一宿,使出水。再用橘皮五斤,新紫苏连根三斤,生姜丝三斤,去皮杏仁二斤,桂花四两,甘草二两,黄豆一斗,煮酒五斤,同拌入瓮,合满按实。箬五层,用竹片按定,箬裹泥封,晒在太阳下。两月取出,放入大椒半斤,茴香、砂仁各半斤,和匀,晾晒在太阳下,发热后便会非常酥美。黄豆须挑选大的,煮烂,把麸皮罨热,去麸皮,净用。

糖蒸茄

选嫩而大的牛奶茄,不去蒂,直切成六棱。每五十斤用盐一两拌匀,下汤烫一下令变色,沥干。用薄荷、茴香末夹在内,砂糖二斤,醋半钟,浸三宿。晒干后又加卤水,直至卤水滴尽茄干,压扁收藏。

蒜梅

青硬梅子二斤,大蒜一斤,或者囊剥干净,炒盐三两,估量着加水煎汤,停冷后将它浸入。等到五十日后,卤水将变色,倒出,再煎这种卤水,停冷后再将它浸泡,装入瓶中,至七月后食用,梅再无酸味,蒜也再无荤气了。

酿瓜

青瓜坚老而大者，切成两片，去穰，略用盐，出其水。生姜、陈皮、薄荷、紫苏，俱切作丝，茴香炒，砂仁，砂糖拌匀，入瓜内。用线扎定成个，入酱缸内。五六日取出，连瓜晒干收贮。切碎了晒。

蒜瓜

秋间小黄瓜一斤，石灰、白矾汤焯过，控干，盐半两，腌一宿。又盐半两，剥大蒜瓣三两，捣为泥，与瓜拌匀，倾入腌下水中。熬好酒醋浸，着凉处顿放。冬瓜、茄子同法。

三煮瓜

青瓜坚老者，切作两片，每一斤用盐半两，酱一两，紫苏、甘草少许。腌伏时，连卤夜煮日晒，凡三次。煮后晒，至雨天留甑上蒸之，晒干收贮。

蒜苗干

蒜苗切寸段一斤，盐一两，腌出臭水。略晾干，拌酱糖少许，蒸熟，晒干收藏。

藏芥

芥菜肥者，不犯水，晒至六七分干，去叶。每斤，盐四两，腌一宿。取出，每茎扎成小把，置小瓶中，倒沥尽其水，并前腌出水同煎取清汁，待冷，入瓶封固，夏月食。

绿豆芽

将绿豆冷水浸两宿，候涨换水淘两次，烘干。预扫地洁净，以水洒湿，铺纸一层，置豆于纸上，以盆盖之。一日两次洒水，候芽长。淘去壳，沸汤略焯，姜醋和之，肉炒尤宜。

酿瓜

将坚老而大的青瓜，切作两片，去穰。略用盐，出其水，将生姜、陈皮、薄荷、紫苏，都切作丝，茴香炒，砂仁、砂糖拌匀，放入瓜内，用线扎紧，然后放入酱缸内。五六日后取出，连瓜晒干，收贮。也可切碎了晒。

蒜瓜

秋天的小黄瓜一斤，用石灰白矾汤略煮一下，控干，用半两盐，腌一宿。再用半两盐，剥大蒜瓣三两，捣成泥，与瓜拌匀，倒入水中腌泡。熬好酒醋，浸后放在阴凉处存放。冬瓜、茄子同法。

三煮瓜

坚老的青瓜，切作两片，每一斤用盐半两，酱一两，紫苏、甘草少许，腌一昼夜，和卤水一起夜煮日晒，反复三次，煮后晒干。在雨天便放在甑上蒸，晒干收贮。

蒜苗干

蒜苗切寸段一斤，盐一两，腌出臭水。略晾干，拌酱、糖少许，蒸熟，晒干收藏。

藏芥

肥大的芥菜，不接触水，晒至六七分干，去叶，每斤用盐四两，腌一宿，取出。每茎扎成一小把，放在小瓶中，倒沥尽其水，同前面腌出的水一起，同煎取清汁，待冷，入瓶封固，夏天食用。

绿豆芽

将绿豆用冷水浸两晚，等到涨大了便换水，淘两次，烘干。预先把地扫干净，用水洒湿，铺纸一层，将豆放在纸上，以盆盖住，一日洒水两次。等到发芽了，便淘去壳，在沸汤里略烫一下，用姜醋拌和，尤其适宜炒肉。

芥辣

二年陈芥子,研细水调,捺实碗内,韧纸封固。沸汤三五次,泡出黄水,覆冷地上,顷后有气,入淡醋解开,布滤去渣。又法:加细辛二三分,更辣。

酱佛手 香橼 梨子

梨子带皮入酱缸内,久而不坏。香橼去穰酱皮,佛手全酱,新橘皮、石花、面筋,皆可酱食,其味更佳。

糟茄子法

五茄六糟盐十七,更加河水甜如蜜。茄子五斤,糟六斤,盐十七两,河水两小碗拌糟,其茄味自甜。此藏茄法也,非暴用者。又方:中样晚茄,水浸一宿,每斤用盐四两,糟一斤,亦妙。

糟姜方

姜一斤,糟一斤,盐五两,拣社日前可糟,不要见水,不可损了姜皮。用干布擦去泥,晒半干后,糟、盐拌之,入瓮。

糖醋瓜

用六月伏旋摘白生瓜,以五十斤为率,破作两片,去其练,切作寸许大,厚三分三刀块子。然后将箩盛于水,洗净,每十斤用盐五两,缸内盐之,约一个时翻转,再过半时沥起,摊在芦席上,猛日中晒令半干。先切橘皮丝、姜丝、花椒皮、炒盐筛净,将好醋下锅煎沸。每十斤用醋二十二两五钱,好砂糖十两,入盐醋内,倾于器中,候冷,将瓜干姜椒等,入醋拌匀。过宿翻转,又一宿再翻后收藏。只要泡洗器具干净,断水迹,向阴处收藏。

芥辣

放了二年的陈芥子，碾细后用水调，在碗内按实，用柔韧的纸封固。用沸汤泡三五次，泡出黄水，覆在冷地上，片刻后有气冒出，加入淡醋。解开，用布滤去渣。又法：加细辛二三分，更辣。

酱佛手 香橼 梨子

将带皮的梨子放入酱缸内，久而不坏。香橼去瓤在皮上抹一层酱。佛手全酱。新橘皮、石花、面筋都可酱食，味道更佳。

糟茄子法

五茄六糟盐十七，更加河水甜如蜜。茄子五斤，糟六斤，盐十七两，河水两小碗，拌糟，其茄味自甜。这是藏茄的方法，但不能快速可食。又方：中等大小的晚茄，用水浸一宿，每斤用盐四两，糟一斤，也妙。

糟姜方

姜一斤，糟一斤，盐五两，挑选在祭祀社神的前一天可糟。不要见水，不可损了姜皮，用干布擦去泥，晒半干后，用糟、盐拌和，入瓮。

糖醋瓜

用六月三伏天刚摘的白生瓜，以五十斤作一次，破作两片，去掉里面的丝，切作寸许大、厚三分三刀块子，然后在箩里盛水，洗净。每十斤用盐五两，在缸内用盐腌，约一个时辰，翻转，再过半个时辰，沥起，摊在芦席上，在烈日下晒至半干。先切橘皮丝、姜丝、花椒皮、炒盐筛净，将好醋下锅煎沸。每十斤用醋二十二两五钱、好砂糖十两，放入盐醋内，倒入器中，候冷，将瓜干、姜、椒等，放入醋中拌匀，过一宿后再翻转，又过一宿后再翻转后收藏。必须把器具泡洗干净，滴干水，在阴处收藏。

素麸鲊

用好麸六七个，扯如小指大条子，称五斤，入汤内煮三四沸，捺在筲箕内，带热榨干。先焙莳萝、茴香共半合，碾碎，不可细了。拣花椒片小半合，赤曲米大半合，以汤泡软。披葱头须半碗，杏仁一合许，去皮尖，擂碎，用酒调荡，熬油二两于锅内，候熟住火。先倾杏仁入油沸过，次下麸及料物，用铁铲频翻三四转，尝其咸淡，逐渐笮于器中。将温赤曲旋渗入捺实，以荷叶盖上，用竹片拴定，以石压之，三四个时辰可用。

又笋鲊方

春间取嫩笋，剥尽，去老头，切作四分大、一寸长块，上笼蒸熟，以布包裹，榨作极干，投于器中，下油用。制造与麸鲊同。

糟萝卜方

萝卜一斤，盐三两，以萝卜不要见水揩净，带须半根晒干。糟与盐拌过，次入萝卜又拌过，入瓮。此方非暴吃者。

做蒜苗方

苗用些少盐腌一宿，晾干，汤焯过，又晾干。以甘草汤拌过，上甑蒸之，晒干入瓮。

三和菜

淡醋一分，酒一分，水一分，盐、甘草调和其味得所。煎滚下菜，姜丝、橘皮丝各少许，白芷一二小片掺菜上，重汤顿，勿令开，至熟食之。

素麸鲊

用好面筋六七个,扯成小指大的条子,称五斤,入汤内煮三四次,按在筲箕内,带热榨干。先焙小茴香、茴香共半合,碾碎,不可太细;拣花椒片小半合,赤曲米大半合,用汤泡软;披葱头须半碗;杏仁一合左右,去皮尖,擂碎,用酒调拌。在锅内熬二两油,等到熟后停火,先倒杏仁入油中沸过,再下麸及料物,用铁铲频翻三四转,尝其咸淡,逐渐用笊篱捞于器中。将温赤曲立即掺入,按实,用荷叶盖上,用竹片拴定,用石头压在上面,三四个时辰可用。

又笋鲊方

春天取嫩笋,剥净,去掉老头,切作四分大,一寸的长块,上笼蒸熟,用布包裹,榨得极干,投于器中,下油用。制造方法与麸鲊同。

糟萝卜方

萝卜一斤,盐三两,萝卜不要见水,揩净,带须的用半根晒干。用糟和盐拌过,再放入萝卜,又拌过,入瓮。此方不是快速可吃的方法。

做蒜苗方

苗用少许盐腌一宿,晾干,用汤略煮一下,又晾干。以甘草汤拌过,上甑蒸,晒干后放入瓮中。

三和菜

淡醋一分,酒一分,水一分,盐、甘草,调和好味道,煎滚下菜。姜丝、橘皮丝各少许,白芷一二小片,切成碎末洒在菜上,浓汤炖,不要打开,至熟食用。

暴虀

菘菜嫩茎,汤焯半熟,扭干,切作碎段。少加油略炒过,入器内,加醋些少,停少顷食之。

胡萝卜菜

取红细胡萝卜切片,同切芥菜,入醋略腌片时,食之甚脆。仍用盐些少,大小茴香、姜、橘皮丝同醋共拌,腌食。

胡萝卜鲊〔俗名红萝卜也〕

切作片子,滚汤略焯,控干,入少许葱花、大小茴香、姜、橘皮丝、花椒末、红曲研烂,同盐拌匀,腌一时,食之。

又方

白萝卜、茭白生切,笋煮熟,三物俱同此法作鲊,可供。

晒淡笋干

鲜笋猫儿头,不拘多少,去皮,切片条,沸汤焯过,晒干收贮。用时,米泔水浸软,色白如银。盐汤焯,即腌笋矣。

蒜菜

用嫩白冬菜切寸段。每十斤用炒盐四两,每醋一碗,水二碗,浸菜于瓮内。

做瓜法

用坚硬生瓜,切开去穰,揩干,不要犯水,切三角小块。以十斤为率,用盐半斤,放在大盆内浸一宿,明早以麻布袋之,用石压干。莳萝、茴香、花椒、橘皮、紫苏、生姜各五钱,俱切丝,和瓜拌匀。好

暴齑

菘菜嫩茎,汤煮至半熟,扭干,切作碎段,少加油,略炒过,入器内,加醋少许,停片刻,食用。

胡萝卜菜

取红细胡萝卜切片,同切芥菜,入醋,略腌片刻,食之甚脆。仍用盐少许,大小茴香、姜、橘皮丝同醋共拌,腌食。

胡萝卜鲊〔俗名红萝卜也〕

切作片子,滚汤略煮一下,控干,加入少许葱花、大小茴香、姜、橘丝、花椒末,红曲研烂,同盐拌匀,腌一个时辰后食用。

又方

将白萝卜、茭白生切,笋煮熟,三物都同此法,作鲊可供食用。

晒淡笋干

鲜笋猫儿头,不拘多少,去皮,切成片条,沸汤略煮过,晒干收贮。用鲜淘米水浸软,色白如银,在盐里略煮一下,即是腌笋了。

蒜菜

用嫩白冬菜,切寸段,每十斤用炒盐四两,醋一碗,水两碗,浸菜于瓮内。

做瓜法

用坚硬生瓜,切开去穰,揩干,不要沾水,切成三角形的小块。以十斤作一次,用盐半斤,放在大盆内浸一宿,第二天早晨用麻布袋装,用石压干。小茴香、茴香、花椒、橘皮、紫苏、生姜各五钱,都切成丝,和砂糖十两,以醋二碗碾糖极烂,以磁器盛之。把在日中晒,频翻转,以汁尽为度,干则入瓶收贮。

淡茄干方

用大茄洗净,锅内煮过,不要见水擘开,用石压干,趁日色晴,先把瓦晒热,摊茄子于瓦上,以干为度。藏至正二月内,和物匀食,其味如新茄之味。

十香咸豉方

生瓜并茄子相半,每十斤为率,用盐十二两,先将内四两腌一宿,沥干。生姜丝半斤,活紫苏连梗切断半斤,甘草末半两,花椒拣去梗核碾碎二两,茴香一两,莳萝一两,砂仁二两,藿叶半两,如无亦罢。先五日,将大黄豆一升煮烂,用炒麸皮一升,拌罨做黄子,待熟过筛去麸皮,止用豆豉。用酒一瓶,醋糟大半碗,与前物共和打拌。泡干净瓮入之,捺实。用箬四五重盖之,竹片廿字抖定,再将纸箬扎瓮口,泥封,晒日中,至四十日取出,略晾干,入瓮收之。如晒可二十日,转过瓮,使日色周遍。

又造芥辣法

用芥菜子一合,入擂盆研细,用醋一小盏,以水和之。再用细绢挤出汁,置水缸凉处。临用时,再加酱油醋调匀,其辣无比,其味极妙。

芝麻酱方

熟芝麻一斗,捣烂,用六月六日水煎滚晾冷,用坛调匀,水淹一手指,封口。晒五七日后,开坛,将黑皮去后,加好酒酿糟三碗,好酱油三碗,好酒二碗,红曲末一升,炒绿豆一升,炒米一升,小茴香

瓜拌匀。上好的砂糖十两，用醋二碗，将糖碾得极烂，用瓷器盛装，把它放在太阳下晒，频频翻转，到汁尽为止，干后就放入瓶内收贮。

淡茄干方

将大茄洗净，放在锅内煮过，不要见水，剖开，用石压干。趁天气晴朗，先把瓦晒热，将茄子摊在瓦上，到干为止。收藏直到正二月间，调和食物均匀搭配着吃，它的味道就如同新鲜的茄子味。

十香咸豉方

生瓜和茄子等量，每十斤作一次，用盐十二两，先用四两腌一宿，沥干。生姜丝半斤，活紫苏连梗切断半斤，甘草末半两，花椒拣去梗核，碾碎二两，茴香一两，小茴香一两，砂仁二两，藿香叶半两，如没有也可以。前五日，将大黄豆一升煮烂，用炒麸皮一升拌和，掩盖好，保湿保温，以利霉菌发育，长成黄色孢子。待熟过，筛去麸皮，最后用豆豉。用酒一瓶，醋糟大半碗，与前物共和打拌，泡在干净的瓮中，按紧。用箬四五层盖在上面，用竹片成廿字扦定，再将纸箬扎紧瓮口，用泥封后晒在太阳下，到四十日取出，略微晾干，入瓮收藏。如果晒够二十日，可以转过瓮，使阳光能将瓮晒遍。

又造芥辣法

用芥菜子一合，放入擂盆中碾细，醋一小盏，用水调和。再用细绢挤出汁，置于水缸的阴凉处。临用时，再加酱油、醋调匀，其辣无比，其味极妙。

芝麻酱方

熟芝麻一斗，捣烂，用六月六日的水煎滚后晾冷，用坛调匀，水淹一手指深就封口。晒三十五天后开坛，将黑皮除去，加好酒酿糟三碗，好酱油三碗，好酒二碗，红曲末一升，炒绿豆一升，炒米一升，小茴香末一两，和匀，过十四天后食用。

末一两和匀,过二七日后用。

盘酱瓜茄法

黄子一斤,瓜一斤,盐四两,将瓜擦原腌瓜水拌匀。酱黄每日盘二次,七七四十九日入坛。

干闭瓮菜

菜十斤,炒盐四十两,用缸腌菜,一皮菜,一皮盐,腌三日,取起菜,入盆内揉一次,将另过一缸,盐卤收起听用。又过三日,又将菜取起,又揉一次,将菜另过一缸,留盐汁听用。如此九遍完,入瓮内,一层菜上,洒花椒、小茴香一层,又装菜,如此紧紧实实装好,将前留起菜卤,每坛浇三碗,泥起,过年可吃。

撒拌和菜

将麻油入花椒,先时熬一二滚收起。临用时,将油倒一碗,入酱油、醋、白糖些少,调和得法,安起。凡物用油拌的,即倒上些少拌吃,绝妙。如拌白菜、豆芽、水芹,须将菜入滚水焯熟,入清水漂着。临用时,榨干拌油方吃,菜色青翠不黑,又脆可口。

水豆豉法

好黄子十斤,好盐四十两,金华甜酒十碗。先日用滚汤二十碗,充调盐作卤,留冷淀清听用。将黄子下缸,入酒、入盐水,晒四十九日,完,方下大小茴香各三两,草果五钱,官桂五钱,木香三钱,陈皮丝一两,花椒一两,干姜丝半斤,杏仁一斤,各料和入缸内,又晒又打三日,将坛装起,来年吃方好,蘸肉吃更妙。

盘酱瓜茄法

黄豆一斤,瓜一斤,盐四两,将瓜擦干净,原腌瓜水拌匀酱、黄豆。每日盘二次,七七四十九日后入坛。

干闭瓮菜

菜十斤,炒盐四十两,用缸腌菜。一层菜,一层盐,腌三日。取出菜,入盆内揉一次,将它放入另一缸,盐卤水保存起来备用。过三日,又将菜取出,再揉一次,将它放入另一缸中,留盐汁备用。如此九遍完后,入瓮内,一层菜上,洒花椒、小茴香一层,又装菜。如此紧紧实实装好,将前留起的腌菜的卤水,每坛浇三碗,用泥封起,过年就可以吃了。

撤拌和菜

在麻油中放入花椒,先熬开一二次,收起。临用时,将油倒一碗,放入酱油、醋、白糖少许,调和得法,存放。凡物用油拌的,即倒上少许拌吃,绝妙。如拌白菜、豆芽、水芹、须将菜入滚水烫熟,入清水漂洗,临用时榨干,拌油后才吃。菜色青翠不黑,又香脆可口。

水豆豉法

好黄豆十斤,好盐四十两,金华甜酒下碗。先用滚汤二十碗,充调盐作卤水,留冷淀清备用。将黄豆下缸,入酒,入盐水,晒四十九日后,方下大小茴香各三两,草果五钱,官桂五钱,木香三钱,陈皮丝一两,花椒一两,干姜丝半斤,杏仁一斤,各料加入缸内,又晒又打,三日,放在坛内装起。隔年吃方好,蘸肉吃更妙。

倒齑菜

每菜一百斤,用盐五十两腌了,入坛装实。用盐卤调毛灰如干面,糊口上,摊过封好,不必草塞。

辣芥菜清烧

用芥菜,不要落水,晾干软了,用滚汤一焯就起,笊篱捞在筛子内晾冷。将焯菜汤晾冷,将筛子内菜用松盐些少撒拌,入瓶后,加晾冷菜卤浇上,包好安顿冷地上。

蒸干菜

将大棵好菜择洗干净,入沸汤内焯五六分熟,晒干。用盐、酱、莳萝、花椒、砂糖、橘皮同煮极熟,又晒干,并蒸片时,以磁器收贮。用时,着香油揉,微用醋,饭上蒸食。

鹌鹑茄

拣嫩茄切作细缕,沸汤焯过,控干。用盐、酱、花椒、莳萝、茴香、甘草、陈皮、杏仁、红豆,研细末,拌匀,晒干,蒸过收之。用时,以滚汤泡软,蘸香油炸之。

食香瓜茄

不拘多少,切作棋子,每斤用盐八钱,食香同瓜拌匀,于缸内腌一二日,取出控干。日晒,晚复入卤水内,次日又取出晒。凡经三次,勿令太干,装入坛内用。

糟瓜茄

瓜茄等物,每五斤,盐十两,和糟拌匀。用铜钱五十文,逐层铺上,经十日取钱,不用别换糟,入瓶收久,翠色如新。

倒齑菜

每一百斤菜,用盐五十两腌好后,入坛内装满。用盐卤水如调干面样调毛灰,糊口上,摊过封好,不用草塞。

辣芥菜清烧

用芥菜,不要落水,晾干软后,用滚汤一烫就起,用笊篱捞在筛子内晾冷。把烫过菜的汤晾冷,将筛子内的菜用松盐少许撒拌,入瓶后,将晾冷菜的卤水浇上包好,然后放在冷地上。

蒸干菜

将大棵好菜择洗干净,入沸汤内煮至五六分熟,晒干。用盐、酱、小茴香、花椒、砂糖、橘皮同煮得极熟,又晒干,一起蒸片刻,用瓷器收贮。用时下入香油揉和,略微用点醋,放在饭上蒸着吃。

鹌鹑茄

拣嫩茄切成细缕丝,在沸汤内烫一下,控干。用盐、酱、花椒、小茴香、茴香、甘草、陈皮、杏仁、红豆研细末,拌匀晒干,蒸后收藏。用时,用滚汤泡软,蘸香油炸熟食用。

食香瓜茄

不拘多少,切成棋子状,每斤用盐八钱,食香同瓜拌匀,在缸内腌一二日,取出控干,白天晒,晚上放入卤水内,次日又取晒,总共三次,勿令太干,装入坛内用。

糟瓜茄

瓜茄等物,每五斤,放盐十两,和糟拌匀。用铜钱五十文,逐层铺上,经过十日后取出铜钱,不用另换糟。放入瓶中收藏很久后颜色仍同新鲜时一样青翠。

茭白鲊

鲜茭切作片子，焯过，控干。以细葱丝、莳萝、茴香、花椒、红曲研烂，并盐拌匀，同腌一时食。藕梢鲊同此造法。

糖醋茄

取新嫩茄切三角块，沸汤漉过，布包榨干，盐腌一宿，晒干。用姜丝、紫苏拌匀，煎滚糖醋泼浸，收入磁器内。瓜同此法。

糟姜

社前取嫩姜，不拘多少，去芦擦净。用酒和糟盐拌匀入磁坛中，上加砂糖一块，箬叶扎口，泥封。七日可食。

腌盐菜

白菜削去根及黄老叶，洗净控干。每菜十斤，用盐十两，甘草数茎，以净瓮盛之，将盐撒入菜丫内，摆于瓮中，入莳萝少许，以手按实。至半瓮，再入甘草数茎，候满瓮，用砖石压定。腌三日后，将菜倒过，扭去卤水，于干净器内另放。忌生水。却将卤水浇菜内。候七日，依前法再倒，用新汲水淹浸，仍用砖石压之。其菜味美香脆。若至春间食不尽者，于沸汤内焯过，晒干收之。夏间将菜温水浸过，压干，入香油拌匀，以磁碗盛于饭上蒸过食之。

蒜冬瓜

拣大者去皮穰，切如一指阔。以白矾、石灰煎汤焯过，漉出控干。每斤用盐二两，蒜瓣三两，捣碎，同冬瓜装入磁器，添以熬过好醋浸之。

茭白鲊

鲜茭，切作片子，用水烫过后控干。将细葱丝、小茴香、茴香、花椒、红曲研烂，一起用盐拌匀，同腌一个时辰后可食用。藕梢鲊同此造法。

糖醋茄

取新嫩茄，切成三角块，沸汤滤过，用布包榨干，盐腌一宿，晒干。用姜丝、紫苏拌匀，煎滚，糖醋泼浸，收入瓷器内。瓜同此法。

糟姜

祭祀社神前取嫩姜，不拘多少，去须根擦净，用酒和糟盐拌匀，入瓷坛中，上加砂糖一块，箬叶扎口，泥封。七日可食。

腌盐菜

白菜削去根及黄老叶，洗净控干。每菜十斤，用盐十两，甘草数茎，用干净瓮盛装。将盐撒入菜丫内，放在瓮中，加入少许小茴香，用手按实，至半瓮时，再加入甘草数茎，等到满瓮，用砖石压定。腌三日后，将菜倒出来，扭出卤水，于干净器内另放，忌生水，却将卤水浇菜内。过了七天，依前法再倒，用新汲水淹浸，仍用砖石压紧，其菜味美香脆。若到了春天还吃不完的，在沸汤内略煮一下，晒干收藏。夏天将菜用温水浸过，压干，加入香油拌匀，以瓷碗盛于饭上，蒸过食用。

蒜冬瓜

挑大的，去皮穰，切如一指宽，用白矾、石灰煎汤略煮一下，滤出控干。每斤用盐二两，蒜瓣三两，捣碎，同冬瓜装入瓷器，再加入熬过的好醋浸泡。

腌盐韭法

霜前拣肥韭无黄梢者,择净,洗,控干。于磁盆内铺韭一层,糁盐一层,候盐、韭匀铺尽为度。腌一二宿,翻数次,装入磁器内,用原卤,加香油少许尤妙。或就韭内腌小黄瓜,小茄儿,别用盐腌去水,韭内拌匀收贮。

造谷菜法

用春不老菜苔,去叶洗净,切碎如钱眼子大,晒干水气,勿令太干。以姜丝炒黄豆瓣,每菜一斤,用盐一两。入食香相停,揉回卤性,装入罐内,候熟随用。

黄芽菜

将白菜割去梗叶,只留菜心,离地二寸许,以粪土壅平,用大缸覆之。缸外以土密壅,勿令透气。半月后取食,其味最佳。黄芽韭、姜芽、萝卜芽、川芎芽,其法亦同。

酒豆豉方

黄子一斗五升,筛去面令净,茄五斤,瓜十二斤,姜筋十四两,橘丝随放,小茴香一升,炒盐四斤六两,青椒一斤,一处拌入瓮中,捺实。倾金花酒或酒娘,淹过各物两寸许,纸箬扎缚,泥封。露四十九日,坛上写东西字记号,轮晒日满,倾大盆内,晒干为度,以黄草布罩盖。

红盐豆

先将盐霜梅一个,安在锅底下,淘净大粒青豆盖梅。又在豆中作一窝,下盐在内。用苏木煎水,入白矾些少,沿锅四边浇下,平豆为度。用火烧干,豆熟,盐又不泛而红。

腌盐韭法

霜前挑肥大且无黄梢的韭菜,择净,洗,控干。在瓷盆内铺一层韭,一层洒盐,等到盐、韭和匀,铺满为止,腌一二宿。翻数次,装入瓷器内,用原卤水加香油少许更妙。或者就在韭菜内腌小黄瓜、小茄儿,别用盐腌去水,韭菜内拌匀收贮。

造谷菜法

选春天没有老的菜苔,去叶洗净,切碎如钱眼子般大小,晒干水气,勿令太干,用姜丝炒黄豆瓣,每一斤菜,用盐一两,入食香腌一阵,揉出卤汁,装入罐内,等到熟后随时可食用。

黄芽菜

把白菜割去梗叶,只留菜心,离地二寸许,用粪土壅平,用大缸覆盖,缸外以土密壅,勿令透气。半日后取食,其味最佳。黄芽韭、姜芽、萝卜芽、川芎芽,其法亦同。

酒豆豉方

黄豆一斗五升,筛去面,让它干净,茄五斤,瓜十二斤,姜一斤十四两,橘丝随意放,小茴香一升,炒盐四斤六两,青椒一斤,一处拌入瓷中,按实,倒入金花酒或酒母,淹过姜各物两寸左右,用纸箬扎绕,泥封,露四十九日,坛上写东西字以作记号。在烈日下曝晒,然后倒入大盆内,到晒干为止,以黄草布罩盖。

红盐豆

先将盐霜梅一个,安在锅底下,淘净大粒青豆盖在梅上,又在豆中作一窝,下盐在内。用苏木煎水,入白矾少许,沿锅四边浇下,与豆相平为止,用火烧干,豆熟,盐不会泛出且颜色发红。

五美姜

嫩姜一斤,切片,用白梅半斤,打碎,去仁,入炒盐二两拌匀,晒三日。次入甘松一钱,甘草五钱,檀香末二钱,又拌,晒三日收用。

腌芥菜〔每菜十斤,用盐八两为则。〕

十月内,采鲜嫩芥菜,切碎,汤焯,带水捞于盆内,与生莴苣、熟麻油、芥花、芝麻、盐,拌匀,实于瓮内。三五日吃,至春不变。

食香萝卜〔每萝卜十斤,用盐八两腌之。〕

切作骰子大,盐腌一宿,日中晒干,切姜、橘丝、大小茴香,拌匀,煎滚热醋浇上。用磁瓶盆盛,日中晒干收贮。

糟萝卜茭白笋菜瓜茄等物

用石灰、白矾煎汤,冷定,将前物浸一伏时,将酒滚热泡糟,入盐,又入铜钱一二文,量糟多少加入,腌十日取起。另换好糟,入盐酒拌入坛内收贮,箬扎泥封。

五辣醋方

酱一匙,醋一钱,白糖一钱,花椒五七粒,胡椒一二粒,生姜一分,或加大蒜一二蒲,更妙。

野蔌类

余所选者,与王西楼远甚,皆人所知可食者,方敢录存,非王所择,有所为而然也。

黄香萱

夏时采花洗净,用汤焯,拌料可食。入爊素品,如豆腐之类极

五美姜

嫩姜一斤,切片,用白梅半斤,打碎去仁,入炒盐二两拌匀,晒三日。再加入甘松一钱,甘草一钱,檀香末二钱,又拌,晒三日收用。

腌芥菜〔每菜十斤,用盐八两为准。〕

十月内,采鲜嫩芥菜切碎,用汤略煮一下带水捞于盆内,与生莴苣、熟麻油、芥花、芝麻、盐,拌匀,在瓮内装满按实。三五日后可吃,到春天不变。

食香萝卜〔每十斤萝卜,用盐八两来腌制。〕

切作骰子大,盐腌一宿,日中晒干。切姜、橘丝、大小茴香,拌匀煎滚,熟醋浇上,用瓷盆盛,日中晒干收贮。

糟萝卜茭白笋菜瓜茄等物

用石灰、白矾煎汤,冷定,将前物浸一昼夜,将酒滚热,泡糟,入盐,又放入一二文铜钱,量糟多少加入。腌十日,取起,另换好糟,入盐酒拌,再入坛内收贮,用箬扎泥封。

五辣醋方

酱一匙,醋一钱,白糖一钱,花椒三十五粒,胡椒一二粒,生姜一分,或加大蒜一二蒲,更妙。

野蔌类

我所选择的,和王西楼所选择的相差很远,都是为人们所知道的可以食用的野菜,才敢收录保存,并不是王西楼所选择的,是有所依据而如此的。

黄香萱

夏天采花洗净,用汤烫一下,拌料可食,加入素菜中一起拌吃,如

佳。凡欲食此野菜品者，须要采洗洁净，仍看叶背心科小虫，不令误食。先办料头，每醋一大酒盅，入甘草末三分，白糖霜一钱，麻油半盏和起作拌菜料头。或加捣姜些少，又是一制。凡花菜采来，洗净，滚汤焯起，速入水漂一时，然后取起榨干，拌料供食，其色青翠，不变如生，且又脆嫩不烂，更多风味。家菜亦如此法。他若炙爆作齑，不在此制。

甘菊苗

甘菊花春夏旺苗，嫩头采来，汤焯如前法食之。以甘草水和山药粉拖苗油炸，其香美佳甚。

枸杞头

枸杞子嫩叶及苗头，采取如上食法，可用以煮粥更妙。四时惟冬食子。

菱科

夏秋采之，去叶去根，惟留梗上圆科，如上法熟食亦佳，糟食更美。野菜中第一品也。

莼菜

四月采之，滚水一焯，落水漂用。以姜醋食之亦可。作肉羹亦可。

野苋菜

夏采，熟食、拌料、炒食俱可，比家苋更美。

野白荠

四时采嫩者，生熟可食。

豆腐之类，味道极佳。凡是想吃这种野菜的，必须要采洗洁净，还要看看叶子背面是否藏有小虫子，不可误食。先办料头，每次用醋一大酒盏，加入甘草末三分，白糖霜一钱，麻油半盏，和起作拌菜料头。或加捣姜少许，这又是一种制作方法。凡是花菜采来洗净，用滚汤烫过，快速放入水中漂一个时辰，然后取起榨干，拌料供食。其颜色青翠不变，同新鲜时一样，且又脆嫩不烂，更多风味。家菜亦如此法。其他的，像炙烤、爆炒、制作菜汁，就不在这一制法内了。

甘菊苗

甘菊花在春夏时枝繁叶茂且很鲜嫩，采来在汤里煮一下如前法食用。以甘草水和山药粉，和甘菊苗一起油炸，其味道香美甚佳。

枸杞头

枸杞子嫩叶及苗尖，采取如上食法，可用来煮粥更妙。四季惟有在冬天才吃它的果实。

菱科

在夏秋季节采摘，去叶去根，惟留梗上圆科，如上法，熟食亦佳，糟食更美，是野菜中的第一品。

莼菜

在四月采摘，滚水略煮一下，放入水中漂用。以姜、醋拌食也可以，作肉羹也可以。

野苋菜

夏天采摘，熟食、拌料、炒食都可以，味道比家苋更美。

野白荠

四季采嫩的，生、熟可食。

野萝卜

菜似萝卜,可采根苗熟食。

蒌蒿

春初采心苗,入茶最香,叶可熟食。夏秋茎可作齑。

黄连头

即药中黄连,采头,盐腌晒干,入茶最佳,或以熟食亦美。

水芹菜

春月采取,滚水焯过,姜醋麻油拌食,香甚。或汤内加盐焯过,晒干,或就入茶供亦妙。

茉莉叶

茉莉花嫩叶,采洗净,同豆腐燸食,绝品。

鹅脚花

采单瓣者可食,千瓣者伤人。汤焯,加盐拌料,亦可燸食,如入瓜齑炒食俱可。春时食苗。

栀子花〔一名薝卜〕

采花洗净,水漂去腥,用面入糖盐作糊,花拖油炸食。

金豆儿〔即决明子〕

采豆汤焯,可供茶料,香美甘口。

野萝卜

菜似萝卜,可采根、苗熟食。

蒌蒿

在初春时采中心的苗,入茶最香,叶可熟食。夏秋时的茎可作成斋粉。

黄连头

即药中黄连,采头,用盐腌并晒干,入茶最佳,或煮熟来吃味道也很佳美。

水芹菜

春天采取,在滚水里烫过,用姜、醋、麻油拌食,甚香。或在汤内加盐,略煮一下后晒干,或直接泡茶饮用也非常好。

茉莉叶

茉莉花的嫩叶,采来洗净,同豆腐一起炒食,堪称绝品。

鹅脚花

采单瓣的可食,千瓣的伤人。在汤内烫一下,加盐拌料,也可煠食,放入瓜斋粉炒食也可以,春天吃苗。

栀子花〔一名薝卜〕

采花洗净,用水漂去腥味,在面里加入糖、盐调成糊状,将花一起油炸食用。

金豆儿〔即决明子〕

采豆在汤内略煮下,可供茶料,香美甘口。

金雀花

春初采花,盐汤焯,可充茶料拌料,亦可供馔。

紫花儿

花叶皆可食。

香春芽

采头芽,汤焯,少加盐,晒干,可留年余。以芝麻拌供。新者可入茶。最宜炒面筋食,佳。燂豆腐素菜,无一不可。

蓬蒿

采嫩头,二三月中方盛,取来洗净,加盐少腌,和粉作饼,油炸,香美可食。

灰苋菜

采成科,熟食、煎炒俱可。比家苋更美。

桑菌柳菌

俱可食,采以同素品燂食。

鹅肠草〔粗者是〕

采,可焯熟拌料食之。

鸡肠草

同上食。

金雀花

初春采花，在盐汤里烫一下，可充茶料，拌料也可食用。

紫花儿

花、叶都可食。

香春芽

采尖芽，在汤里烫一下，加少许盐，晒干后可保留一年多，用芝麻拌食。新鲜的可入茶，最宜同面筋炒食，味道非常佳美，爊豆腐素菜，也可以。

蓬蒿

采嫩尖，二三月时长得最茂盛，取来洗净，加盐稍微腌一下，和粉作饼，油炸，香美可食。

灰苋菜

采几棵，熟食、煎炒都可，比家苋的味道还美。

桑菌柳菌

都可食，采来同素品爊食。

鹅肠草〔粗的便是〕

采来后，可烫熟拌料食用。

鸡肠草

同上食。

绵絮头

色白，生田埂上，采洗净，捣如绵，同粉面作饼食。

荞麦叶

八九月采初出嫩叶，熟食。

西洋太紫

七八月采叶燖豆腐，妙品。

蘑菇

采取晒干，生食作羹，美不可言。素食中之佳品也。

竹菇

此更鲜美，熟食无不可者。

金莲花

夏采浮水面叶梗，汤焯，姜、醋、油拌食之。

天茄儿

盐焯供茶，姜醋拌供馔。

看麦娘

随麦生垄上，春采熟食。

狗脚迹

生霜降时，叶如狗脚，采以熟食。

绵絮头

色白,生长在田埂上,采来洗净,捣如绵絮,同面粉作饼食。

荞麦叶

八九月间采摘初出嫩叶,熟食。

西洋太紫

七八月间采叶,燨豆腐食用,为妙品。

蘑菇

采来晒干,生食作羹,美不可言,是素食中的佳品。

竹菇

它更鲜美,熟食没有不可以的。

金莲花

夏天采它的叶梗,浮于水面的。在汤内略煮一下,用姜、醋、油拌食。

天茄儿

在盐水里略煮一下供茶便用,也可用姜、醋拌食。

看麦娘

同麦一起长在陇上。在春天采摘,熟食。

狗脚迹

生长在霜降时,叶如狗脚,采来可熟食。

斜蒿

三四月生，小者全科可用，大者摘嫩头，汤中焯过，晒干。食时，再用汤泡料拌食之。

眼子菜

六七月采，生水泽中，青叶紫背，茎柔滑细，长数尺，采以汤焯，熟食。

地踏叶

一名地耳，春夏中生雨中，雨后采。用姜醋熟食。日出即没而干枝。

窝螺荠

正二月采之，熟食。

马齿苋

初夏采，沸汤焯过，晒干，冬用旋食。

马兰头

二三月丛生，熟食，又可作齑。

茵陈蒿〔即青蒿儿〕

春时采之，和面作饼，炊食。

雁儿肠

二月生，如豆芽菜，熟食，生亦可食。

斜蒿

三四月生,小的整棵都可用,大的只摘嫩尖,在汤中略烫一下,晒干。食用时再用汤泡,料拌食用。

眼子菜

六七月采摘。生长在水泽中,青叶紫背,茎柔滑细,长数尺。采来用汤烫过,熟食。

地踏叶

又名地耳,春夏在雨中生长,雨后采摘,用姜、醋熟食。太阳出来就没有了,全变成了干枝。

窝螺荠

正二月采摘,熟食。

马齿苋

初夏采摘,在沸汤里烫一下,然后晒干。冬天可马上食用。

马兰头

二三月丛生。熟食,又可作成斋粉。

茵陈蒿〔即青蒿儿〕

春天采摘,和面作饼,炊食。

雁儿肠

二月生,如豆芽菜。熟食,生的也可食用。

野茭白菜

初夏生水泽旁，即茭芽儿也，熟食。

倒灌荠

采之熟食。亦可作齑。

苦麻苔

三月采，用叶，捣和面作饼食之。

黄花儿

正二月采，熟食。

野荸荠

四时采，生熟可食。

野绿豆

叶茎似绿豆而小，生野田，多藤蔓，生熟皆可食。

油灼灼

生水边，叶光泽，生熟皆可食。又可腌作干菜蒸食。

板荞荞

正二月采之，炊食。三四月不可食矣。

碎米荠

三月采，止可作齑。

野茭白菜

初夏生长在水泽旁,即茭芽儿,熟食。

倒灌荠

采来熟食,也可作成齑粉。

苦麻苔

三月采摘,用叶,捣烂,和面作饼食用。

黄花儿

正二月采摘,熟食。

野荸荠

四季可采,生、熟可食。

野绿豆

叶茎似绿豆但略小些,生长在野田里,多藤蔓。生、熟都可食。

油灼灼

生长在水边,叶有光泽。生、熟都可食,又可腌作干菜蒸食。

板荞荞

正二月采摘,炊食,到三四月就不可食用了。

碎米荠

三月采取,只可作成齑粉。

天藕儿

根如藕而小，炊熟作藕菜，拌料食之。叶不可食。

蚕豆苗

二月采为茹，麻油炒，下盐酱煮之，少加姜葱。

苍耳菜

采嫩叶，洗焯，以姜盐苦酒拌食，去风湿。子可杂米粉为糗。

芙蓉花

采花，去心蒂，滚汤泡一二次，同豆腐少加胡椒，红白可爱。

葵菜〔比蜀葵丛短但叶大，性温〕

采叶，与作菜羹同法食。

丹桂花

采花，洒以甘草水，和米舂粉作糕。清香满颊。

莴苣菜

采梗，去叶去皮，寸切，以滚汤泡之，加姜油糖醋拌之。

牛蒡子

十月采根，洗净，煮毋太甚，取起捶碎扁压干。以盐、酱、萝、姜、椒、熟油诸料拌，浸一二日收起，焙干。如肉脯味。

天藕儿

根如藕略微小些,炊熟作藕菜,拌料食用。叶不可食。

蚕豆苗

二月采来当蔬菜吃,用麻油炒,放入盐酱煮熟,少加些姜、葱。

苍耳菜

采嫩叶洗后略煮一下,以姜、盐、苦酒拌食,可去风湿,子掺杂米粉作成炒米粉。

芙蓉花

采花,去心、蒂,滚汤泡一二次,少加些胡椒同豆腐一起吃,红白可爱。

葵菜〔比蜀葵丛短但叶大,性温〕

采叶,与作菜羹同法食用。

丹桂花

采花,洒以甘草水,和米舂粉作糕,清香扑鼻。

莴苣菜

采梗,去叶去皮,切成一寸长,以滚汤泡,加姜、油、糖、醋拌食。

牛蒡子

十月采根,洗净,不要煮得太久,取出捶碎扁压干。以盐、酱、萝、姜、椒、熟油各种调料拌,浸一二日,收起焙干,如肉脯味。

槐角叶

采嫩叶细净者，捣为汁，和面作淘，以醯酱为熟齑食。

椿树根

秋前采根，捣筛，和面作小面块，清水煮服。

百合根

采根瓣，晒干，和面作汤饼蒸食。甚益气血。

栝蒌根

深掘大根，削皮至白，寸切，水浸，一日一换。至五七日后收起，捣为浆末。以绢滤其细浆粉，候干为粉，和粳米为粥，加以奶酪，食之甚补。

雕菰米

雕菰，即今胡穄也。曝干，砻洗造饭，香不可言。

锦带花

采花作羹，柔脆可食。

菖蒲

石菖蒲、白术，煮，为末，每一斤用山药三斤，炼蜜水和入面内，作饼蒸食。

李子

取大李子，剜去核，用白梅、甘草，泡滚汤焯之，以白糖和松子、榄仁研末填入，甑上蒸熟食之。

槐角叶

采细小干净的嫩叶,捣成汁,和面作成凉粉、凉面;加入醋、酱炊熟作成齑粉食用。

椿树根

秋前采根,捣筛,和面作成小面块,清水煮服。

百合根

采根瓣晒干,和面作汤饼蒸食,增强气血。

栝蒌根

深掘大根,削皮至白,切成寸段,用水浸,一日一换,五至七日后,收起,捣为浆末,以绢滤其细浆粉,干后研为粉,和粳米煮成粥,加以乳酪,食用后很补人。

雕菰米

雕菰,即是现在的胡穄。晒干,用砻磨去谷壳,然后淘洗干净煮成饭吃,香不可言。

锦带花

采花作羹,柔脆可食。

菖蒲

石菖蒲、白术煮成末,每一斤用山药三斤,熬蜜水和入面内,作饼蒸食。

李子

取大李子,剜去核,用白梅、甘草泡滚汤略煮一下,以白糖和松子、榄仁研末填入,在甑上蒸熟食用。

山芋头

采芋为片,用榧子煮过去苦,杏仁为末,少加酱水或盐,和面,将芋片拖煎食之。

东风荠〔即荠菜〕

采荠一二斤,洗净,入淘米三合,水三升,生姜一芽头,捶碎,同入釜中和匀,上浇麻油一蚬壳,再不可动,以火煮之。动则生油气也。不着一些盐醋。若知此味,海陆八珍皆可厌也。

玉簪花

采半开蕊,分作二片,或四片,拖面煎食。若少加盐、白糖,入面调匀拖之,味甚香美。

栀子花〔又一法再录〕

采半开花,矾水焯过,入细葱丝、大小茴香、花椒、红曲、黄米饭研烂,同盐拌匀,腌压半日食之。用矾焯过,用蜜煎之,其味亦美。

木菌

用朽桑木、樟木、楠木,截成一尺长段,腊月扫烂叶,择肥阴地,和木埋于深畦,如种菜法。春月用米泔水浇灌,不时菌出,逐日灌以三次,即大如拳。采同素菜炒食,作脯俱美。木上生者,且不伤人。

藤花

采花洗净,盐汤洒拌匀,入甑蒸熟,晒干,可作食馅子,美甚。荤用亦佳。

山芋头

采芋切成片,用榧子煮过,除去苦味。将杏仁研为末,少加些酱水或盐和面,将芋片同煎食用。

东风荠〔即荠菜〕

采荠菜一二斤,洗净,加入三合淘洗干净的米,三升水,生姜一块,将芽头捶碎,同入锅中和匀,上浇一蚬壳麻油,再不可动,用火煮。动则生油气。不加入盐醋。若知此味,海陆八珍的味道都会感到厌恶。

玉簪花

采半开的花蕊,分作二片或四片,裹面煎食。若加少许盐、白糖,入面调匀滚裹,味甚香美。

栀子花〔又一法再录〕

采摘半开的花,在矾水中略煮一下,放入细葱丝、大小茴香、花椒、红曲、黄米饭,研烂,同盐拌匀,腌压半日食用。用矾水略煮一下,用蜜煎,味道也很美。

木菌

用朽桑木、樟木、楠木,截成一尺长段,腊月扫烂叶,挑选肥沃阴凉的地方,和木埋于深畦,如种菜法。春天用淘米水浇灌,过不了多久,菌便长出,以后便逐日灌水三次,即长得像拳头般大。采摘来,同素菜炒食、作脯都很好。木上长的,不会伤人。

藤花

将花采来洗净,在盐水中拌匀,放在甑中蒸熟,晒干。可作成馅子食用,甚美。荤用亦佳。

江荠

生腊月，生熟皆可食。花时勿食，但可作齑。

商陆

采苗茎洗净，蒸熟，食加盐料。紫色者味佳。

牛膝

采苗如剪韭法，可食。

湖藕

采生者，截作寸块，汤焯，盐腌去水。葱油少许，姜、橘丝、大小茴香、黄米饭研烂，细拌，荷叶包压，隔宿食之。

防风

采苗可作菜食，汤焯，料拌，极去风。

芭蕉

蕉有二种，根黏者为糯蕉，可食。取根，切作手大片子，灰汁煮令熟，去灰汁。又以清水煮，易以二次，令灰味尽。取压干，以盐、酱、大小茴香、花胡椒、干姜、熟油，研拌蕉根，入缸钵中腌一二日，取出少焙，略敲令软。食之，全似肥肉。

水菜

状似白菜，七八月间生田头水岸，丛聚色青。汤焯，酱煮可食。

莲房

取嫩去皮子并蒂，入灰煮，又以清水煮去灰味，同蕉脯法焙干，

江荠

生长在腊月,生熟都可食用。开花时不能食用,但可作成斋粉。

商陆

采苗茎洗净,蒸熟,食用时再加盐等调料。紫色的味佳。

牛膝

如剪韭菜法采苗,可食。

湖藕

采挖生的,截成一寸长的块状,在水里略煮一下,用盐腌去水。加葱、油少许,把姜、橘丝、大小茴香,黄米饭研烂,细拌,用叶包压,隔夜食用。

防风

采苗,可作菜食,用水煮一下,用佐料调拌,去风病极佳。

芭蕉

蕉有二种,根黏的为糯蕉,可食。取根,切成手掌般大的片子,用灰汁煮熟,然后除去灰汁,又用清水煮,再换二次水,令灰味尽。取出压干,用盐、酱、大小茴香、花胡椒、干姜、熟油,研拌蕉根,放入缸钵中腌一二日,取出后稍微焙干,将它轻轻敲软,食来全部像肥肉。

水菜

状似白菜,七八月间生长在田头水岸,丛聚色青。用水略煮,加酱料煮可食。

莲房

取嫩的,去皮子和蒂,加入灰煮,又以清水煮去灰味。同蕉脯法焙

石压令扁,作片食之。

苦益菜〔即胡麻〕

取嫩叶作羹,大甘脆滑。

松花蕊

采,去赤皮,取嫩白者,蜜渍之,略烧令蜜熟,勿太熟,极香脆美。

白芷

采嫩根,蜜渍糟藏皆可食。

防风芽

采嫩芽如胭脂色者,如常菜料拌食之。

天门冬芽

川芎芽、水藻芽、牛膝芽、菊花芽、荇菜芽,同上拌料熟食。

水苔

春初采嫩者,淘择令极净,更要去沙石虫子,以石压干,入盐、油、花椒,切韭芽同拌入瓶,再加醋、姜,食之甚美。又可油炒,加盐酱亦善。

蒲芦芽

采嫩芽切断,以汤焯,布裹压干,加料如前作鲊,妙甚。

干,用石压令扁,作片食用。

苦益菜〔即胡麻〕

取嫩叶作羹,非常甘美脆滑。

松花蕊

摘去赤皮,取嫩白部分,用蜜浸渍,略烧让蜜熟,不要太熟,非常香脆美味。

白芷

采嫩根,用蜜渍、糟藏,都可食。

防风芽

采摘如胭脂色的芽,如平常的菜一样用佐料拌食。

天门冬芽

川芎芽,水藻芽,牛膝芽,菊花芽,荇菜芽,同上拌料熟食。

水苔

初春采摘嫩的,淘择得非常干净,尤其要去掉沙石、虫子,用石头压干,加入盐、油、花椒,切韭菜同拌入瓶,再加醋、姜,味道甚美。又可用油炒,加盐、酱也可以。

蒲芦芽

采其嫩芽,切断,用水略煮一下,用布裹后压干,加入前面作鲊的相同佐料,甚妙。

凤仙花梗

采梗肥大者，去皮，削令干净，早入糟，午间食之。

红花子

采子，淘去浮者，碓内捣碎，入汤泡汁。更捣，更煎汁，锅内沸，入醋点住，绢挹之。似肥肉，入素食极精。

金雀花

春初开，形状金雀，朵朵可摘。用汤焯，作茶供。或以糖霜、油、醋拌之，可作菜，甚清。

寒豆芽

用寒豆淘净，将蒲包趁湿包裹，春冬置炕旁近火处，夏秋不必，日以水喷之，芽出，去壳洗净，汤焯，入茶供。芽长作菜食。

黄豆芽

大黄豆如上法，待其出芽些少许，取起，淘去壳，洗净煮熟，加以香荁、橙丝、木耳、佛手、柑丝拌匀，多着麻油、糖霜，入醋拌供，美甚。

酿造类

此皆山人家养生之酒，非甜即药，与常品迥异，豪饮者勿共语也。

桃源酒

白曲二十两，剉如枣核，水一斗浸之，待发。糯米一斗，淘极净，炊作烂饭，摊冷。以四时消息气候，投放曲汁中，搅如稠粥，候

凤仙花梗

采摘肥大的梗,去皮,削干净,早上放入糟,至午间便可食用。

红花子

采子,淘去浮在水面上的,在碓内捣碎,加入汤泡汁,又捣;再煎汁,等汁在锅内沸后,加醋点住,用绢过滤。就像肥肉,加入素菜食用味道极好。

金雀花

在初春开,形状似金雀,每朵都可以采摘,用水烫一下,可作茶饮。或用糖霜、油、醋拌和,可作菜,十分清爽可口。

寒豆芽

将寒豆淘净,用蒲包趁湿包裹,春冬时放置在炕旁近火处,夏秋就没有必要了。每日用水喷洒,等到芽长出,便去壳洗净。用水烫一下可作茶饮,芽太长便作菜食。

黄豆芽

大黄豆如上法,待其长出芽少许,取出,淘去壳,洗净煮熟,加以香芹、橙丝、木耳、佛手、柑丝拌匀,多放麻油、糖霜,加入醋拌食,味道甚美。

酝造类

这些都是山野人家用来养生的酒,不甜却是药,与一般的迥然不同,喜欢饮酒的人不要和他们来谈论。

桃源酒

白曲二十两,锉如枣核,用水一斗来浸泡,待发酒用。糯米一斗,淘洗得非常干净,煮作烂饭,摊冷,依据四季的气候变化,投放在曲汁

发。即更投二斗米饭，尝之，或不似酒，勿怪。候发，又二斗米饭，其酒即成矣。如天气稍暖，熟后三五日，瓮头有澄清者，先取饮之，纵令酣酌，亦无伤也。此本武陵桃源中得之，后被《齐民要术》中采缀编录，皆失其妙，此独真本也。今商议以空水浸米尤妙。每造，一斗水煮取一升，澄清汁，浸曲，俟发。经一日，炊饭候冷，即出瓮中，以曲麦和，还入瓮中。每投皆如此。其第三第五，皆待酒发后，经一日投之。五投毕，待发定讫，一二日可压，即大半化为酒。如味硬，即每一斗蒸三升糯米，取大麦糵曲一大匙，白曲末一大分，熟搅和，盛葛布袋中，纳入酒氅，候甘美，即去其袋。然造酒北方地寒，即如人气投之，南方地暖，即须至冷为佳也。

香雪酒

用糯米一石，先取九斗，淘淋极清，无浑脚为度。以桶量米准作数，米与水对充，水宜多一斗，以补米足，浸于缸内。后用一斗米，如前淘淋，炊饭埋米上，草盖覆缸口二十余日。候浮，先沥饭壳，次沥起米，控干炊饭，乘热，用原浸米水澄去水脚。白曲作小块二十斤，拌匀，米壳蒸熟，放缸底。如天气热，略出火气。打拌匀后，盖缸口，一周时打头耙，打后不用盖。半周时，打第二耙。如天气热，须再打出热气。三耙打绝，仍盖缸口候熟，如用常法。大抵米要精白，淘淋要清净，耙要打得热气透则不致败耳。

碧香酒

糯米一斗，淘淋清净，内将九升浸瓮内，一升炊饭。拌白曲末四两，用篛埋所浸米内，候饭浮，捞起。蒸九升米饭，拌白曲末十六两。先将净饭置瓮底，次以浸米饭置瓮内，以原淘米浆水十斤，或二十斤，以纸四五重密封瓮口。春数日，如天寒，一月熟。

中,搅如稠粥,等候发酵。随即又投入二斗米饭,尝一下,如果觉得不像酒,不要奇怪。等候发酵,又加二斗米饭,其酒即制成。如天气稍暖,熟后三五日,瓮口有澄清的,先取来饮用,即使酣饮,也不会醉。这是从武陵桃源中得到的方法,后来被《齐民要术》中采掇编录,都失其真传,这才是唯一的真本。现在商议用空水浸米更妙。每次制造,用一斗水煮取一升,澄清汁,浸曲候发。经一日,煮饭待冷,即出瓮中,同曲麦和后,再放入瓮中。每次都像这样投。其第三第五次,都待酒发后,过一日投入。五投完毕,待发酵完成,过一二日后可压,大半已化为酒。如味硬,即每一斗蒸三升糯米,取大麦蘖曲一大匙,白曲末一大分,仔细地搅和,盛装在葛布袋中,纳入酒瓮中,等味变甘美,即去布袋。然而造酒由于北方地寒,只要温度同人的体温相同时,便可投入米饭;南方地暖,即须至冷后再投才好。

香雪酒

用糯米一石,先取九斗,淘淋得极清,以无浑脚为止。用桶量米为准作数,米与水对充,水宜多一斗,来补足米的分量,浸于缸内。然后用一斗米,同之前一样淘淋,炊饭随后埋米上,用草盖覆在缸口二十余日。等到米浮上来,先沥去饭壳,再沥出米,控干炊饭,乘热,用原浸米水澄去水脚,把白面作成小块,共二十斤,拌匀,米壳蒸熟,放缸底。如果天气热,略出火气,打拌匀后,盖住缸口,一周时用耙打去米壳,打后不用盖。半周后,打第二耙。如果天气热,须再打出热气。三耙打绝,仍盖缸口,等到熟后,如常法饮用。注意米要精白,淘洗要干净,耙要将热气打透,酿酒就不致失败。

碧香酒

糯米一斗,淘洗干净,将九升糯米浸入瓮内,再用一升煮成饭,拌四两白曲末,用篛将它埋在所浸的米内,等饭浮起来后,捞起。蒸九升米饭,拌白曲末十六两。先将净饭置瓮底,再将浸米饭置瓮内,以原淘米浆水十斤或二十斤,以纸四五层密封瓮口。在春天则需几天,如天寒,则需一月才熟。

腊酒

用糯米二石,水与酵二百斤足称,白曲四十斤足称,酸饭二斗,或用米二斗起酵,其味浓而辣。正腊中造煮时,大眼篮二个,轮置酒瓶在汤内,与汤齐滚,取出。

建昌红酒

用好糯米一石,淘净,倾缸内,中留一窝,内倾下水一石二斗。另取糯米二斗煮饭,摊冷,作一团放窝内。盖讫,待二十余日饭浮,浆酸,漉去浮饭,沥干浸米。先将米五斗淘净,铺于甑底,将湿米次第上去,米熟,略摊气绝,翻在缸内中盖下,取浸米浆八斗、花椒一两,煎沸,出锅待冷。用白曲三斤,捶细,好酵母三碗,饭多少如常酒放酵法,不要厚了。天道极冷放暖处,用草围一宿。明日早,将饭分作五处,每放小缸中,用红曲一升,白曲半升取酵,亦作五分。每分和前曲饭同拌匀,踏在缸内,将余在熟尽放面上盖定。候二日打扒。如面厚,三五日打一遍,打后,面浮涨足,再打一遍,仍盖下。十一月,二十日熟;十二月,一月熟;正月,二十日熟。余月不宜造。榨取澄清,并入白檀少许,包裹泥定。头糟用熟水随意副入,多二宿,便可榨。

五香烧酒

每料糯米五斗,细曲十五斤,白烧酒三大坛,檀香、木香、乳香、川芎、没药各一两五钱,丁香五钱,人参四两,各为末。白糖霜十五斤,胡桃肉二百个,红枣三升,去核。先将米蒸熟,晾冷,照常下酒法,则要落在瓮口缸内,好封口。待发,微热,入糖并烧酒、香料、桃枣等物在内,将缸口厚封,不令出气。每七日开打一次,仍封,至七七日,上榨如常。服一二杯,以腌物压之,有春风和煦之妙。

腊酒

用糯米二石，水与酵二百斤足秤，白曲四十斤足秤，酸饭二斗，或用米二斗起发酵，其味浓而辣。在正月和腊月造煮时，用大眼篮二个，轮流置放酒瓶在汤内，与汤齐滚，取出。

建昌红酒

用好糯米一石，淘净倒入缸内，中间留一窝，在里面倒入水一石二斗。另取糯米二斗煮成饭，随后摊冷，捏作一团后放入窝内。盖上盖子，待二十余日，饭浮上来，浆变酸，捞去浮饭，沥干浸米。先将米五斗淘净，铺于甑底，将湿米依次放上去，米熟，略微摊一下让气散尽，翻在缸内用盖子盖上。取浸米浆八斗、花椒一两，煎沸，出锅，待冷。用白曲三斤捶细，好酵母三碗，饭多少如常酒放酵法，不要厚了。天气如果太冷，就放在暖处，用草围一宿。明日早上，将饭分作五处，每放小缸中，用红曲一升，白曲半升取酵，也分作五分。每分和前曲饭一同拌匀，舀在缸内，将剩余的熟米全部放在面上盖定，过二日打扒。如面太厚，就三五日打一遍；打后，面浮涨足，再打一遍，仍盖下。在十一月，需二十日才熟。十二月，一月熟。正月，二十日熟。其余各月不宜造酒。榨取澄清，加入白檀少许，包裹泥定。头糟用熟水随意加入，多等二夜，便可榨。

五香烧酒

每料用糯米五斗，细曲十五斤，白烧酒三大坛，檀香、木香、乳香、川芎、没药各一两五钱，丁香五钱，人参四两，全部研为末。白糖霜十五斤，胡桃肉二百个，红枣三升去核。先将米蒸熟，晾冷，照常下酒法，要落在瓮口缸内，封好口。待发，微热，放入糖并烧酒、香料、桃、枣等物在内，将缸口厚封，不让它出气。每七日打开一次，然后仍然封好，至七七四十九日，如常法上榨。服一二杯，用腌物压，有春风和煦之妙。

山芋酒

用山药一斤,酥油三两,莲肉三两,冰片半分,同研如弹。每酒一壶,投药一二丸,热服有益。

葡萄酒

法用葡萄子,取汁一斗,用曲四两,搅匀,入瓮中封口,自然成酒,更有异香。又一法:用蜜三斤,水一斗,同煎,入瓶内,候温,入曲末二两,白酵二两,湿纸封口,放净处。春秋五日,夏三日,冬七日,自然成酒,且佳。行功导引之时,饮一二杯,百脉流畅,气运无滞,助道所当不废。

黄精酒

用黄精四斤,天门冬去心三斤,松针六斤,白术四斤,枸杞五斤,俱生用,纳釜中。以水三石煮之一日,去渣,以清汁浸曲,如家酝法。酒熟,取清任意食之。主除百病,延年,变须发,生齿牙,功妙无量。

白术酒

白术二十五斤,切片,以东流水二石五斗,浸缸中二十日,去滓,倾汁大盆中,夜露天井中五夜,汁变成血,取以浸曲作酒,取清服,除病延年,变发坚齿,面有光泽,久服延年。

地黄酒

用肥大地黄切一大斗,捣碎,糯米五升作饭,曲一大升,三物于盆中揉熟,相匀,倾入瓮中泥封。春夏二十一日,秋冬须二十五日。满日开看,上有一盏绿液,是其精华,先取饮之;余以生布绞汁如饴,收贮,味极甘美,功效同前。

山芋酒

用山药一斤,酥油三两,莲肉三两,冰片半分,同研成弹子般大小。每一壶酒,投药一二丸,热服有益。

葡萄酒

法用葡萄子,取汁一斗,用曲四两,搅匀,放入瓮中封口,自然成酒,更有异香。又一法:用蜜三斤,水一斗,同煎,放入瓶内,候温,再加入曲末二两,白酵二两,用湿纸封口,放在洁净处。春秋五日,夏三日,冬七日,自然成酒,且佳。行功导引之时,饮一二杯,可使百脉流畅,气运无滞,助道得当则不易废倦。

黄精酒

用黄精四斤,去心的天门冬三斤,松针六斤,白术四斤,枸杞五斤,全部生用,装在锅中,用水三石煮一日,去渣,以清汁浸曲,如家酿法。酒熟,取清澈的,任意食用,主除百病,延年,改变须发,生牙齿,功妙无量。

白术酒

白术二十五斤,切片,以东流水二石五斗,浸缸中二十日,去渣,倾汁于大盆中,夜晚露在大井中五夜,汁变成血红色,取以浸曲作酒。取清澈的汁服用,除病延年,改变发质、坚固牙齿,面有光泽,久服可长寿。

地黄酒

用肥大地黄切一大斗,捣碎,糯米五升作饭,曲一大升,将三物放于盆中揉熟,和匀,倾入瓮中,泥封。春夏需二十一日,秋冬需二十五日。满日打开看,上面有一盏绿液,是其精华,先取来饮用;其余的以生布绞汁如饴,收贮。味极甘美,功效同前。

菖蒲酒

取九节菖蒲生捣,绞汁五斗。糯米五斗,炊饭。细曲五斤,相拌令匀,入磁坛密盖二十一日即开。温服,日三服之。通血脉,滋荣卫,治风痹、骨立、痿黄,医不能治。服一剂,百日后,颜色光彩,足力倍常,耳目聪明,发白变黑,齿落更生,夜有光明,延年益寿,功不尽述。

羊羔酒

糯米一石,如常法浸浆。肥羊肉七斤,曲十四两,杏仁一斤,煮去苦水。又同羊肉多汤煮烂,留汁七斗,拌前米饭,加木香一两,同酝,不得犯水。十日可吃,味极甘滑。

天门冬酒

醇酒一斗,用六月六日曲末一升,好糯米五升,作饭。天门冬煎五升,米须淘讫,晒干,取天门冬汁浸。先将酒浸曲,如常法,候熟,炊饭适寒温用,煎汁和饭,令相入投之。春夏七日,勤看勿令热,秋冬十日熟。东坡诗云"天门冬熟新年喜,曲米春香并舍闻"是也。

松花酒

三月取松花如鼠尾者,细剉一升,用绢袋盛之。造白酒熟时,投袋于酒中心,井内浸三日,取出,漉酒饮之。其味清香甘美。

菊花酒

十月采甘菊花,去蒂,只取花二斤,择净入醅内搅匀,次早榨,则味香清冽。凡一切有香之花,如桂花、兰花、蔷薇,皆可仿此为之。

菖蒲酒

取九节菖蒲生捣,绞汁五斗。糯米五斗,炊饭。细曲五斤,相拌令匀,放入瓷坛,密盖二十一日即开。温服,每日服三次。可通血脉,滋荣卫,治风病、骨立、痿黄,以及医生所不能治的病。服一剂,百日后,便会容光焕发,足力倍增,耳聪目明,白发变黑,齿落更生,夜能视物,延年益寿,功不尽述。

羊羔酒

糯米一石,如常法浸浆。肥羊肉七斤,曲十四两。杏仁一斤,煮去苦水,又同羊肉多汤煮烂,留汁七斗,拌前米饭,加木香一两,一同酿,不得沾水。十日可吃,味极甘滑。

天门冬酒

醇酒一斗,用六月六日曲末一升,好糯米五升,作饭。天门冬煎五升。米要淘净,晒干,取天门冬汁浸泡。先将酒浸曲,如常法,候熟,炊饭后摊冷,用煎汁和饭,然后放入坛中。春夏需七日,经常察看是否太热,秋冬需十日方熟。东坡的诗说:"天门冬熟新年喜,曲米春香并舍闻"说的就是这种酒啊。

松花酒

三月取如鼠尾的松花,细剉一升,用绢袋盛装。酿造白酒熟时,投袋于酒中心,在井内浸三日,取出,滤酒饮用,其味道清香甘美。

菊花酒

十月采甘菊花,去蒂,只取花二斤,择洗干净,放入未过滤的米酒内搅匀,次日早晨榨取,则味香清冽。凡一切有香味的花,如桂花、兰花、蔷薇,皆可仿此法酿酒。

五加皮三骰酒

法用五加根茎、牛膝、丹参、枸杞根、金银花、松节、枳壳枝叶，各用一大斗，以水三大石，于大釜中煮取六大斗，去滓澄清水，准几水数浸曲，即用米五大斗炊饭，取生地黄一斗，捣如泥，拌下。二次用米五斗炊饭，取牛蒡子根，细切二斗，捣如泥，拌饭下。三次用米二斗炊饭，大苣麻子一斗，熬捣令细，拌饭下之。候稍冷热，一依常法。酒味好，即去糟饮之。酒冷不发，加以曲末投之。味苦薄，再炊米二斗投之。若饭干不发，取诸药物煎汁热投。候熟去糟，时常饮之，多少常令有酒气。男女可服，亦无所忌。服之去风劳冷气，身中积滞宿疾，令人肥健，行如奔马，巧妙更多。

曲类

造酒美恶，全在曲精水洁。故曲为要药。若曲失其妙，酒何取焉？故录曲之妙方于后。

白曲

白面一担，糯米粉一斗，水拌，令干湿调匀，筛子格过，踏成饼子，纸包挂当风处，五十日取下，日晒夜露。每米一斗，下曲十两。

内府秘传曲方

白面一百斤，黄米四斗，绿豆三斗。先将豆磨去壳，将壳簸出，水浸放置一处听用。次将黄米磨末入面，并豆末和作一处，将收起豆壳浸水，倾入米面豆末内和起。如干，再加浸豆壳水，以可捻成块为准。踏作方曲，以实为佳，以粗桌晒六十日，三伏内做方好。造酒每石入曲七斤，不可多放，其酒清洌。

五加皮三骰酒

用五加根茎、牛膝、丹参、枸杞根、金银花、松节、枳壳枝叶，各用一大斗，以水三大石，于大锅中煮取六大斗，去滓澄清水，准几水数浸曲。先用米五大斗煮饭，取生地黄一斗，捣如泥，拌下。第二次用米五斗炊饭，取牛蒡子根，细切二斗，捣如泥，拌饭下。第三次用米二斗炊饭，大草麻子一斗，熬后捣细，拌饭下。候稍冷热，一依常法。酒味好，即去糟饮用。酒冷不发，加曲末投入。味苦薄，再炊米二斗投入。若饭干不发酵，取各种药物煎汁热投。候熟去糟，时常饮用，无论多少都有酒气。男女可服，也没有禁忌。服用后可去风劳冷气，身中积滞宿疾，令人肥健，行如奔马，功效很多。

曲类

造酒好坏，全在曲精水洁。所以曲为重要的药材。若曲失其妙，酒又怎么好呢？因此在后面收录曲的妙方。

白曲

白面一担，糯米粉一斗，用水拌和，将干湿调匀，用筛子筛过，踏成饼子。用纸包，挂在当风处，五十日后取下，日晒夜露。每米一斗，下曲十两。

内府秘传曲方

白面一百斤，黄米四斗，绿豆三斗。先将豆磨去壳，将壳用簸箕簸出，用水浸，放置一处待用。再将黄米磨末放入面中，并豆末和作一处，将收起的豆壳浸水，倾入米面豆末内和起。如果干了，再加浸泡过的豆壳水，以可捻成块为止。踏作方曲，以实为佳，放在宽桌上晒六十日。在三伏天中制作方好。酿造酒，每石加入七斤曲，不可多放。其酒清冽。

莲花曲

莲花三斤，白面一百五十两，绿豆三斗，糯米三斗，俱磨为末，川椒八两，如常造踏。

金茎露曲

面十五斤，绿豆三斗，糯米三斗，为末，踏。

襄陵曲

面一百五十斤，糯米三斗磨末，蜜五斤，川椒八两。

红白酒药

用草果五个，青皮、官桂、砂仁、良姜、茱萸、光乌，各二斤，陈皮、黄柏、香附子、苍术、干姜、甘菊花、杏仁，各一斤，姜黄、薄荷各半斤，每药料共称一斤，配糯米粉一斗，辣蓼二斤或五斤，水姜二斤捣汁，和滑石末一斤四两，如常法罨之。上料更加毕拨、丁香、细辛、三奈、益智、丁皮、砂仁各四两。

东阳酒曲

白面一百斤，桃仁三斤，杏仁三斤，草乌一斤，乌头三斤去皮，可减去其半，绿豆五升煮熟，木香四两，官桂八两，辣蓼十斤，水浸七日。沥母藤十斤，苍耳草十斤（二桑叶包），同蓼草三味，入锅煎煮绿豆。每石米内，放曲十斤，多则不妙。

蓼曲

用糯米不拘多少，以蓼捣汁，浸一宿，漉出，以面拌匀，少顷，筛出浮面，用厚纸袋盛之，挂通风处。夏月制之，两月后可用。以之造酒，极醇美可佳。

莲花曲

莲花三斤，白面一百五十两，绿豆三斗，糯米三斗，都磨为末，川椒八两，如常法造踏。

金茎露曲

面十五斤，绿豆三斗，糯米三斗同研为末，踏。

襄陵曲

面一百五十斤，糯米三斗磨末，蜜五斤，川椒八两。

红白酒药

用草果五个，青皮、官桂、砂仁、好姜、茱萸、光乌各二斤，陈皮、黄柏、香附子、苍术、干姜、甘菊花、杏仁各一斤，姜黄、薄荷各半斤，每副药料共称一斤，配糯米粉一斗，辣蓼二斤或五斤，水姜二斤捣汁，和滑石末一斤四两，如常法覆盖。上料再加毕拨、丁香、细辛、三奈、益智、丁皮、砂仁各四两。

东阳酒曲

白面一百斤，桃仁三斤，杏仁三斤，草乌一斤，乌头三斤去皮，可减去一半的重量。绿豆五升煮熟，木香四两，官桂八两，辣蓼十斤，水浸七日。沥母藤十斤，苍耳草十斤（二味桑叶包），同蓼草三味，入锅煎煮绿豆。每石米内，放曲十斤，多则不妙。

蓼曲

用糯米不拘多少，以蓼捣汁，浸泡一夜，滤出，以面拌匀，过一会儿，筛出浮面，用厚纸袋盛出，挂在通风处。夏月制作，两月后可用。以之酿造酒，极醇美可佳。

卷十三

饮馔服食笺下卷

甜食类〔五十八种〕
起糖卤法
（凡做甜食，先起糖卤，此内府秘方也。）

白糖十斤，（或多少任意，今以十斤为率。）用行灶安大锅，先用凉水二杓半，若杓小糖多，斟酌加水在锅内，用木耙搅碎，微火一滚，用牛乳另调水二杓点之。如无牛乳，鸡子清调水亦可。但滚起即点，却抽柴息火，盖锅闷一顿饭时，揭开锅，将灶内一边烧火，待一边滚，但滚即点。数滚如此点之，糖内泥泡沫滚在一边，将漏杓捞出泥泡，锅边滚的沫子又恐焦了，将刷儿蘸前调的水频刷。第二次再滚的泥泡聚在一边，将漏杓捞出。第三次用紧火将白水点滚处，沫子、牛乳滚在一边，聚一顿饭时，沫子捞得干净，黑沫去尽，白花见方好。用净绵布滤过入瓶。凡家伙俱要洁净，怕油腻不洁。故凡做甜食，若用黑沙糖，先须不拘多少，入锅煎大滚，用细夏布滤过，方好作用；白糖霜预先晒干方可。

炒面方

白面要重罗三次，将入大锅内，以木耙炒得大熟，上桌，轱轳捶碾细，再罗一次，方好作甜食。凡用酥油，须要新鲜，如陈了，不堪用矣。

松子饼方

松子饼，计一料：酥油六两，白糖卤六两，白面一斤。先将酥油

甜食类〔五十八种〕
起糖卤法

（凡做甜食，先起糖卤，这是内府秘方。）

白糖十斤，（或多或少任意，现以十斤为例。）用移动的灶安大锅，先用凉水二勺枸勺半凉水，若是勺枸勺小糖多，便斟酌加水在锅内，用木耙搅碎拌匀，微火烧开，再用牛乳另调水二勺枸勺点它。如果没有牛乳，用鸡蛋清调水点它也行。点糖卤时，水开起就点，再抽掉灶内的柴使其熄火，盖上锅盖闷一顿饭的时间，再揭开锅，将灶内一边烧火，等到锅内的糖水一边开时，便立即点它，数滚如此点它，糖内泥泡沫开在一边，使用漏勺枸勺捞出泥泡。锅边开的泡沫子又恐焦了，便将刷子蘸前调的水频刷。第二次再开的泥泡聚在一边，用漏勺枸勺捞出。第三次用紧火水将白水点开处，沫子、牛乳开在一边，聚一顿饭时，把泡沫捞净，去掉黑沫直至白花出现方好，再用干净的棉布过滤入瓶。凡用的器具都要洁净卫生，忌讳油腻不洁。凡做甜食，若用黑沙糖，先不拘多少，入锅熬至大开时，用细夏布过滤，方好用；白糖霜预先晒干方可用。

炒面方

白面要反复筛萝三次，下入大锅内，用木耙翻炒至大熟，倒在桌子上，用耘古轳槌碾细，再筛萝一次，才好做甜食。凡是用酥油，都要用新鲜的，如果是陈的，就不能用。

松子饼方

松子饼，计一料：酥油六两，白糖卤六两，白面一斤。先将酥油化开，温入瓦盒合内，再倒入糖卤擦匀。然后用白面搅和，揉擦均匀，放在

化开，温入瓦盒内，倾入糖卤擦匀。次将白面和之，揉擦匀净，置桌上擀平，用铜圈印成饼子，上栽松仁，入拖盘熯燥用。

面和油法

不拘斤两，用小锅，糖卤用二杓，随意多少酥油，下小锅煎过，细布滤净，用生面随手下，不稀不稠，用小耙儿炒至面熟方好。先将糖卤熬得有丝，棍蘸起视之，可斟酌倾入油面，锅内打匀，掇起锅，乘热泼在案上，擀开，切象眼块。

松子海啰干方〔核桃仁，瓜仁同用。〕

糖卤入小锅，熬一顿饭时，搅冷，随手下炒面，后下剉碎松子仁搅匀。案上抹酥油，泼在案上擀开，切象眼块子。凡切块，要乘温切，若冷硬，难切，恐碎。

白闰方

糖卤少加酥油同熬，炒面随手下，搅匀，上案擀开，切象眼块子。若用铜圈印之，即为甘露饼。

雪花酥方

油下小锅化开滤过，将炒面随手下，搅匀，不稀不稠，掇锅离火，洒白糖末下在炒面内，搅匀和成一处，上案擀开，切象眼块。

芝什麻方

糖卤下小锅熬至有丝。先将芝麻去皮晒干，或微炒干，研成末，随手下在糖内，搅匀和成一处，不稀不稠。案上先洒芝麻末使不沾，乘热泼在案面上，仍着芝麻末使不沾，轱辘捶擀开，切象眼块。

桌上擀平，用铜圈印成饼子，上栽载松仁，装入拖盘，烘干即可食用。

面和油法

不拘斤两，用小锅，糖卤用二勺杓勺。随意多少酥油，下小锅煎过，用细布滤净，再将生面随手下入，要做到不稀不稠，用小木耙炒至面熟方好。先要将糖卤熬得有丝，用棍子蘸起看看它，才斟酌倒入油面，在锅内打匀，掇起锅，乘热泼在案板上，擀开，切成象眼块。

松子海啰干方〔核桃仁，瓜仁同用。〕

糖卤入小锅，熬一顿饭时，搅冷，随手下炒面，后下碾碎的松子仁，搅匀。案板上抹酥油，再泼在案板上擀开，切成象眼块子。凡是切块要乘温热时切，若是冷硬，很难切，恐怕切成碎渣。

白闰方

糖卤少加酥油同熬，炒面随手下入，搅匀，放上案板擀开，切成象眼块子，若是用铜圈印它，就是甘露饼。

雪花酥方

油下小锅，化开过滤后，将炒面随手下入，搅匀，做到不稀不稠，掇锅离火，洒白糖末在炒面内搅匀，和成一处，再上案板擀开，切成象眼块。

芝什麻方

糖卤下小锅，熬至有丝。先将芝麻去皮晒干，或微炒干，碾成末，随手下在糖内搅匀，和成一处，做到不稀不稠。案上先洒芝麻末，使之不沾，乘热泼在案板上，再洒芝麻末，使之不沾，用轱古䭔槌擀开，切成象眼块。

黄闰方

家常亦同。黑沙糖滤过，同糖卤一处熬，蜂蜜少许，热成晾冷，随手下炒面。案上仍着酥油，擀开，切象眼块。

薄荷切方

薄荷晒干，碾成细末。将糖卤下小锅，熬至有丝，先下炒面少许，后下薄荷末，和成一处。案上先洒薄荷末，乘热上案，面上仍用薄荷末，擀开，切象眼块。

一窝丝方

（用细石板上一片，抹熟香油，又用炒面罗净，预备。）

糖卤下锅熬成老丝，倾在石板上。用切刀二把，转遭掠起，待冷将稠，用手揉拔扯长，双折一处，越拔越白。若冷硬，于火上烘之。拔至数十次，转成双圈。上案却用炒面放上，二人对扯，顺将炒面随手倾上，扯拔数十次，成细丝，却用刀切断分开，绾成小窝。其拔糖上案时，转折成圈，扯开又转折成圈，如此数十遭，即成细丝。

酥儿印方

用生面搀豆粉同和，用手擀成条，如箸头大，切二分长，逐个用小梳掠印齿花收起。用酥油锅炸熟，漏杓捞起来，热洒白沙糖细末搅之。

荞麦花方

先将荞麦炒成花，量多少，将糖卤加蜂蜜少许，一同下锅，不要动，熬至有丝，略大些，却将荞麦花随手下在锅内，搅匀，不要稀了。案上铺荞麦花，使不沾，将锅内糖花泼在案上擀开，切象眼块。

黄闰方

家常的也相同。黑沙糖过滤后,同糖卤一起熬,加入少许蜂蜜。熬成后晾冷,随手下入炒面。案上抹酥油,擀开,切成象眼块。

薄荷切方

薄荷晒干,碾成细末。将糖卤下入小锅,熬至有丝,先下少许炒面,后下薄荷末,和成一处。案上先洒薄荷末,乘热上案板,再放入薄荷末,擀开,切成象眼块。

一窝丝方

(在细石板上抹上熟香油,又再将炒面萝净,预备。)

糖卤下锅,熬成老丝,倒在石板上。用切刀二把,反复翻转,待冷将稠时,用手揉拔扯长,双折揩一处,越拔越白。若是已冷硬,便放在火上烘烤。拔到数十次后,再转成双圈放到上案板上,再放上炒面,二个人顺转对扯,炒面随手倒上,又扯数十次,扯成细丝,再用力切断分开,打结成小窝。其拔糖上案时,转折揩成圈,扯开又转折摺成圈,如此数十回,即成细丝。

酥儿印方

用生面掺豆粉同和,用手擀成条子,如筷子头大,切成二分长,每用小梳掠印齿花,收起,放入酥油锅内炸熟,用漏杓勺捞起来,再趁热洒上白沙糖细末拌它。

荞麦花方

先将荞麦炒成花,根据量的多少将糖卤加少许蜂蜜,一同下锅,不要动,熬至有丝,略大些。再将荞麦花随手下在锅内搅匀,不要稀了。案上铺荞麦花,使之不沾。将锅内糖花泼在案上擀开,切成象眼块。

羊髓方

用羊乳子或牛乳子半瓶，搀水半盅，入白面三撮，滤过下锅，微微火熬之，待滚，随手下白沙糖，或糖霜亦可。然后用紧火，将木耙打一会，看得熟了，再滤过入壶，倾在碗内入供。

黑闰方

黑沙糖熬过，滤净，与糖卤对半相搀，下锅熬一顿饭时，将酥油半瓯在内共熬一回，用炒面随手加花椒末少许和成一块，上案擀开，切象眼块。

洒孛你方

用熬麽古料熬成，不用核桃。舀上案摊开，用江米末围定，铜圈印之，即是洒孛你。切象眼者，即名白糖块。

椒盐饼方

白面二斤，香油半斤，盐半两，好椒皮一两，茴香半两，三分为率，以一分纯用油、椒、盐、茴香和面为穰，更入芝麻粗屑尤好。每一饼夹穰一块，捏薄入炉。又法：用汤与油对半，内用糖与芝麻屑并油为穰。

酥饼方

酥油四两，蜜一两，白面一斤，搜成剂，入印作饼上炉。或用猪油亦可，蜜二两尤妙。

风消饼方

用糯米二升，捣极细为粉，作四分，一分作饽，一分和水作饼煮熟，和见在二分粉，一小盏蜜，半盏正发酒醅，两块白饧，用炖熔开，与粉饼擀作春饼样薄皮，破不妨，熬盘上爆过，勿令焦，挂当风

羊髓方

用羊乳或牛乳半瓶,掺水半钟,放入白面三撮,过滤下锅,用微火熬,待开后,随手下白沙糖,或糖霜也可以。然后用紧火熬,同时用木耙打一会儿,看到熟了,再过滤入壶,倒在碗内供食。

黑闰方

黑沙糖熬后过滤干净,同糖卤对半相掺,下锅熬一顿饭时,将半瓯酥油入内共熬一回,下入炒面时随手加入少许花椒末,搅和后一起上案,擀开,切成象眼块。

洒孛你方

用熬蘑菇料熬成,不用核桃,舀上案摊开,用江米末围定,再用铜圈印,即成洒孛你。切成象眼块的,即名白糖块。

椒盐饼方

白面二斤,香油半斤,盐半两,好椒皮一两,茴香半两,分成三份,用一份纯用油、椒、盐、茴香和面为穰,再放入粗芝麻屑更好。每一饼夹穰一块,捏薄入炉。又法:用汤与油对半,内用糖芝麻屑并油为穰。

酥饼方

油酥四两,蜜一两,白面一斤,抻成剂,入印做成饼上炉。或是用猪油也可以,蜜用二两最好。

风消饼方

用糯米二升,捣得极细为粉,作成四份。一份作 饽,一份和水做成饼煮熟,和入二份粉内。再用一小盏蜜,半盏正发酒醅,两块白软糖,一起溶化,同粉饼擀成薄皮春饼样。皮破不妨,放入烙饼的平锅内煎炸,不要煎焦,然后捞起挂在当风处。若是要用,再根据量的多少猪油处。遇用，量多少入猪油中炸之，炸时用箸拨动。另用白糖炒面拌和得所，生麻布擦细，糁饼上。

又一方：只用细熟粉少许同煮，擀扯，摊于筛上，晒至十分干。凡粉一斗，用芋末十二两。此法简妙。

肉油饼方

白面一斤，熟油一两，羊猪脂各一两，切如小豆大。酒二盏，与面搜和，分作十剂，擀开，裹精肉，入炉内爆熟。

素油饼方

白面一斤，真麻油一两，搜和成剂，随意加沙糖馅，印脱花样，炉内炕熟。

雪花饼方

用十分头罗雪白面蒸熟，十分白色。凡用面一斤，猪油六两，香油半斤，将猪脂切作骰子块，和少水，锅内熬烊，莫待油尽，见黄焦色，逐渐笊出。未尽再熬，再笊。如此则油白，和面为饼。底熬盘上，略放草柴灰，面铺纸一层，放饼在上熯。

芋饼方

生芋奶捣碎，和糯米粉为饼，油煎。或夹糖豆沙在内亦可，或用椒、盐、糖，拌核桃、橙丝俱可。

韭饼方

带膘猪肉作臊子，油炒半熟。韭生用，切细，羊脂剁碎，花椒、砂仁、酱拌匀。擀薄饼两个，夹馅子熯之。荠菜同法。

中炸之，炸时用筷子拨动。另用得当的白糖，炒面拌和，再用生麻布擦油糁在饼上。

又一法：只用少许细熟粉同煮，擀扯，摊在筛子上，晒至十分干。凡是一斗粉一斗，得用芋末十二两。这种方法很简妙。

肉油饼方

白面一斤，熟油一两。羊猪脂各一两，切成如小豆般大的丸子。酒二盏，同面搜和，分成十剂，擀开，裹上精肉，入炉内炕熟。

素油饼方

白面一斤，真麻油一两，搜和成剂，随意加入沙糖馅，印脱花样，在炉内炕熟即成。

雪花饼方

用十分头萝雪白面，蒸熟，十分白色。凡用面一斤，猪油六两，香油半斤，将猪脂切成骰子块，和以少量的水，放入锅内熬烊，不要等到莫待油尽，见起黄焦色，逐渐用笊篱出。油未尽再熬，再用笊篱出，如此则油白。然后和面为饼，锅底上略放柴草灰，上面铺一层纸，放饼在上焙。

芋饼方

生芋奶捣碎，和糯米粉为饼，用油煎。或夹糖、豆沙在内也可以，或用椒、盐、糖、拌核桃、橙丝都可以。

韭饼方

带膘猪肉臊子，油炒半熟。韭菜生用，切细。羊脂剁碎，花椒、砂仁、酱拌匀。擀薄饼两个，夹馅子焙它。荠菜同法。

白酥烧饼方

面一斤，油二两，好酒醅作酵，候十分发起即用，揉令十分似芝麻糖者。如前法，每面一斤，糖二两，可做十六个，煠。

黄精饼方

用黄精蒸熟者，去衣须，和炒熟黄豆，去壳，捣为末，加白糖卤揉为团，作饼食，甚清。

卷煎饼方

饼与薄饼同。馅用猪肉二斤，猪脂一斤，或鸡肉亦可，大概如馒头馅，须多用葱白或笋干之类，装在饼内，卷作一条，两头以面糊粘住，浮油煎令红焦色，或只煠熟，五辣醋供。素馅同法。

糖榧方

白面入酵，待发，滚汤搜成剂，切作榧子样。下十分滚油炸过，取出，糖面内缠之。其缠糖与面对和成剂。

肉饼方

每面一斤，用油六两。馅子与卷煎饼同，拖盘煠，用饧糖煎色刷面。

油饸儿方

面搜剂包馅作饸儿，油煎熟。馅同肉饼法。

麻腻饼子方

肥鹅一只，煮熟去骨，精肥各切作条子。用焯熟韭菜、生姜丝、茭白丝，焯过木耳丝、笋干丝，各排碗内。蒸熟麻腻并鹅汁，热滚浇饼，似春饼稍厚而小，每卷纳前味食之。

白酥烧饼方

面一斤,油二两,好酒醋作酵,待到十分发酵起时即用,揉和得十分使其像芝麻糖一样。如前法,每面一斤,糖二两,可做成十六个,用火焙。

黄精饼方

用黄精蒸熟,去掉皮须,和炒熟黄豆,去壳,捣为末,加入白糖卤,揉为团,作饼食,很清爽。

卷煎饼方

饼与薄饼同。馅用猪肉二斤,猪脂一斤,或鸡肉也可以,大概如馒头馅,须多用葱白或干笋之类,装在饼内,卷作一条,两头用面糊粘住,浮油煎至红焦色,或只是焙熟,五辣醋供用。素馅同法。

糖榧方

白面入酵,待发,用滚汤搜成剂,切成榧子形状。下入十分滚油炸过,取出,用糖面在内缠它。其缠糖,与面对和调和成剂。

肉饼方

每面一斤,用油六两。馅子与卷煎饼相同,放入拖盘内焙,用软糖煎色刷面。

油饸儿方

面搜成剂,包馅子作饼儿,用油煎熟即成。馅同肉饼法。

麻腻饼子方

肥鹅一支只,煮熟后去掉骨头,精肥各切作条子,。用焯熟的韭菜、生姜丝、茭白丝、焯过的木耳丝、干笋丝,各分别排在碗内。蒸熟,麻腻与鹅汁,熟热滚浇饼,饼似如同春饼,但稍厚而小,每卷吃之前加味而食。

五香糕法

上白糯米和粳米二六分，芡实干一分，人参、白术、茯苓、砂仁总一分，磨极细筛过，用白沙糖滚汤拌匀，上甑。（粉一斗，加芡实四两，白术二两，茯苓二两，人参一两，砂仁一钱，共为细末，和之，白糖一升拌入。）

松糕方

陈粳米一斗，砂糖三斤。米淘极净烘干，和糖，洒水入臼舂碎。于内留二分米拌舂，其粗令净。或和蜜，或纯粉，则择去黑色米。凡蒸糕须候汤沸，渐渐上粉，要使汤气直上，不可外泄，不可中阻。其布宜疏，或稻草摊甑中。

裹蒸方

糯米蒸软熟，和糖拌匀，用箬叶裹作小角儿再蒸。

凡用香头法

沙糖一斤，大蒜三囊，大者切三分，带根葱白七茎，生姜七片，麝香如豆大一粒，置各件瓶底。次置糖在上，先以花箬扎之，次以油单纸封，重汤内煮周时，经年不坏。临用，旋取少许，便香。

煮砂团方

沙糖入赤豆，或绿豆，煮成一团。外以生糯米粉裹作大团蒸，或滚汤内煮亦可。

五香糕法

放上白糯米和粳米二、六分,干芡实一分,人参、白术、茯苓、砂仁总一分,磨细后筛过,用白沙糖滚汤拌匀,上甑。(粉一斗,加芡实四两,白术二两,茯苓二两,人参一两。砂仁一钱,共为细末和匀,加白糖一升拌入。)

松糕方

陈粳米一斗,砂沙糖三斤,米淘极净烘干,和糖,洒水,入臼舂碎。臼内留二分米,拌。舂其粗令尽。或和蜜,或纯粉,则去掉黑色米。凡蒸糕须等待汤沸,渐渐上粉,要使汤气直上,不可外泄,不可中途受阻。其布宜疏,或用稻草摊甑中。

裹蒸方

糯米蒸软熟,和糖拌匀,用箬叶裹成小角儿再蒸即成。

凡用香头法

沙糖一斤,大蒜三囊,大的切成三份,带根葱白七根,生姜七片,麝香如豆大的一粒,先将以上各物放入瓶底。然后再放糖在上面,先用花箬扎紧,后用油单纸封口,浓汤内煮一周时,便经年不坏。临用时,取用少许,便香。

煮砂团方

沙糖加入赤豆,或绿豆,煮成一团,外以生糯米粉裹成大团蒸,或在滚汤内煮也行。

粽子法

用糯米淘净,夹枣、栗、柿干、银杏、赤豆,以茭叶或箬叶裹之。一法:以艾叶浸米裹,谓之艾香粽子。凡煮粽子,必用稻柴灰淋汁煮,亦有用些许石灰煮者,欲其茭叶青而香也。

玉灌肺方

真粉、油饼、芝麻、松子、胡桃、茴香,六味拌和成卷,入甑蒸熟,切作块子,供食美甚。不用油,入各物粉或面同拌蒸,亦妙。

臊子肉面方

猪肉嫩者,去筋皮骨,精肥相半,切作骰子块。约量水与酒,煮半熟,用胰脂研成膏,和酱倾入。次下香椒、砂仁,调和其味得所。煮水与酒不可多。其肉先下肥,又次下葱白,不可带青叶。临锅调绿豆粉作糇。

馄饨方

白面一片,盐三钱,和如落索面。更频入水搜和为饼剂,少顷操百遍,摘为小块,擀开,绿豆粉为饽,四边要薄,入馅其皮坚。膘脂不可搭在精肉,用葱白先以油炒熟,则不荤气。花椒、姜末、杏仁、砂仁、酱,调和得所,更宜笋菜,炸过莱菔之类,或虾肉、蟹肉、藤花、诸鱼肉,尤妙。下锅煮时,先用汤搅动,置竹筴在汤内,沸,频频洒水,令汤常如鱼津样滚,则不破,其皮坚而滑。

水滑面方

用十分白面,揉搜成剂,一斤作十数块,放在水内,候其面性发得十分满足,逐块抽拽下汤煮熟,抽拽得阔薄乃好。麻腻、杏仁腻、咸笋干、酱瓜、糟茄、姜、腌韭、黄瓜丝作齑头。或加煎肉,尤妙。

粽子法

用糯米淘净，夹上枣子、栗子、干柿干、银杏、赤豆，用菱叶或箬叶裹它即成上。另一种作做法：用艾叶浸米裹，称谓叫做艾香粽子。凡煮粽子，必用稻柴灰淋汁煮，也有用少许石灰煮的，目的是想让菱叶青而香。

玉灌肺方

真粉、油饼、芝麻、松子、核桃、茴香，六味拌和成卷，入甑蒸熟后，切成块子，食用时味道很鲜美。不用油，加入各物粉或面同拌后蒸，也很妙。

臊子肉面方

嫩猪肉，去筋、皮、骨，精肥各半，切成骰子块，。水与酒适量，煮半熟，用胰脂研成膏，和酱倒入。后下入香、椒、砂仁，调和其味得当。煮水与酒不可多。肉要先下肥的，又次下葱白，不可带青叶。临下锅时调绿豆粉作浆汁。

馄饨方

白面一斤，盐三钱，调和如落索面，频频加水搜和为饼剂，少顷再糙面过一会儿再调弄百遍，摘成小块，擀开，用绿豆粉作饽，四边要薄，放入馅时皮子要紧硬。膘脂不可搭在精肉内，用葱白先以油炒熟，则无荤气。花椒、姜末、杏仁、砂仁、酱，调和得当，更宜有笋菜，炸过的萝卜之类，或虾肉，蟹肉，藤花，诸鱼肉，尤妙。下锅煮时，先用汤搅动，放入竹条在汤内，煮沸后，频频洒水，让汤常如鱼津样开滚动，则不会破，且它的皮坚而滑。

水滑面方

用纯白的白面，揉搜抻成剂，一斤做十几块，放入水内，等待到面性发得十分充足时，逐块抽拽下汤煮熟，抽拽得阔薄才好。麻腻、杏仁腻、咸干笋、酱瓜、糟茄、姜、腌韭、黄瓜丝作调味的细碎咸菜。或加入煎肉，尤妙。

到口酥方

用酥油十两，白糖七两，白面一斤，将酥化开倾盆内。入白糖和匀，用手揉擦半个时辰，入面和作一处令匀。擀为长条，分为小烧饼，拖炉微微火熯熟食之。

柿霜清膈饼方

用柿霜二斤四两，橘皮半斤，桔梗四两，薄荷六两，干葛二两，防风四两，片脑一钱，共为末。甘草膏和作印饼食。一方：加川百药煎一两。

鸡酥饼方

白梅肉十两，麦门冬六两，白糖一斤，紫苏六两，百药煎四两，人参二两，乌梅二两，薄荷叶四两，共为末。甘草膏和匀，为饼或丸，上加白糖为衣。

梅苏丸方

乌梅肉二两，干葛六钱，檀香一钱，紫苏叶三钱，炒盐一钱，白糖一斤。上为末。将乌梅肉研如泥和料，作小丸子用。

水明角儿法

白面一斤，用滚汤内，逐渐撒下，不住手搅成稠糊，分作一二十块，冷水浸至雪白，放桌上拥出水。入豆粉对配，搜作薄皮，内加糖果为馅。笼蒸食之，妙甚。

造粟腐法

罂粟和水研细，先布后绢，滤去壳，入汤中如豆腐浆，下锅令

到口酥方

用酥油十两,白糖七两,白面一斤,将酥化开倒入盆内。加入白糖和匀,用手揉擦半个时辰,入面和作一处,使其均匀。擀为长条,分为小烧饼,拖炉微火焙熟即可食用。

柿霜清膈饼方

用柿霜二斤四两,橘皮八两半斤,桔梗四两,薄荷六两,干葛二两,防风四两,片脑一钱,共研为末。用甘草膏和,作印饼食用。一方:加川百药煎一两。

鸡酥饼方

白梅肉十两,麦门冬六两,白糖一斤,紫苏六两,百药煎四两,人参二两,乌梅二两,薄荷叶四两,共碾为末。加入甘草膏和匀,做成饼或丸,上加白糖为衣。

梅苏丸方

乌梅肉二两,干葛六钱,檀香一钱,紫苏叶三钱,炒盐一钱,白糖一斤。以上碾为末。将乌梅肉研如泥,和料,作小丸子用。

水明角儿法

白面一斤,用滚汤内逐渐撒下,不住手搅成稠糊,分作一二十块,冷水浸至雪白,放在桌上拥出水。加入豆粉对配,搜抻成薄皮,内加糖果为馅,上笼蒸熟即可食用,味道很好。

造粟腐法

罂粟和水研细,先用布后用绢,滤去壳,放入汤中,如豆腐浆,下锅,烧开,加入绿豆粉搅成腐。凡粟二分,豆粉一分。做芝麻腐时方法滚,入绿豆粉搅成腐。凡粟二分,豆粉一分。芝麻同法。

麸鲊

麸切作细条一斤,红曲末染过,杂料物一升,笋干、红萝卜、葱白,皆用丝,熟芝麻、花椒二钱,砂仁、莳萝、茴香各半钱,盐少许,香油熟者三两,拌匀供之。用各物拌之下油锅炒,为齑亦可。

煎麸

上笼麸坯,不用石压,蒸熟切作大片。料物、酒、酱,煮透晾干,油锅内浮煎用之。

神仙富贵饼

用白术一斤,菖蒲一斤,米泔水浸,刮去黑皮,切作片子。加石灰一小块同煮,去苦水曝干。加山药四斤,共为末,和面对配,作饼蒸食。或加白糖同和,擀作薄饼,蒸煠皆可。自有物外清香富贵。

造酥油法

用牛乳,下锅滚一二沸,倾在盆内。候冷定,面上结成酪皮。将酪皮锅内煎油出,去粗,倾碗内,即是酥油。

光烧饼方

烧饼,每面一斤,入油两半,炒盐一钱,冷水和搜,骨鲁搥研开,鏊上爆。待硬,缓火内烧熟用,极脆美。

复炉烧饼法

核桃肉退去皮者一斤,剁碎,入蜜一斤。以炉烧酥油饼一斤为末,拌匀,捏作小团。仍用酥油饼剂包之,作饼,入炉内烧熟。

相同。

麸鲊

麸切成细条一斤，红曲末染过，杂料物一升，干笋、红萝卜、葱白，都用丝，熟芝麻、花椒二钱，砂仁、莳萝、茴香各半钱，盐少许，熟香油三两，拌匀供用。用各物拌它下油锅，炒，做成调味的细碎物也可以。

煎麸

上笼麸坯，不用石压，蒸熟切成大片。料物、酒、酱，煮透晾干，油锅内浮煎后食用。

神仙富贵饼

用白术一斤，菖蒲一斤，用淘米水浸，刮去黑皮，切成片子。加入一小块石灰同煮，再去掉苦水，曝晒干。加山药四斤，共碾为末，和面对配，作饼蒸食。或加白糖同和，擀成薄饼，蒸焙都可以。自有物外清香富贵之感。

造酥油法

用牛乳，下锅滚开一二沸，倒入盆内。等待冷定，面上结成酪皮。将酪皮锅内煎油后起出，去渣，倒入碗内，即成酥油。

光烧饼方

烧饼，每面一斤，入油一两半，炒盐一钱，用冷水和搜抻，再用骨鲁捶槌研开，放在鏊上焯烘烤。要硬时，便在缓火内烧熟即可食用，味道极其脆美。

复炉烧饼法

退皮核桃肉一斤，剁碎，加入蜜一斤。用炉烧酥油饼一斤为末，拌匀，捏成小团，仍用酥油饼剂包它，制作成饼，入炉烧熟即成。

糖薄脆法

白糖一斤四两,清油一斤四两,水二碗,白面五斤,加酥油、椒盐、水少许,搜和成剂,擀薄如酒盅口大。上用去皮芝麻撒匀,入炉烧熟,食之香脆。

酥黄独方

熟芋切片,用杏仁、榧子为末,和面拌酱拖芋片,入油锅内炸食,香美可人。

高丽栗糕方

栗子不拘多少,阴干去壳,捣为粉。三分之一加糯米粉拌匀,蜜水拌润,蒸熟食之。以白糖和入,妙甚。

荆芥糖方

用荆芥细枝,扎如花朵,蘸糖卤一层,蘸芝麻一层,焙干用。

花红饼方

用大花红,批去皮,晒二日,用手压扁。又晒,蒸熟收藏。硬大者方好。须用刀花作瓜棱。

豆膏饼方

大黄豆炒去皮,为末,入白糖、芝麻、香头,和匀为印饼食之。

法制药品类〔二十四种〕
法制半夏

开胃健脾,止呕吐,去胸中痰满,兼下肺气。

糖薄脆法

白糖一斤四两，清油一斤四两，水二碗，白面五斤，加少许酥油、椒、盐、水，搜和成剂，擀如酒盅口薄么大。上面用去芝麻撒匀，入炉烧熟即成，食之香脆可口。

酥黄独方

熟芋切片，用杏仁、榧子为末，加入面中拌匀，酱拖芋片，入油锅内炸食，味道香美可口。

高丽栗糕方

栗子不拘多少，阴干去壳，捣为粉。三分之一加糯米粉拌匀，用蜜水拌润，蒸熟即可食。再加入白糖，更妙。

荆芥糖方

用荆芥的细枝，扎如花朵，蘸一层糖卤，蘸一层芝麻，焙干后食用。

花红饼方

用大花红，削去皮，晒二天，用手压扁。再晒，蒸熟收藏。最好选用既硬又大的。蒸时，要用刀雕刻成瓜棱形。

豆膏饼方

大黄豆炒去皮，研为末，加入白糖、芝麻、香头，和匀，做成印饼食用。

法制药品类〔二十四种〕
法制半夏

开胃健脾，止呕吐，去胸中痰满，兼下肺气。

半夏（八两，圆白者，切二片）　晋州绛矾（四两）　丁皮（三两）草豆蔻（二两）　生姜（五两，切成片）

上件，洗半夏，去滑焙干。三药粗锉，以大口瓶盛。生姜片，前药一处用好酒三升浸，春夏三七日，秋冬一月，即取出半夏，水洗焙干，余药不用。不拘时候，细嚼一二枚，服至半月，咽喉自然香甘。

法制橘皮

日华子云："皮暖，消痰止嗽，破癥瘕痃癖。"

橘皮（半斤，去穰）　白檀（一两）　青盐（一两）　茴香（一两）

上件四味，用长流水二大碗同煎，水干为度。拣出橘皮，放于磁器内，以物覆之，勿令透气。每日空心，取三五片细嚼，白汤下。

法制杏仁

疗肺气咳嗽，止气喘促，腹脾不通，心腹烦闷。

板杏（一斤，滚灰水焯过，晒干，麸炒熟，炼蜜，拌杏仁匀，用下药末拌）　茴香（炒）　人参　缩砂仁（各二钱）　粉草（三钱）　陈皮（三钱）　白豆蔻　木香（各二钱）

上为细末。拌杏仁令匀，每用七枚，食后服之。

酥杏仁法

杏仁不拘多少，香油炸，焦胡色为度。用铁丝结作网兜，搭起候冷定，食极脆美。

法制缩砂

消化水谷，温暖脾胃。

缩砂（十两，去皮，以朴硝水浸一宿，晾干，以麻油焙燥香熟为

半夏（八两，圆白者，切二片） 晋州绛矾（四两） 丁皮（三两） 草豆蔻（二两） 生姜（五两，切成片）

以上各物，洗半夏，去滑焙干。三种药物锉粗，用大口瓶盛。生姜片，与前药和在一起，用好酒三升浸泡，春夏浸泡二十一日，秋冬浸泡一个月，只取出半夏，用水洗净焙干，余药不用。不管什么时候，细嚼一二枚，服至半月，咽喉自然香甜。

法制橘皮

日华子说："性温，具有消痰止嗽，破症瘕痃癖的功能。"

橘皮（半斤，去穰） 白檀（一两） 青盐（一两） 茴香（一两）

以上四味，用长流水二大碗同煎，煎到水干为止度。然后拣出橘皮，放入瓷器内，用东西盖上它，不要让它透气。每天空腹前取三五片细嚼，用白汤送服。

法制杏仁

疗肺气咳嗽，止上气喘促，腹脾不通，心腹烦闷。

板杏（一斤，滚灰水焯过，晒干，麸炒熟，炼蜜，拌杏仁匀，用下药末拌） 茴香（炒） 人参 缩砂仁（各二钱） 粉草（三钱） 陈皮（三钱） 白豆蔻 木香（各二钱）

以上各物捣为细末，拌和杏仁均匀。每次服用七枚，饭后服食。

酥杏仁法

杏仁不拘多少，用香油炸成焦糊色为度，捞在铁丝网上，待到冷后方可食用，味极脆美。

法制缩砂

具有消化水谷，温暖脾胃的功能。

缩砂（十两，去皮，以朴硝水浸一宿，晾干，以麻油焙燥香熟为度） 桂花 粉草（各一钱半，以上共碾为末）

度）桂花 粉草（各一钱半，以上共碾为末）

上件，和匀为丸，遇酒食后，细嚼。

醉乡宝屑

解醒，宽中，化痰。

陈皮（四两） 缩砂（四两） 红豆（一两六钱） 粉草（二两四钱） 生姜 丁香（一钱，锉） 葛根（三两，以上共㕮咀）白豆蔻（仁）（一两，锉） 盐（一两） 巴豆（十四粒，不去皮壳，用铁丝穿）

上件，用水二碗煮，耗干为度，去巴豆，晒干。细嚼，白汤下。

木香煎

木香二两，捣罗细末，用水三升，煮至二升。入乳汁半升，蜜二两，再入银石器中，煎如稀面糊，即入罗过粳米粉半合。又煎，候米熟稠硬，擀为薄饼，切成棋子，晒干为度。

法制木瓜

取初收木瓜，于汤内焯过，令白色，取出放冷。于头上开为盖子，以尖刀取去穰了，便入盐一小匙，候水出，即入香药：官桂、白芷、藁本、细辛、藿香、川芎、胡椒、益智子、砂仁。

上件药捣为细末，一个木瓜，入药一小匙。以木瓜内盐水调匀，更曝，候水干，又入熟蜜令满，曝，直候蜜干为度。

法制虾米

虾米（一斤，去皮壳，用青盐、酒炒。酒干，再添再炒，香熟为度。）真蛤蚧（青盐酒炙，酥脆为度。） 茴香（青盐酒炒，四两。） 净椒皮（四两，青盐，酒炒，不可过。浊煮酒约二升，用青盐调和为制。）

上先用蛤蚧、椒皮、茴香三味制虾米，以酒尽为度。候香熟，取以上三味和匀为丸，每次酒食后细嚼。

醉乡宝屑

具有解酲，宽中，化痰的功能。

陈皮（四两） 缩砂（四两） 红豆（一两六钱） 粉草（二两四钱） 生姜 丁香（一钱，锉） 葛根（三两，以上共咀哺）白豆蔻（仁）（一两，锉） 盐（一两） 巴豆（十四粒，不去皮壳，用铁丝穿）

以上各味用二碗水煮，煮干为止度，去掉巴豆，晒干。每天细嚼，用白汤送下。

木香煎

木香二两，捣碎用萝筛为细末，用水三升，煎至二升，加入乳汁半升，蜜二两，再入银石器内，煎如稀面糊，立即下入半合筛过的粳米粉。又煎。到了米熟稠硬时，擀成薄饼，切成棋子状，晒干即成。

法制木瓜

取初收的木瓜，在汤内焯过，使其变白，再取出放凉冷。在其顶部开一个盖子，用尖刀挖出内穰后，入盐一小匙，到了里面有水出现时，立即加入香药：宫桂、白芷、藁本、细辛、藿香、川芎、胡椒、益智子、砂仁。

以上各味药物捣为细末，一个木瓜，入药一小匙，用木瓜内的盐水调匀曝晒。待到水干后，又加满熟蜜，曝晒，直到蜜干为止度。

法制虾米

虾米（一斤，去皮壳，用青盐、酒炒。酒干，再添再炒，香熟为度。）真蛤蚧（青盐酒炙，酥脆为度。） 茴香（青盐酒炒，四两。） 净椒皮（四两，青盐，酒炒，不可过。浊煮酒约二升，用青盐调和为制。）

以上各物先用蛤蚧，椒皮，茴香三味制虾米，以酒尽为度。待到香熟后，取上物和前三味一并拌匀，再用二两南木香粗末同和，乘热装入上件和前三味一并拌匀，再用南木香粗末二两同和，乘热入器，罨四围封固，候冷取用。每一两空心盐酒嚼下。益精壮阳，不可尽述。

香茶饼子

孩儿茶、芽茶四钱，檀香一钱二分，白豆蔻一钱半，麝香一分，砂仁五钱，沉香二分半，片脑四分，甘草膏和糯米糊搜饼。

法制芽茶

芽茶二两一钱作母，豆蔻一钱，麝香一分，片脑一分半，檀香一钱，细末，入甘草内缠之。

透顶香丸

孩儿茶、芽茶各四钱，白豆蔻一钱半，麝香五分，檀香一钱四分，甘草膏子丸。

硼砂丸

片脑五分，麝香四分，硼砂二钱，寒水石六两，甘草膏丸，朱砂四钱为衣。

山楂膏

山东大山楂刮去皮核，每斤入白糖霜四两，捣为膏，明亮如琥珀。再加檀屑一钱，香美可供。又可久放。

甘露丸

百药煎一两，甘松、诃子各一钱二分半，麝香半分，薄荷二两，檀香一钱六分，甘草末一两二钱五分，水拨丸，晒干，用甘草膏子，入麝香为衣。

器皿，四周封严，待到冷后取用。每一两，空腹酒前嚼下。具有益精壮阳的作用，妙处不可尽述。

香茶饼子

孩儿茶、芽茶四钱，檀香一钱二分，白豆蔻一钱半，麝香一分，砂仁五钱，沉香二分半，片脑四分，甘草膏和糯米糊搜为饼。

法制芽茶

芽茶二两一钱作母，豆蔻一钱，麝香一分，片脑一分半，檀香一钱，共碾成细末，入甘草内缠它即成。

透顶香丸

孩儿茶、芽茶各四钱，白豆蔻一钱五分，麝香五分，檀香一钱四分，甘草膏为丸。

硼砂丸

片脑五分，麝香四分，硼砂二钱，寒水石六两，甘草膏丸，朱砂四二钱为衣。

山楂膏

山东大山楂，刮去皮、核，每斤加入白糖霜四两，捣为膏，明亮如琥珀，再加入檀屑一钱，既香美又可存放。

甘露丸

百药煎一两，甘松、诃子各一钱二分半，麝香半分，薄荷二两，檀香一钱六分，甘草末一两二钱五分，用水发丸，晒干，用甘草膏为丸，加入麝香为衣。

咸杏仁法

用杏仁连皮，以秋石和汤作卤，微拌，火上炒香燥，食之亦妙。

香橙饼子

用黄香橙皮四两，加木香、檀香各三钱，白豆仁一两，沉香一钱，荜澄茄一钱，冰片五分，共捣为末，甘草膏和成饼子入供。

莲子缠

用莲肉一斤，熟煮去皮心，拌以薄荷霜二两，白糖二两裹身，烘焙干入供。杏仁、榄仁、核桃，可同此制。

法制榧子

将榧子用磁瓦刮黑皮净，用薄荷霜、白糖熬汁，拌炒香燥入供。

法制瓜子

燕中大瓜子，用秋石化卤拌炒香燥入供。

橄榄丸

百药煎五钱，乌梅八钱，木瓜、干葛各一钱，檀香五分，甘草末五钱，甘草膏为丸，晒干用。

法制豆蔻

白豆蔻一两六钱，脑子一分，麝香半分，檀香七分五厘，甘草膏豆蔻作母，脑麝为衣。

咸杏仁法

连皮杏仁，用秋石和汤作卤水，微微搅拌，在火上炒香燥，食之也很妙。

香橙饼子

用黄香橙皮四两，加木香、檀香各三钱，白豆蔻仁一两，沉香一钱，荜澄茄一钱，冰片五分，共捣为末，与甘草膏和成饼子供食用。

莲子缠

用莲肉一斤，煮熟去掉皮心，拌以薄荷霜二两，用白糖二两裹身，烘焙干供用。杏仁、榄仁、核桃，可同此制。

法制榧子

将榧子用瓷瓦刮去黑皮，每斤净用薄荷霜、白糖熬汁，拌匀，炒香燥供食用。

法制瓜子

河北大瓜子，用秋石化卤拌匀，炒香燥供食用。

橄榄丸

百药煎五钱，乌梅八钱，木瓜、干葛各一钱，檀香五分，甘草末五钱，用甘草膏和为丸，晒干食用。

法制豆蔻

白豆蔻一两六钱，脑子一分，麝香半分，檀香七分五厘，甘草膏、豆蔻作母，用脑子和麝香为衣。

又制橘皮

塘南橘皮二十两，盐煮过。茯苓四钱，丁皮四钱，甘草末七钱，砂仁三钱，共为末，拌皮焙干入供。

煎甘草膏子法

粉草一斤，锉碎，沸汤浸一宿，尽入锅内满，用水煎至半，滤去渣，扭干取汁。再入锅，慢火熬至二碗。换大砂锅，炭火慢熬至一碗，以成膏子为度。其渣减水煎三两次，取入头汁内并煎。

升炼玉露霜方

用真豆粉半斤，入锅火焙无豆腥。
先用干净龙脑薄荷一斤，入甑中，
用细绢隔住，上置豆粉，将甑封盖，
上锅蒸至顶热甚，霜已成矣。
收起粉霜，每八两配白糖四两，
炼蜜四两，拌匀，捣腻，印饼或丸。
含之消痰降火，更可当茶，兼治火症。

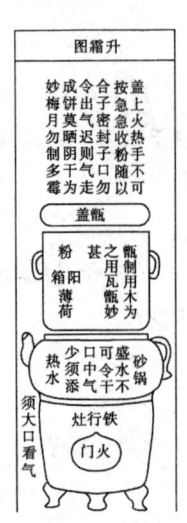

服食方类

高子曰：余录神仙服食方药，非泛常传本，皆余数十年慕道精力，考有成据，或得经验，或传老道，方敢镌入。否恐误人。知者，当着慧眼宝用。

服松脂三法

采上白松脂（一升，即今之松香） 桑灰汁（一石）

先将灰汁一斗，煮松脂半干，将浮白好脂漉入冷水，候凝，复以灰汁一斗煮之，又取如上。两人将脂团圆扯长数十遍，又以灰汁一

又制橘皮

塘南橘皮二十两,用盐煮过。茯苓四钱,丁皮四钱,甘草末七钱,砂仁三钱,共研为末,拌皮,然后焙干供食。

煎甘草膏子法

粉草一斤,剉碎,用沸汤浸泡一夜,全部倒入锅内至满,然后煎到一半,滤去渣,纽干取汁。再入锅,用慢火熬至二三碗。然后换成砂锅,用炭火慢熬至一碗,直到变以成膏子为止度。其渣减水煎三两次,取入头汁内一并煎即成。

升炼玉露霜方(图略)

用真豆粉半斤,入锅火焙至无豆腥味。
先用干净的龙脑薄荷一斤,放入甑中,
用细绢膈住,上面放入豆粉,再把甑口封实,
上锅蒸得很熟,便成为霜了。
再收起粉霜,每八两霜配四两白糖,
炼蜜四两一起拌匀,捣腻,印制成饼或丸。
食用它,具有消痰降火的作用,还可以当茶饮用,兼治火症。

服食方类

高子说:"我收录的神仙服食方药,不是一般的传本。都是我花化费了数十年精力,有据可考,或得自经验,或得自老道的传授,才敢收录,正确与否,人们当根据自己的认识予以实用。"

服松脂三法

采上白松脂(一升,即今之松香) 桑灰汁(一石)

先将一斗灰汁,煮松脂到半干,把浮白的好脂捞入冷水中凝固,再用一斗灰煮它,又如上法取出。用两个人把脂团圆,扯长十数遍,又用一斗灰汁煮它,分成十次煮完,遂成白脂。然后,研细为末,每次服一

斗煮之，以十度煮完，遂成白脂。研细为末，每服一匙，以酒送下，空心，近午、晚日三服。服至十两不饥，夜视目明，长年不老。

又一法

以松脂一斤八两，用水五斗煮之，候消去浊滓，取清浮者，投冷水中。如此投煮四十遍，方换汤五斗，又煮。凡三次，一百二十遍止，不可率意便止。煮成脂，味不苦为度。其软如粉，同白茯苓为粉，同炼脂乘软丸如豆大。每服三十丸，九十日止。久当绝谷，自不欲饮食矣。

又一蒸法

上白松脂二十斤为一剂，以大釜中著水，釜上加甑。甑中先用白茅铺密，上加黄山土一寸厚，筑实，以脂放上，以物密盖，勿令通气。灶用桑柴燃之，釜中汤干，以热水旋添，蒸一炊久，乃接取脂入冷水中，候凝，又蒸。如此三遍，脂色如玉，乃止。每用白脂十斤，松仁三斤，柏子仁三斤，甘菊五升，共为细末，炼蜜为丸，桐子大。每服十丸，粥汤下。日三服或一服，百日以上不饥，延年不老，颜色莹润。

服雄黄法

透明雄黄（三两，闻之不臭，如鸡冠者佳），次用甘草、紫背天葵、地胆、碧棱花（各五两）四味为末，入东流水，同雄黄煮砂罐内三日，漉出，捣如粗粉。入猪脂内，蒸一伏时，洗出，又同豆腐内蒸，如上二次。蒸时，甑上先铺黄山泥一寸，次铺脂蒸黄，其毒去尽，收起成细粉。每黄末一两，和上松脂二两，为丸，如桐子大。每服三五丸，酒下。能令人久活延年，发白再黑，齿落更生，百病不生，鬼神呵护，顶有红光。无常畏不敢近，疫疠不惹，特余事耳。

匙，用酒送下，早晨空腹、午前、晚上每天服食三次。服食十两后便不会感到饥饿，且能明目夜视，长年不老。

又一法

以松脂一斤八两，用五斗水煮，等候松脂消去浊滓，取清浮的，投入冷水中。如此投煮四十遍，才换五斗水，又煮。一共三次，一百二十遍止，不可以随意停止。煮成脂，味不苦为止。其软如粉，同白茯苓一起制成粉，乘软一同炼脂，制成如豆大般的药丸。每次服三十九，九十日止。久了当辟谷，自然不想饮食了。

又一蒸法

上白松脂二十斤为一剂，用大锅盛水，锅上加甑，甑中先用白茅铺实，上加一寸厚的黄土，筑实，然后将脂放上，用东西盖严，不要通气。灶中烧桑柴，若是锅中水干，再添热水，蒸一顿多饭时，便取脂放入冷水中，待到凝固后又蒸，如此三遍，直至脂色如玉为止。每用白脂十斤，松仁三斤，柏子仁三斤，甘菊五升，共碾为细末，炼蜜为梧桐子大的丸。每次服食十九，用粥汤送下。，每日服三次或一次。服食百日以上者，不会饥饿，且延年不老，肤色如玉。

服雄黄法

透明雄黄（三两，用闻起来不臭，像如鸡冠的最好） 次用甘草、紫背天葵、地胆、碧棱花（各五两）。四味碾细为末，加入东流水，同雄黄在砂罐内煮三天，然后捞出来，捣成粗粉。放入猪脂内蒸一昼夜洗净取出，又放入豆腐内蒸，如上二次。蒸时，要在甑上先铺一寸山黄山泥，后铺脂蒸雄黄，雄黄的毒便去尽，再收起雄黄细粉。每一两雄黄粉一两，和二两松脂二两，做成如梧桐子大的药丸。每次服食三五丸，用酒送下。坚持服食，能让人延年益寿，白发变黑，齿落更生，不生百病，鬼神呵护，头顶有红光。无常鬼畏惧不敢靠近，瘟疫不侵，这都是余外的效用。

又制雄法

用明雄（二两），先将破故纸（四两）、杏仁（四两）、枸杞（四两）、地骨皮（四两）、甘草（四两），用水二斗，煎至一斗，去渣留汁。又取灶上烟筒内黑流珠四两，山家灶中百草霜四两，同雄一处研细，倾入药汁内熬干。入羊城罐内，上水下火，打四炷香取出，冷定收起。每用以治心疾风痹，并膈气咳嗽，每服一分，效。

又一法

以黄入鸭肚煮二日夜，取黄用者。

服椒法〔陈晔括为之歌〕

"青城山老人，服椒得妙诀，年过九十余，貌不类期耋。再拜而请之，忻然为我说：蜀椒二斤净，（拣去梗核，及闭口者净称。），解盐六两洁。（其色青白，龟背者良。细研。）掺盐慢火煮，煮透滚菊末。（掺盐在椒上，用滚汤泡过椒五寸许，经宿，以银石器慢火煮，止留椒汁半盏。扫干地，铺净纸，倾椒在纸上，覆以新盆，封以黄土。经宿，取置盆内。将干菊花末六两，拌滚令匀，更洒所余椒汁。然后摊于筛子内晾干。菊须花小、色黄、叶厚、茎紫、气香、味甘、名曰甘菊，蕊可作羹者为真。阴干为末。）初服十五丸，早晚不可辍。每月渐渐增，累之至二百。（初服之月，早十五，晚如之。次月早晚各二十粒。第三月，增十粒，至二百粒止。）盐酒或盐汤，任君意所啜。服及半年间，胸膈微觉塞。每日退十丸，还至十五粒。俟其无碍时，数复如前日。（服半年后，觉胸膈间横塞如有物碍，即每日退十粒，至十五粒止。俟其无碍，所服仍如前。）常令气熏蒸，否则前功失。（须始终服之，令椒气早晚熏蒸。如一日不服，则前功俱废矣。）饮食蔬果等，并无所忌节。一年效即见，容颜顿悦泽。目明而耳聪，乌须而黑发。补肾轻腰身，固气益精血。椒温盐亦温，菊性去烦热。四旬方可服，服之幸毋忽。逮至数十

又制雄法

用明雄黄（二两）。先将破故纸（四两）、杏仁（四两）、枸杞（四两）、地骨皮（四两）、甘草（四两）、用二斗水煎至一斗，去渣留汁。又取灶上烟筒内的黑流珠四两，山家灶中百草霜四两，同雄黄一起研细，倒入药汁内熬干，再倒入羊城罐内，上水下火，打四柱香取出，冷定后收起。用以治心疾，风痹，并膈气、咳嗽。每次服食一分，效果好。

又一法

将雄黄填入鸭肚煮三天三夜，取黄用者。

服椒法〔陈晔括为之歌〕

"青城山的老人，服椒得到妙诀，年过九十多岁了，相貌却不像近百岁的老人。我向他请教，他很高兴地对我说：净蜀椒二斤净掠，（拣去梗、核及闭口的净称），白色散盐六两。（其色青白，有龟背的良。细研。）椒中掺入散盐用慢火煮，煮透滚菊末。（掺盐在椒上，用滚汤泡过椒五寸多，经一夜后，用银石器慢火煮，只留椒汁半盏。再打扫干净地下，铺上干净的纸，将椒倒在纸上，用新盆子盖严，四周用黄土封实，经一夜后，取收在盆内。将干菊花末六两，拌滚均匀，再捞出所剩余的椒汁，然后摊在筛子内凉干。菊花用黄色小花，叶厚，茎紫，气香味甜，名叫甘菊的那一种，且花蕊可作羹的为真。阴干为末。）最初服食十五丸，早晚不停。每月逐渐增加直到二百丸。（初服之月，早晨十五丸，晚上一样。次月早晚各二十九。第三个月增加十九，直至二百丸为止。）盐酒或盐汤，可以任意饮用。服食半年，微微感觉到胸口膈塞时，便每天减少十九，减至原来的十五丸。要是感觉到没有什么不舒服时，便将服食的数目增回到从前的数目。（服食半年后，感觉到胸中横脯如有物阻即每月减少十九，一直减少到十五丸为止，到了感觉无碍时，便恢复到从前的数目。）要经常让气熏蒸体内，否则会前功尽弃。（始终坚持服食，让椒气早晚熏蒸体内。如果一天不服食，就会前功尽弃。）平常吃蔬菜，水果等类，并不忌讳。一年便见到效果，脸色会变得光泽悦目。眼睛会变得明亮，耳朵的听力会增强，而且白发会转变成黑发。还具有

年,功与造化俘。耐老更延年,不知几岁月。(四十岁方可服,若四十岁服至老,只如四十岁人颜容,此其验也。)嗜欲若能忘,其效尤卓绝。我欲世人安,作歌故怛切。"

服豨莶法

豨莶俗名火枕草,春生苗叶,秋初有花,秋末结实。近世多有单服者,云甚益元气。蜀人服之法:五月五日,六月六日,九月九日,采其叶,去根茎花实,净洗曝干。入甑,层层洒洒,与蜜蒸之。如此九过则已,气味极香美。熬捣筛,蜜丸服之,云治肝肾风气,四肢麻痹,骨间疼,腰膝无力,亦能行大肠气。张垂崖进呈表云:"谁知至贱之中,乃有殊常之效,臣吃至百服,眼目轻明,至千服,髭鬓乌黑,筋力较健,效验多端。"陈书林《经验方》叙述甚详,疗诸疾患,各有汤使。今人采服,一就秋花成实后,和枝取用,洒洒蒸曝,杵臼中舂为细末,炼蜜为丸服之。

服桑椹法

桑椹利五脏关节,通血气,久服不饥。多收晒干,捣末,蜜和为丸。每日服六十丸,变白不老。取黑椹一升,和蝌蚪一升,瓶盛封闭悬屋东头,尽化为泥,染白如漆。又取二七枚,和胡桃二枚,研如泥,拔去白发,填孔中,即生黑发。(出《本草拾遗》。)

鸡子丹法

养鸡雌雄纯白者,不令他鸡同处。生卵扣一小孔,倾去黄白,即以上好旧坑辰砂为末,(朱砂有毒,选豆瓣旧砂,豆腐同煮一日,为末。)和块入卵中,腊封其口。还令白鸡抱之,待雏出药成,和以蜜,

补肾轻腰，固气益精的功能。椒如盐都性温，但菊花的性凉能消除烦热。四十岁时才可以服食，服食后就不能忽略。坚持服食几十年，功与造化相同。如此，便会耐老延年，永远年轻。（若是从四十岁服食到老，容颜便如四十岁的人，这是它的效果。）假如嗜好和欲望都能忘掉，其效果尤为卓绝。我很想世人能得到安宁，所以作歌来提醒。"

服豨莶法

豨莶俗名叫火饮枕草，春天生叶苗，初秋开花，秋末结果。现在很多独服此果的人说它补元气很有益。四川的人服食它的方法：在五月五日，六月六日，九月九日采摘它的叶片，去掉根、茎、花、果，洗干净，晒干入甑，层层洒酒，与蜜同蒸九次，气味极其香美，然后再熬、捣、筛，做成蜜丸服食。川人说，可治肝肾风气，四肢麻痹，骨间疼，腰膝无力，也能行大肠气。张垂崖向皇上呈表道："谁知最贱的物中，还是有不凡的功效。臣吃到百服，眼目清明，服到千千服，白发转黑，身强力健，多次验证均有效。"陈书林在《经验方》中叙述得更为详细，治疗各种疾病，各有汤药可使。现在的人采服豨莶，等到它秋花结成果实后连枝取用，洒酒蒸、晒，在杵臼中舂为细末，炼蜜为丸后服食。

服桑椹法

桑椹利五脏关节，通血气，久服不饥。多收桑椹晒干后，捣为末，用蜜和成丸，每天服六十丸，容貌变白且不老。取黑桑椹一升，和蝌蚪一升，用瓶子盛后封严，悬挂在房屋的东头，直至全部化为泥，染白如漆。又取十四枚黑桑椹，和核桃二枚，研如泥，拔除头上的白发，填入发孔中，即生黑发。（出自《本草拾遗》。）

鸡子丹法

养纯白的雌雄鸡，不让其他它鸡和它相处。鸡下蛋后，将蛋开一小孔，倒掉蛋白，即以上好的旧坑辰砂为末，（朱砂砂有毒，选豆瓣形旧砂，与豆腐同煮一日，碾为细末。）和成块子填入蛋孔中，再用蜡封住口。还是让白鸡抱此蛋，待小鸡出来药成，用和以蜜。调和成服如豆大

服如豆大。每服二丸，日三进，久服长年延算。

苍龙养珠万寿紫灵丹

丹法：入深山中，选合抱大松树，用天月德金木并交日上，腰凿一方孔，方圆三四寸者，入深居松之中，止。孔内下边凿一深凹。次选上等旧坑辰砂一斤，明透雄黄八两，共为末，和作一处，绵纸包好，外用红绢囊裹缝封固，纳松树中空处，以茯苓末子填塞完满。外截带皮如孔大楔子敲上，用黑狗皮一片，钉遮松孔。恐有灵神取砂，令山中人看守。取松脂升降灵气，将砂雄养成灵丹。入树一年后，夜间松上有萤火光，二年渐大，三年光照满山。取出二末，再研如尘，枣肉为丸，如梧子大。先以一盘献祝天地神祇，后用井花水清晨服一二十丸。一月后，眼能夜读细书，半年，行若奔马。一年之后，三尸消灭，九虫遁形。玉女来卫，六甲行厨，再行阴功积德，地仙可位。松乃苍龙之精，砂乃赤龙之体，得天地自然升降水火之气而成丹，非人间作用，其灵如何。

九转长生神鼎玉液膏

白术（气性柔顺而补，每用二斤，秋冬采之，去粗皮）

赤术（即苍术也。性刚雄而发，每用十六两，同上。）

二药用木石臼捣碎，入缸中，用千里水浸一日夜，山泉亦好。次入砂锅煎汁一次，收起，再煎一次。绢滤渣净，去渣，将汁用桑柴火缓缓炼之，熬成膏，磁罐盛贮封好，入土埋一二日出火气。用天德日服，三钱一次，白汤调下，或含化，俱可。久服轻身延年，悦泽颜色。忌食桃李、雀、蛤、海味等食。更有加法，名曰"九转"：

二转加人参三两，（煎浓汁二次熬膏，入前膏内。）名曰长生神芝膏。

三转加黄精一斤，（煎汁熬膏，加入前膏内。）名曰三台益算膏。

的药丸服用,每次服二丸,每天服三次,久服延年益寿。

苍龙养珠万寿紫灵丹

丹法:进入深山中,选合抱大松树,在天月德全金木并交的这一天,在松树的中腰凿一个三四寸的方孔,至松树树心即止,孔内的下方凿一个深凹。然后选用上等旧坑辰砂一斤,明雄黄八两,共研为末,用绵纸包好,外用红绢囊裹缝后封固,放入松树中空处,用茯苓末子填满,外面敲上如孔大的带皮的楔子,再用一片黑狗皮钉盖松孔。若担心有灵神取走,可令山中的人看守。取松脂升降灵气,将砂雄黄养成灵丹。放入树中一年后,夜间松树上会出现萤火光,第二年火光渐渐扩大,第三年光照满山。此时,取出二末,再研如尘,用枣肉和为如梧桐子大的丸。先用一盘献祝天地神祇,然后才用井花水清晨服食一二十丸。服食一月后,能夜间看书上的小字,服食半年后行走如奔马,服食一年后,三尸消灭,九虫遁形,玉女来当侍卫,六甲来当行厨。此时再积阴德,便可列入地仙之位。松树乃是苍龙之精,砂乃是赤龙之体,得天地自然升降水火之气而成丹,不是人间的作用,其灵性不可叙说。

九转长生神鼎玉液膏

白术(气性柔顺而补,每次用二斤,要用秋天采的,且去掉粗皮)

赤术(即苍术,性刚雄而发。每次用十六两,制法同上。)

两味药用木石臼捣碎放入缸中,用千里水浸泡一昼夜,用山泉水浸泡也好。然后再放入砂锅中煎一次汁,收起后再煎一次汁,用绢布滤净取汁。去掉渣后,将汁用桑柴火缓缓熬炼,直熬成膏为止。用瓷罐盛贮后封好口,入土埋一二日以出火气。在天德日这天用白开水调服三钱,或含在口中化也可以。久服轻身延年,容光焕发。忌吃桃、李、雀、蛤、海味等水果和食物。还有加法,名叫"九转":

二转加人参三两,(煎成浓汁,二次熬成膏,加入前膏内。)名叫长生神芝膏。

三转加黄精一斤,(煎汁熬成膏,加入前膏内。)名叫三台益算膏。

四转加茯苓、远志，（去心，各八两熬膏，加入前膏。）名曰四仙求志膏。

五转加当归八两，（酒洗熬膏和前膏内。）名曰五老朝元膏。

六转加鹿茸、麋茸，（各三两、研为末熬膏和前膏内。）名曰六龙御天膏。

七转加琥珀，（红色如血者佳。饭上蒸一炊，为细末，一两，和前膏内。）名曰七元归真膏。

八转加酸枣仁，（去核，净肉八两，熬膏和前膏内。）名曰八神卫护膏。

九转加柏子仁，（净仁四两，研如泥，加入前膏内。）名曰九龙扶寿膏。

丹用九法加入，因人之病而加损故耳。又恐一并炼膏，有火候不到，药味有即出者，有不易出者，故古圣立方，必有妙道。

玄元护命紫芝杯

此杯能治五劳七伤，诸虚百损，左瘫右痪，各色风疾，诸邪百病。昔有道人王进服之，临死，见二鬼排闼，视立久之而去。后梦一人语之曰："道者当死，昨有无常二鬼来拘，因公服丹砂之灵，四面红光，鬼不能近而去。过此，公寿无量。"此道后活三百余岁仙去。

用明净朱砂一斤半，先取四两入水火阳城罐，打大火一日一夜，取出研细。又加四两，如此加添打火六次足，共为细末。将打火铁灯盏改打一铁大酒杯样，摩光作塑，悬入阳城罐内。铁杯浑身贴以金箔五层厚，罐内装砂，口上加此杯盏，打大火三日夜，铁盏上面，时加水擦，内结成杯在于塑上，取下。每用好明雄三厘，研入朱杯内，冲热酒服。二杯一次，收杯再用，妙不尽述。

四转加茯苓、远志，（去心，各八两熬成膏，加入前膏内。）名叫四仙求志膏。

五转加当归八两，（酒洗熬膏，和入前膏内。）名叫五老朝元膏。

六转加鹿茸、麋茸，（各三两，研为一末，熬膏后和入煎膏内。）名叫六龙御天膏。

七转加琥珀，（红色如血的佳。饭上蒸一炊时，研为细末，用一两，和入前膏内。）名叫七元归真膏。

八转加酸枣仁，（去核，净肉油八两，熬成膏后加入前膏内。）名叫八神卫护膏。

九转加松子仁，（净肉四两，研如泥，和入前膏内。）名叫九龙扶寿膏。

丹用九法加入，因人的病而加减。由于担心一并炼膏，有些药物火候不到，药味有炼出的，也有未炼出的，所以古代的圣人采用这种炼丹法，是有其道理的。

玄元护命紫芝杯

此杯能治五劳七伤，诸虚百损，左右瘫痪，各色风疾，诸邪百病。过去有个叫王进的道人服食它，临死前，看见二鬼立在面前，看了他很久后就离去了。后来他又梦见一个人对他说："你本来是该死的，昨天无常二鬼来勾你的魂，由于你服食灵丹，四面有红光，鬼便不能近你的身，因此走了。从此后，你的王进寿命无量。"王进这个道士，之后活话了三百多岁才仙去。

用明净朱砂砂一斤半。先取四两放进水火阳城罐内，打大火一日一夜，取出后研为细末，又加四两，如此加添打火六次，一起研为细末。将打火铁灯盏改打成一个大铁酒杯样，打磨后竖着，悬挂进阳城罐内。铁杯周身贴上五层厚的金箔，罐内装砂，口上加此杯盖，打大火三日夜，铁盖上面经常加水擦，当里面塑成杯形后，便取下来。每次用好的明雄黄三厘，研入砂杯内，加热后用酒送服，一次服食二杯。经常用此杯服食，妙不尽述。

《太清经》说神仙灵草菖蒲服食法

法用三月三日,四月四日,五月五日,六月六日,七月七日,八月八日,九月九日,十月十日,采之。须在清净石上水中生者,仍须南流水边者佳,北流者不佳。采来洗净,细去根上毛须令尽,复以袋盛之,浸净水中,去浊汁硬头,薄切,就好日色曝干,杵罗为细末。择天德黄道吉日合之。和法:用陈糯米水浸一宿,淘去米泔,砂石盆中研细末,火上煮成粥饮。将前蒲末和搜,须多手为丸,免得干燥难丸。丸如梧桐子大,晒干,用盒收贮。初服十丸一次,嚼饭一口,和丸咽下。后用酒下,便吃点心更佳。百无所忌,惟身体觉暖,用秦艽一钱煎汤,待冷饮之即定,盖以艽为使也。服至一月,和脾消食;二月,冷疾尽除;百日后,百疾消灭。其功镇心益气,强志壮神,填髓补精,黑发生齿。服至十年,皮肤细滑,面如桃花,精邪不干,永保长生度世也。

神仙上乘黄龙丹方

赤石脂(十两) 黄牛肉汁(三大升) 明乳香(一斤) 白蜜(一斤) 甘草末(三两) 白粳米(三斗五升,分作五分炊药,以熟为度)

上六味,将赤石脂为末,以生绢夹袋子盛贮于泔水盆内浸半日。以手揉搓药袋,摆在水中,澄底石末刮下,纸上控干。取净细末五两,入银盒内盛之,无银盒用青白磁圆盒亦可。第一次,须初七八日淘米七升,上甑,以药盒安米中炊之,以饭熟为度。收去盒盖,星辰下露一宿。第二次,以月望前后,如上炊饭七升,蒸盒,夜露月明中一宿。第三次,以二十四日前后早晨,依前法炊饭七升,将盒安内蒸之,去盖,晒于日中,取足日月星三光之气。第四次,先将牛乳汁三升入砂锅,炭火逼令如鱼眼沸,下乳香末,候化,入前三次蒸过赤石脂末,倾牛乳汁内,用柳条搅匀,倾在乳钵内,细研,复入原蒸盒

《太清经》说神仙灵草菖蒲服食法

　　法用三月三日，四月四日，五月五日，六月六日，七月七日，八月八日，九月九日，十月十日采取的菖蒲。菖蒲须是生长在清泽的石上或水中，以生在南流水边的为佳，北流水边的差。菖蒲采后洗去根上的毛发，再装入口袋内，浸泡在干净的水中，去掉浊汁。菖蒲的硬头，把菖蒲切成薄片，在太阳下晒干后，用杵捣为末，再用萝筛为细末，选在天德黄道吉日这天和合它。和法：用陈糯米水浸泡一夜，淘去米泔砂石，放入盆中研为细末，移在火上煮成粥食。和搜之前的蒲末时，要用手多和搜几次，免得蒲末因干燥难以做成药为丸。药丸如梧桐子大，晒干后用盒子收贮。最初时一次服食十丸，嚼一口饭，和丸咽瞧下，然后再用酒送下，随后再吃一些点心更好。服食此丸，百无所忌。服食后，感到身体微暖，就用一二钱秦艽煎汤冷服，达到调和身体的目的。服食一个月，能和脾消食；服食二个月，能除尽冷病；服食百日后能消除百病。它具有镇心益气，强志壮神，填髓补精，黑发生齿的功能。服食十年，皮肤细滑，面如桃花，万灵侍卫，精邪不敢相犯，可以永保长生而度世。

神仙上乘黄龙丹方

　　赤石脂（十两）　黄牛肉汁（三大升）　明乳香（一斤）　白蜜（一斤）甘草末（三两）　白粳米（三斗五升，分成五份炊药，直到以熟为止度）

　　以上六味，将赤石脂研为末，用生绢夹层袋子盛贮，放入淘米水内浸泡半日。用手揉搓药袋，将沉在水底的石末捞出来，放在纸上揩干。取干净的细末五两，贮在水银盒内，若无银盒，用青白瓷圆盒也可以。第一次，选初七或初八日，淘米七升上甑，将药盒放在米中炊出盒中药性，直到以饭熟为止度。然后取下药盖，在星辰下露一夜。第二次，在月望前后，如上炊饭七升蒸盒，再夜露明月中一夜。第三次，在二十四日前后的早晨，按照依前法炊米七升，放入药盒而蒸，再去掉盒盖晒在阳光下，以吸取日月星三光之气。第四次，先将三升牛乳肉汁三升倒入砂锅内，用炭火烧至如鱼眼一般沸腾，下入乳香末。乳香末化后，再放入前三次蒸过的石脂末，倒入牛乳汁内，用柳条搅匀，再倒入乳钵中研细，仍然装回原蒸盒内。再用七升米炊蒸，盒还放在米中，米熟时

内。又用七升米炊之，将盒安置米中，米熟取起。第五次，以蜜二斤入砂锅内，慢火逼之如鱼眼滚起，将蒸过盒内药物倾入蜜内，用柳木不住手搅匀。入甘草末三两同熬，带湿便住。再用米七升入甑，安盒入米中蒸之，饭熟取起。以盒入水盆内，浸盒底半日，不令水入盒内，取起，以净器收贮。初服，选天月德黄道吉日，清晨空心，焚香面东七拜，好酒调下一匙。此乃稀世延年仙丹，无金石之毒，亦无误生之理。服食之后，乃得四气调和，百骸舒畅，功妙无穷。但许度人，不得索利，则效乃神速。此丹服之旬余，自觉脏腑通快，精神清爽，凡风劳冷气一切难病，悉皆除去。若服两料，则寿延百岁。凡人须养脾，脾养则肝荣，肝荣则心壮，心壮则肺盛，肺盛则元藏实，元藏实则根本固。是为深根固蒂，长生久视妙道在此药中得矣，岂寻常之药物也哉？合药器用如下：

大小银盒锅二具（小容五六两药盒子有盖者，大容五斗，磁锅有银绝妙。）

新瓦盆三个，盛一斗豆者。木甑一个，容斗饭者。

盖甑盆一只，新锅灶一副，乳钵一个，竹木匙大小二个，柳木锹三五把，小笊篱一把，柴用一百斤。

枸杞茶

于深秋摘红熟枸杞子，同干面拌和成剂，擀作饼样，晒干，研为细末。每江茶一两，枸杞子末二两，同和匀，入炼化酥油三两，或香油亦可。旋添汤搅成膏子，用盐少许，入锅煎熟饮之，甚有益及明目。

益气牛乳方

黄牛乳最宜老人，性平，补血脉，益心气，长肌肉，令人身体康强润泽，面目光悦，志不衰。故人常须供之，以为常食，或为乳饼，或作乳饮等，恒使恣意充足为度。此物胜肉远矣。

拿起来。第五次，用二斤蜜，放入砂锅内，用慢火烧至起鱼眼翻滚时，将蒸过的盒中之药倒入蜜中，用柳木不住手搅匀后，放入甘草末三两同熬，带湿后便停住。再用七升米入甑，把盒子放入米中蒸炊，饭熟后将盒取出。再将盒子放进水盆盒内，浸泡半日，不要让盒子进水，再把盒子拿出来。如此之后，将盒子用干净的容器收贮起来。初服时，选天月德黄道吉日，这天的清晨，向东焚香七拜，好酒调下一匙，空腹食用。此是稀世延年仙丹，既无金石之毒，也不危害身体。服食之后，由于得到四气的调和，百骸变得舒畅，其功效无穷无尽。若许救人之用，不用来赚钱，那么效果更为神速。此丹服食十多天后，自己会觉得脏腑通快，精神清爽，一切风劳冷气的难病，都会全部除去。若服两料，则寿延百岁。但是，人要注意调养脾，脾得到调养，那么肝就旺盛，肝旺盛则心健壮，心健壮肺就强盛，肺强盛则元藏充实，元藏充实则根本牢固。这便是根深蒂固，向往长生之道的人，就可以从此药中得到了，因为难道这不是寻常的药物吗？所用的药器如下：

大小银盒锅二个（小的药盒装五六两，要有盖子；大的磁锅装五斗，银器更妙。）

新瓦盆三个，要用能装一斗豆子的。木甑一个，要用能装一斗饭的。

盖甑盆一个，新锅灶一副付，乳钵一个，竹木匙大小二个，柳木锹三五把，小笊篱一把，柴一百斤。

枸杞茶

在深秋摘红色的熟透了的枸杞子，同干面拌和成剂，擀成饼的形状，晒干，研为细末。每江茶一两，用枸杞子末二两，一起和匀，放入炼化后的酥油三两，或者香油也可，随即加汤搅成膏子。加少许盐，入锅中煎熟后饮用，既补益又能明目。

益气牛乳方

黄牛乳最宜老人。它性平，具有补血脉，益心气，长肌肉，令人身体健康，面目光泽，心志不衰的功能。所以人们应该经常服食。可以做成乳饼食用，也可以饮乳等，要坚持不断，任意饮用至饱为止。此物远

铁瓮先生琼玉膏

此膏填精补髓,肠化为筋,万神俱足,五脏盈溢,发白变黑,返老还童,行如奔马。日进数服,终日不食亦不饥,开通强志,日诵万言,神识高迈,夜无梦想。服之十剂,绝其欲,修阴功成地仙矣。一料分五处,可救五人痛疾;分十处,可救十人痨疾。修合之时,沐俗至心,勿轻示人。

新罗参(二十四两,去芦) 生地黄(一十六斤,取汁) 白茯苓(四十九两,去皮) 白沙蜜(十斤,炼净)

上件,人参、茯苓为细末用,蜜生绢滤过,地黄取自然汁,捣时不用铜铁器,取汁尽,去滓。用药一处拌和匀,入银石器或好磁器内,用净纸二三十重封闭。入汤内,以桑柴火煮三昼夜,取出,用蜡纸数重包瓶口,入井中去火毒。一伏时取出,再入旧汤内煮一日,出水气,取出,开封,取三匙作三盏,祭天地百神。焚香设拜,至诚端心。每日空心酒调一匙头服。原方如此,但痨嗽气盛,血虚肺热者,不可用人参。

地仙煎

治腰膝疼痛,一切腹内冷病,令人颜色悦泽,骨髓坚固,行及奔马。

山药(一斤) 杏仁(一升汤泡去皮尖) 生牛乳(二斤)

上件,将杏仁研细,入牛乳和山药拌绞取汁,用新磁瓶密封,汤煮一日。每日空心酒调服一匙头。

金髓煎

延长益寿,填精补髓,久服发白变黑,返老还童。

枸杞子(不拘多少,采红熟者)

远胜过肉类。

铁瓮先生琼玉膏

此膏能填精补髓,肠化为筋,万神俱足,五脏盈溢,也能使人白发转黑,返老还童,行如奔马。日进数服,整日不食也不会感觉饥饿,使人开通强志,日诵万言,见识高远,不做夜梦。服食十剂后,能断绝尘欲,若再修阴德,便可以成为地仙。一付药分成五处,可以医治五个人的痈疾;分成十处,可以医治十个人的劳疾。修炼此药时,要诚心沐浴,不要轻易传人。

新罗参(二十四两,去根须) 生地黄(一十六斤,取汁用) 白茯苓(四十九两,去皮) 白沙蜜(十斤,炼净)

以上各物,人参、茯苓研为细末,蜜用生绢布过滤,地黄取自然汁,不要在铁器内捣汁,取汁后将渣去掉。所用之药一起拌匀后放入银石器或好瓷器内封存,用二三十层净纸封闭器口,然后,放进汤中,用桑柴火煮三昼夜后取出,用数层腊纸包严瓶口,放入井中去掉火毒。一昼夜后取出,再放入旧汤中煮一日,煮出水气后,取出,去掉封口。先取三匙作三盏,以祭天地百神。焚香设拜时,心要至诚端正。然后,每日空腹用酒调一匙服食。原来的药方便是这样的,但是痨嗽气盛,血虚肺热的人,不可使用人参。

地仙煎

治腰膝疼痛,一切腹内冷病,又让人容光焕发,骨髓坚固,行如奔马。

山药(一斤) 杏仁(一升,浸泡后去掉皮尖) 生牛乳(二斤)

以上各味,将杏仁研为细末,放入牛乳和山药中搅拌后,绞取其汁。用新瓷瓶密封,放入汤中煮一日。每日空腹用酒调服一匙。

金髓煎

食之能延年益寿,填精补髓,久服使人白发变黑,返老还童。

熟枸杞子(不论多少,采摘红透成熟的果实)

用无灰酒浸泡。冬天浸泡六日,夏天浸泡三日。浸泡后的枸杞放

上用无灰酒浸之，冬六日，夏三日，于砂盆内研令极细，然后以布袋绞取汁，与前浸酒一同慢火熬成膏，于净磁器内封贮，重汤煮之。每服一匙，入酥油少许，温酒调下。

天门冬膏

去积聚风痰癫疾，三虫伏尸，除瘟疫，轻身益气，令人不饥，延年不老。

天门冬（不拘多少，去皮去心，根须洗净）

上件捣碎，布绞取汁，澄清滤过，用磁器、砂锅，或银器，慢火熬膏。每服一匙，空心，温酒调下。

不畏寒方

取天门冬、茯苓为末，或酒或水调服之。每日频服，大寒时汗出，单衣忘冷。

服五加皮说

舜尝登苍梧，曰："厥金玉香草。"即五加皮也，服之延年。故曰："宁得一把五加，不用金玉满车；宁得一斤地榆，不用明月宝珠。"昔鲁定公母，单服五加皮酒，以致延生。如张子声、杨始建、王叔才、于世彦等皆古人，服五加皮酒，房室不绝，皆寿考多子。世世有服五加皮酒，而获年寿者甚众。（出《东华真人煮石经》。）

服松子法

不以多少，研为膏，空心温酒调下一匙。日三服，则不饥渴；久服，日行五百里，身轻体健。

入沙盆中研为细末,然后用布袋绞出汁水。将汁水同浸泡过枸杞的酒一起用慢火熬成膏,放入干净的瓷器中封贮,再加入重汤内煮。每次服一匙,加入少许酥油,用温酒调下。

天门冬膏

食之能去积聚风痰癫疾,三虫伏尸,能除瘟疫,轻身益气,令人不饥,延年不老。

天门冬(不论多少,去皮、心、根须洗净)

将天门冬捣碎,用布绞出其汁水,过滤后澄清,用瓷器、砂锅或银器,在慢火中熬成膏。每次服一匙,空腹用温酒调下。

不畏寒方

取天门冬,茯苓细末,酒或用水调服,每日服食多次。食后,即使寒冷的冬天,身上也会出汗,穿单衣也不会觉得寒冷。

服五加皮说

舜帝常登苍梧山,说:"这是金玉香草。"舜帝所说的就是五加皮。服食它能延年。古人说:"宁得一把五加,不用金玉满车;宁得一斤地榆,不用明月宝珠。"过去鲁定公的母亲,单独服食五加皮酒,便延年不老。还有象张子声、杨始建、王叔才、于世颜等古人,由于服食五加皮酒的缘故,宗室连绵不绝,都高寿多子。每代都有服食五加皮酒而获得高寿的人很多。(出《东华真人煮石经》。)

服松子法

不论多少,研细为末后熬成膏,空腹用温酒调服一匙。每日三次,就不会饥渴;长久服食,能日行五百里,身轻体健。

服槐实法

于牛胆中渍浸百日,阴干。每日吞一枚,百日身轻,千日白发自黑,久服通明。

服莲花法

七月七日采莲花七分,八月八日采莲根八分,九月九日采莲子九分,阴干食之,令人不老。

服食松根法

取东行松根,剥取白皮,细锉曝燥,捣筛,饱食之,可绝谷,渴则饮水。

服食茯苓法

茯苓削去黑皮,捣末,以醇酒于瓦器中渍令淹足。又瓦器覆上,密封泥涂。十五日发,当如饵食造饼,日三,亦可屑服方寸匕。不饥渴,除病延年。

服食术法

于潜术一石,净洗捣之,水二石,渍一宿,煮减半。加清酒五升,重煮,取一石绞去滓,更微火煎熬。纳大豆末二升,天门冬末一升,搅和丸如弹子。旦服三丸,日一,或山居远行代食。耐风寒,延寿无病。此崔野子所服法。天门冬去心皮也。

服食黄精法

黄精细切一石,以水二石五升,一云六石,微火煮,旦至夕,熟出使冷,手擂碎,布囊榨汁煎之。滓曝燥,捣末,合向釜中煎熬,可为丸如鸡子。服一丸,日三服,绝谷,除百病,身轻体健,不老。少服而令有常,不须多而中绝。渴则饮水云。此方最佳,出《五符》中。

服槐实法

将槐实放入牛胆中浸百日后,取出来阴干即可服食。每日吞食一枚,吞服百日,身体变轻,吞服千日,白发变黑,久服能明目。

服莲花法

七月七日采莲花七分,八月八日采莲根八分,九月九日采莲子九分,阴干后服食,可以令人不老。

服食松根法

取生长在东边的松根,剥取白皮,剁细后晒干,再捣为末后过筛。饭后服食,可以辟谷,若是口渴就饮水。

服食茯苓法

茯苓削去黑皮,捣为细末,用醇酒浸渍在瓦器中,酒要淹满茯苓。再用瓦器盖上,用泥土密封,发酵十五日,即可以做成饼子服食,每日服三次,又可以屑服方寸匕。食后,不会饥渴,也可以除病延年。

服食术法

潜术一石,洗净后捣为末,放进二石水中,浸渍一夜,煮至一半。然后加清酒五升,再煮。又拿一石潜术绞去滓,在微火中煎熬。之后,放入大豆末二升,天门冬末一升,搅和成弹子大的丸。每天服食三丸,每日服食一次,或在远行时可代食。具有耐风寒,延年却病的功效。这是崔野子的服法。天门冬要去掉心和皮。

服食黄精法

黄精一石切细,用水二石五升,又有说用六石的,在微火上煮一天,熟后,捞出来凉冷,用手擂碎,放进布装中榨汁后又煎。黄精滓晒干,捣为末,投进锅中一起煎熬,做成如鸡蛋大的丸子。每日服三次,每次服一丸。服食后,可以辟谷,除百病,身轻体健,令人不老。从小服食

又法

取黄精捣挍，取汁三升，若不出，以水浇榨取之。生地黄汁三升，天门冬汁三升，合微火煎减半。纳白蜜五斤，复煎，令服可丸，如弹丸。日三服，不饥美色。亦可止榨取汁三升，汤上煎可丸。日服如鸡子大一枚，再服三十日，不饥，行如奔马。天门冬去心皮。

服食葳蕤法

常以二月九日，采叶切干治，服方寸匕，日三。亦依黄精作饵法服之。导气脉，强筋骨，治中风，跌筋结肉，去面皱，好颜色，久服延年。

服食天门冬法

干天门冬十斤，杏仁一升，捣末，蜜溲。服方寸匕，日三夜一，甘始所服，名曰仙人粮。

服食巨胜法

胡麻肥黑者，取无多少，簸治蒸之，令热气周遍如炊顷，便出曝，明旦又蒸曝，凡九过，止。烈日亦可。一日三蒸曝，三日凡九过。燥讫，以汤水微沾，于臼中捣使白。复曝燥，簸去皮，熬使香，急手捣下粗筛，随意服，日二三升。亦可以蜜丸如鸡子大，日服五枚。亦可饴和之，亦可以酒和服。稍稍自减，百日无复病，一年后身面滑泽，水洗不着肉。五年，水火不害，行及奔马。

令人如常，贵在坚持少服，不能多服而时断时续。若是渴了就饮水。此方最佳，出自《五符》中。

又法

将黄精捣碎扭转，取三升汁，若不出汁，用水浇后，再榨取其汁。生地黄汁三升，天门冬汁三升，和合在一起，用微火煎至一半，又放入白蜜五升再煎，煎至成膏后，做成像弹子般大的药丸药。每日服三次，可以令人不饥，且有美容的功效。也可以榨取三升汁，在汤中煎熬为丸。每天服食一枚如鸡蛋大般的药丸，坚持服食。服食三十日，可以令人不饥，行如奔马。天门冬要去掉心皮。

服食葳蕤法

常用二月九日采取的叶子，晒干后切成碎末，治病时服用方寸匕，每日服食三次。也可以依照黄精作饵法服食它。长期服食，可以导气脉，强筋骨，又可治中风，跌筋结肉，去面皱，美容，长久服用延年益寿。

服食天门冬法

干天门冬十斤，杏仁一升，捣成末后用蜜浸泡。每次服方寸匕，白天服三次，晚上服一次。这是甘始所服食的方子，名叫仙人粮。

服食巨胜法

选用大黑胡麻，不论多少，筛后上笼蒸一顿多饭时，取出来晒干。第二天又蒸后再晒，如此九次。在烈日下曝晒的也可以。每天蒸三次，晒三次，三天共九次。干后微沾一点汤水，放在臼中捣白，再取出来晒干。用筛子簸去皮，熬出香味，用手急捣。捣后经过粗筛过滤，就可以任意服食。每天服二三升。也可以做成如鸡蛋大的蜜丸，每天服五枚。也可以用饴糖调和后服食，也可以用酒和服。服食一段时间后，稍稍减少其份量，就能百日不发旧病。服食一年后，身体和面容光泽柔滑，水也不沾皮肤。服食五年，不怕水火，且行如奔马。

神仙饵蒺藜方

蒺藜一石，常以七八月熟，收之。采来曝干，先入臼舂去刺，然后为细末。每服二匙，新水调下，日进三服，勿令断绝，服之长生。服一年后，冬不寒，夏不热。服之二年，老返少，头白再黑，齿落更生。服至三年，身轻延寿。

神仙服槐子延年不老方

常以十月上巳日，取在新磁器内盛之，以盆合其上，密泥勿令走气。三七日开取，去皮。从月初，日服一粒，以水下，日加一粒，直至月半，却减一粒为度。终而复始，令人可能夜看细书，久服此，气力百倍。

辟谷住食方

秫米（一斗，麻油六两炒，冷） 盐末 川姜 小椒（各等分，十两）蔓菁子（三升） 干大枣（五升）

上六味，为细末。每服一大匙，新水调下，日进三服。如饥渴，渐有力，如吃诸般果木茶汤任意。不可食肉，大忌也。食品大忌有八：走死的马，饮杀的驴，胀死的牛，红眼的羊，自死的猪，有弹的鳖，怀胎的兔，无鳞的鱼。

古书云："皆不可食之。若食之者，生百疾也。"

辟谷避荒方

永宁二年二月十七日，黄门侍郎刘景先表言："臣遇太白山隐士得此方，臣闻京师米粮大贵，宜以此济之。令人不饥，耳目聪明，颜色光泽。如有诳妄，臣一家甘受刑戮。四季用黑豆五升，净洗后，蒸三遍，晒干去皮。又用大火麻子三升，汤浸一宿，漉出晒干，胶水拌晒，去皮，淘净，蒸三遍，碓捣。次下黄豆，共为细末，用糯米粥合成圆，

神仙饵蒺藜方

蒺藜一石,常用七八月熟后采来晒干的。先入臼舂去刺,然后研为细末。每次服二匙,用新鲜水调服,每日服三次,不要间断,服后令人长生。服食一年后,冬天不会感到寒冷,夏天不会感觉炎热。服食二年,能令人返老还童,发白变黑,齿落更生。服食三年,令人身轻,延年益寿。

神仙服槐子延年不老方

常在十月上巳日,将槐子用新瓷器装盛后,再用盆子盖其上,用泥土密封,不可泄气。密封二十一天,去掉槐子的皮子。从月初日开始服一粒,用水冲服。每天加一粒,直加至月半后,再每天减少一粒,如此,周而复始。服食后,可以令人晚上看得见小字。长期服食,可以增加百倍的气力。

辟谷住食方

秫米(一斗,用麻油炒过后晾冷)　盐末　川姜　小椒(各等分,十两)　蔓菁子(三升)　干大枣(五升)

以上六味,研为细末。每次服一大匙,用新鲜水调服,每日服三次。若是饥渴,渐有力气。各种水果和汤茶,可以任意吃。但不可食肉,因为最忌肉。最忌的食品有八种:走动中死去的马、吃东西而死的驴、吃东西胀死的牛、红眼的羊、自死的猪、有蛋的鳖、怀胎的兔、无鳞的鱼。

古书上说:"这类动物不能吃,若是吃了这类动物的人,会生百病。"

辟谷避荒方

永宁二年二月十七日,黄门侍郎刘景先上表道:"臣遇到太白山隐士而得到此方。臣听说京城的米很贵,应该用此方来救民,可以使人不饥,耳目聪明,面色光泽。如果有夸张和谎言,臣的一家甘愿受罚。四季用黑豆五升,洗净后蒸三遍,晒干去掉黑皮。又用大火麻子三升,在水中浸泡一夜,然后捞出来晒干,用胶水拌匀,再晾晒,去皮,放入水中淘

如拳大，入甑蒸。从夜至子住火，至寅取出，于磁器内盛，盖不令风干。每服三块，但饱为度，不得食一切物。第一顿，七日不饥；第二顿，七七日不饥；第三顿，三百日不饥，容颜佳胜，更不憔悴。渴即研火麻子浆饮，更滋润脏腑。若要重吃物，用葵子三合，杵碎，煎汤饮，开导胃脘，以待冲和，无损。"此方勒石汉阳军大别山太平兴国寺。

紫霞杯方〔此至妙秘方〕

此杯之药，配合造化，调理阴阳，夺天地冲和之气，得水火既济之方。不冷不热，不缓不急，有延年却老之功，脱胎换骨之妙。大能清上补下，升降阴阳，通九窍，杀九虫，除梦泄，悦容颜，解头风，身体轻健，脏腑和同，开胸膈，化痰涎，明目，润肌肤，添精，蠲疝坠。又治妇人血海虚冷，赤白带下。惟孕妇不可服。其余男妇老少，清晨，热酒服二三杯，百病皆除，诸药无出此方。（用久杯薄，以糠皮一碗，坐杯于中，泻酒取饮。若碎破，每取杯药一分，研入酒中充服，以杯料尽，再用另服。）

真珠（一钱）琥珀（一钱）乳香（一钱）金箔（二十张）雄黄（一钱）阳起石（一钱）香白芷（一钱）朱砂（一钱）血竭（一钱）片脑（一钱）潮脑（一钱，倾杯方入）麝香（七分半）甘松（一钱）三奈（一钱）紫粉（一钱）赤石脂（一钱）木香（一钱）安息（一钱）沉香（一钱）没药（一钱）

制硫法：用紫背浮萍于罐内，将硫磺以绢袋盛，悬系于罐中，煮滚数十沸，取出候干，研末十两，同前香药入铜杓中，慢火熔化。取出，候火气少息，用好样银酒盅一个，周围以布纸包裹，中开一孔，倾硫磺于内，手执酒盅旋转，以匀为度，仍投冷水盆中，取出。有火症者勿服。

净，上笼蒸三遍，倒入碓中捣为细末。最后加入黄豆，一起捣为细末，用糯米粥和合成拳大的圆，入甑蒸。从晚上至子时停火，到寅时取出来放进瓷器中，用盖子盖严以免风干。每次服食三块，以食饱为度，不得再吃其它东西。吃了第一顿后，七天不会饥饿；吃了第二顿后，四十九天不会饥饿，吃了第三顿后，三百天不会饥饿。服食后人的容颜会变得美好，不再憔悴。渴了就研火麻子的浆饮，如此，更滋润脏腑。若是想重新吃东西，可用葵子三合，用杵捣碎后煎成汤饮，可以开导胃脘，使胃脘得到冲和，从而不受损害。"此方刻石在汉阳军大别山太平兴国寺。

紫霞杯方〔此至妙秘方〕

此杯之药，由于配合造化，调理阴阳得当，从而得到天地冲和之气，以及水火相济之方。它不冷不热，不缓不急，具有延年却老之功，脱胎换骨之妙。它最能清上补下，升降阴阳，通九窍，杀九虫，除梦泄，美容，解头风，使人身轻体健，脏腑和顺，开胸膈，化痰涎，明目，润肌肤，生精除疝。又能治妇女血海虚冷，赤白带下。只是孕妇不可以服用。其余男女老少，清晨用热酒冲服二三杯，可以除去百病，其它各种药都比不上此方。（此杯用久后会变薄，可用一碗糠皮，将杯放在其中，倒酒于杯中取饮。若杯碎破，每次取杯中药一分，研入酒中冲服，杯中的药料用完后，再用另外的杯药服食。）

真珠（一钱）　琥珀（一钱）　乳香（一钱）　金箔（二十张）　雄黄（一钱）　阳起石（一钱）　香白芷（一钱）　朱砂（一钱）　血竭（一钱）　片脑（一钱）　潮脑（一钱，倾杯时放入）　麝香（七分半）　甘松（一钱）　三奈（一钱）　紫粉（一钱）　赤石脂（一钱）　木香（一钱）　安息（一钱）　没药（一钱）

制硫法：选用紫背浮萍放入罐内，将硫黄用绢袋装盛后，悬系在罐中，煮滚几十沸后取出。干后，研末十两，同前面的香药一起倒入铜勺中，用慢火溶化后取出。等火气减少后，用一个好看的银酒盅，四周用布纸包裹，中间开一个孔，将硫黄倒入酒盅内，再用手旋转酒盅，使其均匀。然后再将酒盅投入冷水盆中浸泡后取出。有火症的人不要服食。

升玄明粉法

好净皮硝五斤，皂角半斤，白萝卜十数斤，切片，用水大半坛，煮滚十数次，漉出萝卜勿用，仍切萝卜再煮。如此三四次，以萝卜无咸味为度。再用稀绢滤去渣，以锅盛之，露一宿。次日锅中皆牙硝，取出，以绵纸袋盛裹，悬于当风去处，自化成粉。夏月，每粉一两，用甘草末一钱和之。每服一钱，沸汤调下。大能解暑热，化顽结老痰，从后泻出。痰火圣药。

河上公服芡实散方

干鸡头实（去壳） 忍冬茎叶（拣无虫污新肥者，即金银花也）
干藕（各一斤）

上三味为片段，于甑内炊熟，曝干，捣罗为末。每日食后，冬汤夏水服一钱匕。久服益寿延年，身轻不老，悦颜色，壮肌肤，健脾胃，去留滞。功妙难尽，久则自知。

服天门冬法

取天门冬二斤，熟地黄一斤，捣罗为末，炼蜜为丸，如弹子大。每服三丸，以温酒调下，日三服。久服强骨髓，驻容颜，去三尸，断谷轻身，延年不老，百病不生。若以茯苓等分为末同服，天寒单衣汗出。忌食鲤鱼并腥膻之物。

服藕实茎法

味甘平寒无毒，主补中养神，益气力，除百病。久服，轻身耐老，不饥延年。一名水芝。《丹药性论》云："藕汁亦单用，味甘，能消淤血不散。节捣汁，主口鼻吐血不止，并皆治之。"又云："莲子性寒，主五脏不足，伤中气绝，利益十二经脉血气。生食微动气，蒸

升玄明粉法

好的干净皮硝五斤,皂角半斤,白萝卜十几斤切成片,用大半罐水煮滚十几次,捞出的萝卜不用,再切萝卜复煮。如此三四次,以萝卜无咸味为止,再用稀绢滤去渣,倒入锅中露一夜。第二天,锅中全是牙硝,取出来用绵纸袋装盛,挂在当风的地方,自然化为粉。夏天,每一两粉和一钱甘草末,每次服一钱,用沸汤调下。它最能解暑热,化顽结老痰,从肛门泻出。它是治疗痰火的圣药。

河上公服芡实散方

干鸡头实(去壳)　忍冬茎叶(选无虫染新鲜肥大的,即金银花)干藕(各一斤)

以上三味切成片或段,放入甑内蒸熟,晒干捣碎后用萝筛为细末。每天饭后,用冬汤夏水调服一钱匕。久服使人延年益寿,身轻不老,美容,壮肌肤,健脾胃,去积滞。它的功效很难说尽,久服就能自知。

服天门冬法

取天门冬二斤,熟地黄一斤,捣碎后用萝筛为细末,与蜜同炼为弹子大的丸。每次服三丸,用温酒调下,每日服三次。久服强骨髓,驻容颜,去三尸,断谷轻身,延年却病。若是用茯苓等分为末一起服食,即使冬天穿着单衣也会出汗。忌食鲤鱼以及腥膻之物。

服藕实茎法

味甘,性平、寒,无毒。主补中养神,益气力,除百病。久服轻身延年,不饥饿。藕实茎,又名水芝。《丹药性论》载:"藕汁也可单用,味甘,能消除不散的瘀血。藕节捣为汁,主口鼻吐血不止,都能医治。"又说:"莲子性寒、主五脏不足,伤中气绝,益十二经脉的血气。生吃微动气,蒸来吃最好。又,蒸熟,去心捣为末,用腊蜜和成丸子,每天服十丸,令人不饥饿。此方是道家所用。"陈藏器说:"荷鼻味苦,性平,无

食之,良。又,熟,去心为末,蜡蜜和丸。日服十丸,令人不饥。此方仙家用尔。"陈藏器云:"荷鼻味苦,平,无毒,主安胎,去恶血,留好血。血痢,煮服之即止。荷叶并蒂及莲房,主血胀腹痛,产后胎衣不下,酒煮服。又,食野菌毒,用水煮服。"藕粉,水云深处曾制,取粗者,洗净捣烂,布绞取汁,以密布再滤过,澄去上清水。如汁稠难澄,添水搅即成为粉。服之,轻身延年。

服朱砂雄黄杯法

碾好辰砂为细末,白蜡溶开,入砂,倾入酒盅内,如前法取起成杯。有宁心安神,延年益算之功。用雄黄者,亦如此法。有解毒辟百虫之力。恐二杯皆不如紫霞杯之妙也。

神仙巨胜丸方

轻身壮阳,却老还童,去三尸,下九虫,除万病。

巨胜(酒浸一宿,九蒸九暴) 牛膝(酒浸,切焙) 巴戟天(去心) 天门冬(去心,焙) 熟干地黄(焙) 柳桂(去粗皮) 酸枣仁 覆盆子 兔丝子(酒浸,别捣焙干) 山药 远志(去心) 菊花 人参 白茯苓(去黑皮。各一两)

上一十四味,拣择净,捣罗为末,炼蜜为丸,如梧桐子大。每服,空心温酒下二十丸。服一月,身轻体健,万病不侵。

服柏实方

古于八月,合取柏房曝之令坼,其子自脱。用清水淘取沉者,控干,轻椎取仁,捣罗为细末。每服二钱匕,酒调下,冬月温酒下。早晨、日午、近晚各一服,稍增至四五钱。加菊花末等分,蜜丸如梧桐子大。每服十丸、二十丸,日三服,酒下。

毒。主安胎，去恶血，留好血。有血痢病的人，煮服它立刻止痢。荷叶、蒂以及莲房，主血胀腹病，产后胎衣不下，此类病症，用酒煮后服食。又可以解食野菌所中的毒，用水煮后服食，可解此毒。"藕粉，水云深处曾制，取粗的藕实洗净捣烂，用布绞取其汁，经密布中过滤，澄去上面的清水，当汁稠而难以澄清时，加水搅拌，随即成为藕粉。服食它能轻身延年。

服朱砂雄黄杯法

将好的辰砂碾为细末，白腊溶化后，放入辰砂，倒入酒盅内，如前法一样取出，即成杯。具有宁心安神，延年益寿的功效。用雄黄的，也如此法，具有解毒、驱除百虫的功效。只是二杯不如紫霞杯好。

神仙巨胜丸方

具有轻身壮阳，返老还童，去三尸，下九虫，除百病的功效。

巨胜（酒浸一夜后，九蒸九晒）　牛膝（酒浸后切碎，焙制）　巴戟天（去心）　天门冬（去心，焙制）　熟干地黄（焙制）　柳桂（去粗皮）　酸枣仁　覆盆子　菟丝子（酒浸，分别捣碎，焙干）　山药　远志（去心）　菊花　人参　白茯苓（去黑皮。各一两）

以上十四味，拣择干净，捣碎后用萝筛为细末，与蜜同炼为梧桐子大的丸。每次服食二十九，空腹前用温酒调下。服食一个月，身轻体健，万病不侵。

服柏实方

在八月，取柏房在太阳下晒开，其子自脱。用清水淘取沉底的柏子，擦干后用椎子轻轻取仁，再捣碎用萝筛为细末。每次服二钱匕，用酒调下，冬天用温酒调下。早晨、中午、黄昏各服一次，随后稍稍增加至四五钱。再加入等份的菊花末，和成如梧桐子大的蜜丸，每次服十九、二十九，每天服三次，用酒调下。

服食大茯苓丸方

白茯苓（去黑皮）茯神（抱木者，去木）大枣 桂（去粗皮，各一两）人参 白术 远志（去心，炒黄）细辛（去苗叶）石菖蒲（一寸九节者，米泔浸三日，日换泔浸，碎切曝干，各十二两）甘草（八两，水蘸擘破炙）干姜（五两，炮裂）

上十一味，捣罗为末，拣蜜黄色，掠去沫，停冷拌和为丸，如弹子大。每服一丸，久服不饥不渴。若曾食生菜、果子，食冷水不消者，服之立愈。五脏聚积气逆，心腹切痛，结气腹胀，吐逆不下食，生姜汤下。赢瘦，饮食无味，酒下。但服之，去万病，令人长生不老。合时须辰日辰时，于空室中，衣服洁净，不得令鸡犬、妇人、孝子见之。

李八伯杏金丹方

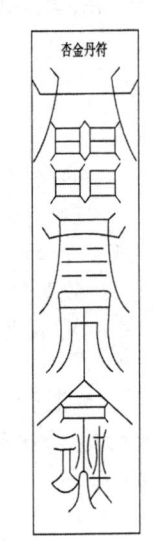

杏金丹符

取肥实杏仁五斗，以布袋盛，用井花水浸三日。次入甑中，以帛覆之，上铺黄泥五寸，炊一日，去泥取出，又于粟中炊一日，又于小麦中炊一日。压取油五升，澄清，用银瓶一只，打如水瓶样，如无银者，用好砂罐为之。入油在内，不得满。又以银圆叶可瓶口大小盖定，销银汁，灌固口缝，入于大釜中，煮七复时，常拨动，看油结，打开取药入器中，火消成汁，倾出放冷，其色如金。后入臼中捣之，堪丸，即丸如黄米大。空心，旦暮酒下，或用津液下二十丸。久服保气延年，发白变黑，能除万病。合药时朱书此符三道，衣领中带之。

轻身延年仙术丸方

苍术，米泔浸，夏秋三日，春七日，去皮洗净，蒸半日，作片焙干，石臼捣为末，炼蜜为丸，如梧桐子大。每日早晨，日午，酒下五十丸。

服食大茯苓丸方

白茯苓（去掉黑皮） 茯神（连着木头的去掉头） 大枣、桂（去粗皮。各一两） 人参 白术 远志（去心，炒黄） 细辛（去掉苗和叶） 石菖蒲（一寸九节的，用淘米水浸泡三天，每天换淘米水浸泡，切碎晒干。各十二两） 甘草（八两，水蘸，掰破，炙） 干姜（三两，炮裂）

以上十一味，捣碎后用萝筛为细末。将蜜炼制成黄色，打去汤沫，放冷后一起拌和为弹子大的丸。每次服一丸，久服不饥不渴。若是曾经食用生菜、水果、冷水不消化的人，服食它立即见效。五脏积聚逆气，心腹切痛，结气腹胀，吐逆不下食的，用生姜汤调服。羸瘦，饮食无味的，用酒调服。想求仙而没有得到好丹的，都应该服食它。若是不想绝后，不能辟谷的，只要服食它就可以去除百病，从而长生不老。服食时，宜在辰日辰时，独处空室中，换上干净的衣服，不要让鸡、犬、妇人、孝子看见。

李八伯杏金丹方

取肥实杏仁五斗，装在布袋中，用井花水浸泡三日，

再放入甑中，用帛盖上，上面铺五寸厚的黄泥，炊一日，

去泥取出。然后将它又放入粟中炊一日，再放入小麦中炊一日。

经过三炊后，压榨它取油五升，澄清。用一个水瓶样的银瓶装油，不要装满，若无银瓶，可以用好砂罐装油。此时，再用如瓶口大小的银圆叶盖定瓶口，用熬化的银汁来封固瓶口的缝隙。将瓶放入大锅中，煮十四个时辰，边煮边拔动，看油是否凝固。然后，打开瓶盖取药，放入器中消化为汁，再倒出来晾冷，其色如金。后放入臼中捣，直至可以为丸，丸捏成黄米大。早晨和黄昏时，空腹用酒调下，或者用口水和吞二十九。久服保气延年，白发变黑，并能除去百病。

在合药时用朱砂写三道符，装到衣领中。（图略）

轻身延年仙术丸方

苍术，用淘米水浸泡，夏秋浸泡三日，春季浸泡七日，再去皮洗净，蒸半日，切成片焙干，放入石臼中捣为细末，与蜜同炼为如梧桐子大的丸，每天早晨、中午，用酒调服五十九。

枸杞煎方

采枸杞子,不拘多少,去蒂,清水净洗,漉出控干。用夹布袋一枚,入枸杞子在内,于净砧上碓压,取自然汁,澄一宿,去清,石器内慢火熬成煎,取出,磁器内收。每服半匙头,温酒调下。明目驻颜,壮元气,润肌肤,久服大有益。如合时天色稍暖,其压下汁,更不用经宿。其煎熬下三两年并不损坏。如久远服,多煎下亦无妨也。

保镇丹田二精丸方

用黄精(去皮) 枸杞子(各二斤)

上二味,各八九月间采取。先用清水洗黄精一味令净,控干,细剉,与枸杞子相和,杵碎,拌令匀,阴干,再捣罗为细末,炼蜜为丸,如梧桐子大。每服三五十丸,空心、食前温酒下。常服助气固精,补镇丹田,活血驻颜,长生不老。

万病黄精丸方

用黄精(十斤净,洗蒸令烂熟) 白蜜(三斤) 天门冬(三斤,去心蒸令烂熟)

上三味,拌和令匀,置于石臼内,捣一万杵。再分为四剂,每一剂再捣一万杵,过烂取出,丸如梧桐子大。每三十丸,温酒服下,日三,不拘时服。延年益气,治疗万病,久服可希仙位。

却老七精散方

用茯苓(天之精,三两) 地黄花(地之精) 桑寄生(木之精,各二两) 菊花(月之精,一两三分) 竹实(日之精) 地肤子(星之精) 车前子(雷之精,各一两三分)

枸杞煎方

采枸杞子，不论多少，去蒂，在清水中洗净，淘出后擦干。用一条夹布袋装枸杞子，在干净的砧上碓压，取其自然汁，澄滤一夜，去掉清水，倒进石器内用慢火熬成煎，取出来用瓷器收贮。每次服半匙头，用温酒调下。具有明目驻颜，壮元气，润肌肤的功效，久服大有好处。如果当时天气比轻暖和，其压下的汁，就用不着过夜。而且，此时煎熬的汁，两三年也不会变质。如想久服，多煎些也无妨害。

保镇丹田二精丸方

用黄精（去皮）　枸杞子（各二斤）

以上二味，各用八九月间采取的。先用水洗净黄精，擦干后剉细，与枸杞子相和杵碎，再拌和均匀，阴干，再捣一遍，经萝筛为细末，同蜜共炼为如梧桐子大的丸。每次服三五十丸，空腹用温酒调下。常服助气固精，补镇丹田，活血驻颜长生不老。

万病黄精丸方

用黄精（十斤，洗净，蒸烂）　白蜜（三斤）　天门冬（三斤，去心，蒸烂令熟）

以上三味，拌和均匀，放入石臼内捣一万杵。再分为四剂，每一剂捣一万杵，杵烂后取出，做成如梧桐子大的丸。每次服三十丸，用温酒调下，每天三次，不论时间均可服。具有延年益气，治疗万病的功效。久服可以位列仙班。

却老七精散方

用茯苓（天之精，三两）　地黄花（地之精）　桑寄生（木之精，各二两）　菊花（月之精，一两三分）　竹实（日之精）　地肤子（星之精）　车前子（雷之精，各一两三分）

上七种，上应日月星辰，欲合药者，以四时旺相日，先斋戒九日，别于静室内焚香修合捣罗为细散。每服三方寸匕，以井花水调下，面向阳服之。须阳日一服，阴日二服，满四十九日，即能固精延年，却除百病，聪明耳目，甚验。地黄花须四月采，竹实似小麦，生蓝田竹林中。

去三尸灭百虫美颜色明耳目雄黄丸

用雄黄（透明如鸡冠，不杂石，捣罗一两）松香（采明净纯白者，水中煮一二炊，将浮起者取用，如前法）

上二物和匀，杵为丸，弹子大。每早酒下一丸。服十日，三尸百虫自下出，人面紫黑气色皆除。服及一月，百病自瘥。常须清净，勿损药力。

高子论房中药物之害

高子曰：自比觉泥水之说行，而房中之术横矣。因之药石毒人，其害可胜说哉？夫人之禀受父母精血，厚者其生壮，即多欲尚可支；薄者其生弱，虽寡欲犹不足。故壮者恣欲而毙者有之，未有弱者恣欲而寿者矣。饮食男女，人之大欲也，不可已亦不可纵。纵而无厌，疲困不胜，乃寻药石以强之，务快斯欲，因而方人术士得以投其好，而逞其技矣。构热毒之药，称海上奇方：入于耳者，有耳珠丹；入于鼻者，有助情香；入于口者，有沉香合；握于手者，有紫金铃；封于脐者，有保真膏、一丸金、蒸脐饼、火龙符；固于腰者，有蜘蛛膏、摩腰膏；含于龟者，有先天一粒丹；抹其龟者，有三厘散、七日一新方；缚其龟根者，有吕公绦、硫磺箍、蜈蚣带、宝带、良宵短、香罗帕；兜其小腹者，有顺风旗、玉蟾裩、龙虎衣；搓其龟者，有长茎方、掌中金；纳其阴户者，有揭被香、暖炉散、窄阴膏、夜夜春；塞其肛门者，有金刚楔。此皆用于皮肤，以气感肾家相火，一时坚举，为助情逸乐。

以上七种，上应日月星辰。想制药的，在四时王相日，先斋戒九日，单独在室内焚香修合，捣碎后经萝筛为细散。每次服三方寸匕，用井花水调下，且面朝太阳服食。须在阳日服一次，阴日服二次，服满四十九日，即能固精延年，却除百病，耳聪目明，此方很应验。地黄花须采自四月的。竹实要像小麦，生花在蓝田竹林中的。

去三尸灭百虫美颜色明耳目雄黄丸

用雄黄（透明如鸡冠，不杂石，捣罗一两） 松香（采明净纯白者，水中煮一二炊，将浮起者取用，如前法）

以上二物和匀，杵为丸，如弹子大。每天早晨用酒调服一丸。服食十天，三尸百虫自肛门而出，脸上的紫黑气都会除去。服至一个月，百病自消。同时，经常保持清净，以免损害药力。

高子论房中药物之害

高子说：自从比觉泥水之说流行以来，房中之术便危害人间。因此，药石害人，其害处不可用语言来描述！由于人所禀受父母精血的不同，禀受精血多的人身体强壮，即便是多次行房但尚可以挺受得住；禀受精血少的人身体虚弱，虽然很少行房还是难以支持。所以强壮的人中因纵欲而死的大有人在，但是也没有体弱的人因纵欲而长寿的啊。饮食男女是人的最大欲望，既不可以寡欲，也不可以纵欲。纵欲且不厌恶，就会疲劳不堪，于是便寻找药石来强补，为的是图一时之快。因此，方人术士，才得以从中投其所好，进而在追随者之中大肆宣扬邪术。他们炼制热毒之药，谎称是海上奇方：放入耳朵的，有耳珠丹；放入鼻中的，有助情香；放入口中的，有沉香合；握在手上的，有紫金铃；封在脐上的有保真膏、一丸金、蒸脐饼、火龙符；固定在腰上的，有蜘蛛膏、摩腰膏；含在生殖器上的，有先天一粒丹；涂抹在生殖器上的，有三厘散、七日一新方；缚在生殖器根上的，有吕公绦、硫黄箍、蜈蚣带、宝带、良宵短、香罗帕；兜在小腹的，有顺风旗、玉蟾裩、龙虎衣；用来搓生殖器的，有长茎方、掌中金；放入阴户中的，有揭被香、暖炉散、窄阴膏、夜夜香；塞入肛

用不已，其毒或流为腰疽，聚为便痈；或腐其龟首，烂其肛门。害虽横焰，尚可解脱，内有一二得理，未必尽虎狼也。若服食之药，其名种种，如：桃源秘宝丹、雄狗丸、闭精符之类颇多。药毒误人，十服九毙，不可救解，往往奇祸惨疾，溃肠裂肤。前车可鉴，此岂人不知也？欲胜于知，甘心蹈刀。观彼肥甘醇厚，三餐调护，尚不能以月日起人臞瘵，使精神充满；矧以些少丸末之药，顷刻间致痿阳可兴，疲力可敌，其功何神？不过仗彼热毒，如蛤蚧、海马、狗肾、地龙、麝脐、石燕、倭硫、阳起、蜂房、蚁子之类，譬之以烈火灼水，燔焰煎煿，故肾脏一时感热而发，岂果仙丹神药，乃尔灵验效速也耶？保生者，可不惕惧以痛绝助长之念！

客曰："某某者，每用某药，今以寿考，何子之泥也？"余曰："是诚有之也。但外用者十全二三，内服者无一全于十百。若内若外，岂真无异术者哉？何能得其异传？况比觉为大道旁门，得阴阳之妙用，率归正脉。其说匪徒淫姤快欲之谓。人之一身，运用在于任督二脉。督为阳父，任为阴母。尾闾、夹脊为督脉之关，中脘、膻中为任脉之窍。任气聚于气海，督气聚于泥丸。故阴阳升降，吸即升也，起于脐；呼即降也，转于脑。其行气交会，行之至肛门，紧提则气会；行之至地户，紧闭则气交。真气一降，则天气入交于地根，得土则止；真气一升，则谷气出接于天根，逢土则息。此为阴阳大窍，其理最显最密，所谓性与命相守，神与气相依者此耳。故《经》曰：'神驭气，气留形，不须别药可长生。如此朝朝并暮暮，自然精满谷神存。'生死要关，须知穷此妙境，为吾生保命大药，乃于金石虎狼，求全造化神灵，其谬失不既多乎？吾重为死不知害者感也！"

门的，有金刚楔。此些春药都是用于皮肤，以药的气味刺激肾火，使生殖器一时坚挺，以便纵情寻欢。使用这些春药不当，其毒或流为腰疽，聚为便痈；或腐蚀龟头，糜烂肛门。这些危害虽然横行，但还可以解脱，其中的一二种病例若是能得到调理，不一定尽是虎狼之害。若是服食以下种种药物，如：桃源秘宝丹、雄狗丸、闭精符之类的很多药物，药石害人，十人服食九人死，而且不可解救，往往造成奇祸或落得终身惨病，溃肠裂肤。前车可鉴，此岂是人所不知的道理？明知性欲太强有极大的危害性，却偏要以身蹈刃。看那人长得肥胖强健，且三餐调理得当，尚不能因岁月造成人的瘦瘠，使人的精神充满，于是使用少许壮阳之药，在倾刻间使萎弱的生殖器坚挺，从而以疲行房，这种作用有何神效呢？不过是仗着药性的热毒，如蛤蚧、海马、狗肾、地龙、麝脐、石燕、倭硫、阳起、蜂房、蚁子之类，譬如以烈火灼水，旺火煎焯，使肾脏一时感热而发，岂真是仙丹神药，灵验速效吗？养生者不可不警惕，以痛绝助长之念！

有个客人说："某某人，每次用某药，现在都还长寿，他是怎样修炼房术的呢？"我回答道："是因为诚心的原故，他才有今天的长寿。但是外用春药的人，十人只有二三人活着，内服春药的人，百十人中无一个活者。若是既内服又外用，如果真的无异术者，怎能得到其中的真传呢？况且比觉是大道中的旁门左道，得阴阳之妙用，率归正脉，但其说乃是男女荒淫无耻的异教。人一身的运用，在于任督二脉，督为阳父，任为阴母，尾闾、夹脊为督脉之关，中脘、膻中为任脉之窍。任气聚于气海，督气聚于泥丸。故阴阳的升降，吸气就是升，起于脐；呼气就是降，转于脑。它行气交会后，行至肛门，紧提则气会；行至于口，紧闭则气交。真气一降，则天气入交于口，得土气就停止；真气一升，则谷气出接于鼻，遇土气就停息。此是阴阳大窍，其中的道理既很明显，又很神秘，所谓性与命相守，神与气相依，就是这个道理。所以《经》说：'神驭气，气留形，不需要其它的药就可以长生。如此早晚坚持呼吸修炼，就会精满谷而元神存。'生死关头，应知晓此中的妙境，因为它是我们保命的大药。至于金口虎狼之毒，以求全造神灵，其谬误却是很多啊！我重视死亡，但不知深受药石之害的人有没有同感！"

卷十四

燕闲清赏笺上卷

高子曰：心无驰猎之劳，身无牵臂之役，避俗逃名，顺时安处，世称曰闲。而闲者匪徒尸居肉食，无所事事之谓。俾闲而博弈樗蒲，又岂君子之所贵哉？孰知闲可以养性，可以悦心，可以怡生安寿，斯得其闲矣。余嗜闲，雅好古，稽古之学，唐虞之训；好古敏求，宣尼之教也。好之，稽之，敏以求之，若曲阜之舄，歧阳之鼓，藏剑仑鼎，兑戈和弓，制度法象，先王之精义存焉者也，岂直别异搜奇，为耳目玩好寄哉？故余自闲日，遍考钟鼎卣彝，书画法帖，窑玉古玩，文房器具，纤细究心。更校古今鉴藻，是非辩正，悉为取裁。若耳目所及，真知确见，每事参订补遗，似得慧眼观法。他如焚香鼓琴，栽花种竹，靡不受正方家，考成老圃，备注条列，用助清欢。时乎坐陈钟鼎，几列琴书，帖拓松窗之下，图展兰室之中，帘栊香霭，栏槛花研，虽咽水餐云，亦足以忘饥永日，冰玉吾斋，一洗人间氛垢矣。清心乐志，孰过于此？编成笺曰《燕闲清赏》。

叙古鉴赏

《洞天清录》云："人生世间，如白驹之过隙，而风雨忧愁，辄

高子说：心中没有焦虑的事，身体没有受到过多的劳苦，避开世俗虚名，顺应时事而安然处之，这就是世间所说的"闲"。可是，闲并非仅指行尸走肉、无所事事。如果有闲就玩棋、掷环骰子赌博，这难道是君子看重的行为吗？谁适闲而修身养性，以使心情舒畅，使人一辈子愉快而安寿，这才算是真正得到"闲"了。我酷爱闲，一向好古。考察古代的学问、尧舜的训戒，好古喜求是为了弘扬孔子的训教。喜好它，考察它，一心探察它的精奥，如曲阜孔府柱下之石、秦代岐阳的石鼓、出土的宝剑和宝鼎、巧匠制作的戈弓，古代的法典制度，古代帝王的思想精华都从其中得以体现，难道其价值仅是供人们别择异宝、搜集奇珍以饱耳福、眼福而单纯欣赏的吗？所以，我在闲时，广泛考察古代的钟鼎、礼器和青铜器，考察古人的书画及其规范的帖文，经窑烧制的玉器和古玩，以及文房四宝等，我全都细心研究，我还校正过不少鉴赏文章，辨证其是非，全都是有取有舍，以为己用。如果我听到或看到了什么古器著作，真正理解并确实从中有所发现，就常对这些古器著作加以参订和补充说明，仿佛用佛家的慧眼观察世界的法则，其他如焚香弹琴、栽花种竹的技巧，也没有不请教于行家里手的，事后，我都逐条详加说明，以此来增加自己独居的欢乐。我有时还在座旁摆着钟鼎，在案头放着琴书，在松窗下拓印帖文，在香房中打开图画，此时，窗前香气缭绕，栏杆间花影摇动，即或空着肚子，也会整天快乐得忘掉饥渴。书斋中的冰清玉洁，将人间的浊气污垢，一下子就涤洗得荡然无存了。清心寡欲，满志为乐，还有什么能比这更好的呢？我编成此笺，题名为《燕闲清赏》。

叙古鉴赏

《洞天清录》道：一个人生活在世界上，如白驹过隙，非常短暂，可是因人世风雨而忧愁的人，约占三分之二，其中，能从忧愁中解脱出来而

三之二，其间得闲者，才十之一耳。况知之而能享者，又百之一二。于百一之中，又多以声色为乐，不知吾辈自有乐地。悦目初不在色，盈耳初不在声。明窗净几，焚香其中，佳客玉立相映，取古人妙迹图画，以观鸟篆蜗书，奇峰远水；摩挲钟鼎，亲见商周。端砚涌岩泉，焦桐鸣佩玉，不知身居尘世，所谓受用清福，孰有逾此者乎？"

《长庆集》云："堂中设木榻四，素屏二，琴一张，儒道佛书各数卷。乐天既来为主，仰观山，俯听泉，旁睨竹树云石，自辰及酉，应接不暇。俄而物诱气随，外适内和。一宿体宁，再宿心恬，三宿后，颓然吟然，不知其然而然。"

《澄怀集》云："江南李建勋，尝蓄一玉磬尺余，以沉香节按柄扣之，声极清越。客有谈及猥俗之语者，则起击玉磬数声，曰：'聊代清耳。'一竹轩，榜曰：'四友'。以琴为峄阳友，磬为泗滨友，《南华经》为心友，湘竹为梦友。"

周公谨邀赵子固，各携所藏书画，放舟湖上，相与评赏。饮酣，子固脱帽，以酒晞发，箕踞歌《离骚》，旁若无人。薄暮入西泠，掠孤山，舣舟茂树间，指林麓最幽处，瞪目绝叫，曰："此洪谷子、董北苑得意笔也。"邻舟惊叹，以为真谪仙人。其鉴赏如此。

太宗酷好书法，有大王真迹三千六百纸，率以一丈二尺为一轴，宝惜者，独《兰亭》为最，置于坐右，朝夕观赏。偶一日，附耳语高宗曰："吾千秋万岁后，与吾《兰亭》将去也。"及奉讳，用玉匣贮之，藏于昭陵。

自得清闲的，仅有十分之一。更何况深明此理而能安享清闲之福的人，则仅有百分之一、二。在这百分之一中，又大多以音乐、女色为乐，根本不懂得我辈自有快乐之处！饱眼福而不贪女色，饱耳福最好也不在音乐上。在明窗净几的书斋中焚香，高朋满座，佳宾玉立，打开古人精美的书画作品，静心观赏形似鸟迹蜗行的书法，欣赏奇峰兀立河水长流的画幅，抚摸古钟宝鼎，目睹商周的文物书画，不禁挥毫，砚盘墨水如岩泉涌流笔端；既而抚琴作乐，琴声如金声玉韵响在耳畔，使人忘掉了身居凡间。人们所说的享受清福，那哪能超过这超凡脱俗的闲静之乐呢？

《长庆集》说：厅堂中摆四张木榻，安两道素色屏风，置一张琴，各放几卷儒家、道家、佛家的经书。白居易即来这里做主人，抬头观山，俯首听泉，两旁还有竹树云石可以欣赏，从早到晚，目不暇接。一会儿景物相诱，灵气相随，外界和内心就相应和了。在这样的环境中住上一夜，会感到身体宁静；住上两夜，会感到心情愉快；住上三夜，就会飘飘然，不知其所以了。

《澄怀集》载：江南李建勋，曾经保存了一个一尺多大的玉磬，按住它的手柄，用沉香木节敲击它，发出的声音清脆激越。如有客人谈起粗俗的话语，便起身用力敲击几声，说道：“让这声音暂且表示一下我们的清澄吧。”这间竹屋里，他宣称有四位朋友：把琴称作"峄阳友"，把磬称作"泗滨友"，把《南华经》称为"知心友"，把湘竹称为"梦友"。

传说周瑜曾经邀请赵子固，各自携带自己收藏的书画去湖上泛舟，相互评议欣赏。酒喝得正畅快，赵子固脱掉帽子，借酒披发使干，盘腿而坐摇晃着高吟《离骚》的诗句，旁若无人。将近黄昏，船入西泠桥，越过孤山，将船停靠在茂密的树林间，赵子固指着山脚树林最深幽的地方，瞪大眼睛惊叫道："这就是洪谷子、董北苑两位大画家的得意之笔。"邻船的人听后惊叹起来，认为他真是下到人间的仙人。周公瑾、赵子固鉴赏古人作品，竟是这般浪漫狂放，自得其乐。

据说唐太宗特别喜欢书法作品，收藏了王羲之真迹手书三千六百张，一律以一丈二尺长为一卷，其中，最为珍惜的只有《兰亭》一帖，挂在宝座右边，从早到晚观赏。忽一日，他对着儿子唐高宗耳语道："我死后，将《兰亭》一帖与我同葬。"后来太宗去世后，高宗就用玉盒装《兰

陶贞白隐贝都山，尝宝蓄二刀，一曰善胜，一曰宝胜，往往飞去。人望之，如二条青蛇。

唐李德裕，尝有一老叟引五六辈舁巨桑请谒，出见，叟曰："此木某宝之三世矣，某年耄，感公之德，闻公好奇异，是以献耳。木中有奇宝，须得洛匠斫之。"后解为二琵琶，槽内生白鸽二，羽翼嘴足，巨细毕备。解释厚薄不中，一面鸽失一翼。全者已进，其一今在民间。

李卫公宝一方竹杖，来自大宛国，坚实而正方，节眼须牙，四面对出。因赠甘露寺僧，重其道行。一日，再过浙右，问僧曰："竹杖无恙否？"僧曰："已规圆而漆之矣。"公嗟惋弥日。

伪蜀词人文谷诣刘光祚，刘方约二道士看桃核杯。二道士至，取杯出视之，阔尺余，文采灿然，真蟠桃核也。刘曰："余少年游华岳，逢一道士赠者，宝之有年矣。"座上二道上，一出白石圆子，上有文采，如二童子引仙人，眉发悉备，云为麻姑洞中得之。一出石，阔一寸，长二寸五分，上隐蟠龙，鳞角爪鬣俱全，云为巫峡中得之。文谷喜曰："何幸一日尽睹二奇物。"

隋仆射苏威，有镜精好，日月蚀几分，镜亦如之。威以左右所污，不以为意。他日，月蚀其半，其镜亦半昏，始宝藏之。后柜中有声如雷，寻之，乃镜声也。

亭》帖，随葬在太宗的陵墓中。

陶贞白隐居在贝都山时，曾经珍藏着两把宝刀，一把叫"善胜"，一把叫"宝胜"。陶贞白挥舞双刀，双刀往往会飞，人们望见的，却恰似两条青蛇。

唐代李德裕时，有一位老汉带着五、六个人，抬着一棵大桑树请求拜见。李德裕出门会见老汉，老汉说："这棵大桑树我家三代人都把它视作宝物。现在我老了，被您的崇高品德所感动，听说你喜欢奇异之物，因此，把这棵大桑树敬献给你。这棵树中有奇异之宝，但必须要洛阳的匠人来砍它。"后来李德裕叫洛阳的工匠解桑木，做成二把琵琶，槽内生出两只白鸽，羽毛、翅膀、嘴、足，大小全都具备。因为工匠解木时厚薄不均，一只白鸽失去一只翅膀，保全完整的一只已进献给朝廷，那只独翅白鸽现在仍在民间。

李卫公珍藏了一根竹拐杖，是从大宛国得来的。这根竹拐杖质地坚实，方方正正的。其竹节如须似牙，四方对称。李卫公就把这根竹拐杖送给甘露寺的和尚，因他看重和尚的道行不凡。有一天，李卫公又经浙右，问那和尚道："我送您那根竹拐杖没有坏吧？"和尚回答说："我已经把它修圆且上了漆了。"李卫公听后，叹息了好多天。

伪蜀国词人文谷去拜访刘光祚，刘光祚正好邀请了二位道士来欣赏他的桃核杯。两位道士来后，刘光祚取出桃核杯，只见该杯宽一尺多，杯上的花纹非常鲜明清晰，真是蟠桃核制成的。刘光祚说："我年轻时云游华山，遇一道士赠给我的，我已珍藏了多年。座上的两位道士看后，一位拿出一粒白色的石园珠，珠上的花纹是两个孩童牵着神仙，人物的眉毛、头发全部具备，道士说是从麻姑洞拿到的；另一位拿出一方石头，宽一寸，长二寸五分，石上隐约有一蟠龙，鳞甲、头角、足爪、颈毛都看得一清二楚，道士说是在巫峡得到的。文谷高兴地说："真幸运，我一天看到两件宝物！"

隋朝的仆射苏威有一面精美的镜子，太阳、月亮缺了几分，那面镜子也暗几分。苏威以为镜子左右被弄脏了，不放在心上。有一天，月亮缺了一半，他的镜子也暗了一半，苏威才把这面镜子当着宝物珍藏在柜子里。后来，听见柜中有雷声，打开柜子一听，原来是镜子发出的声音。

隋末，广州好事僧有三宝：一曰《右军兰亭》，二曰神龟，以铜为之，腹受一升，以水贮之，四足能行，随在去之。三曰如意，以铁为文，光明洞彻，色如水晶。

欧阳率更出见古碑，索靖所书，驻马观之，良久而去数步，后下马伫立，疲则布毯坐观，因宿其旁，三日而后去。

阎立本至荆州，视张僧繇旧迹，曰："定虚得名耳。"明日又往，曰："犹是近代佳手。"明日又往，曰："名下定无虚士。"坐卧观之，留宿其下，十日不能去。

曹公作欹床，卧以视书。六朝人作隐囊，柔软可倚。备此为赏识之具。

《沧浪集》云："耳目清旷，不设机关以待人，心安闲而体舒放。三商而眠，高春而起，静院明窗之下，罗列图史琴尊自娱。家有园林，珍花奇石，曲池高台，鱼鸟留连，不觉日暮。"

赵子固，宋诸王孙，家藏图书钟鼎宝玩甚富，亦善绘事。后得五字不损本《兰亭》于霅州，喜甚，乘夜回嘉兴。棹至升山，大风覆舟，子固立浅处，手持《兰亭》，示人曰："帖已在此，余不足以介意。"因题卷尾曰："性命可轻，至宝是宝。"

米元章少负英声，以恩补校书郎，迁太学博士。东坡云："清雅拔俗之文，超迈入神之学，何时见之，以洗瘴毒？儿子得《宝月赋》，琅然一诵，老夫卧听未毕，蹶然而起，恨二十年相从，知元章不尽。此赋当过古人，不论今世也。"后爱京口溪山之胜，遂定居焉。作庵城东，自号海岳。喜蓄书画古玩，尤为黄太史所重。平生好石，见有瑰奇秀溜者，则取袍笏拜之，呼为石丈云。

隋朝末年，广州喜爱收藏的和尚眼中有三宝：一是王羲之的"《兰亭》帖"；二是"神龟"，用铜制成，腹部容积为一升，装水后，它的脚就能行走，随便自在的离去；三是"如意"，用铁制成，光明透亮，它的颜色象水晶。

唐代书法家欧阳询外出看见一古碑，碑文是晋代书法家索靖所书，便勒住马观看了很久才离开。走了几步，却又下马站着观看，站累了又坐在布毯上观看，后来，他干脆睡在碑旁观看，几天后才离去。

阎立本到荆州，初看张僧繇绘画的手迹，叹道："此人徒有虚名罢了！"第二天，他又去看，叹道："像近代的高手！"第三天他又去欣赏，叹道："盛名之下肯定没有无本领之人！"他有时坐着，有时躺着，反复欣赏，天黑就在画壁下过夜，连续十天都不愿离去。

曹公做了一张斜床，可方便躺着看书。六朝人制作了一种"隐囊"枕，非常柔软，可以靠。制备这两样东西，都是为了用来方便看书的用具。

《沧浪集》说：人的耳目清新旷达，不设圈套整人，内心就安闲，并且身体也安康，三刻之时入睡，傍晚之时起身。在安静庭院明亮的窗下，陈列图书史籍，弹琴饮酒以自乐。家有园林一处，其间有珍花奇石、曲池高台、池中游鱼、林间飞鸟，流连忘返，不知不觉已近黄昏。

赵子固是宋代王族的子孙，家中收藏的图书、钟鼎珍品很多，自己也擅长绘画。他后来在警川得到一本五字不少的《兰亭》字帖，很高兴，连夜赶回嘉兴。船行至升山，大风卷翻了船。赵子固站在浅水处，手握《兰亭》字帖对别人说："字帖在这儿，其他东西都不值得牵肠挂肚了。"事后，他在字帖末尾写道："性命可轻，至宝是宝。"

米元章（米芾）年少时就负有盛名，因皇帝恩准而任校书郎之职，后又改任太学博士。苏东坡说："清雅脱俗的文章，超凡入神的学问，何时能见到，以洗文坛的毒气。我儿子拿着米元章的《宝月赋》琅琅诵读着，我躺着没听完，脚一伸就起来了。只遗憾共处二十年，我没能完全了解米元章有如此文才！这篇赋超过了古人，更不说当代人了！"米元章因喜欢京口溪山的胜景，就在那里定居下来，在城东修建了草堂，自己为草堂取名为"海岳"。米元章喜爱收藏书画和古玩，尤被黄太史看重。平生还喜好玉石，如发现谁家收藏有秀美而光滑的宝玉，他便穿

叙古宝玩诸品

《十洲记》:"周穆王时,西域献昆吾割玉刀及夜光常满杯。刀切玉如泥。杯是白玉之精,光明夜照。冥夕出杯于中庭,向天,比明而水汁已满杯中矣。汁甘而香美,斯实灵人之器。"

周灵王起昆阳台,渠胥国来献玉骆驼,高五尺。琥珀凤凰,高六尺。火齐镜,高三尺,暗中视物如昼,向镜则见影应声。

西域折股国,能为飞车,从风远行。记里有鼓,车上木人执槌,行一里击鼓一槌。

战国时,有人盗王子乔墓,惟一剑存。欲取,剑作龙吟,俄飞上天。

吴王得越三剑:一曰鱼肠,二曰盘郢,三曰湛卢。

方丈山有龙场,龙斗于此,膏血如流水,色黑,着地坚凝如漆,有紫光,用作宝器。

越王得昆吾之金,铸八剑:一名掩日,指日日昏。金,阴物也,阴胜阳灭故耳。二名断水,划水开而不合。三名转魄,指月则蟾兔为之侧转。四名悬翦,飞鸟游虫,触刃如截。五名惊鲵,以之泛海,鲸鲵远遁。六名灭魂,挟之夜游,魑魅潜迹。七名却邪,用止妖祟。八名真刚,以之切玉,如削土木。以应八方之气。

汉时,西国献吉光裘,入水数日不濡,入火不焦。

了袍子，带着朝板，郑重其事地去拜访对方。他对玉石十分痴迷，所以被人们称作"石头丈人"。

叙古宝玩诸品

《十洲记》载：周穆王时，西域人向周天子进献了一把昆吾割玉刀和一个夜光环。那宝刀切玉如泥，那杯是白玉之精琢成的，在黑夜能发光。黄昏时，把玉杯放在庭院中间，杯口朝天，等到天亮，甘美的露水会盛满杯中，那汁水十分香甜。这宝杯确实是神仙所用的器物。

周灵王建造昆阳台时，渠胥国送来贡品：玉骆驼，高五尺；琥珀凤凰，高六尺，火齐镜，高三尺；暗中照物如同白天一样清楚，人对着镜子，镜子就会显出影子，并发出回声。

西域折股国的人造有一种飞车，这种车可随风而行，有鼓计算里程，车上有木人拿着鼓槌，车行一里路，就敲一槌鼓。

战国时，有人盗王子乔的陵墓，随葬物品全被盗走，只有一把宝剑保存了下来，当时盗墓贼想偷，剑发出龙吟般的声音，一会儿就飞上了天。

吴王得到越国的三把宝剑：一把叫"鱼肠"，一把"叫"盘郢"，一把叫"湛卢"。

方丈山是龙居住的地方，龙在那儿争斗，脂膏血液如流水一般多，呈黑色，一落地就像漆一样坚固地凝结起来，并发出紫色的光，人们用来制作宝器。

越王用昆吾山挖出的铁矿冶炼，铸成八柄宝剑：一柄叫"掩日"，对着太阳，太阳就昏暗下去。铁器是阴物，这就是阴盛阳弱的缘故罢了。一柄叫"断水"，用它把水一划，水便开裂而不能合拢。一柄叫"转魄"，用它向月亮一指，那蟾宫的玉兔就会侧转身。一柄叫"悬翦"，飞鸟游虫碰着它的锋刃，就会被截为两断。一柄名叫"惊鲵"，带着它渡海，鲸鲵就远远逃离。一柄叫"灭魂"，挟带着它夜行，恶魔就会躲起来。一柄叫"却邪"，用它可以制服妖怪。一柄叫"真刚"，用它切玉，如削土木一般。这都因为这八柄宝剑顺应了各方的气势。

汉朝时，西域人进献了一件吉光裘衣，放在水中数日也不会湿，放入火中也不会被烧焦。

汉武时，西毒国献连环羁，以白玉制之，玛瑙石为勒，白琉璃为鞍，置暗室中，其光如昼。

汉武桂宫有四宝：七宝床，杂宝案，杂宝屏，杂宝帐，谓之四宝宫。

西渠王献玉箱、瑶杖各一件，后殉武帝。

元稹秋夕登黄鹤楼，遥见江湄有光若星，因得渔人钓鲤，剖之得二小镜，大如钱。二面相合，背有双龙隐起，鳞甲悉具。元薨，镜亦亡去。

令狐绹有铁筒，径不及寸，长四寸。内取出一小卷，日中视之，乃《九经》并足，其纸即蜡蒲团，其文精妙莫述。又倾其中，有轻绡一匹，长四丈，称之才及半两，似非人世所造。

贞阳观有天降炉，自天而下，高三尺。下一盘，盘内出莲花一枝，十二叶，每叶隐出十二属。盖上有一仙人，戴远游冠，披紫霞衣，仪容端美，左手支颐，右手垂膝，坐一小石。石上有花竹流水松桧之状，雕刻奇古，非人所能，且多神异。南平王取去复归，名曰瑞炉。

处士皇甫玄有一避尘针，以巾插针，可令一身无尘。针金色。试之者带巾针跃马尘中，人马无染一点。

刺史沈攸之，厩中群马惊嘶，令人伺之，见一白驹，以绿绳系腹，直从外入，复去，直入内阁。检内人，惟爱妾冯月华臂上一玉马，以绿丝穿之，置枕边，夜去晓还。试看之，足有泥污。

郏浪于九田山见赤鸡，鸣如笙竽。射之，入石缝中。凿石，得一

汉武帝时，西毒国献来一个连环马笼头，用白玉制成，缰绳用玛瑙制成，鞍用白琉璃制成，把这东西放在暗室中，它发出的光如同白昼。

汉武帝的桂宫有四件宝物：七宝床、杂宝案、杂宝屏、杂宝帐，所以人们把桂宫称为四宝宫。

西渠王进献玉箱一个，瑶杖一根，后来汉武帝驾崩，便随葬在陵墓中了。

元稹于秋夜登上黄鹤楼，遥望江边星光点点，就叫渔人去那儿钓鱼，而钓起的一条鲤鱼，剖开鱼腹的，得到两面宝镜，大小如铜钱一样，两面镜相合，背面有二龙若隐若现，鳞甲都有。元稹死后，两面镜子也不见了。

令狐绚有一个铁筒，直径不到一寸，筒高四寸。从中取出一小本书卷，在阳光下打开书看，原来是《九经》的足本，不差一部。它的纸是蜡蒲团，它的文字精妙得无法形容。再次倾倒那铁筒，又倒出轻绸一匹，长四丈，一过秤，才半两重，好像不是人工所造。

贞阳观有一座天降炉，是从天上降下来的，有三尺高。炉下还有一盘，盘内开出莲花一朵，有十二片叶子，叶子还隐隐约约现出十二种生肖像。原来叶上有一位仙人，戴着远游冠，披着紫霞衣，仪表端庄美丽，他的左手支在腮下，右手直伸到膝盖，坐在一方小石头上。石上有花竹、流水、松桧等景物的图案，雕得奇异古怪，非凡人能刻得出来的，定是神灵怪异超人的作品。南平王把这宝炉拿去看后，又还给了贞阳观，给它取了个名字叫"瑞炉"。

处士皇甫玄有一根避尘针。把这根针插在头巾上，可使全身无尘埃。这针呈金色。试的人把针插在头巾上，骑马在尘埃中飞奔，人和马都会一尘不染。

刺史沈攸之的马棚中群马惊鸣，派人去看，看见一匹白马，肚腹上系着一根绿绳，从外面跑进马棚又跑开，直闯进内室。察看家中的人，只有爱妾冯月华手臂上有一匹玉马是用绿丝绳穿的，放在她的枕头边，这匹马晚上就会溜出去，早上跑回来，看它脚上，还有泥污呢。

郝浪在九田山看见一只赤鸡，它的叫声很好听，如笙歌竽韵一般。

赤玉鸟。

唐玄宗有玉龙子,开元中旱,帝密投之龙池,俄而云雾暴起,风雨骤作。

天宝初,安思顺进五色玉带。

李国辅有迎凉草,干似苦竹,夏堂设之,风凉自至。有凤首木,高一尺,而刻如鸾凤,虽严冬之时,高堂大厦中,和煦如春。《十洲记》云:"二物皆火林国产也。"

德宗幸兴废官,于复壁间得软玉鞭,屈之则首尾相就,舒之则径直如绳。

陆大钧从子妻夜寝,闻有啁啾斗声。既觉,枕下得二玉猪,大数寸,刻像妙甚。实之枕中,财货日增。

贞观初,林邑献火珠,状如水晶。睿宗赐大安国寺水珠,如石,一片赤色,夜有微光。掘地一尺埋之,水溢可给千人。

汉宫积草池中有珊瑚,高一丈二尺,一本三柯,上有四百六十三条。

吴孙权掘地得白玉如意,所执处刻龙虎纹,长二尺七寸。

贺真如五宝八宝。五之一曰玄黄天符。形如笏,长八寸,阔三寸,上圆下方,有孔,黄玉也,避人间兵疫邪厉。二曰玉鸡。羽毛悉备。王者以孝治天下则现。三曰谷璧。白玉为之,径五寸,其文粟粒。王者得之,五谷丰稔。四曰王母玉环。二枚,亦白玉也,径六寸,好倍于常。五宝空中照光皆射日,不知所极。八宝之一曰如意宝珠。大如鸡卵,明如满月。二曰红靺鞨。大如巨粟,烂若朱樱,视之则碎,触之则坚。三曰琅玕,其形如环,四分缺一。四曰玉印。大如半手,其文如鹿陷印中,著物形现。五曰采桑钩。二枚,长五六寸,其

郡浪一箭射去，鸡钻入石缝中，凿开石头，便得到一只红玉鸟。

唐玄宗有一条玉制小龙。开元年间天旱，玄宗派人悄悄把这小龙扔到龙池中，一会儿云飞雾绕，风雨骤然而至。

天宝初年，安思顺把一条五色玉带进献给皇上。

李国辅有一种草，叫"迎凉草"，这种草的茎象苦竹。夏天把这种草放在厅堂中，则凉风悠然而至。他还有块"凤首木"，有一尺长，上面雕有鸾凤，即使在严冬时节，高堂大厦如春天般温暖。《十洲记》上写道：这两种奇物都产自火林国。

唐德宗到兴废宫，在宫墙夹壁中发现一条软玉鞭，把它弯起，首尾可以相连；把它展开，可以像绳子一样拉直。

陆大钧和妻儿，晚上一起睡觉，听到家中有叽叽喳喳的争斗声。醒来时，发现枕头下面有两条玉猪，有几寸大，雕得很精妙。陆家人把这两条玉猪装进枕头内，钱财便开始与日俱增。

贞观年初，林邑人进献了一颗火珠到宫中。火珠形状有如水晶，唐睿宗把它赐给大安国寺。水珠如石，呈红色，夜晚发出微光。寺里的和尚便挖地一尺深把它埋到地下，流出的水可供一千人饮用。

汉宫把堆积的草堆积在池中，长出一颗珊瑚树，有一丈二尺高，一条根长出三根茎，茎上有枝条四百六十三条。

三国时，东吴孙权从地下挖出一个白色玉如意，手柄上刻有龙虎图案，该如意长二尺七寸。

贺真如有"五宝"和"八宝"。五宝之一叫"玄黄天符"，形似朝板，长八寸，宽三寸，上圆下方，有小孔，是黄玉制品，能祛除兵灾、瘟疫和其它灾害。之二叫"玉鸡"，它的羽毛丰满，有了它，帝王如果想用孝道治理天下，就一定能实现。之三叫"谷璧"，用白玉雕成，直径有五寸，它的花纹是谷粒，帝王得到它，就会五谷丰登。之四叫"王母玉环"，有两枚，也是白玉琢成，直径有六寸，它比一般的好许多倍。这五件宝物在空中都能发光，都能直射太阳，光芒不知有多远。"八宝"之一叫"如意宝珠"，有鸡蛋那么大，它的光亮如十五的月亮。之二叫"红靺鞨，像大米粒一般大小，灿烂如红樱桃，人们只要看它一眼，它就碎了。但是

细如箸,若金银铜制。六曰雷公石。二枚,斧形,长四寸,如青玉。八宝置之日中,白气烛天,暗室光明如月。

魏河间王有赤玉卮,水晶钵,玛瑙碗。

新罗国献万佛山,雕沉檀珠玉以为之,其大者盈寸,小者几分。其佛首有如米如菽者,眉目口耳螺髻毫相悉具。辫金玉水精为幡盖流苏,庵植薝蔔罗等树,以百宝为楼阁殿台。其状虽微,形势飞动。前有行道僧数千,下有紫金钟三寸,蒲牢衔之。击钟则行道僧礼拜至地,其中隐隐有声,盖钟响处是关捩也。虽以万佛名山,其数不可胜计。

海外贡重明枕,长一尺二寸,高六寸,洁白类水晶。中有楼台形,有十道士,持香执简,循环无已。

刘耀夜居,忽有二童子入跪,曰:"管涔使小臣谒赵皇帝。"献剑二口,置拜而去。以烛照之,剑长二尺,光泽异常,背有铭曰:"神剑服御除众毒。"耀服之,随变五色。

范椎奴牧牛,涧中获二鲤,化成铁,用以为刀。对大石嶂祝曰:"鲤鱼变化,冶成双刀,石嶂破者,为有神灵。"砍之,石裂。

秦嘉有盘龙镜、韩寿香,名为避恶生香。
刘表有酒器三:曰伯雅,【容七升。】仲雅,【容六升。】季雅。【容五升。雅,酒器也。】

用手摸它，它很坚硬。之三叫"琅玗"，形状像一个环，但只有环的四分之三，缺四分之一。之四是"玉印"，有半只手大，它的花纹像一只鹿子陷在印章中，把它按压其他东西，它的形状就在那东西上印下来。之五是"采桑钩"，有两根，约五六寸长，细如筷子，仿佛是金银铜的合金制成的。之六是"雷公石"，也有两件，形如斧头，长四寸，像青玉制成。八件宝物放在太阳光下，它的白光火如烛，能照亮天空，放在暗室内，发出的光也像月光一样明亮。

魏国河间王有赤玉杯、水晶钵、玛瑙碗。

新罗国进献万佛山一座给朝廷，佛像都是用沉香木、檀木或珠玉雕成的，大的有一寸，小的仅几分。像米粒和豆粒大的佛首，眉毛、眼睛、嘴巴、耳朵、头上成螺旋样的发髻，一丝一毫都不差。山上的旗子是用金玉水精辨成的线状装饰物；寺庙还种植了蔷葡萝等花木，山中楼阁殿台都用各种珠宝雕成，建筑物虽小，却凌空欲飞。山前还有几千个和尚走在路上，山脚有一个三寸大小的紫金钟，小兽"蒲牢"把它衔着。只要把钟一敲，行道僧就作起礼拜来，隐隐约约地还听得到声音，原来，有机关使钟发出响声。虽然给它取名为"万佛山"，其实上边的佛像根本数也数不清。

海外人进贡，送来一个"重明枕"，长一尺二寸，高六寸，颜色白净如水晶。上边有楼台的图案，还有十位道士，拿着香和书简，不停地循环。

刘耀晚上归家，忽然有两个小孩进屋向他跪拜，说道："管涔派我们拜见赵皇帝。"并献了两口宝剑给他，便离去了。刘耀用烛光照着这两柄剑，有两尺长，光泽不同于一般。剑背刻有文字："神剑，吞下可以免除各种毒害从而万毒不侵。"刘耀吞下这两柄剑，自己立即便变幻出五种色彩。

范椎奴在涧口放牛，捕捉到两条鲤鱼，鱼一出水面就变成了铁，他便将这块铁冶炼成一对双刀，他手持双刀对着大石山祈祷说："鲤鱼变成铁，我把双刀铸，举刀破山石，定有神灵护。"他一刀砍去，石头果然裂开了。

秦嘉有一面盘龙镜和一块韩寿香。据说能灭妖、且能生出香气。

刘表有三种酒器：一件叫"伯雅"，可以装七升酒；一件叫"仲雅"，可装六升酒；一件叫"季雅"，可装五升酒。""雅"是酒器的意思。

李适之有酒器九品：蓬莱盏、海川螺、舞仙杯、匏子卮、幔卷荷、金蕉叶、玉蟾儿、醉刘伶、东溟漾。蓬莱盏上有三山，注酒以山没为限。舞仙杯有关捩，酒满则仙人起舞，瑞香球子浮出杯外。

仙家有三宝：有碧瑶杯、红蕤枕、紫玉函。

刘守章赠洪崖先生扬雄铁砚、四皓鹿角枕。卞敬家有无患枕。

舜作五明扇。石虎作莫难扇，又有象牙桃枝扇，子建九华扇。张融有道士赠以白羽麈尾扇。夏昶作雪香扇。

汉有翠羽扇、云母扇、孔雀扇、九华扇、五明扇、回风扇。

陶贞白有雀尾炉。唐内库有七宝砚炉，至冬寒砚冻，放上即化，不用火炭。

咸通，开昌公主下嫁，有金菱银栗、【内藏珍物。】连珠帐、却寒帘、犀丝簟牙席、蠲忿犀如意、白玉九鸾钗、辟邪香。韦侍御赠杜甫内人夜飞蝉。

武帝赐于阗青钱砚，辽西麟角笔，南越侧理纸。

唐赐宰相张文蔚龙鳞月砚、宝相枝。【笔也。】

开元初，罽宾国贡上清珠，光照一室，内有仙人玉女摇动，水旱兵革之灾，虔视无不克验。

廉郊池上弹琴，荷池中跃跳方铁一片，有知音击之，名蕤宾铁也。

安禄山献明皇有玉鱼、凫雁。

杨贵妃制绿玉磬。佛楼国有青玉钵盂，受三斗许，厚可二分。咸阳宫有青玉灯檠，高七尺。孙文台有青玉鞍。魏王得一石，胡人识为宝母。真腊国献万年蛤，夜光如月，积雪不化。偶得金牛。祥符中

李适之有九件酒器：蓬莱盏、海川螺、舞仙杯、鲍子卮、慢卷荷、金蕉叶、玉蟾儿、醉刘伶、东溟漾。蓬莱盏这只杯上雕有三座山，斟上酒则刚好淹没这三座山。舞仙杯安有机关，一斟满酒，杯中仙人即翩翩起舞，盈满香气的球子浮出杯外。

仙家有三件宝：碧瑶杯，红蕤枕、紫玉函。

刘守璋送给洪崖先生扬雄一块铁砚台、四皓鹿角枕。卞敬家有一个无患枕。

舜制作了一把五明扇。石虎制作了一把莫难扇。还有人制作了象牙桃枝扇、子建九华扇。张融有道士赠送的白羽麈尾扇。夏昶制作了一把云香扇。

汉代有翠羽扇、云母扇、孔雀扇、九华扇、五明扇、回风扇。

陶贞白有雀尾炉一座。唐朝秘密府库中有七宝砚炉，一到寒冬，砚中墨水冻结了，一放到炉案上墨水就化了，根本不用火烤。

咸通年间，开昌公主出嫁，嫁妆有内藏宝物的金菱子、银粟子，还有连珠帐、却寒帘、犀丝簟牙席、蠲忿犀如意、白玉九鸾钗、辟邪香。韦侍御赠给杜甫夫人一只夜飞蝉。

武帝赐给于阗国青钱砚、辽西产的麟角笔、南越产的侧理纸。

唐皇赐给宰相张文蔚一个龙鳞月砚、宝相笔。

开元初年，罽宾国进贡一粒上清珠，它发出的光可照亮一间屋，珠内有仙人玉女走动。如果有水灾、旱灾、兵灾发生，人们只要虔诚地祝祷，没有不应验的。

廉郊在荷花池上弹琴，荷花池中跳出一片方铁皮，有一位懂得它声音的人敲击它，给它取名为"蕤宾铁"。

安禄山把玉鱼、兔雁两件宝物进献给唐明皇。

杨贵妃制作了一个绿玉磬。佛楼国有一种青玉钵盂，可以装三斗左右的东西，厚约两分左右。咸阳宫有青玉制作的灯架，有七尺高。孙文台收藏了一个青玉马鞍。魏王得到一石头，胡人鉴别后认为是宝母。

铸金龟,赐近臣。穆王至昆仑,有银烛。嵇昌蓄采星盆,夏月渍果倍冷。蒲泽国献蔽日帘,可以却暑。宝玩中有琉璃瓶、珊瑚玦、女珊瑚、青螺卮、五色文玉环、金博山炉、琥珀枕、玛瑙彊、云母屏、九龙台灯、百枝灯、蓝田磬、照夜玑、琐子帐、紫玉笛,皆汉唐奇货。

司空图隐中条,以松枝为笔,曰幽人笔。

房次律弟子金图,十二岁时,手持水玉数珠,光洁照人。

唐彦猷作红丝砚,自号为天下第一。

郭从义掘地,得绿玉四方小杵臼,四角,有胡人坐顶,旁有篆文:"仙台秘府小中臼。"元自诚有抵鹊盆,色类珉,夏月浸果,果水皆寒,冬月不冻。郭江洲有占景盘,以铜为之,上出细管,插花,可留十余日不败。孙总监千金市绿玉一块,嵯峨如山,命工治之,作博山炉,顶上暗出香烟,名不二山。白乐天诗云:"银花不落从君劝。"【不落,酒器。】有水晶不落。汉隐帝有小摩尼数珠。冯夫人有葡萄镜。杜光庭有骄龙杖,红如猩血,重若玉石,似非竹木,传为仙人所遗。葛溪铁工制剪,凿字曰二仪刀,交股屈环,遇物如风。又有地中掘得金鹿银麕,乃曹奴人献天子于洋水之物。又有银狨金狗之类,皆古赂夷人之物。若小铜猪狗牛羊等十二肖形,亦墓中物也。

《西湖志》云:"高宗幸张俊,其所进御物,有狮蛮乐仙带、池面玉带、玉鹘兔带、玉璧环、玉素盅子、玉花高脚盅子、玉枝梗瓜、玉瓜杯、玉东西杯、玉香鼎、玉盆、玉古剑璲二十七件、玉犀牛合、白玻璃元盘、玻璃花瓶、玻璃枕、玛瑙物二十件、龙文鼎、商彝、高足彝、商父彝、周盘、周敦、周举罍、兽耳周罍、汝窑酒瓶二对,有御宝画曹霸《五花骢》,冯瑾《霁烟长景》,易元吉写生《花》,黄居

真腊国献来万年蛤蟆，晚上发出的光如月亮一样明亮，连积雪也不融化。偶然之间还得到了一条金牛。祥符年间，皇上铸造了几只金龟赐给近臣。穆王到昆仑山，得到一支银烛。嵇昌收藏了一个采星盆，夏天把水果放在盆中浸水，水果比一般情况下的都冷。蒲泽国献来遮太阳的帘子，可以驱走暑气。宝物中有琉璃瓶、珊瑚块、女珊瑚、青螺卮、五色文玉环、金博山炉、琥珀枕、玛瑙瓯、云母屏、九龙台灯、百枝灯、蓝田磬、照夜玑、琐子帐、紫玉笛、都是汉代，唐代的奇珍异品。

司空徒在中条山隐居，用松枝作笔，叫幽人笔。

房次律的弟子金图，十二岁时，手拿几颗水玉珠，光彩照人。

唐彦猷制作了一块红丝砚台，自称是天下第一砚。

郭从义从地下挖到一个绿玉四方小杵臼，四角上各有一个胡人坐在上边，器旁有一行篆字，写的是：仙台秘府小中臼。元自诚有一个抵鹊杯，颜色似珉石的颜色，夏天用它盛水果子，果子和水都非常冷，到冬天浸果，水不会冻成冰。郭江洲有一个占景盘，用铜制成，上端伸出一根小管子，插上花，可以保存十多天而不凋谢。孙总监用千金买来一块绿玉，巍峨如山，叫玉匠琢成一座博山炉，炉顶上隐隐约约升出一楼香烟，取名叫"不二山"。白乐天有诗句"银花不落从君劝"。"不落"，是一种酒杯，有"水晶不落杯"。汉隐帝有几颗"小摩尼珠"。冯夫人有一面葡萄镜。杜光庭有一根骄龙杖，像鲜血一样红，像玉石一样重，不像是竹木制成，相传是仙人丢掉的。葛溪的铁匠制剪刀，在剪刀上刻了三个字：二仪刀，剪的两片刀相交处是一个环状物，剪东西锋利无比。又有人从地下挖得一个金鹿，一个银獐子，是曹奴人在洋水河献给天子的宝物。还有银猪、金狗之类的宝物，是古代用来拢络少数民族的东西。像小铜猪、狗、牛、羊之类十二生肖动物制品，都是墓中随葬物品。

《西湖志》记载：高宗到张俊这个地方，该地民间进献来的御用物品有狮蛮乐仙带、池面玉带、玉鹘兔带、玉璧环、花素玉高脚钟子、玉枝梗瓜、玉瓜杯、玉东西杯、玉香鼎、玉盆、玉古剑鼻等二十七件；有玉犀牛盆、白玻璃元盘、玻璃花瓶、玻璃枕、玛瑙物二十件；有龙纹鼎、商杯、高足杯、商父杯、周盘、周敦、周举大杯、周代兽耳酒杯、汝窑酒瓶二对等宝器；有御宝画曹霸《五花骢》、冯瑾的《霁烟长景》、易元古的

宝《竹雀》，吴道子《天王》，张萱《丛竹》，边鸾《萱草山鹇》，黄荃《鹂鹆萱草》，宗妇曹氏《蓼岸》，杜庭睦《明皇斫脍图》。有赵昌《踯躅鹁鹑》，梅竹思《踯躅母鸡》，杜霄《扑蝶》，巨然《岚锁翠峰》，徐熙《牡丹》，易元吉写生《枇杷》，董源《夏山早行》，李煜《林泉渡水人物》，荆浩《山水》，吴元俞《紫气星》，皆珍品也。"

欧阳通善饰文房，其命藏砚石室曰紫方馆，贝光曰发光地菩萨，研滴曰金小相，镇纸曰小连城千钧史，界尺曰由准氏，笔曰畦宗郎君，槽曰半身龙，裁刀曰治书奴。

宝晋斋有天成砚山、玉蟾蜍，皆希世奇珍。

古有神物，如禹鼎知兴废。《瑞应图》宝鼎，不爨自沸，不炊自热，不汲自满，不举自藏。吴明国贡常燃鼎。虢州铁镬，大数围。丁谖作九层博山炉，上铸禽兽自动。勃海贡玛瑙柜，长三尺。南昌国贡大玳瑁盆，容十斛。又贡紫磁盆，可容五斗，举之轻若鸿毛。中朝有铜澡盆，夜有人扣，与长乐钟声相应。汉武帝赐樱桃以赤瑛盘，与桃一色。周益公有鹤飞盏，注酒则鹤飞，干则就灭。唐青玉枕，冬暖夏凉，醉者睡之即醒，梦者游仙。孙太医玉罗汉屏，种种飞动。汉宣帝有玉八角升，西夷之贡，水浇无暑，火逼无寒。唐有十二时盘，用之随时转换物象，子鼠换丑牛之类。天帝流光爵，置之日中，则光气烛天。南海有虾头杯，陈思王有鹊尾杓，欲劝者呼之，即指其人。王肃造铜鼠丸，昼夜自转。南中有风狸杖，用指禽兽自毙，取食随指如意。含诓县东岸有圣鼓杖，舟中有之，波浪不敢冲激。徐凤缩节杖，如笔管，二十年每年生一节，后每年减一节。郭休有夜明杖，朱色，夜杖有光。柳真龄宝一铁拄杖，宛转天成，行则微响。明皇有虹蜺屏，赐贵妃，上刻美人，夜能下屏歌舞。马弋山有紫荚席，冬温夏凉。秦始皇驱山铎，击之，声如霹雳。内库有青酒杯，纹乱如丝，其薄如纸，以酒注，温然有暖气，少如沸汤，名自暖杯。龟兹国进一枕

写生《花》、黄居宝的《竹雀》、吴道子的《天王》、张萱的《丛竹》、边鸾的《萱草山鹨》、黄筌的《鹧鸪萱草》、宗妇曹氏的《蓼岸》、杜庭睦的《明皇斫脍图》；还有赵昌的《踯躅鹤鹑》、梅竹思的《踯躅母鸡》、杜霄的《扑蝶》、巨然的《岚锁翠峰》、徐熙的《牡丹》、易元吉的《写生枇杷》、董源的《夏山早行》、李煜的《林泉渡水人物》、荆浩的《山水》、吴元俞的《紫气星》，都是珍品。

欧阳通善于装饰书斋，他给放砚台的屋子取名"紫方馆"，给文具"贝光"取名"发光地菩萨"，给墨水取名"金小相"，给"镇纸"取名"小连城"、"千钧史"，给"界尺"取名"由准氏"，给笔取名为"畦宗郎君"，给槽取名"半身龙"，给裁刀取名"治书奴"。

宝晋斋有天成砚山、玉蟾蜍，都是稀世珍宝。

古代有神器，如禹鼎，可以测朝代的兴亡，《瑞应图》上的宝鼎，不在灶上烧，鼎中的水自己就沸腾了，鼎中的食物不煮自热，鼎中的水不汲自满，不抬鼎，它自己就收藏起来了。吴明国进贡了一口常燃鼎。虢州产的铁锅有几围大。丁谖制作了一座九层博山炉，炉上图案上的禽兽可以自己动。勃海进贡了长三尺的玛瑙柜。南昌国进贡了一个的大玳瑁盆，可装十斛东西。还进贡了一个紫磁盆，可装五斗东西，举起它象鸟毛一样轻。中朝一个铜澡盆，夜晚有人敲它，发出的声音同长乐宫的钟声相呼应。汉武帝把樱桃放在赤瑛盘中，盘色变成樱桃色。周益公有一个酒杯叫"鹤飞盏"，斟上酒，杯上的鹤就飞起来，饮干酒，鹤就不见了。唐代有一种青玉枕，冬暖夏凉，饮酒而醉的人，枕着它睡，酒即醒，进入梦乡的人就会到仙境去遨游。孙太医的玉罗汉屏风时时飞动。汉宣帝时，有一个玉八角升，是西部少数民族进的贡，浇水不冷，火烤不热。唐代有一个十二时盘，使用它时，随着时辰变换着物像，比如子时物像是鼠，丑时是牛等。皇帝的流光爵，把它放在太阳下，它发出的光芒把天都照亮了。南海有虾头杯。陈思王有鹊尾酒勺，想劝人酒的人呼叫某人，勺即对着某人。王肃造了铜鼠圆球，白天黑夜都能自己转动。南方有一种风狸杖，指一下禽兽，禽兽便会死去，取食物指什么得什么，很称心。含诓县东岸有一种圣鼓杖，船中有了它，波浪不会冲激船。徐凤有一根缩节杖，如笔管一般，二十年中，每年多一节；二十年后，每年减一

如玛瑙，枕之则十洲三岛、四海五湖尽入梦中，名游仙枕。虢国夫人有夜明枕，光照一室，无事灯烛。田父得照室玉，王莽有灭癥玉，取玉锤碎，涂癥即灭。唐顺宗时，西域进龙虎玉，一方为虎，置之山岩，百兽慑伏；一圆为龙，置之水中，浪卷虹蜺。扶余国有火玉，色赤，可以燃鼎。尧时于河洛中得方尺玉板，上图天地之形，得金璧之瑞，文字记造化之始。禹游龙门，神授玉简，游东海，得碧色玉圭，楚州献玉印。伯颜至于阗国，凿井得玉佛，高四尺，照之，筋骨脉络俱见。魏武后有玉钵，相盛，转而不脱，为西域鬼作。唐肃宗赐李辅国香玉避邪，形高一尺五寸，奇巧无比，香闻数里，入衣经年不灭。唐度宗朝有十二玉棋子，以按十二时字，置水中，逐时浮出不爽。苏威有应日镜，日蚀几分，则镜面昏处如之。唐有瑞英帘，人在帘内影之，则遍身有光，艳异夺目。韩王元嘉有铜鹤樽，酒满其腹则正立，酒浅则倾覆。长安殿角上有铜雀，能鸣。沈传师得玉马，能嘶。杨光欣有玉龙，腹中贮水，口泻有笙簧声。楚渔得禹支祁锁。唐翰林院有索铃，河北用兵，铃动索铃自鸣。周世宗应气瓦，二十四片，应气敲之，窦仪辨之不讹。长陵有铜驼，生毛，毛上生花。郫县有铜马，能嘶。长州倅厅有铜龟，背上应时现文。李子长造木囚，置苇上，理囚狱，不差则木囚伏，否则木囚奋起。周穆王有火齐镜。灵王时有月镜，其白如月。汉高有表里镜，可见五内。舞溪石窟有方镜，始皇号为照骨镜。荀讽有铁镜。隋王度有照疾镜，疫病照之即愈。张敌得一镜，照之，终身无病，名无疾镜。黄巢三方镜，能见三方。唐秦淮镜，照人五脏。天宝时有水心镜，七岁大旱，镜中龙口吐烟即雨。唐有夷则镜，得之井中。燧铜镜，向日则火生，以艾就之则燃。任中宣有飞精镜，后为神人持去。王宗寿有铁镜，不明，一日发光，因见市一青衣小儿欣然来回，曰："铁镜神物，当还。"竟持去。王幼临造方丈镜，照见人马。有百里镜，可照百里，即献吕蒙正镜也。秦宁县耕夫得镜，照之，病热者心骨生寒，故名生寒镜。世有透光镜，以镜承

节。郭休有一根夜明杖，红色，晚上拄着它走路，它会发光。柳真龄看重一根铁拐杖，这根拐杖宛转扭曲，若天然生就一般，拄着它行走，它就发出微响声。唐明皇有一扇虹蜺屏风，赐给杨贵妃，屏上刻的美女，晚上能下屏来歌舞。马弋山有床紫荬席，冬暖夏凉。秦始皇骑马带着山铃，敲击它，声如雷鸣。府库内有青酒杯，杯上花纹乱如丝缕，像纸一样薄，把酒斟入杯中，温温的还有点暖气，从杯中逸出，一会儿就像热开水那样烫，给它取名为"自暖杯"。龟兹国进献了一个枕头，像玛瑙，枕着它睡觉，十洲三岛、五湖四海的壮丽景色尽入梦境，给这个枕头取名为"仙枕"。虢国夫人有一个夜明枕，发出的光可照亮一屋，根本不用灯烛照明。有位老农得到一块照室玉。王莽有一块灭瘢玉，将玉打碎涂瘢，瘢点就消失了。唐顺宗时，西域进献了两件龙虎玉，一方为虎，把它放在山岩上，野兽们都害怕；一圆为龙，把它放在水中，波浪翻腾如长虹映日。扶余国有一种火玉，呈赤色，可以用来烧鼎锅。唐尧在黄河、洛水中得到一块一尺见方的玉板，板上画有天地的形貌；还得到一块作为信物的金璧，璧上文字记叙了自然界的起源。禹王到龙门巡游，天神给他一部玉简，又巡游东海，得到一块碧色玉圭，楚州人又献上一枚玉印。伯颜到于阗国，挖井得到一个玉佛，有四尺高，对光看，人的筋骨脉络都看得一清二楚。魏武后有玉钵装奇宝，转动也不会脱落，这是西域鬼爷神工之作。唐肃宗赐李辅国香玉辟邪，香玉高一尺五寸，奇妙无比，香传几里远，香气进入衣内，多年不散。唐度宗的朝廷中，有十二枚玉棋子，把这些棋子按十二个时辰的字放入水中随着时辰逐一浮出水面，无一点差错。苏威有一面映日镜，日缺几分，镜面也相应地昏几分。唐代有瑞英帘子，人在帘内遮住，遍身都是光，显得出奇地夺目。韩王元嘉有铜鹤酒杯，酒斟到杯的腹部杯就直立，酒斟少了杯就倾覆。长安殿角上有铜雀，能鸣叫。沈传师得到一匹玉马，也能嘶鸣。杨光欣有玉龙，在龙腹中装进水，水就从龙嘴中喷出，并发出笙簧般悦耳的声音。楚人打渔，得到夏禹王的支祁锁。唐翰林院有一个索铃，黄河以北打仗，铃则动，索铃就自动响起来。周世宗有二十四片应气瓦，顺应节气敲击这种瓦，瓦上带孔的仪器就显示出什么节气来，一点不错。长陵有匹铜骆驼，长着毛，毛上生花。郫县有匹铜马，能鸣叫。长州副官署

日光,则镜铭二十字,壁上了了分明。知来镜,照之,则见前途吉凶。谯毫有镜,以手循之,中心铮然有声,名曰响镜。史良姊有宝镜,能见妖魅。有道士持魇魅镜,狐狸草木为祟,照之即见本形。如剑,若颛顼腾空剑,指兵则胜,匣中常鸣。楚王太阿剑,一挥则三军流血。汉高祖赤霄剑。后主有镇山剑。宋青春有青龙剑。唐德宗有火精剑,夜有光明。朱善存家有芝烟剑,太平则芝生。胡识破山剑。钱塘闻人绍有灵宝剑。

以上种种,皆宇宙间神奇秘宝,终为造化收拾,安得流落尘世?虽曰兵火变迁,恐亦于此无恙。古云玩物丧志,此非丧志物也,用录以广闻见。

图画神异,若汉刘褒《北风图》,见者皆寒。《云汉图》,见者

有一个铜龟，背上能根据时令显出文字。李子长造了一个木囚徒放在苇草上，官府审理官司没有差错，木囚徒就拜伏，否则就猛地站起来。周穆王有一面火齐镜。周灵王有一面月镜，这面镜色白如月。汉高祖一面表里镜，可以照见五脏六腑。舞溪石窟有一面方镜，秦始皇称之为照骨镜。苟讽有面铁镜。隋王度有一面照疾镜，生病时用它一照，疾病就好了。张敉得到一面镜子，照人后此人终身无病，镜名叫"无疾镜"。黄巢有一面三方镜，能照见左右前三方。唐代有一面秦淮镜，能照见人的五脏六腑。唐天宝年间有一面水心镜，天宝七年，天下大旱，镜中龙口吐出烟雾，即刻下雨。唐代有夷则镜，是从井中得到的。有一面燧铜镜，对着太阳就冒出火苗，拿艾草一触就燃。任中宣有飞精镜，后来被神仙拿走了。王宗寿有面铁镜，不亮，有一天发出光来，王宗寿就拿到市场去卖，有一个穿青衣的小孩高兴地来回观赏，小孩说道："这铁镜是神灵之物，应当送回去。"最后便把铁镜拿走了。王幼临造了一面方丈镜，能照见人马。某人有面百里镜，可照百里之远，献给吕蒙正。秦时宁县有一农夫得到一面镜，用它来照发烧的病人，病人立即退烧，觉得一身筋骨都冷起来，所以取名"生寒镜"。世上有一种透光镜，用镜子对着日光，镜子就现出二十个字，反射在墙壁上清清楚楚。有知来镜，用它照前途，可知前途凶吉。在谯亳地方有种镜子，用手抚摸，镜子中间就发出铿锵的声音，人们称之为"响镜"。史良的姐姐有一面宝镜，能照见妖魔鬼怪。有位道士拿了一面魔魅镜，狐狸躲在草中作祟，用镜一照，狐狸精就现出原形。各种宝剑，如颉顼腾空剑，用它指挥军队，就会打胜仗，把剑插在剑鞘中，常常发出声音。楚王有一把太阿剑，把剑一挥，全军流血。汉高祖有赤霄剑。蜀后主有镇山剑。宋青春有青龙剑。唐德宗有柄火精剑，夜里能发光。朱善存家中有芝烟剑，天下太平它就产生香气。胡识有破山剑。钱塘闻人绍有一柄灵宝剑。

以上各种东西，都是宇宙间神秘奇异的宝物，终被造物主掌握，哪能让这些宝物流落到凡间？即使有战乱火灾发生，恐怕在这些变乱中，宝物也不会受损。古训说："玩物丧志"，这些宝物不是使人丧志的东西，记录出来可以扩大人们的见闻。

绘画作品也神奇怪异，像汉代刘褒《北风图》，看见它的人顿觉冷

皆热。王善画《六马滚尘图》，后竟失去。唐有《龙水图》，将练为服，釜中二龙飞去。周益公画《岳州图》，谯楼时时换牌。赵颜得画女障，能下障与颜为妻生子。韦叔文画马，未色，岳神索之，改名而第。赵浍画《儿啼图》，僧夜闻儿哭，诘浍，以笔作乳，点入儿口，遂止。冯绍正画龙未终，见白气就庑檐出，入池中，雷雨大作。廉广画《二鬼兵图》，一夕风雨，鬼兵交战。张僧繇画佛，夜间发光。信州画罗汉，能飞动。王元俊画扇壁上，客至，遂携去。曹不兴画屏，污墨点，即添作蝇，孙权视为真蝇，用手拂去。镇江兴国寺，苦鸽宿粪污佛，张僧繇于两壁画鹰鹞，鸽再勿入。云光寺有《七鸽图》于西壁未完，其一云为飞去。长兴成山寺，壁画猿鹤，长能飞走。顾光宝画狮绝痃，狮口有血淋漓。何尊师画猫，则鼠潜避。石恪画飞鼠，张之，则鼠不入室。杨子华画马，夜有蹄啮嘶声。韩干画马，神人来索。唐吴道子恶僧，画驴壁间，一夜，僧房家具踏破无留。吴画《五龙图》，天欲大雨，即生烟雾。张藻一手双笔，画二木枝，一枯一荣。贾秋壑遇一道人画莲，风来则莲叶摇动。此皆神妙莫测，不可晓也。要皆古人元气所钟，以侔造化。

论古铜色

高子曰：曹明仲《格古论》云："铜器入土千年者，色纯青，如翠；入水千年者，则色绿如瓜皮，皆莹润如玉；未及千年，虽有青绿

起来；《云汉图》，看了的人都感到热起来。王善画的《六马滚尘图》，后来竟然失掉。唐代有一幅《龙水图》，用白绸作龙的衣服，锅中的二条龙就飞走了。周益公画了一幅《岳州图》，图中谯楼时时变换匾额。赵颜得到一幅画女幛，画上女子竟从幛上走出来当赵颜的妻子，并生下一子。韦叔文画马，尚未着色，岳神把画要去了，自己改名换姓应考科举，竟金榜题名。赵浍画了一幅《儿啼图》，僧人听到小儿夜哭，责问赵浍，赵浍便用画笔画了奶汁，喂进小儿口中，小儿便不哭了。冯绍正画龙，未画完，看见一道白气从厢房屋檐飞出，落入池中，顿时雷声隆隆，大雨倾盆。廉广画了一幅《二鬼兵图》，一夜晚风雨交加，兵鬼间相互打了一战。张僧丝画佛像，夜间能发光。信州画的罗汉能飞动。王元俊画了一把扇子在墙上，客人到来，竟把扇子拿走了。曹不兴在屏上画画，滴了一点墨把画屏弄脏了，曹不兴便将墨点画作一只苍蝇，孙权以为是只苍蝇，用手去抹。镇江兴国寺，和尚们因鸽粪弄脏了佛像而发愁，张僧繇就在寺庙的两壁上画上鹞鹰，鸽子就再也没飞进寺庙了。云光寺的西墙上有一幅《七鸽图》，还没有画完，其中一只鸽子便乘云飞走了。长兴成山寺的墙上，画有猿和鹤，常能飞跑。顾光宝画了一头狮子，吃尽了所有画上的东西，狮子嘴巴还有淋漓的鲜血。何尊师画猫，老鼠就躲了起来。石恪画好飞鼠后，把画展开，老鼠再也不进屋来了。杨子华画马，夜晚能听见马啼声、撕咬声和嘶鸣声。韩干画的马，连神仙都来索取。唐朝画家吴道子讨厌和尚，在墙壁中间画了一头驴子，一夜之间，和尚住屋内的家俱被驴踏坏，没有一件是好的。他画的《五龙图》，天将下大雨时，马上就会烟雾笼罩。张藻一手握两支笔，画了两根树枝，一枝枯萎，一枝树叶茂盛。贾秋壑碰见一位道士，画了一朵莲花，风吹来，莲叶竟摇动起来。这些画都神奇巧妙，不可推测，人也不可知晓。总之，都是古人元气集中，而取其自然界的产物。

论古铜色

高子说：曹明仲《格古论》写道：入土千年的铜器，它的颜色如翠绿般纯青；入水千年的铜器，颜色却像瓜皮一样绿，都像玉石般晶莹润泽；不到千年的，即便呈青绿色却不晶莹润泽。这只是说的一般情况，

而不莹润。"此举大概，未尽然也。若三代之物，迄今何止千年，岂尽莹润而青绿各纯者也？若云入土则青，入水则绿，其水银色并褐色黑漆古者，此又埋于何地者也？凡三代之器，入土年远，近山冈者多青，山气湿，蒸郁而成青；近河源者多绿，水气卤，浸润而成绿。余见一物，乃三代款识，半身水浸，年远，水痕涸溢数层，此为入水无疑，而色乃纯青。其着水潭底方寸，少黄绿色，则水土之说，岂尽然哉？余思铸时，铜质清莹不杂者，多发青；质之浑杂者，多发绿。譬之白金，成色足者，作器纯白，久乃发黑；不足色者，久则发红发绿。此论质不论制，理可推矣。

他如古墓中近尸者，作水银色，然水银色亦分二种，有银色，有铅色，惟镜居多。古者尸以水银为殓，彼世死者以镜相遗，殓者即以镜殉，取照幽冥之义。故铜质清莹者，先得水银沾染，年久入骨，满背成银，千古亮白，谓之银背。其有先受血水秽污，始受水银浸入，其铜质原杂，则色如铅，年远色滞，谓之铅背。其有半水银，半青绿，朱砂堆者，先受血肉秽腐其半，日久酿成青绿，其半净者，乃染水银。故一镜之背，二色间杂也。今之镜，以银背为上，铅背次之，青绿又次之。又若铅背埋土年远，遂变纯黑，谓之黑漆背。此价又高，而此色甚易为假。至有古铜鼎彝尊彝，亦有水银色者，何也？此在墓中得水银散漫之气，沾染而成，故惟一角，一耳，一旁有之。或地近生水银处，亦成此色。所以鼎彝无全身水银色者，而钟磬则万无一二也。

并非全都如此。比如夏商周时的铜器，到现在岂止千年，难道都是晶莹润泽并且都呈青绿而又各自纯色吗？如果说入土就呈青色，入水就呈绿色，那么，那些银白色、红褐色，黑色的古铜器，又是埋在什么地方的呢？凡是夏商周三代的器物，入土年代久远而又靠近山岗的多呈青色，因山气潮湿，久蒸久闷而成青色。靠近河水的多为绿色，因水气含盐卤，久浸久润而成绿色。我看见一件器物，有夏商周三代的款文和记录，半身为水所浸而年代又久，水干水涨留下的印痕有几层，这器物是入水者毫无疑问，可是它的颜色却是纯青的，它落在水潭底的部份约一寸见方，却呈黄绿色。由此看来，铜器入水绿，入土青的说法，难道一概如此吗？我想，铸造器物时铜质清洁晶莹而无杂质的，颜色多发青；有杂质的多发绿。譬如白金，成色十足的，作成器物，颜色是纯白的，久了就会发黑；成色不足的，作成的器物，久了就发红或发绿。这里谈论的是器物的质地，不是它的外形，道理是可以推知的。

　　其它情况，如古墓中靠近尸体的铜器，呈水银色，可是水银色也分两种：有银白色，有铜灰色，特别是铜镜，多为这种情况。古代，死尸入棺多以水银防腐，前代死的人把铜镜一代代传下来，入棺时就用镜作随葬品，取它能照亮地府的意思。所以，墓中铜质清洁晶莹的随葬物，先被水银沾染，年代久了水银入骨，顺物满背成银色，千年后也又白又亮，被称为"银背"。那些先受血水脏物污后才受水银浸润的器物，铜质原来不纯的，就呈铅灰色，年代一久，铜灰色不改，被称为"铅背"。那些有一半水银、一半青绿，被朱砂覆盖的铜镜，先被血肉污物腐蚀一半，日子一久就变成青绿色，其中半洁净的是因染了水银，所以，整个镜子的背面，青绿、水银二色相杂。现在品评铜镜，以银背为上品，铅背次之，青绿背又次之。还有，如果铅背铜镜埋在地下年代久远，就变成纯黑色，称为"黑漆背"，这种的价值又高些，可是，这种颜色很容易做假。至于古代铜鼎、铜杯也有水银色的，是什么原因呢？这是因为铜器在墓中被水银扩散的气息沾染而形成，所以，铜器只有一个部分呈现水银色的情况。有时，墓地靠近有水银的地方，铜器也呈现水银色。所以，宝鼎一类青铜器没有全身呈水银色的，可是，钟磬一类器物，像这种情况的，一万件里就没有一、二件了。

上古铜器，以质厚为佳，年既久远，土锈侵骨，质已松脆，厚者尚有受用，薄者若少击搏，不破即裂。又如无青绿而纯紫褐色者，曹明仲以为人间流传之色，非也。三代之物，因入土沉埋，后人方得集以传世。若云三代流传到今，方有此色，何能在世数千年不为兵燹销烁，破损沉沦者耶？此等器皿，出自高阜古冢，砖宫石室，燥地秘藏，又无水土侵剥，又无尸气染惹，列之石案间，惟地气蒸润，且原制精美光莹，变为褐色，纯一不杂。故鼎彝居多，而小物并秦汉物，褐色绝少。近见褐色上有青绿点子，乃出土之后，人以咸酸之味侵染乃尔，非透骨绿色。故褐色上有云头片，芝麻点，朱砂斑，并绿翠雨雪点者，此为传世物也。非传世上三五千年，始成褐色。故古铜以褐色为上，水银黑漆鼎彝为次，青绿者又次之也。若得淳青绿，一色不杂，莹若水磨，光彩射目者，又在褐色之上。宣庙喜仿褐色，故宣铜此色为多。凡铜器出自三代，不惟青绿莹润，其质，其制，其花纹款识，非后人可能彷佛，自不容伪。若明仲云必三代之物，方有朱砂斑，此大误矣。宋元之物，亦有大片朱斑，若鱼子者更多，盖受人血气侵染，便成朱斑。亦有二三层堆叠者，刀刮摩擦不可泯也，岂尽三代物哉？不可不考。

论新旧铜器辨正

　　三代之器，钟鼎居多，且大容升斗。虽有商质周文之说，然质者未尝不文，文者未尝不质。其质者，制度尚象，款识规模，铸法工巧，何文如之？其文者，雕篆虽细，文理不繁，瑱嵌虽工，而矩度浑厚，质亦在也。夏嵌用金银细嵌云雷纹，片用玉与碧瑱剡嵌，美甚。

上古的铜器，以质厚的为好，年月一久远，锈蚀入骨，质地变得松散脆弱，厚的还可以用，薄的如果稍稍一敲打，不破即裂。又比如没有青绿色、呈纯紫褐色的铜器，曹明仲认为纯紫褐色是人间流传的颜色，这不对。夏商周三代的铜器，因埋在地下，后世人才能搜集起来，一代一代传下去。如果说从夏商周流传到今，才有这种颜色，为什么能保存在世上不被战火销熔或破损而消失呢？这类器物是从高阜的古墓中发掘出来的，墓穴全由砖石砌成，器物在这干燥的穴内秘藏，又没有水土浸蚀，又无尸气污染，放在石案中，只有地气蒸发浸润，再加上原制精美晶莹，后来，器物变为褐色，而无其他杂色。所以，呈褐色的铜器，铜鼎居多，而小器物和秦汉两代的器物，褐色的就很少了。近来发现褐色上有青绿色小点，是因出土之后，人们用酸咸之味浸蚀过罢了，并非深入内里的绿色。故褐色上有云头片、芝麻点、朱砂斑和有翠绿雨雪点的铜器，是传世之宝物，并不是传世三五千年才成褐色。所以，古铜器以褐色为上品，水银色、黑漆色鼎为次，青绿色再次。若得到纯青绿色铜器，不含其他杂色，晶莹如水磨，光彩夺目，这种铜器又在褐色铜器之上。宣德年间的庙宇喜欢仿照褐色，所以那时的铜器以这种颜色居多。凡是出自夏商周三代的铜器，不只呈青绿晶莹润泽，它的质地、样式、花纹、落款及标记，都不是后代人所能仿效的，自然不容易伪造。若象曹明仲所说，一定要夏商周三代的铜器才有朱砂斑，这就大错了。宋元两代的铜器也有大片朱砂斑，像鱼卵大小的朱砂斑就更多了。只因铜器在墓中受死人血气浸染，便形成了朱砂斑。朱砂斑也有两三层叠起的情况，用刀刮或用其他东西摩擦，也不能去掉。难道只有三代的铜器如此吗？当然不是。研究古铜器的人们不能不考察！

论新旧铜器辨正

夏商周三代的铜器，以钟和鼎占多数，而且大，能容一升一斗的东西。虽然也有"商重质地、周重纹彩"的说法，然而重质地的未尝不绘花绘，绘花纹的未尝不重质地。那些重质地的商代器物，设计铸造重视质地，样式大小一定，铸造方法精致巧妙，重纹彩的周代器物哪能如此？那些重纹彩外观的周代器物，雕的图案、刻的篆文虽然精细，花纹

曹云商无嵌法，非也。商亦有之，惟多金银片，而少云雷丝嵌细法。今之巧匠，伪造夏商瑱嵌者，以金银之色，古今所同，可以伪为。而玉与碧瑱碾法、土锈似不容假。近乃搜索古冢遗弃环、佩、充珥、瑱、珈、琫、珌等物，裁为方圆规制，以嵌彝鼎，今人眼生。虽识者，必曰："此古琢玉石，岂非三代物哉？"每得高值。孰知古嵌一物，周身无一处完整，非剥落即为青绿锈结遮掩，或隐或露之妙，古雅出自天然。若今嵌，必凿完全片段，或嵌或遗，状土剥落，方以法蜡遮饰，何待目力？人可手辨。

唐天宝时，有局铸花纹，细密可爱，全尚华藻，于三代之制，或改为锦地，或改夔龙为螭，或改雷纹为方胜，或易篆款为隶书、真书，于上古淳朴之意大左。更恨质薄，取便一时，无意千古。近有青绿朱砂堆积瓶壶器皿，内有水锈烂孔，或锄击篾裂，后人收拾，以药补缀，持诱市值。此皆唐时局铸物也，原非伪造。古铸，工匠精细，拨蜡清楚，纹内地子光滑，即转角方圆深窍，有如刀锤雕刻，花地爽朗，周身如一，并无砂眼欠缺、分地不匀之病。

夫款为制度规式，识为纪功铭篆，故三代钟鼎阴识字，有百十之多。即薛尚功刻钟鼎篆二十卷，其篆文可考。若汉唐以下，即阳识矣，而铭亦不古。间有阴识，亦非钟鼎古文篆法。盖阳识刻印印蜡，

线条也不繁杂，嵌在器物上的珠玉也精致，可是方寸不适、太厚，然而质地还是可以的。夏朝搞镶嵌，用金银细细地嵌进器物，成片状的云雷花纹，用碧玉挖起来嵌，很漂亮。曹仲明说商代不讲镶嵌之法，这不对，商代也讲嵌法，只是多用金银片嵌，很少用云雷丝仔细地嵌。现今的能工巧匠，伪造夏商两代用珠玉嵌法的人，采用金银的颜色，这是古代和现代相同的地方，可以伪造；可是用碧玉加工镶嵌的方法，器物上的土锈，似乎不那么容易伪造得以假乱真。最近，我搜集了从古墓中挖掘出土的各种有孔的园形碧玉，如环、珮、充珥、瑱、珈、琫、玭等器物，我判断是方圆合规定、用来镶宝鼎等青铜器的，令人看了很陌生。即使是识宝器的人，看了以后也一定会说："这是古代雕琢的玉石，难道不是夏商周三代的铜器吗？"这些东西，往往卖高价钱。谁知古代嵌铜器，铜器周身没有一处完整，表层不是被剥落，就是被青绿色的锈斑所遮，一些地方隐没、一些地方显露的妙处，这些古朴典雅的特点，都是自然形成的。现代嵌制铜器，都是在器物完整的某部份雕琢，有的嵌进，有的挖出，就象泥土剥落一样，然后才用蜡把剥落的地方遮住，哪里用得着眼力去看，工匠用手一摸就知道了。

唐代天宝年间，有个官办铜器作坊，制的器物花纹细密惹人喜爱，那华美的文彩完全仿照了夏商周三代的制法。有的改变底色为十锦，有的把有角龙变成无角龙，有的把雷纹改成斜方形，有的把篆文改为隶书、楷书。这样，反而与上古朴素的风格大相径庭；更遗憾的是铜质较薄，方便一时，没考虑到是否能流传千古。现代工匠，看见铜瓶铜壶等器皿中有青绿朱砂堆积，有水锈烂孔，是因为有人用锄头敲破造成的，后人再捡来用药把它补连好，然后拿到集市去骗卖。这些都是唐代官办作坊造的铜器，并非伪造的腐品。古代工匠做工精细，拨蜡清楚，纹内底板光滑，即便是转角处，或方、或园、或深孔处，就像用刀锤雕刻而成的，花纹和底板都很清爽，整个器物都一样，没有一点砂眼、欠缺，以及分布不均的毛病。

那落的款是制铜器的规定，标识是记载功德刻的篆文。所以，夏商周三代的钟和鼎，阴文有一百多个字，从薛尚功刻钟鼎的篆文二十卷一书中，那些篆文都可以考证。到汉唐以后，款识都用阳文了。可是铭

为之甚易，阴识以蜡剔起字画，翻砂成阴，为之甚难，少有不到，字画泯灭，其精神摩弄，后迥不及。故秦汉之物不及三代，唐宋之物不及秦汉也。然秦汉不及三代，唐宋不及秦汉者，非人力不到，而质料不精。但秦汉之匠拙，而不善模三代之精工，唐宋之匠巧，而欲变三代之程序，所谓世代不及，伤拙伤巧故也。孰知愈巧愈拙，愈工愈失，敦朴古雅，三代之不可及也。反谓己能胜之，改式改纹，务尚形似，所谓丑妇效颦，愈逞丑态耳。近有真正民间之器，无功可纪，原无识文，今以刀刻钟鼎相似篆文，磨熟刀痕，加以药饰，反失真趣，赏鉴家入手即洞识矣，可弄愚者。

我朝宣庙铜器，甚有精者，制度亦雅，摩弄极工。然多小物，如百折彝炉、乳炉，雨雪点金片贴铸戟耳彝炉，石榴足者，更佳。赤金霞片小元鼎炉，象头鬲炉，五供养细腰橐盘，鋄金双螭箸，架香合匙瓶，蟠螭镇纸种种，精甚。大如鼎炉、角端兽炉、方耳壶、商从尊，精美可爱，模式古雅，惜不多见。其底识文，用扁方印子，阳铸大明宣德年制，真书字画完整，印地光滑，蜡色可爱。他如判官耳鸡腿脚扁炉，翻环六棱面铸鋄金番字花瓶，四方直脚炉，翻环元瓶，盖凿钱文漏空桶炉，皆下品也。宣铸多用蜡茶、鋄金二色。蜡茶以水银浸擦入肉熏洗为之。鋄金以金铄为泥，数四涂抹，火炙成赤，所费不赀，岂民间可能彷佛？但宣铜花纹者甚少。余在京师，仅见一二商鼎式者，腰花甚佳。后此，景泰、成化年间亦有此色。彝炉用两狮头为耳，复用赤金厚片作云鸟形贴铸，其底识无印文，惟用药烧景泰年制等字，隐隐在内。初玩不辨，较之宣庙，迥不及矣。

文也不仿古，间或也有阴文标识，也不同钟鼎上古文的篆文写法。大约刻印阳文作标识，用蜡印制作很容易。阴文款识先用蜡挑出字形，经翻砂成阴文，制作起来很难，稍微不周到，字形就不清楚，那文字的神韵和制作方法，后人远远不如前人。所以，秦汉的器物赶不上夏商周三代的器物；唐宋的器物又赶不上秦汉的器物。可是，秦汉不及三代，唐宋不及秦汉，不是因人力不行，而是所用质料不纯净。只是秦汉工匠技术差，又不善于模仿夏商周三代精巧的工艺；唐宋的工匠虽巧，却又想改变夏商周三代的制作程序，人说世代不如三代，就败在技术的优劣上。谁知愈想弄巧愈出问题，愈精细愈失去古代敦厚、古朴、典雅的风格。本来赶不上三代，反称自己能超过三代，改变程式、改变图案，只重形式上相同，真所谓丑妇效颦，愈呈丑态。近来有真正民间匠人制造的器物，没有功德可记，原来没有款识文字，现在用刀在钟鼎上刻起和篆文相似的文字，磨去刀痕，再用药剂来掩饰，反而失去了原物本来的情趣。鉴赏家用手一摸就会识破真相，这只能捉弄无知的愚人。

　　明代庙宇的铜器，有很多是精品，样式也很典雅，做工也很精细。但是小件居多，比如百折彝炉、乳炉，雨雪点金片贴铸的戟耳彝炉，炉脚做成石榴形的最好；赤金霞片小元鼎炉、象头鬲炉、五供养细腰橐盘、鏒金双螭筋架、架香合匙瓶、蟠螭镇纸等，都很精妙。大件如鼎炉、角端兽炉、方耳壶、商从尊等，都精美可爱，样式古朴、典雅，可惜不多见。炉底的落款文字是用扁方形印印的，阳文铸有"大明宣德年制"的楷书，笔画完整、印地光滑，蜡色可爱。其他的如判官耳鸡腿脚扁炉、翻环六棱面铸鏒金番字花瓶、四方直脚炉、翻环元瓶、盖凿钱文漏空桶炉等，都是下等品。宣德年间铸造铜器，大多采用蜡茶色和鏒金色。蜡茶色是用水银浸泡，擦洗铜器表面使之入里，然后熏烤、洗净而成的。鏒金色是先把金熔化成泥状，多次涂抹器物，后用火烤而变成赤色的。这种方法耗费的钱财不可估量，难道是民间工匠所能仿造的吗？只是宣德年间的铜器有花纹的很少，我在京都，仅仅看见一两件象商鼎一样的铜器，腰部的花纹还很好看。比这稍后一点，景泰、成化年间，也有这种颜色的青铜彝炉，用两个狮子头为炉耳，再用厚赤金片做成云、鸟的图案，贴在炉坯上铸造，那炉底落款没有印文，只有用药烧了的

论新铸伪造

近日山东、陕西、河南、金陵等处，伪造鼎彝壶觚尊瓶之类，式皆法古，分寸不遗，而花纹款识，悉从古器上翻砂，亦不甚差，但以古器相形，则迥然别矣。虽云摩弄取滑，而入手自粗；虽妆点美观，而气质自恶。其伪制法；铸出，剔摩光净，或以刀刻纹理缺处，方用井花水调泥矾浸一伏时，取起烘热，再浸再烘，三度为止，名作脚色。候干，以硇砂、胆矾、寒水石、硼砂、金丝矾各为末，以青盐水化净，笔蘸刷三两度，候一二日洗去，干又洗之。全在调停颜色、水洗功夫，须三五度方定。次掘一地坑，以炭火烧红令遍，将酽醋泼下坑中，放铜器入内，仍以醋糟罨之，加土覆实，窨藏三日取看，即生各色古斑，用蜡擦之。要色深者，用竹叶烧烟熏之。其点缀颜色，有寒温二法，均用明乳香，令人口嚼涩味去尽，方配白蜡熔和。其色青，以石青投入蜡内。绿用四支绿，红用朱砂。温用蜡多，寒则乳蜡相半。以此调成，作点缀凸起颜色。其堆叠用卤锈针砂，其水银色以水银砂锡涂抹鼎彝边角上，以法蜡颜色罩盖，隐露些少，以愚隶家。用手揩摩，则香腥触鼻，洗不可脱。或做成入卤咸地内埋藏一二年者，似有古意。

又若三代秦汉时物，或落一足，或堕一耳，或伤器体一孔一缺者，此非伪造。近能作冷冲、热冲、冷焊、软铜冲法，古色不变。惟热冲者色较他处少黑。若用铅补并冷焊者，悉以法蜡填饰器内，以山黄泥调稠遮掩，作出土状态。此实古器，惟少周全，较之伪物远甚。

"景泰年制"等字,隐约地露在底下。刚观赏时还没看出来,但与宣德年间庙宇之炉相比较,差别很远。

论新铸伪造

近来山东、陕西、河南、金陵等地,伪造鼎、彝、壶、觚、樽、瓶之类器物,样式均是效法古代,分寸不少,并且图案和落款,都是从古代器物上翻砂得来的,也不很差。但与古铜器相比,就迥然不同了。虽说它的外观看起来光滑可取,可是,一用手摸就觉得它表面粗糙;虽然妆点美观,可是气韵和质地都很低劣。伪造的方法是:铸造出一个坯子后,打磨光洁,有时还用刻刀刻出纹路,有缺口就用井花水调泥矾,浸泡一昼夜,然后取出来烘热,烘了再浸,浸了再烘,反复三遍为止,工匠们给这取名叫"作脚色"。待它干了以后,把硇砂、胆矾、寒水石、硼砂、金丝矾等药物研成粉沫,溶化在青盐水中,用干净的笔蘸药刷它两三次,等一两天洗去药剂,干后又制。以上各道工序重在调定色彩、水洗功夫,要搞三五次才完。然后挖一个地坑,用炭火把土坑各处烧红,把浓醋泼进热坑中,放进铜坯,仍用醋糟浸它,加上土把土坑盖严,窖藏三天才取出来看,铜器上就生出各种颜色的古斑,最后再用蜡擦抹。如果颜色要深点,再用竹叶烧烟熏它。点缀颜色,有寒、温两种方法,都定要用明乳香,让人$\mathbb{E}$咀嚼,除尽涩味,才配白蜡和嚼过的明乳香溶和。要它呈青色,就把石青放进蜡中。着绿色,用四支绿;上红色,用朱砂。用温法,蜡比乳香用得多;用寒法,乳、蜡对半用。把乳、蜡调和好后,用来装饰它出的颜色,把乳蜡混合物堆叠成各种凸形,用卤锈针砂加以固定。那些水银色,是用水银砂锡涂抹在铜鼎边角上,再用法蜡颜色蒙住,使底色约露一点点,好用来愚弄鉴赏家。这些伪品,用手一抹,药的腥味就扑鼻,洗也洗不掉。有的伪品制成以后,放在卤咸地中埋藏一两年再挖出来,看起还带点古味。

再有,像夏商周三代和秦代、汉代的铜器,有的掉了一只脚,有的掉了一只耳朵,有的器物主体受损,现了一个孔,张了一点边角,这些都不是伪造的。近来,工匠能作冷冲、热冲、冷焊、软铜冲法,器物古色不变。惟有用热冲法,上色的部份,颜色比其它地方稍黑些,如果用铅补

又等屑凑旧器破败者，件件皆古，惟做手乃新，谓之改锹。余在京师，见有二物，一子父鼎，小而可用，花纹制度，人莫不爱。其伪法，以古壶盖作肚，屑凑古墓碎器飞龙脚焊上，以旧鼎耳作耳，造成一炉，非真正物也。一方亚虎父鼎，内外水银，无一痕纹片，初议价值百金，制在五寸，适用可玩，人争售之。余玩再三，识其因古水银方镜破碎，截为方片，四面冷焊，屑凑古炉耳脚，制成工巧，可谓精绝。余一识破，众以为然，后竟不知何去。若此做手，技妙入神。

元时杭城姜娘子、平江王吉二家铸法，名擅当时。其拨蜡亦精，其炼铜亦净，细巧锦地花纹，亦可入目。或作鏒金，或就本色，传之迄今，色如蜡茶，亦为黑色，人多喜之。因其制务法古，式样可观。但花纹细小，方胜、龟纹、回纹居多。平江王家铸法亦可，炼铜莹净，拨蜡精细，但制度不佳，远不如姜。

近日淮安铸法古鎏金器皿，有小鼎炉、香鸭等物，做旧颇通，人不易识。入手腻滑，摩弄之功，亦非时日计也。外此有大香猊、香鹤铜人、烛台、香球、酒炉、投壶、百斤兽盖香炉、花瓶、火盆等物，此可补古所无，亦为我朝铸造名地。

论宣铜倭铜炉瓶器皿

古无铜小香炉，即《博古图》，为帝王收藏，仅有一二遗式。后有小鼎炉、兽炉、博山炉，高二寸许者，不知汉唐人何用，想亦墓中物也。亦有中样鼎炉，兽面脚桶炉，止可清供，不堪焚香手玩。近有潘铜打炉，名假倭炉。此匠幼为浙人，被掳入倭，性最巧滑，习倭之技，在彼十年。其凿嵌金银倭花样式，的传倭制。后以倭败还省，在

加冷焊，都用法蜡填掩到器物内，再用山黄泥调稠遮掩，扮成出土的样子。这是真的古器，只因装饰不太周全，比起伪品还差得远。还有和前者相似，把残片拼合拢的破烂旧铜器，件件都是古董。只因用新法复原制作，人们称它为"改锹"。我在京城看见两件器物：一是父子鼎，虽小却可使用，它的花纹和样式，无人不爱。它伪造的方法是：用古壶盖作鼎腹，拼凑古墓破器的飞龙脚焊上，用旧鼎的耳作耳，制成一个铜炉，这不是真正的古董。另一件是一方亚虎父鼎，内外都是水银色，没有一处断纹，最初卖方叫价为一百金，此鼎大小有五寸，既适用又可观赏，人们争着买。我再三鉴别，看出它是将就破碎的古水银方镜，切断成方片，四面用冷焊拼成古炉的耳和脚，它制作工艺巧妙，可称精妙以极。我一识破该炉破绽，大家认为对，争相购炉的人，后来竟然不知走向何处去了。像这样的伪造手法，那技艺的巧妙如神。

元代杭州的姜娘子、平江王吉两家的铸造方法，名擅当时。他们上的蜡很精，炼的铜也很纯，细致、巧妙的彩色底板衬托的花纹，也很赏目。有的器物制成鏒金色，有的将就器物的本色，传到今天，人们多喜欢蜡茶色和黑色，因为它的样式仿效古器，很好看。只是它的花纹细小，斜方形、龟纹、回纹居多。平江王家的铸造法也可以，炼的铜晶莹洁净，拨的蜡也精细，只是样式不好，远不如姜的铸法。

近日，淮安铸造效法古代的鎏金器皿，有小鼎炉、香鸭等器物，按旧时样式仿造，淮安的工匠很精通，人们不容易识别。用手摸器皿，表面细腻光滑，仿造的功夫之高，也不能用一时一日来计算。此外，还有大香猊、香鹤铜人、烛台、香毯、酒炉、投壶、百斤兽盖香炉、花瓶、火盆等物。这么多品种，可弥补古代的空白。淮安也是我大明朝铸造铜器的著名基地。

论宣铜倭铜炉瓶器皿

古代没有铜小香炉，就是《博古图》被帝王收藏，上面也仅有一两个传下来的式样。以后又有了小鼎炉、兽炉、博山炉等高两寸多的炉子，不知汉代和唐代人用来干什么？想来也是墓中的随葬物吧。也有中样鼎炉、兽面脚桶，这两种炉只能用来单独供奉，不能用来烧香和用于玩赏。近来有潘姓工匠造的铜打炉，名叫"假倭炉"。造这种炉的潘姓工匠

余家数年，打造如倭尺，内藏十件文具，折叠剪刀，古人未有。其铜合子、途利筒、彝炉、花瓶，无一不妙，此真倭物也。故其初出价高，炼铜鏒金，凿嵌金银，花巧精妙，与倭无二。若近日吴歙之制，较潘似胜，但制度花巧，与古人彝鼎之义，殊无取法。又如以黄铜去腥，假名钩金，打造方圆鼎炉、彝炉，花纹以《博古图》为式，外抹金叶。此等置之何地，惟可作神佛供也。初年，潘铜似不可得，有则宝之，后世必有好尚之者。

外如倭人凿铜细眼罩盖熏炉，亦美。更有鏒金香盘，口面四旁坐以四兽，上用凿花透空罩盖，用烧印香，雅有幽致。又若酒铫、水罐、吸水小铜中丞、抹金铜提、盔铠、腰刀、枪剑，五供养莲花架，紫铜汤壶、小钹、小塔、罐罩合、槟榔合、石灰罐、刮锈铜刞、海螺鼻铜镜、铜鼓、供献盘櫜碟子、凿花金钱、散花银钱、凿银细花卷段、凿金大小戒指，上嵌奇石，种种精妙，不能悉数。无地不有机巧，信哉！

近日吴中伪造细腰小瓠、敞口大瓠、方圆大尊、花素短觯、雨雪金点戟耳彝炉、细嵌金银碧瑱鼎炉、香奁、牺尊、团螭镇纸、细嵌天鹿辟邪象罐、水银青绿古镜、二寸高小汉壶、方瓶、鏒金观音弥勒，种种色样，规式可观，自多雅致。若出自徐守素者，精致无让，价与古值相半。其质料之精，摩弄之密，功夫所到，继以岁月，亦非常品忽忽成者。置之高斋，可足清赏。不得于古，具此亦可以想见上古风神，孰云不足取也？此与恶品非同日语者，鉴家当共赏之。

小时是浙江人，被俘虏到日本，他生性很机敏，学习日本的铸造技术，在日本十年，他雕凿镶嵌金银日本花的式样，真实地反映了日本的制式，后来因日本战败，潘某回到故乡浙江，在我家干了几年，锻打铸造的器物如像日本尺子，内藏十种文具，其中折叠剪刀是古代没有造出的。他造的铜合子、途利筒、青铜炉、花瓶，没有哪一件不精妙，这些是真正的日本器物。所以，这些器物刚上市时卖价很高，它炼的铜纯净，呈鎏金色，雕凿镶嵌的金银器，花纹精细精妙，与日本器物没有两样。又比如近来吴歙的制品，比潘某的似乎要好，其实，只是样式、花纹巧妙一点，对古代铜鼎的特点，一点没有借鉴、效法。再比如用黄铜除去腥气，借名钩金，锻打制造方圆鼎炉、青铜炉、花纹都按《博古图》的样式，炉外抹上金叶。这种器物放在什么地方？只能用来作神佛的供物。最初几年，潘某制的铜器好像不易看到，谁买到都当成宝贝，后代一定有喜爱、看重它的人。

外国器物，如像日本人制作的铜细眼罩盖薰炉也很美观。还有鎏金色的香盘，盘口的四方制有四个蹲着的兽，上面用雕花透空的罩子盖着，用来烧印文香篆，很有闲静的情趣。又比如温酒器、水罐、吸水小铜中丞、抹金铜提、盔甲、腰刀枪、五供养莲花架、紫铜汤壶、小钹、小塔、罐罩合、槟榔合、石灰罐、刮锈铜刬、海螺鼻铜镜、铜鼓、供献盘橐碟子、凿花金钱、散花银钱、凿银细花卷段、凿金大小戒指，器物上嵌着奇石，各种精妙的地方，不可胜收。人们称赞这些器物："无处不有机巧"。的确如此！

近来，吴中伪造细腰小酒杯、敞口大酒杯、方圆大酒杯、素花矮酒杯、雨雪金点戟耳青铜炉、细嵌金银碧瑱鼎炉、香盒、牺尊、团螭镇纸、细嵌天鹿辟邪象罐、水银青绿古镜、二寸高小汉壶、方瓶、鎏金观音弥勒等器物，颜色、样式各种各样，外形都很好看，很有雅趣。比如出自徐守素的器物，非常精致，无可挑剔，价格只有古的一半，它质料纯精，工艺精细，功夫达到这么高的境界，是经过一年又一年的琢磨，不像一般器物快速制成。把徐某的器物放在高雅的书斋，也值得把玩鉴赏。他所制的器物虽然不是出自古代匠人之手，就凭他的技艺，也可以想见上古器物的风致神韵，谁说吴郡这些伪品无可取之处呢？吴郡伪品与那些粗劣制品不可同日而语，鉴赏器物的专家们应该比较一下。

论古铜器具取用

上古铜物存于今日,聊以适用数者论之。鼎者,古之食器也,故有五鼎三鼎之供。今用为焚香具者,以今不用鼎供耳。然鼎之大小有两用,大者陈于厅堂,小者置之斋室。方者以飞龙脚文王鼎为上赏。兽吞直脚亚虎父鼎,商召父鼎,周花足鼎,光素者如南宫鼎为次赏。若周象簠鼎,腹肚而膀脚肖鸡腿,又如百乳鼎者,皆下品也。方之小者,有周王伯鼎、单从鼎、周丰鼎,又若方四五寸许,青绿或鎏金小方鼎,式法文王王伯鼎制者,可宜书室熏燎,皆唐之局铸、元姜娘子铸也。纹片精美,制度可观。

其圆鼎三兽面者,如商父乙鼎、父己鼎、父癸鼎、若癸鼎。圆腹者,若商子鼎、秉仲鼎、象形饕餮鼎、立戈季娠鼎。光素者,如商鱼鼎、周益鼎、素腹鼎。口下微束者,若商乙毛鼎、蝉纹鼎、父甲鼎、公非鼎。敞口者,如飞龙脚子父鼎。皆可入上赏。圆之小者,如周大叔鼎、垂花鼎、周蟠鼎、唐三螭鼎,俱堪入清供,但式少大雅耳。他如瓜腹鸡腿方耳环耳敞口鼎炉,俱不堪玩,为下品也。

彝炉式如周隰彝、父辛彝、商虎首彝、百折彝,方者如己酉彝,奇者如百乳彝,皆堪为堂上焚具。他如彝、敦、鬲、炉等件,虽古不堪清供。如得商母乙鬲、周蔑敖鬲、饕餮鬲、周师望敦、兕敦、翼敦,亦可充堂中几筵之供。以上式载《博古图》中,可以按图索视。

卮者,古酒器也。义取上穹而危,知节则无危矣,寓戒之之意。其制如盂,双耳外乘,又如腰腹翼耳,俗云人面杯者是也。杯亦古酒器也,以牛首为制,加以笼络,亦戒贪逸之意。《诗》云:"酌彼兕觥",【以牛角为之。】制以此耳。今之杯制不一,而独无此式。

论古铜器具取用

上古时的铜器保存到今天的，姑且拿适用的几种来谈一谈。铜鼎，是古人盛食物的器具，所以，用供奉三鼎、五鼎来供奉神灵。现在将它用作烧香的香炉，已不再用它盛供品供奉神灵了。但是，鼎因大小之别又有两种不同用途，大鼎设于厅堂之上，小鼎放置于书斋之中。方鼎以飞龙脚文王鼎为上品；兽吞直角亚虎父鼎，商代的召父鼎，周代的花脚鼎，光滑呈白色的如南宫鼎为次品；周代的像簠鼎，腹大而膀脚象鸡腿，以及百乳鼎一类，都是下品。方鼎中的小鼎，有周代的王伯鼎，单从鼎，周丰鼎。又比如方约四五寸大小的青绿小方鼎和鏒金色小方鼎，样式效法周文王王伯鼎的样式制作的，适合于书斋中作熏香之用，这些都是唐代的官办作坊和元代的姜娘子所铸造的，鼎上花纹精美，制式美观。

那三兽面圆鼎中，有商代的父乙鼎、父己鼎、父癸鼎、若癸鼎；圆腹鼎有商代的子鼎、秉仲鼎、象形饕餮鼎、立戈鼎、季娟鼎；光滑呈白色的像商代的鱼鼎、周代的益鼎、素腹鼎；鼎口之下微微收束的，像商代的乙毛鼎、蝉纹鼎、父甲鼎、公非鼎；鼎口敞开的，像飞龙脚子父鼎，均可列为上品。圆鼎中的小鼎，象周代的大叔鼎、垂花鼎、周代的䵼鼎、唐代三螭鼎，都可以单独作供奉用，只是式样很少有雅致的。其他的像瓜腹鼎、鸡腿鼎、方耳鼎、环耳鼎、敞口鼎炉，都不值得赏玩，全是下等品。

彝炉样式中像周代的隋彝、父辛彝、商代的虎首彝、百折彝，方形的像已酉彝、珍奇的像周代的百乳彝，都可以作厅堂上的焚香器具。其他的像彝、敦、鬲、炉等器具，虽然是古代器物，但不能作单独供奉之用。如能得到商代的母乙鬲、周代的蔑敖鬲、饕餮鬲、周代的师望敦、儿敦、翼敦、也可以充当厅堂上小桌供奉。以上各种样式刊载于《博古图》中，可按图查看。

卮是古代的饮酒器具。意思是取卮的上端一完就危险，是让饮酒人的要懂得节制，才没有危险，有告诫人们不要滥饮的意思。盉的形状象盉钵，两耳微箄，又像腰腹间伸出一对翅膀，民间把它称为"人面杯"。杯，也是古时的酒器，制成牛角状，加笼子盖着，也是戒贪酒快活的意思。《诗经》上说：用那兕牛杯饮酒（此杯用牛角制成），那兕兽杯的样子就

匜者，矫口坦腹，一把捏手，或三足，或圆足，如鸭形者是也，古人以为盥洗注水之具。今俗以卮为匜，以匜为卮，名金银酒器者，误矣。盘洗二器，盘深而洗浅。盘用以承弃水，内有铭篆者，有招耳上冲者，有盘内种种海兽者。或用三蹲螭为足，或雷纹圆足者，又名彝盘，俗指为歃血盘，非也，今可用作香橼盘。其洗用以盥手，故纹用双鱼，用菱花。有三乳足者，有圆足者，旁有兽面翻环者，今用以注水，为几筵主宾酬酢涤器，似得古人遗意。又有似洗而双把作掇手者，名杅，亦可作洗用。

瓿、尊、兕，皆酒器也。三器俱可插花。瓿尊口敞，插花散漫，不佳，须打锡套管，入内收口，作一小孔，以管束花枝，不令斜倒。又可注滚水，插牡丹芙蓉等花，非此，花不可久。古之壶瓶，用以注酒。观《诗》曰："清酒百壶。"又曰："瓶之罄矣。"若古素温壶，口如蒜榔式者，俗云蒜蒲瓶，乃古壶也，极便注滚水，插牡丹芍药之类，塞口最紧，惟质厚者为佳。他如粟纹四环壶、方壶、扁壶、弓耳壶，俱宜书室插花。以花之多寡，合宜此五器分置。若周之蟠螭瓶、螭首瓶，俗云观音瓶者，今之酒壶，全用此式。更变汉之麟瓶，形若瓠子稍弯，背有提把。此瓶也，俗例为瓠子壶类，误矣。另有瓠壶，取《诗》云"酌之以匏"之义。今以此瓶注水，灌溉花草，雅称书室育蒲养兰之具。周有蟠虬瓿、鱼瓿、罂瓶，与上蟠螭、螭首二瓶，俱可为多花之用。

又若今之杖头用鸠，老人多咽，鸠能治咽之义。故三代有鸠鸟杖头，周身金银瑱嵌。又见有飞鸠杖头，周身鏒金，用以作棕竹杖

像此杯。尽管现今的酒杯形状很多，但唯独没有这种样子的酒杯。

匜是古时洗手盛水的用具。矫口向上翘而腰腹平坦，有一手柄的，有三只脚的，也有圆的，形状象鸭子一般，古代将它作洗漱时装水的器具。现在，民间把卮当匜，又将匜当卮，称为金银酒器，是不对的。盘和洗这两种器具，盘深而洗浅，盘用来装废水，有的盘器内侧刻有篆字，有的两耳朝上竿，有的盘内侧还绘有各种海兽。有的用三条蹲伏着的龙做脚，有的雷纹圆脚的，又叫彝盘，民间称为"歃血盘"，其实不是。现今可作香橼盘用。而洗器，是用来洗手的用具，所以，有的花纹采用双鱼纹，有的采用菱花纹。有三只小脚的，也有圆脚的，有的两侧有兽面图案的翻环。现用它来装水，作筵席上主人和客人相互敬酒时的洗涤用具，这似乎是古人传下来的习俗。还有像洗器而有两只手柄和握手状的，名叫"杅"（即浴具），也可当洗器用。

觚、尊、兕，都是饮酒器具，这三种器具都可以用来插花。觚口和尊口都是敞开的，花插在里面太松散，不好看，必须作一支锡直管套在器口内，将大口收束成为小口，便于约束花枝，不让花枝松散倒斜。还可以装入活水插牡丹、芙蓉等花，如不这样花就不能长久保鲜。古时，瓶是用来装酒的，《诗经》上就有"清酒百壶""瓶之罄矣"的诗句。如古时的素温壶，壶口像大蒜头形状的，欲称"蒜蒲瓶"，也就是古代的壶；这种壶非常方便注入活水，用来插牡丹、芍药一类的花，塞口小，质地厚实的最好。其他的如粟纹器四环壶、方壶、匜壶、弓耳壶，这五种器都适合花枝插入。如周代的蟠螭瓶、螭首瓶，民间称作观音瓶的，现今的酒壶就完全采用这种样式。经修改后的汉代麟瓶，形状像一只稍弯的瓠子，背面有手柄。这种瓶，民间将它列入瓠子壶一类，其实是不正确的。真正的瓠子壶，是取自《诗经》里"酌之以匏"的意思。今用这种瓶来装水，浇灌花草，一向被誉为用于书斋中养植香蒲和兰草的高雅器具。周代的蟠虬觥、鱼觥、罂瓶，与前面所说的蟠螭瓶、螭首瓶一样，都是用来插各种花枝的。

又如现在的鸠头拐杖，老年人多有吞咽食物困难的毛病，而取鸠鸟能治疗食噎之意。所以，夏、商、周三代的鸠头拐杖的杖头，都嵌满金、银、玉来装饰。还发现有飞鸠拐杖头，满身为鎏金色。用来作棕竹

饰,妙甚。若汉之蟠龙蟠螭杖头,形若瓜槌,此便不如三代之雅。若汉之编钟,小而有韵者,颇宜书斋清响,但得宫商二音为最。古之布钱,有金嵌字者,可作界画轴用。小样提卣,可作糊斗。如伯盏颅盘,季姜盉两耳杯,制小,可作砚旁笔洗。

镜为人所必用,若秦陀、光背,质厚无纹,极有受用。次如银背海兽,蒲桃荔枝,五岳图形,十二生肖,宝花云龙十二符,四灵三瑞,三神八卫,六花浮水,七乳四乳,十六花蟠螭龙凤雉马等背俱妙。须用清莹如水,分毫不杂,俗谓面无打搅,轮转周圆,形影不改为贵。又有如钱小镜,光背花背,面无瘢痕,更有满背嵌金嵌银片子散花小镜,极可人意,价亦高贵,似不易得。携具用之,山游寺宿,亦不可少。鉴赏以大径尺外圆镜,并三寸以上,至如钱小镜,为上格。其它五七寸者,次之。菱花八角方镜,悉不取也。轩辕球镜,可作卧榻前悬挂,未必远邪,聊取意耳。

古铜腰束绦钩甚多,有盈尺长者,其制不一。有金银碧瑱嵌者,有片金商者,有等用兽面为肚者,皆三代物也。他如羊头钩,螳螂捕蝉钩,鋈金者,皆秦汉物也。无可用处,书室中以之悬壁,挂画,挂剑,挂尘拂等用,甚雅。若雁足灯、凤龟灯、有柄行灯,用以秉烛。驼灯、羊灯、犀灯,用以燃油。此皆文具一器。又如盈尺浅盘,有三足者,制极精雅,乃古之承盏盘也。盏如圆盂,有耳环掇手,此汉物也。古彝皆有舟,舟即今之承盏盘也,往往有此,且纹色甚佳,今用为香橼橐具,别无取用。每有虾蟆蹲螭,其制甚精,古人何用? 今以镇纸。又有大铜伏虎,长可七八寸,重有三二斤者,亦汉物也。此皆殉葬之器,今以压书。余得一砚炉,长可一尺二寸,阔七寸,左稍低,铸方孔透火炙砚;中一寸许稍下,用以暖墨搁笔;右方置一茶壶,可茶可酒,以供长夜客谈。其铭曰:"蕴离火于坤德兮,回阳春于坚冰。

拐杖的装饰，非常漂亮。如汉代的蟠龙、蟠螭杖头，形状象瓜槌，这就不及商周时代的鸠头杖雅致。如汉代的编钟，那小而能发出乐声的，很适合书斋中独奏，如能得到宫、商二音最妙。古时的布钱，有的烫了金字的，可以用来作画轴用。小样提卣，可以用来装浆糊，如伯盏頮盘，周季、姜盉双耳杯，形状小巧，可放在砚台旁作笔洗。

　　镜子是人人都必须用的，如秦时的光背镜，质地厚实没有纹路，非常适用。其次像银背海兽、蒲桃荔枝、五岳图形、十二生肖、宝花云龙十二符、四灵三瑞、三神八卫、六花浮水、七乳四乳、十六花蟠螭、龙凤雉马等背，都很精妙。必须是清亮如水，没有一点杂质，民间所说的无任何变形，即使将镜子旋转一圜，形影也不会改变的最为珍贵。还有像铜钱大小的小镜，镜面都没有瘢痕。特别是那满背镶嵌有金银饰物的散花小镜，镜的背面无论制成花纹的还是光的都非常令人满意，价格也十分昂贵，似乎不易得到。携带镜子，游山宿寺，也是不可缺少的。鉴赏要以直径一尺的外圆镜，以及直径三寸以上至如铜钱大小的镜为上品，其他的五寸，七寸大小的镜子次之，而菱花八角方镜，全无价值。轩辕球镜，可用来悬挂在卧室的床前，这未必能避妖邪，只不过取其意思罢了。

　　古时的铜制腰束、铜钩丝织腰带很多，有一尺多长的，规格不一，有用金银碧玉镶嵌装饰的，有装饰"商"发音金片的，有同样用兽面作器腹的，都是夏、商、周三代的器物。其他如羊头钩、螳螂捕蝉钩，鎏金色的都是秦汉两代的器物。如这些器物没有地方可用，可悬挂在书斋壁上挂画、挂剑、挂拂尘等，非常雅致。如雁脚灯、凤龟灯、有柄行灯，可用来作烛台点灯；驼灯、羊灯，犀灯，可用作油灯。这都是书斋中用器的一种。又如一尺余直径的浅盘，有三只脚的，做工非常精细漂亮，是古时放酒杯的盘器。盏盘像圆形盂缸，有耳环可供两手握持，这是汉代的器物。古时的彝器都配有船形盘器，那船形盘器即是今天的承盏盘。到处都有这种器物，而且花纹、颜色都很漂亮，现在用于香橼木箱上作配件，没有其他用处。常见的虾蟆蹲螭，这种器物制作工艺很精湛，不知古人作什么用，现用作镇纸。还有大铜伏虎，此器长约七八寸，重量有两三斤也是汉代器物。所有这些，都是随葬物品，现在用来压书。我得到一只砚炉，长约一尺二寸，宽七寸，左边稍低，铸造有方孔，火焰从方孔中喷出烤炙砚台，

释淘泓于冻凌兮,沐清泚于管城。"是以三冬之业,不可一日无此于灯檠间也。凡此数者,岂皆吾人所不当急,而为玩物例哉?书斋清赏,藉此悦心,当与同调鉴家品藻。

论汉唐铜章

古之铜章,后先出土者,何止千万?即顾氏《印薮》,犹云未备。余先三入燕市,收有千方,十年之值,高下洞异。向无官私之别,今则分王侯伯长为官印,而价值倍于往时,以姓氏为私印,价则较常亦倍矣。官私之内,又多珍尚,有玉,有金,有银,有玛瑙、琥珀、宝石,有磁烧官、哥、青东三窑为多。凡此印章,面用斗钮,间有以鹿为钮,以瓦为纽者。其铜章之钮,以龟,以螭,以辟邪,以驼,以凫,以虎,以坛,以兔,以瓦,以鱼,以钱,以覆斗,以环,以四连环,以亭,以鼻,以异兽,以鹿,以羊,以马,以狻猊貌,以豸。钮用鎏金,涂金,细错金,银商金。而制度之妙,有如一方六面皆文,子母一套。母则钮铸母兽,子则子兽套成,如母抱子。内中或三方有文。余得一印,子母二套,三印俱文,此又官私之中值之最上者也,亦不多得。其镌玉之法,用力精到,篆文笔意,不爽丝发,此必昆吾刀刻也。即汉人双钩碾玉之法,亦非后人可拟。故玉章、宝章更为鉴家珍重。

古人印文,姓氏之外,字及小字,【即乳讳也。】别无闲散道号,家世名位,引用成语,惟臣某印。汉之君臣关防奏启,扣以小印。又如封之一字,古亦无之,后人创始古之白记,即封字意也。曾见一印

正中一寸左右稍低矮，便于墨汁保温和搁笔；右边摆放茶壶，可用来饮茶和酒，以便深夜主客长谈时饮用，砚炉上刻有文字："蕴离火于坤德兮，回春阳于坚冰；释淘泓于冻凌兮，沐清沚于管城。"由此可见，整个冬天的学业，一天都不可以不在灯下用功了。总之，我们都不应过早将这些物品视为观赏的东西。然而这将这些东西用以书斋欣赏，借此愉悦心性，愿与有相同爱好的鉴赏家进行品评研究。

论汉唐铜章

　　古时的铜章，相继出土的，成千上万，即便是顾先生的《印薮》一书，仍然称没收集齐全。我的行辈曾多次到燕国集市收集了上千枚印章，这些印章在十年中，价格高低差别很大。从前没有官印和私印的区别，今天才把王侯伯长的印列为官印，其价值远远高于从前；又将姓氏印列为私印，其价值比平常也高出一倍，在官印和私印中，又有许多珍品，有玉印、金印、银印，玛瑙印、琥珀印、宝石印，有瓷烧印，瓷烧印中以官窑、歌窑、青州窑烧制的最多。大凡这些印章，上端以"斗"为印鼻，间或也有用鹿作印鼻和用瓦作印鼻的。而铜质的印章，用龟、用螭、用辟邪、用驼、用兔、用虎、用坛、用兔、用瓦、用鱼、用钱、用覆斗、用环、用四连环、用亭、用鼻、用异兽、用鹿、用羊、用马、用狻猊、用豸等制作，无奇不有。印鼻的颜色，或用鎏金色，或用涂金或用细错金、或用银商金等颜色。它制作的工艺精妙，就比如它是一个立方体，六个面都刻有文字，子章和母章配成一套。母章的印铸一母兽，子章的印鼻铸一子兽，两枚印章合在一起，如母抱子，二者相接触的正中或者另三面刻有文字。我买得一方印，子章，母章一对共两套，这三枚印章都刻有边款文字，这又是官印和私印中价值最高的，也不可多得。那雕刻玉石的技艺，刻工精细周到，篆文笔意，一丝不苟，无可挑剔，这是用昆吾山的玉石刀雕刻的。那便是汉代人的双钩碾玉刻法，也不是后人可以相比的。所以，玉剔的宝印，更被鉴赏家们看重。

　　古人的印文，除姓氏之外，只有字号和小名，别无闲散道号，家族世代的名位，引用成现在的话，只是"臣某"的印。汉代的守关重臣向皇帝送奏折，用小印印。又如"封"字，是古时没有的，系后人创造。古时

文曰："某氏私记，宜身致前，迫事无闲，愿君自发，封完印信。"此唐宋印也，汉人无此等语。即单字，象形禽鸟、龙虎、双螭、芝草，圆印有之。"子孙永宝"、"宜尔子孙"、"子孙世昌"等印为闲文矣。汉之官印，似有印箱佩带。余得一铜箱，高寸八分，方寸五分，制若今之官印匣同，前后铸有合扇锁钮事件，旁有鼻耳，可贯绳索携佩，箱外青绿莹然，内藏子母印章一套，此亦小铜器中一奇物也。

近日关中洛下利徒翻铸假印，夥入真正，以愚收藏。若军司马王任日利，不一而足，且不易辨。今之刻拟汉章者，以汉篆刀笔自负。至有好奇，刻损边旁，残缺字画，谓有古意，可发大噱。即《印薮》六秩内，无十数伤损印文。即有伤痕，乃入土久远，水锈剥蚀，或贯泥沙，剔洗损伤，非古文有此。欲求古意，何不法古篆法刀法，而乃法其后人损伤形似？此又近日所当辨正。若诸名家，自无此等。

又如青田石中有灯光石，莹洁如玉，照之真若灯辉，近更难得，价亦踊贵。内有点污者，不佳。外此有白石，有红黄青黑等石，又有黑白间色，红黄间色，温润坚细，可作图书。旧人喜刻此石为钮，若鬼功球钮。余曾见有自外及内，大小以渐滚动，总十二层，至中小球如绿豆止，不知何法刻成，真鬼功也。吾杭旧有刻钮称最者，惟岑东云、沈荐湖二人，极工雕模。岑更善于连环，三五层叠，并奇异绵纹套挽等钮，其刻文亦高于沈，而沈之刻文不足取也。后有效者，甚乏古雅意趣。此亦印章中一善技也，故并录之。若闽中牙刻人马为钮者，是为印章疽毒，虽工何为？

的"白记",就是"封"字的意思。我曾见到一枚印章上刻有这样的文字:"某氏私记,宜身致前,迫事无闲;愿君自发,封完印信。"这是唐宋时代的印章,汉代人不会刻这样的文字。就单个的字,也只能模仿禽鸟、龙虎、双螭、芝草的形状,这常见于圆印章上。刻有"子孙永宝"、"宜尔子孙"、"子孙世昌"的印,都是闲文印意。汉代的官印,配有印箱佩带。我收藏有一铜印箱,高一寸八分,方一寸五分,形状和今天的官印印匣相同,印箱前后铸有能开合的门扇和锁扣,印箱的两边有鼻耳,便于穿上绳索或佩带携带。印箱的外表像青绿玉石一样晶莹亮泽,箱内装有子母印章一套,这也是小铜器中一件珍奇器物。

近日,关中洛河下游一带贪利小人,仿造假印,混入真品,用来愚弄收藏印章的人。像军司马王任日利,不一而足,而且这类假印很不容易辨识。今天那些模仿刻制汉章的人,以汉代篆文雕刻行家自居。以至有好奇之徒,故意刻损边旁,残缺字画,自认为有古意,令人好笑。就是《印薮》六秩中搜集的印章,损伤印文的也没有超过十枚,即或有伤痕,也是因埋入地里年代久远,被水锈浸蚀剥落,或是因填满了泥沙,在刷除清洗时损伤的,并不是古印文原来就如此。想追求古意,为什么不效法古篆法和古刀法,却学那些后人损伤笔画,而追求形似,这又是近日必须辨识清楚的。如果是行家,他们自然不会做出这样的事来。

又如青田石中的灯光石,像玉那么晶莹洁白,在光照下,就像真的灯光,近年来很不容易得到,价格也非常昂贵。石里面有斑点的就不是佳品了。除青田石之外,还有白石,红黄青黑等石,还有黑白相间的,红黄相间的,这些石,质地光润,坚韧细腻,可用来雕刻印章,古人喜欢用这种石材作印鼻,如鬼工球印鼻,我曾见过有从外到内,大小球依次滚动的鬼工球印鼻,共十二层,滚到最里面的一个小球像绿豆般大小才停止,不知用什么方法刻成,真是鬼斧神功!我们杭州,过去能称为最善刻制印鼻的工匠,只有岑东云、沈荇湖二人,擅长雕刻各种图形。岑东云更擅长于制作连环,三层五层相叠,还会制作奇特怪异的彩色花纹套挽等印鼻,他刻的印文也高沈荇湖一筹;而沈荇湖的刻文,没有可取之处。后人有效法他们雕刻技艺的,但却缺少古朴雅致的风韵。这也算是制印章中的不可多见的高超技法,所以一并记录在案。又如福建有

刻玉章法

王心鲁云:"刻玉之法,别无药物烘炙诡异。"并引用陶隐居《蟾酥昆吾刀说》:"余之所受,惟用真正花钢,煅而为刀,阔五分,厚三分,刀口平,磨取其平尖锋头为用。将新旧玉章篆文,以木制架钤定,用刀随文镌之,一刀勿入,再锲一刀,多则三锲,玉屑起矣。但勿可以力胜,胜则滑而难刻。运刀以腕,更置砺石于旁,时时磨刀,使锋芒坚利,无不胜也。"余见心鲁刻玉精妙,俨若汉章。且此君仿《季直表》,细书并篆文亦佳,故具载之。

论官哥窑器

高子曰:论窑器必曰柴、汝、官、哥,然柴则余未之见,且论制不一,有云"青如天,明如镜,薄如纸,声如磬",是薄磁也。而曹明仲则曰:"柴窑足多黄土。"何相悬也?汝窑,余尝见之,其色卵白,汁水莹厚如堆脂然,汁中棕眼,隐若蟹爪,底有芝麻花细小挣钉。余藏一蒲芦大壶,圆底,光若僧首,圆处密排细小挣钉数十,上如吹埙收起,嘴若笔帽,仅二寸,直槊向天,壶口径四寸许,上加罩盖,腹大径尺,制亦奇矣。又见碟子大小数枚,圆浅瓮腹,磬口,泑足底有细钉。以官窑较之,质制滋润。官窑品格,大率与哥窑相同,色取粉青为上,淡白次之,油灰色,色之下也。纹取冰裂鳝血为上,梅花片墨纹次之,细碎纹,纹之下也。

论制如商庚鼎、纯素鼎、葱管空足冲耳乳炉、商贯耳弓壶、大兽面花纹周贯耳壶、汉耳环壶、父己尊、祖丁尊,皆法古图式进呈物

用象牙雕刻人马做印鼻的工匠，这是刻制印章的疽毒，即使是做工精细，但又有什么用呢？

刻玉章法

王心鲁说：雕刻玉章的技法，另外没有用药物烘烤的奇特方法，都是引用陶隐居《蟾酥昆吾刀说》中的方法。我传授的方法，只是用真菊花钢来锻造成刻刀，宽五分，厚三分，刀口平磨，取它平尖法的刀锋来使用。在新旧玉章上刻篆文，用木架把玉章固定，用刻刀按字的笔划雕刻，一刀刻不进，再刻一刀，最多刻三刀，玉屑就会刻起。但是不可用力太猛，用力过大刻刀就会打滑而难以刻入，要用手腕运刀。身边还应摆放一块磨刀石，随时要磨刀，保持刻刀锋利，没有不成功的。我见王心鲁刻玉技艺精湛，他所刻的章，很像真的汉章。而且王先生仿效《季直表》，小楷和篆文都刻得极好，所以都予以记载。

论官歌窑器

高子说：说到窑器，不能不首先提到柴窑、汝窑、官窑、哥窑。但柴窑瓷器我未曾见过，而且众说纷纭。有人说："青如天，明如镜，薄如纸，声如磬。"是薄瓷，但曹明仲却说："柴窑黄土太多。"他们的看法为什么相差那么远呢？我时常见到汝窑烧的瓷器，颜色如蛋白，盛入汁水晶莹厚实，有如堆满凝脂，汁中褐色小孔，隐隐约约像螃蟹爪子，底部有芝麻小花和细小挣钉。我收藏有一个蒲芦大壶，圆底，光洁有如和尚的头，圆白的地方密密地排列了几十颗细小挣钉，壶的上部就像埙那样逐渐收束，壶嘴像笔帽，仅有二寸，象长矛那样竖直向上，壶品直径约四寸，上加罩盖，壶肚直径一尺，制作工艺也奇妙绝顶。我还见过几只碟子般大小的圆浅瓮腹，口如磬，瓮足色泽光滑，底部有细钉。把官窑和汝窑的瓷器相比，汝窑瓷器的质地更滋润。官窑的品质风格，大致与哥窑相同，颜色以粉青色为上品，淡白色次之，油灰色是颜色中的下品。花纹以冰裂鳝血纹为上品，梅花片墨纹次之，细碎纹是花纹中的下品。

说到样式，如商代庚鼎、纯素鼎、葱管空脚冲耳乳炉、商贯耳弓壶大兽面花纹周贯耳壶、汉耳环壶、父己尊、祖丁尊，全部是效法古代图

也。俗人凡见两耳壶式，不论式之美恶，咸指曰："茄袋瓶也。"孰知有等短矮肥腹无矩度者，似亦俗恶。若上五制，与敂姬壶样，深得古人铜铸体式，当为官窑第一妙品，岂可概以茄袋言之？

又如葱管脚鼎炉、环耳汝炉、小竹节云板脚炉、冲耳牛奶足小炉、戟耳彝炉、盘口束腰桶肚大瓶、子一觚、立戈觚、周之小环觚、素觚、纸槌瓶、胆瓶、双耳匙箸瓶、笔筒、笔格、元葵笔洗、桶样大洗、瓮肚盂钵、二种水中丞、二色双桃水注、立瓜、卧瓜、卧茄水注、扁浅磬口橐盘、方印色池、四入角委角印色池、有纹图书戟耳彝炉、小方蓍草瓶、小制汉壶、竹节段壁瓶，凡此皆官哥之上乘品也。

桶炉、六棱瓶、盘口纸槌瓶、大蓍草瓶、鼓炉、菱花壁瓶、多嘴花罐、肥腹汉壶、大碗、中碗、茶盏、茶托、茶洗、提包茶壶、六棱酒壶、瓜壶、莲子壶、方圆八角酒氅、酒杯、各制劝杯、大小圆碟、河西碟、荷叶盘浅碟、桶子篐碟、绦环小池、中大酒海、方圆花盆、菖蒲盆底、龟背绦环六角长盆、观音弥勒、洞宾神像、鸡头罐、楂斗、圆砚、箸搁、二色文篆隶书象棋子、齐箸小碟、螭虎镇纸，凡此皆二窑之中乘品也。

又若大双耳高瓶、径尺大盘、夹底骰盆、大撞梅花瓣春胜合、棋子罐、大扁兽耳彝敦、鸟食罐、编笼小花瓶、大小平口药坛、眼药各制小罐、肥皂罐、中果盒子、蟋蟀盆内中事件、佛前供水碗、束腰六脚小架、各色酒案盘碟，凡此皆二窑之下乘品也。要知古人用意，无所不到，此余概论如是。其二窑烧造种种，未易悉举，例此可见。

所谓官者，烧于宋修内司中，为官家造也。窑在杭之凤凰山下，其土紫，故足色若铁，时云紫口铁足。紫口，乃器口上仰，泑水流下，比周身较浅，故口微露紫痕。此何足贵？惟尚铁足，以他处之士咸不及此。哥窑烧于私家，取土俱在此地。官窑质之隐纹如蟹爪，哥窑质之隐纹如鱼子，但汁料不如官料佳耳。二窑烧出器皿，时有窑变，状类蝴蝶禽鱼麟豹等象，布于本色，泑外变色，或黄黑，或红绿，形

上样式，是进献给皇帝的贡品。世人所看见的两耳壶，不论样式的美丑，都认定是茄袋瓶。那知有和短矮大肚而没有固定式样的器物，似乎也鄙俗丑恶。以上五种样式，与啟姬壶一样，体现了古人铜铸体式的真传，当是官窑第一妙品，哪能一概说成是茄袋瓶呢？

又如葱管脚鼎炉、环耳汝炉、小竹节云板脚炉、冲耳牛奶足小炉、戟耳彝炉，盘口束腰桶肚大瓶，子一觚、立戈觚、周氏的小环觚、素觚、纸槌瓶、胆瓶、双耳匙箸瓶，笔筒、笔格、元葵笔洗、桶样大洗，瓮肚盂钵二种，二种水中丞、二色双桃水注，立瓜、卧瓜、卧茄水注，扁浅磬口囊盘、方印色池、四入角委角印色池、有纹图书戟耳彝炉、小方蓍草瓶、小制汉壶、竹节段壁瓶，所有这些都是官窑和哥窑的上品。

桶炉、六棱瓶、盘口纸槌瓶、大蓍草瓶、鼓炉、菱花壁瓶、多嘴花罐、肥腹汉壶、大碗、中碗、茶盏、茶托、茶洗、提包茶壶、六棱酒壶、瓜壶、莲子壶、方园八角酒氅、酒杯、各种劝杯、大小园碟、河西碟、荷叶盘浅碟、桶子箍碟、绦环小池、中大酒海、方园花盆、菖蒲盆底、龟背绦环六角长盆、观音弥勒、洞宾神像、鸡头罐、楂斗、圆砚、箸搁、二色文篆隶书象棋子、齐箸小碟、螭虎镇纸，所有这些都是官窑和哥窑的中等品。

又如大双耳高瓶、径尺大盘、夹底骰盆、大撞梅花瓣春胜合，棋子罐、大扁兽耳彝敦、鸟食罐、编龙小花瓶、大小平口药罐、各种眼药小罐、肥皂罐、中型果盒、蟋蟀盆内中事件、佛前供水碗、束腰六角小架、各色酒案盘碟，所有这些都是官窑和哥窑的下等品。要知道，古人用意考虑非常周到，这只是我们概略评议。而官、哥二窑烧制的众多瓷器，不易全部举出，仅此可见一斑。

所说的官窑，在宋时的修内司烧窑，是官氏家族修造的。窑子修建在杭州的凤凰山下，那里的泥土呈紫色，所以，烧制的瓷器底部像铁色，当时称为"紫口铁足"。紫口的形成，是由于器口上仰，釉水下流，器口比器物整体稍浅，所以器口微露紫痕，这有何珍贵？只有铁是值得看重，因为其他任何地方的土质都不及这儿的土质好。歌窑是私人经营的窑子，烧瓷器的泥土全取自这里。官窑瓷器釉面的隐纹像蟹爪，歌窑瓷器釉面的隐纹像鱼卵，但所用的釉料都不如官窑所用釉料好。官窑和歌窑烧出的瓷器常常发生窑变，形状都类似蝴蝶、禽鸟、鱼、麒麟、虎豹等，分

肖可爱。是皆火之文明幻化，否则理不可晓，似更难得。后有董窑、乌泥窑，俱法官窑，质粗不润，而泑水燥暴，溷入哥窑，今亦传世。后若元末新烧，宛不及此。

近年诸窑美者，亦有可取，惟紫骨与粉青色不相似耳。若今新烧，去诸窑远甚。亦有粉青色者，干燥无华，即光润者，变为绿色，且索大价愚人。更有一种复烧，取旧官哥磁器，如炉欠足耳，瓶损口棱者，以旧补旧，加以泑药，裹以泥合，入窑一火烧成，如旧制无异。但补处色浑而本质干燥，不甚精采，得此更胜新烧。

奈何二窑如葱脚鼎炉，在海内仅存一二，乳炉、花觚，存计十数，彝炉或以百计，四品为鉴家至宝。无怪价之忘值，日就增重，后此又不知凋谢如何。故余每得一睹，心目爽朗，神魂为之飞动，顿令腹饱。岂果耽玩痼僻使然？更伤后人闻有是名，而不得见是物也，慨夫！

论定窑

高子曰：定窑者，乃宋北定州造也。其色白，间有紫，有黑，然俱白骨，加以泑水，有如泪痕者为最。故苏长公诗云："定州花磁琢如玉。"其纹有画花，有绣花，有印花纹三种，多用牡丹、萱草、飞凤时制。其所造器皿，式多工巧，至佳者，如兽面彝炉、子父鼎炉、兽头云板脚桶炉、胆瓶、花尊、花觚，皆略似古制，多用己意，此为定之上品。余如盒子，有内子口者，有内替盘者，自三四寸以至寸许，式亦多甚。枕有长三尺者，制甚可头。余得一枕，用哇哇手持荷叶覆身叶形，

布于本色瓷坯上的釉发生了釉外变色，有的变成黄黑，有的变成红绿，形象逼真可爱，这大概是由火候大小而形成，否则就无法理解其中的变化，这种制作，工艺似乎更加难得。后来又有董窑、乌泥窑，都效法官窑，但瓷器质地粗糙没有光泽，而且釉面燥裂，混杂于哥窑之中，现在也在民间流传。后来像元代末年新烧瓷器，还赶不上董窑和乌泥窑。

　　近年来各窑烧制的精美瓷器，也有可取之处，只有紫骨色和粉青色不大相象。如现今新烧的瓷器，与过去各窑烧制的瓷器相比较，还相差很远。也有粉青色的，但干燥而无光泽，即使光滑润泽的，已变成了绿色，而且索要高价愚弄顾主。还有一种复制品，取用官窑、哥窑的旧瓷器，比如缺脚少耳的炉、瓶口边缘受损的瓶等伤残品，用旧料旧品，涂上釉水，用泥土包裹，放入窑内重新烧制，烧成后和旧样没有多少差异，但填补的部位颜色浑浊，且质地干燥，不太精致，但是能得到的这种复制品，也远远胜过新烧的瓷器。

　　无奈官窑和哥窑套器，如葱脚鼎炉，国内仅保存一、二件，乳炉、花觚，也只存有十数件，彝炉或许有百来件，这四件磁器被鉴赏家和收藏家们奉为至宝。无怪乎卖价竟高于它本身的价值，而且与日俱增。今后也不知它的价格会降低多少。所以，我每有机会一睹珍品，便心清目爽，神魂飘荡，顿时令人忘却了饥饿。难道果真是赏玩的僻好使我这样吗？我更为后人只听说过这些瓷器的名字，而不能亲眼见到这些珍品而感叹了。

论定窑

　　高子说：定窑瓷器是宋北定州烧制的。瓷器为白色，间或有紫色和黑色的，都是用白坯上涂以釉水烧成，表面如泪痕的最好。所以苏长公写诗赞叹："定州花磁琢如玉"。瓷上有画花、绣花，印花等三种纹，大多采用牡丹、萱草、飞凤等时新花样。定窑烧制的器皿，式样繁多，工艺精巧。最好的有兽面彝炉、子父鼎炉、兽头云板脚桶炉、胆瓶、花尊、花觚等，都稍像古样式，实际上是自出心裁，这都是定窑中的上品。其余的如盆子，有内子口的，也有内替盘的，大的三四寸，小的一二寸左右，规格颇多。枕头有长三尺的，形状很合头枕。我得到一个瓷枕，有一娃

前偃后仰，枕首适可，巧莫与并。瓶式之巧百出，而碟制万状。余有数碟，长样两角如锭翘起，旁作四折。又如方式四角耸若莲瓣，而旁若莲卷。或中作水池，旁作阔边，可作笔洗、笔砚。此皆上古所无。亦烧人物，仙人哇子居多。而兜头观音、罗汉、弥勒像貌形体眉目衣折之美，克肖生动。其小物，如水中丞，各色瓶罐，自五寸以至三二寸高者，余见何止百十，而制无雷同。更有灯檠、大小碗斝、酒壶、茶注，式有多种，巧者俱心思不及。其水注，用蟾蜍，用瓜茄，用鸟兽，种种入神。若巨觥、承盘、卮匜、盂斝、柳斗、柳升、柳巴、其编条穿线模塑，丝毫不断。又如菖蒲盆底，大小水底，尽有可观。更有坐墩式雅花囊，圆腹口坦如橐盘，中孔径二寸许，用插多花。酒囊圆腹敞口如一小碟，光浅，中穿一孔，用以劝酒。式类数多，莫可名状，诸窑无与比胜。虽然，但制出一时工巧，殊无古人遗意。以巧惑今则可，以制胜古则未也。如宣和政和年者，时为官造，色白质薄，土色如玉，物价甚高。其紫黑者亦少，余见仅一二种。色黄质厚者，下品也。又若骨色青涸如油灰者，彼地俗名后土窑，又其下也。

他如高丽窑，亦能绣花，盏瓯式有可观。但质薄而脆，色如月白，甚不佳也。近如新烧文王鼎炉，兽面戟耳彝炉，不减定人制法，可用乱真。若周丹泉，初烧为佳，亦须磨去满面火色，可玩。若玉兰花杯虽巧，似入恶道，且轮回甚速。又若继周而烧者，合炉，桶炉，以锁子甲球、门锦龟纹穿挽为花地者，制作极工，不入清赏，且质较丹泉之造远甚。元时，彭君宝烧于霍州者，名曰霍窑，又曰彭窑。效古定折腰制者，甚工。土骨细白，凡口皆滑，惟欠润泽，且质极脆，不堪真赏，往往为牙行指作定器，得索高赀，可发一哂。

娃手拿荷叶掩盖枕身，叶形前卧后仰，适合头枕，精巧无双。瓶子花样一百出头，而碟子规格样式上万种。我收藏有几个碟子，长条形状，像一枚银锭两头翘起，左右两侧作成四个皱褶。还有一个呈四方形，四角如莲花瓣一样耸起，而左右两旁如莲叶卷起，有的中间作成水池样，四周作成宽边，可以当笔洗、笔砚。这些是上古时代所没有的。定窑还烧有人像，以仙童居多。而兜头观音、罗汉、弥勒等，像貌形体，眉目，衣服皱褶之类，栩栩如生。其他小器件，如水中丞、各色瓶罐，从两三寸到五寸高的，我见过不下百余件，但形状规格却没有一种相同。还有灯架、大小碗凳、酒、茶注、有多种样式。精巧得让人难以想象。那些水注，做成蟾蜍样、瓜茄样、鸟兽样的，样样都出神入化。如巨觥、承盘、卮匜、盂斝、柳斗、柳升、柳巴，上面编条穿线的模式，一点不断，又如菖蒲盆底、大小水底，都值得观赏。还有坐墩，样式古雅。花囊，腹圆口坦像橐盘一样，中孔直径约两寸，可用来插各种花枝。酒囊，圆腹敞口，像一个小碟，光泽浅淡，囊中穿有一小孔，用来劝酒。这些东西，种类样式繁多，不能一一细说，其他窑制套器都不能与它相比。尽管如此，也只是工巧一时，很缺乏古人的传统遗韵。凭技巧迷惑今人还可以，要在做工、样式上胜过古人就完全不可能。如宣和、政和年间的制品，当时是官窑所造，色白质薄，土色如玉，价格很高。而紫黑色的也少，我只见到过一二种。色黄质厚的，属下品。又如瓷坯的颜色青污如油灰色的，当地人俗称"后土窑"器，又低一等。

其他如高丽窑器，也能绣花，杯盏盆盖类瓦器也有值得一看的，但质薄而脆，色如月白，质量很不好。近来新烧的文王鼎炉、兽面戟耳彝炉，质量也不亚于定窑瓷器，几乎可以假乱真。如周丹泉，最初烧制的器物可视为佳品，但也必须磨去周身的红色才可供观赏。如玉兰花杯，虽做工精巧，似有歪门邪道之嫌，且轮回很快。又如继周丹泉之后烧制的，合炉桶炉，用锁子甲球、门锦龟花纹穿插连接成花底板的，制作非常精细，但不能列入供清赏的器物之列，而且远远不如周丹泉制作的品质好。元代，彭君宝在霍州烧的窑，人称"霍窑"，又叫"彭窑"，仿效古代定窑，认真烧制的窑器非常精细。土坯细白，器口都较光滑，只是缺少光泽，质地极脆，也不能作为珍品观赏，往往被牙行充作定窑，索取高价，简直可笑！

论诸品窑器

〔龙泉窑 章窑 古磁 吉州窑 建窑 均州窑 大食窑 玻璃窑〕

定窑之下,而龙泉次之。古宋龙泉窑器,土细质薄,色甚葱翠,妙者与官窑争艳,但少纹片紫骨铁足耳。其制若瓶、若觚、若蓍草方瓶、若鬲炉、桶炉、有耳束腰小炉。菖蒲盆底有圆者、八角者、葵花菱花者。各样酒斝骰盆,其冰盘之式,有百棱者,有大圆径二尺者,外此与菖蒲盆式相同。有深腹单边盥盆,有大乳钵,有葫芦瓶,有酒海,有大小药瓶,上有凸起花纹,甚精。有坐鼓高墩,有大兽盖香炉,烛台花瓶,并立地插梅大瓶,诸窑所无,但制不甚雅,仅可适用。种种器具,制不法古,而工匠亦拙。然而器质厚实,极耐磨弄,不易茅蔑。【行语,以开路曰蔑,损失些少曰茅。】但在昔,色已不同,有粉青,有深青,有淡青之别。今则上品仅有葱色,馀尽油青色矣。制亦愈下。

有等用白土造器,外涂泑水翠浅,影露白痕,此较龙泉制度,更觉细巧精致,谓之章窑。因姓得名者也。有吉州窑,色紫与定相似,质粗不佳。建窑器多鳖口碗盏,色黑而滋润,有黄兔毫斑滴珠大者为真,但体极厚,薄者少见。有大食窑,铜身,用药料烧成五色,有香炉、花瓶、盒子之类,窑之至下者也。

又若玻璃窑,出自岛夷,惟粤中有之。其制不一,奈无雅品,惟瓶之小者有佳趣。他如酒盅、高罐、盘盂、高脚劝杯等物,无一可取。色有白缠丝、鸭绿天青、黄锁口,三种俱可观,但不耐用耳,非鉴赏佳器。

若均州窑,有朱砂红、葱翠青,俗谓莺哥绿、茄皮紫。红若胭脂,青若葱翠,紫若墨黑。三者色纯,无少变露者,为上品。底有一二数目字号为记。猪肝色,火里红,青绿错杂,若垂涎色,皆上三色之烧不足者,非别有此色样。俗即取作鼻涕涎、猪肝等名,是可笑

论诸品窑器

〔龙泉窑 章窑 古磁 吉州窑 建窑 均州窑 大食窑 玻璃窑〕

在定窑之下,龙泉窑位居第二。宋代龙泉窑器,土细质薄,颜色翠绿,精妙的套器可与官窑争艳,只是缺少纹片、紫骨和铁足而已。它烧制得像瓶、觚、蓍草方瓶、鬲炉、桶炉、有耳束腰小炉。菖蒲盆底有圆形的、八角形的、葵花形的、菱花形的。还有各种酒瓷、毂盆。而冰盘的式样,有百棱的、有大圆直径两尺的,除此之外与菖蒲盆样式相同。有深腹单边盥盆,有大乳钵,有葫芦瓶,有酒海,有大小药瓶,这些器物上面都有凸起的花纹,非常精致。还有坐鼓高墩,大兽盖香炉,烛台花瓶和立地插梅大瓶,这些都是龙泉窑所独有的,只是外观不很雅致,仅是适用罢了。各种器具,制作上不能继承传统,然而器质厚实,非常耐磨经用,不易茅蔑。【行话,以开路口蔑,损失些少曰茅。】都与古代相同,只是用色各不相同,有粉青,有深青,有淡青之别;今天就只有上品呈翠绿色,其余全是油青色,制作也愈来愈差。

有些人同样用白泥制作瓷坯,外涂浅翠色釉料,让其露出白色的影痕,这比龙泉窑的制作更觉巧妙精致,称为"章窑",是因姓氏而得名的窑。还有吉州窑器,呈紫色,和定窑器相似,但质地粗糙不佳。建窑套器多为敝口碗盏,色黑而润泽,有黄兔毫毛斑点,大的是真品,但质地厚实,薄的少见。还有大食窑,铜身,用药料烧成五颜六色,有香炉、花瓶、盒子一类的器皿,是最差的窑器。

玻璃窑器,产自少数民族聚居的岛屿,只有广东才有。制品规格不统一,可惜没有古雅的制品,只有小瓶稍有雅趣。其他的如酒盅、高罐、盘盂、高脚劝杯等器物,都无一可取之处。白缠丝、鸭绿天青、黄锁口等三种颜色的可看,只是不耐用而已,也不是值得鉴赏的佳品。

如均州窑器,有朱砂红、民间称为莺哥绿的葱翠青、茄皮紫等颜色,都红如胭脂,青如葱翠,紫如墨黑。这三种颜色纯正而没有变化或少有变化的,是上品,器底烧有一二数码编号。猪肝色,火里红,青绿错杂和垂涎色,都是红、青、紫三种颜色窑烧时间不足而形成的,并不是另外有这种色样,所以,民间将它叫做"鼻涕涎""猪肝"等名,非常

耳。此窑惟种蒲盆底佳甚。其它如坐墩炉盒，方瓶罐子，俱以黄沙泥为坯，故器质粗厚不佳，杂物人多不尚。近年新烧此窑，皆以宜兴沙土为骨，泑水微似，制有佳者，但不耐用，俱无足取。

论饶器新窑古窑

古之饶器，进御用者，体薄而润，色白花青，较定少次。元烧小足印花，内有枢府字号者，价重且不易得。若我明永乐年造压手杯，坦口折腰，沙足滑底，中心画有双狮滚球，球内篆书"永乐年制"四字，细若粒米，为上品；鸳鸯心者，次之；花心者，又其次也。杯外青花深翠，式样精妙，传用可久，价亦甚高。若近时仿效，规制蠢厚，火底火足，略得形似，殊无可观。宣德年造红鱼把杯，以西红宝石为末，图画鱼形，自骨内烧出凸起，宝光鲜红夺目。若紫黑色者，火候失手，似稍次矣。青花如龙松梅茶把杯、人物海兽酒把杯、朱砂小壶、大碗，色红如日，用白锁口。又如竹节把罩盖澛壶小壶，此等发古未有。他如妙用种种，惟小巧之物最佳，描画不苟。而炉、瓶、盘、碟最多，制如常品。若罩盖扁罐、敞口花尊、蜜渍桶罐，甚美，多五彩烧色。他如心有坛字白瓯，所谓坛盏是也，质细料厚，式美足用，真文房佳器。又等细白茶盏，较坛盏少低，而瓮肚釜底线足，光莹如玉，内有绝细龙凤暗花，底有"大明宣德年制"暗款，隐隐橘皮纹起，虽定磁何能比方，真一代绝品，惜乎外不多见。又若坐墩之美，如漏空花纹，填以五色，华若云锦。有以五彩实填花纹，绚艳恍目。二种皆深青地子。有蓝地填画五彩，如石青剔花，有青花白地，有冰裂纹者，种种样式，似非前代曾有。成窑上品，无过五彩蒲萄氅口扁肚把杯，式较宣杯妙甚。次若草虫可口子母鸡劝杯、人物莲子酒盏、五供养浅盏、草虫小盏、青花纸薄酒盏、五彩齐筋小碟、香盒、各制小罐，皆精妙可人。余意青花成窑不及宣窑，五彩宣庙不

可笑。此窑只有蒲盆底这种套器最好，其他如坐墩、炉、盒、方瓶、罐子等，都用黄沙泥作坯，所以器质粗厚不佳，这些套器都不大受人喜欢。近年新烧此窑，全用宜兴沙土作坯子，釉水略像旧窑用法，制品中也有好的，但不耐用，都不可取。

论饶器新窑古窑

　　古代的饶器，进献宫庭用的，质薄而有润泽，色白花青，比定窑稍差。元代烧制的小足印花，内有枢府字号的，价值较高，而且不容易求得。如我大明朝永乐年间所造的压手杯，杯口平坦腰部弯曲，沙足光底，中心画有双狮滚球，球内篆书"永乐年制"四字，细如米粒，是上品；中心画有鸳鸯的次之；画有花心的再次之。杯表面为深翠色青花的，式样精妙，可永久使用，价格也非常昂贵。如近代的仿制品，瓷质特厚外观又丑，红底红足，外形略像真品，毫无观赏价值。宣德年间烧制的红鱼把杯，是将西红宝石研成粉末后，用它来描画出的鱼形，烧制后鱼就从瓷坯内凸现出来，宝石的光泽鲜艳夺目。有的变成了紫黑色，是因火候失手，似乎稍差一些。青花的套器有龙松梅茶把杯、人物海兽酒把杯、朱砂小壶、大碗，颜色红如太阳，器口制成白色。又如竹节把罩盖㽅壶小壶，这些器物自古未曾发现过。其他还有各种适用的器具，只有小巧玲珑的最好，外形描画一丝不苟。而炉、瓶、盘、碟最多，制作如同平常用品。像罩盖扁罐、敞口花尊、密渍桶罐，都非常精美，大多制成五彩色。其他如中心烧有"坛"字的白瓯，就是所说的坛盏。质地细腻釉料丰厚，样式美观耐用，是真正的文房佳品。又如式样相同的细白茶盏，比坛盏稍低，但它瓮釜线足，光洁如玉，内有很细小的龙凤暗花，盏底有"大明宣德年制"的暗款，橘皮花纹隐约显现，即使定瓷也不能与它相比，真是一代绝品，可惜世上见到的不多。又如精美的坐墩，有用五颜六色填涂的镂空花纹，像云锦一般华丽；有用五颜六色填实的花纹，鲜艳夺目，这两种底色都是深青色的。有蓝色底子填画五彩的，像石青上挑的花，有白底青花，有如冰裂纹的，各种式样，好像不是前代曾有过的。成窑上品，没有超过五彩葡萄鳖口扁肚把杯的，但样式比宣德杯更好。其次如草虫可口子母鸡劝杯、人物莲子酒盏、五供养

如宪庙。宣窑之青，乃苏浡泥青也，后俱用尽，至成窑时，皆平等青矣。宣窑五彩，深厚堆垛，故不甚佳。而成窑五彩，用色浅淡，颇有画意。此余评似确然允哉！

世宗青花五彩二窑，制器悉备。奈何饶土入地渐恶，较之二窑往时，代不相侔。有小白瓯，内烧茶字、酒字、枣汤姜汤字者，乃世宗经箓醮坛用器，亦曰坛盏，制度质料，迥不及茂陵矣。嘉窑如磬口馒心圆足外烧三色鱼扁盏，红铅小花盒子，其大如钱，二品亦为世珍。小盒子花青画美，向后恐官窑不能有此物矣，得者珍之。

论藏书

高子曰：藏书以资博洽，为丈夫子生平第一要事。其中有二说焉：家素者，无资以蓄书；家丰者，性不喜见书。故古人因贫，日就书肆邻家读者有之，求其富而好学者，则未多见也。即有富而好书，不乐读诵，务得善本，绫绮装饰，置之华斋，以具观美，尘积盈寸，经年不识主人一面，书何逸哉？噫，能如是，犹胜不喜见者矣。

藏书者，无问册帙美恶，惟欲搜奇索隐，得见古人一言一论之秘，以广心胸未识未闻，至于梦寐嗜好，远近访求，自经书子史，百家九流，诗文传记，稗野杂著，二氏经典，靡不兼收。故常景耽书，每见新异之典，不论价之贵贱，以必得为期，其好亦专矣。故积书充栋，类聚分门，时乎开函摊几，俾长日深更，沉潜玩索，恍对圣贤面谈，千古悦心快目，何乐可胜？古云开卷有益，岂欺我哉？不学无术，深可耻也。

浅盏、草虫小盏、青花纸薄酒盏、五彩齐筋小碟、香盒、各种小罐，都精美而令人喜爱。我认为：青花，成窑不及宣窑；五彩，宣瓷不如成窑瓷。宣窑套的青色，是苏泞泥青，后来全都用完了，到了成窑时期，都是一般的青色了。宣瓷的五彩，颜色浓厚，所以不很好，但成窑套器五彩用色浅淡，很有画的意韵。这是我一家之言，不一定确切公允吧！

明代世宗年间，青花和五彩，二窑套器全都有。怎奈饶土越往深处土质愈差，比较二窑的过去，代代不相等同。有小白瓯，内侧烧有"茶"、"酒"、"枣汤"、"姜汤"等字样的，是世宗皇帝为经箓醮坛时使用的器物，又称作"坛盏"，制作的工艺质地釉料，远不及茂陵窑品。嘉靖窑器，如磬口、馒心、圆足，外烧三色鱼扁盏、红铅小花合子，这两件如铜钱大小，也是稀世珍品。小盒子花青的画很美妙，今后恐怕官窑再不能烧制出这样的器物了，得到它的人应视为珍宝。

论藏书

高子说：用藏书来积累广博的知识，是男子一生中最重要的事。这里有两种说法：家庭贫寒的人，没有钱藏书；家庭富裕的人，生性又不喜欢看书。所以，古人因为家庭贫寒，每天到书店或者向邻家借书来阅读，而要找那些既是家富又喜好读书的人就不多见了。即使有富裕爱好图书的人，也不喜欢诵读，只是买到善本，用华丽的细绸装饰起来，搁放在浮华的书斋里，全是为了好看，书上灰尘积了一寸多厚，一年到头主人也不曾翻过一页，他们藏书又有什么意思呢？哎！真是这样，还不如不喜欢读书的人！

藏书的人，不论书籍装订的好坏，只想搜寻奇书异帙，以了解古人言论中的隐秘，以增加自己的见闻，以至于有的对知识梦寐以求的人，远近拜访求学，从经、书、子、史，到百家九流的作品，从诗、文、传、记，到稗野杂著，以及佛道经典，无不兼收并藏。因此常年沉溺于书海，每当碰到有价值的典籍，不管书价高低，都以必得为止，这种人的爱好也够专一的。所以能积存满屋书籍，将它们分门别类，时常打开书匣摆在几案上，从早到晚，沉浸在书中品味思索，仿佛与圣人贤人面对面交谈一样，千古以来的事物尽现眼前，真是赏心悦目，有什么样的快乐能超过这样的乐趣呢。古人说

又如宋元刻书，雕镂不苟，较阅不讹，书写肥细有则，印刷清朗。况多奇书，未经后人重刻，惜不多见。佛氏医家，二类更富。然医方一字差误，其害匪轻，故以宋刻为善。海内名家，评书次第，为价之重轻。若坟典、六经、《骚》、《国》、《史记》、《汉书》、《文选》为最，以诗集百家次之，文集道释二书又其次也。

宋人之书，纸坚刻软，字画如写，格用单边，间多讳字，用墨稀薄，虽着水湿，燥无湮迹，开卷一种书香，自生异味。元刻仿宋单边，字画不分粗细，较宋边条阔多一线，纸松刻硬，用墨秽浊，中无讳字，开卷了无嗅味。有种官券残纸背印更恶。宋板书刻，以活衬竹纸为佳，而蚕茧纸、鹄白纸、藤纸固美，而存遗不广。若糊褙宋书则不佳矣。余见宋刻大板《汉书》，不惟内纸坚白，每本用澄心堂纸数幅为副，今归吴中，真不可得。又若宋板遗在元印，或元补欠缺，时人执为宋刻元板。遗至国初，或国初补欠，人亦执为元刻。然而以元补宋，其去犹未易辨，以国初补元，内有单边双边之异，且字刻迥然别矣，何必辩论？若国初慎独斋刻书，似亦精美。

近日作假宋板书者，神妙莫测。将新刻模宋板书，特抄微黄厚实竹纸，或用川中茧纸，或用糊扇方帘绵纸，或用孩儿白鹿纸，筒卷用棰细细敲过，名之曰刮，以墨浸去臭味印成。或将新刻板中残缺一二要处，或湿霉二五张，破碎重补。或改刻开卷一二序文年号。或贴过今人注刻名氏留空，另刻小印，将宋人姓氏扣填两头。角处或妆茅损，用砂石磨去一角。或作一二缺痕，以灯火燎去纸毛，仍用草烟熏黄，俨状古人伤残旧迹。或置蛀米柜中，令虫蚀作透漏蛀孔。或

"开卷有益"，的确如此啊！不学无术的人，其实非常可耻。

又如宋元两代的木刻版书，雕刻得一丝不苟，核校仔细也无错讹，字体大小合宜，印刷清楚醒目。况且很多都是奇书，后人没有重刻出版，所以已不多见。佛学和医学这两类书籍更为丰富，然而医学方书一但出现差误，就会害人不浅，所以，以宋代的版本为好。海内名家，以评定书籍的名次，来确定书价的高低。如"三坟五典"、"六经"、《离骚》、《国语》、《史记》、《汉书》、《文选》等书的价格最贵，诗集及诸子百家的价格为第二等，文集、道家、佛家的书籍，价格又次一等。

宋代的书，纸质坚韧，字画如写在上面一样清楚，格用单边，其间有很多讳字，由于书写时用墨稀薄，书纸即使沾水浸湿，于后也不留被水浸染的痕迹，翻开书就有一股墨香，散发出特殊的香味。元代木刻版仿照宋代单边，但字体笔画粗细不分，比宋刻边条宽一条丝，而且纸质松软刻笔生硬，着墨污浊，其间没有讳字，打开书一点没有气味。有种用官署废旧文券册薄的背面印成的书，更令人生厌。宋代刻书用板，以活衬竹纸为最好，而蚕茧纸、鹄羽白纸、藤纸等，虽然精美，但保存流传下来的不多。比如糊褙宋版书则不够好。我曾见过宋刻的大版《汉书》，不仅书内纸张坚韧洁白，而且每本都用数幅澄心堂纸作副页，今归吴郡，的确很是难得。又如宋代的刻版传到元代印刷，有的经元人补足缺失，人们便当成是宋刻元板；流传于明代初年，有的经明初补足缺失，人们也当成是元代刻板。然而用元刻补足宋板，其差异仍然不易辨识，在明初补足的元板，其中有单边与双边的差异，而且字刻差别很大，无须论辨。但明初慎独斋刻印的书，似乎也较精美。

近来印制假宋版书的人，神秘莫测，将模仿宋版新刻的书，特地印在微微发黄而厚实的竹纸上，或用川中的茧纸，或用糊扇方帘绵纸，或用孩儿白鹿纸，将其卷成筒，用木槌轻轻敲打，称这叫"刮"，再用墨浸渍，除去臭味后印制成书。有的人在新刻版的重要地方故意弄出一两处残缺。有的让书变霉三五页，弄破烂后重新补足。有的人改刻卷首的一两篇序文的年号。有的将今人注释刻者的姓名隐去留下空，另刻一方小印，将宋人姓氏扣填进小印中。或乔妆磨损，却用砂石磨去一角。有的在笔画中巧作一二缺痕，用灯火烧去纸毛，再用草烟熏黄，做成古人伤残旧

以铁线烧红,锤书本子,委曲成眼,一二转折,种种与新不同。用纸装衬绫锦套壳,入手重实,光腻可观,初非今书彷佛,以感售者。或札夥囤,令人先声指为故家某姓所遗。百计訾人,莫可窥测,多混名家,收藏者当具真眼辨证。

论历代碑贴

高子曰:论古书法,有三十六种,又唐玄度论有十体,韦绩篆书列为五十六种,僧梦英又作十八体,书何纷纷多也?此好奇者引证传闻,搜剔怪诞,兼以臆说附会,立为名目,且内多重复。今人学书,于大小篆书,八分隶书,草楷行书,工此数者而精之足矣,何必多求?但诸体书法,传之世间亦少,虽欲求工,无式可拟,拟而无法,出自杜撰,反为大方耻也。凡帖莫不祖自《淳化阁帖》,而《阁帖》亦本秦汉晋唐碑刻,故有祖石,刻本用便观览。即如《阁帖》之外,有:

《绛帖》【宋潘思旦,以《淳化帖》增入别帖,摹于山西绛州,计二十卷,北纸北墨,极有精神,帖比《淳化》高二字。】

《潭帖》【庆历间,僧希白重摩刻于潭州,风韵和雅,血肉停匀,形势俱圆,颇乏峭健之气。】

《秘阁续帖》【元佑中,哲宗除《淳化帖》外,增刻他帖于秘阁,谓之《续帖》。】

《淳化祖石刻》【后主命徐铉以所藏法帖勒石,名《升元帖》。在《淳化》前,故名祖刻。】

《太清楼帖》【大观年中,徽宗以《淳化帖》考选数帖,重刻于太清楼下,模自蔡京,恣意草率,笔偏手纵,无复古意。赖刻手精工,犹胜

痕一般。还有人将新刻板放在生了蛀虫的米柜中，让蛀虫蛀蚀成孔。还有的用铁丝烧红后锤书本子，曲意制成孔眼，几经周折，件件都做的与新书不同。再用纸作衬用绸缎作书皮，手感重实，光彩美观，卖书的人先贬低这样的书，目的是用来迷惑买书的人。也有的人结成团伙，叫人先说这书是老朋友某某的祖传之物。千方百计骗人，没人能看清，而且大多混杂在名家名著里，收藏的人应当具有各种善本知识，加以认真辨识。

论历代碑帖

高子说：论古代书法，有三十六种，唐玄度说书法有十种体式，韦续编书法论著又分为五十六种体式，梦英和尚又著书把书法分为十八种体式，关于书法的论著为什么有如此之多呢？这是好奇之徒引证传说和听闻，搜集挑选怪异荒诞的说法，再加以主观臆想牵强附会而成文，自立名目，其中内容多有重复。现在的人学书法，主要是大篆、小篆、八分隶书、草书、楷书、行书等各种书法，练习这几种字体的人能练精就已经很不错了，何必贪多图广。只是上述各种体式的书法，流传下来的极少，即使想精通它，也没有碑帖可以临摹。想摹拟而无可效法，于是自己杜撰，反而会被大家讥笑。凡是碑帖，最早没有哪本不是效法《淳化阁帖》，但阁帖也来源于秦、汉、晋、唐等历代碑刻，所以，有人认为石刻本最早，用它可方便观看。在《淳化阁贴》之外，有：

《绛帖》　宋代潘思旦把《淳化阁帖》增入其他碑帖，临摹刻于西绛州，共二十卷，北纸北墨，极有神韵。绛帖比《淳化阁贴》高二字。

《潭帖》　宋代庆历年间，希白和尚重新临摹刻于潭州，风韵和谐雅致，骨肉分明匀称，字形笔势都很圆润，但缺少峭健的气势。

《秘阁续帖》　宋代元祐中年，哲宗皇帝在《淳化阁帖》之外，增刻其他碑帖于秘阁，称为《秘阁续帖》。

《淳化祖石刻》　南唐李后主命徐铉将收藏的法帖雕刻在石碑上，取名《升元帖》。它在《淳化阁贴》之前，所以称祖刻。

《太清楼帖》　宋代大观年中，宋徽宗从《淳化阁帖》中挑选了数贴，重新刻于太清楼下。重刻碑帖模仿蔡京字体，随意潦草，放手运笔，

他帖。】

《淳熙秘阁续帖》【孝宗刻于石禁，两续帖相去不远，工夫精致，肥而多骨，乃失之粗，遂少风韵。】

《戏鱼堂帖》【元佑间，刘次庄以《淳化帖》，除去篆题年月，增入释文，摹于临江官署。在翻刻中，颇有骨格，淡墨拓尤佳。】

《星凤楼帖》【赵彦约刻于南康，曹士冕重摹于南宋。赵刻精善不苟，曹刻清而不秾，亚于太清楼帖。】

《宝晋斋帖》【绍兴年间，曹之格刻于无为州学，在诸帖中为最下。米元章又云："羲之七帖，有云烟卷舒翔动之气。"】

《百一帖》【宋王曼庆刻，笔意清遒，雅有胜趣，刻手不精。】

《利州帖》【宋庆元中，刘次庄重刻于益昌，其释文字画稍大。】

《黔江帖》【宋秦子明刻于长沙，载入黔江，即《僧宝月古帖》十卷。】

《东库帖》【世传潘氏以石本帖二十卷分为二，绛州公库得其上十卷，绛守重刻下十卷以足之。靖康兵火俱失，金又重刻，天渊矣。】

《武陵帖》【较诸帖中所增最多。中有《黄庭经》，他本所无，博而不精，殊无可取。】

《赐书堂帖》【宋宣公绶刻于山阳，有古钟鼎识文绝妙，但二王帖俱不精，石已不存。】

《一百十七种兰亭帖》【宋理宗内府所藏，装裱作十册，希世之宝也。】

《甲秀堂帖》【宋庐江李氏刻，前有王颜书，多诸帖未见，后有宋人书亦多。今吴中有重模本，亦有可观。】

已没有原帖之意。好在雕刻工匠手艺精湛,好像超过了其他的碑帖。

《淳熙秘阁续帖》 孝宗皇帝命刘寿在石禁中摹刻。元祐秘阁续帖和淳熙阁续帖相差不大,刻工精致,却有失粗细,自然少了些风韵。

《戏鱼堂帖》 宋代元祐年间,刘次庄将《淳化阁帖》中用篆字题写的年月删除,另加进注释文字,摹刻于临江官署。在翻刻的碑帖中有的字颇有笔力。淡墨拓更是特别好。

《星凤楼帖》 北宋时赵彦约在南康所刻,南宋的曹士冕又重新摹刻。赵刻精致而一丝不苟,曹刻清丽而又不浓艳,仅次于太清楼帖。

《宝晋斋帖》 南宋绍兴年间,曹之格重刻于无为州学宫内,在众碑帖中是最差的。米元章又说"王羲之的七帖,有云烟舒卷翱翔游动的气势。"

《百一帖》 宋代王曼庆摹刻。笔意清新,刚劲有力,有雅致优美的趣味。只是刻字工匠手艺不精。

《利州帖》 宋代庆元中年,刘次庄重刻于益昌,碑帖中的注释和字画比临江帖稍大。

《黔江帖》 宋代秦子明摹刻于长沙,再运到黔江,即《僧宝月古帖》十卷。

《东库贴》 民间传说一潘姓人氏把石本帖二十卷一分为二,绛州公库得到了其中的上十卷,绛州太守重新摹刻下十卷补全了石本帖。靖康年间,石本贴在战火中失湮,金人又重新摹刻,二者相比较有天渊之别。

《武陵帖》 比其他的碑帖增加的内容更多。里面收进了《黄庭经》,这是其他帖里没有的。虽多但不精,很不足取。

《赐书堂帖》 宋宣公绶刻于山阳,上有绝妙的钟鼎识文。但王羲之和王献之的书帖都不精,刻石已不复存在。

《一百十七种兰亭帖》 南宋理宗内府所收藏,装裱成十册,是稀世之宝。

《甲秀堂帖》 宋代卢江李姓工匠摹刻,碑帖前有王颜书贴,多数在其他碑帖中没有见过,碑帖后面多为宋人书帖。现在,吴郡有人重

《二王帖》【宋许提举刻于临江，模勒极精。】

《群玉堂帖》【宋韩侂胄刻，所载前代遗迹最多，后有宋人书。】

《蔡州帖》【蔡州重摹《绛帖》上十卷。出于临江《潭帖》之上。】

《彭州帖》【重刻历代法帖，不甚精采，纸类北纸。】

《鼎帖》【石硬，而刻手不精，虽博而无古意。】

《钟鼎帖》【宋薛尚功编次钟鼎卣彝古铜器铭二十卷，刻于九江府库，临摹极工，甚有古意。今多聊便抄录作十卷，以市于人。】

《四声隶韵》【书法极工，略似妩媚。传云石刻于琉球，其拓法纸色绝佳。】

《玉麟堂帖》【宋吴琚模刻，秾而不精，多杂米家笔法。】

以上诸帖，存者十无一二矣。

《阁帖》翻本，以泉州为佳，宋拓《泉帖》亦不可得。泉州今刻，何啻天渊哉？又如周国所刻东书堂模刻《阁帖》，而增入《兰亭叙》文，并宋人书，尚有雅趣。近复翻刻，其去周国又远甚矣。他如《濯锦堂帖》十卷，拓法刻手不佳。《宝贤堂》十二卷，模刻亦工，不快众议。近如吴中潘氏顾氏所刻《阁帖》，较时本为佳。吴人又重模刻，乱真矣。又见南都新刻《阁帖》，书林称善。近复有翻本，纷杂迨甚。先年曾见书客舒伯明辈翻刻《阁帖》一种，极其精善，但少自然，欲求逼真故耳。惜乎止拓数册，而毁其刻板。将故纸蝉翅拓法，假宋《阁帖》，每册得售百金，虽大赏鉴家亦堕术内。毁板之意，欲人不得指以为新，而无迹可比方耳。又见一帖，不知何刻，其编次之法，似甚得理，以帝王之帖作一帙，以宣尼古篆作历代名臣法书之首，以五卷内王坦之、王凝之、智永、诸王列于献之帖后，乃诸帖

新摹刻的,也有可取之处。

《二王帖》 宋代许提举摹刻于临江,摹写雕刻都非常精致。

《群玉堂帖》 宋代韩侂胄摹刻。其中刊载前代遗留的墨迹最多,后面有宋人书。

《蔡州帖》 是蔡州重新摹刻《绛帖》的上十卷。在临江《潭帖》之上。

《彭州帖》 彭州重新摹刻历代法帖,不很精采,纸类似北纸。

《鼎帖》 石质坚硬,刻字工匠手艺不精,虽多而无古意。

《钟鼎帖》 宋代薛尚功按钟、鼎、卣、彝的次序,将古铜器上镌刻的文字集为二十卷,摹刻于九江府库,临摹非常精致,颇有古意。今人图方便抄录成十卷,用来卖给人家。

《四声隶韵》 书法非常精致,稍微有点妩媚。传说琉球的石刻,拓法和纸的颜色都非常好。

《玉麟堂帖》 宋代吴琚摹刻。浓艳而不清丽,混杂了不少米家笔法。

以上各种碑帖,尚存的已十无一二了。

《淳化阁贴》的翻本以泉州本最好,宋代《泉州拓帖》也不可得。泉州今刻,与前帖相比,何止天渊之别呵!又如周国所刻的东书堂摹刻《阁帖》,加进了《兰亭序》文和宋人书帖,还有点雅趣;近人重新翻刻,但与周国所刻相比较又差远了。其他像《濯锦堂帖》十卷,拓法和刻技都不好;《宝贤堂》十二卷,摹刻虽精巧,但众人评价不高。近来如吴郡潘姓、顾姓两家摹刻的《阁帖》,比当时制的《阁帖》摹刻要好。吴郡又有人重新模仿刻印,又以假乱真。又如南都新刻的《阁帖》,书法界称为善本,近年来又有翻刻本,纷繁杂乱到了极点。前年,曾见书商舒伯明一类人翻刻的一种《阁帖》,非常精美,但缺少自然意趣,只是想达到逼真的效果罢了,只可惜只拓印了几本,就将刻本毁掉了。用旧纸蝉翅拓法冒充宋代《阁帖》,每册可卖得百金的高价,即使是有名的鉴赏家也可能被这种的手法骗过。毁掉刻板的用意,是想让别人不能指望用它来做新刻板,从而没有旧板可参考罢了。我还见过一《阁帖》,不知是谁刻印,它编排次序的方法,似乎很有道理,把帝王的帖子列为一套,把宣尼古篆放在历

所未见者。

古今碑刻传布海内何啻千万，而《格古要论》中以两都十三省碑刻款列为博，似亦窄矣。余向游燕中，时与王麟洲、梁浮山诸老，伙拓西山并内近碑刻，计余所得，大小约有二三百种，尚云未尽。即《法华》七卷，俱有碑刻。以此计之，天下可胜数哉？吾人学书，当自上古诸体名家所存碑文，兼收并蓄，以备展阅。求其字体形势，转侧结构，若鸟兽飞走，风云转移，若四时代谢，二仪起伏，利若刀戈，强若弓矢，点摘如山颓雨骤，而纤轻如烟雾游丝，使胸中宏博，纵横有象，庶学不窘于小成，而书可名于当代矣。余以《书谱》所评历代神品、妙品、名家碑刻录以备考。

《草书要领》【五卷，集晋草书，为初学法。】《草韵》【三种，各五卷，宋元刻，吴中重摹。】

周秦汉碑帖

周石鼓文史籀篆	秦泰山碑李斯篆
峄山碑	朐山碑
章帝草书帖	秦誓诅楚文
蔡邕夏承碑	郭有道碑
九疑山碑	石经隶书
边韶墓碑	师宜官八分书
仙人唐君碑	张公庙碑
韩明府修孔子庙器碑	刘耀井阴碑
尧母祠碑	北岳碑
郭香察隶华山碑	张平子墓铭【崔子玉书】

代名臣书法的书帖之前,把《草书要领》中王坦之、王凝之、智永,诸王排列在王献之的帖子后面,是其他碑贴中没有见过的。

古今碑帖传布海内,何止千万,但《格古要论》中将两都(洛阳、长安)十三省碑刻一一列出,自认为是收集得最广泛的,但似乎也较狭窄。我从前在燕地游历,当时和王麟洲、梁浮山两位老先生一起拓印西山和附近的碑刻,我总共得到大约二三百种,还说没有拓完。即使是《法华》七卷,也全部有碑刻。照这样推算,天下碑帖计算得完么!我们这些人学习书法,应当在上古以来名家所藏各种体式的碑帖中,兼收广蓄,用来随时展示阅读,探求其字体的形貌笔势、转侧结构,像鸟兽飞走、风云变幻,像春夏秋冬四时交替,像天地起伏,像刀戈一样锋利,像弓箭一样强劲,去掉一点一折,字就像山崩雨骤一样不成形了。而细笔画轻得像袅绕的烟雾和游动的丝缕一般,使人心胸开阔。笔锋纵横各有风格,众多学子不满足于小成功,精心苦练后他们的书法也是可以扬名于当代。我将《书谱》上所评述的历代神品、妙品、名家碑帖抄录下来备考:

《草书要领》五卷,集晋代草书,为初学的人效法。《草韵》三种,各五卷。宋元时代刻本,吴郡后人重新摹刻。

周秦汉碑帖

周石鼓文【史籀篆】	秦泰山碑【李斯篆】
峄山碑	朐山碑
章帝草书帖	秦誓诅楚文
蔡邕夏承碑	郭有道碑
九疑山碑	石经隶书
边韶墓碑	师宜官八分书
仙人唐君碑	张公庙碑
韩明府修孔子庙器碑	刘耀井阴碑
尧母祠碑	北岳碑
郭香察隶华山碑	张平子墓铭【崔子玉书】

魏碑帖

钟元常贺捷表　　　　　太飨碑
文皇哀册文　　　　　　受禅碑
刘玄州华岳碑　　　　　上尊号碑

吴碑帖

王增恕延陵季子二碑　　吴国山碑

晋碑帖

王右军兰亭记　　　　　笔阵图
黄庭经　　　　　　　　金刚经【怀仁和尚集右军书】
乐毅论　　　　　　　　草书心经
集王圣教序　　　　　　周府君碑
北岳醮告文　　　　　　东方朔颂
洛神赋【较大令书稍大】　集右军书牡丹诗
大草书兰亭【恐非真迹】　告墓文
集右军书绛州重修夫子庙堂碑
集右军书摄山寺碑【智永集】　裴雅碑
兴福寺碑集书　　　　　临钟繇宣示帖
平西将军墓铭　　　　　集右军书梁思楚碑
杨承源碑【集羲之、欧阳询、　改高楼碑
褚遂良等书】
羊祜岘山碑　　　　　　王涣之陀罗尼经幢
包府君碑　　　　　　　集右军书建福寺三门碑

魏碑帖

钟元常贺捷表　　　　　　太飨碑
文皇哀册文　　　　　　　受禅碑
刘玄州华岳碑　　　　　　上尊号碑

吴碑帖

王增恕延陵季子二碑　　　吴国山碑

晋碑帖

王右军兰亭记　　　　　　笔阵图
黄庭经　　　　　　　　　金刚经【怀仁和尚集右军行书】
乐毅论　　　　　　　　　草书心经
集王圣教序　　　　　　　周府君碑
北岳醮告文　　　　　　　东方朔颂
洛神赋【比王大令书稍大】　　集右军书牡丹诗
大草书兰亭【恐非真迹】　　告墓文

集右军书绛州重修夫子庙堂碑
集右军书摄山寺碑【智永集】　　裴雎碑
兴福寺碑集书　　　　　　临钟繇宣示帖
平西将军墓铭　　　　　　集右军书梁思楚碑
杨承源碑【集羲之、欧阳询、褚遂良等书】　改高楼碑
羊祜岘山碑　　　　　　　王涣之陀罗尼经幢
包府君碑　　　　　　　　集右军书建福寺三门碑

宋齐梁陈碑帖

宋文帝神道碑　　　　　齐倪桂金庭观碑
齐南阳寺隶书碑　　　　梁茅君碑【张泽书】
梁陶弘景瘞鹤铭　　　　刘灵正堕泪碑

魏齐周碑帖

魏裴思顺教戒经　　　　北齐王思诚八分蒙山碑
后周大宗伯唐景碑【欧阳询书】　肖子云章草出师颂
天柱山铭

隋碑帖

隋薛道衡书朱厂碑　　　张公谨书龙藏寺碑
魏瑗书上方寺舍利塔铭
史陵书禹庙碑　　　　　虞世南书阴圣道场碑
开皇三年刻兰亭记【妙绝诸本】

唐碑帖

唐太宗书魏征碑　　　　李邕书李思训碑
云麾将军碑　　　　　　卢府君碑
僧智永真草千文　　　　陀罗尼经
玄度十八体书　　　　　僧亚栖千文
李阳冰篆先侍郎碑　　　张旭草书千文
郎官帖　　　　　　　　僧怀素三种草书千文
入市诗　　　　　　　　自叙帖
圣母帖　　　　　　　　心经
藏真律公二帖　　　　　褚河南忠臣像赞
虞世南宝昙塔铭　　　　夫子庙堂碑

宋齐梁陈碑帖

宋文帝神道碑　　　　　　齐倪桂金庭观碑
齐南阳寺隶书碑　　　　　梁茅君碑【张泽书】
梁陶弘景瘗鹤铭　　　　　刘灵正堕泪碑

魏齐周碑帖

魏裴思顺教戒经　　　　　北齐王思诚八分蒙山碑
后周大宗伯唐景碑【欧阳询书】　萧子云章草出师颂
天柱山铭

隋碑帖

隋薛道衡书朱厂碑　　　　张公瑾书龙藏寺碑
魏瑗书上方寺舍利塔铭　　史陵书禹庙碑
虞世南书阴圣道场碑　　　开皇三年刻兰亭记【妙绝诸本】

唐碑帖

唐太宗书魏征碑　　　　　李邕书李思训碑
云麾将军碑　　　　　　　庐府君碑
僧智永真草千文　　　　　陀罗尼经
玄度十八体书　　　　　　僧亚栖千文
李阳冰篆先侍郎碑　　　　张旭草书千文
郎官帖　　　　　　　　　僧怀素三种草书千文
入市诗　　　　　　　　　自叙帖
圣母帖　　　　　　　　　心经
藏真律公二帖　　　　　　褚河南忠臣像赞
虞世南宝昙塔铭　　　　　夫子庙堂碑

破邪论	龙藏寺碑
褚遂良文皇哀册	临摹兰亭、枯树帖
临圣教序	蔡孝子墓表
小楷阴符经	草书阴符经
小楷度人经	紫阳观碑
真草千文	虞世南龙马图赞
李怀琳绝交书	史惟则隶书千文
于志宁十八学士像赞隶书	薛稷升仙太子碑
颜真卿元次山碑	摩崖碑
中兴颂	北岳庙碑
草书千文	戒坛记
李含光碑	祭伯文
五言诗【圆寂上人】	麻姑仙坛记
争坐帖稿	家庙碑
东方朔画赞	多宝寺碑
放生池碑	干禄字帖
颜母陈夫人墓碑	李北海阴符经
娑罗树碑	曹娥碑
秦望山碑	臧怀庇碑
岳麓寺碑	开元寺碑
李梦征篆教兴颂	欧阳率更化度寺碑
九成宫醴泉铭	皇甫君碑
虞恭公碑	小楷心经
真书千文	金兰帖
鄱阳铭	欧阳率更梦奠帖
唐太宗屏风帖	韩择木荐福寺碑
唐太宗李勣碑	择木八分书臧希沈碑

破邪论	龙藏寺碑
褚遂良文皇哀册	临摹兰亭、枯树帖
临圣教序	蔡孝子墓表
小楷阴符经	草书阴符经
小楷度人经	紫阳观碑
真草千文	虞世南龙马图赞
李怀琳绝交书	史惟则隶书千文
于志宁十八学士像赞隶书	薛稷升仙太子碑
颜真卿元次山碑	摩崖碑
中兴颂	北岳庙碑
草书千文	戒坛记
李含光碑	祭伯文
五言诗【圆寂上人】	麻姑仙坛记
争坐帖稿	家庙碑
东方朔画赞	多宝寺碑
放生池碑	干禄字帖
颜母陈夫人墓碑	李北海阴符经
娑罗树碑	曹娥碑
秦望山碑	臧怀庇碑
岳麓寺碑	开元寺碑
李梦征篆教兴颂	欧阳率更化度寺碑
九成宫醴泉铭	皇甫君碑
虞恭公碑	小楷心经
真书千文	金兰帖
鄱阳铭	欧阳率更梦奠帖
唐太宗屏风帖	韩择木荐福寺碑
唐太宗李勣碑	择木八分书臧希沈碑

唐玄宗隶书孝经　　　　　欧阳通道因禅师碑
李阳冰篆书千文　　　　　谦卦爻辞
城隍庙碑　　　　　　　　柳公权玄秘塔铭
李晟碑　　　　　　　　　薛平碑
武侯祠堂记　　　　　　　玄度八分书崔守成碑
唐明皇书金仙公主碑　　　欧阳询千文
龙兴寺四绝碑【李华撰，张从申书，李阳冰篆，法慎师书额】
薛稷周封中岳碑　　　　　僧行敦书遗教经
孙过庭书谱　　　　　　　王维书寿州紫极宫记
牛僧孺隶书陀罗尼经　　　柳公绰诸葛庙堂碑
欧阳通益州碑　　　　　　熊君重修先师庙碑隶书
索靖出师表　　　　　　　褚遂良乐毅论
白鹤禅师墓灵记隶书　　　李北海荆门行
智永草书兰亭记

宋碑帖

苏长公书韩文公庙碑　　　冉宗闵宣庙门碑
马券　　　　　　　　　　醉翁亭记
王郎帖　　　　　　　　　鱼枕冠记
表忠观碑　　　　　　　　归去来辞
金刚经　　　　　　　　　洋州园池三十首
黄涪翁书狄梁公碑　　　　楚颂帖
书评行书　　　　　　　　此君轩歌
大江东去词　　　　　　　晚游池塘诗
米元章章君表　　　　　　食时五观帖
山水歌　　　　　　　　　穿窿山赋
龙井记　　　　　　　　　壮怀赋

唐玄宗隶书孝经	欧阳通道因禅师碑
李阳冰篆书千文	谦卦爻辞
城隍庙碑	柳公权玄秘塔铭
李晟碑	薛平碑
武侯祠堂记	玄度八分崔守成碑
唐明皇书金仙公主碑	欧阳询千文
龙兴寺四绝碑【李华撰,张从申书,李阳冰篆,法慎师书额】	
薛稷周封中岳碑	僧行敦书遗教经
孙过庭书谱	王维书寿州紫极宫记
牛僧孺隶书陀罗尼经	柳公绰诸葛亮庙堂碑
欧阳通益州碑	熊君重修先师庙碑隶书
索靖出师表	褚遂良乐毅论
白鹤禅师墓灵记隶书	李北海荆门行
智永草书兰亭记	

宋碑帖

苏长公书韩文公庙碑	冉宗闵宣庙门碑
马券	醉翁亭记
王郎帖	鱼枕冠记
表忠观碑	归去来辞
金刚经	洋州园池三十首
黄涪翁书狄梁公碑	楚颂帖
书评行书	此君轩歌
大江东去词	晚游池塘诗
米元章章君表	食时五观帖
山水歌	穹窿山赋
龙井记	壮怀赋

天马赋	行书千文
蔡端明书东园记	昼锦堂记
阅古堂记	荔枝谱
严陵祠堂记	白从矩宣师庙碑
凤越草书千文	僧梦英篆书字源千文十八体书
葛刚正续千文	陶谷抄高僧传
姜夔续书谱	佛印牛颂
袁正己摩利支天经	朱晦翁富贵有余乐诗

元碑帖

鲜于太常进学解	行书千文
夔子山白石篇	清风岭诗
宋仲温竹谱	七姬权厝志
赵松雪小楷度人经	黄庭经
乐毅论	七观帖
佑圣观碑	兰亭十三跋
番阳君庙碑	行书道德经
沈山寺碑	东岳行宫碑
行书千文	大字千文
玄元十子像赞	真草千文
小楷千文	洞玄经
临兰亭帖	行书归去来辞
金丹四百字	春夜桃李园宴记
赵仲穆义田记	乐善堂集赵诸帖
雪庵头陀茶榜	吴衍篆阴符经
王翼篆四书	宋克书杜出塞九首
宋燧小楷不自弃文	周伯温四体千文

天马赋	行书千文
蔡端明书东园记	昼锦堂记
阅古堂记	荔枝谱
严陵祠堂记	白从矩宣师庙碑
周越草书千文	僧梦英篆书字源千文十八体书
葛刚正续千文	陶谷抄高僧传
姜夔续书谱	佛印牛颂
袁正己摩利支天经	朱晦翁富贵有余乐诗

元碑帖

鲜于太常进学解	行书千文
夔子山白石篇	清风岭诗
宋仲温竹谱	七姬权厝志
赵松雪小楷度人经	黄庭经
乐毅论	七观帖
佑圣观碑	兰亭十三跋
番阳君庙碑	行书道德经
沈山寺碑	东岳行宫碑
行书千文	大字千文
玄元十子像赞	真草千文
小楷千文	洞玄经
临兰亭帖	行书归去来辞
金丹四百字	春夜桃李园宴记
赵仲穆义田记	乐善堂集赵诸帖
雪庵头陀茶榜	吴衍篆阴符经
王翼篆四书	宋克书杜出塞九首
宋璲小楷不自弃文	周伯温四体千文

吴志淳千文	颜辉小楷孝经
僧讷草书千文	张即之金刚经

以上诸帖，概举行世者言之。余所目及而宋拓今拓各半。但玩物流传，铜玉耐久而多，书帖易败而少。而宝珠玉者似多，宝金石文者更少。兼之兵火销烁，人世变迁，岂容片纸。砥砺尘磨，其中幸存一二，散落人间，好之者力或不足，不知者用以覆瓿，此又劫会业逢，不知灾害其几，何能得聚古人于一堂，与之心谈手执，接丰采于几案？故聚玩鉴家，以宋书宋帖为第一最上珍品。今人幸得一二，当宝过金玉，斯为善藏。余向曾见《开皇兰亭》一拓，有周文矩画《肖翼赚兰亭图》卷，定武肥瘦二本，并褚河南《玉枕兰亭》四帖，宝玩终日，恍入兰亭社中，饮山阴流觞水，一洗半生俗肠，顿令心目爽朗。

论帖真伪纸墨辨正

高子曰：法帖真伪，一时入手，少不用心着眼即不能辨。观唐肖诚伪为古帖以示李邕，曰："此右军书也。"邕忻然曰："是真物也。"诚以实告邕，再视曰："果欠精神耳。"北海且然，况下者乎？南纸坚薄，极易拓墨，北纸松厚，不甚受墨。故北拓如薄云之过青天，以其北用松烟，墨色青浅，不和油蜡，故色淡而文皱，非夹纱作蝉翅拓也。南拓用烟和蜡为之，故色纯黑，面有浮光。今之赝帖，多用油蜡拓者，间有效法松烟墨拓，色似青浅，而敲法入石太深，字有边痕，用墨深浅不匀，浓处若乌云生雨，浅者如白虹跨天，殊乏雅趣。惟取眼生，以惑蒙瞆。古帖受裱数多，历年更远，其墨浓者，坚若生漆，且有一种不可称比异香，发自纸墨之外。若以手揩墨色，纤毫无染；兼之纸面光采如砑，其纸年久质薄，触即脆裂，侧勒转折处，并无沁墨水迹侵染字法。今之浓墨拓者，以指微抹，满指皆黑。

吴志淳千文　　　　　　颜辉小楷孝经

僧讷草书千文　　　　　　张即之金刚经

以上各种碑帖，概约列举流行于世间的来说的，我所看到的碑帖，宋代拓本和今人拓本各一半。但流传下来的赏玩中，铜器玉器耐久，因而保留下来的多，书帖容易损坏，因而留下来的少，而珍爱珠宝玉器的人比较多，珍爱碑帖的人就少了。加上战火烧毁，人世的沧桑变迁，哪里还顾得上一张碑帖纸片！磨来擦去，加上灰尘污染，其中有一两册幸存，散失民间，喜好它的人，无钱购买，不能识别的人，用它来盖东西，这又是一种劫难；真不知灾害会有多少，又怎能使古代书法作品得以聚在一起，和它们握手倾谈，在书桌旁见到它们的风采。所以，收藏赏玩家们把宋书宋帖列为第一上品。现在如有人有幸得到一二件，便应当将它视为超过金玉的宝物，这才是最聪明的收藏家。我以前曾见过明朝开国皇帝朱元璋的兰亭序碑帖，有周文矩画的萧翼二画赚兰亭序书帖的图卷，定武本有肥瘦二本，还有褚河南玉忱兰亭序四帖，整天当作宝物鉴赏，仿佛走进了兰亭社中，喝饮山阴流水，将半生俗肠全都洗尽，顿觉心目爽朗。

论帖真伪纸墨辨正

高子说：古字帖的真假，刚开始时，稍不留心细看，即不能识辨。唐代萧诚伪造了一张古帖，拿给李邕看后说道："这是王羲之的书法。"李邕高兴地说："这的确是王羲之的真迹。"萧诚于是把实情告诉了李邕，李邕又看，说道："果然差点神韵。"从故事可以看出，李邕这些书法高手都如此，更何况低水平的人。南方的纸坚韧而薄，很容易拓上墨，北方的纸又松又厚，不很容易吸墨，所以，北纸拓的字帖如薄云赛过青天。因为北方用松烟制墨，黑色淡墨，不掺油蜡，所以墨色淡，拓出的字也常有皱折，不是用薄如蝉翼的纱布夹在碑和纸间拓的碑文；南方碑帖是用烟和蜡制墨拓的，所以墨色纯黑，表面闪光。现在的伪帖，大多用油蜡拓碑，间或也有人学习南方用松烟墨拓的，黑色似乎淡一点，而且拓碑时纸贴石太深，拓出的字不清楚，有边痕，着墨深浅也不均匀，墨浓处好像乌云生雨，墨淡处像白虹架空，非常缺乏典雅的情趣。只有选准见识少的外行，骗这些睁眼瞎罢了。古碑帖裱装的次数

其古帖纸色面有旧意，原人摩弄积久，自然陈色，故面古而背色长新，以古纸坚厚不湮。今之赝拓，大率以川扇纸、竹纸用挂灰炉烟沥和水染成古色，表里湮透，两面如一。若以一角揭试，薄者即裂，厚者性健不断。如古帖不然，薄者揭之，坚而不裂，以受糊多耳；厚者反破碎莫举，以年远糊重，纸脆故也。此俱以形似求之。若以字法刻手，过目翻阅，虽宋拓之妍丑即别，矧赝拓可愚人哉？虽然，近有吴中高手，赝为旧帖，以坚帘厚粗竹纸，皆特抄也，作夹纱拓法，以草烟末香烟熏之，火气逼脆本质，用香和糊若古帖臭味，全无一毫新状，入手多不能破。其智巧精采，反能夺目，鉴赏当具神通观法。

兰亭边旁考异

永字无画，发笔处微转折。和下口字下横笔稍出。岁字有点在之下戈口之右。年字悬笔上凑顶。流字内乙字处就回笔，不作点。在字左人反剔。是字下疋，凡三转不断。事字脚，斜拂不挑。欣字欠右一笔，作章草发笔状，不是捺。抱字已开口。亦大矣，亦字是四点。兴感字，戈边是直作一笔，不是一点。未尝不字，反挑脚处有一阙。殊字挑脚带横。趣字波略少卷向上。

愈多，经历的年代愈久远，其中墨浓的，象生漆一般硬，而且有一种不可比拟的奇香，来自纸和墨之外。如果用手揩，墨汁一点也不沾手，还有它纸面象碾磨过一样有光；纸也因年欠而质薄，一用手接触就会脆裂，刻在边上的字以及转折的地方，并不存在墨水浸染的字迹。现在用浓墨拓的碑帖，用手轻轻一抹，整个指头都会被染黑。那些古拓碑帖纸色较旧，原来的主人摸弄观赏太久了，自然色旧。所以碑帖正面旧，可是背面颜色一直很新，因为古代的纸坚韧厚实而不易变质。现在假称古拓的碑帖，大多是用川扇纸、竹纸挂在灰炉烟熏和水染而成的古色，正反两面都浸透，两面都一样。如果在裱装好的纸底板上试着揭起一角，薄的易被撕裂，厚的纸质坚韧不会断裂。古拓碑帖就不象这样，薄的纸揭去，却坚韧不破，因为裱装时浆糊粘得多；揭厚的纸，反而破碎揭不起来，这是因年代久远，浆糊多纸易脆的缘故。刚才说的这些都是从外表相同的真假古碑帖来分析的。若从笔法、刀法来研究，翻开一看，即或是宋代拓的碑帖，它的美丑也看得出来，伪碑帖又怎么可能愚弄人呢！虽然如此，但是，近来吴郡的书法高手，假制古碑帖，用坚帘厚竹纸拓印，比制得十分巧妙。他们用表纱拓印的方法，拓好后，用草烟末香烟熏烤，火气就把纸质熏烤脆了，再用加药的浆糊裱装好，发出古碑帖一样的臭味，使碑帖完全没有一点新样子，这种赝品，拿在手上大多不易识破。这些人构思奇巧，制作精细，反能耀眼，鉴赏家要具通晓神灵般的水平去观察，方能识破。

兰亭边旁考异

《兰亭集序》第一字"永"笔画未断开，下笔的地方稍微有点转折。第二字"和"字的"口"下边横起那一划稍稍出头。"岁"字有一点，在"之"下面，"戈口"之右。"年"字是悬笔即书，向上凑满顶。"流"字的"乙"，笔峰一弯，未加点。"在"字左边的"彳"字反着挑起。"是"字下边的"疋"字共点了没有断的三个点。"事"字的脚，斜飘起一竖，没有钩。"欣"字差右边一笔，写成早期草书起笔的样子，不是一捺。"抱"字"巳"开口。"亦"字写得大些，下边是点的四个点。"兴感"的"感"字，"戈"边是直作一笔，不是一点。"未尝不"的"不"字，反挑脚的地方有

上举此以观《兰亭》，恐亦不大失眼。

五字损本者，乃"湍流带右天"五字损伤也。

宋景定咸淳间，贾似道命客参较诸本异同，择其字之尤精者，辑成一帖。用良工王用和刻之，经年始成，此本后有悦生堂印，甚可宝也。

论古玉器

高子曰：玉以甘黄为上，羊脂次之。以黄为中色，且不易得，以白为偏色，时亦有之故耳。今人贱黄而贵白，以见少也。然甘黄如蒸粟色佳，焦黄为下。甘青色如新柳，近亦无之。余见甘黄玉马，长四寸，神气如生，甘青羊头钩、螭玦、素瑽等物，色娇可爱。余得一旧物残缺者，制为五岳巾圈、蟾钮二物，甚佳。碧玉色如菠菜深绿为佳。有细墨洒点，有淡白间杂者次之。墨玉如漆者佳，西蜀有石类之。红玉色如鸡冠者可贵。三玉世不多见，都中亦宝重之。绿玉类碧色少深，翠中有饭糁者佳。外此七种，皆不足取矣。

上古用玉珍重，似不敢亵。故制圭以封诸侯，制璧以祀天帝，制黄琮以祀地祇，制璋如半圭用赤以礼南方，制琥如虎以礼西方，制璜如半璧用玄以礼北方。若瑽珩双璜衡牙，佩之饰也；琫珌鹿卢，剑之饰也。若指南人虿托轴辂饰诸具，弁星虿牛环、螳螂钩、辘轳环、螭虺、蟠螭环、商头钩、双螭钩、玉套管、璩环、带钩、拱璧，皆王侯舆服之饰也。琉珥杂佩，步摇、笄珈、玉瑱、玉珌、琼华璪玉，皆后宫夫人之饰也。又如以玉作六瑞、宝玺、冈卯、明珰、玉鱼、玉碗、卮匜、带围、弁饰、玉辟邪图书等物，何重如之？后此失古用玉

一点损缺。"殊"字脚挑起带过一横。"趣"字的一捺，稍微向上卷起。

前边举这些例出来鉴赏《兰亭集序》真迹，恐怕我也没有看错。

《兰亭集序》碑帖的"五字损本"，是"湍"、"流"、"带"、"右"、"天"五个字损伤了。

南宋景定、咸淳年间，贾似道叫门客参校《兰亭集序》碑帖各种拓本的不同和相同之处，选择多种拓本中最好的字，编辑成一本字帖，任命好工匠王用和雕刻，过了一年，才制成这一帖本，帖后盖有"悦生堂"印章，很值得看重。

论古玉器

高子说：玉器中甘黄色的是上品，羊脂色的为次品。以黄色为中色，而且很不容易得到；以白色为偏色，是当今还能得到的缘故。现代人看轻黄色而看重白色，是因为白色少见。可是，甘黄色中以蒸粟色为最好，焦黄色的稍差一些。甘青色像新发的柳叶的颜色，近年也没有了。我看见过一件甘青玉马，长四寸，其神形栩栩如生。甘青羊头钩、螭玦、素璁等器物，颜色娇美，逗人喜爱。我得到过一件残损的旧玉制成的五岳巾圈、蟾钮两玉器，非常精美。碧玉的颜色如菠菜般深绿的最美，有细墨点的、有淡白间杂的稍差一点。墨玉像漆色的为美，西蜀有一种石头与它十分相象。红玉的颜色像鸡冠一样红的最珍贵。这三种颜色的玉器，世上并不多见，京城也很看重这三种玉器。绿玉器很像碧，颜色稍微深一点，翠中有饭粒般小的点的就好。此外七种色，都不值得选用。

上古对玉很珍惜，从不加以亵渎。所以天子将它制成圭来分封诸侯，制成璧来祭祀天帝，制成黄琮来祭祀地神，制成璋，像半圭用火的向南方施礼；抽成的虎形如琥，以礼西方；制成璜，像半块璧玉，用玄者向北方施礼。璁、珩、双璜、衡牙等，都是佩带的装饰品。琫珌、鹿卢，是宝剑的装饰品。如果指南方人蚩托轴辂的各种装饰品，弁星蚩牛环、螳螂钩、辘轳环、螭虺、蟠螭环、商头钩、双螭钩、玉套管、璩环、带钩、拱璧等，都是王侯车服上的饰物。琉珥、杂珮、步摇、笄珈、玉瑱、玉瑲、美石、璪玉等，都是后宫夫人的装饰品。又比如用玉制成的六瑞宝玺、冈卯、明珰、玉鱼、玉碗、卮匜、带围、弁饰、玉辟邪、图书等

意矣。

　　自唐宋以下，所制不一。如管笛、凤钗、乳络、龟鱼、帐坠、哇哇树、石炉顶、帽顶、提携袋挂、压口方圆细花带板、灯板、人物神像、炉瓶钩钮、文具器皿、杖头、杯盂、扇坠、梳背、玉冠、簪珥、绦环、刀把、猿马牛羊犬猫花朵种种玩物，碾法如刻，细入丝发，无隙败矩，工致极矣，尽矣。宋工制玉，发古之巧，形后之拙，无奈宋人焉。不特制巧，其取用材料亦多心思不及。若余见一尺高张仙，其玉绺处，布为衣折如画。又一六寸高玄帝像，取黑处一片为发，且自额起，面与身衣纯白，无一点杂染。又一子母猫，长九寸，白玉为母，身负六子，有黄黑为玳瑁者，有纯黑者，有黑白杂者，有黄者，因玉玷污，取为形体扳附眠抱诸态，妙用种种佳绝。又一墨玉大玦，全身地子灵芝俱黑，而双螭腾云卷水，皆白玉身尾，初非勉强钮捏。又若玛瑙蜩蝉，黑首黄胸，双翅浑白明亮。又一弥勒，以红黄缠丝，取为袈裟，以黑处为袋，面肚手足纯白。种种巧用，余见大小数百件皆然，近世工匠，何能比方？

　　然汉人琢磨，妙在双钩碾法，宛转流动，细入秋毫，更无疏密不匀。交接断续，俨若游丝白猫，曾无滞迹。若余见汉人巾圈，细碾星斗，顶撞圆活。又见螭虎云霞，层叠穿挽，圈子皆实碾双钩，若堆起飞动，但玉色土蚀殆尽，缀线二孔，已锈其一，此岂后人可拟？要知巾圈非唐人始也。又若冈卯有方者，六棱者，其钩字之细，其大小图书碾法之工，宋人亦自甘心。其制人物、螭玦、钩环并殉葬等物，古雅不烦，无意肖形而物趣自具，尚存三代遗风。若宋人则刻意模拟，求物象形，徒胜汉人之简，不工汉人之难。所以双钩细碾，书法卧蚕，则迥别矣。汉宋之物，入眼可识。

物，没有比这些更珍贵了！此后，就失掉古人使用玉器的本意了。

自唐宋以后，所制的玉器便有所不同。比如管笛、凤钗、乳络、龟鱼、帐坠、哇哇树、石炉顶、帽顶、提携袋挂、压口方圆细花带板、灯板、人物神像、炉瓶钩钮、文具器皿、杖头、杯盂、扇坠、梳背、玉冠、簪珥、绦环、刀把、猿马牛羊犬猫、花朵等种种观赏物，碾制方法都如雕刻一般，细致到了一丝一毫，无有一点孔缝破坏了章法，精致到了极点。宋代工匠制玉器，既沿袭了古代工匠的技术，又残存着后代工匠的拙劣，真是对他们无可奈何。不单制作巧妙，选用的材料也多，只可惜心思不及。比如我看见过一件一尺高的张仙像，他玉绺处布上的衣服皱折，像画的一样。我还看见过一件六寸高的玄帝像，选一片黑处作头发，而且从额头起到脸部及身上衣服全是纯白色，没有一点杂色沾染。我还看见过一件子母猫，长九寸，用白玉制成，母猫身上背了六个小猫，小猫有黄黑为玳瑁的，有纯黑的，有黑白色混杂的，有黄色的，根据玉的污点选作形体，小猫或攀或附或睡或抱姿态各异，各种妙用，真是绝了。我还看见过一件墨玉大块，全身背景上的灵芝草全呈黑色，两条龙腾云卷水，龙身龙尾都是白玉，绝不是勉强凑合而成的。又比如一件玛瑙蜩蝉，头是黑色，胸为黄色，双翅全白而且透亮。还有一种弥勒佛像，用红黄二色缠丝作为袈裟，以黑的地方作袋子，面、肚、手、足都是纯白色。种种妙处，我看见的大小几百件玉器都如此，近代工匠哪能和宋代工匠相比！

但是，汉代人雕琢玉器，巧妙在于双钩、磨碾之法宛转流利，没有一点不精细，更没有疏密不均匀，线条交接的地方，很象摆弄着细丝用白描的手法作画，没有一点停顿的痕迹。比如我看见过的汉代人制作的巾圈，一点一点地细碾，或抑或撞，都很圆活。还见过汉代人的螭虎云霞，一层一叠的贯串，圈子都是实实在在的碾为双钩，仿佛在飞动。只是玉的色彩被土气浸蚀得差不多没有了，两个孔用线连接，以锈其一，这岂是后人可以比的吗？要知道玉琢巾圈并非是以唐人开始的。又比如冈卯，有正方形的，有六角形的，它钩采的精细程度，它大小图书碾法的精妙，宋代工匠不如，也是甘心的。汉代人制作的人物、螭块、钩环和随葬物品等，古典雅致而不烦杂，本来无心去做到形似，可是人物的情趣却自然具备了，还保留了夏商周三代的遗风。如果是宋人，则会

至若古玉，存遗传世者少，出土者多，土锈尸侵，似难伪造。古之玉物，上有血侵，色红如血，有黑锈如漆，做法典雅，摩弄圆滑，谓之尸古如玉物上蔽黄土，笼罩浮翳，坚不可破，谓之土古。余见一玉玦，半裹青绿，此必墓中与铜器相杂，沾染铜色乃耳，亦奇物也。余有定窑二瓶，周身亦有青绿，似同此故。近日吴中工巧，模拟汉宋螭玦钩环，用苍黄杂色边皮葱玉，或带淡墨色玉，如式琢成，伪乱古制，每得高值。孰知今人所不能者，双钩之法，形似稍可伪真，钩碾何法拟古？识者过目自别，奚以伪为？

今时玉材较古似多。西域近出大块劈片玉料，谓之山材。从山石中锤击取用，原非于阗昆冈。西流砂水中天生玉子，色白质干，内多绺裂，俗名江鱼绺也。恐此类不若水材为宝。有种水石，美者白能胜玉，内有饭糁点子，可以乱真。及如宝定石、茅山石、阶州石、巴璞、嘉璞、宣化璞、忠州石、莱州石、阿不公石、梳妆楼肖子石，俱能混玉。但少温润水色，当细别之。又如古之异玉器具，如寒玉鱼、温玉棋子、紫玉笛、紫玉九雏钗、五色玉环、玉膏、灭斑玉、火玉、玉瓮、紫玉函，此皆天地间秘宝。今入何处？多在内帑，否归仙府，今后世徒知有此名耳！奇哉！

论剔红倭漆雕刻镶嵌器皿

高子曰：宋人雕红漆器，如宫中用盒，多以金银为胎，以朱漆厚堆至数十层，始刻人物、楼台、花草等像，刀法之工，雕镂之巧，俨若画图。有锡胎者，有蜡地者，红花黄地，二色炫观。有用五色漆胎

刻意去模拟人物的外形，追求人物的形似，只求汉代人的简单，不用心追求汉代人的难度。用双钩细碾的地方，形似卧蚕，就和汉代人差远了。汉代和宋代的玉器，眼睛一看就能认出来。

至于古代玉器，保存流传下来的很少，从地下挖出来的较多。泥土、尸体浸蚀，也许不容易伪造。古代玉器上有血浸蚀，玉色像血那样红，有像漆那样的黑锈，它的制法典雅，磨弄圆滑，称它叫"尸古"。如玉器上遮有黄土，有浮翳笼罩，硬得弄不破，就叫"土古"。我见过一个玉玦，有一半是青绿色，这一定是在墓中与铜器相混，沾上铜色才这样的，这也是一件奇宝。我有定窑生产的两个瓶子，全身也有青绿色，大概和这个原因相同。近来，吴郡的能工巧匠，模拟汉代、宋代的螭玦钩环，用边皮呈苍黄色的苍玉，或用带淡墨色的玉，按程序雕琢而成，以假乱古器之真，往往卖高价钱。谁知道现代人不会的，就是双钩之法，相似的形状稍微能以假乱真，但古人的钩法碾齿，今人的什么方法可以比呢？识货的人一看自然就分辨出来了，为什么要伪造呢？

现在制玉器的材料比古代多。西域近来运进大块劈成片状的玉料，叫做"山材"，是从山石中敲打出来的。西域流砂河中天然生产一种玉子，色白而质地干燥，内多丝状裂缝，俗名叫"江鱼绺"，这类玉子不如水材贵重。有一种水石，色白而又好看得可胜过玉石，水石里有饭粒似的斑点，可以乱真。又比如宝定石、茅山石、阶州石、巴璞、嘉璞、宣化璞、忠州石、莱州石、阿不公石、梳妆楼肖子石，都能够与玉混同，只是少了些温润的水色，应当仔细辨别它们。又比如古代特殊的玉制器物，如寒玉鱼、温玉棋子、紫玉笛、紫玉九雏钗、五色玉环、玉膏、灭斑玉、火玉、玉瓮、紫玉函等，这些都是天地间的秘宝。但它们今天都到哪儿去了呢？是收藏在内府库中，还是回到了仙宫，使得后人只有这些名字，而看不见这些器物呢，真奇怪啊！

论剔红倭漆雕刻镶嵌器皿

高子说：宋代人制作的雕红漆器，如宫中用的盒子，大多用金银作坯子，用很厚的红漆堆几十层，然后才雕刻成人物、楼台、花草等图象，刀法之精细，雕刻之巧妙，简直像画图一般。还有用锡作坯的，也有用蜡色作底

刻法，深浅随妆露色，如红花绿叶，黄心黑石之类，夺目可观，传世甚少。又等以朱为地刻锦，以黑为面刻花，锦地压花，红黑可爱。然多盒制，而盘匣次之。盒有蒸饼式、河西式、蔗段式、三撞式、两撞式、梅花式、鹅子式，大则盈尺，小则寸许，两面俱花。盘有圆者、方者、腰样者，有四入角者，有绦环样者，有四角牡丹瓣者。匣有长方、四方、二撞、三撞四式。元时有张成、杨茂二家，技擅一时，但用朱不厚，漆多翘裂。

若我朝永乐年果园厂制，漆朱三十六遍为足。时用锡胎木胎，雕以细锦者多。然底用黑漆针刻"大明永乐年制"款文，似过宋元。宣德时制同永乐，而红则鲜妍过之。器底亦光黑漆，刀刻"大明宣德年制"六字，以金屑填之。其盘盒大小，制同宋元。然多丫髻瓶、茶橐、劝杯、茶瓯、穿心盒、拄杖、扇柄、砚匣等物。民间亦有造者，用黑居多，工致精美。但几架、盘盒、春撞各物有之，若四五寸香盒，以至寸许者，绝少。云南以此为业，奈用刀不善藏锋，又不磨熟棱角，雕法虽细，用漆不坚，旧者尚有可取，今则不足观矣。有伪造者，矾朱堆起雕镂，以朱漆盖覆二次，用愚隶家，不可不辨。穆宗时，新安黄平沙造剔红，可比园厂，花果人物之妙，刀法圆滑清朗。奈何庸匠网利，效法颇多，悉皆低下，不堪入眼。较之往日，一盒三千文价，今亦无矣，何能得佳？金陵之制亦然，国初有杨埙描漆、汪家彩漆，技亦称善。余家藏有一二物件，真胜他器。漆描用粉，数年必黑。而杨画《和靖观梅图》屏，以断纹，而梅花点点如雪，其用色之妙可知。宣德有填漆器皿，以五彩稠漆，堆成花色，磨平如镜，似更难制，至败如新，今亦甚少。有漂霞砂金、蜘嵌堆漆等制，亦以新安方信川制为佳。如效砂金倭盒，胎轻漆滑，与倭无二，今多伪矣。

的，也有红色花纹黄底板的，红黄二色看起来很耀眼。有的用五色漆坯子雕刻的方法，或深或浅，随着漆露出的各种色彩，如红花绿叶、黄心黑石之类，光彩夺目，非常好看，可惜很少传世。同样，用红色底板刻彩锦，用黑色作面子刻花，在彩锦底板上压花，红色、黑色都好看。但是，盒子有多种样式，盘和匣子的样式也比较多，只是比盒稍少。盒有蒸饼式、河西式、蔗段式、三撞式、两撞式、梅花式、鹅蛋式等，大的有二尺，小的约一寸左右，两面都有花纹。盘子有圆的、方的、象腰的，有四角、八角的，有绦环式的，有四角牡丹瓣的。匣子有长方、四方、二撞、三撞四种样式。元代有张成、杨茂两家作坊，二家的技术风行一时，只是红色上得不厚，漆大多皲裂了。

如我大明朝永乐年间果园厂的制法，漆红色，要上三十六次为满。当时用的锡坯、木坯，雕细锦的居多，然而底子用的黑漆，刻上"大明永乐年制"的款文，工艺技术水平似乎超过了宋、元两代。宣德年间的制式和永乐年间相同，只是红色的鲜美超过了永乐年间的红色漆器，器物底部也是黑漆，也用刀刻了"大明宣德年制"六个字，是烫了金的。宣德年间的漆盘、漆盒，大小和制法与宋元两代的一样，但是，品种多了丫髻瓶、茶橐、劝杯、茶瓯、穿心盒、拄杖、扇柄、砚匣等漆器。民间也有造漆器的，用黑色的居多，工艺也很精美，但只有几架、盘、盒春撞几种漆器，像四五寸大的香盒，以及一寸左右的漆器就太少了。云南的造器工匠，以造这些小巧的器物为专长，可惜用刀不善于藏锋，又没有磨出棱角，雕法虽然细致，但漆上得不牢。过去造的器物尚有可取之处，现在造的就不值得看了。现在有人伪造，用矾石红漆堆起雕刻，再用红漆盖两次，用来愚弄不能辨识的人，不能不辨识清楚啊。明穆宗时，新安黄平用沙造挑红的漆制品，可以和园厂生产的漆器相比，它的花果人物很巧妙，刀法也圆滑清朗。无奈平庸的工匠追求利润，学得很多，但都很低劣，不值得观赏。和往昔相比，一盒可价值三千文钱，今天已经没有了，哪能买到好货。金陵的漆制品也如此。大明朝建国之初有杨埙描漆，有汪家彩漆，技术都不错，我家中收藏了他两家的一两件制品，的确超过了其他漆制品。用漆粉漆器物，颜色在几年内一定会变黑。可是，杨埙画的《和靖观梅图》屏，用断纹处理，画成的梅花一点一点像雪片一般，他用色的巧妙可以从此推知了。宣德年间有填漆器皿，是用五彩稠漆堆成的花色，磨平后像画一样美，似乎更难制作，甚至到器物坏了，漆色仍然新鲜，现在，

漆器惟倭称最，而胎胚式制亦佳。如圆盒以三子小盒嵌内，至有五子盒，七子九子盒，而外圆寸半许，内子盒肖莲子壳，盖口描金，毫忽不苟。小盒等重三分，此何法制？方匣有四子匣，六子九子匣。箱有衣箱，文具替箱，有簪匣，有金边红漆三替撞盒，有洒金文台手箱、涂金妆彩屏风、描金粉匣、笔匣、贴金扇匣、洒金木銚角盥桶子罩盒，有罩盖箱，罩盖大小方匣。有书橱之制，妙绝人间。上一平板，两旁稍起，用以搁卷。下此空格盛书，旁板镂作绦环，洞门两面鏒金铜滚阳线。中格左作四面板围小橱，用门启闭，鏒金铜铰，极其工巧。右旁置倭龛神像。下格右方，又作小橱，同上规制，较短其半。左方余空，再下四面虎牙如意勾脚。其圆转处，悉以鏒金铜镶阳线铃制，两面圆浑如一，曾无交接头绪，此亦仅见。有金银片嵌光顶圆盒、蔗段盒、结盒、腰子盒、腰子砚匣。有秘阁，有一枝瓶，有酒注，鏒金铜镶口嘴。有折酒盂，上如大盏漏空，坐嵌一橐，以橐盖大碗，碗外泥金花彩，用之折酒，可免溅渍。有大小碟碗，红如渥丹。有描彩嵌金银片子酒盘。有都丞盘，内有倭石砚、水注、刀锥、拂尘等件。有铅镶口盖扁小方匣，有笔筒，有茶橐，有漆龛观音，准提马哈喇等佛。有小圆香撞三层四层者。有挂吊腰子香撞五格三格者。有八角茶盘，有茶杯，有尖底劝杯，有铜罩被熏，有镜匣。有金银蜔嵌山水禽鸟倭几，长可二尺，阔尺二寸余，高三寸者。有高二尺香几，面以金银蜔嵌《昭君图》，精甚。种种器具，据所见者言之，不能悉数。而倭人之制漆器，工巧至精极矣。又如雕刻宝嵌紫檀等器，其费心思工本，亦为一代之绝。但可取玩一时，恐久则胶漆力脱，或匣有润燥伸缩，似不可传。宁取雕刻，传摩可久。况今之镶嵌，在在皆是也，与周初制，何天渊隔也，价亦低下。

这种填漆器也十分少了。还有漂霞砂金和螺壳镶嵌堆漆等制法，要推新安的方信川制作的漆品最好。如果仿制砂金倭盒，坯子又轻，漆又光滑，与日本人造的没有两样，只是现在赝品很多。

漆器要数日本货最好，坯子样式也好。比如圆盒，用三个小子盒嵌在母盒内，有的多到五个、七个、九个子盒嵌在母盒内，盒的外圆大小有一寸半左右，里边的子盒像莲子壳的样子，盒盖漆了金，制作得一点不马虎。小盒都是三分重，这是用什么方法制的？方匣子有四子匣、六子匣、九子匣，箱有衣箱、文具屉箱，还有簪匣、金边红漆三屉撞盒、洒金文台手箱，还有涂金妆彩屏风、描金粉匣、笔匣、贴金扇匣、洒金木铫、角盥、桶子、罩盒，还有罩盖、箱罩盖、大小方匣等器物。书橱的制作方法可说是奇妙到了极点：书橱上面是一平板，两旁稍突起，用来搁书，板下面的空格装书。旁边的板子雕成绦环。洞门两边漆成金色，书橱安有铜滚，线露在外边。中格左边做了四顶板围起来的一个小橱，有一个门可以开闭，鏒金的铜铰，非常工巧。右边放日本的神像龛。再下一格，右边又有一个小橱，和上边结构一样，但比上边短一半；左边剩一个格。再下面，四面是虎牙如意勾脚。它圆转的地方，都用金色铜安了明线锁，两边圆浑一体，没有交接头，这也是仅仅见到的。盒子还有金银片嵌光顶圆盒、蔗段盒、结盒、腰子盒、腰子砚匣等。还有秘阁、一枝瓶、酒注，都用金色铜镶口嘴。还有折酒盂，上边像一个大空酒杯，坐放在一个口袋形底座上，用底座盖一个大碗，碗外边绘有金彩花彩纹，用它折酒，可以避免酒到处滴溅。还有大小碗碟，像丹砂那样红。还有绘了花纹嵌着金银片的酒盘。还有装文具的"都丞盘"，内有日本石砚、水注、刀锥、拂尘等东西。还有盖子用铅镶边的扁小方匣。还有笔筒、口袋形茶碗座子、漆龛观音、准提马哈喇佛像等。还有三层四层结构的小圆香提匣。还有或五格或三格挂吊腰间的香提匣。还有八角茶盘、茶杯、尖底劝杯，有铜罩被熏、有镜匣。还有金银螺嵌山水禽鸟图案的日本几案，长约两尺，宽一尺二寸多，高三寸。有一种高两尺的香案，面子用金银螺镶嵌了一幅《昭君图》，十分精致。日本各种各样的漆器，根据目睹者说，数也数不清。反正日本制的漆器，工艺巧妙，精致到了极点。又比如雕刻宝嵌紫檀等漆器，花费的心思和工本，也是绝无仅

然雕刻之神，若宋人王刘九者，镌刻青田石、楚石等类寿星、洞宾、观音、弥勒、神像，岂特肖生？相对色笑，俨欲谈吐，岂后人可能彷佛？又如蚰壳镌刻观音普陀坐像，山水树石，视若游丝白描，目不能以逐发数识。即观音身披法服，有六种锦片，无论螺壳深洼，即平地物件，亦难措手。又若刻划诸天罗汉，经面牙板，并翻经牙签，种种精细，工夺天巧。后有效者，罕能得其妙处。又若我明宣德年间，夏白眼所刻诸物，若乌榄核上，雕有十六娃娃，状米半粒，眉目喜怒悉具。又如荷花九鸶，飞走作态，成于方寸小核，可称一代奇绝。传之久远，人皆宝藏，堪为住世一物，去镶嵌何如？嗣后有鲍天成、朱小松、王百户、朱浒崖、袁友竹、朱龙川、方古林辈，皆能雕琢犀象、香料、紫檀图匣、香盒、扇坠、簪钮之类，种种奇巧，迥迈前人。若方之取材工巧，别有精思。如方所制瘿瓢、竹拂、如意、几杖，其就物制作，妙用入神，亦称我朝妙技。近之仿效倭器，若吴中蒋回回者，制度造法，极善模拟，用铅铃口，金银花片蚰嵌树石，泥金描彩，种种克肖，人亦称佳。但造胎用布稍厚，入手不轻，去倭似远。闽中牙刻人物，工致纤巧，奈无置放处，不入清赏。

有的。只是只能观赏一时，恐怕时间一久，胶漆粘力就没有了，有时，匣子润湿了要件长，干燥了要缩小，也许不能代代相传。宁可要雕刻的图案，传递着还可以观赏很久。况且现在镶嵌的器物，处处都是这样，与大明开国之初的漆制品，没什么很大不同啊，况且价格也很低廉。

然而，雕刻的神奇，如宋朝的王刘九，他用青田石、楚石雕刻寿星、洞宾、观音、弥勒等神像，真是栩栩如生，这些神像在一起，相对着的表情和笑容，很象在互相谈话，这哪是后人能仿效制作的！又比如螺壳雕刻的观音、普陀的坐像，以及山水树石，看起像用游丝白描一样，那些线条，眼睛不能逐一数清楚，即使是观音的法眼，也有六种锦片，别谈螺壳深凹，就是平地的物件，也是很难下手雕刻的。又比如雕刻的诸天罗汉，他们拿的经书对着牙板，以及翻经书的牙签，样样都刻得精细，真是巧夺天工。后来有效法的人，很少能学到它巧妙的地方。又比如我大明朝宣德年间，工匠夏白眼所雕刻的各种东西，如乌榄核上雕了十六个娃娃，形状只有半粒米大，眉毛、眼睛，喜和怒都具备。又如雕的荷花九鹭，飞跑的样子，雕在方寸的小核上，可说是绝一无二的精品。时间流传久了，人们便把它珍藏起来，当成留世的一件宝物。以后，有鲍天成、朱小松、王百户、朱浒崖、袁竹友、朱龙川、方古林等人，都能雕琢犀象、香料、紫檀图匣、香盒、扇坠、簪钮之类的器物，各种奇巧之处，远远超过了前人。比如方古林取材的精巧，更是别有一番精心的构思。方古林雕刻的瘦瓢、竹拂、如意、几杖，他依照原物的形状制作，奇妙如神，也称得上大明朝的奇妙绝技。近来仿制日本器物的，比如吴郡的工匠蒋回回，设计和制造，都很善于模仿，用铅锁口，金银花片，用螺壳镶嵌树木、石头，在金上雕花，样样都逼真，人们也都赞好。只是制作的坯子用的布稍微厚了一点，雕得不够轻，所以造出的器物，与日本货相比仍差得很远。福建的象牙人物雕刻，精致小巧，可惜没有地方放，不能进入清赏之列。

文/白/对/照

遵生八牋

三

〔明〕高濂 著
谦德书院 译

目 录

卷十五

燕闲清赏笺 中卷 1038
　论画 1038
　论砚 1056
　论墨 1074
　论纸 1078
　论笔 1084
　论文房器具 1088
　焚香七要 1114
　论琴 1126
　养鹤要略 1140

卷十六

燕闲清赏笺 下卷 1146
    瓶花三说 1146
    四时花纪 1150
    结子可观盆种树木〔二十二种〕 1186
    花竹五谱 1192

卷十七

灵秘丹药笺 上卷 1242
    丹药 1244

卷十八

灵秘丹药笺 下卷 1324
    治痰症方 1324
    眼目症方 1334
    风症方 1342
    寒症方 1350
    痨症方 1352
    泻痢症方 1358
    痔漏症方 1360
    痈疽疔毒症方 1366
    乌须发方 1374

口齿症方 1376

时疮症方 1380

下疳疮方 1382

疮肿症方 1384

日抄客谈经验奇方 1388

解中蛊并中百物毒方 1404

四方珍异药品名色 1412

卷十九

尘外遐举笺 1422

卷十五

燕闲清赏笺中卷

论画

高子曰：画家六法三病，六要六长之说，此为初学入门诀也，以之论画，而画斯下矣。余所论画，以天趣、人趣、物趣取之。天趣者，神是也；人趣者，生是也；物趣者，形似是也。夫神在形似之外，而形在神气之中，形不生动，其失则板，生外形似，其失则疏。故求神气于形似之外，取生意于形似之中。生神取自远望，为天趣也。形似得于近观，为人趣也。故图画张挂，以远望之，山川徒具峻削，而无烟峦之润；林树徒作层叠，而无摇动之风；人物徒肖，尸居壁立，而无语言顾盼、步履转折之容；花鸟徒具羽毛文彩，颜色锦簇，而无若飞若鸣、若香若湿之想，皆谓之无神。四者无可指摘，玩之俨然形具，此谓得物趣也。能以人趣中求其神气生意运动，则天趣始得具足。

如唐人之画，余所见吴道子《水月观音》大幅、描法妆束，设色精采，宝珠缨络，摇动梵容，半体上笼白纱袍衫，隐隐若轻绡遮蔽，复加白粉细锦缘边，无论后世，即五代宋室，去唐亦远。余所见诸天菩萨之像，何能一笔可仿？其满幅一月，月光若黄若白，中坐大士，上下俱水，鹄首以望，恍若万水滂湃，人月动摇，所谓神生画外者此也。又若阎立本《六国图》，其模写形容，肖诸丑类，状其醉醒歌舞之容，异服野处之态，种种神生，得自化外。又见阎大幅《四王图》，其君臣俯仰威仪，侍从朝拱端肃，珍奇罗列，种种生辉，山树槎丫，

论画

　　高子说：画家有六法三病 六要六长 的说法，这是初学绘画者入门的要诀，用它来评论绘画，绘画大都会低于这个要求的。我评论绘画是用天趣、人趣、物趣作为标准。天趣就是讲神似；人趣就是讲生气；物趣就是讲形似。大凡神气出现在形似之外，而形似则蕴寓于神气之中，形象不生动就失去了神气而显得呆板；生动的形象不在画内就只是形似而已，也就失去了生动而显得粗疏。所以力求神气寓于形似之外，力求生动的形象表现在形似之中。生气、神气从远望看得出来，这便是天趣；形似从近观看得出来，这就是人趣。因此一张图画张挂出来，应远远地观赏它。如果所画山川只是陡峭险峻，却没有烟云的润色；如果画的树林只是层层叠叠，却没有随风摇曳之态；如果画的人物仅仅很相似，却像没有灵魂的躯体放在画中，或像在墙壁静静地立着，却没有谈笑风生、左顾右盼、行走转移的动态；如果画的花鸟只具有色彩华丽的羽毛、缤纷艳丽的颜色，却不引发似飞、似叫、似溢香，似水润泽的想象，这都可以说是没有神气。以上四者都无可指摘，观玩时逼真的形象完全具备了，这便可以说是获得物趣了。能在人趣中求得它的神气盎然，那么天趣才能得到足够的表现。

　　譬如唐朝人的绘画，以我见过的吴道子的大幅《水月观音》为例，他描绘观音的妆束打扮，设色很优美，头上佩戴的宝珠飘带，看上去像在摇曳着，栩栩如生地活现出观音的梵容，上半身笼罩着白纱的袍衫，隐隐约约地像薄薄的生丝遮盖着躯体，袍衫上又有白粉打底和绣有彩色丝织品的花纹镶边。不要说后代，就是五代和宋朝，应该说离唐代并不很远，可是我见过的众多的菩萨的画像，哪有一笔值得称道呢！那整幅画被月色笼罩着，月光似黄似白，画的中间端坐着观音大士，上下都是水，活像一只天鹅翘首张望，恍惚像在浩大的水流上，人和月都随水飘动着似的，真正达到神生画外的境界了！又譬如阎立本的《六国

层层烟润。色求形似,而望若堆叠,以指摩之,则薄平绢素。又如李思训《骊山阿房宫图》,山崖万叠,台阁千重,车骑楼船,人物云集,悉以分寸为工,宛若蚁聚,逶迤远近,游览仪形,无不纤备。要知画者神具心胸,而生自指腕,一点一抹,天趣具足。故能肖百里于方寸,图万态于毫端,松杉历乱,峰石嶙峋,且皴染崖壑数层,勾勒树叶种种。曹明仲何见,以为山水古不及今?客云:此乃文内翰家物。

又如周昉《美人图》,美在意外,丰度隐然,含娇韵媚,姿态端庄,非彼容冶轻盈,使人视之,艳想目乱。又如周之白描《过海罗汉》、《龙王请斋》卷子,细若游丝,回还无迹。其像之睛若点漆,作状疑生,老俨龙钟,少似飞动。海涛汹涌,展卷神惊;水族骑擎,过目心骇。岂直徒具形骸,点染纸墨云哉?又见边鸾花草昆虫,花若摇风,袅娜作态,虫疑吸露,飞舞翩然,草之偃亚风动,逼似天成,虽对雪展图,此身若坐春和园囿。又如戴嵩《雨中归牧》一图,上作线柳数株,丝丝烟起,以墨洒细点,状如针头,俨若一天暮蔼,灵雨霏霏,竖子跨牛,奔归意急。此皆神生状外,生具形中,天趣飞动者也。故唐人之画,为万世法。然唐人之画,庄重律严,不求工巧,而自多妙处,思所不及。后人之画,刻意工巧,而物趣悉到,殊乏唐人天趣浑成。

图》，他模写的人物，各种形态都非常相似，描绘出那些醉后方醒、载歌载舞、穿戴不同的服饰在野外游玩的体态，种种神情都出现了，这真是来自自然界以外的景象。再看阎立本的大幅《四王图》，那君臣俯仰的威仪，左右侍从朝拜拱手的端庄肃穆，罗列的奇珍异物，无不活灵活现，山上的树木枝丫交错，被层层烟雾滋润着，用色力求形似，远远望上去就像立体的一样，但走近用手指一摩，才感到是在又薄又平整的丝织品上作的画。再如李思训的《骊山阿房宫图》，山岩层层叠叠，楼台亭阁上千重，众多的车马楼船，人物似云聚集，全都在分寸之间，画得极为精巧，仿佛蚂蚁聚集在那里，弯弯曲曲、远远近近、延续不断，游览时的各种仪态，在细小中无不表现出来。应当知道作画的人，画前早已神韵在胸，作画时生动的形象出自于指腕之间，每一点，每一抹，都天趣十足，所以能将广阔百里的图景缩小到方寸之间而又表现得维妙维肖；将万种景象在毫端描绘出来，松杉一树一树地杂乱陈列，峰峦岩石突兀、重叠，又用皴法点染几层山岩沟壑，勾勒各种各样的树叶。曹明仲未曾见过此画，所以认为山水画古不如今，有客人回答说：这是文征明家所藏之物。

又如周昉的《美人图》，美在意外，丰韵隐隐绰约，蕴含娇媚，姿态端庄，不是那些容貌艳丽轻盈之辈可比的，若让人见到画中美人，会令人衷心喜爱，心猿意马。又如周昉的白描《过海罗汉》、《龙王请斋》，细得像游丝一样，曲折环绕没有踪迹，那画中的眼睛就似黑漆点染的，形态真是栩栩如生。老年人则有逼真的龙钟之态，年少的就像在飞动似的，大海波涛汹涌，打开画卷，令人心惊，水生动物或骑着的，或向上托起的，让人一看心惊胆颤，难道这只是徒具形骸，点染纸墨等就可以求得的吗？又见边鸾画花草昆虫，花像在随风飘动，袅娜多姿；昆虫极像在吸露水，翩翩起舞；野草随风仰倒，酷似天然生成；即使是面对飞雪展玩图画，这身子也像坐在春风和畅的园林里一样舒服。又如戴嵩的《雨中归牧》一图，上面画有几株柔弱的杨柳，柳丝在云烟中飘起，用墨洒了些细点，形状就像针头，逼真地画出了傍晚的云雾，细雨霏霏，小伙子骑着牛，急切地想跑回家里。这都是神气出现在形象之外，生动的形象蕴于形似之中，也就是天趣飞动了。所以唐朝人作的

若彼丘文播、扬宁、韦道丰、僧贯休、阎立德、弟立本、周昉、吴道玄、韩求、李祝、朱瑶辈，此为人物神手，模拟逼真，生神妙足，设色白描，各臻至极。其山水如李思训、子昭道、卢鸿、王摩诘、荆浩、胡翼、张僧繇、关同辈，笔力遒劲，立意高远，山环水蟠，树烟峦霭，墨沐淋漓，神气生旺。花鸟如钟隐、郭权辉、施璘、边鸾、杜霄、李逊、黄筌子、居寀，皆设色类生，展布有法。花之容冶露滴，鸟之掀翥风生，此皆权夺化工，春归掌握者也。又如韩干之马、戴嵩、张符之牛，僧传古之龙，韩太尉之虎，袁义之鱼，皆极一时独技，生意奔逸，气运骞腾，神迥蠢动之外，虽临摹未能彷佛。

若宋之孙知微、僧月蓬、周文矩、李遵、梁楷、马和之、僧梵隆、苏汉臣、颜次平、徐世荣、盛师颜、李早、李伯时、顾闳中，皆工于人物，而得其丰神精爽者也。如郭忠恕、许道宁、米友仁、赵千里、郭熙、李唐、高克明、孙可元、刘松年、李嵩、马远、马逵、夏珪、楼观、胡瓌、朱怀瑾、范宽、董源、王晋卿、陈珏、朱锐、王延筠、李成、张舜民，此皆工于山水，得其泉石高风者也。如杨补之、丁野堂、李迪、李安忠、吴炳、毛松、毛益、李永年、崔白、马永忠、单邦显、陈可久、僧希白、刘兴祖、徐世昌、徐荣、赵昌、赵大年、王凝、马麟，此皆工于花鸟，得其天机活泼者也。若宋高宗之山水竹石，文湖州、苏长公、毛信卿、吴心玉之竹石枯木，阎士安之野景树石，张浮休之烟村，此皆天籁动于笔锋，渭川波入砚沼，挥洒万竿，云蒸雾变，置之高斋，绿阴满堂，清风四坐，岂彼俗工可容措手？又如陈所翁之龙，钱光甫之鱼，朱绍宗、刘宗古之猫犬，皆得一物骨气运动，状其形似，名擅一时。此余因目所及，聊述数辈。若叙其全，当自画

画，值得后人效法。不过唐人的画求庄重而律严，不求精巧，便增加了很多妙处，这是很难做到的。后人的画，约束自己的心意刻意去追求细腻精巧，却缺乏唐代人的雅趣天成。

像丘文播、杨宁、韦道丰、僧贯休、阎立德、弟立本、周昉、吴道玄、韩求、李祝、朱瑶这些人，都是画人物的神手，模拟逼真，生气形态，象和神韵都达到了极高的境界，设色取白描，个个都达到了最佳的效果。至于山水画，如李思训、子昭道、卢鸿、王摩诘、荆浩、胡翼、张僧繇、关同这些人，笔力遒劲，立意高远，山周边环绕着水，树中有迷离的雾霭，墨汁淋漓，神气旺盛。花鸟画如钟隐、郭权辉、施璘、边鸾、杜霄、李逖、黄筌子、居寀等，都设色得宜，布局有法，那形象艳丽得似露珠欲滴的花，那随风翻飞的鸟，都是巧夺天工、春归掌握之佳作。又如韩干画的马，戴嵩、张符画的牛，僧传古画的龙，韩太尉画的虎，袁义画的鱼，都是超出一时的绝技，那富有生命力的形象，生动奔放，变化跳跃，这高超、神妙远非慢慢爬行之态可比，即使临摹也不能达到相似的境界。

如宋代的孙知微、僧月蓬、周文矩、李遵、梁楷、马和之、僧梵隆、苏汉臣、颜次平、徐世荣、盛师颜、李早、李伯时、顾闳中等，都工于人物画，对于各种人物神态都表现得丰神精爽。如郭忠恕、许道宁、米友仁、赵千里、郭熙、李唐、高克明、孙可元、刘松年、李嵩、马远、马逵、夏珪、楼观、朱怀瑾、范宽、董源、王晋卿、陈珏、朱锐、王廷筠、李成、张舜民这些人，都是工于山水画的，他们都能从山泉岩石中表现出高尚的品格。如杨补之、丁野堂、李迪、李安忠、吴炳、毛松、毛益、李永年、崔白、马永忠、单邦显、陈可久、僧希白、刘兴祖、徐世昌、徐荣、赵昌、赵大年、王凝、马麟这些人，都是工于花鸟画的，他们都能将这些自然界小生灵的秘密揭示出来，并显出活泼之态。再如宋高宗的山水竹石，文湖州、苏长公、毛信卿、吴心玉的竹石枯木，阎士安的野景树石，张浮休的烟村，都能让自然界的各种声音从笔锋中流泻出来。渭川波入砚沼，随意运笔绘出万竿翠竹，绚烂明丽的云雾，飘拂于高高的房舍上面，满堂绿荫，清风满座，哪里是那些平庸之辈能够达到的境界呢？又如陈所翁画的龙、钱光甫画的鱼，朱绍宗、刘宗古画的猫犬，都能深得

谱（金监）签求之，非余所谓清赏要略。

余自唐人画中，赏其神具面前，故画成神足。而宋则工于求似，故画足神微。宋人物趣，迥迈于唐，而唐之天趣，则远过于宋也。

今之评画者，以宋人为院画，不以为重，独尚元画，以宋巧太过而神不足也。然而宋人之画，亦非后人可造堂室，而元人之画，敢为并驾驰驱。且元之黄大痴，岂非夏李源流？而王叔明亦用董范家法，钱舜举乃黄筌之变色，盛子昭乃刘松年之遗派。赵松雪则天分高朗，心胸不凡，摘取马和之、李公麟之描法，而得刘松年、李营丘之结构。其设色则祖刘伯驹、李嵩之浓淡得宜，而生意则法夏珪、马远之高旷宏远。及其成功，而全不类此数辈，自出一种温润清雅之态，见之如见美人，无不动色。此故迥绝一代，为士林名画，然皆法古，绝无邪笔。元画如王黄二赵【子昂、仲穆。】倪瓒之士气，陈仲仁、曹知白、王若水、高克恭、顾正之、柯九思、钱逸、吴仲圭、李息斋、僧雪窗、王元章、肖月潭、高士安、张叔厚、丁野夫之雅致。而画之精工，如王振朋、陈仲美、颜秋月、沈秋涧、刘耀卿、孙君泽、胡廷辉、臧祥卿、边鲁生、张可观，而闲逸如张子政、苏大年、顾定之、姚雪心辈，皆元之名家，足以擅名当代则可，谓之能过于宋，则不可也。其松雪、大痴、叔明，宋人见之，亦能甘心，服其天趣。

今之论画，必曰士气。所谓士气者，乃士林中能作隶家画品，全用神气生动为法，不求物趣，以得天趣为高，观其曰写而不曰描者，欲脱画工院气故耳。此等谓之寄兴，取玩一世则可，若云善画，

各物的骨气，形象又画得很相似，所以名噪一时。这些都是我亲眼所见的，暂且评述几代画家吧，如果想得到全面的评述，就应从画谱绘鉴中去求索，那就不是我所说的清赏要略了。

我从唐朝人的绘画里，品赏出它们的神气是在作画之先就成竹于胸的，所以画成之后就神气十足；宋朝的画家仅擅长于求形似，所以画成之后神气甚微；宋代画家的物趣，远远超过唐人，而唐代画家的天趣又远远超过了宋人。

现今评论绘画的人，把宋人的画看作院画，不加重视，特别崇尚元人的画，这是因为宋人的画过分追求技巧而神气不足的缘故。然而宋人的画，也不是后人所能够轻易达到的，而元人的画，却敢和它并驾齐驱。再说元代的黄大痴，难道不是出自夏、李的源流吗？王叔明也采用董、范的画法，钱舜举、黄筌的着色技法，盛子昭继承了刘松年的遗风，赵松雪则天资聪颖超群，心胸不凡，吸取了马和之、李公麟的描法，又得益于刘松年、李营丘的结构，而设色则效法赵伯驹、李嵩的浓淡得宜，而富有生命力的气象则是效法夏珪、马远的高旷宏远，可是到了他绘画的成熟期，他的作品完全不像上述这些人的风格，而是自己独创了一种温润清雅的神态，见到这些画就像见到美人一样，令人不能不露出受感动的表情的。这远远超过一代人，堪称艺术界中的名画，但都是效法古人的，绝无不寻常的创新之笔。元代的画，如王、黄、二赵（即赵子昂、赵仲穆），倪瓒的士气；陈仲仁、曹知白、王若水、高克恭、顾正之、柯九思、钱逸、吴仲圭、李息斋、僧雪窗、王元章、萧月潭、高士安、张叔厚、丁野夫的雅致不俗；而画的精致巧妙，要数王振朋、陈仲美、颜秋月、沈秋涧、刘耀卿、孙君泽、胡廷辉、臧祥卿、边鲁生、张可观等人；而文雅安闲要算张子政、苏大年、顾定之、姚雪心这些人了。以上都是元代的名家，说他们的名气能独揽当代是可以的，但如果说他们能够超过宋人，那就不可以了。如果松雪、大痴、叔明的画，即使宋人见了，也会心悦诚服，叹服那些绘画的韵致的。

现今人们评论绘画，必然要谈到士气。所谓士气，那是艺术界能作为隶属一家的画种，完全采用神气生动作为标准，不追求物趣，以求得天趣为最高境界，看那些为写而不为描的，都想要摆脱画工院气的

何以比方前代，而为后世宝藏？若赵松雪、王叔明、黄子久、钱舜举辈，此真士气画也。而四君可能浅近效否？是果无宋人家法，而泛然为一代雄哉？例此可以知画矣。

画家鉴赏真伪杂说

高子曰："米元章云，好事家与赏鉴家，自是两等家。多资蓄，贪名好胜，遇物收置，不过听声，此谓好事。若鉴赏家，天资高明，多阅传录，或自能画，或深知画意，每得一图，终日宝玩，如对古人，声色之奉不能夺也，名曰真赏。然看画之法，须着眼圆活，勿偏己见，必细玩古人命笔立意委曲妙处，不能潦草涉略。论山有起伏转换，水有隐显源流。林木求其深邃荟郁，而深浅分明。人物观其睹面凝眸，而顾盼相属。四时之景，要分朝暮阴晴，烟云动荡。花鸟之态，须观欹风含露，宿食飞鸣。次及牛马昆虫，鱼龙水族，无一不取神气生动，天趣焕然笔墨之外，斯不失为真赏。若专以形似取之，则市街贴壁卖画，尽有克肖人物花草猫狗之图，何取于古？且古人之画，岂特不可以形似物迹求也？当无笔迹留滞，方见天趣，如书之藏锋始妙。松雪诗云："石如飞白木如籀，写竹应须八法通。"正谓是也。

且好画不宜多裱，裱多失神，亦不可洗，更不可剪去破碎边条，当细细补足，令人宝惜古画，岂特宝若金玉？即如宋人去此不远，画之在世流传便少，无论唐时五代，藏画之家，当自检点，不恤勤烦，乃收藏至要。

缘故罢了。这些只能叫做寄兴，作为一时的品玩是可以的，如果认为它是好画，怎能与前代相比，而成为后世的宝藏呢？像赵松雪、王叔明、黄子久、钱舜举这些人的画，才是真正的士气画，而上述四人的画难道可肤浅地加以效法吗？如果没有宋人名家的画法为基础，这批人可能成为一代之雄吗？通过这些例子就可以懂得绘画的道理了。

画家鉴赏真伪杂说

高子说：米元章讲过，好事家与鉴赏家本来就是不同的两种人；家里钱多，贪名好胜，遇到文物便收藏起来，这不过是被其声名所惑，故只能叫做好事；如果是鉴赏家，他们天资高明，广泛阅读各种传录，有的自己能画，有的能深解画的意境，每每得到一幅画，便把它视为珍宝天天进行品赏，就像面对古人一样，哪怕有歌舞声色奉送，也不能夺走这个爱好，这可以叫做真赏。但看画的方法，必须着眼于全面而且灵活，切不可偏执己见，一定要仔细地观赏古人运笔立意的精妙处，不能马马虎虎粗略地阅读。评论山，要讲究起伏转换；评论水，要深究它的隐显源流；评论林木，则力求它深遂蓊郁而又深浅分明；人物画，要注意它面部、眼神和左顾右盼之态是否相互应和；四时的景色，要能分出早晚阴晴，而且烟云的动荡要富有情趣；花鸟的形态，必须观察它是否依风摇曳、含露欲滴、归巢觅食、翻飞鸣叫；依次到牛马昆虫，鱼龙水族，没有一物不取其神气生动，天趣涣然的样子于笔墨之外的，这才不失为真赏。若仅凭形似来要求绘画，那么街市上贴在壁上卖的画，凭它把人物花草猫狗画得多么逼真，这又怎么能谈得上取法于古人呢？再说古人的画，并不只是以形似物趣求得，还应该在运笔时没有停滞的痕迹，才能体现出天趣，就像书法的藏锋起笔才最妙一样。赵松雪的诗写道："石如飞白木如籀，（籀，古代汉字的一种字体，又名大篆。）写竹应须八法通。"正是说的这个。

另外，好画不宜多裱，裱多了容易失去神气，也不以用水去洗，更不可剪去破碎了的边条，最好的办法是细细地补足，让人像宝贝一样地珍惜古画，哪里只是像珍惜金玉那样。即使宋人离现在也并不久远，但他们的画在世上流传的已是很少，更不要说唐朝五代的画了！藏画的

画之失传，其病有五：古画年远，纸绢已脆，不时舒卷，略少局促，即便折损，破碎无救，此失传之一。童仆不识收卷有法，即以两手甲抓画卷起，不顾边齐，以轴干着力紧收，内中绢素碎裂，此失传之二。或遭屋漏水湿，鼠啮猫溺，梅雨霉白，不善揩抹，即以粗布擦摩，逐片破落，此失传之三。或出示俗人，不知看法，即便手托画背，起就眼观，绢素随折，或挂画忽慢，以致堕地折裂，再莫可补，虽贴衬何益？此失传之四。或遭兵火水溺，岁苦流移，此失传之五。有等败落子孙，无识妇女，不知宝藏，堆积朽腐；或儿女痴顽，用笔涂写，或灯下看玩，以致油污透骨；或偶堕烛烧损，或挂当风狂起，吹断刮裂。甚矣！古画难存，类此种种。

古人名画，更少对轴。若高尚士夫之画，适兴偶作，天趣生动，人即宝传。何能有对？对高斋精舍，岂容四轴张挂？即对轴亦少雅致。世以无名人画，即填某人款字，深可笑也。画院进呈卷轴，皆有名大家，俱不落款，何必见牛指戴，见马指韩？又岂如《格古论》云："无名人画，多有佳者。"若云无名决无好画，无名款者，皆御府画也。

古有善画花草者，多不落墨，以色点染，自有一种精神生意。又若粉本，即旧人画稿，草草不经意处，乃其天机偶发，生意勃然，落笔趣成，多有神妙，当宝藏之。

人，应该随时亲自检查点验，不要怕辛苦麻烦，这是能否收藏古画最关紧要的素质。

画的失传，其原因有五点：古画存放的年代很久，纸绢已经变脆，加上经常打开卷合，略微使它弯曲，即便折损，破碎后也无法补救，此是失传的第一种原因。孩童仆役不了解收卷的方法，常常用两手指甲抓住画便卷起来，不顾画边的齐整，用轴干使力紧收，造成画里的绢素破裂，这是失传的第二种原因。遇到屋子漏水到处是湿的，老鼠咬、猫撒尿，梅雨季节画面因霉菌作用而变白，因不善于揩抹，立刻用粗布去擦摩，画面便一片接一片地破损脱落，这是失传的第三种原因。有的人把画拿给凡夫俗子看，他们不懂看画的方法，拿起一点靠近去看，画面绢素随即折断；有的人挂画时疏忽大意，以致落到地上造成画卷折裂，再也不能补救，即使粘上衬纸也没有什么用处，这是失传的第四种原因。有的遇上战争或水灾，连年苦于流浪迁移，这是失传的第五种原因。更有那种破落子孙，没有见识的妇人，不懂得珍藏画卷，将其堆积起来使之腐朽变坏；有的儿女特别调皮，用笔去涂写画卷；有的在灯下看着玩耍，以致油污染透画卷，有时偶尔落到烛光上以致被烧损；有时挂画正遇狂风大作，使画被吹断刮裂。太多了，古画难于保存，就是由上述种种原因造成的。

古人的名画，很少有对轴。如高尚的士人的画，多半是随兴偶然创作的，这些画天趣生动，人们便视作珍宝互相传看，怎么可能有对轴呢？又如高大的书斋精巧的房舍，哪里容得下四轴张挂呢？即便挂上对轴的也会缺少雅致的情趣了。世人将无名氏的画填上某人某人的款字，真是太可笑了。画院进呈的轴卷，都是有名的大家之作，但都没有落款，所以又何必见到画牛的画就说是戴嵩之作，见到画马的画就说是韩干之作呢？这正如《格古论》上说的：无名氏的画，有许多上乘之作。如果说没有落名款的就不是好画，那就错了，殊不知没有落名款的，都是御府画。

古时有善于画花草的，多半都不着墨，而用颜色来点染，也自有一种精神生机。又如画稿，即从前人的画稿，不经意的地方，也能看出其天机偶发，生机勃勃，落笔成趣，确实有许多神妙之处，也应该视作珍

唐人纸则硬黄短帘，绢则丝粗而厚，有捣熟者，有四尺阔者。宋绢则光细若纸，揩摩如玉，夹则如常。更有阔五六尺者，名曰独梭纸，用鹄白澄心堂居多。宋画迄今，其丝性消灭，更受糊多，无复坚韧，以指微跑，则绢丝如灰堆起，表里一色。若今时绢素，以药水染旧，无论指跑丝丝露白，即刀刮亦不成灰。此古今绢素之辨，似不容伪。又如元绢，有独梭者，与宋相似，有宓家机绢皆妙。古画落墨着色，深入绢素，矾染既多，精采迥异。其花草红若初旸，绿如碧瑱，粉则腻滑如玉，黑则点墨如漆。伪者虽极力摩拟，而诸色间有相似，惟红不可及。且求其入绢深厚，则不能矣，神采索然。

　　又如古人之画，愈玩愈佳，笔法圆熟，用意精到，以人趣仿模物趣，落笔不凡，而天趣发越。今人之画，人趣先无，而物趣牵合，落笔粗庸，入眼不堪玩赏，何用伪为？宋人临摹唐朝五代画片，神采如出一手，秘府多宝藏之。今人临画，惟求影响，多用己意，随手苟简，虽极精工，先乏天趣，妙者亦板。近如吴中莫乐泉临画，亦称当代一绝。

　　我朝名家，可宋可元者，亦不乏人。高品如文衡山、沈石田、陈白阳、唐伯虎、文汶水、王仲山、钱叔宝、文伯仁、顾亭林、孙雪居、沈青门，风神俊逸，落笔脱尘，或隶或行，各有天趣。元之二赵、王黄，可与并美。如戴文进工山水人物神像，雅得宋人三昧，其临摹仿效宋人名画，种种逼真。其生纸著色，开染草草，效黄子久、王叔明等画，较胜二家。如商喜、李在、周东村、仇十洲，山水人物之妙，上轶宋人刘范诸辈。又如边景昭、吕廷振、林以善、张秋江、沈士容、王牧之、陈宪章、俞江村、周少谷辈，花鸟竹石，亦得宋之徐黄家法。他如谢廷循、上官伯达、金文鼎、金汝清、姚公绶、王孟端、

宝收藏起来。

唐代人的纸硬黄短帘，绢纸则丝粗而厚，有捣熟的，有四尺宽的；宋代的绢纸则光滑细腻得像纸一样，用手揩摩触感如玉，双层则和平常一样。更有宽五六尺的，名叫独梭纸，采用鹄白澄心堂的占多数。宋人的画流传至今的，丝性都消失了，加上多次裱糊，再也不坚韧，用手指微刨，那绢丝就会像灰一样堆起来，内外一色。像现在的绢素，用药水染旧，不管怎样用手指微刨，绢丝依然露出白色，即使用刀刮也不会变成灰堆。这就是古今绢素的区别，其实是很难作假的。又比如元绢有独梭的，和宋代的相似；有宓家机绢的，都很好。古画落墨着色，深入到绢素里，着色既然很多，精采就远远不同，那花草如日出那样鲜艳，绿色像碧玉，粉色则腻滑如玉，黑色则点墨如漆。赝品即使尽力模拟，各种颜色间有相似的地方，但红色却达不到，要想颜色浸透到绢素的深度一样，也是不可能的，至于神采则更加索然了。

又比如古人的画，愈观赏愈觉得好看，他们的笔法圆熟，用意精到，以人趣效法物趣，落笔不凡，而天趣也就显露出来了。今人的绘画，首先就没有人趣，物趣也牵强附会，落笔粗疏庸俗，入眼便觉不堪赏玩，看这些伪品有什么好处呢？宋人临摹唐朝五代人的画片，其神采如出一家之手笔，秘府珍藏得很多；现在的人临摹绘画，只是追求影响，常常凭个人意念，随手草率简略，即使有精致细腻的，也缺乏天趣，好的也极其呆板。近来，像吴中的莫乐泉临摹的画，就称得上当代一绝。

我大明朝的名家，可以和宋代、元代名家相匹敌的，也有不少人。上乘之作如文衡山、沈石田、陈白阳、唐伯虎、文汶水、王仲山、钱叔宝、文伯仁、顾亭林、孙雪居、沈青门等的，风采神韵都俊美闲逸，落笔脱俗，有的长于隶体，有的长于行体，且都各自具有天趣，可以与元代的二赵、王、黄相媲美。如戴文进擅长山水人物神像，向来就得到宋人作画的要诀，他临摹仿效宋人的名画，样样都很逼真；他在生宣纸上着色，草草开染，效法黄子久、王叔明等人的画，还稍胜二家一筹。如商喜、李在、周东村、仇十洲，山水人物之妙，超越了宋代刘、范等人。又如边景昭、吕廷振、林以善、张秋江、沈士容、王牧之、陈宪章、俞江村、周少谷这些人，花鸟竹石，也得益于宋代的徐、黄家法。其他像谢

夏仲昭、王舜耕、陈大章、许尚文、吴伟、苏致中、叶原静、谢时臣、朱子朗、朱鹿门、夏葵、夏芷、石锐、倪端诸辈，皆我明一代妙品。士夫画家，各得其趣。若郑颠仙、张复阳、钟钦礼、蒋三松、张平山、汪海云，皆画家邪学，徒逞狂态者也，俱无足取。

赏鉴收藏画幅

高子曰：收蓄画片，须看绢素纸地完整不破，清白如新，照无贴衬，此为上品。面看完整，贴衬条多，画神不失，此为中品。若破碎零落，片片凑成，杂缀新绢，以色旋补，虽为名画，亦不入格，此下品也。完整中价之低昂，又以山水为上，人物小者次之，花鸟竹石又次之，走兽虫鱼又其下也。册叶卷子同一论法。又如神佛图像，其品不同。如宋元并我朝人画佛像名家，多就山水树石中，或坐或行，或倚石凭树，画法不板，烟云流润，神气俨临，为上品也。其它三尊并列，鬼从狰狞，或登宝座，诸神卫护者，止可为侍奉香火，非流传品也。又如假造佛像画片，以绢捣熟，以香烟沥并灶烟屋梁挂尘煎汁染绢，其色虽旧，或黄或淡黑，可愚隶家。孰知古绢一种传玩旧色，嗅之异香可掬，岂人伪可到？古绢碎裂，俨状鱼口，横联数丝，再无直裂。今之伪者，不横即直，乃以刀刮指甲划开丝缕，坚韧不断，触目即辨。

藏画之法，以杉板作匣，匣内切勿油漆糊纸，反惹霉湿。又当常近人气，或置透风空阁，去地丈余便好。一遇五月八月之先，将画幅幅展玩，微见风日，收起入匣，用纸封口，勿令通气，过此二候方

廷循、上官伯达、金文鼎、金汝清、姚公绶、王孟端、夏仲昭、王舜耕、陈大章、许尚文、吴伟、苏致中、叶原静、谢时臣、朱子郎、朱鹿门、夏葵、夏芷、石锐、倪端等人的画，都是我大明朝的一代佳品，士人画家也能各得其趣。像郑颠仙、张复阳、钟钦礼、蒋三松、张平山、汪海云等，都是画坛中危害严重的不正派的学者，他们只是画放肆的不受拘束的形态而已，都不值得效法。

赏鉴收藏画幅

高子说：收藏画片，须看绢素和纸的质地，完整而没有破损的，清白得像崭新的，拿起来照没有粘衬的，这些都是上品。表面看上去很完整，但粘的衬条多，而画的神韵尚没有失去的，这是中品。如果画面破碎零落，一片一片地拼凑而成的，夹杂地连接新的绢素，又用颜色补上的，即使是名画，也不能入格，这是下品。完整无损的上品当中，价值的高低，又以山水画为最高，小的人物画则次之，花鸟竹石画再次之，走兽虫鱼又低于上述诸等。纸质的书画，与绢素书画品评的方法相同。神佛的图像，评定等级的方法却不相同。像宋朝、元朝和我大明朝的人，若是画佛像的名家，多将人物靠在山水树石当中，有的坐着，有的在走动，有的靠着石树，画法又不呆板，烟云给人以流动湿润的感觉，神气庄重的，这是上品；别的，如三尊佛像并列，跟从的鬼面目狰狞，有的登上宝座，被诸神护卫着，这些只能供奉香火时用，并不是传世之品。又如假造佛像的画片，先把绢捣熟了，再把香烟和灶烟合在一起加水过滤，然后和屋梁上积挂的灰尘煎成汁水染绢，那颜色即使变旧了，却有的黄有的淡黑，只能愚弄品味低下的人们。他们怎能知道古绢这一类东西，经传看观赏，颜色变旧之后，也会令人感到异香扑鼻，哪里是作假可以办到的呢？古绢破裂，那形状很像鱼嘴，横着联结一些丝线，再没有直裂的；现在作假的货品，不横即直，那是用刀刮的，指甲划开的，丝线仍坚韧不断，眼睛一看就能分辨清楚。

藏画的方法，应用杉板匣子，匣子内切不可油漆或糊纸，那样反会引起霉烂变湿。还应当时常接触人的气息，或放到透风的空阁楼，离开地面一丈多才好。一到五月或八月之前，应将画一幅一幅地展开观

开，可免霉白。又若以名画张挂，多则三五日一换收起，挂久恐为风湿侵损质地。若绢素画，尤不可以久挂。如前《起居笺》内熨阁藏画之法甚佳。古画不可卷紧，恐伤绢地。单条短轴，作横面开关门扇匣子，画直放入，轴顶贴签，细开某画，甚便取看。

又如宋人绣画，山水人物，楼台花鸟，针线细密，不露边缝。其用绒止一二丝，用针如发细者为之，故多精妙。设色开染，较画更佳。以其绒色光彩夺目，丰神生意，望之宛然，三趣悉备。女红之巧，十指春风，迥不可及。元人之绣，便不及宋，以其用绒粗肥，落针不密，且人物禽鸟用墨描画眉目，不若宋人以绒绣眉目，瞻眺生动，此宋元之别，以其眉目辨也。故宋绣山水亦不多得，元人花鸟尚可一二见耳。宋人刻丝山水人物花鸟，每痕剡断，所以生意浑成，不为机经掣制。今人刻丝，是织丝也，与宋元之作迥异。故宋刻花鸟山水，亦如宋绣，有极工巧者。余意刻丝虽远不及绣，若大幅舞裀，自有富贵气象。元刻迥不如宋矣。大率一代之物，不及一代，凡事皆然，何止此也？

人能以画自工，明窗净几，描写景物，或睹佳山水处，胸中便生景象，布置笔端，自有天趣。如名花折枝，观其生趣，花态绰约，叶梗转折，向日舒笑，迎风欹斜，含烟弄雨，初开残落，种种态度，写入采素，不觉学成便得出人头地。若不以天生活泼者为法，徒窃纸上形似，三趣无一得也，终为俗品。古之高尚士夫，如李公麟、范宽、李成、苏长公、米家父子辈，靡不画臻神妙。是以大雅君子，于画收藏赏鉴，不可不学一二名笔。

赏,以便让画卷稍微接触风、晒晒太阳,然后收起放入木匣内,用纸封住匣口,切不要让它通气,过了两个气候才打开,这样做可以避免发霉变白。或者把名画张挂出来,多则三五天一轮换收起来,挂久了恐怕会被空气侵湿而损坏画的质地。绢素画,尤其不能挂久了。像前面《起居笺》里讲的煴阁藏画的方法最好。古画不能卷得太紧,这样会损伤绢的质地。单条短轴,可以作个横面开关门扇的匣子,画直直地放进去,轴的顶端贴上签条,微微地打开某一幅画,就能很方便的取出来看。

又如宋人的绣画,大凡山水人物、楼台花鸟,一针一线非常细密,不露出边缝。用的绒线只有一二丝,用的针也只有头发那样细,所以绣成的画都很精妙,开染和设色,比画更佳。因为绒线颜色光彩夺目,神韵丰富、生机勃勃,一眼望去,逼真极了,天趣、人趣、物趣全都具备。女子刺绣的巧妙,十个指头如春风般轻盈自如,一般人是远远达不到的。元人的绣画,就赶不上宋人,因为他们用的绒线比较粗,落针又不细密,再说人物禽鸟,是用墨来描画眉目,不像宋人用绒线来绣眉目,能使人物瞻顾眺望,眼神生动,眉目传情。宋、元绣画的巨大差别,凭那眉目就能分辨清楚。所以宋绣的山水,也不多得,元人的花鸟绣画还可以见到一二。宋人的一种手工艺丝织品叫刻丝,那山水人物花鸟,对每一个留下的迹印,都用刀挖断,所以富有生命力的形象浑然而成,不被机线所牵制;今人的刻丝,是织丝,和宋元的作品迥然不同。所以宋代刻丝的花鸟山水,也像宋绣一样,有很多精致巧妙的。我觉得刻丝虽然远远比不上绣画,不过像大幅的舞茵(即舞蹈时所用的垫褥,类似现在的地毯。)也很有富贵的派头。元刻完全不如宋刻。一代不如一代,凡事都是这样,哪里仅刻画是如此呢?

人们能潜心于绘画,在明窗净几的室内,描写景物,有时观察到山水最好的地方,便在心中蕴育出自然的景象,把这些表现于笔端,自然就具有天趣了。如名花折了枝,观察它的生趣,那花的姿态非常柔美,叶梗曲曲折折,好像在向着太阳舒展微笑,或迎着轻风飘曳,有饱含烟云的、舞弄雨雾的、刚刚初绽的、已成残红的,各种各样的姿态,把它们写入彩色的绢素,不知不觉中便学有所成了,这就可以出人头地了。如果不将天生活泼的作为取法的对象,只剽窃纸上的形似,那么三趣中一趣也

论砚

高子曰：砚为文房最要之具。古人以端砚为首，端溪有新旧坑之分。旧坑石色青黑，温润如玉，上生石眼，有青绿五六晕，而中心微黄，黄中有黑点，形似鸲鹆之眼，故以鸲鹆名砚。眼分三种，晕多晶莹者，谓之活眼；有眼蒙胧，晕光昏滞者，谓之泪眼；虽具眼形，内外焦黄无晕者，谓之死眼。故有"泪不如活，死不如泪"之评。又以眼在池上者，名曰高眼，为佳；生下者，为低眼，次之。惟北岩之石有眼，余坑有无相间。或有七眼，三五眼，如星斗排联者，或十数错落，上下四旁生者。或有白点如粟，贮水方见隐隐，扣之无声，磨墨亦无声，为下岩之石，今则绝无，有则希世之珍也。上岩中岩之石，皆灰色而紫如猪肝，总有一眼，晕少形大，如雄鸡眼，扣之摩之俱有声，质亦粗砺，即今之端石是也。欧阳公以端之子石为佳，以子石生大石中，为石之精，其发墨光润，贮水不耗，为可贵耳。古有端石贡砚，无眼，其细腻发墨，色青光润，此必下岩石也。想贡砚在宋，官司取多，不暇剪裁取眼故耳。贵在发墨，何取于眼？无眼者，但不入于俗眼，鉴家何得？

歙石出龙尾溪者，其石坚劲发墨，故前人多用之。以金星为贵，石理微粗，以手磨之，索索有锋芒者，尤佳。歙溪罗纹，如罗之纹，细润如玉；刷丝如发之密，金银间刷丝，亦细密；眉子【即峨眉

得不到，终究也是平庸之作。古时高尚的士人，像李公麟、范宽、李成、苏长公、米家父子等，他们的绘画无不达到神妙的境界。因此风雅的君子，要对绘画作品进行收藏鉴赏，不可以不学习一二个名家的手笔。

论砚

高子说：砚为文房四宝中最重要的器具，古人把端溪出产的砚视为首屈一指。端溪有新旧矿石之分，旧矿石的颜色青黑，色泽温润如玉，上面长有石眼，石眼有五六道深绿色的光圈，而中央部分微微泛黄，黄色中又有黑点，黑点的形状很像鸲鹆（鸲鹆即是指能模仿人说出某些话的八哥鸟）的眼睛，所以就拿鸲鹆来给砚命名。石眼又分为三种：光圈多晶莹透明的，叫做活眼；有的石眼朦胧，光圈模糊不流畅的，叫做泪眼；虽然具有眼的形状，但内外焦黄没有光圈的，叫做死眼，因此有"泪"不如"活"，"死"不如"泪"的评语。又把眼长在砚池上的叫做高眼，是最好的；长在砚池下部的叫做低眼，属于第二等。只有北岩的石头有"眼"，其余的矿石有"眼"和无"眼"的互相间杂。有的有七"眼"或三五"眼"，就像天上的星星排联着似的，有的十几个"眼"上下错落生长在四周的。有的有白点如小米，贮水后才会隐隐现出，敲它没有声音，磨墨也没有声音，这是下岩的石头，现在已绝无仅有了，如果有便是稀世珍宝。上岩、中岩的石头，都是灰中带紫像猪肝的颜色，总是只有一"眼"，光圈少形状大，就像雄鸡的眼睛，敲它摩它都有声音，质地也较粗糙，这就是现在的端石。欧阳公认为端石中的子石最好，因为子石长在大石当中，是石的精髓，它发出的墨光润，放进水后水不会损耗，是最可贵的。古时有端石贡砚，无"眼"，它的质地细腻，发墨色青光润，这一定是下岩石了，我想贡砚在宋朝官府中开采得太多，没有闲功夫去剪裁打磨出"眼"的绿故吧。砚的好坏贵在能否发墨，又何必打磨石"眼"呢？无"眼"的，只要不入于俗"眼"之例，对于鉴赏家来说也没有什么妨碍了。

歙石出产于龙尾溪的，石头坚硬发墨，所以前人多半采用它作砚，以金星石为最贵重；石头纹理略粗，用手摩它，索索有声而锋芒尖锐的最好。歙溪的罗纹砚，有网状的纹理，细润得像玉石；刷丝，其纹理像

也。】如甲痕，为旧坑四种石也，色俱青黑。其新坑者，罗纹如萝蔔纹，刷丝每条相去一二分，眉子或长一二寸。金星新旧坑石色虽淡青，质并粗糙。银星新旧坑同。故歙石有龙尾、金星、峨眉、角浪、松文等名。

有种湖广沅州出石，深黑，亦有小眼。广人取归作砚，名曰黑端。沅人取作犀牛、鱼、龟、荷叶、八角等式。漆溪石淡青色，内深紫而带红，极细润，用久光甚，有黄脉相间，俗号紫袍金带。有伪造者，以药凿嵌成之，自有痕迹。洮河绿石，色绿微蓝，其润如玉，发墨不减端溪下岩，出陕西，河深甚难得也。今名洮者，俱漆石之皮，乃长沙山谷中石，光不发墨。广东万州悬岩金星石，色黑如漆，光润如玉，以水润之，则金星自见，干则无迹，极能发墨，用久不退，在歙之上，端之下岩石可并也。浙之衢石，黑者亦佳，多不发墨。

他如黑角砚、红丝砚、黄玉砚、褐色砚、紫金砚、鹊金墨玉石砚，皆出山东。水晶砚发墨如歙。蔡州白石砚、浮盖山仙石砚、丹石砚、唐州唐石砚，宿州宿石砚、吉州紫石砚、淄州黄金砚、金雀石砚、青州石末砚、熟铁砚、紫金石砚，用不发墨。青石砚、蕴玉石砚、戎石绛石砚、淮石砚、宁石砚、宣石砚、吉石砚、夔石砚，如漆发墨。明石砚、万州磁洞石砚、相州铜雀瓦砚、未央宫瓦头砚、柳州柳石砚，出龙壁下；成州成石砚，出栗亭。泸砚、潍砚、南剑州鲁水砚、宿州乐石砚、虢州澄泥砚、登州驼基岛石砚、归州大陀石砚、江西宁府陶砚、【形肖铜雀。】高丽砚、【上凿花巧。】梁公砚、银砚、铜砚、砖砚、漆砚、蚌砚、磁砚，砚之出处不可胜纪。

众砚中龙尾发墨，池水积久不干。端溪美恶俱能发墨，中有受

头发那样细密；金银间刷丝，纹理也很细密；眉子（即蛾眉），纹理像鳞甲的波纹，那是旧矿的四种石所制，颜色都是深黑的。那新矿出的罗纹砚，像罗卜的纹理，刷丝砚每条纹理相距一二分，眉子有的长达一二寸。金星砚有出自新矿和旧矿的，石头颜色虽是淡青色，但质地都很粗糙；银星砚出自新旧矿的也相同。所以歙石作的砚，有龙尾、金星、蛾眉、角浪、松文等名称。

有一种湖广沅州出产的石头，深黑色，也有小眼，湖广人把它开采出来作砚台，命名叫黑端；沅州人把它开采出后打磨成犀牛、鱼、龟、荷叶、八角等式样。漈溪石，淡青色，里面深紫中带红色，质地很细润，越使用得久越发光亮，在深紫带红的颜色里，又有黄色的脉纹相间其中，所以俗称紫袍金带。有伪造的，是用药水穿孔镶嵌而成的，留有痕迹。洮河产的绿石，颜色绿中带蓝，细润如玉，发墨和端溪的下岩石相比也不减色，这石头出自陕西，因藏于河深处，所以很难采得。现在名叫洮砚的，都是漈石的表皮，那是长沙山谷中的石头，只是光亮而不发墨。广东万州悬崖的金星石，颜色黑得像漆一般，光润如玉，用水浸润，金星之状便自然现出，水干了便没有金星的痕迹了，很能发墨，用久了也不会减退，它的品位在歙砚之上，只有端溪下岩制作的砚可与它媲美。浙江的衢石砚，黑色的也很好，但多不发墨。

其他像黑角砚、红丝砚、黄玉砚、褐色砚、紫金砚、鹊金墨玉石砚，都产自山东。水晶砚，和歙砚一样发墨。蔡州的白石砚，浮盖山的仙石砚、丹石砚，唐州的唐石砚，宿州的宿石砚，吉州的紫石砚，淄州的黄金砚，金雀石砚，青州的石末砚、熟铁砚、紫金石砚，可以用但不发墨。青石砚、蕴玉石砚、戎石绛石砚、淮石砚、宁石砚、宣石砚、吉石砚、夔石砚，像漆一样黑且又发墨。明石砚、万州磁洞石砚，相州铜雀瓦砚、未央宫瓦头砚、柳州柳石砚，出自龙壁下。成州的成石砚，出自栗亭。泸砚、潍砚、南剑州的鲁水砚、宿州的乐石砚、虢州的澄泥砚、登州的驼基岛石砚、归州的大陀石砚、江西宁府的陶砚形状很像铜雀、高丽砚砚上錾有花巧、梁公砚、银砚、铜砚、砖砚、漆砚、蚌砚、磁砚，这些砚的出处，不可能完全记载出来了。

众多的砚石中，龙尾砚发墨，砚池里的墨水积存很久也不会干

水燥湿之别，罗纹过于龙尾。铜雀砚沉水千年，原质亦细，故易发墨而不甚燥，亦不坏笔，他则无足议也。唐之澄泥砚，品为第一，惜乎传少而今人罕见。古之名砚，如陈省躬有仙翁砚，陶谷有两池圆砚，名曰璧友。和鲁公有雪方池砚，周彬公友人有金棱玉海砚，徐阐之有小金成砚，宣城有四环鼓砚，李后主有生水砚，内有黄石子，子在则水，无子则涸。孙之翰有呵水砚、一呵水流。丁晋公有水砚，一泓墨水，盛暑不干。刘义叟造瓦砚。丁宝臣绿石砚，【即绿豆端也。】谓之玉堂新制，送王介甫，故介甫诗有"玉堂新制世争传，况是蛮溪绿石镌"之句。苏长公砚，铭曰："千夫挽绠，百夫运斤。篝火下锤，以致斯珍。"此言下岩端石在宋亦难采取如此，况后数百年矣，何能易得？

若余所见砚有百方，皆名砚也，不能一一悉记，举其可宝者言之。如端溪天成七星砚、绿端石砚、玉兔朝元砚、子石砚、三角子石砚、天成白玉风字砚、汉碧玉圭砚、唐澄泥八角大砚、未央宫砖头砚、德寿殿犀纹石砚、天潢砚、龙尾石筒瓦小砚、洮河绿石砚、银丝石砚、古瓦鸳砚、灵壁山石砚、龙尾石段砚、兴和砖砚、石渠瓦砚、豆斑石砚，此皆砚之极少而至精妙者。图其形体，共海内鉴家赏之。噫！有砚存笥，如范乔之遗子者，能几人哉？人能贱金玉而宝砚石者，又几人哉？况佳砚之不得其主，又不知其几矣。他如沉于深渊，掩于厚土，毁于兵燹，败于颠覆，灾于记算之旁，困于学究之侧，其几又何胜于千百计也，惜哉！

掉，端溪砚无论美恶都能发墨。这当中又有受水后是否干湿的区别，罗纹砚超过龙尾砚。铜雀砚沉入水中十年，原来的质地仍然很细腻，所以容易发墨而不很干，且不损坏笔，其他的就值不得谈论了。唐代的澄泥砚，品级数第一，可惜流传下来的太少了，现在的人很难买到。古代的名砚，如陈省躬的仙翁砚，陶谷的两池圆砚，砚名叫璧友和；鲁公的雪方池砚，周彬公友人的金+玉海砚，徐阐之的小金成砚，宣城的四环鼓砚；李后主的生水砚，砚里有黄石子，石子在就有水，石子不在砚就会干涸；孙之翰有呵水砚，一呵气水就流动起来；丁晋公有水砚一泓，里面放满墨水，墨水在炎热的夏天也不会干涸；刘义叟的造瓦砚，丁宝臣的绿石砚即绿豆端，也叫玉堂新制，送给了王介甫，所以王介甫为此而写有："玉堂新制世争传，况是蛮溪绿石镌"的诗句。苏长公的砚上刻有："千夫挽绠，百夫运斤，篝火下锤，以致斯珍。"这就是说的下岩的端石砚，在宋代也如此难于采得，何况现在又过了几百年了，怎么能够轻易得到呢？

　　我所见过的砚台有上百方，且都是名砚，不可能逐一地详细地全记下来，现在只列举其中最可宝贵的谈一谈：如端溪的天成七星砚、绿端石砚、玉兔朝元砚、子石砚、山角子石砚、天成白玉凤字砚、汉碧玉圭砚、唐澄泥八角大砚、未央宫砖头砚、德寿殿犀纹石砚、天潢砚、龙尾石筒瓦小砚、洮河绿石砚、银丝石砚、古瓦鸳砚、灵璧山石砚、龙尾石段研、兴和砖砚、石渠瓦砚、豆斑石砚，这些都是砚中为数极少而又十分精妙的，画出它们的形态，和海内的鉴家共同赏玩。噫！有了砚台把它存放在盛饭食或衣服的竹器里，就像范馨把它留给孙子那样重视砚，能够有几个人呢？能看轻金玉而珍视砚石的，又有几个人啊！况且好砚不得其主的，又不知道有多少了。其中沉于深水，掩埋在深深的泥土里，毁于兵火，败于颠覆，受灾于人间暗算的，被困于科举考场的，又何止千百件呢？真可惜啊！

涤藏砚法

佳砚，池水不可令干，每日易以清水，以养石润。不可一日不涤，若用二三日不涤，墨色差减。涤者不可磨去墨锈，此为古砚之征。涤以皂角清水为妙，滚水不可涤砚。以半夏切平擦砚，极去宿墨。以丝瓜瓤涤洗，总不如莲房壳，收起以水浸软涤砚，去垢起滞，又不伤砚。不可以毡片故纸揩抹，恐毡毛纸屑以混墨色。大忌滚水磨墨，茶亦不可。新墨初用，胶性并棱角未伏，不可重磨，恐伤砚质。冬月当预藏佳砚，以粗砚用之，可以敌冻。寒时以火炙冰，当用四角挣炉，架火砚上，微暖逼之，或用砚炉亦可。得青州熟铁砚用之甚宜。春夏二时，霉溽蒸湿，使墨积久，则胶泛滞笔，又能损砚精采，须频涤之。以文绫为囊，韬避尘垢，藏之笥匣，不可以砚压砚，以致伤损。砚之佳者，最为难得，今所尚者，未必佳品。人俱贵耳贱目，以愚隶家。彼所为宝，岂真宝哉？又不可以不察。

奇砚图〔二十方〕

后砚图，皆余十年间南北所见，或在世家，或在文客，或落市肆，重索高资。鉴家未见，按图未必尽许为奇。即内中一二易得之石，亦异常品。故余赏其诸砚质之坚腻，琢之圆滑，色之光采，声之清泠，体之厚重，藏之完整，传之久远，岂世俗所谓砚哉？海内必有见者，见则必以余为藻鉴的确。余虽未博，目中见此为佳，第恐沉殁，图志不忘。愧余笔拙，未尽形容。若为浮借，余素不善。

涤藏砚法

好砚,砚池里的水不能让它干掉,每天都要换上清水,以便保养砚石的润湿,不能一天不洗涤,如果用了两三天不洗,墨的颜色就会变差、减退。洗涤时不要磨去墨锈,因为这是古砚的明证。洗涤用皂角液和清水最好,滚开水是不能用来洗砚池的。用半夏切成平面去擦砚,极能除去沉积的墨垢。用丝瓜穰洗涤,总不如把莲房壳收起,用水将其浸软来洗砚好,既能除掉陈垢,又不会伤损砚池。不能用毡片旧纸揩抹,因恐毡毛纸屑混搅墨色。最忌讳的是用滚水磨墨,用茶磨墨也是不可以的。新墨刚用,胶性和棱角还没有倒伏,不能用力重磨,那样会伤了砚的质地。到了冬月应先将佳砚收藏起来,用粗砚来代用,这样可以抵御寒冻。寒冷时候用火烤冰,应当用四脚挣炉,把砚放在炉火架上,让微微的暖气靠近它,有时用砚炉也可以。得到了青州的熟铁砚,用这种办法最适宜。春夏两个时季,霉雨多,空气也比较潮湿,让墨积存久了,胶汁会使运笔不流畅,又会损坏砚的精采,因此必须频频洗砚。用比缎子更薄的丝织品作成口袋,遮避尘垢,把砚放在竹器匣子里,放时不可将砚直接放在另一砚上,以致损伤砚池。最好的砚最为难得,现在崇尚的好砚,未必都是佳品。那是因为人们都注重听到的而轻视亲眼所见,这样可以愚弄不是行家里手的人,那些所谓的珍宝,难道都是真正的珍宝吗?所以不能不认真观察鉴别。

奇砚图〔二十方〕

后砚图,都是我在十年间里 各处所见,或在大家族里,或在文人墨客处,或在市井街头,都卖很高的价格。鉴赏家若没有见到实物,只是看图不一定认为是奇品。即使其中一件件容易得到的砚石,也不是寻常之品。所以我观赏这些砚石的质地坚硬细密,琢磨得圆润爽滑,颜色光亮,叩声清泠,拈之厚重,品相完整,流传久远,哪里是世俗的砚品啊?国内定有见到这些砚的人,见到了必定肯定我的品藻和鉴别。我虽然不是通家,眼中见到这个比较好,恐怕被湮没,立志不要忘却。惭愧文笔拙劣,形容不够。若为浮借,余素不善。

天成七星研

此为黑青端石,上有七眼列如七星,
次第不爽毫发,背有四眼,
名曰天然七星。
砚后有铭数十字,
长可八寸,阔三寸有余。

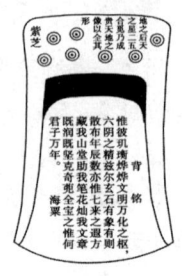

玉兔朝元研

此为细罗纹,刷丝歙石,
圆径六寸,高一寸五分,
面有葱色兔月二像,
巧若画成,
更无凹凸以凑形似,
真五代前物也。

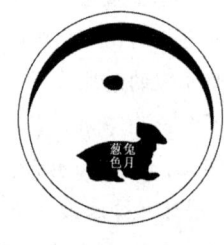

名曰玉兔朝元研。傍刻"建中靖国元年改制",下刻篆书:"一拳石兮呈祥,俾翰墨兮增光,出煨烬兮不败,伊苏民分其昌。张九成识"。又二行云:"子子孙孙,永古用之"。

子石研

天生石子,长五寸零,
高厚寸五分,傍有小凹,
四面光润可爱,
其色紫黑发墨,
此端石也。
后有隐然鸲鹆眼迹二字"子石"。

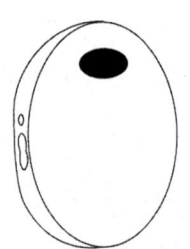

三角子石研

天成三角石子砚,方广四寸许,
厚寸许,名曰三角子石砚,
其色青黑,光腻发墨,乃龙尾石也。

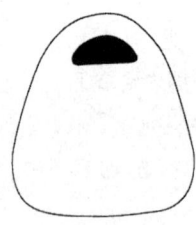

天成七星研（图略）

这是黑青端石，上面有七眼，排列如七星，
次第没有一点差错，背后有四眼，
名叫天然七星。
砚后背有铭几十字，
长有八寸，宽三寸多。

玉兔朝元研（图略）

这是细罗纹，刷丝歙石，
圆的直径六寸，高一寸五分，
面有葱色兔月二像，工巧像画出来的，
也没有凹凸来凑形状相似，
确是五代前的物品。
名叫玉兔朝元研。傍刻有"建中靖国元年改制"字样，下刻篆书："一拳石兮呈祥，俾翰墨兮增光，出煨烬兮不败，伊苏民分其昌。张九成识"。又二行写着："子子孙孙，永古用之"。

子石研（图略）

天生的石头，长五寸零，
高厚寸五分，旁边有小四陷，
四面光润可爱，其色紫黑发墨，
这是端石。
后有隐约的鸲鹆眼迹二字"子石"。

三角子石研（图略）

天然生成的三角石子砚，方广四寸左右，
厚一寸左右，名叫三角子石砚，
其色青黑，光腻发墨，质料属于龙尾石。

天成风字玉研

混成苍玉一块,如风字形,
方广七寸,厚二寸,
上平下瓦空起,
插手磨处微凹。
虽巧匠琢磨,无此周致。
人或疑其假借处有之,
然而出水皮色纹理,豪忽不破,中含粉葱美玉,岂人工可与力哉。
天巧如此,令人玩不忍释。

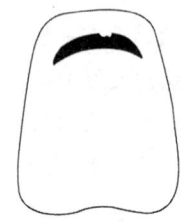

碧玉圭研

此碧玉圭形,长七寸许,
厚一寸,四面土秀黄剥,
缠满隙处,并后露半体,
乃波菜绿色,为绝品碧玉。
上有水池,四面光莹。此诚秦汉物也。

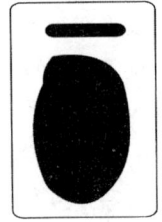

古瓦鸎研

此古片瓦之半,就形琢为鸎研,
其制甚佳。质细而坚,半厚半薄。
长七寸阔四寸。
尾上有"元章"二字,
上扣米氏印章。

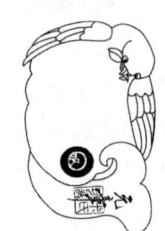

天然龙尾石段研

此龙尾石块,为天生形制,
无可容墨,后人琢平底面,
四傍皆天生石纹如图。长六寸,
阔三寸,中厚一寸有多,下有"乌主"二字。

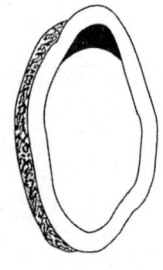

天成风字玉研（图略）

混成苍玉一块，像风字形，

方广七寸，厚二寸，

上平下瓦空起，

插手磨处微微凹进。

虽巧匠琢磨，也无法如此周到细致。

或有人怀疑其假借处有之，

然而出水后皮色纹理，猛烈急骤也不破碎，其中含粉葱美玉，岂人工可以做到吗？天巧如此，令人玩不忍释。

碧玉圭研（图略）

这个碧玉砚是圭形的，长七寸左右，

厚一寸，四面土秀黄剥，

缠满空隙处，并后露出半个本体，

为菠菜绿色，为绝品的碧玉。

上有水池，四面光莹。这确是秦汉的物品。

古瓦鹦研（图略）

这是古代一片瓦的一半，就其形琢为莺研，

它的制式甚佳。质细而坚，半厚半薄。

长七寸阔四寸。

尾上有"元章"二字，

上面扣有米氏印章。

天然龙尾石段研（图略）

该龙尾石块，为天然生成的形状制式，

没有可容墨的地方，后人琢平底面，四边皆天生石纹如图。

长六寸，阔三寸，中厚一寸有多，下有"乌主"二字。

八棱澄泥研

此唐之澄泥研也。以泥水澄莹，
烧而为研，品研以为第一，
因其质细如石，用坚如玉故耳。
方广九寸，厚二寸。
下有篆字：

"明理宣迹平水图璧建武庚子"，共十二字。上水池皆海水波浪，中跃鲤奔马二物，刻法精妙刀痕隐然，真稀世物也。

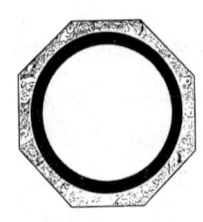

石渠阁瓦研

此瓦砚背篆"石渠阁瓦"四字。
研上有铭。质坚声清，扣之如玉。
长一尺阔六寸，厚一寸。
后傍又书云："嘉靖五年改制"。
下有小印。

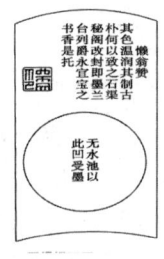

德寿殿犀纹石研

此为天生，石面俨肖犀纹，
毫无雕琢，亦且平整，中开瓶式，
贮水用墨。后刻"德寿殿"字，
下有御押。长八寸阔四寸，
厚一寸许。大印文曰："德寿殿书宝"。

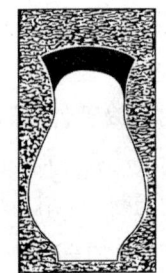

天潢研

此古歙石中段横截，白色如玉，
俨若天潢，四面皆然。高三寸许，
长九寸，阔可五寸。下有插手空处。

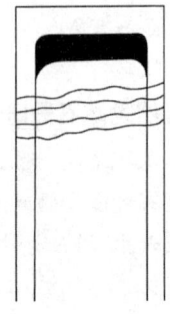

八稜澄泥研（图略）

这是唐代的澄泥研。以泥水澄莹，
烧制为研，品研以为第一，
因其质地细如石，用坚如玉的缘故。
方广九寸，厚二寸。下有篆字：
"明理宣迹平水图璧建武庚子"，共十二字。上水池都是海水波浪，中间有跃鲤和奔马二物，刻法精妙，刀痕隐然，真稀世物也。

石渠阁瓦研（图略）

该瓦砚背面有篆书"石渠阁瓦"四字。
研上有铭文。质坚声清，扣之如玉。
长一尺阔六寸，厚一寸。
后旁边又写有："嘉靖五年改制"。
下有小印。

德寿殿犀纹石研（图略）

这是天然生成的石块，石面极像犀纹，
毫无雕琢，而且平整，中间开瓶式，
贮水用墨。后面刻有"德寿殿"字，
下有皇帝的签押。长八寸阔四寸，
厚一寸许。大印文写有："德寿殿书宝"。

天潢研（图略）

该古歙石中段有横截，白色如玉，
形似天河，四面都是这样。高三寸许，
长九寸，阔可五寸。下有插手空处。

豆斑石研

此歙之豆斑石也。高寸许，
长七寸，阔三寸余。色微黄绿。
满面豆瓣，大小不等，有数晕者，
有绿色黄沉香色者，
光腻细滑，形色可爱。

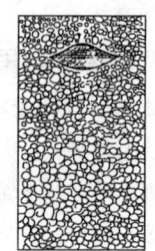

洮河绿石研

此洮河绿石研也。光细如玉，
无少差异，惟不及玉之坚耳。
色如新绿，葱翠可爱。
以之方碧，碧沉而深；
以之方菜，菜淡而不艳。
真研中宝也。

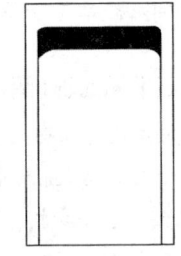

灵璧山石研

此灵璧石山，
面平如画形，
可以受墨，
傍背皆天生皱纹。
长七寸许，高三寸，
上尖中肥下敛，置之几上甚稳。

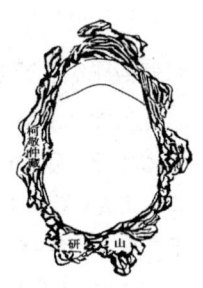

龙尾石筒瓦研

此龙尾石研。
琢如筒瓦之形，
面上铭刻如图，
下有"万卷楼"三篆字。
长六寸，阔三寸，高二寸有多。
石色青墨如玉。

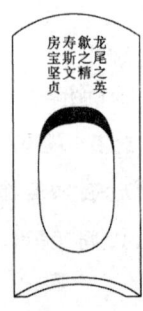

豆斑石研（图略）

这是安徽产的豆斑石。高寸许，
长七寸，阔三寸余。色微黄绿。
满面豆瓣，大小不等，有几层光圈的，
有绿色黄沉香色的，
光腻细滑，形色可爱。

洮河绿石研（图略）

这是洮河的绿石研。光细如玉，
没多少差异，只是不及玉的坚硬。
色如新绿，葱翠可爱。
以之方碧，碧沉而深；
以之方菜，菜淡而不艳。
真是研中宝贝。

灵壁山石研（图略）

这是灵壁石山，
面平整像画形，
可以放墨，
旁边背上都为天生皱纹。
长七寸许，高三寸，
上尖中肥下收紧，放在几案上很稳当。

龙尾石筒瓦研（图略）

这是龙尾石研。
雕琢像筒瓦的形状，
面上铭刻如图，
下有"万卷楼"三篆字。
长六寸，阔三寸，高二寸有多。石的颜色青墨如玉。

未央宫砖头研

此未央宫砖头研也。色黄黑，形如肾。
长六寸，阔四寸，厚一寸。
扣之声清而坚。上有"海天初月"四字。
建安十五年　长条阳字。

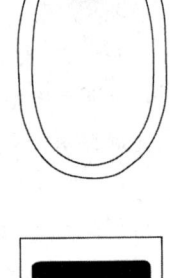

绿端石研

此绿端石研。背有周幼海铭，
上篆"绿玉"二字，长七寸，厚二寸，
阔五寸，色温然如玉，扣之铿然。

绿玉

于斯翁，传辇穀。取妙友，赞清穆。搜粤池，
剖绍绿。慎砥砺，华翰牍。宣素悰，沛玄沐。
绵世守，衍芬郁。吴郡周天球铭。

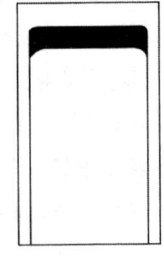

兴和砖研

此魏时砖研。质细声坚，
扣之如金石然。长九寸，
厚二寸许，阔四寸。色黄淡如沉香。
背一方内篆"大魏兴和年造"。
又一方有异兽奋翼者，止半其形，
想砖大而得其半也。

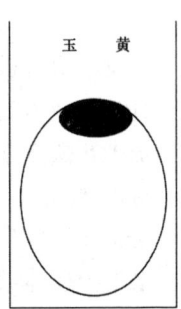

银丝石研

此银丝石研。长五寸，阔寸半，高一寸许。
石色如漆，上有银丝纹如画，
横经石中。温润如玉，呵气成水，
砚谱不录。此必歙石龙尾石类也，
纹甚可爱。

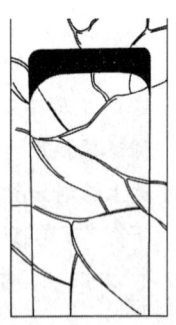

未央宫砖头研（图略）

这是未央宫的砖头研。色黄黑，形如肾脏。
长六寸，阔四寸，厚一寸。扣之声音清而坚。
上有"海天初月"四字。
建安十五年　长条阳字。

绿端石研（图略）

这是绿端石研。背面有周幼海铭，上篆"绿玉"二字，
长七寸，厚二寸，阔五寸，颜色温然如玉，扣之铿然。
绿玉
于斯翁，传辇縠。取妙友，赞清穆。搜粤池，剖绍绿。
慎砥砺，华翰牍。宣素惊，沛玄沐。绵世守，衍芬郁。
吴郡周天球铭。

兴和砖研（图略）

这是魏时砖研。质细声坚，
扣之如金石然。长九寸，
厚二寸许，阔四寸。
色为黄，淡如沉香。
背面有一方内篆"大魏兴和年造"。
又一方有异兽奋翼者，只有一半的形状，
想是砖大而只得其一半。

银丝石研（图略）

这是银丝石研。长五寸，阔寸半，高一寸许。
石的颜色像漆，上有银丝纹如画，
横向经过石中。温润如玉，呵气成水，
砚谱不录。这必定是歙石龙尾石类，纹路可爱。

高似孙砚笺诸式

凤池砚	玉堂砚	玉台砚	蓬莱砚	圭砚
辟雍砚	房相砚	郎官砚	风字砚	鼎砚
人面砚	曲水砚	八棱砚	四直砚	院砚
莲叶砚	马蹄砚	凤池砚	圆池砚	天砚
玉环砚	舍人砚	水池砚	大师砚	蟾砚
东坡砚	都堂砚	内相砚	葫芦砚	鏦砚
只履砚	双履砚	月池砚	方池砚	笏砚
斧形砚	飘砚	璧砚		

续砚式

| 琴砚 | 鹰扬砚 | 莺砚 | 山字砚 | 太极砚 |
| 箕砚 | 汉壶砚 | 凤嗉砚 | 松段砚 | 山石砚 |

论墨

高子曰：古之尚墨，若徐铉墨名月团，价值三万。唐玄宗墨名龙香，剂致墨精幻形。李廷珪龙纹墨、双脊墨，千古称绝。汉时月给尚书令渝糜大墨。范丞相一墨，表曰"五剑堂造"，里曰"天关第一煤"。金章宗苏合油烟墨，后欲得之者，以黄金倍易，无可觅处。景焕墨，名香璧副墨子。五代时，有朱君得柴珣小墨，韩熙载化松堂墨，名玄中子，麝香月龙煤。张遇造易水贡墨，怀民遗东坡墨，名青烟煤。又如供堂墨、渊云墨、兑州陈朗墨。元有潘云谷墨、松丸墨、狻猊墨、松烟墨、九子墨、鱼吐墨、天雨墨、阳山石墨、化垩墨、浮提国金壶墨、雷公墨。又若仲将之墨，一点如漆等类，皆古名墨也。

若今世所尚，以罗小华为最，罗之墨固善矣。余所见国初查文通龙忠迪墨、碧天龙气墨、水晶宫墨、新安方正牛舌墨。石青填字赤金为衣者，苏眉阳幼年所制，祖李遗法卧蚕小墨。世宗时，邵格

高似孙砚笺诸式

凤池砚	玉堂砚	玉台砚	蓬莱砚	圭砚
辟雍砚	房相砚	郎官砚	风字砚	鼎砚
人面砚	曲水砚	八棱砚	四直砚	院砚
莲叶砚	马蹄砚	凤池砚	圆池砚	天砚
玉环砚	舍人砚	水池砚	大师砚	蟾砚
东坡砚	都堂砚	内相砚	葫芦砚	鏃砚
只履砚	双履砚	月池砚	方池砚	笏砚
斧形砚	瓢砚	璧砚		

续砚式

| 琴砚 | 鹰扬砚 | 莺砚 | 山字砚 | 太极砚 |
| 箕砚 | 汉壶砚 | 凤嗉砚 | 松段砚 | 山石砚 |

论墨

高子说：古人很重视，如徐铉墨，叫"月团"的，价值三万金。唐玄宗墨，名叫"龙香"的，调剂可到墨精奇变幻的地步。李廷珪龙纹墨、双脊墨，千古叫绝。汉朝时，月给尚书令渝糜大墨。范丞相一墨，面上题字"五剑堂造"，底部题字是"天关第一煤"。金章宗苏合油烟墨，后人有想要得到这种墨的，拿一倍于同等重量的黄金去换，都没有找到卖主。景焕墨，名叫"香璧副墨子"。五代时，有朱君得柴珣小墨。韩熙载化松堂墨，名叫"玄中子"、"麝香月龙煤"。张遇造易水贡墨。怀民遗东坡墨，名叫"青烟煤"。又如供堂墨、渊云墨、兖州陈朗墨，元代有潘云谷墨、松丸墨、狻猊墨、松烟墨、九子墨、鱼吐墨、天雨墨、阳山石墨、化堑墨、浮提国金壶墨、雷公墨等，又如仲将之墨，一点如漆等品类，这些都是古代的名墨。

现代推崇的墨，以罗小华的为第一。罗的墨本来就很好，我曾见过的国朝初期查文通、龙忠迪墨、碧天龙气墨、水晶宫墨、新安方正牛舌墨等，都用石青粉填的字，墨的外表涂了一层赤金，是苏眉阳幼年时制

之墨，如方于鲁、寥天一、九玄、三极、国宝、非烟等墨，亦皆精品。前如汪中山翰史，初时制墨，质之佳美，不亚罗墨。其精品，以豆瓣楠为匣，内用朱漆，签以中款，表曰太极、两猊、三猿、四象、五雀、六马、七鹉、八仙、九鸶、十鹿，皆以鸟兽取义。又有玄香太守小长墨四种：一曰虩文，二曰卧蚕，三曰亚字，四曰玉阶。有客卿四种小元墨：曰太极，曰八卦，曰圆璧，曰琼楼。有松滋侯四种小方墨；一亚字，二维文，三九云，四螭环。有墨挺墨柱。余先得其数种试之，质轻烟紫，可谓九玄三极矣，似在罗上，其神品也。今人所见，皆其次品，式样虽一，而墨质不佳。又如二十八宿元墨，更其下矣。故名即湮没不传。至后墨印尚存，而墨质愈下，特为中山表焉。余为典客时，高丽使者馈墨，上有梅花印纹，其墨色甚黑而浓厚。

以余论之，墨之妙用，质取其经，烟取其青，嗅之无香，磨之无声，新砚新水，磨若不胜。【言不可用刀磨也。】忌急，急则热，热则沫生。用则旋砚，砚无久停，尘埃污墨，胶力泥凝。用过则濯，墨积勿盈。藏久胶宿，墨用乃精。用墨之法，无出余数语也。若治墨之精，模式之巧，方于鲁所刻《墨谱》，似尽善也。奇哉！方之墨哉！

客曰："墨惟适用足矣，何以奇为？"噫，匪好奇也，墨品精者，不特于今为佳，存于后世更佳。不特词翰藉美于今，更藉传美于后。若晋唐之书，宋元之画，传数百年，墨色如漆，书画神气，赖墨以全。若墨之下品，用浓见水则沁散湮污，用淡重褙则神气索然，未及数年，墨迹以脱。由此观之，则墨之为用，果好奇也？知此则可与言墨

造的，他又是师承李遗，而效法卧蚕小墨和世宗时邵格的墨。如方于鲁、寥天一、九玄、三极、国宝、非烟等墨，都是精品。从前，像汪中山翰史，最初制的墨，质地的精美是不亚于罗小华的墨的。那些精品，用豆瓣楠做的包装匣子，里面用红漆签上印款，将墨名题为太极、两狻、三猿、四象、五雀、六马、七鹏、八仙、九鹜、十鹿等字样，看来都是用鸟兽取义来命名的。又还有玄香太守（玄香太守是墨的别称）。小长墨四种：第一种名叫螭文，第二种名叫卧蚕，第三种名叫亚字，第四种名叫玉阶；还有客卿四种小元墨：分别叫太极、八卦、圆璧、琼楼；另有松滋候四种小方墨：第一种名叫亚字，第二种名叫维文，第三种名叫九云，第四种名叫螭环；还有墨挺、墨柱等。我先将其中的几种试了一试，质地轻而墨色带紫，可算九玄、三极之墨了，似乎还在罗小华墨之上，真是神妙的佳品。现在的人见到的，都是些次品，式样虽然相同，但墨的质地却不好。又如二十八宿元墨，更在上述次品之下了，所以名墨的名气就埋没而不流传了。到后来墨印尚存，但墨的质地已每况愈下，这样特为中山表明。我当典客（典客，南宋以后掌管郊庙祭祀和朝觐赞礼事物的官员。）时，高丽国的使者赠墨给我，那墨的上面有梅花状的印纹，墨的颜色又黑又浓厚。

  按我的观点，墨的巧妙作用，应求它的质地轻，墨色深青。闻它应没有香气，磨它应没有声音。如果是新砚新水，不可用力磨墨。忌讳磨快了，因为快了就会发热，一发热就要产生泡沫。用墨时应旋转着细细地磨，细磨时不要久停。尘埃污染墨，胶力便会使其像泥一样凝结起来。用过墨后要洗，墨积储不宜太满。藏的时间久墨胶才会老化，墨的作用才最好。用墨的方法，没有能超出我上述说法的。如果要论研究墨的精美，模式的巧妙，那么，方于鲁写的《墨谱》，好像是讲得极全面极精当的了。太奇了！方于鲁的《墨谱》啊！

  有外来的人问：墨，只要适合使用就够了，何必去讲究它的奇妙呢？噫！不是好奇呀。墨的品质的精美不仅对现代有好处，而且存留起来对后代好处更多；不只文章书画等凭借好墨流传到今天，而且还要凭借好墨使文章书画流传到后世。譬如晋唐的书，宋元两代的画，流传了几百年，墨色依然如漆。书画的神气，常常要依赖好墨才能使它完好

矣。故李延珪诗云："赠尔乌玉玦,清泉砚须洁。避暑悬葛囊,临风度梅月。"其宝惜可知。又云："墨藏石灰中,过梅不霉。"是亦一法。

附朱墨法

法用好辰砂一两三,红朱二两,用秦皮水煮胶,清浸七日夜,倾去胶之清水。于日色渐渐晒至干湿得所,以墨印印之,砚中研用甚佳。一法：以花朱同藤黄磨点。成嘉年内朱砂墨妙甚。

论纸

高子曰：上古无纸,用汗青者,以火炙竹,令汗出取青,易于作书。至汉蔡伦始制纸,为万世利也。初捣鱼网为纸,曰网纸；以布作者,曰麻纸；以树皮作者,曰谷纸。蜀有凝光纸,云蓝笺,花叶纸,十色薛涛笺,名曰蜀笺。有侧理纸、松花纸、流沙纸、彩霞金粉龙凤纸、绫纹纸、短帘白纸、硬黄纸、布纸、缥红纸、青赤绿桃花笺、藤角纸、缥红麻纸、桑根纸、六合笺、鱼子笺、苔纸。建中年,有儿女青纸、卵纸。宋有澄心堂纸,蜡黄藏经笺、白经笺、碧云春树笺,有龙凤印边三色内纸。有印金团花并各色金花笺纸,有藤白纸,研光小本纸。李伪主造会府纸,长二丈,阔一丈,厚如缯帛数重。陶谷家藏有鄱阳白数幅,长如匹练。有西山观音帘纸、鹄白纸、蚕茧纸、竹纸、大笺纸。元有黄麻纸、铅山纸、常山纸、英山纸、临川小笺纸、上虞纸。又若子邑之纸,妍妙辉光,皆世称也。

如初。如果是下等的墨，用浓了，见了水就渗入，使墨扩散变污；用淡了，重新裱褙，神气便荡然无存了，要不了几年，墨迹也就脱去了。从此看来，研究如何发挥墨的作用的问题，也是出于好奇吗？只有懂得这一点才可以与他谈墨。所以李廷珪作诗道：赠尔乌玉玦，清泉砚须洁；避暑悬葛囊，临风度梅月。把墨视为宝的态度便可知了。又说：将墨藏在石灰尘中，即使遇上梅雨季节也不会发霉，这也是一种存墨的方法。

附朱墨法

制作朱墨的方法是：用好辰砂一两三钱，红朱二两，再用秦皮水煮胶，用清水浸泡七日七夜，倒去墨胶上面的清水，放到太阳光下渐渐晒到干湿适度为止，然后用墨印印上，放在砚里细细地磨，用起来很好。另一种方法是将花朱和藤黄磨点。成嘉年间的朱砂墨，好极了！

论纸

高子说：上古时根本没有纸，当时使用的是汗青（汗青即竹简），汗青的制作方法是用火烤竹片，让汗水出后取青皮，这样才能书写。到了东汉蔡伦才开始造纸，为后代造福，最初是捣旧渔网来造纸，叫做网纸；用布造的纸叫麻纸；用树皮造的纸叫谷纸（就是构树，构树又叫楮树，楮树的树皮是制造桑皮纸和宣纸的原料）。四川有凝光纸、云蓝笺、花叶纸、十色薛涛笺，名叫蜀笺。还有侧理纸、松花纸、流沙纸、彩霞金粉龙凤纸、绫纹纸、短帘白纸、硬黄纸、布纸、缥红纸、青赤绿桃花笺、藤角纸、缥红麻纸、桑根纸、六合笺、鱼子笺、苔纸等。唐德宗建中年间造有儿女青纸、卵纸。宋代有澄心堂纸、蜡黄藏经笺、白经笺、碧云春树笺；有龙凤印边三色内纸；有印金团花并各色金花笺纸；有藤白纸、研光小本纸。李伪主造的会府纸，长两丈，宽一丈，厚得像几层缯帛。陶谷家中藏有几幅鄱阳白，长得像一匹白绢。西山观音帘纸、鹄白纸、蚕茧纸、竹纸、大笺纸。元代有黄麻纸、铅山纸、常山纸、英山纸、临川小笺纸、上虞纸等。又如子邑的纸，美丽精妙闪闪发光，这些都是世人所称道的。

今之楚中粉笺，松江粉笺，为纸至下品也，一霉即脱。陶谷所谓化化笺，此尔。止可用供溷材，一化也；货之店中，包面药果之类，二化也。甚言纸之不堪用者，类此。若今之大内细密洒金五色粉笺，五色大帘纸，洒金笺。有等白笺，坚厚如板，两面砑光，如玉洁白。有印金花五色笺纸。又若磁青纸，如缎素，坚韧可宝，多用写泥金字经。有等蓝色者，薄而不佳。高昌国金花笺，亦有五色，有描金山水图者。高丽有绵茧纸，色白如绫，坚韧如帛，用以书写，发墨可爱。有等皮纸，用以为帘，为雨帽，为书夹，坚厚若油为之，中国所无，亦奇品也。

近日可用作书者，吴中无纹洒金笺纸为佳。松江近日谭笺，不用粉造，以荆川帘纸褙厚，砑光，用蜡打各色花鸟，坚滑可类宋纸。又新安新造仿宋藏经笺纸亦佳。吴中近亦为之，但不如宋笺抄成坚韧，如缎帛有性，数百载流传，尚有揭开受用。若今仿效者，纸性终脆，久霉糊懈必松。时尚花边格子白鹿笺，用以作柬、写诗甚便，其式余家有数十种。但白鹿纸以绿子水并槐黄水微煎印者雅甚，以青以红，俱不佳也。又如蜡砑五色笺，亦以白色、松花色、月下白色罗纹笺为佳，余色不入清赏。两人砑者精美，又不坏板。若用水湿一纸，以润十纸砑者不佳。然以白蜡砑者受墨，蜜蜡者遇墨成珠，描写不上，深可恨也。并录以供鉴赏。

造葵笺法

五六月戎葵叶，和露摘下，捣烂取汁。用孩儿白鹿坚厚者裁段，葵汁内稍投云母细粉、明矾些少，和匀，盛大盆中，用纸拖染，挂干，或用以砑花，或就素用。其色绿可人，且抱野人倾葵微意。

现在的楚中粉笺、松江粉笺，是纸品中等级最低的，一发霉便脱落，陶谷所说的化化笺，就是这类纸了。这种纸只可用作上厕所的手纸，也就是一化笺；出卖到店铺里，把它用来包装面粉、中药、水果之类还可以，这就是二化笺，不堪用作书写的就是这一类纸。像现今宫中的细密洒金五色粉笺，五色大帘纸，洒金笺。还有一种白笺，又硬又厚得如同板子，两面都发光亮，像玉石那样洁白。有印金五花色笺纸。又如磁青纸，像缎子或白色的丝绢，非常坚韧，可珍贵了，大多用来书写泥金字经。有一种蓝色的磁青纸，虽然绝薄但并不很好。高昌国的金花笺，也有五彩，有可用以描金山水图的。高丽国有锦茧纸，颜色自得如一种像缎子的丝织品，坚韧得像绢帛，用它来书写，发墨的效果很惹人喜爱；有一种皮纸，用来作帘子、作雨帽、作书夹，又硬又厚，就像是用油涂抹成的，中国没有这种纸，也可算是珍品了。

近来可以用作书写的纸，当推吴中无纹洒金笺纸最好。松江最近出的谭笺，不用粉造，用荆川帘纸裱褙很厚，然后碾压使纸光亮，用蜡打各色花鸟，坚实润滑得可与宋代的纸媲美。又如新安新造的仿宋藏经笺纸也好，吴中近来也在制造，但不如宋笺抄成后那样坚韧，有像绸缎丝织品一样的性质，流传几百年后，还能揭开来使用；像现在仿效宋笺的，纸性始终很脆，稍久点就发霉，裱糊之处便松脱了。现在崇尚的花边格子白鹿笺，用来写信、题诗还很方便，这种笺的格式我家有几十种。不过白鹿纸用绿子水和槐黄水煎印留下痕迹的，就更雅致了，但用蓝色用红色的，都不好。又如蜡研五色笺，也以白色、松花色、月下白色、罗纹笺为好，其余颜色的都不能进入雅致之列而供人赏玩。双人碾压的很精美，又不会损坏板子；如果是用水打湿一张纸来浸润十张纸碾压而成的就不好了。可是用白蜡碾压的受墨，用蜜蜡碾压的，遇到墨就散成珠团，墨色便描写不上去，太遗憾了。以上所记载的，供大家一同鉴赏。

造葵笺法

每年的五六月间，把蜀葵的叶子连带露水一起摘下来，捣烂后取出汁水。再用又硬又厚的孩儿白鹿裁段，向葵汁内略微加入一些云母细粉和少量的明矾，将其调和均匀盛入盆子内，将纸放进去拖染后再

染宋笺色法

黄柏一斤,捶碎,用水四升,浸一伏时,煎熬至二升止,听用。橡斗子一升,如上法煎水听用。胭脂五钱,深者方妙,用汤四碗,浸榨出红。三味各成浓汁,用大盆盛汁。每用观音帘坚厚纸,先用黄柏汁拖过一次,复以橡斗汁拖一次,再以胭脂汁拖一次。更看深浅加减,逐张晾干,可用。

染纸作画不用胶法

纸用胶矾作画,殊无士气,否则不可着色。开染法:以皂角捣碎,浸清水中一日,用沙罐重汤煮一炷香,滤净调匀,刷纸一次,挂干。复以明矾泡汤,加刷一次,挂干。用以作画,俨若生纸。若安藏三二月用,更妙。拆旧裱画卷绵纸作画甚佳,有则宜宝藏可也。

造捶白纸法

法取黄葵花根捣汁,每水一大碗,入汁一二匙,搅匀,用此,令纸不粘而滑也。如根汁用多则反粘,不妙。用纸十幅,将上一幅刷湿,又加干纸十幅,累至百幅无碍。纸厚,以七八张相隔,薄则多用不妨。用厚板石压纸,过一宿揭起,俱润透矣。湿则晒干,否则平铺石上,用打纸捶敲千余下,揭开,晒十分干。再迭压一宿,又捶千余捶,令发光与蜡笺相似方妙。余尝制之甚佳,但跋涉耳。

挂起晾干，有的则使纸经摩擦而变成各种色纸，有的就用白色的纸。那颜色绿得可人，很有乡野之人围着向日葵的意趣。

染宋笺色法

用黄柏一斤，将它捶碎，用水四升浸泡一昼夜，煎熬到水少至二升为止，以备使用。橡斗子一升，照上述方法炮制煎水后备用。再用五钱胭脂，颜色深的才好，用热水四碗，浸榨出红色。以上三样分别都变成浓汁后，再用大盆子盛上，用又硬又厚的观音帘纸，先在黄柏汁里来回摆动一次，又在橡斗汁里来回摆动一次，最后在胭脂汁里摆动一次，并认真观察颜色的深浅以进行加减。最后，一张一张地晾干，便可使用了。

染纸作画不用胶法

纸用胶矾来制作，画出的画是很无文人气的，但如果不这样就不能着色。开染法是：将皂角捣碎，放在清水里浸泡一天，再将其放到盛有热水的沙罐里煮一炷香的时间，将皂角渣滤净后涮均匀，用水来把纸刷一次，挂着晾干。再将明矾泡在热水里，再刷一次，挂起来晾干。用这种纸作画，俨然像生纸一样。如果藏放二三个月后使用，效果更妙。拆旧裱画卷绵纸作画，也很好，如果有这种纸应珍藏起来。

造捶白纸法

方法是：采黄葵花根将其捶捣，提取出汁水，再盛一大碗水，把一二汤匙根汁放进水里搅拌均匀，用这方法可使纸不粘结且又润滑；如若根汁用多了，反而会粘结，这样也是不好的。取纸十幅，在最上面的一幅刷上根汁使纸润湿，如法再加干纸十幅，累积放到百幅也无妨碍；若纸较厚，就一叠用七八张相隔，但多放几张也没有妨碍。最后用厚石板压在纸上，经过一夜后揭开，纸也就润透了。如果还有点湿便将其晾干，如果不湿便平铺在石板上，再用纸槌敲打千多次。揭开将其完全晾干，再叠压一晚上，又槌敲千多次，使纸发出光泽而与蜡笺差不多才最好。我常常用这个方法来制纸，只是往返操作非常劳苦。

造金银印花笺法

用云母粉,同苍术、生姜、灯草煮一日,用布包揉洗,又用绢包揉洗,愈揉愈细,以绝细为佳。收时,以绵纸数层,置灰缸上,倾粉汁在上,渥干。用五色笺,将各色花板平放,次用白芨调粉,刷上花板,覆纸印花纸上,不可重拓,欲其花起故耳,印成花如销银。若用姜黄煎汁,同白芨水调粉,刷板印之,花如销金。二法亦多雅趣。

造松花笺法

槐花半升,炒焦赤,冷水三碗煎汁。用云母粉一两,矾五钱,研细,先入盆内。将黄汁煎起,用绢滤过,方入盆中搅匀拖纸,以淡为佳。文房用笺,外此数色,皆不足备。

论笔

高子曰:蒙恬创笔,以枯木为管,以鹿毛为柱,以羊毛为被。所谓毫者,非今之竹兔也。故制笔之法,桀者居前,毳者居后,强者为刃,软者为辅。参之以苘,束之以管,固以漆液,泽以海藻。濡墨而试,直中绳,勾中钩,方圆中规矩,终日握而不败,故曰笔妙。柳帖云:"近蒙寄笔,出锋太短,伤于劲硬。所要优柔,出锋须长,择毫须细,管不在大,副切须齐。齐则波切有凭,管小则运动有力,毛细则点画无失,锋长则洪润自由。"笔之玄枢,当尽于是。故《笔偈》曰:"圆如锥,捺如凿,只得入,不得却。"言缚笔须紧,不令一毛吐出,即不堪用。又曰:"心柱硬,覆毛薄,尖似锥,齐似凿。"故伯英之笔,穷神尽意,子云称之。汉末一笔之匣,雕以黄金,饰以和玉,缀以隋珠,文以弱翠。非文犀之桢,必象之管,丰狐之柱,秋兔之翰,则古人重笔之意殷矣。南朝有姥,善作笔,用胎发为心。开元中,笔匠名铁头,能莹

造金银印花笺法

用云母粉,同苍术、生姜、灯草煮一天,用布包起揉搓,再用丝织品包起来揉搓,愈揉愈细,以揉到最细为好。收起时,将几层绵纸放在灰缸上,把粉汁倒在绵纸上浸干。用五色笺,将各色花板平放,再用白芨调粉,刷到花板上,再将纸反扣在印花印上,要一张一张地拓印,不可重叠拓印,这是为了使花色清楚地出现的缘故。印成的花色就像用银装饰的物品。如果用姜黄煎汁,同白芨水调粉,刷板拓印,就像用金装饰的物品。两种方法制出的纸都富有雅趣。

造松花笺法

取槐花半升,炒到焦黄,再用冷水三碗煎成汁液。再用云母粉一两,明矾五钱,将其磨细,先放入盆内。然后将黄汁煎起,用绢过滤,才放入盆中搅拌均匀,拖纸用淡色为好。文房使用的笺纸,市上所见的这几种颜色不够齐全。

论笔

高子说:蒙恬创制笔时,用枯木作笔管,用鹿毛作笔头的中心,用羊毛作笔头的外周。当时所说的毫,并不是现在的竹管兔毫。所以制笔的方法应是,将粗硬的毛放在前面,细柔的毛放在后面,再将白麻或青麻参杂其中,然后捆束起来安进笔管,放进笔管时用漆液粘固,用海藻润泽。用墨将笔沾湿后试写,如果横竖笔画写出后墨线是直的,勾笔画有钩,方笔圆笔也合乎规矩,终日握笔书写笔也不坏,那就叫做好笔。柳帖上说:最近承蒙有人送来一种笔,但由于这种笔出锋太短,因而对笔力坚硬有损害。要求笔力富于柔韧,出锋就必须要长,选择笔毫时,锋端必须尖细。但笔管不在于大,笔管修削要整齐,整齐了波折处的修削才有依据,笔管小了,书写时摆动才有力量,毫毛细软一点,点画时才不易失误,而锋长吸墨才易,挥洒自如。笔的神妙机宜,应该说就是如此了。所以《笔偈》说:"圆如锥,捺如凿,只得入,不得却。"这是说捆扎笔头一定要紧,不能让一根毫毛露出来,否则就不能用。又说:"心柱硬,覆

管如玉。今俱失传。右军《笔经》曰："诸郡毫，惟中心兔肥而毫长，可先用人发杪数十茎，杂青羊毛并兔毳，裁令齐，以麻纸裹枝根，令治。次取上毫，薄布柱上，令柱不见。"此皆古人格论。

若今之为笔，所贵在毫，东郡以青羊毛为之，雉尾为盖，五色可观。有用丰狐毛、虎毛、鼠须、羊毛、麝毛、羊须、胎发造者，皆不如兔毫为佳。香狸毫次之。兔以崇山绝壑中者毫足。秋毫取健，冬毫取尖，春夏之毫则不堪矣。笔以尖齐圆健为德，毫坚则尖，毫多则色紫而齐。用苘贴衬得法，则毫束而圆。用以纯毫，附以香狸，角水得法，则用久而健，此外无法。今人毫少而狸苘倍之，笔不耐写，岂笔之咎哉？为不用料耳。

余取杭人旧制笋尖笔桩最佳，后因湖州扎缚笔头为细腰葫芦样制，杭亦效之，最为可恨。初写似细，宜作小书，用后腰散，便成水笔，即为弃物。杭笔不如湖笔得法，湖笔又以张天锡为最，惜乎近无传其妙者。然画笔向以杭之张文贵首称，而张亦不妄传人。今则

毛薄，尖似锥，齐似凿。"（这几句的意思是说笔头中心部分的毫毛要坚硬，覆盖在四周的毛要柔薄。当笔毫聚合时，锋颖尖锐，端如针状。齐，是指修削整齐，笔毫发开后，将端部挤扁，则可见内外笔毫长短一律，排列平齐，无长短参差现象。）所以张芝的笔，能描写出各种神韵气质，子云非常称道。汉朝末年，有一种装笔的匣子，用黄金来雕刻，用和田玉来装饰，下部垂挂着珍珠，再用浅色翡翠来刺花纹，不是用像犀角纹理的女贞木，就是用象牙来做笔管，用丰薄的狐毛作笔头的毫柱，用秋天的兔毛来作的笔毫。从此可以看出，古人珍视毛笔已经到了情深意厚的程度。南朝时，有位老太婆，善于制笔，她用婴儿的胎毛作笔毫的心柱；开元年间，有位名叫铁头的笔匠，能将笔管制得像玉石，现在都失传了。右军的《笔经》记载各郡的毫毛，只有中山的兔肥而且毫长。可以先用人的细发梢数十根，再参杂青羊毛和细兔毛，将其裁剪齐平，再用麻纸包裹枝根，让其干净；然后再选取上等毫毛，薄薄地分布在毫柱上面，让毫柱不现出来。这些都是古人有规范的论述。

如今人们制笔，最重视笔毫，东郡采用青羊毛制毛毫，将野鸡尾巴上的毛覆盖在毫柱上，五颜六色，非常好看。有用肥狐狸的毛、老虎毛、鼠须、羊毛、麝毛、羊须、胎毛造笔的，都比不上兔毫好。香狸毫比兔毫则略差一筹。兔毫又以高山深谷里的野兔毫最好，秋天的兔毫应取用粗健的，冬天的兔毫应取用末梢的，春夏两季的兔毫，就不能用了。笔以尖、齐、圆、健为四德，笔毫坚韧，锋颖就尖锐；毫毛多则带紫色而且排列平齐，无长短参差现象；用白麻或青麻贴衬得法，那么，笔毫聚拢时，就显得丰满圆润；采用纯毫，再加一些香狸毛，角水得法，笔毫便劲健有力，经久耐用而不变形。除此之外，再没有更好的制笔方法了。现今人们制的笔，毫毛很少而香狸毛和苘麻却加得特别多，所以笔不耐写，又哪里是笔本身的过错呢？只是因为舍不得用原料而已。

我曾经选取杭州人旧制笋尖笔样，后来因为湖州扎捆的笔头是细腰葫芦样制，杭州也就效法湖州制笔，真太遗憾了。这种笔初写时似乎较细，宜作小楷，用后毫腰敞开，便成了水笔，也就变成了废物。杭笔不如湖笔得法，湖笔又以张天锡造的最好，可惜近来已没有他的巧妙制笔法流传了。但画笔则向来以杭州张文贵造的为第一，但张的制笔法没

分而为三，美恶无准，世业不修，似亦可惜。扬州之中管鼠心画笔，用以落墨白描，佳绝。水笔亦妙。

古之王者，以金管、银管、班管为笔纪功，其重笔如此。向有牙管，玳瑁管、玻璃管、镂金管、绿沉漆管及棕竹花梨紫檀管等，此何意耳？以其为可贵耳。如持用何？惟取竹之薄标者为管，笔之妙用尽矣，又何尚焉？

冬月以纸帛衣管，以避寒者，似亦难用，悉不取也。收笔以十月正二月收者为佳妙。笔书后，即入笔洗中，以去滞墨，则毫坚不脆，可耐久用。然须洗完，即加笔帽，免挫笔锋。收笔以黄连调轻粉蘸笔头，候干收之，则笔不蛀而毫纯。又法：川椒、黄柏煎汤，磨松烟染笔藏之，亦可远蛀。

古人重笔，用败则葬。故赵光逢濯足襄汉溪上，见一方砖，上题："髦友退锋郎，功成鬓发霜，冢头封马鬣，不敢负恩光。"后题独孤贞节立。砖上积有苔痕。此盖好事者葬笔所在。

论文房器具

高子曰：文房器具，非玩物等也。古人云："笔砚精良，人生一乐。"余以所见评之如左：

文具匣

匣制三格，有四格者，用提架总藏器具。非为观美，不必镶嵌雕刻求奇，花梨木为之足矣。亦不用竹丝蟠口镶口，费工无益，反致坏速。如蒋制倭式，用铅铃口者佳甚。

有传人，现今便分成了三类，好坏没有统一标准，一代技艺没有后人研究学习，想起来也太可惜了。杨州的中管鼠心画笔，用来落墨白描，好极了。作水笔也很好。

古代的王者，用金管、银管、班管作笔纪功可见，他们重视笔的地步。从前有用牙管、玳瑁管、玻璃管、镂金管、浓绿色漆管及棕竹、花梨、紫檀等作笔管的，这是什么意思呢？都是因为笔太珍贵了。当然使用起来最方便的，只有选取竹子中薄壁的作笔管，笔的妙用才能完全发挥，又为什么不加以推崇呢？

冬月间用纸、丝织品来包裹笔管，以避寒冷，笔也不好用，都不足取。收笔以十月、正二月收的最好。好笔书写之后，应立即放入笔洗当中洗涤掉滞存在笔中的残墨，这样就能使笔毫保持坚韧而不脆，且经久耐用。但必须洗完后就立即加笔套，以避免挫伤笔锋。收笔时将黄连煎汤调轻粉蘸笔头，等干了之后才收笔，这样做，笔就不会被虫蛀。还有一种方法：用川椒、黄柏煎汤，磨松烟染笔后再收藏起来，也能保持很久不被虫蛀。

古人很重视笔，用坏了便将它埋葬起来。所以赵光逢在襄汉的溪边洗脚时，就见到一块方砖，砖上题有诗：髦友退锋郎，功成鬓发霜，冢头封马鬣，不敢负恩光。诗后题名独孤贞节立。那块砖上已长有苔藓，这就是爱笔者葬笔的地方。

论文房器具

高子说：文房器具，并不是玩物。古人说："拥有精制优良的笔和砚，是人生的一大快乐。"我把见过的文房器具评赏如下。

文具匣

文具匣的样式有三格的，也有四格的。把文具放在提架内收藏，不是为了美观，所以不必用镶嵌雕刻的方法追求奇特，只要用花梨木来制作就很好了。也无需用竹丝环绕、镶嵌提架口，那样浪费工时又没有好处，反而使文具匣坏得快。但蒋氏制作的日本式文具匣，采用铅钤的口，就非常好。

砚匣

用古砚一方,以豆瓣楠紫檀为匣,或用花梨亦可。砚不在大,适中为美,可入藏匣。再备朱砚一匣,故《砚谱》有双履制者,为便二色用也。砚以端歙为佳,或用白端石为朱砚者,不耐久用,沾染不落,亦得旧石一方为副始佳。

笔格

有玉为山形者,为卧仙者,有珊瑚者,有玛瑙者,有水晶者,有刻犀者,匪直新制,旧做亦多。有宣铜鎏金双螭挽格,精甚。余见哥窑五山三山者,制古色润。又见白定卧花哇哇,莹白精巧。旧玉子母六猫,长七寸,以母横卧为坐,以子猫起伏为格,真奇物也,目中罕见。有古铜十二锋头为格者,有铜螭起伏为格者。余见友人有一老树根,蟠曲万状,长止七寸,宛若行龙,鳞甲爪牙悉备,摩弄如玉,此诚天生笔格。余斋一石,蟠曲状龙,不假斧凿,亦奇物也。可架笔三矢。

笔床

笔床之制,行世甚少。余得一古鎏金笔床,长六寸,高寸二分,阔二寸余,如一架然,上可卧笔四矢。此以为式,用紫檀乌木为之亦佳。

笔屏

宋人制有方玉、圆玉花板,内中做法肖生,山树禽鸟人物,种种精绝。此皆古人带板、灯板,存无可用,以之镶屏插笔,觉甚相宜。

砚匣

一方古砚，用豆瓣楠木、紫檀木做盒子，或用花梨木来做也可以。砚不在于大，适度最好，以便放到盒匣中。再准备一个朱砚的匣盒，所以《砚谱》有双履制的，就便于用两种颜色来书写了。砚台以端砚、歙砚为最好，有人用白色端石做的朱砚，但不经久耐用。若颜色洗不掉，就应准备一块旧石砚为辅助才好。

笔格

笔架（即笔格）有用玉石做成"山"的形状的、做成仙人睡卧姿态的、用珊瑚做成的、也有用玛瑙、水晶做成的，还有用犀牛角刻制的。不仅仅有新造的，旧时造的也很多。有宣铜鎏金双龙缠绕的笔架，很精美。我见过的哥窑烧制的五山笔架和三山笔架，样式都古朴，色泽温润。还见过定窑烧制的卧花娃娃笔架，晶莹雪白、做工精巧。古时的玉制母子六猫笔架，有七寸长，以横卧的母猫为笔架底座，以六只小猫起伏玩耍的形状为放笔的格子，这种笔架真是神奇之极，非常罕见。其它形式的笔架有：用古铜十二峰峰尖作笔格的，有铜制飞龙起伏腾跃的形状作笔格的。我见过友人一只用天然老树的根枝，盘曲万状，七寸长，很像飞龙行空，鳞角爪牙齐全，已抚摸玩弄得光滑如玉，天然生就的笔架。我的书斋里有一块石头笔架，像龙一般盘曲，是没有经过人工雕琢的，也是一件神奇物品，可以架三支笔。

笔床

制成的笔床，流行在世上的很少。我有一个古代的鎏金笔床，六寸长，二寸二分高，二寸多宽，样子象架子一样，上面可以放四支笔。用它作样子，采用紫檀乌木作笔床，也很好。

笔屏

宋代的人造的笔屏，有方玉的、圆玉的、花板的，屏内的装饰，大都仿效山树、禽鸟和人物，件件精妙到了极点。那都是古人装饰衣带的

大者长可四寸，高三寸，余斋一屏如之，制此似无弃物。有大理旧石，俨状山高月小者，东山月上者，万山春霭者，皆余目见，初非扭捏，俱方不盈尺，天生奇物，宝为此具，作毛中书屏翰，似亦得所。

水注

有玉为圆壶方壶者，其花纹甚工。又见吴中陆子冈制白玉辟邪，中空贮水，上嵌青绿石片，法古旧形，滑熟可爱。有玉蟾蜍注，拟宝晋斋旧式者。古铜有青绿天鸡壶，有金银片嵌天鹿，妙甚。有半身鸬鹚杓，有鎏金雁壶，其类生无二，以两足立地，口中出水。有江铸眠牛，以牧童骑跨作注管。磁有官哥方圆水壶，有立瓜卧瓜壶，有双桃注，有双莲房注，有笔格内贮水两用者，有牧童卧牛者，有方者。定窑之注奇甚，有枝叶缠绕瓜壶，有蒂叶茄壶，有驼壶，又可格笔。有蟾注，有青东磁天鸡注，底有一窍者。宣窑五采桃注、石榴注、双爪注，彩色类生。有双鸳注，有鹅注，工致精极，俱可入格。

笔洗

铜有古鎏金小洗，有青绿小盂，有古小釜，有小卮、匜。其五物，原非此制，今用作洗。玉有钵盂洗，长方洗，玉环洗，或素或花，工巧拟古。磁有官哥圆洗，葵花洗，磬口圆肚洗，有四卷荷叶洗，有卷口蔗段洗，有绦环洗，有长方洗，类多，但以粉青纹片朗者为贵。古龙泉有双鱼洗，有菊瓣洗，有钵盂洗，百折洗。定窑有三箍圆桶洗，梅花洗，有中盏作洗，边盘作笔觇者。有绦环洗，有方池洗，有

玉板、灯板，闲置无用后才镶成笔屏用来插笔，竟非常合适。大的长约四寸，高三寸，我的书斋就有一幅这样的笔屏，是用闲置无用的玉板制成精美的笔屏。有些旧大理石，形状像高山小月的，如月上东山的，又有如春天的丛山、云气缭绕的，都是我亲眼所见，一点没有人工的痕迹。旧大理石全都是不超过一尺的四方形，真是天生的珍奇之物，把它当宝贝，用来作笔屏，似乎也是物尽其用。

水注

水注有用玉制作成圆壶、方壶的，花纹非常精巧。我曾见过吴郡陆子冈制作的白玉神兽水注，空的中心可以盛水，壶上镶嵌着青绿石片，模仿的是古代样式，光滑可爱。有一种玉石蟾蜍水注，是仿照宝晋斋的老样式做的。古铜的有青绿天鸡壶，上面镶嵌有金银片神兽，奇妙得很！有半身鸬鹚勺子；有鎏金雁壶，壶上的雁像活的一样，两脚立地，口中吐水；有江氏工匠造的眠牛式水注，巧借牧童骑跨牛背作注水管。瓷制的有官、哥二窑造的方形、圆形水壶；有立瓜式、卧瓜式壶；有双桃水注；有双莲蓬水注；有在笔格内贮水，兼作笔格和水注两用的；有牧童卧牛式水注，还有四方形的水注。定窑烧制的水注非常奇特：有枝叶缠绕着瓜壶，有带蒂叶的茄壶，有可当笔格的骆驼壶，有蟾蜍水注，有底下有一个孔的青东瓷天鸡壶。宣窑的有：五彩桃水注、石榴水注、双爪水注，色彩斑斓形象生动。有鸳鸯水注，有鹅水注，做工都非常精致，都可以进入等级。

笔洗

铜制的笔洗：有仿古鎏金小洗，有青绿小盂，有仿古小釜，有小卮、匜，这五种小器物原本不是做来当笔洗用的，今天才开始用它们来作笔洗。玉制的有钵盂洗、长方洗、玉环洗，有的是本色，有的则有花纹，都手艺精巧样式仿古。瓷制的有官窑、哥窑出产的圆洗、葵花洗、磬口圆肚洗，有四卷荷叶洗、卷口蔗段洗、绦环洗、长方洗等，种类很多，但只有粉青纹片清晰的最贵重。宋代龙泉窑产有双鱼洗、菊瓣洗、钵盂洗、百折洗。定窑产有三箍圆桶洗、梅花洗，有中盏作洗、边盘作笔

柳斗圆洗，有圆口瓜棱洗，菊瓣洗，惟定洗多甚。宣窑有鱼藻洗，有葵瓣洗，有磬口洗，有鼓样青剔白螭洗。近人多以洗为杯，孰知厚卷口而扁浅者，洗也，岂杯有此制？外此新作商银流金铜洗。诸窑假均州紫绿二色洗，与水中丞，多甚，制亦可观，俱不入格。

水中丞

铜有古小尊罍，其制有敞口、圆腹、细足，高三寸许，墓中葬物，今用作中丞者。余有古玉中丞，半受血浸，圆口瓮腹，下有三足，大如一拳，精美特甚，古人不知何用。近有陆琢玉水中丞，其碾兽面锦地，与古尊罍同，亦佳器也。磁有官哥瓮肚圆者，有钵盂小口式者，有瓜棱肚者。青东磁有菊瓣瓮肚圆足者，定有印花长样如瓶，但口敞可以贮水者，有圆肚束口三足者，有古龙泉窑瓮肚周身细花纹者，有宣铜雨雪沙金制法古铜瓿者，样式美甚。近有新烧均窑，俱法此式，奈不堪用。

砚山【附二图】

砚山始自米南宫，以南唐宝石为之，图载《辍耕录》，后即效之，不知此石存否？大率砚山之石，以灵壁、应石为佳，他石纹片粗大，绝无小样曲折、岈峰森耸峰峦状者。余见宋人灵壁砚山，峰头片段，如黄子久皴法，中有水池，钱大，深半寸许，其下山脚生水，一带色白而起磊砢，若波浪然，切非人力伪为，此真可宝。又见一将乐石砚山，长八寸许，高二寸，四面米糊包裹，而峦头起伏作状，此更难得。他如应石，近有佳者，天生四面，不加斧凿，透漏花皱俱好，但少层叠峦头、水池深邃，望之一拳石也。又若燕中西山黑石，状俨应石，而崒岈巉岩，纹片皱裂过之，可作砚山者为多，但石性松脆，

砚的，有绦环洗、方池洗、柳斗圆洗、圆口瓜棱洗、菊瓣洗，只有定窑洗最多。宣窑产有鱼藻洗、葵瓣洗、磬口洗、鼓样青别白龙洗。近代人多将洗作杯子，哪里知道卷口厚又扁浅的是笔洗，杯子怎么会有这种样式呢？除此以外，还有新制作的商银流金铜洗，各窑厂模仿均州窑紫绿二色洗和水中丞的，多得很，样式也好看，但全都不入格。

水中丞

  铜制水中丞有仿古小尊罍，样式有敞口圆肚细脚的，高约三寸，本来是随葬物品，今天人们才将它作水中丞用。我有一个古玉中丞，有一半被尸血浸淫，圆口雍腹，下有三只脚，象拳头般大，特别精美，不知道古人是作什么用的。近人陆氏玉琢水中丞，器物突出部份色彩鲜艳华丽，花底上又雕刻有兽面图，与古代酒樽相似，也是好东西。瓷制的水中丞有官、哥二窑所出的雍肚圆形的，有小口钵盂样式的，有瓜棱肚的。青东瓷产的水中丞，有菊瓣雍肚圆脚；定窑产有印花长样如瓶，但口开敞可以装水的，有圆肚收口三只脚的；古龙泉窑产的雍肚全身细花纹；有宣德铜雨雪沙金仿古铜小瓮，样式非常精美。近有均州窑新烧制的水中丞，全是模仿上述各式烧制，可惜并不适用。

砚山

  砚山最初由米南宫所为，用南唐宝石雕凿而成，图形记载于《辍耕录》上，后人纷纷仿造，不知宝石砚山是不是还保存在世上？雕凿砚山的石头，大抵用灵璧县的应石最好，其他地方的石头纹片又粗又大，根本没有小块的、形态曲折的、光秃秃如森然高耸的峰峦似的。我曾见宋人灵璧石砚山，峰顶的局部很像元代著名画家黄子久的皴法（绘画的一种技法），砚山中有一铜钱大的水池，深约半寸，池下面的山脚有一股流动的水，白色石头堆积起伏，象波浪一般。当初并无人工伪造，这确实是件珍宝。我还见过一件将乐石砚山，长八寸左右，高二寸，四周用细碎石粒包裹，一个个连接着的小山头上下起伏有致，这更为难得。其他像灵璧应石砚山，近代也有好的，四面天然生成，没用人工斧凿，孔洞、花纹都不错，但缺少重叠的小山峰，水池深邃，远看象一个石拳

不受激触，多以此乱应石。有伪为者，将旧砖雕镂如宝晋斋式，用锥凿成天生纹片，用芡实浸水煮如墨色，持以愚人，每得重价。然以刀刮山底，砖质即露。有等好事者，以新应石、肇庆石、燕石加以斧凿修琢岩窦，摩弄莹滑，名曰砚山，观亦可爱。

灵壁石砚山图、将乐石砚山图附。

灵壁研山

山色淡青，峰峦四起，邃有二层，
中一水池大若小钱，深可半寸，
为天生成。傍一小池高二寸八分，
长六寸，厚二寸许，下有元章二字。
山足天生水波一带若浸山于其中，
其水脚色白黄相映，四面皆然。

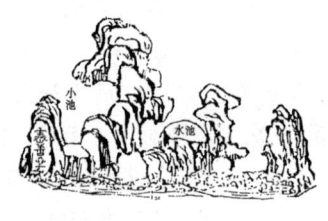

将乐研山

色白如米糊䃎砢两面皆然，
长八寸，高二寸许，
峦头五起，下簇小孔二三，
似亦奇矣。

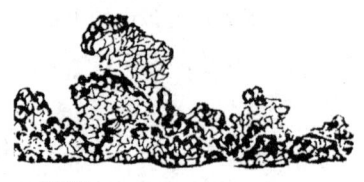

将乐研山

印色池

印色池以磁为佳，而玉亦未能胜也，故今官哥窑者贵甚。余见二窑印池，方者尚有十数，四八角并委角者，仅见一二，色亦不佳。余斋有三代玉方池，内外土锈血侵四裹，不知何用，今以为古玉文具中印池，似甚合宜。又见定窑方池，佳甚，外有印花纹，此亦少者。有陆子冈做周身连盖滚螭白玉印池，工致俸古，今多效制。近日新烧有盖白定长方印池，并青花白地纯白磁者，此古未有，当多蓄之。

头。又如燕地的西山黑石，形状和应石非常相似，山势高耸险峻，纹片的皱摺裂绽比应石还要多，很多都可以用来作砚山。只是石质松脆，经不得碰撞，民间多用它假冒应石。有些以假乱真的人，把旧砖块雕刻凿通，像宝晋斋所藏样式，用尖锥凿出天然纹片，将它放入芡实水中浸泡，煮成黑色，拿去愚弄买主，常常卖得高价。但只要用刀刮砚山的底部，砖的本质就会暴露。有一些同样喜欢伪造的人，将新应石、肇庆石、燕石用斧凿加工，修琢成山崖洞穴，打磨得晶莹光滑，取名砚山，看起来也逗人爱。灵壁石砚山图、将乐石砚山图附在这里。（图略）

灵壁研山（图略）

山色灰青，峰峦四起，深远重叠。

中间有一水池，象小钱那么大，

深约半寸，是天然生成。左旁有

一小池，高二寸八分，长六寸，厚约

二寸。下边刻有"元章"二字。山脚下一带水波，自然巧妙，群山好像浸泡在水中，水绕山脚，白色黄色相映成趣，四面全都如此。

将乐砚山（图略）

白色砚山，像细碎的米粒

堆积而成石块，起伏重叠，

两面都如此。长八寸，高约二寸。

五个小山头连接不断，下边聚集有两三个小孔，仿佛非常稀奇。

印色池

印色池，以瓷的最好，即使玉琢的也不及，所以，现在官窑、哥窑出产的都非常宝贵。我曾见二窑印池，方形的倒有十多个，四角八角和多角形的，仅仅只见过一两个，颜色也不够好。我的书斋里有祖宗传下来的方形玉印池，内外已有土锈，四面都被尸血浸淫过，不知当初作什么用？今用来作古玉文房四宝中的印池，好像很合适。我还见过定窑产的方池，非常好，池外烧有花纹，这也是很少的。有一件陆子冈制作的全身连盖印有螭龙的白玉印池，做工之仔细与古器相同，今天大多效法制作。近日新烧的，有带盖的定窑白色长方印池，和青花白底纯白印池，且有长六七寸者,佳甚。

印色方

麻油二斤　牙皂角三个　蓖麻仁半斤,去壳取仁捣烂　花椒四十粒,取色不变　藤黄一钱,取不落色　明矾五分,取其发亮　黄柏五分,助色　黄蜡五分　白蜡五分　胡椒三十五粒　辰砂二两　二红二两　水花朱四两

上件,先将麻油同麻子熬数滚,再下皂角二椒,熬至滴水成珠,方下蜡矾等物,取起,去渣,用蕲艾为骨,加三朱,拌红为度。

雅尚斋印色方

京师蓖麻油,较菜油价贱,取回坛装,埋土内三二年用,色白如冰。每用斤数,大日内翻晒至熟,次下黄蜡一钱,白矾末一钱,白芨末二钱,金箔沙细五十片,入瓶听用。将旧坑豆瓣朱砂研至极细,用水飞过三五次,去黄标与末后砂脚,只用中间水飞细者,入粗碗中,用烧酒倾入,微火煮一炷香。随其色变酒干,取起将朱又研如面,方和前油,拌艾入匣,愈久愈红,不变黑色。油取晒熟,至久不干。其胚用真正蕲艾,搓揉百次,仍煮数遍,务去黑星,一点不存,如绵絮然方用。此至妙秘法,刻同鉴家共之。

糊斗

用铜者为佳,以便出洗。有古铜小提卣,如一拳大者,上有提梁索股,有盖,盛糊可免鼠窃。又有古铜圆瓮,肚如酒杯式,下乘方座,且体厚重,不知古人何用,今以为糊斗似宜。有建窑外黑内白长罐,定窑圆肚并蒜蒲长罐,俱可作糊斗。又见哥窑方斗如斛,中置一梁,亦

这是古代所没有的，应当多多收藏。其中有长六七寸的，非常好。

印色方

麻油二斤　牙皂角三个　蓖麻仁半斤，去壳取仁，捣烂　花椒四十粒，取色不变　藤黄一钱，取不落色　明矾五分，取其发亮　黄柏五分，助色　黄蜡五分　白蜡五分　胡椒三十五粒　辰砂二两　二红二两　水花朱四两

以上药物备齐后，先将麻油同蓖麻仁一起反复熬，再下皂角、花椒、胡椒，熬至滴水成珠，又下黄蜡、白蜡、明矾等物，然后取出去掉渣，用蕲艾作基料，加入辰砂、二红、水花朱拌红为止。

雅尚斋印色方

京城草麻油，比菜油价格低，买回后装入坛内，埋在土里二三年后再用，颜色自得象冰雪。要用时取出几斤，放在太阳下反复暴晒至熟，再加黄蜡一钱，白矾末一钱，白芨末二钱，金箔沙细五十片，装入瓶中备用。从旧坛中取出豆瓣朱砂研磨到极细，用水飞过三五次，除去黄色漂浮物及最后剩下的砂脚，只用中间水飞过的细砂，装入粗碗中，倒入烧酒，用微火煮一炷香的时间，任其色变，酒干后取出，将红色砂脚又研磨成面状，才用前面经过加工了的蓖麻油拌合，再拌艾草装入匣内，时间越久越红，不会变黑。油取用晒熟的，可经久不干。制胚要用真正的蕲艾，将其反复搓揉百次以后，重复熬煮，务必去掉杂质，一点不能留，一直煮到如棉絮状才能用。这无比奇妙的秘法，特别奉献出来与鉴赏家共享。

糊斗

糊斗用青铜制作的最好，便于洗涤。有古代青铜小提卣，象一个拳头般大，上有一根系在提梁上的绳子，有糊斗盖，盛浆糊就可免去鼠窃之忧。又有古代铜圆瓮，瓮腹象酒杯样式，下有一方座，并且瓮体厚重，不知古人作什么用，今天用它来作糊斗却正合适。建窑造有一种外黑内白的长罐，定窑造有蒜蒲形圆腹长罐，都可用来作糊斗。我又曾见哥窑

可充此。又见古铜三箍长桶，下有三足，高二寸许，甚宜盛糊。

法糊方

白面一斤，浸三五日，候酸臭作过，入白芨面五钱，黄蜡三钱，白芸香三钱，石灰末一钱，官粉一钱，明矾二钱。用花椒一二两，煎汤去椒。投蜡、矾、芸香、石灰、官粉熬化，入面作糊，粘褙不脱。又法：飞面一斤，入白芨末四两，楮树汁调，亦妙。

镇纸

有古铜青绿虾蟆虚置铜座，重有斤余，又有虎蹲铜坐，一塑铸者，乃上古物也。且见必成对，压纸妙甚。有古铜坐卧哇哇亦佳。有古铜蹲螭、眠龙，有鎏金辟邪、卧马，有大铜虎，遍身青绿，重三二斤者，用以压书。玉有古觥，古人用以挣肋殉葬者，每见二条。有白玉猎狗，有卧螭，有大样坐卧哇哇，有玉兔、玉牛、玉马、玉鹿、玉羊、蟾蜍、日月玛瑙石鼓、柏枝玛瑙蹲虎、水晶石鼓、酒黄水晶眠牛、捧瓶玻斯，其做法精妙如画，皆宋物也。有哥窑蟠螭，有青东磁狮鼓，白定哇哇，狻猊。余自燕中得玉蟾二枚，其背斑点如洒墨，色同玳瑁，无黄晕，俨若虾蟆背状，肚下纯白，其制古雅肖生，用为镇纸，摩弄可爱。又见红绿玛瑙二大蟹，可谓绝奇。有白玉玛瑙辟邪，长三四寸者，皆镇纸佳品。

压尺

有玉作尺，余见长二尺，厚六分，阔一寸五分者。人云"尺璧为宝"，然玉有径二三尺者一时可见，有二尺长玉如意，三尺六寸长玉剑，皆奇货也。有玉碾双螭尺，有以紫檀乌木为之，上用古做蹲螭玉带、抱月玉走兽为钮者。又见倭人鏒金银压尺，古所未有。尺状

造的斛状的方斗，中有一横梁，也可作糊斗用。我还见过古代青铜三箍长桶，底下有三只脚，高约二寸，非常适宜装浆糊。

法糊方

白面粉一斤，浸渍三至五天，等到发酸发臭之后，加进白芨粉五钱，黄蜡三钱，白芸香三钱，石灰粉一钱，官粉一钱，明矾二钱。再用花椒一二两煎汤，除去椒，接着将黄蜡、明矾、芸香、石灰、官粉投入椒汤中熬化，然后将面粉投入作糊，则粘褙牢固而不会脱落。另一制法：细面粉一斤，加白芨粉四两，用楮树汁调制，也很好。

镇纸

镇纸有古代铜青绿虾蟆，虚设一铜座，有一斤多重；又有蹲虎铜座，是用塑模翻砂铸造的，是上古器物，并且见到的都是成双成对的，用来压纸非常好。有古代铜坐卧娃娃，作镇纸也好。还有古代铜蹲螭、眠龙；有鎏金辟邪卧马；有大铜虎，全身青绿，重三二斤的，可用来压书。古代有玉猪，古人用它支撑在殉葬者的肋骨上，每次见到的都是两条。有白玉猎狗，有卧螭，有大型坐卧娃娃，有玉兔、玉牛、玉马、玉鹿、玉羊、蟾蜍、日月玛瑙石鼓、柏枝、玛瑙蹲虎、水晶石鼓、酒黄水晶眠牛、波斯国捧瓶等，这些器物的制作工艺，精致美妙，全都出自宋代。还有哥窑产的蟠螭、青东瓷狮鼓，定窑白色娃娃和狻猊。我从燕州得玉蟾蜍两枚，蟾蜍背上的斑点象洒的墨点，如同玳瑁，没有黄晕，真象虾蟆的脊背，肚下纯白色，其样式古朴典雅，栩栩如生，用来作镇纸，抚摸把玩非常可爱。又曾见两只红绿玛瑙大螃蟹，可以称得上神奇绝顶。有白玉玛瑙可辟邪，长三四寸。都是镇纸佳品。

压尺

压尺有玉作的，我见过长二尺，厚六分，宽一寸五分的。有人说一尺见方的玉就是宝，然而还有圆径二三尺长的玉：这两种玉同时发现。有二尺长的玉如意，三尺六寸长的玉剑，都是独一无二的妙品。有玉碾双螭尺。有用紫檀、乌木制作的压尺，尺上用古制蹲螭玉带、抱月玉走兽做

如常，上以金镂双桃银叶为钮，面以金银镂花，皆绦环细嵌，工致动色。更有一窍透开，内藏抽斗，中有刀锥、镊刀、指锉、刮齿、消息挖耳剪子，收则一条，挣开成剪。此制何起？岂人心思可到。谓之八面埋伏，尽于斗中收藏，非倭其孰能之？余以此式令潘铜仿造，亦妙，潘能得其真传故耳。论尺无过此者。有金银石嵌秘阁、界尺、图匣、文具等物，终是不雅。有竹嵌尺傍四转，内以黄杨、乌木、紫檀、象牙，挽嵌如意，形制虽工，久则必败。

图书匣

有宋剔红三撞者，二撞者，有罩盖者。新剔红黑二种，亦有二撞者，但方匣居多。有填漆者，有紫檀雕镂镶嵌玉石者，有古人玉带板、灯板镶匣面者。有倭匣，四子、六子、九子，每子匣内，藏以汉人玉章一方，或藏银章，替下藏以宝石琥珀、官窑青东磁、旧人图书，为传玩佳品。若常用，以豆瓣楠为佳。新安制有堆漆描花蜎嵌图匣，精者可爱，近日市者恶甚。又如黑漆描花方匣，何文如之？亦堪日用。

秘阁

秘阁有以长样古玉璃为之者甚多，而雕花紫檀者，亦常有之。近有以玉为秘阁，上碾螭文、卧蚕、梅花等样，长六七寸者，有以竹雕花巧人物为之者，亦佳。而倭人墨漆秘阁，如圭圆首方下，阔二寸余，肚稍虚起，恐惹字墨，长七寸，上描金泥花样，其质轻如纸，此为秘阁上品。

尺鼻。又有日本人制作的镂金银压尺，我国古代也没有，尺的形状与平常的相同，上端用镂金双桃、银叶做尺鼻，尺鼻表面用金银镂花，全用绦环仔细镶嵌，做工精细，令人动容；还有一孔穿通，内藏轴盒，里边有锥刀、镊刀、指锉、挑牙刮齿的器具、挖耳、剪刀，而剪刀合拢就是一条玉尺，这种样式是何时发明的？人的心里哪里能想象得出来，真可说是八面埋伏，尽收藏于斗中了，不是日本人谁又能制造这等奇品？我拿这个样式叫潘铜匠仿造，做出来的也奇，这是因潘氏能得真传的缘故。谈到压尺，还没有超过这种的。还有金银石嵌秘阁、界尺、图匣、文具等物，都不雅观。有一种竹嵌压尺，旁边有四圈，里边用黄杨木、乌木、紫檀木、象牙，牵连如意，工艺虽精，但不耐用，时间长了一定要坏。

图书匣

书匣有宋代雕红三格的，两格的，也有盖罩的。现在雕有红匣黑匣两种，也有两格的，只是四方形匣子占多数。有填漆的，有用紫檀木雕刻镶嵌玉石的，有用古人玉板、灯板镶匣面的。有能装四个子盒，六个子盒、九个子盒的日本书匣，每个子盒内藏有汉代人玉章一方，或者藏银章一枚，底下用来藏宝石、琥珀、官窑青东瓷、古人图书，用作相互传观赏玩的佳品。如果作一般常用，就用豆瓣楠的书匣最好。有新安制作的堆漆描花蜔嵌图书匣子，制作精美，令人喜爱。近来市场上的匣子非常丑。又如黑漆描花方匣，有什么花纹能象这样，真别致，这种书匣也可以作日常用的。

秘阁

秘阁有用古玉璏制成长样的，这种很多。还有用雕花紫檀木制成的，也常见到。近来有用玉制成的秘阁，上面雕有无角龙的花纹、卧蚕、梅花等图案，长六、七寸；还有用竹雕花、刻人物而制成的，也不错。日本人的黑漆秘阁像圭表，上圆下方，宽二寸多，腹部稍空，以免沾上墨迹，长七寸，上面绘有金泥花纹，它的质地像纸一样轻，这是秘阁的上品。

贝光

多以贝螺为之，形状亦雅，但手把稍大，不便用使。余得一古玉物，中如大钱，圆泡高起半寸许，旁有三耳可贯，不知何物，余用为贝光，雅甚。又见红玛瑙制为一桃，稍扁，下光砑纸，上有桃叶枝梗，此亦为砑而设。水晶玉石，当仿为之。

裁刀

姚刀之外，无可入格。余有古刀笔一把，青绿裹身，上尖下环，长仅盈尺。古人用以杀青为书，今入文具，似极雅称。近有崇明裁刀，亦佳。

书灯

用古铜驼灯、羊灯、龟灯、诸葛军中行灯、凤龟灯，有圆灯盘。定窑有三台灯檠，宣窑有两台灯檠，俱堪书室取用。又见青绿铜荷一片，檠驾花朵坐上，想取古人金荷之意，用亦不俗。古有烛奴，即今铸波斯作烛台者是也，似不堪供。

笔砚

有以玉碾片叶为之者。古有水晶浅碟，亦可为此。惟定窑最多扁坦小碟，宜作此用，更有奇者。

墨匣

以紫檀乌木豆瓣楠为匣，多用古人玉带花板镶之。亦有旧做长玉螭虎人物嵌者为最，有雕红黑漆匣亦佳。

贝光

贝光大多用贝壳螺壳制成，形状也雅致，只是手把稍大些，不好使用。我得到一件古代玉制品，中间像一枚大钱，圆泡隆起半寸多，旁边有三个耳朵可穿绳索，不知是件什么东西，我用来作贝光，很雅致。我还看见有人用红玛瑙制成一桃，略为扁一点，桃下光滑可以压纸，上边有桃叶枝干，这也是为压纸而制作的。用水晶、玉石也可以仿制这种压石。

裁刀

除姚氏制作的刀之外，其它那些裁刀没有哪一种合规格。我有一把古刀笔，用青丝裹着，上尖下圆成环状，仅有一尺长，古人用来刮去竹子表面的青皮制成书简，现在把它归入文具一类，似乎是很恰当的。近来有崇明裁刀面市，这种裁刀也不错。

书灯

书灯有古铜驼灯、羊灯、龟灯、诸葛亮军中用的行灯、凤龟灯等，还有圆灯盘。定窑产有三台灯架，宣窑产有两台灯架，都值得在书斋中选用。我曾见过一片青绿铜荷花状的书灯，灯架托着花朵放在灯座上，是想仿古人"金莲烛台"的样式，用这种书灯也不落俗套。古代有一种制品叫"烛奴"，就是现在铸造的波斯人用来当烛台的东西，似乎不值得供奉。

笔觇

笔觇有用玉碾为一片叶子制成的。古代有一种水晶制的浅碟，也可当作笔觇。惟有定窑生产的扁坦小碟最多，适合作笔觇用。还有更出奇的笔觇。

墨匣

墨匣用紫檀木、乌木、豆瓣楠为材料制成，大多用古人的玉带花板镶嵌，旧时用长玉螭虎人物来镶嵌墨匣的最普遍。另有一种雕红黑漆墨匣，也很好。

腊斗

古人用以炙蜡缄启,铜制,颇有佳者,皆宋元物也。今虽用糊,当收以备数。

笔船

有紫檀乌木细镶竹篾者,精甚。有以牙玉为之者,亦佳。此与直方并用,不可缺者。

琴剑

琴为书室中雅乐,不可一日不对清音居士谈古。若无古琴,新琴亦须壁悬一床。无论能操或不善操,亦当有琴。渊明云:"但得琴中趣,何劳弦上音。"吾辈业琴,不在记博,惟知琴趣,贵得其真。若《亚圣操》《怀古吟》,志怀贤也;《古交行》《雪窗夜话》,思尚友也。《漪兰》《阳春》,鼓之宣畅布和;《风入松》《御风行》,操致凉飔解愠。《潇湘水云》《雁过衡阳》,起我兴薄秋穹;《梅花三弄》《白云操》,逸我神游玄圃。《樵歌》《渔歌》,鸣山水之闲心;《谷口引》《扣角歌》,抱烟霞之雅趣。词赋若《归去来》《赤壁赋》亦可以咏怀寄兴。清夜月明,操弄一二,养性修身之道,不外是矣。岂以丝桐为悦耳计哉?

自古各物之制,莫不有法传流,独铸剑之术,不载典籍,故今无剑客,而世少名剑。以剑术无传,且刀便于剑,所以人知佩刀而不知佩剑也。吾辈设此,总不能用以御暴敌强,亦可壮怀志勇。不得古剑,即今之宾剑,如云南制者,悬之高斋,俾丰城隐气,化作紫电白虹,上烛三台斗垣,令荧荧夜光,烁彼欃枪彗孛,不敢横焰逞色,

蜡斗

古人用蜡斗来烤蜡封闭信函。蜡斗用铜制成,有不少佳品,都是宋、元两代的器物。现在虽然用浆糊封信件,也该收集古代蜡斗来凑足文具的品种数量。

笔船

有用紫檀木、乌木细致镶嵌竹篾的笔船,很精致。用象牙、玉做的笔船也很好。这是同尺、矩并用且不能缺少的文具。

琴剑

琴是书斋中古雅的乐器,不能一天不面对。清音居士谈到古代,说是没有古琴,新琴也应挂一张在墙上。无论会弹与不会弹,都应有一张。陶渊明说:"但得琴中趣,何劳弦上音。"我们这些人爱琴,不在于博记,而贵在知琴中之乐趣,得其真谛。奏《亚圣操》《怀古吟》,表示怀念先贤。奏《古交行》《雪窗夜话》,表示思念自己尊崇的朋友。《漪兰》《阳春》,奏起它,能表达舒畅和悦的心情。《风入松》《御风行》这两支曲子,奏起来可招来凉风驱除炎热。《潇湘水云》《雁过衡阳》能使我兴致勃勃地把秋季冷清寂寞的天空置之度外。《梅花三弄》《白云操》能让我安闲地神游仙境。《樵歌》《渔歌》能抒发欣赏山光水色的闲情逸致。《谷口引》《扣角歌》能勾起吟赏烟霞的雅趣。诗赋中,如《归去来辞》《赤壁赋》,也可以咏怀寄兴。月明清朗的夜晚,操琴奏上一二支曲子,修身养性之道,也不外如此,怎会是只因琴声悦耳才想抚琴啊!

从古到今,制作各种器物,都有方法流传下来。唯有铸剑的技术,典籍中没有记载,所以当今没有铸剑的人,并且也少名剑。因为造剑技术没有流传下来,又因刀用起比剑方便,所以,人们只知道佩刀,而不知道佩剑。我们如果像这样,虽不能用刀抵御强暴,但也可以壮胆而无畏。虽然得不到古剑,但现在云南造的宾剑,也可以把它悬挂在书斋,使其如丰城宝剑一样的剑气,化成紫电白虹,向上烛昭三台、北斗七星,令荧荧闪动的夜光强过彗星的光芒,使彗星不敢发出凶焰,为害人

岂果迂哉？

香几

　　书室中香几之制有二：高者二尺八寸，几面或大理石、岐阳玛瑙等石；或以豆瓣楠镶心，或四入角，或方，或梅花，或葵花，或慈菰，或圆为式；或漆，或水磨诸木成造者，用以搁蒲石，或单玩美石，或置香橼盘，或置花尊，以插多花，或单置一炉焚香，此高几也。

　　若书案头所置小几，惟倭制佳绝。其式一板为面，长二尺，阔一尺二寸，高三寸余，上嵌金银片子花鸟，四簇树石。几面两横，设小档二条，用金泥涂之。下用四牙、四足，牙口鏒金铜滚阳线镶铃，持之甚轻。斋中用以陈香炉、匙瓶、香盒，或放一二卷册，或置清雅玩具，妙甚。今吴中制有朱色小几，去倭差小，式如香案，更有紫檀花嵌，有假模倭制，有以石镶，或大如倭，或小盈尺，更有五六寸者，用以坐乌思藏鏒金佛像佛龛之类，或陈精妙古铜官哥绝小炉瓶，焚香插花，或置三二寸高天生秀巧山石小盆，以供清玩，甚快心目。

书斋清供花草六种入格

　　春时用白定哥窑、古龙泉均州鼓盆，以泥沙和水种兰，中置奇石一块。夏则以四窑方圆大盆，种夜合二株，花可四五朵者，架以朱几，黄萱三二株，亦可看玩。秋取黄蜜二色菊花，以均州大盆，或饶窑白花圆盆种之。或以小古窑盆，种三五寸高菊花一株，旁立小石，上几。冬以四窑方圆盆，种短叶水仙单瓣者佳。又如美人蕉，立以小石，佐以灵芝一颗，须用长方旧盆始称。六种花草，清标雅质，疏朗不繁，玉立亭亭，俨若隐人君子。置之几案，素艳逼人，相对啜天

间，难道这果真是迂腐吗？

香几

　　书斋中的香几有高的和矮的两种样式。高的有二尺八寸长，几面有的用大理石、岐阳玛瑙石制成，有的几心用豆瓣楠镶嵌；有的几面成四个角，有的八个角，有的成正方形；几面上的图案，有的绘梅花，有的绘葵花，有的绘慈菰；还有圆形香几，几面有的上漆，有的用水磨。用各种木材造的香几，用阁蒲石或整块的玩美石作几面，有的放上香橼木盘，有的摆着花瓶用来插很多花，有的只放上一个炉子焚香，这讲的是高香几。

　　书桌旁放的小香几，只有日本造的最好。它的样式是用一块板子作几面，长两尺，高三寸多，上边镶嵌着金银片子花鸟图案，四面簇拥着树木和石头。几面两边，安有两条镀金小横档。下边制成四个牙形，安有四只脚，牙口镏金，用铜丝阳线镶边盖印，提起来非常轻。书斋中放香几，用来摆香炉、勺子、瓶子、香盒，或者放一两本书，或者摆点清闲、雅致的玩具，很妙。现在吴郡造有红色小香几，比日本香几小一点，样子像香案。另外还有用紫檀嵌花的香几，有模仿日本样式的香几，有用石头镶嵌的香几，有的像日本香几那么大，有的小得刚满一尺长。还有五、六寸长的香几，用来放乌思藏镏金佛像和佛龛之类的佛品，或者摆古铜器，摆官窑或哥窑生产的超小型炉子和瓶子，烧香插花，或者摆两三寸高的天然美妙的山石小盆，以供玩赏，使人赏心悦目。

书斋清供花草六种入格

　　春天用空的定窑、哥窑、古龙泉窑、均州窑产的鼓盆加泥沙和水种兰草，盆中放一块奇石。夏天用这四窑的方圆大盆种两株夜合花，花开约四、五朵时，用红几案把花盆架起来；盆中种两三株黄萱，也可以观赏。秋天选黄、蜜二色菊花，用均州窑大盆，或用饶窑白花圆盆种上；或者用小古窑盆种一株三五寸高的菊花，旁边放一几案，上置小石头。冬季用这四个窑的方圆盆种短叶水仙花，其花以单瓣花为好。又如种美人蕉，盆中放上小石子，再种一棵灵芝草相陪，一定要用长方旧盆种花才相称。这六种花草，清标雅质，枝叶稀疏清爽，不繁杂，且亭亭玉立，

池茗，吟本色古诗，大快人间障眼。外此，无多可入清供。

论香

高子曰：古之名香，种种称异。若蝉蚕香，【交趾所贡，唐禁中呼为瑞龙脑。】茵犀香，【西域献，汉武帝用之煮汤，辟疠。】石叶香，【魏时题腹国贡，状云母，辟疫。】百濯香，【孙亮四姬四气，衣香，百濯不落。】凤髓香，【穆宗藏真岛，焚之崇礼。】紫述香，【《述异记》云：又名麝香草。】都夷香，【《洞冥记》云：香如枣核，食之不饥。】荼芜香，【香出波弋国中，侵地则土石皆香。】辟邪香，瑞麟香，金凤香，【皆异国所贡，公主乘出，挂玉香囊中，则芬馥满路。】月支香，【月支国进，如卵，烧之辟疫，百里焚香，九月不散。】振灵香，【《十洲记》云：窟州有树如枫叶，香闻数百里。】返魂香、五名香，马精香，返生香，却死香，【尸埋地下者，闻之即活。】千亩香，【《述异记》云：以林名香。】馥齐香，【出波斯国，香气入药，治百病。】龟甲香，【《述异》云：即桂香之善者。】兜末香【《本草拾遗》曰：武帝西王母降烧是香。】沉光香，【《洞冥记》云：涂魂国贡，烧之有光。】沉榆香，【黄帝封禅焚之。】蘅芜香，【李夫人受汉武帝。】百蕴香【远条馆祈子，焚以降神。】月麟香，【元宗爱妾号裹里春。】辟寒香，【焚之可以辟寒。】龙文香，【武帝时外国进香。】千步香，【南郡所贡。】熏肌香，【熏人肌骨，百病不生。】九和香，【《三洞珠囊》曰：玉女擎玉炉焚之。】九真香，清水香，沉水香【皆昭仪上姐飞燕香也。】罽宾国香，【杨牧席间焚香，上如楼台之状。】拘物头花香，【拘物头国进，香闻数里。】升霄灵香，【唐赐紫尼，焚之升遐。】祗精香，【出涂魂国，焚之，鬼魅畏避。】飞气香，【《三洞》曰：真人所烧。】金磾香，【金日磾造，香熏衣，以辟胡气。】五枝香，【烧之十日，上彻九重之天。】千和香，【蛾嵋山孙真人焚之。】兜楼婆香，【《楞严经》云：浴处焚

很象高雅的隐士、君子，放它们在几案上，白花、七彩花都惹人喜爱。相对品尝天池茶，吟咏着本色古诗，比起人们看不顺心的东西痛快多了。此外，没有多少东西可以单独清供。

论香

高子说：古代有名的香，每一种都奇异。比如蝉蚕香是交趾国的贡物，唐代宫中称为"瑞龙脑"；茵犀香是西域人献来的贡品，汉武帝用它烧水医恶疮；石叶香是三国魏时题腹国的贡品，形似云母，可治病；百濯香是吴主孙亮四个妃子的四气衣香，用水洗百次，香也不消失；凤髓香为唐穆宗所收藏，是真岛人焚烧用的高等礼品；紫述香，《述异记》说它又叫麝香草；都夷香，《洞冥记》说它"香如枣核，吃了不会饿"；茶芜香，产自波弋国，此香浸入地下，土石都有香气；还有辟邪香、瑞麟香、金凤香，这三种香都是其它国家的贡品，公主乘辇车出宫，把此香挂在玉香囊中，满路都香了起来；月支香为月支国进献，像鸟蛋，烧起万里之内也能驱走瘟疫，香气几月不散；振灵香，《十洲记》说："窟州有一种像枫叶的树，香传几百里"；返魂香、五名香、马精香、返生香、却死香等，埋在地下的死尸一闻到此香气也能复活；千亩香，《述异记》说：此香是用树之名为它命名的；馥齐香产自波斯国，香气入药可治百病；龟甲香，《述异记》说：这种香就是好的桂香；兜末香，《本草拾遗》说：汉武帝时，西王母降世，烧的就是这种香；沉光香，《洞冥记》说：是涂魂国的贡品，烧燃它会发光；沉榆香是黄帝封禅时烧的这种香；蘅芜香是李夫人给汉武帝的；百蕴香是赵飞燕在远条馆求神保佑自己生个儿时，烧来降神的香；月麟香，元宗爱妃叫它为裹里春；辟寒香，烧它可以驱寒；龙文香是汉武帝时外国进献的；千步香是南郡的贡品，薰肌香，薰人肌骨后，不生百病；九和香，《三洞珠囊》说：玉女举着玉炉烧这种香；九真香、清水香、沉水香都是昭仪献给姐姐赵飞燕的香；罽宾国香是杨牧在席间烧的香，像楼台的样子；拘物头花香是拘物头国进献的，香气可传几里远；升霄灵香是唐时赐给紫尼的香，一燃香烟就会升很高；祇精香产自涂魂国，烧这种香，鬼怪都会害怕而躲起来；飞气香，《三洞》说：这种香是道家真人烧的；金磾香是金日磾造的香，薰衣取可祛除胡臭；五枝香，

之，其炭猛烈。】多伽罗香，多摩罗跋香，【释氏会安曰：即根香、藿香】大象藏香，【因龙斗而生，若烧一丸，兴大光明，味如甘露。】牛头旃檀香，【《华严经》曰：从离垢出以涂身。】羯布罗香，【《西域记》云：树如松，色如冰雪。】须曼那华香，阇提华香，青赤莲香，华树香，果树香，拘鞞陀罗树香，曼陀罗香，殊沙华香，【出《法华经》。】明庭香，明天发日香，【出胥池寒国】迷迭香，【出西域，焚之去邪。】必栗香，【内典云：焚去一切恶气。】木蜜香，【焚之辟恶。】稆车香，【《本草》云：焚之去蛀，辟臭病。】刀圭第一香，【昭宗赐崔胤一粒，焚之，终日旖旎。】干饦香，【江西山中所出。】曲水香，【香盘印文，似曲水像。】鹰嘴香，【番牙与舶主赠香，焚之辟疫。】乳头香，【曹务光理赵州，用盆焚，云财易得，佛难求。】助情香，【明皇宠妃，含香一粒，助情发兴，筋力不倦。】夜酣香，【迷楼所焚。】水盘香，【出舶上，上刻山水佛像。】都梁香，【《荆州记》云：都梁山上有水，水中生之。】雀头香，【荆襄人谓之莎草根。】龙鳞香，【（香戈）香之薄者，其香尤胜。】白眼香，【和香用之。】平等香，【僧人货香于市，无贵贱贫富皆一价也，故云。】山水香，【王旭奉道士于山中，月给焚香，谓之山水香。】三匀香，【三物煎成，焚之有富贵气，香亦清妙。】伴月香，【徐铉月夜露坐焚之，故名。】此皆载之史册，而或出外夷，或制自宫掖，其方其料，俱不可得见矣。

余以今之所尚香品评之：妙高香、生香、檀香、降真香，京线香，香之幽闲者也。兰香、速香、沉香、香之恬雅者也。越邻香、甜香、万春香、黑龙挂香，香之温润者也。黄香饼、芙蓉香、龙涎饼、内香饼，香之佳丽者也。玉华香、龙楼香，撒馥兰香，香之蕴藉者也。棋楠香、唵叭香、波律香，香之高尚者也。幽闲者，物外高隐，坐语道德，焚之可以清心悦性。恬雅者，四更残月，兴味萧骚，焚之可

烧这种香十天，香气可上九重天；千和香是峨眉山孙真人烧的香；兜楼婆香，《楞严经》说：在洗浴处烧这种香时，炭火很猛烈；多伽罗香、多摩罗香，《释氏会安》说：这两种香就是根香和藿香；大象藏香是因龙相斗而生，若烧一丸，会产生很强的光，它的气味像甘露一样；牛头旃檀香，《华严经》说：这种香从泥污中分离而出，用来涂身体；羯布罗香，《西域记》说：分泌这种香的树像松树，这种香颜色像冰雪一样洁白；须曼那华香、阇提华香、青赤莲香、华树香、果树香、拘鞞陀罗树香、曼陀罗香、殊沙华香都出自《法华经》；明庭香、明天发日香都出自胄陀寒国；迷迭香都出自西域，燃此香可祛邪气；必栗香，《内典》说：燃这种香，可除去一切恶气；木蜜香，烧此香可除恶气；稬车香，《本草》说：烧此香可除去蛀虫，除臭气；刀圭第一香是唐昭宗赐给崔胤的，一烧此香，终日香气柔美；乾馜香产自江西山中；曲水香香盘的印文似曲水；鹰嘴香是番人牙署送给船主的香，烧此香可除病；乳头香，曹务光在赵州执政，用盆烧此香，说道："财容易得到，佛难得乞求。"助情香，传说唐明皇的宠妃含此香一粒，精神振奋，毫无倦意；夜酣香，是隋炀帝迷楼时烧的香；水盘香出自一船上，香上刻有山水佛像；都梁香，《荆州记》说：都梁山上的水中生长有；雀头香是襄阳人所叫的莎草根；龙鳞香即是薄的馥香，它的香气特别浓郁；白眼香可同其它香一块用；平等香，和尚在集市卖此香，不管贵贱贫富的买主，都是一个价，所以叫平等香；山水香，王旭在山中供奉道士，每月为他烧香，叫做山水香；三匀香，由三种东西熬制而成，烧此香有富贵气，它的香气也清纯、奇妙；伴月香，徐铉于月夜坐在露天烧此香，故有此香之名。这些都是史书上有记载的香，有的产自境外，有的由宫殿旁的作坊制成，这些香的配方和用料，都没法看见了。

　　我对人们现在崇尚的香加以评议：妙高香、生香、檀香、降真香、京线香，是香中的幽闲者。兰香、速香、沉香，是香中的恬雅者。越邻香、甜香、万春香、黑龙挂香，是香中的温润者。黄香饼、芙蓉香、龙涎饼、内香饼，是香中的佳丽。玉华香、龙楼香、撒馥兰香，是香中的蕴藉者。棋楠香、唵叭香、波律香，是香中的高尚者。幽闲的香：是超脱于万物之外而高隐的人坐着传授伦理时烧的香，可以使心思清静，精神愉快。恬雅的香：四更时分，残月挂在天边，兴味荡然无存，此时烧起这

以畅怀舒情。温润者，晴窗拓帖，挥麈闲吟，篝灯夜读，焚以远辟睡魔，谓古伴月可也。佳丽者，红袖在侧，密语谈私，执手拥炉，焚以熏心热意，谓古助情可也。蕴藉者，坐雨闭关，午睡初足，就案学书，啜茗味淡，一炉初爇，香霭馥馥撩人，更宜醉筵醒客。高尚者，皓月清宵，冰弦戛指，长啸空楼，苍山极目，未残炉爇，香雾隐隐绕帘，又可祛邪辟秽。黄暖阁、黑暖阁、官香、纱帽香，俱宜爇之佛炉。聚仙香、百花香、苍术香、河南黑芸香，俱可焚于卧榻。客曰："诸香同一焚也，何事多歧？"余曰："幽趣各有分别，熏燎岂容概施？香僻甄藻，岂君所知？悟入香妙，嗅辨妍媸。曰余同心，当自得之。"一笑而解。

焚香七要

香炉

官哥定窑，岂可用之？平日，炉以宣铜、潘铜、彝炉、乳炉，如茶杯式大者，终日可用。

香盒

用剔红蔗段锡胎者，以盛黄黑香饼。法制香磁盒，用定窑或饶窑者，以盛芙蓉、万春、甜香。倭香盒三子五子者，用以盛沉速兰香、棋楠等香。外此香撞亦可。若游行，惟倭撞带之甚佳。

种香，可以使人心情舒畅地长吟。温润的香：在晴窗下拓碑帖，拂去帖上尘埃，闲静地吟唱着帖文，或者挑灯夜读，燃起这种香，就会把睡魔祛到很远的地方，称它为古伴月也是可以的。佳丽香：美女在身旁，和自己谈着悄悄话，手拉手，把这种香放到香炉上去烧，香烟薰得五脏六腑仿佛都暖洋洋的，说这种香有助于加深恋情是可以的。蕴藉的香：下雨天，坐在闭着的窗下，午后刚睡足，来到书案前学书，喝茶味也寡淡，炉中刚点着这种香，香烟远盈，撩拨人心，更适合宴席上喝醉的人醒酒。高尚的香：皓月当云的静夜，手指拨动着白色的琴弦，在空楼上长啸，时而放眼遥望苍山，此时，这种香在香炉还没有烧完，香雾时隐时现，缭绕着帘子，可以祛除邪气和污秽。黄暖阁、黑暖阁、官香、纱帽香等，都适合在佛炉中烧；聚仙香、百花香、苍术香、河南黑芸香等，只能在卧床边烧。有人问我："这些香，同样都用来烧，为什么烧法大多不一样呢？"我告诉这位朋友：因为幽深的情趣各不相同，或薰或燎，岂容一律同样呢？香气中隐含的高下优劣的意境，岂是您知道的？对各种香深入了解了，只要闻一闻，就能辨出优劣来。您说一声"我和你同心"，我就满意了。他一笑而解。

焚香七要

香炉

官窑、哥窑、定窑产的香炉，岂能在平常用，香炉中有宣铜炉、潘铜炉、彝炉、乳炉，像茶杯那样大的，整天都可以用。

香盒

用红漆蔗段锡坯的香盒，装黄色、黑色的香饼。规范制式的香瓷盒，选定窑或饶窑产的装芙蓉、万春、甜香。有三个子盒或五个子盒的日本香盒，可用来装沉、速、兰香、棋楠等香。此外，香撞也可以装。如果焚香郊游，只有带日本香撞最好。

炉灰

以纸钱灰一斗，加石灰二升，水和成团，入大灶中烧红，取出，又研绝细，入炉用之，则火不灭。忌以杂火恶炭入灰，炭杂则灰死，不灵，入火一盖即灭。有好奇者，用茄蒂烧灰等说，太过。

香炭墼

以鸡骨炭碾为末，入葵叶或葵花，少加糯米粥汤和之，以大小铁塑捶击成饼，以坚为贵，烧之可久。或以红花楂代葵花叶，或烂枣入石灰和炭造者，亦妙。

隔火砂片

烧香取味，不在取烟。香烟若烈，则香味漫然，顷刻而灭。取味则味幽，香馥可久不散，须用隔火。有以银钱明瓦片为之者，俱俗，不佳，且热甚，不能隔火。惟用玉片为美，亦不及京师烧破沙锅底，用以磨片，厚半分，隔火焚香，妙绝。烧透炭墼，入炉，以炉灰拨开，仅埋其半，不可便以灰拥炭火。先以生香焚之，谓之发香，欲其炭墼因香熟不灭故耳。香焚成火，方以箸埋炭墼，四面攒拥，上盖以灰，厚五分，以火之大小消息，灰上加片，片上加香，则香味隐隐而发，然须以箸四围直搠数十眼，以通火气周转，炭方不灭。香味烈，则火大矣，又须取起砂片，加灰再焚。其香尽，余块用瓦盒收起，可投入火盆中，熏焙衣被。

灵灰

炉灰终日焚之则灵，若十日不用则灰润。如遇梅月，则灰湿而灭火。先须以别炭入炉暖灰一二次，方入香炭墼，则火在灰中不灭，可久。

炉灰

先取纸钱灰一斗加二升石灰,再用水拌和成团,放入大灶中烧红,然后取出研磨到极细,再放入炉中使用,火就不会熄灭。切忌不要用杂火或恶炭烧灰,炭杂火就会死而没有了灵气,把灰放入火中一盖就熄了。好奇的人,用茄子蒂烧灰使用,这太错了。

香炭墼

把鸡骨炭碾为末,加葵叶或葵花,再加少许糯米粥汤调和,最后用大小铁锤或塑槌击成饼状,饼愈坚愈贵,可以烧很久。有人用红花楂代葵花叶,或者用烂枣加石灰和炭来造的,也很妙。

隔火砂片

烧香是为了取味,不是取烟。香烟若猛烈,香味很快便会消散,香一会儿也就熄了。取味欲使香味幽远,经久不散,就必须用隔火。有人用银钱、明瓦片来隔火,都很俗套,不太好,并且银钱、明瓦片太热了就不能再隔火。用玉片隔火虽然妙,但赶不上京城烧破砂锅底隔火的方法:将破砂锅底磨成片状,厚半分,焚香时用来隔火最妙。炭㐷烧透后,放入炉中,把炉灰拨开,仅把炭㐷埋一半,不能马上就用灰盖住炭火。先焚烧生香,称为"发香",其目的是想用炭㐷在焚香时,香不致很快便燃尽。香焚成火后,才用筷子把炭㐷埋起来,四面围起,上面用灰遮盖,灰厚五分,然后根据火的大小情况,在灰上加砂片,片上又放香,于是,香味就慢慢散发出来了。但是,一定要用筷子在四面插几十个小眼,以通火气,使火气四处流动,炭才不熄灭。香味浓烈,就是火大了,这时则频取出砂片,加上灰再焚烧。香烧完了,剩下的炭块用瓦盒装起来,再倒进火盆,还可以熏焙衣服和被子。

灵灰

炉灰要整天烧,才有灵效,如果十天都不用,灰就会润湿。如遇梅雨季节,灰太潮湿,火就要熄灭。这时,必须先将另外的炭火放入炉中把灰烘一两次,方才把灰放到香炭㐷上,这样火在灰中才不熄灭,而久久燃烧。

匙箸

匙箸惟南都白铜制者适用，制佳。瓶用吴中近制短颈细孔者，插箸下重不仆，似得用耳。余斋中有古铜双耳小壶，用之为瓶，甚有受用。磁者如官哥定窑虽多，而日用不宜。

香方

高子曰：余录香方，惟取适用，近日都中所尚，鉴家称为奇品者录之。制合之法，贵得料精，则香馥而味有余韵，识嗅味者，知所择焉可也。

玉华香方

沉香四两　速香黑色者，四两　檀香四两　乳香二两　木香一两　丁香一两　郎台六钱　唵叭香三钱　麝香三钱　冰片三钱　广排草三两，出产交趾者妙　苏合油五两　大黄五钱　官桂五钱　黄烟即金颜香，二两　广陵香用叶，一两

上以香料为末，和入合油揉匀，加炼好蜜再和如湿泥，入磁瓶，锡盖蜡封口固，烧用二分一次。

聚仙香方

黄檀香一斤　排草十二两　沉速香各六两　丁香四两　乳香四两，另研　郎台三两　黄烟六两，另研　合油八两　麝香二两　榄油一斤　白芨面十二两　蜜一斤

以上作末为骨，先和上竹心子，作第一层，趁湿又滚。

檀香二斤　排草八两　沉速香各半斤为末，作滚第二层，成香，纱筛晾干。都中自制，每香万枝，工银二钱，竹棍万枝，工银一钱二分，香袋紫龙力纸，每百足数五钱。

匙箸

小勺和筷子只有用南都白铜制的才美观实用。瓶要用吴郡新近造的短颈细孔瓶，其中以当插入筷子时不会因力量不均衡而仆倒的，才最实用。我书斋中，有一个古铜双耳小壶，我把它当瓶子使用，结果很受用。瓷制的瓶，如官窑、哥窑、定窑产的，虽然多，可是不适合日常使用。

香方

高子说：我收录的香方，只选取适用的部分。现在京都人崇尚的香方，又被鉴赏家称赞为奇品，我也收录下来了。制作香的诀窍，贵在选料纯精，焚烧这样的香，香气远溢而余味无穷，能识别香味的人，就自然明白我所选的香方是令人满意的。

玉华香方

沉香四两 速香黑色者，四两 檀香四两 乳香二两 木香一两 丁香一两 郎台六钱 唵叭香三两 麝香三钱 冰片三钱 广排草三两，以交趾出产的为妙 苏合油五两 大黄五钱 官桂五钱 黄烟即金颜香，二两 广陵香用叶，一两

把上列香料研为粉末，加进合油调和均匀，再加炼好的蜜拌和成湿泥状，最后装进瓷瓶，用锡盖加蜡密封瓶口，烧用时，一次取二分。

聚仙香方

黄檀香一斤 排草十二两 沉速香各六两 丁香四两 乳香四两，另外研末 郎台三两 黄烟六两，另外研末 合油八两 麝香二两 榄油一斤 白芨面十二两 蜜一斤

以上成分研成细末作香骨，先和上竹心子，作为香的第一层，趁料湿又滚一层药。

檀香二斤 排草八两 沉速香各半斤 将以上三料研为末，滚成第二层，于是制成了香，用纱筛后将湿香晾干。京城自制香，每一万枝香，工价二钱。一万根竹棍，价一钱二分。香袋紫龙力纸，每一百张，价五钱。

沉速香方

沉速五斤 檀香一斤 黄烟四两 乳香二两 唵叭香三两 麝香五钱 合油六两 白芨面一斤八两 蜜一斤八两 和成滚棍。

黄香饼方

沉速香六两 檀香三两 丁香一两 木香一两 黄烟二两 乳香一两 郎台一两 唵叭三两 苏台油二两 麝香三钱 冰片一钱 白芨面八两 蜜四两 和剂,用印作饼。

印香方

黄熟香五斤 速香一斤 香附子 黑香 藿香 零陵香 檀香 白芷各一两 柏香二斤 芸香一两 甘松八两 乳香一两 沉香二两 丁香一两 馝香四两 生香四两 焰硝五分 共为末,入香印印成焚之。

万春香方

沉香四两 檀香六两 结香 藿香 零陵香 甘松各四两 茅香四两 丁香一两 甲香五钱 麝香 冰片各一钱

用炼蜜为湿膏,入磁瓶封固,焚之。

撒馥兰香方

沉香三两五钱 冰片二钱四分 檀香一钱 龙涎五分 排草须二钱 唵叭五分 撒馥兰一钱 麝香五分 合油一钱 甘麻然二分 榆面六钱 蔷薇露四两 印作饼烧,佳甚。

芙蓉香方

沉香一两五钱 檀香一两二钱 片速三钱 冰脑三钱 合油五钱

沉速香方

用沉速香五斤　檀香一斤　黄烟四两　乳香二两　俺叭香三两　麝香五钱　合油六两　白芨面一斤八两　蜜一斤八两，和成滚棍即制成。

黄香饼方

沉速香六两　檀香三两　丁香一两　木香一两　黄烟二两　乳香一两　郎台一两　俺叭三两　苏台油二两　麝香三钱　冰片一钱　白芨面八两　蜜四两　将以上成分拌和成药剂，用印模制成饼状。

印香方

黄熟香五斤　速香一斤　香附子　黑香　藿香　零陵香　檀香　白芷各一两　柏香二斤　芸香一两　甘松八两　乳香一两　沉香二两　丁香一两　馝香四两　生香四两　焰硝五分　以上各料一块研为末，放到香印模中，模印成形后就可以焚烧了。

万春香方

沉香四两　檀香六两　结香　藿香　零陵香　甘松各四两　茅香四两　丁香一两　甲香五钱　麝香、冰片各一钱　以上各料用炼蜜拌为湿膏，装进瓷瓶密封，就可以烧了。

撒馥兰香方

沉香三两五钱　冰片二钱四分　檀香一钱　龙涎五分　排草须二钱　俺叭五分　撒馥兰一钱　麝香五分　合油一钱　甘麻然二分　榆面六钱　蔷薇露四两　用印模制成饼烧，很好。

芙容香方

沉香一两五钱　檀香一两二钱　片速三钱　冰脑三钱　合油五钱

生结香一钱 排草五钱 芸香一钱 甘麻然五分 唵叭五分 丁香二分 郎台二分 藿香二分 零陵香二分 乳香一分 三奈一分 撒馥兰一分 榄油一分 榆面八钱 硝一钱 和印或散烧。

龙楼香方

沉香一两二钱 檀香一两三钱 片速五钱 排草二两 唵叭二分 片脑二钱五分 金银香二分 丁香一钱 三奈二钱四分 官桂三分 郎台三分 芸香三分 甘麻然五分 榄油五分 甘松五分 藿香五分 撒馥兰五分 零陵香一钱 樟脑一钱 降香二分 白豆蔻二分 大黄一钱 乳香三分 硝一钱 榆面一两二钱 印饼。散用蜜和,去榆面。

黑香饼方

用料四十两,加炭末一斤 蜜四斤 苏合油六两 麝香一两 白芨半斤 榄油四斤 唵叭四两

先炼蜜熟,下榄油化开,又入唵叭,又入料一半,将白芨打成糊,入炭末,又入料一半,然后入苏合、麝香,揉匀印饼。

炒香

近以苏合油拌沉速,入火微炙,收起,乘热以冰末撒上,入瓶收用,谓之法制。其香气比常少浓,反失沉速天然雅味,恐知香者不取。

日用诸品香目

棋楠香,【有糖结,有金丝结。糖结锯开,上有油若饴糖,焚之,初有羊膻微气。糖结黑白相间,黑如墨,白如糙米。金丝者,惟色黄,上有绺若金丝。惟糖结为佳。】黑角沉香,【质重,劈开如墨色者佳,不在沉水,好速亦能沉也。】片速香【俗名鲫鱼片,雉鸡斑者佳。有

生结香一钱　排草五钱　芸香一钱　甘麻然五分　唵叭五分　丁香二分　郎台二分　藿香二分　零陵香二分　乳香一分　三奈一分　撒馥兰一分　榄油一分　榆面八钱　硝一钱　拌和后用印模成饼烧或者散烧。

龙楼香方

沉香一两二钱　檀香一两三钱　片速五钱　排草二两　唵叭二分　片脑二钱五分　金银香二分　丁香一钱　三奈二钱四分　官桂三分　郎台三分　芸香三分　甘麻然五分　榄油五分　甘松五分　藿香五分　撒馥兰五分　零陵香一钱　樟脑一钱　降香二分　白豆蔻二分　大黄一钱　乳香三分　硝一钱　榆面一两二钱　用印模制成饼烧。散烧去掉榆面用蜜拌和。

黑香饼方

用四十两料加炭末一斤　蜜四斤　苏合油六两　麝香一两　白芨半斤　榄油四斤　唵叭四两　先把蜜炼熟，加榄油把炼蜜化开，又加唵叭，然后加进一半料；将白芨打成糊状，加进炭末，又加进一半料，这之后加进苏合、麝香，揉均匀后用印模制成饼。

炒香

最近，有人用苏合油拌沉、速二香，用火稍稍炙一下，收起来，趁热撒上冰片末，放进瓶中收集起来用，人们称之为规范制法。这种香的香气比一般香稍微浓一点，但反而失掉了沉、速二香的天然雅味，恐怕熟悉香的内行不会选用这种制香法。

日用诸品香目

棋楠香【有糖结，有金丝结。锯开糖结，上有像饴糖的油，在开始焚烧时，有微微的羊膻气。糖结黑白相间，黑的象墨，白的象糙米。金丝结只有黄色，上有一绺像金丝般的线。只有糖结算佳品。】黑角沉香【质地沉重，劈开后像墨色的才好，而不在于是否能沉入水中。好速香也能沉水。】片速香【俗名鲫鱼片，有雉鸡斑的就好。这种香有假造的。

伪为者。亦以重实为美。】唵叭香,【一名黑香,以软净色明者为佳。手指可捻为丸者,妙甚。惟都中有之。】铁面香、生香,【俗名牙香。以面有黑烂色者为铁面香,纯白不烘焙者为生香。其生香之味妙甚。在广中价亦不轻。】降真香【紫实为佳,茶煮出油,焚之。】黄檀香【黄实者佳,茶浸,炒黄去腥。】白胶香,【有如明条者佳。】茅山细梗苍术【句容茅山产,如猫粪者佳。】兰香,【以鱼子兰蒸低速香,牙香块者佳。近以末香滚竹棍蒸者,恶甚。】安息香,【都中有数种,俗名总曰安息。其最佳者,刘窐所制越邻香、聚仙香、沉速香三种。百花香即下矣。】龙挂香,【有黄黑二品,黑者价高,惟内府者佳,刘窐所制亦可。】甜香,【惟宣德年制者清远味幽可爱。燕市中货者,坛黑如漆,白底上有烧造年月,每坛二斤三斤。有锡罩盖罐子一斤一坛者,方真。今亦无之矣。近名诸品,合和香料,皆自甜香改易头面,别立名色云耳。】芙蓉香,【刘窐制妙。】万春香,【内府香。】龙楼香,【内府香。】玉华香,【雅尚斋制也。】黄暖阁、黑暖阁【刘窐制佳。】黄香饼,【王镇住东院所制,黑沉色无花纹者,佳甚。伪者色黄,恶极。】黑香饼【都中刘窐二钱一两者佳。前门外李家印各色花巧者亦妙。】河南黑芸香,【短束城上王府者佳。】京线香。【前门外李家二分一分一束者佳甚。】

金猊玉兔香方

用杉木烧炭六两,配以栗炭四两,捣末,加炒硝一钱,用米糊和成揉剂。先用木刻狻猊、兔子二塑,圆混肖形,如墨印法,大小任意。当兽口处,开一斜入小孔,兽形头昂尾低是诀。将炭剂一半,入塑中作一凹,入香剂一段,再加炭剂筑完,将铁线针条作钻,从兽口孔中搠入,至近尾止,取起晒干。狻猊用官粉涂身周遍,上盖黑墨。兔子以绝细云母粉胶调涂之,亦盖以墨。二兽俱黑,内分黄白二色。

它也以质地重实的为佳。】唵叭香【又名黑香。以质软、纯净、色明的为佳品,若用手指可捻为丸子的最妙,只有京都才有这种香。】铁面香、生香【俗名牙香。表面有黑烂色的被称为铁面,纯白色不烘烤的被称为生香。生香的气味很妙,在两广价格也不低。】降真香【果实呈紫色的才好,用茶把它煮出油后然后才烧。】黄檀香【果实呈黄色的才好。用茶浸泡后炒黄,除去腥味。】白胶香【有明显条纹的最好。】茅山细梗苍术【出产在句容茅山,像猫粪一样的最好。】兰香【用鱼子兰蒸低速香和牙香块最好,近来用末香滚竹棍再蒸的最差。】安息香【京城有几种,俗名总称"安息"。其中最好的要算刘窐制作的越邻香、聚仙香、沉速香三种,百花香就差了。】龙挂香【有黄、黑两个品种,黑的价高。只有皇宫内的最好,刘窐制的也可以。】甜香【只有宣德年间造的,气味纯清幽远,十分惹人喜爱。燕京集市上卖的,坛子像漆一样黑,白底上有烧造的年月,每坛装香二、三斤,有锡罩盖着坛子。一斤一坛的才是真品,现在已经没有了。近年命名的几种香,都是加上香料拌和,不过是将甜香改头换面,另外取个名、变个色罢了。】芙蓉香【刘窐制的最妙。】万春香【是皇宫内的藏香。龙楼香【也是皇宫内的藏香。】玉华香【是雅尚斋制的。】黄暖阁、黑暖阁【都以刘崔造的好。】黄香饼【是王镇居东院时造的。其中以色深黑无花纹的最好。伪造品为黄色,质量十分低劣。】黑香饼【京城刘窐所造的二钱一个、一两一个的最好,前门外李家印造的各色黑香饼,花纹精巧的也妙。】河南黑芸香【一束较短,城中五府的最佳。】京线香前门外李家二分一束、一分一束的都很好。

金猊玉兔香方

用杉木烧六两炭,配四两栗炭,然后捣成末,加一钱炒硝,用米糊和成,揉搓成剂。先用木料雕刻狻猊、兔子的塑像,要雕得维妙维肖且呈圆形,印法与墨印相同,物像大小,随意选用。在兽口开一斜小孔,兽的形态要头向上昂尾部低,这是诀窍。然后把一半炭剂装入塑兽,中间作成一个凹形,放进一段香剂,再加炭剂筑紧,用铁线针条作钻,从兽口插进去,直到靠近尾部,最后把它晒干。狻猊,全身用官粉涂遍,上边用黑墨盖住。兔子,用非常细的云母粉调胶涂遍,然后用墨盖上。

每月一枚，将尾就灯火上焚灼，置炉内，口中吐出香烟，自尾随变色样。金猊从尾黄起，焚尽，形若金妆，蹲踞炉内，经月不败，触之则灰灭矣。玉兔形俨银色，甚可观也。虽非大雅，亦堪幽玩。其中香料美恶，随人取用。或以前印香方取料，和以榆面为剂，捻作小指粗段，长八九分，以兽腹大小消息，但令香不露出炭外为佳。更有金蟾吐焰，紫云捧圣，仙立云中，种种杂法，内多不验。即金蟾一方，不堪清赏，故不录。

香都总匣

嗜香者，不可一日去香。书室中，宜制提匣，作三撞式，用锁钥启闭，内藏诸品香物，更设磁盒磁罐、铜盒、漆匣、木匣，随宜置香，分布于都总管领，以便取用。须造子口紧密，勿令香泄为佳。俾总管司香出入紧密，随遇爇炉，甚惬心赏。

论琴

高子曰：琴者，禁也，禁止于邪，以正人心。故记曰："君子无故不去琴瑟。"孔门之瑟，今则绝响，信可贵矣。古人鼓琴，起风云而来玄鹤，通神明而阜民财者，以和感也。今徒存其器，古意则亡。欧阳公云"器存而意不存"者，此耳。

夫和而鸣者声也，参叙相应者韵也。韵中成文，谓之为音。故音之哀乐、邪正、刚柔、喜怒，发乎人心，而国之理乱，家之废兴，道之盛衰，俗之成败，听于音声可先知也，岂他乐云乎？知琴者，以雅音为正。按弦须用指分明，求音当取舍无迹。运动闲和，气度温润，故能操高山流水之音于曲中，得松风夜月之趣于指下，是为君子雅

两个兽颜色都是黑的，内部分为黄白二色。每用一枚药剂，就将兽尾在灯火上烧烫，然后再放到香炉中，兽口就会吐出香烟来。金猊从尾色开始先呈黄色，香之物烧完后形状便像金质的装饰品，狻猊蹲在炉中，经过几个月仍然完好如初，但如果用手一触，便立即变成灰粉而消失了。玉兔表面呈银色，可供观赏。虽然不是大雅之物，也值得久久品玩。填空在里面的香料的好坏，任人选用。有人用前面印的香方选料，加榆面拌和作剂，搓成小指头般粗细的一段，长约八、九分，根据兽腹大小情况而定，只要让香不露出炭外就好。焚香的其他方法还有金蟾吐焰、紫云棒圣、仙立云中等，大多不灵验。金蟾吐焰一方不值得清赏，所以我没有选录。

香都总匣

爱焚香的人，不能一天没有香。书斋里应当备有手提小匣子，将它制成三撞式，用锁锁着，用钥匙开启，内藏各种香；还要有瓷盒、瓷罐、铜盒、漆匣、木匣等，随时用来装香，分别摆在相应的位置，以便随时选用。这些东西一定要造一个密封的口子，不让香气泄漏才好。让总管司香的人在收取香时一定要小心谨慎，想焚香时，随时可放到炉中去烧，甚是惬意。

论琴

高子说：琴意味着禁止，能使人去掉邪念，思想纯正。所以《礼记》载：君子没有特殊原因，不会离开琴瑟。孔府的瑟，堪称绝音，实在太珍贵了。古人弹琴，是因为与感情产生了共鸣。现在只留下古琴，古人的那种情感已经不存在了。欧阳公说：器存而意不存，说的就是这个意思啊。

物体振动而发出音响，称为声；有一定的次序和节奏，称为韵；韵律成文，才称为音。所以，琴音体现的哀乐邪正、刚柔喜怒，完全来自人的思想。故国家的治乱、家庭的兴败、道德的盛衰、民间的乐苦，听听琴音就可以预先推知了，这难道是其他乐器表现得出来的吗？懂琴的人，以高雅的琴音为纯正，按弦时，用指一定要分明，奏出高山流水般优美的乐曲，从手指下产生松风夜月般悠闲的情趣，这就是君子高尚的

业,岂彼心中无德,腹内无墨者,可与圣贤共语?

世人悦于听乐,而无味于琴者,悦其声之淫耳。乐用七音而二变,与宫徵联用,故声淫而悦耳。琴用五音,变法甚少,且罕联用他调,故音虽雅正,不宜于俗。

然弹琴惟三声,散声、按声、泛声是也。泛声应徽取音,不假按抑,得自然之声,法天之音,音之清者也。散声以律吕应于地,弦以律调次第,是法地之音,音之浊者也。按声抑扬于人,人声清浊兼有,故按声为人之音,清浊兼备者也。今人不究意旨,不亲明师,不讲谱法,不娴手势,遂使声之曲折,手之取音,缓急失宜,起伏无节,知声而不知音,运指而不运意,奚取弹为?

有等务尚花巧急骤,夸奇逞高,不求法度准绳之中,有敷畅悠扬之妙,操多散声,以类筚篥,巧取按声,以同筝阮,大失雅音,重可笑耳。孰知散按间出,清以泛声,谓得中道。今之俗弹,更易不常,变朴为浇,求异于人,不知法古,是为抱琵琶而同伶人,岂古圣贤所谓修身养性,理其天真意哉?

臞仙琴坛十友

冰弦 玉轸 轸函 玉足 绒剅 琴荐 锦囊 琴床 琴匣 替指 以鹤翎造,火烙为之。

五音十二律应弦合调立成

弦　一二三四五六七

爱好,那些心中无德、腹内无墨的小人,岂能与圣人贤人相提并论!

世俗人喜欢听一般音乐,对琴音却不感兴趣,是因他们只喜欢靡靡之音的缘故。一般音乐有宫、商、角、徵、羽、变宫、变徵七个声调,其中两个变调,与宫调、徵调联用,所以声音悠长而悦耳。古琴只用宫、商、角、徵、羽五个调子,变化很少,而且少与其它调子联用,所以,琴音虽然古雅、纯正,却不适用于民间。

可是,弹琴只有"三声"是关键:散声、按声、泛声。泛声,要根据琴徽选音,不借助于压弦,得到自然的乐音,可模仿上天的声音,是清纯的乐音。散声,让乐律在地下回响,弦按律来调整各音顺序,这是模仿地上声音,属于昏浊的乐音。按声,或抑或扬全在于人,人声清音浊音兼而有之,所以,按声是人的声音,是清音浊音兼备的乐音。当今弹琴的人,不深究琴音所达的意境,不向高明的琴师求教,不讲谱法,不熟手势,致使琴音的曲折、手指按音的轻重缓急失度,起伏没有规律,只知道弦响之声,而不知饱含意蕴的琴音,只知机械地运指而不知要蕴情于中,难道这种弹法是可取的吗?

有人追求花样巧妙速度急骤,并自夸技艺精湛,而不遵循一定的法度准绳。为了让音乐悠扬美妙。在操琴时多用散声,类似筌篌;巧用按声,同于筝、阮,却大大地失去了古琴庄重高雅之音,实在太可笑了。殊不知散声、按声相互交替,中间再配以清丽的泛声,这才是弹法得了正道。现在民间弹古琴,变化无常,将淳朴之音变得花巧,以求与人不同却不知虚心地效法古人,就好比抱着琵琶就是乐师,这难道符合古代圣贤修身养性的道理吗?大概太天真了吧!

臞仙琴坛十友

冰弦 玉轸 轸函 玉足 绒剅 琴荐 锦囊 琴床 琴匣 替指【用白鹤羽翎制作,用火烙鹤翎制成。】

五音十二律应弦合调立成

弦　一二三四五六七

黄钟　律　　黄太姑林南【黄清太清】
　　　　音　　宫商角徵羽【少宫少商】

右调弦按徽，以五音调法，慢三即慢角调也。黄清云者，黄钟之轻清音也。如少宫少商之意，后例此。

　　　　弦　　一二三四五六七
大吕　律　　太夹仲夷无【大清夹清】
　　　　音　　宫商角徵羽【少宫少商】

右调弦按徽同黄钟。

　　　　弦　　一二三四五六七
太簇　律　　太姑蕤南应【太清姑清】
　　　　音　　宫商角徵羽【少宫少商】

右调按弦徽同黄钟。

　　　　弦　　一二三四五六七
夹钟　律　　黄夹钟林无【黄清夹清】
　　　　音　　宫商角徵羽【少宫少商】

右弦以十徽应四，紧七应散二，紧五以十徽应七，紧三以十徽应五，即今之清商调也。

　　　　弦　　一二三四五六七
姑洗　律　　太姑蕤夷应【太清姑清】
　　　　音　　羽宫商角徵【少羽少宫】

右调按同夹钟

　　　　弦　　一二三四五六七
仲吕　律　　黄太仲林南【黄清太清】
　　　　音　　徵羽宫商角【少徵少角】

右按调即今五音调法。

黄钟　律　黄太姑林南【黄清太清】
　　　　音　宫商角徵羽【少宫少商】

以上调弦按徽，用五音调法，慢三就是慢角调。所谓黄清就是黄钟的轻清音，如象少宫少商的意思。后例也是这样。

　　　　弦　一二三四五六七
大吕　律　太夹仲夷无【大清夹清】
　　　　音　宫商角徵羽【少宫少商】

以上调弦按徽与黄钟相同

　　　　弦　一二三四五六七
太簇　律　太姑蕤南应【太清姑清】
　　　　音　宫商角徵羽【少宫少商】

以上调弦按徽同黄钟。

　　　　弦　一二三四五六七
夹钟　律　黄夹钟林无【黄清夹清】
　　　　音　宫商角徵羽【少宫少商】

上弦用十徽应四，紧七应散二，紧五用十徽应七，紧三用十徽应五，即今天的清商调。

　　　　弦　一二三四五六七

姑洗　律　太姑蕤夷应【太清姑清】
　　　　音　羽宫商角徵【少羽少宫】

上调按同夹钟。

　　　　弦　一二三四五六七
仲吕　律　黄太仲林南【黄清太清】
　　　　音　徵羽宫商角【少徵少角】

上按调即今五音调法。

　　　　弦　　一二三四五六七
蕤宾　律　太夹蕤夷无【太清夹清】
　　　　音　徵羽宫商角【少徵少羽】
右按调同仲吕。
　　　　弦　　一二三四五六七
林钟　律　太姑林南应【太清姑清】
　　　　音　徵羽宫商角【少徵少羽】
右调按同仲吕
　　　　弦　　一二三四五六七
夷则　律　黄夹仲夷无【黄清太清】
　　　　音　角徵羽宫商【少角少徵】
右以夹钟弦紧四，以十应二，即今慢宫调也。
　　　　弦　　一二三四五六七
南宫　律　太姑蕤南应【太清姑清】
　　　　音　角徵羽宫商【少角少徵】
右调按徵同夷则。
　　　　弦　　一二三四五六七
无射　律　黄太仲林无【黄清太清】
　　　　音　商角徵羽宫【少商少角】
右以仲吕弦加紧五，以十一徽应七，即今蕤宾调也。蕤宾自有正律，以无射为蕤宾，俗名也。

　　　　弦　　一二三四五六七
应钟　律　太夹蕤夷应【太清夹清】
　　　　音　商角徵羽宫【少商少角】
右调按同无射。律有八十四调。琴该正调六十，变音二十四。是

　　　　　弦　一二三四五六七

蕤宾　律　太夹蕤夷无【太清夹清】

　　　　音　徵羽宫商角【少徵少羽】

上按调同仲吕。

　　　　　弦　一二三四五六七

林钟　律　太姑林南应【太清姑清】

　　　　音　徵羽宫商角【少徵少羽】

上调按同仲吕。

　　　　　弦　一二三四五六七

夷则　律　黄夹仲夷无【黄清太清】

　　　　音　角徵羽宫商【少角少徵】

上用夹钟弦紧四，用十应二，即现在的慢宫调。

　　　　　弦　一二三四五六七

南宫　律　太姑蕤南应【太清姑清】

　　　　音　角徵羽宫商【少角少徵】

上调按徵同夷则。

　　　　　弦　一二三四五六七

无射　律　黄太仲林无【黄清太清】

　　　　音　商角徵羽宫【少商少角】

上用仲吕弦加紧五，用十一徽应七，即现在的蕤宾调。蕤宾自有正律，把无射当蕤宾，是俗名。

　　　　　弦　一二三四五六七

应钟　律　太夹蕤夷应【太清夹清】

　　　　音　商角徵羽宫【少商少角】

上调按同无射。律有八十四调。琴该正调六十，变音二十四。由此

以按弦取声,不可立调。

古琴新琴之辨

高子曰:琴惟仲尼、列子二式为古制,余皆后世式样。凡观古琴,先观漆水。漆光退尽,俨若乌玉,按之坚莹如水,上发断纹,肖梅花纹者为最,牛毛纹者次之,蛇腹纹者为下品也,且易伪为。伪法:以火逼热,以雪罨上,随暴成裂,俨若蛇腹,寸许相去一条。或以鸡子清入灰作琴,用甑蒸之,悬于风日燥处,亦能断纹,少细。又伪作牛毛断者,以数针划丝,复以发磨。然伪者以手摩之,裂纹有痕。真者有纹可见,而拂之则无。次观合缝无隙,不散,断纹过肩,此漆灰琴也。若上下有纹,两旁光漆者,此开而复合,重漆补者,此料灰琴也,似非全完。

次观琴材,以桐面梓底者为上,纯桐者次之,桐面杉底者又次之。琴取桐为阳木,梓为阴木,木用阴阳,取其相配,以召和也。然古人纯用桐木之意,亦取桐之阳面为面,阴面为底,以分阴阳。恐梓性纽裂,不用为底,故以桐木向日者,沉之水中,其阳面向上,背阴者向下,阳浮阴沉,反复不易,取上为阳为面,用下为阴为底,是亦法阴阳也。故琴有阳材者,旦浊而暮清,晴浊而雨清。阴材者,旦清而暮浊,晴清而雨浊也。

次取九德:一曰奇,轻松脆滑是也。轻谓材轻,松谓声透,脆谓声之清美,老桐木也;滑谓声之泽润,近水材也。二曰古,淳淡中有金石韵也。三曰透,年虽久远,胶漆不败,清亮而不咽塞。四曰静,谓无㪇飒以乱正声。五曰润,谓发声不燥,韵长不绝。六曰圆,谓声

看来按弦取声,不可以立即调弦。

古琴新琴之辨

高子说:琴只有仲尼和列子两种式样才是古琴式样,其余的都是后世人制作的新琴。凡是鉴别古琴,首先看漆的质量,漆的光泽消失退尽,宛然如真的乌玉,用手触摩它,坚硬滑润像冻冰,琴上有裂纹,似梅花纹的为上品,牛毛纹的为中品,蛇腹纹的为下品,而且这种花纹容易伪造。伪造的方法用火将琴烤热,用冰雪覆盖在琴上,随即破裂成花纹,活象蛇腹,每条纹路长约一寸。或用鸡蛋清合灰,用甑子蒸它,然后悬挂在当风和有日照的地方干燥,也可以生成裂纹,只是稍稍细一点。又有伪造牛毛裂纹的,用钢针数根在琴上划线,再用毛发摩擦。然而伪造的裂纹如果用手摩它,裂纹就有裂痕,而真品看似有裂纹,用手抚摸又确无裂纹;其次是看合缝,琴上没有缝隙也不松散,裂纹超过琴肩,这是漆灰琴。假如上面下面都有裂纹,两侧的漆色发光,是开而复合,重新漆补过的,这是料灰琴。诸如此类,我似乎没有全部观赏完。

其次看琴的材料,用桐木作面板梓木作底板的为上品,面板底板全用桐木制作的为中品,桐木作面板杉木作底板的为次品。琴用桐木作阳木,梓木作阴木,木用阴阳是取其互相配合来达到和谐。然而古人全用桐木的意思,也是取桐木的阳面作面板,阴面作底板,分别用它的两面来分阴和阳。恐怕梓木木质纽烈,就不用它作底板,所以把向阳长的桐木沉入水中,它向阳的一面向下,背阴的一面向下,阳面上浮阴面下沉,反复不变。用向上的阳面作面板,用向下的阴面作底板,这也是遵循阴阳相配的道理。所以琴用阳材作的,早晨琴声低沉浊重而傍晚清脆响亮,晴天低沉粗重而雨天清脆响亮;琴用阴材作的,早晨清脆响亮而傍晚低沉粗重,晴天清脆响亮而雨天低沉粗重。

再其次择古琴的九德:第一是奇,即轻、松、脆、滑这四项。"轻"即材料要轻,"松"即声音要透,"脆"即声音清美,由此可定是老桐木制作的;"滑"即声音的亮润,一定是用靠近水边的材料作断成的。第二是古,质朴淡雅中发出清脆的金石声韵。第三是透,年代虽然久远,但胶漆没有剥落,琴音清亮而不呜咽哽塞。第四是静,没有噪音干扰的

韵浑然而不破散。七曰清，谓声如风中铎也。八曰匀，谓七弦无三实四虚之病。九曰芳，谓愈弹愈发，久无乏声。此九德也。外此又须左不按浮，右不抗指，音清不空，音实不洪，而无扑敓，身无垂翘，伏手可弹，落指音发，此美琴也。虽售高资，亦不可舍。

近有铜琴、石琴，以紫檀乌木为琴者，皆失琴旨，虽美何取？《毛诗》云："椅桐梓漆，爱伐琴瑟。"其意何居？又如百衲琴者，亦近制也。偶得美材，短不堪用，因而裁成片段，胶漆缀长，非好奇也。今仿制者，以龟纹锦片，错以玳瑁、象牙、香料、杂木，嵌骨为纹，铺满琴体，名曰宝琴。与广中滇南蜘嵌琵琶何异？更可笑也。求古不得，如我明高腾、朱致远、惠桐冈、祝公望，诸家造琴中，有精美可操，纤毫无病者。奈何百十之中，始得一二？若祝海鹤之琴，取材斫法，用漆审音，无一不善，更是漆色黑莹，远不可及。其取蕉叶为琴之式，制自祝始。余得其一，宝惜不置，终日操弄，声之清亮，伏手得音，莫可逾美，何异古琴。且价今重矣，真者近亦难得。

琴谱取正

琴师之善者，传琴传谱。而书谱之法，在琴师亦有讹者。一画之失，指法即左，以讹传讹，久不可正，琴调遂失真矣。故琴非谱不传，谱非真，反失其传也。近世以宁藩《神奇秘谱》为最。然须得初刻大本，臞仙命工校订，点画不讹，是为善谱，可宝。若翻刻本，不足观矣。又如《风宣琴谱》亦可。外此，何止数十家刻谱，无不讹

纯正之声。第五是润，指发的声音不枯燥，声韵绵长不断。第六是圆，指声音圆润，不嘶哑散乱。第七是清，指声音如风中的铃声。第八是匀，是指七弦没有三实四虚之病。第九是芳，是指琴弹的时间越长出的声音越好，长久弹奏也没有疲乏的声音。这就是古琴的九德。除此之外，还必须左手按弦弦不虚浮，右手弹弦弦不与手指相抗，声音清亮又不空乏，声音厚重又不洪大，面板没有击痕松散，琴身无垂挂变形，抚手可弹，落指就能发出声音。这是最好的琴，即使售价高昂，也不可不买。

近代有铜琴、石琴，用紫檀木、乌木作的琴，全都失去了琴的旨义，尽管漂亮又有何用呢？《毛诗》说："椅、桐、梓、漆四种树木，都可以砍伐来制作琴瑟。"这是什么意思呢？又如用众多桐木片经胶漆缀长制作而成的百纳琴，也是近代所制。偶尔得到好材料，若不能用，就裁成片段，经胶漆缀长，也并不是好奇。现在仿制的人，用龟纹锦片，杂以玳瑁、象牙、香料、杂木，嵌进琴里制成花纹，铺满琴身，称为宝琴，其实，这同两广、云南的螺嵌琵琶有什么区别呢？可笑呵！寻求古琴而不能得到，如我明朝的高腾、朱致远、惠桐冈、祝公望等造琴专家，其中有精致美观可供弹奏，丝毫没有毛病的，奈何百十把当中，才能得到一二把。像祝海鹤的琴，取材斫法、用漆审音，没有一样不完美，尤其那漆的颜色黑中透亮，其他人远远赶不到。他用芭蕉叶的形状来作琴的样式，这种样式由祝海鹤始创。我得到其中的一把，珍爱得舍不得放下，整天操弄，声音清亮，抚手有音，没有可以超过它的美妙的，它和古琴没有任何差别。而且今天琴的价值也很贵重了，真品更是难以求得。

琴谱取正

最好的琴师，传授琴技术也要传授琴谱。但写谱的方法，琴师也有错误，少了一画，指法就会偏很远，以错传错，时间长了就不易纠正，琴调也就失真了。琴没有谱不能传，琴谱不真，反而失去了传的意义。近世有人认为是宁王朱权的《神奇秘谱》最好，但必须是最初刻印的大本。臞仙叫工匠校订后，点画没有错误，这才是最好的曲谱；如果系翻印本，就不值得观看了。又如《风宣琴谱》也好。除此之外，岂止数十家

者。余自燕中得故家琴谱,抄录精细,调法俱善,欲刻未得。若欲求谱勾剔字法全备,并手势形象飞动,在臞仙所刻《太古遗音》一书,最为精到。奈坑中仅存翻本,使人恨不多见。臞仙留心音律,无不穷奇索隐,若词曲之《太和正音谱》,按律正腔,知音孰能过之?宜乎琴谱之精,莫之与并也。

琴窗杂记〔计十五条〕

弹琴取古郭公砖,上有象眼花纹,方胜花纹,出自河南郑州者佳。用镶琴台,长过琴一尺,高二尺八寸,阔容三琴,以坚漆涂之。弹琴于上,其声泠泠可爱。或以玛瑙石、南阳石、永石镶者亦佳。

古琴无声者,以布囊炒热砂罨之,冷即又换。或以甑蒸之,令汗出透,悬当风处吹干,其声如旧。琴无新旧,宜置卧床内,以近人气为佳。

琴弦久而不鸣者,绷定,以桑叶捋之,鸣亮如初。

蓄琴不论寒暑,不可挂风露并日色中。可于屋内不近墙壁暖处悬之,则声不涩滞,琴无变病。

唐有雷张越三家,制琴擅名,其龙池凤沼,有舷,余处悉洼,令关声不散。宋有琴局,制有定式,谓之官琴,余悉野斫。后以京中樊氏、路氏琴为第一。

余在都中见一琴台,以锡为池于台中,置水蓄鱼,上以水晶板为面,其鱼戏水藻,俨若出听,诚为世所希有,其价亦高。余一见后,不知何去,令人念之耿耿。天下奇货,信不易得。

挂琴不可近墙并泥壁之处,恐惹湿润,则琴不发声。惟宜近纸

翻刻的曲谱有错误。我从燕地得到老家琴谱，抄录精细，调法都很全，想翻刻的愿望却一直没有实现。如要一本勾剔字法都齐备的曲谱，并且手势形象生动，在臞仙所刻《太古遗音》一书中，最是精彩独到，怎奈书坊中仅有翻印本，不能轻易得到真本，使人遗憾。臞仙留心音律，无时无刻不在穷究奇异、搜索隐藏的曲谱，像有词曲的《太和正音谱》，按照音律来订正声腔，通晓声律的人谁能找出它的错讹呢！应当尊之为琴谱中的精品，没有任何琴谱能和它相提并论。

琴窗杂纪〔计十五条〕

鼓琴的琴台，用古代郭公砖砌造，砖上有象眼花纹、方胜花纹。其中，河南郑州出产的最好，可用它来镶琴台。琴台长度应当超过琴一尺许，高二尺八寸，宽可放置三把琴，用硬度高的漆涂琴台，在上面弹琴，琴声铿锵悦耳。有的用玛瑙石、南阳石、永石镶，也很好。

失声的古琴，用布袋炒热砂罨音箱，冷了马上又换上热砂；或者用甑子蒸音厢，使琴箱上的汗潮除尽，悬挂于当风口吹干，其声则恢复如初。无论新琴旧琴，应挂在床内，让它接近人气才好。

琴弦闲置久了不发声的，绷定，用桑树叶子抹琴弦，则会响亮如初。保管琴不论冷天热天，不可以挂在当风露和当日晒的地方，要在屋内不靠近墙壁而又暖和的地方悬挂，琴声才不会干涩凝滞，琴也不会发生毛病了。

唐代雷、张、越三大家擅长制琴是出了名的，除琴的龙池、凤沼，有舷之外，其余部位全都凹陷，使其关住声音而不散失。宋代有制琴的琴局，制琴有一定的程式，称为官琴，其余全为民间所制。后来数京都姓樊和姓路的琴师制作的琴为第一。

我在京城中，看到一张琴台，用锡在琴台台上作一水池，池中蓄水喂鱼，池上用水晶板作台面，鱼在水藻间嬉戏游动，好像要出来听弹琴似的，的确是世上稀有的，价值也贵。我见到后，就不知是到了何地，叫人想念，耿耿于怀。天下神品，实在不容易得到。

挂琴不可以靠近墙壁，也不可以挂在泥巴墙上，避免沾潮和吸湿，否则会使琴不发声。只适合在靠近纸格的木板壁，而又当风透气的

格板壁，当风透气处挂之。加以囊盛，以远尘垢。入匣则不用囊。

梅月，须先将琴入匣中锁闭，以纸糊口，不令湿霉着琴。琴匣之制，亦贵窄小，止可容琴，不使有空摇动为佳。

抱琴，当语僮仆，勿令横抱，恐触物伤损，护轸焦尾直抱，头上尾下无失。

露下弹琴，不可久坐，不惟润弦，抑且伤人。且阳材鼓之有声，阴材则无声矣。

弹琴须先盥手，手洁则弦不受污。夏月惟宜早晚，午则不可，非惟汗渍，恐太燥脆弦。

焚香鼓琴，惟宜香清烟细，如水沉生香之类，则清馥韵雅，若他合和艳香，不入琴供。

对月鼓琴，须在二更人静，万籁无声始佳。对花，宜共岩桂、江梅、茉莉、蕃蔔、建兰、夜合、玉兰等花，香清色素者为雅。临水弹琴，须对轩窗池沼，荷香扑人，或竹边林下，清漪芳沚，俾微风洒然，游鱼出声，自多尘外风致。

琴用金徽玉轸，不为之华。然玉轸有花则易转，素不受污。若用紫檀犀角者，可避损失。然金徽每为琴灾，不若莹白螺蚴者，灯前月下，取音了然，观亦不俗。若横之膝上，对月则光彩射目，似更宜人。膝上鼓琴，惟纯熟小操则可，否亦不能。

养鹤要略

高子曰：鹤，仙禽也。于物为多寿，感于阳，故鸣于子。雄则声闻数里，雌则声下而不扬。华亭下沙之鹤，盖自海东飞集于下沙，非

地方悬挂，还要用袋子盛琴，防止灰尘污垢。但装入琴匣的，就可以不用袋子。

梅雨季节，必须首先把琴放入匣中关闭加锁，用纸糊严，防止湿气浸害琴体。琴匣的大小形制，也贵在窄小，只够容纳琴为度，没有空隙摇晃为好。

抱琴，应当告诉童仆，不要横抱，以防止和其他东西碰撞而损伤琴弦转轴和琴尾。竖直抱琴，头上尾下就不会有闪失了。

露下弹琴，不可以坐得太久，不只是露气浸润琴弦，而且还会损害人的身体。再说，在露下弹琴，阳材还弹得出声，阴材就弹不出声了。

弹琴前必须洗手，手干净，琴弦才不会受到污染。夏季，弹琴只适宜在早晨和傍晚，午间就不可以了，不只是汗湿浓厚，还担心太燥而折断琴弦。

焚香鼓琴，只适宜使用气味清幽而又烟细的香，象水沉香一类，清香馥郁琴韵雅致；其他气味浓艳的香，不可供弹琴用。

对月鼓琴，必须在二更人静、万籁俱寂时才好。对花弹琴，应对岩桂、江梅、茉莉、郁金香、建兰、夜合欢、玉兰等，香气清洌颜色素净的才有雅趣。水边鼓琴，要面向轩窗水池，荷香扑鼻；或到竹边林下，清彻的涟漪芬芳的沙洲，让微风轻轻吹拂，水中游鱼也来听琴，自然有尘外的风趣和雅致了。

琴徽用铜来作，弦轴用玉来作，不是为了让它华丽。玉轸有花纹才易于旋转，色白方不容受污染。如用紫檀木、犀牛角作的，可以避免损失。然则金徽往往成为琴的隐患，不如莹白色的螺纹徽好，灯前月下，调音也清楚，看起来也不俗气。如把琴横卧在腿上，对月操弄则会光彩射目，仿佛也更加宜人。膝上弹琴，只能弹纯熟的小曲调，否则就不能在膝上鼓琴了。

养鹤要略

高子说：鹤是仙禽。此物代表长寿，感于阳，因此常在半夜子时鸣叫。雄鹤的叫声能传数里，雌鹤的叫声低而不扬。华亭下沙的鹤，是从东

华产也。相鹤但取标格奇古,唳声清亮,颈欲细而长,足欲瘦而节,身欲人立,背欲直削。声横则类鹳鹜,劲肥则类鹅雁矣。观其隆鼻短口则少眠,高脚疏节则多力,顶若朱红则善鸣,眼露赤色则视远,回翎亚膺则体轻,龟背鳖腹则善产,凤翼雀尾则善飞,轻前重后则善舞,洪脾纤趾则善步。蓄之者可以共清高,助清兴。

当居以茅庵,邻以池沼,饲以鱼谷鳅鳝,勿以熟食饱其肠胃,使乏精采而尘倦仙骨。欲教以舞,俟其饥馁,置食于空野,使童子拊掌欢颠,摇手起足以诱之,彼则奋翼而唳,逸足而舞矣。习之既熟,一闻拊掌,即便起舞,谓之食化。空林别墅,何可一日无此忘机清友?闻鹤粪可以化石成灰。鹤有长水石自随,故能蓄鱼于沟渎不涸。且能千年,一变苍色,再变黄玄,百年之后,则脱硬羽而生柔毛,色白鲜洁,真异类也。而青松白石之下,更宜此君。

海飞来聚集到下沙的，并不是产于华亭。选鹤应选择出色的，叫声清亮，颈要细而长，足要瘦而有节，直身向上如人站立，背要直而瘦削。身宽的则是鹳鹜一类，颈肥的则是鹅雁一类。鹤鼻隆口短的少睡眠，脚长而节稀疏的鹤有力，头顶是朱红色的则善于鸣叫，眼内显红色的则能看得远，回翎低俯到胸的鹤身体轻盈，龟背鳖腹的鹤则善于生产，凤翼雀尾的则善于飞行，前轻后重的则善于飞舞，腿粗脚细的则善于行走。

养鹤的人，可以与鹤共清高，助清兴。应当让它在茅屋中居住，靠近水池沼泽，用鱼、谷、泥鳅喂养它，不能用熟食喂它。想教它起舞时，应首先让它饥饿，再把食物放在旷野上，让小孩拍手欢跳，摇头抬脚来逗它，然后它们就会彼此展翅而叫，抬脚而起舞。不断地这样教习，熟了，一听见拍手声，就会马上起舞，这就称为食化。在空林别墅中，怎能一日没有这能忘掉饥饿的好友呢？听说鹤的粪便可以化石成灰。鹤生长在长年有水石的地方，因此能把鱼养在水沟中而不会干涸。鹤能活千年，羽毛颜色首先会变成苍色，再变成黄玄，百年以后，会脱去硬毛而长出柔毛，颜色洁白鲜亮，真是奇异品类。但在青松白石之下，更适宜它生长。

卷十六

燕闲清赏笺下卷

瓶花三说

瓶花之宜

高子曰：瓶花之具有二用，如堂中插花，乃以铜之汉壶、大古尊罍，或官哥大瓶如弓耳壶、直口敞瓶，或龙泉菁草大方瓶，高架两旁，或置几上，与堂相宜。折花须择大枝，或上茸下瘦，或左高右低，右高左低，或两蟠台接，偃亚偏曲，或挺露一干中出，上簇下蕃，铺盖瓶口，令俯仰高下，疏密斜正，各具意态，得画家写生折枝之妙，方有天趣。若直枝蓬头花朵，不入清供。花取或一种两种，蔷薇时即多种亦不为俗。冬时插梅必须龙泉大瓶、象窑敞瓶、厚铜汉壶，高三四尺以上，投以硫黄五六钱，砍大枝梅花插供，方快人意。近有饶窑白磁花尊，高三二尺者，有细花大瓶，俱可供堂上插花之具，制亦不恶。若书斋插花，瓶宜短小，以官哥胆瓶、纸槌瓶、鹅颈瓶、花觚、高低二种八卦方瓶、茄袋瓶、各制小瓶、定窑花尊、花囊、四耳小定壶、细口扁肚壶、青东磁小菁草瓶、方汉壶、圆瓶、古龙泉蒲槌瓶、各窑壁瓶。次则古铜花觚、铜斛、小尊罍、方壶、素温壶、匜壶，俱可插花。又如饶窑宣德年烧制花觚、花尊、蜜食罐、成窑娇青蒜蒲小瓶、胆瓶、细花一枝瓶、方汉壶式者，亦可文房充玩。但小瓶插花，折宜瘦巧，不宜繁杂，宜一种，多则二种，须分高下合插，俨若一枝天生二色方美。或先凑簇象生，即以麻丝根下缚定插之。若彼此各向，则不佳矣。大率插花须要花与瓶称，花高于瓶四五寸则可。假若瓶高二尺，肚大下实者，花出瓶口二尺六七寸，

瓶花三说

瓶花之宜

　　高子说：适合插瓶花的花瓶有两种：用于堂中插花的花瓶，有铜制的汉壶、大古尊罍，或官窑、哥窑烧制的大瓶，如弓耳壶、直口敞瓶；或者用龙泉蓍草大方瓶，放在两旁的木架上，或放在茶几上，与大堂协调。折花须选择大枝的，或上面繁多下面稀疏的；或左高右低，右高左低；或两枝相互盘结，高矮偏曲；或挺露出一枝，上面簇拥下面茂密，盖住瓶口，让它俯、仰、高、低，疏密斜正，各具美志和意趣。能得到画家折技画法之妙，才有天然趣味。枝干直而花杂的，不入清赏之列。花品只能取一种或两种，但插蔷薇花时，插多种也不俗气。冬天插梅时，必须用龙泉大瓶、象窑的敞瓶、厚铜的汉壶，都应当用高三四尺以上的，放五六钱硫黄在水中，砍大枝梅花插瓶供赏，才大快人意。近来饶窑烧制的白瓷花尊，高二三尺，还有细花大瓶，都可作为放在大堂中插花的花瓶，并且制作工艺都不差。如在书斋中插花，瓶宜短小，以官窑、哥窑烧制的胆瓶、纸槌瓶、鹅颈瓶、花觚、高低两种八卦方瓶、茄袋瓶、各窑烧制的小瓶、定窑的花尊、花囊、四耳小定壶、细口扁肚壶、青东瓷小蓍草瓶、方汉壶、圆瓶、古龙泉蒲槌瓶及各窑烧制的壁瓶为宜。古铜花觚、铜觯、小尊罍、方壶、素温壶、匾壶次之，但也可用在书斋中插花。又如饶窑宣德年间烧制的花觚、花尊、蜜食罐，成窑烧制的娇青蒜蒲小瓶、胆瓶、细花一枝瓶和方汉壶式样的，也可放在文房中赏玩。用小花瓶插花，适宜折小而瘦巧的花，不宜繁杂，适宜插一种，最多两种，需分为一高一低来插，使其若天生的一枝二色，这样才美。或先把花凑集在一起，然后用麻绳从根下捆起再插。如果花彼此各向，则不好看。插花大多需要花与瓶相对称，花高出瓶口四五寸就可以

须折斜冗花枝，铺散左右，覆瓶两旁之半则雅。若瓶高瘦，却宜一高一低双枝，或屈曲斜袅，较瓶身短数寸似佳。最忌花瘦于瓶，又忌繁杂。如缚成把，殊无雅趣。若小瓶插花，令花出瓶，须较瓶身短少二寸，如八寸长瓶，花只六七寸方妙。若瓶矮者，花高于瓶二三寸亦可，插花有态，可供清赏。故插花挂画二事，是诚好事者本身执役，岂可托之僮仆为哉？客曰："汝论僻矣，人无古瓶，必如所论，则花不可插耶？"不然，余所论者，收藏鉴家积集既广，须用合宜，使器得雅称云耳。若以无所有者，则手执一枝，或采满把，即插之水钵壁缝，谓非爱花人欤？何俟论瓶美恶？又何分于堂室二用乎哉？吾惧客嘲熟矣，具此以解。

瓶花之忌

瓶忌有环，忌放成对，忌用小口瓮肚瘦足药坛，忌用葫芦瓶。凡瓶忌雕花妆彩花架，忌置当空几上，致有颠覆之患。故官哥古瓶，下有二方眼者，为穿皮条缚于几足，不令失损。忌香烟灯煤熏触，忌猫鼠伤残，忌油手拈弄，忌藏密室，夜则须见天日。忌用井水贮瓶，味咸，花多不茂，用河水并天落水始佳。忌以插花之水入口，凡插花水有毒，惟梅花、秋海棠二种毒甚，须防严密。

瓶花之法

牡丹花　贮滚汤于小口瓶中，插花一二枝，紧紧塞口，则花叶俱荣，三四日可玩。芍药同法。一云：以蜜作水，插牡丹不悴，蜜亦不坏。

戎葵　凤仙花　芙蓉花【凡柔枝花。】以上皆滚汤贮瓶，插下塞

了。假如瓶高二尺，肚大下实的，花就应高出瓶口二尺六七寸，且需折斜长的花枝铺撒在左右，覆盖瓶的两旁的一半高处，这样才雅致。如果瓶又高又瘦，就适宜插一高一低两支花，或者是弯曲斜袅的花，比瓶身稍短数寸较佳。最忌花比瓶小，也忌繁杂。如果把花缚成一把，雅趣就全都没有了。如用小瓶插花，花高出瓶口的长度需比瓶身短二寸，比如八寸长的瓶，花高出六七为妙。若瓶矮，花可高出瓶口二三寸，也可根据形态插花欣赏。因此插花挂画二事只能亲自做，怎能委僮仆去办。有人说：你的论点太绝对了，人如果没有古瓶，如你的论点，就不可以插花了吗？其实不然。我认为收藏家、鉴赏家广泛收集各类花瓶，并用不同的花瓶插合宜的花，当然很雅致。如果不拥有花瓶，就执一枝或采上满把的花，将它插入水钵、壁缝中，难道不算是爱花人吗？何必论瓶子的美与丑，又何必把瓶分为大堂和书斋两种用法呢？我害怕别人嘲笑，所以加以解释。

瓶花之忌

花瓶忌有环，忌放成对，忌用小口瓷肚瓶，忌瘦足象药坛的瓶，忌用葫芦。凡花瓶忌放在雕有花并涂有鲜艳色彩的花架上，忌放在高桌上，使它有颠覆的隐患。因此官窑、哥窑烧制的瓶，下面有二个方眼的，正是用皮条穿上捆在桌子的脚上，不让它受损坏。忌香烟灯煤的熏烤，忌猫鼠抓伤，忌用油手抚摸，忌藏在密室里，夜晚须要见天日。忌在瓶中装井水，因井水味咸。插的花大多不茂盛，用河水、雨水插花为佳。不要让插花的水进入口中，凡是插过花的水都有毒，其中梅花、秋海棠两种花的毒最重，必须严密放置。

瓶花之法

牡丹花　在小口瓶中贮藏滚汤，插花一、两枝，紧紧塞住瓶口，则花叶都会很茂盛，三四日内不凋谢。芍药花也用同种方法。有种说法：以蜜作水，插上牡丹花不凋谢，蜜也不会坏。

戎葵、凤仙花、芙蓉花【凡柔枝花。】都可以用瓶子装上滚汤，把

口，则不憔悴，可观数日。

栀子花　将折枝根捶碎，擦盐，入水插之，则花不黄。其结成栀子，初冬折枝插瓶，其子赤色，俨若花蕊，可观。

荷花　采将乱发缠缚折处，仍以泥封其窍，先入瓶中至底，后灌以水，不令入窍。窍中进水则易败。

海棠花　以薄荷包枝根水养，多有数日不谢。

竹枝【瓶底加泥一撮。】

松枝，灵芝同吉祥草，俱可插瓶。

后录四时花纪，俱堪入瓶，但以意巧取裁。花性宜水宜汤，俱照前法。幽人雅趣，虽野草闲花，无不采插几案，以供清玩。但取自家生意，原无一定成规，不必拘泥。

灵芝，仙品也。山中采归，以箩盛置饭甑上蒸熟晒干，藏之不坏。【用锡作管套根，插水瓶中，伴以竹叶、吉祥草，则根不朽。上盆亦用此法。】

冬间插花，须用锡管，不坏磁瓶，即铜瓶亦畏冰冻，瓶质厚者尚可，否则破裂。如瑞香、梅花、水仙、粉红山茶、腊梅，皆冬月妙品。插瓶之法，虽曰硫黄投之不冻，恐亦难敌。惟近日色南窗下置之，夜近卧榻，庶可多玩数日。

一法：用肉汁去浮油，入瓶插梅花，则萼尽开而更结实。

四时花纪

牡丹、芍药、建兰、菊花四种品类数多，栽培不易，俱录全谱，当按谱栽植，以供佳赏。

瓯兰花〔三种〕

三种惟杭城有之，花如建兰，香甚。一枝一花，有紫花黄心，有白花黄心者。紫若胭脂，白如羊脂，花甚可爱。出法华山。采其原墩

花插入后塞紧瓶口,花不会凋谢,可观赏几日。

栀子花　将花枝根舂碎,擦上盐,插入水中,则花不黄。结出栀子的花枝,初冬折下插入瓶中,果子呈红色,就象花蕊一样很值得欣赏。

荷花　采荷花,应从乱丝缠缚处折断,用泥土封住它的孔,先把它插入瓶中直到底部,然后才灌水,不能让水进入孔中。孔中进水花会衰败。

海棠花　用薄荷包住枝根插入水中,好几日都不会谢。

竹枝【瓶底加一撮泥】松枝、灵芝都是吉祥草,都可插入瓶中观赏。

后面记录的《四时花纪》的花,全都可插入瓶中,但需用心裁剪。花性宜水、宜汤的,可以按照以上讲的方法插。一个人有雅趣,即使是野草闲花,也没有不采来插入瓶中放在案桌上,以供欣赏的。根据自己的意愿插花,原本就没有一定的模式,也不必拘泥于成规。

灵芝　是仙品,从山中采回来,用箩装上放在饭甑上,蒸熟晒干,收藏起来不会坏。【用锡从管根套,插在水瓶中,伴以竹叶、吉祥草,那么根就不会朽坏。插盆中也用这个方法。】

冬天插花,须用锡管,这样不会损坏瓷瓶,因为铜瓶也怕冰冻,瓶壁厚的还可以用,否则会破裂。如瑞香、梅花、水仙、粉红山茶、腊梅都是冬天的妙品。插瓶的方法,虽说投入硫磺后水不会结冻,但这样严寒的冬天恐怕光投硫黄是抵挡不住的,只有白天放在南窗下接受阳光的照耀,晚上把它放在靠近床的地方,才可以多赏几日。

另一种方法:用淡肉汁去掉浮油,放入瓶中插梅花,则花苞能全部开放,而且开放时间更长。

四时花纪

牡丹、芍药、建兰、菊花四种花的品种很多,不易栽培,于是记录下全谱。只有按谱上所说的栽植,才可供佳赏。

瓯兰花〔三种〕

三种兰花只有杭州才有,花象建兰花,很香。一枝干上只有一朵花。有紫花黄蕊、白花黄蕊的瓯兰花,紫色如胭脂,白色如羊脂,花很可

者，种背阴处可活。开花紫白者，名荪，叶较兰稍阔。

玉兰花

花未开者，浇以粪水，则花大而香。其瓣择洗精洁，拖面麻油煎食。牡丹新落瓣亦可煎食、蜜浸。古名木兰。

迎春花

春首开花，故名。每于花放时移栽，土肥则茂，燖牲水灌之，则花蕃。二月中旬分种。

杏花

本有梅杏、沙杏之分，根生最浅。以大石压根，则花盛果结。核种。

桃花〔二种〕

桃花平常者，亦有粉红、粉白、深粉红三色。其外有单瓣大红，千叶红桃之变也。单瓣白桃，千叶碧桃之变也。有绯桃，俗名苏州桃花，如剪绒者，比诸桃开迟，而色可爱。有瑞仙桃花，色深红，花密。有绛桃，千瓣，有二色桃，色粉红，花开稍迟。千瓣极雅。

山矾花

生杭之西山，三月着花，细小而繁，香馥甚远，故俗名七里香。

笑靥花

花细如豆，一条千花，望之若堆雪。然无子可种，根窠丛生，茂者数十条，以原根劈作数墩，分种易活。

爱,产于华山。采用它原有的土墩,种在背阴处可以成活。开的花呈紫白色的叫荪,叶比兰花的叶片稍大些。

玉兰花

花未开时,用粪水浇灌,开的花会大而香。把花瓣摘下洗干净,拌上面粉用麻油煎炸后可吃。牡丹新落的花瓣也可以煎吃,或用蜂蜜浸泡后吃。古时叫木兰。

迎春花

春天最先开放,因此叫迎春花。每次在花开时移栽,土地肥沃则生长得茂盛,用烫牲口的水浇灌,花会开得繁盛。二月中旬分种为好。

杏花

分为梅杏、沙杏两种,根生得很浅。用大石头把根压住,那么花会开得繁盛,果也结得多。杏以核为种子。

桃花〔二种〕

桃花一般有粉红、粉白、深粉红三种颜色,另外有单瓣大红和千叶红桃的变化,单瓣白桃的变化和千叶碧桃的变化。有绯桃,俗称苏州桃花。花象剪成的绒球的,比所有桃花开得晚些,而颜色却很可爱。有瑞仙桃花,颜色深红,花瓣密。有绛桃、千瓣;有二色桃,颜色粉红,开花的时间稍迟。其中以千瓣桃花最为雅致。

山矾花

生长在杭州的西山。三月开花,花小而繁,香飘很远,因此俗名叫七里香。

笑靥花

花瓣细小如豆,一条枝上开满了花,望去象白雪堆积。没有种子可种,根窠中有许多须根,多的有数十根,把原来的根分为几部分,分

蝴蝶花

草花,俨若蝶状,色黄,上有赤色细点,阔叶,秋时分种。

金茎花〔一云即黄蝴蝶花〕

金茎花如蛱蝶,风过,花如飞舞摇荡,妇人采之为饰。谚曰:"不戴金茎花,不得入仙家。"

紫荆花

花碎而繁,色浅紫,每花一蒂,若柔丝相系,故枝动,朵朵娇颤不胜。俗名怕痒,是指此耳。亦以根分。

李花

有青霄李、御黄李,李之上品也。若紫粉小青,皆下品也。有麦李,红甚,麦熟而实可食矣。俱花小而蕃。

映山红

本名山踯躅,花类杜鹃,稍大,单瓣色浅。若生满山顶,其年丰稔,人竞采之。外有紫、粉红二色。

鹿葱花

花俨蜨蝶,三大圆瓣而三小尖瓣,色葱藕色,中心白地,红黄点点。摇风弄影,丰韵可人,根枝丛发。

别种在土堆中，就容易成活。

蝴蝶花

花草很象蝴蝶的形状，颜色为黄色，花上有红色的小斑点。叶大，秋天栽种。

金茎花〔也叫黄蝴蝶花〕

金茎花象蛱蝶。风吹过，花如蛱蝶般飞舞摇荡。有人把它采下作为饰物。谚语说：不戴金茎花，不得入仙家。

紫荆花

花小而繁，颜色为浅紫色。每朵花有一个蒂，花与花蒂象用线相连，因此枝条一摇动，花朵便会颤动不已。俗名叫怕痒，就是指的这点。也是分根种。

李花

有青霄李、御黄李，是李子中的上品。紫粉、小青，都是李子中的下品。有麦李，很红，麦子成熟时才可吃。李子花全都小而繁。

映山红

原名叫山踯躅，是杜鹃花一类，花较大，单瓣，颜色浅。开得茂盛时会长满山顶，人们竞相采集。另外还有紫色、粉红色两种颜色。

鹿葱花

花像蝶，其中三瓣花瓣大而圆，三瓣花瓣小而尖，颜色为葱藕色，中心处为白色，花瓣有点点红黄色。摇风弄影，丰韵可人，根枝发得很多。

莴苣花

俗名金盏花也。色金黄,细瓣,攒簇肖盛。当春初即开,独先众花。

金雀花

春初开黄花,甚可爱,俨状飞雀。且可采以滚汤着盐焯过,作茶供一品。

粉团花〔二种〕

麻叶花开小而色边紫者为最。其白粉团,即绣球花也,宜种牡丹台处,与牡丹同开,用为衬色,甚佳。俱用八仙花种于盆内,削去半边,架起就接。

蔷薇花〔同类七种〕

有大红、粉红二色,喜屏结。肥不可多。脑生蟊虫,以煎银店中炉灰撒之,则虫尽毙。正月初剪枝,长尺余,扦种。以下数种类此花。可蒸茶。

宝相花

花较蔷薇朵大,而千瓣塞心,有大红、粉色二种。

十姊妹

花小,而一蓓十花,故名。其色自一蓓中分红、紫、白、淡紫四色,或云色因开久而变。有七朵一蓓者,名七姊妹云。花甚可观,开在春尽。

莴苣花

又名金盏花。颜色为金黄色,花瓣细小,簇拥如盏。初春时开放,比许多花先开。

金雀花

初春开黄花,很可爱,形状象飞雀。可以采来在放过盐的开水中烫一下,作茶品尝。

粉团花〔二种〕

麻叶,开小花,花边颜色为紫色的最好。其中白粉团的就是绣球花,宜同牡丹种在一起,与牡丹同开放,相互衬托,颜色更漂亮。两种花都是八仙花种在盆内,削去半边嫁接成的。

蔷薇花〔同类七种〕

有大红、粉红两种颜色,花朵相连象屏风,肥料不可施多。花内易生蚜虫,用煎银店中的炉灰撒上,虫会全部死掉。正月初剪枝,枝长一尺多,把它插入土中种植。以下几种花栽种相似。花都可以蒸来作茶。

宝相花

花朵比蔷薇花大,而且花瓣繁多几乎塞住了花心,有大红、粉红两种。

十姊妹

花小,因是一个花苞十朵花而得名。它的颜色从花苞到开放分为红、紫、白、淡紫色四种颜色,或者说是随开放时间长短而变颜色。有七朵花一个花苞的,故叫七姊妹花。花很可爱,在春末时开放。

金沙罗

似蔷薇,而花单瓣,色更红艳夺目。

黄蔷薇

色蜜花大,亦奇种也。剪条扦种,近广于昔。态娇韵雅,蔷薇上品。

金钵盂

似沙罗而花小,夹瓣如瓯,红鲜可观。

间间红

花似蔷薇,色红瓣短,叶差小于薇。

羊踯躅

生诸山中,花大如杯盏,类萱,黄色。羊食,生疾若痫。

梨花〔二种〕

有香臭二种。其梨之妙者,花不作气,醉月欹风,含烟带雨,潇洒丰神,莫可与并。

郁李花〔二种〕

有粉红、雪白二色,俱千叶,花甚可观,如纸剪簇成者。子可入药。

玫瑰花〔二种〕

出燕中,色黄,花稍小于紫玫瑰。种紫玫瑰多不久者,缘人溺浇

金沙罗

象蔷薇花,但花瓣是单的,颜色也更加鲜艳夺目。

黄蔷薇

颜色为蜜色,花大,也是珍奇品种。栽种的方法是把枝条剪下插入土中。现在已比以前更广泛了。形态娇美而且韵味优雅,是蔷薇中的上品。

金钵盂

象金沙罗花,花小而花瓣相夹如瓯,颜色鲜红好看。

间间红

花象蔷薇,颜色呈红色,花瓣短,叶子比蔷薇花稍小。

羊踯躅

长在山中。花象杯盏般大小,属萱类,颜色呈黄色。羊吃后会生象癫痫一样的病。

梨花〔二种〕

分为香臭两种。梨花的美妙处是:花不作气,醉月欹风,含烟带雨,潇洒丰神。没有可以与它相提并论的花。

郁李花〔二种〕

有粉红、雪白两种颜色,全是千叶花,很可观,象聚集在一起的纸屑。种子可入药。

玫瑰花〔二种〕

生长于燕地,颜色为黄色,花小于紫玫瑰。种下紫玫瑰不久,使用人尿浇会死。以分根法种植会长得茂盛,土地肥沃了,玫瑰花会长得

之即毙。种以分根则茂,本肥多悴,黄亦如之。紫者,干可入囊,以糖霜同捣,收藏,谓之玫瑰酱。各用俱可。

丽春花

罂粟类也。其花单瓣,瓣常飞舞,俨如蝶翅扇动,亦草花中之妙品也。

锦带花

花开蓓蕾可爱,形如小铃,色粉红而娇,植之屏篱,可折供玩。

木香花〔三种〕

花开四月。木香之种有三:其最,紫心白花,香馥清润,高架万条,望若香雪。其青心白木香、黄木香二种,皆不及也。亦以剪条插种,不甚多活。以条扳入土中,一段壅泥,俟月余根长,自本生枝外剪断,移栽可活。

棠棣花

花若金黄,一叶一蕊,生甚延蔓,春深与蔷薇同开,可助一色。

辛夷花

花如莲,外紫内白,蕊若笔尖,故名木笔。一名望春,俗名猪心。本可就接玉兰。

紫丁香花

木本,花如细小丁香,而瓣柔色紫,蓓蕾而生,接种俱可。自是一种,非瑞香别名。

瘦小,黄玫瑰也如此。紫玫瑰干后可放入口袋内,用糖搅拌后收藏起,叫玫瑰酱,有很多用处。

丽春花

属罂粟类。花是单瓣,花瓣飞舞,就象蝴蝶的翅膀在扇动,也是花草中的珍品。

锦带花

花朵蓓蕾重叠繁复,很可爱,形状如小铃,颜色呈粉红而娇美。种植成屏篱样,可以折下供欣赏。

木香花〔三种〕

四月开花。木香有三种,其中最好的是紫色花蕊白瓣的花,香气扑鼻,枝条从高处往下垂,望去象一堆又香又白的雪。青心白木香、黄木香两种,都不及它。也可以用剪枝插入土中的方法种植,但成活的不多。把枝板植入土中,埋上泥土,栽堵一个多月,枝条上会长出根,再把枝条剪断,移栽到土里可成活。

棠棣花

花为金黄色,一叶一蕊,蔓延着生长,深春与蔷薇同时开放,相互衬托。

辛夷花

花象莲花,外层为紫色,内层为白色。花蕊象笔尖,故名木笔。另一种叫望春,俗名叫猪心。枝可以与玉兰花嫁接。

紫丁香花

属木本,花如细小的丁香花,但花瓣柔软而呈紫色,蓓蕾重叠而生。嫁接、种植都可以,紫丁香花是单独一个品种,不是瑞香的别名。

野蔷薇花〔二种〕

色有雪白、粉红二种，采花拌茶，疟病烹食即愈。

荼蘪花〔二种〕

大朵，色白，千瓣而香，枝梗多刺。诗云："开到荼蘪花事尽。"为当春尽时开耳。外有蜜色一种。

金丝桃花

花如桃，而心有黄须，铺散花外，若金丝然。亦以根下劈开分种。

海棠花〔七种〕

海棠有铁梗，色如朱红，有木瓜粉色，有西府。有树海棠二种，一紫、一白。有垂丝海棠，吐丝美甚，冬至日，用糟水浇，则来春花盛。若秋海棠，娇冶柔软，真同美人倦妆。此品喜阴，一见日色即瘁。九月收枝上黑子，撒于盆内地上，明春发枝，当年有花。老根过冬者，花发更茂。

缫丝花

花叶俨似玫瑰，而色浅紫无香，枝生刺针，时至煮茧，花尽开放，亦以根分。

结香花

花色鹅黄，较瑞香稍长，花开无叶，花谢叶生。枝极柔软，多以蟠结上盆，香色俱无可取。

野蔷薇花〔二种〕

颜色有雪白、粉红两种。用花作茶,疟疾病人吃后可痊愈。

荼蘼花〔二种〕

花朵大,颜色为白色,花瓣繁多而且香,枝梗上有许多刺。诗云:"开到荼蘼花事尽。在春末时开花。另外有一种颜色为蜜色。

金丝桃花

花如桃花,花蕊有黄须铺散到花外,象金丝一样。也是把根分开来种植。

海棠花〔七种〕

海棠有坚硬的梗,颜色为朱红。有木瓜粉红海棠和西府海棠。有两种树海棠,一种紫色,一种白色。有垂丝棠,吐出的丝很美。冬至那天,用糟水浇,来年花会开得茂盛,如秋海棠,娇冶柔软,有美人般的倦态。此品种喜欢阴凉,见到阳光就会蔫。九月把枝上的黑子收下,撒在盆内或地上,来年春天发芽,当年开花。过了冬的海棠根,花会开得更好。

缫丝花

花、叶都很象玫瑰,颜色呈浅紫色而无香味,枝上长满了刺。到煮茧的时候,花就会竞相开放。也用分根的方法种植。

结香花

花呈鹅黄色,花瓣比瑞香花瓣稍长,花开放时叶未长出,花谢后才长出叶子。花枝极柔软,大多相互蟠结在盆上,香味和色彩都不可取。

枳壳花

【药花颇有可观者,若菱蕤、绿豆之类,不能悉载。】
花细而香,闻之破郁结,篱旁种之,实可入药。

橙花

花细而白,香清可人,以之蒸茶,向为龙虎山进御绝品。园林种之,可收作此,橙用更多。

红蕉花〔二种〕

上盆短蕉,即芭蕉新出者,掘起根蒲,上用油簪脚横刺二眼,即不长高,可玩。

种自东粤来者,名美人蕉。其花开若莲,而色红若丹,中心一朵,晓生甘露,其甜如蜜。即常芭蕉亦开黄花,至晓,瓣中甘露如饴,食之止渴。

海桐花

花细白如丁香,而嗅味甚恶,远观可也。

金钱花〔俗名夜落金钱〕

出自外国,梁时外国进,花朵如钱,亭亭可爱。昔鱼弘以此赌赛,谓得花胜得钱,可谓好之极矣。

史君子花

花如海棠,柔条可爱,夏开一簇,葩艳轻盈。作架植之,蔓延若锦。

杜鹃花〔三种〕

有蜀中者佳,谓之川鹃,内十数层,色红甚。出四明者,花可

枳壳花

【药花都有值得观赏处,像荽蕤、绿豆之类,不能全记载下来。】
花小而香,闻了可忘却一切烦恼。种在篱笆旁。果实可入药。

橙花

花小而呈白色,清香可人,用它蒸成的茶,一向是龙虎山进御的绝品。在园林中种植,花可以收来蒸成茶。橙子的用处更多。

红蕉花〔二种〕

【二种,上盆短蕉,即芭蕉新出的,掘起根蒲,上用油簪脚横刺二眼,就不再长高,可玩赏】

来源于东粤,又名美人蕉,开的花象莲花,颜色红如丹;中心的一朵花,早晨生有甘露,味甘甜如蜜。一般的芭蕉,也开黄花,到早晨,花瓣中的露水味如饴糖,吃了它可止渴。

海桐花

花象丁香花一样细小白净,有股很难闻的臭味,在远处观赏还可以。

金钱花〔俗名叫夜落金钱〕

出自国外,梁时从外国引进。花朵如钱,亭亭可爱。往日鱼弘用它来作比赛的奖品,说得到了花胜过得钱,真是妙极了。

史君子花

花象海棠花,枝条柔软,夏天开成一簇一簇的,花色艳丽,体态轻盈,用架子支起,会蔓延生长如锦。

杜鹃花〔三种〕

生长在蜀中的杜鹃花最美,称为川鹃,一花有十几层花瓣,颜色很红。出自四明的杜鹃,花有两三层,颜色淡,总称为杜鹃。杜鹃喜阴恶

二三层，色淡，总名杜鹃。喜阴恶肥，天旱以河水浇之，树阴下放置则茂，叶色青翠可观。有黄白二色，奇甚。

茉莉花〔二种〕

有千叶，初开时花心如珠。有单瓣者。喜肥，以米泔水浇之，则花开不绝。或皮屑浸水浇之亦可。又云宜粪，但须加土壅根为妙。惟难过冬，若天色作寒，移置南窗下，每日向阳，至十分干燥，以水微湿其根。或以朝南屋内泥地上，掘一浅坑，将花缸存下，以缸平地，上以蔑笼罩花，口旁以泥筑实，无隙通风，此最妙法也。至立夏前，方可去罩。盆中周遭去土一层，以肥土填上，用水浇之，芽发，方灌以粪。次年，和根取起，换土栽过，无不活者。如此收藏，多年可延。又云，卖花者，惟欲花瘁，其中有说。夏间收回，即换土种之，去其故土。砻糠亦是一法。

凌霄花

蔓生，花黄，用以蟠绣大石，似亦可观。花能堕胎。

吉祥草花

吉祥草，易生，不拘水土中石上俱可种，惟得水为佳。用以伴孤石、灵芝，清甚。花紫，蓓生，然不易发。如家居种之，有花似云吉祥。

真珠兰花

真珠兰，色紫，蓓蕾如珠，花开成帚，其香甚秾。以之蒸牙香、棒香，名曰兰香者，非此不可。广中极甚，携至南方，则不花矣。又名鱼子兰。

肥沃，天旱时，用河水浇灌，放置在树荫下会长得很茂盛，叶子青翠好看。有黄白两种颜色的杜鹃花，是奇品。

茉莉花〔二种〕

有许多叶子，初开时花蕊如小珠，呈单瓣。喜欢肥沃，用淘米水浇灌，则花开不断，或用浸泡果皮的水浇也可以。又说可用粪水浇灌，但应把肥料加在花根处，怕过冬，如天气寒冷，就移置到南窗下，每天都向阳，十分干燥时，用水微微打湿花根；或在朝南的屋内泥地上挖个浅坑，将花盆放下与地一样平，上面用竹罩上，周围泥筑实，无缝隙通风，这种方法最好。到立夏前才去罩，把花盆周围的土去掉一层，用肥沃的土填上，再用水浇灌，开始发芽后才可以用粪浇。第二年和根一起取出，换土栽过，这样没有不成活的。如此方法种植，可延续多年。又有一种说法，如果卖花的人想花快些笃，方法则是，夏天就收回，换土种上，把原来的泥土去掉。砻糠也是一法。

凌霄花

蔓延着生长，花为黄色，用它盘结在大石上，很好看。花能堕胎。

吉祥草花

吉祥草容易生长，不论在水中、土中还是在石头上，都可以种，在水中生长最好。用来伴孤石、灵芝最清雅。花为紫色，容易长出蓓蕾，但不易开放。如在家中种植，花开出就认为是吉祥之兆。

真珠兰花

真珠兰花为紫色，蓓蕾如水珠，花开的形状象扫帚，香味很浓。蒸成牙香、棒香和一种叫兰香的，非用它不可。广中长有很多，带到南方则不开花。又叫鱼子兰。

月季花〔二种〕

俗名月月红。凡花开后,即去其蒂,勿令长大,则花随发无已。二种虽雪中亦花,有粉白色者,甚奇。月季非长春,另是一种,按月发花,色相妙甚。

秋牡丹花

草本,遍地延蔓,叶肖牡丹,花开浅紫黄心,根生分种。

朱兰蕙兰〔二种〕

花开肖兰,色如渥丹,叶阔而柔,粤种。蕙叶细长,一梗八九花朵,嗅味不佳,俗名九节兰也。

练树花

苦练,发花如海棠,一蓓数朵,满树可观。

挂兰〔二种〕

产浙之温台山中,岩壑深处,悬根而生。故人取之,以竹为络,挂之树底,不土而生。花微黄,肖兰而细,不可缺水,时当取下,水中浸湿又挂,亦奇种也。【闽粤一种红花黄边紫粉心者,美甚。】

淡竹花

花开二瓣,色最青翠,乡人用绵收之,货作画灯,青色并破绿等用。

金灯花〔二种〕

花开一簇五朵,金灯色红,银灯色白,皆蒲生,分种。

月季花〔二种〕

俗名月月红。花开后，摘掉花蒂不让它长大，则会随季开放。二种月季，在雪中也开花。粉白色的很奇特。月季花并非只在春天开放，另有一种按月开花，颜色形状都很美妙。

秋牡丹花

属草本，遍地蔓延生长，叶子像牡丹花的叶子，花开呈浅紫色，花蕊为黄色。以分根的方法种植。

朱兰蕙兰〔二种〕

花开的形状象兰花，颜色像渥丹，叶子宽阔而柔软。粤种的蕙兰，叶子细长，一梗上有八九朵花，发出臭味，俗名叫九节兰。

练树花

苦练树开的花象海棠，一个蓓蕾数朵花，满树开放很中看。

挂兰〔二种〕

产于浙江的温台山中，生长在沟壑深处的岩上，根悬在外面生长，所以有人取下它，把它缠绕在竹上，挂在树底，不用土就能生长。花呈微黄色，比兰花稍大。不能缺水，缺水时把它取下，在水中浸湿又挂，是珍奇种类。福建广东有一种红花黄边紫粉心的品种，非常美丽。

淡竹花

有两片花瓣，颜色最青翠，乡下人用丝绵把它收集起来，出售作画灯的青色和砂绿用。

金灯花〔二种〕

花开放成簇，一簇有五朵，金灯花是红色，银灯花是白色。都是蒲生，可分种。

紫罗兰花

草本,色紫翠如鹿葱花。秋深分本栽种,四月发花可爱。

四季花

花小,叶细,色白,午开子落,自三月开至九月。其枝叶捣汁,可治跌打损伤,又名接骨草。剖根分种。

剪秋罗花〔五种〕

花有五种,春夏秋冬罗,以时名也。春夏二罗,色黄红,不佳。独秋冬红深色美。亦在春时分种,喜肥则茂。又一种,色金黄,美甚,名金剪罗。

含笑花

产广东,其花如兰,形色俱肖,花开不满,若含笑然,随即凋落。余初得自广中,仅高二尺许,今作拱把之树矣,且不惧冬。

紫薇花〔五种〕

紫色之外,有大红色,有白色,有粉红色,有茄色。

石榴花〔八种〕

燕中有千瓣白,千瓣粉红,千瓣黄。大红者,比他处不同,中心花瓣如起楼台,谓之重台石榴花,头颇大,而色更深红。余曾四种俱带回杭,至今芳郁。有四色单瓣。

紫罗兰花

属草本,颜色紫翠如鹿葱花。深秋分枝栽种,四月开花,很可爱。

四季花

花小、叶细,颜色呈白色,中午开花,子夜就谢了,从三月开到九月。把它的枝叶捣成汁,可以治跌打损伤,所以又叫接骨草。把根剖开种植。

剪秋罗花〔五种〕

花有五种。春、夏、秋、冬各是一种,以季节命名。春夏有二种花,颜色为黄红,不好看;秋冬的花颜色深红而美。也在春天种植,喜肥,土地肥沃会长得茂盛。还有一种,颜色金黄,极美,名金剪罗。

含笑花

产于广东,花像兰花,形状颜色都像,花开不满,如含笑一般,随后就凋落。我最初从广中得到的含笑花,仅为二尺高,现在已长大成树,且不害怕过冬。

紫薇花〔五种〕

除紫色外,还有大红色、白色、粉红色和茄色。

石榴花〔八种〕

燕中的石榴花有千瓣白、千瓣粉红、千瓣黄。大红色的,与其他地方的石榴花不同。中间的花瓣象楼台,称为重台石榴花,花大而颜色也更深红。我曾经把四种石榴花都带回杭州种植,至今仍芬香浓郁。还有四种颜色的单瓣花。

莲花〔六种〕

红白之外,有四面莲,千瓣四花。两花者,名并蒂,总在一蕊发出。有台莲,开花谢后,莲房中复吐花英,亦奇种也。有黄莲。又云以莲子磨去顶上些少,浸靛缸中,明年清明取起种之,花开青色。有此法而未试。

佛桑花〔四种〕

有大红,有粉红,有黄,有白,四色,自四月开至十月方止。花之可爱,妙莫与比。但无法可令过冬,是大恨也。

罂粟花〔三种〕

罂粟,千瓣五色。虞美人,瓣短而娇。满园春,夹瓣飞动。俱以子种,在八月中秋日下土,宜大肥,则明年夏月花茂,否不及矣。亦宜盖以毛灰,免令虫食其子。

夹竹桃花

花如桃,叶如竹,故名。然恶湿而畏寒,十月初,宜置向阳处放之,喜肥,不可缺壅。

玉簪花〔二种〕

春初移种肥土中则茂。其花瓣拖面入少糖霜,煎食,香清味淡,可入清供。紫者花小,叶上黄绿间道,喜水,分种盆石栽之,可玩。

盆种荷花

老莲子装入鸡卵壳内,将纸糊好,开孔,与母鸡混众子中同伏,候雏出,取开收起莲子。先以天门冬为末,和羊毛角屑,拌泥安盆底,种莲子在内,勿令水干,则生叶,开花如钱大,可爱。

莲花〔六种〕

除红白莲花外,有四面莲,花瓣繁多。一蒂上长有四朵、两朵的叫并蒂莲,总是从一蕊中开出。有台莲,花开凋谢后,从莲房中再吐出花英,也是珍奇品种。还有黄莲。又一种说法是:把莲子顶磨掉一些,浸泡在装有蓝色水的缸内,明年清明,取出来栽种,开出的花的颜色为青色。这种方法没有试过。

佛桑花〔四种〕

有大红、粉红、黄色、白色四种颜色。从四月份开花到十月停止。花的可爱,美妙得无法比拟。但没有方法能使它过冬,是一大遗憾。

罂粟花〔三种〕

罂粟,花瓣有五种颜色。虞美人,花瓣短而娇美。满园春,两瓣相夹飞舞摇动。全用种子栽种,在八月中秋时下土,适宜大肥,土肥则明年开花多,否则就不好。也应撒上毛灰,以免让虫子吃掉种子。

夹竹桃花

花象桃花,叶象竹叶,故得此名。然而它不喜湿润而又畏寒,十月初,宜放在向阳处。喜肥,不可缺少培土。

玉簪花〔二种〕

初春,移栽到肥沃的土中会长得很茂盛。用花瓣拖面,加入少量糖煎来食,清香味淡,可以品尝。紫色的花小,叶子上黄绿相间。喜水,分开种置,在盆石上栽种,可赏玩。

盆种荷花

把老莲子放入鸡蛋壳内,用纸糊好,开孔,与鸡蛋同孵,等到雏鸡出壳,就把莲子收起。先用天门冬研为细末,和羊毛角屑搅拌成泥,放入盆底,把莲子种在盆内,只要水不干,则会发芽开花,如钱般大小可爱。

指甲花

生杭之诸山中，花小如蜜色而香甚。用山土移上盆中，亦可供玩。

栀子花〔三种〕

有三种：有大花者，结山栀，甚贱。有千叶者，有福建矮树栀子，可爱，高不盈尺。梅雨时，随时剪扦肥土，俱活。

火石榴花〔三种〕

上盆小株，花多色红，有粉红、白色三种，甚可人目。然无他，法以其嫩头长出即摘去，烈日当午，以水浇之则花茂肯发。是即大株分本。外有细叶一种亦佳。

慈菰花

水中种之，每窠花挺一枝，上开数十朵，色香俱无，惟根至秋冬取食，甚佳。

鼓子花

花开如拳，不放，顶幔如缸鼓式，色微蓝可观，又可入药。

孩儿菊花

花小而紫，不甚美观。但其嫩头柔软，置之发中衣带，香可辟汗作气，夏月一种佳草。有二种，梗紫者，香甚。

紫花儿

遍地丛生，花紫可爱，柔枝嫩叶，摘可作蔬。春时子种。

指甲花

生于杭州的很多山中，花小而颜色如蜜色，且花香浓郁。用山中的土移栽到盆中，也可以供欣赏。

栀子花〔三种〕

有三种：大花的，结山栀，很贱；千叶的花；福建矮树栀子，可爱，不到一尺高。梅雨时节，剪下枝条插入肥土中，都会成活。

火石榴花〔三种〕

盆上栽种小株，颜色多为红色、粉红、白色三种，很是好看。然而没有其他方法，可以把才长出的嫩花摘掉，烈日当午，用水浇灌，花茂盛而且肯开。大株可分根。另有一种细叶的也很好。

慈菰花

种植于水中。每棵花挺出一枝，上面开放数十朵，色香全无，只是根到秋冬可以食用，味佳。

鼓子花

花开的形状如紧握的拳头，顶慢如缸鼓式样，颜色呈微蓝色，可观赏，又可入药。

孩儿菊花

花小而为紫色，不很美观。但才长出的花相当柔软，放入发中、衣带中，香味可以除去汗气，是夏天的一种好草。有两种，梗为紫色的香气浓郁。

紫花儿

遍地成丛生长，花呈紫色很可爱，枝柔叶嫩，摘下来可作蔬菜。春

夜合花〔二种〕

红纹香淡者,名百合;蜜色而香浓,日开夜合者,名夜合,分二种。根可食,一年一起,取其最大者供食,小者用肥土排之,则春发如故。

番山丹花

有二种:一名番山丹,花大如碗,瓣俱卷转,高可四五尺。一种花如朱砂,本止盈尺,茂者一干两三花朵,更可观也。亦须每年八九月分种方盛。

石竹花〔二种〕

石竹二种:单瓣者名石竹,千瓣者名洛阳花。二种俱有雅趣,亦须每年起根分种则茂。

红豆花

花开一穗十蕊,累累下垂,色妍桃杏。其叶瘦如芦,亦可观也。

戎葵〔即蜀葵〕

出自西蜀,其种类似不可晓。地肥善灌,花有五六十种奇态,而色有红、紫、白、墨紫、深浅桃红、茄紫,杂色相间。花形有千瓣,有五心,有重台,有剪绒,有细瓣,有锯口,有圆瓣,有五瓣,有重瓣种种,莫可名状。但收子以多为贵,八九月间锄地下之,至春初,删其细小茸杂者另种,余留本地,不可缺肥,五月繁华,莫过于此。

天用种子栽种。

夜合花〔二种〕

红纹香味淡的，叫百合花；蜜色而香气浓郁、白天开花夜晚闭合的花，名叫夜合，分为二种。根可以食用，一年挖出来一次，取其中最大的食用，小的根可以肥土，春天一到照样发芽开花。

番山丹花

有两种：一种叫番山丹，花大如碗，花瓣全都卷转，高可达四五尺；一种如朱砂，枝杆不超过一尺，茂盛的一枝开两三朵花，更为可观。也须每年的八九月份分别种植。

石竹花〔二种〕

石竹有两种：单瓣的，叫石竹；千瓣的，叫洛阳花。二种都具有雅趣。也须每年把根挖起分开种植才会茂盛。

红豆花

花开为一穗，上有十个花蕊，重叠着往下垂，颜色如桃杏般美丽。它的叶瘦如芦苇，也可观赏。

戎葵〔即蜀葵〕

出自西蜀，它的种类好象没有人知晓。土地肥沃多浇灌，花会有五六十种奇特形态，而颜色有红、紫、白、墨紫、深浅桃红、茄紫、各色相间等。花的形状有千瓣、有五心、有重台、有剪绒、有细瓣、有锯口、有圆瓣、有五瓣、有重瓣等等，不可名状。但收子以多为贵，八九月间下种，到春初选出细小草杂的另外栽植，其余的留在原地，地下不可缺肥，五月份花开得更多。

红麦

麦种,花妙如剪,子大于麦数倍,色红可爱。

钱葵〔即锦茄花〕

花叶如葵,稍矮而丛生,花大如钱,止有粉间深红一色,开亦耐久。

萱花〔三种 俗名鹅脚花〕

有三种:单瓣者可食,千瓣者食之杀人。惟色如蜜者,香清叶嫩,可充高斋清供,又可作蔬食之,不可不多种也。且春可食苗,夏可食花,比他花更多二事。

山丹花〔三种〕

花如朱红,外有黄色、有白色花者二种称奇。亦在春时分种。

双鸾菊

草本,挺生,花开多甚,每朵头若尼姑帽。然折去此帽,内露双鸾并首,形似无二,外分二翼一尾,天巧之妙,何肖生物至此?根可入药,名曰乌头。春分根种。

芙蓉花〔四种〕

有数种,惟大红千瓣、白千瓣、半白半桃千瓣、醉芙蓉,朝白午桃红,晚改大红者,佳甚。不必分根,在十一月中,将嫩条剪下,砍作一尺一条,向阳地上掘坑埋之,仍以土掩,至正月后,起条,遍插水边林下,无不活者。当年即花。

红麦

麦种,花如剪刀一样美妙,种子比麦子大数倍,颜色为红色,很可爱。

钱葵〔即锦茄花〕

即锦茄花。花叶如葵,稍矮而繁杂丛生,花如钱一般大小,只有花粉中间呈深红色,开得也久。

萱花〔三种 俗名鹅脚花〕

有三种:单瓣的花可食用;千瓣的花食后会杀人;只有颜色如蜜的,清香叶嫩,可当作高斋清供,又可作为蔬菜食用,不可不多种。并且春天吃苗,夏天吃花,比其它花更多用处。

山丹花〔三种〕

花如朱红。另外有黄色、白色的花,两种都被称为珍奇品。也在春天开种。

双鸾菊

属草本,直挺生长,花开得很多,每朵花如尼姑帽,然而折去此帽,里面会露出双鸾相并的头,形状也很象,外面分成二翅一尾,确有天巧之妙,象真的生物到此。根可入药,名叫乌头。春天,分根种植。

芙蓉花〔四种〕

有多种,唯有大红千瓣、白千瓣、半白半桃千瓣、醉芙蓉、朝白午桃红晚改大红的,为最好。不必分根,记住在十一月中旬,将嫩枝条剪下,砍作一尺长的枝条,在向阳的地上掘坑埋用土盖,到正月后取起枝条,插在水边林下,则没有不成活的。当年就开花。

蓼花

花开蓓蕾而细,长二寸,枝枝下垂,色粉红可观,惟水边更多,故俗名水红花也。花叶用以煎汁,洗脚风痒良。

金凤花〔六种〕

金凤花,有重瓣、单瓣,红、白、粉红、紫色、浅紫如蓝,有白瓣上生红点凝血,俗名洒金,六色。花开,一落即去其蒂,则花茂,与月季同法。其子可收入药,作种。

十样锦〔四种〕

十样锦,枝头乱叶有红、紫、黄、绿四色,故名,其雁来红,以雁来而色娇红。老少年,至秋深脚叶深紫而顶红。少年老,顶黄而叶绿。收子撒于耨熟肥土中,加毛灰盖之,恐防蚁食,二月中即生。

鸡冠花〔四种〕

鸡冠有扫帚鸡冠,有扇面鸡冠,有紫白同蒂,名二色鸡冠。扇面者,以矮为佳;帚样者,以高为趣。然下子时,撒高则高,撒低则低也。若三色鸡冠,一朵同蒂,色分紫、白、粉红,亦奇种也。俱收子种。

金银莲花〔二种〕

湖中甚多,园林盆泥蓄水种之,但取二色重台者可爱。

缠枝牡丹花

柔枝倚附而生,花有牡丹态度,甚小。缠缚小屏,花开烂然,亦有雅趣。

蓼花

花开时蓓蕾繁多而细小,长二寸,枝条下垂,颜色粉红可观,唯有在水边的蓼花更多,所以俗名叫水红花。用花叶煎汁,洗脚可去痒。

金凤花〔六种〕

金凤花有重瓣花和单瓣花两种。颜色有红色、白色、粉红色、紫色、象蓝色的浅紫色,有白色花瓣上长着像凝血般的小红点,俗名洒金,共有六种颜色。花开后一落,马上把花蒂摘下,花则会开得茂盛,与月季花的方法相同。果实可入药,可作为种子。

十样锦〔四种〕

十样锦,枝头有乱叶,颜色有红色、紫色、黄色、绿色四种,因此得名十样锦。其中雁来红,形状像雁而颜色娇红;老少年,到深秋,下面的叶片为深紫色而枝顶上为红色;少年老,枝顶为黄色而叶子为绿色。收集种子撒在锄过草的肥土中,用生灰盖上,防止被蚂蚁吃掉,会在二月中旬发芽。

鸡冠花〔四种〕

鸡冠花,有扫帚鸡冠、扇面鸡冠,有紫白同蒂的,名叫二色鸡冠。扇面鸡冠以矮为佳,扫帚鸡冠以高为趣。在下种子时,撒高则高,撒低则低。如三色鸡冠,同蒂长出的花朵,颜色分紫色、白色、粉红色,也是珍奇品种。全部是收子栽种。

金银莲花〔二种〕

湖中长有很多,也可以在园林中用盆子装泥蓄水种植,取二种颜色台座的,很可爱。

缠枝牡丹花

枝柔软相互依附着生长,花朵有牡丹花的形态,很小,缠缚成一个

木樨花〔四种〕

有四种,金黄花、白花、黄花,结子;四季花,惟金桂为最。叶边如锯齿而纹粗者,其花香甚。灌以猪粪则茂,蚕沙壅之亦可。

槿花〔二种〕

篱槿,花之最恶者也。其种外有千瓣白槿,大如劝杯。有大红、粉红千瓣,远望可观,即南海朱槿那提槿也。且插种甚易。

水木樨花

花色如蜜,香与木樨同味,但草本耳。亦在二月分种。【一名指甲,同叶捣加矾泥染指,红于凤仙叶。】

秋葵花

色蜜心紫,秋花,朝暮倾阳,此葵是也。秋尽,收子移种。子可食。

白菱花

木本,花如千瓣菱花,叶同栀子,一枝一花,叶托花朵,七八月开。色白如玉,可爱,亦接种也。

茗花

即食茶之花。色月白而黄心,清香隐然。瓶之高斋,可为清供佳品。且蕊在枝条,无不开遍。

小屏风，花开灿烂，也有雅趣。

木樨花〔四种〕

有四种：金黄花、白花、黄花和结子，而四季花中以金桂花为最好。叶边如锯齿而及纹路较粗的花，香气浓郁。用猪粪浇灌花则茂盛，用蚕的粪便培土也可以。

槿花〔二种〕

如劝杯。有大红、粉红千瓣，可远望观赏，此花南海叫朱槿那提槿，并且插种容易成活。

水木樨花

花的颜色为蜜色，香味与木樨花香味相同，但属草本类。也在二月份种。又叫指田，同叶捣后加矾泥染指，比凤仙叶红。

秋葵花

颜色为蜜色，花心为紫色，秋天开花，朝晚都对着太阳，就是秋葵花。秋尽收种子，移种。种子可食。

白菱花

属木本，花象千瓣葵花，叶子与栀子叶相同，一枝上开一朵花，叶托着花朵，七八月开，颜色如玉很可爱。也接种。

茗花

是食茶的花。颜色月白而花心为黄色，隐隐发出清香。用瓶子插上放在书斋里，可成为清供的佳品。并且花枝上的花蕾，都会开放。

茶梅花

开十一月中,正诸花凋谢之候,花如鹅眼钱,而色粉红,心黄,并且耐久,望之雅素。无此,则子月虚度矣。

梅花〔七种〕

寻常红白之外,有五种。如绿萼,蒂纯绿而花香,亦不多得。有照水梅,花开朵朵向下。有千瓣白梅,名玉蝶梅。有单瓣红梅,有练树接成墨梅。皆奇品也,种种可观。

腊梅花〔三种〕

今之狗英腊梅,亦香。但腊梅惟圆瓣如白梅者佳,若瓶一枝,香可盈室。余见洪忠宣公山庭有之,后竟灭殁。今之圆瓣腊梅,皆如荷花瓣者,瓣有微尖,仅免狗英则可。客云:"楚中荆襄产者最佳。"想忠宣宅中,亦得自彼处,故今不复见也。"

山茶花〔六种〕

【别名甚多,以可观玩,世所广者录之。】

如磬口,外有粉红者,十月开,二月方已。有鹤顶茶,如碗大,红如羊血,中心塞满如鹤顶,来自云南,名曰滇茶。有黄红白粉四色为心,而大红为盘,名曰玛瑙山茶,花极可爱,产自浙之温郡。有白宝珠,九月发花,其香清可嗅。

番椒

丛生白花,子俨秃笔头,味辣色红,甚可观。子种。

水仙花〔二种〕

有二种:单瓣者,名水仙。千瓣者,名玉玲珑。又以单瓣者名金

茶梅花

在十一月内开花,正是众花凋谢的时候。花如鹅眼钱,而颜色为粉红色,花心为黄色。开的时间较长,看上去很素雅。没有茶梅花,则子月虚度。

梅花〔七种〕

在寻常的红白梅花外还有五种:花萼为绿色,花蒂纯绿而花香,是不可多得的品种;有照水梅,每朵向下开出;千瓣白梅,名叫玉蝶梅;单瓣红梅;练树嫁接成的墨梅。都是奇品,每种都可观赏。

腊梅花〔三种〕

现在的狗英腊梅也香。但腊梅只有花瓣圆又象白梅花的为最好,若在瓶中插上一枝,满屋都会飘香。我看见洪忠宣公山庭中有这种腊梅,后来竟灭迹了。今天的圆瓣腊梅,都象荷花瓣,花瓣微尖,仅仅可以比狗英腊梅好。有客人说:楚中荆襄产的腊梅最好。我想忠宣宅中的腊梅,也来自这个地方,然而今天仍然没见过这种腊梅。

山茶花〔六种〕

【别名很多,可以观赏,世上比较多见的记录下来。】

花如磐石口,另外有粉红色茶花,十月开花,到二月才止。有鹤顶茶,花如碗一般大小,颜色红如羊血,花蕊塞满花芯犹如鹤顶,来自云南,名叫滇茶。花心有黄、红、白、粉四种颜色,花盘为大红色的,名叫玛瑙山茶,花极其可爱,产自浙江的温郡。有白宝珠,九月开花,清香扑鼻。

番椒

丛生,开白花。子很象秃的笔头,味辣,颜色鲜红,很好看。用种子的方法栽种。

水仙花〔二种〕

有二种:单瓣的,叫水仙;千瓣的,叫玉玲珑。单瓣的水仙又叫金盏

盏银台。因花性好水，故名水仙。单者，叶短而香，可爱，用以盆种上几。其法云：五月不在土，六月不在房，栽向东篱下，花开朵朵香。五月取起，以人溺浸一月，六月近灶处置之，七月种，则有花。甚不然也，余曾为之无验。且杭之近江水处，菜户成林种者，无枝不花，未尝用此法也。惟土近卤咸则花茂。

瑞香花〔四种〕

有紫花，名紫丁香。有粉红者，名瑞香。有白瑞香。有绿叶黄边者，名金边瑞香。惟紫花叶厚者香甚。他如桂林有象蹄花，【似卮，叶小。】枸那花，【夏开淡红。】白鹤花，【花如鹤立。】上元花，【上元时开。】似茶花，【清香素色。】俱名花，惜不可得。

结子可观盆种树木〔二十二种〕

百花之外，更有结子花草，青红蓓蕾，可移盆中蟠簇，虽严冬不凋者，有二十二种，俱堪斋头清玩，并录附之。外此，他省所产更多，未见者不录。

虎茨

产杭之萧山，白花红子，而子性甚坚，虽严冬厚雪，不能败也。畏日色，百年者只高二三尺，不甚易活。

枸杞子

诸山中有之，老本虬曲可爱，结子红甚，点点若缀，雪中可观。

地珊瑚

产凤阳诸郡中，藤本，其子红亮，克肖珊瑚，状若笔尖下悬，不

银台。因为花性好水,故名水仙。单瓣的水仙,叶子短而花香可爱,用盆子栽种放在茶几上。栽种的方法是:五月不在土,六月不在房,栽向东篱下,花开朵朵香。五月五日把水仙取出,在人尿中浸泡一个月,六月把它放在靠近灶的地方,七月栽种,则会开花。其实并不是这样的,我曾经试过,没有应验。并且杭州接近江水的地方,种菜的人种植水仙成林,栽种的没有不开花的,并没有用这种方法。土质呈碱性则花开茂盛。

瑞香花〔四种〕

有紫花的,叫紫丁香;有粉红色花的,名叫瑞香。有白瑞香,有绿叶黄边的,叫金边瑞香。唯有叶厚紫花的瑞香香味浓郁。其他如桂林有象蹄花,【似卮,叶小。】枸那花,【夏天开淡红的花】白鹤花,【花如鹤立。】上无花,【上元时开。】似茶花,【清香素色。】全都是名花,可惜不容易得到。

结子可观盆种树木〔二十二种〕

除百花之外,更有结子的花草,青色红色的蓓蕾,可移到盆中聚集蟠曲。虽是严冬也不凋谢的,有二十二种,全可放在书房欣赏,都记录下来附在后面。外省所生长的更多,未见到的就不记录了。

虎茨

产于杭州的萧山。花白红子,而果子很坚硬,即使严冬厚雪,也不凋落。但怕日晒,长了百年的虎茨也只有二、三尺高,不易成活。

枸杞子

很多山中都有。老枝虬曲可爱,结的果实很红,颗颗仿佛是线串起的,在雪中很好看。

地珊瑚

产于凤阳各郡中,属藤本。它的果实很红亮,很象珊瑚,形状如

畏霜雪。初青后红，收子可种。又名海风藤子，未详。

茅藤果

藤本，亦可移植盆中，结缚成盖。其子红甚，柔挂累累，甚可人目。

雪下红

一种，藤本，生子类珠，大若芡实，色红如日，粲粲下垂，积雪盈颗，似更有致，故名。

野葡萄

生诸山中，子细如小豆，色紫，蓓蕾而生，状若葡萄，蟠之高树，悬挂可观。

山栀子

大叶栀子花，至秋结子，俨状蔷薇花，蕊经霜由黄而红，盆种插瓶，可助十一月中无花之趣。

金灯笼

草本，结子俨若灯笼，薄衣为罩，内包红子，大若龙眼。去衣看子俱可。

无花果

木本，不花生果，状若林檎，色青可久。收果阴干烧灰，治痢甚良。

羊婆奶

木本，细叶，其子状乳头，累累而生，入口酸甜可食，色带青紫。

下悬的笔尖。不畏霜雪，初开是青的，后慢慢转为红色，收的果实可种植。又叫海风藤子，未详。

茅藤果

属藤本。也可移植到盆中，相互交结成盖。它的果子很红，柔软重叠地挂起，很是好看。

雪下红

是一种藤本，生长的果实象珠子，大的如同芡实，颜色红如太阳，粲粲下垂。积雪中如有许多颗，则会更加漂亮，因而得名雪下红。

野葡萄

生长在各地的山中。果实细小如小豆，呈紫色，重叠生长，形状象葡萄，把它蟠在高树上，悬挂起很漂亮。

山栀子

是大叶的栀子花，到秋天结子，花形很象蔷薇花。花蕊经过霜打后由黄变红，用盆种或瓶插，可助十一月无花之趣。

金灯笼

属草本。结的子很象灯笼，薄衣为罩，内包红子，如龙眼般大小。去掉罩看子也可以。

无花果

属木本。不开花就结果，形状象林檎，颜色为青色，并可持续很长时间。把果子收起来阴干烧成灰，治痢疾的效果很好。

羊婆奶

属木本，叶子细小。它的果实，形状如乳头，重叠而生，放入口中酸甜可吃，颜色带青紫。

阑天竹

生诸山中,叶俨似竹,生子枝头,成穗,红如丹砂,经久不脱,且耐霜雪。植之庭中,可避火灾,甚验。

金豆橘

橘种,生子状蚕豆,秋深颗颗若金,树小子多,清玩妙品,可入糖蜜供食。

牛奶橘

生子俨同牛奶,秋时结实,看至明年三月,子尚垂金不落。收入蜜食,生可食皮。

金弹橘

橘种,子生若弹丸而色红。冬残,收以充供。

天茄儿

草本,状若茄子差小,色青,长寸许。熟时采,以盐汤焯过,可供茶品,甚佳。

平地木

高不盈尺,叶色深绿,子红甚,若棠梨下缀,且托根多在瓯兰之旁,岩壑幽处,似更可佳。

霸王树

产广中,本肥,状生如掌,色翠绿,上多米色点子,叶生顶上,称为奇树可也。

阑天竹

生长在各地的山中,叶子很象竹。在枝头上长果实,成穗状,颜色如丹砂,很久都不脱,并且能耐霜雪。种在庭园中,可避火灾,很是应验。

金豆橘

属橘种,长的果实如蚕豆,深秋,颗颗象金子,树小果实多,是赏玩的妙品。可加入蜜糖食用。

牛奶橘

长的果实象牛奶,秋天结果,直到明年的三月,果实仍下垂不落。收采果实加蜜糖后可食用,皮可生吃。

金弹橘

橘种,长的果实像弹丸,颜色红。冬天所剩不多,收下来可充供品。

天茄儿

属草本,形状如茄子却比茄子稍微小些,颜色为青色,有一寸左右长。成熟时采下,用盐汤焯过,可作茶品,味道很好。

平地木

高不足一尺,叶子颜色呈深绿,果实呈红色,像棠梨的果子一样往下缀,而且多数扎根在瓯兰旁边和峭壁沟壑幽静的地方,因此更认为是佳品。

霸王树

出产于广中,树干肥大,形状长得象手掌,呈翠绿色,缀有许多米色小点,叶子长在树顶上,所以称它为奇树。

锦荔枝

草本藤蔓，种盆结缚成盖，生果若荔枝稍大，色金红，肉甜可食，子入药用。

盆种小葫芦

以葫芦秧种小盆，得土甚浅，至秋结子，形仅寸许，择其周正者，止留一枚，垂挂可观。霜后收干佩带，用为披风钮子，有物外风致。但难于成功，亦难美好，为可恨也。

青珊瑚

产广中，结实如瑚珊钩，色青翠可玩。

铁树

产广中，色俨类铁，其枝丫穿结，甚有画意。又闻有铁树花，叶密而花红，想又一种也，未见。

大葫芦

先春，以肥类壤土，堆叠尺厚，将大葫芦子种入土内，相去三四寸埋一二粒。待苗长三五尺时，选本粗一株作主，次将旁株去皮一片，两株结缚，若就花法，以泥涂封。稍长，去其一苗留本。又将旁株再就，以三根株并作一株。延蔓，则三本之力归一苗矣。其结实成形，又悉删去众多，止留壮者一枚，至秋成实，大比寻常数倍。用作酒尊，携带山游，诚物外清品。宜多种之，择其形似完整可用。

花竹五谱

高子曰：花品若牡丹、芍药、兰、竹、菊类，俱有全谱，即余所编

锦荔枝

属于草本植物,有藤蔓,可种在盆中用绳牵搭成盖。长成的果实比荔枝稍大,颜色金红,果肉味甜可食,果核可入药用。

盆种小葫芦

用葫芦身秧种在小盆里,只需薄薄的土,到秋天结果,果实形状仅有寸多长,从中选出美丽好看的,只留一枚,很好看。等到出霜风干后收起来佩戴,或用来做披风的纽扣,可以增添不少风情。但是很难成功,也难以达到完美,又是一件很遗憾的事。

青珊瑚

出产于广中。结的果实如珊瑚钩,颜色青翠可赏。

铁树

出产于广中。树干颜色俨然象铁,它的枝丫相互交叉盘结,很有图画的美感,又听说有铁树花,叶子密集而花很红,想来是另一种吧,只是没见过。

大葫芦

早春,用肥粪和着泥土堆成一尺高,把大葫芦子种在土里,每隔三四寸种一、二颗。等苗长到三五尺时,从中选出树干粗的一株为主枝,然后把旁边树苗削去一片皮,每两株用绳缚在一起,象种花那样,用泥土封住。长一段时间,留下主干,除掉树苗,又将旁边的树苗如此重复,将三株并作一株生长,那么三根树苗的生命合在一起,等到结果成形,又将多数不好的去掉,只留最好的一枚,等到秋天长成果实,会比一般的大几倍,可以用作酒壶,捎带远游,实在是一种很好的东西。这种葫芦应多种,才能选择形状完好的用。

花竹五谱

高子说:花品象牡丹、芍药、兰、竹、菊之类的,都有完整的花谱,

菊谱，名曰《三径怡闲录》是也。不能全举以烦卷帙，聊述诸谱切要并种花杂说，录为山人园圃日考。不敢云备，要亦不外是也，艺花者当自取裁。

牡丹花谱

种牡丹子法

六月时候，看花上结子微黑，将暴开口者，取置向风处晾一日，以瓦盆拌湿土盛起。至八月取出，以水浸试，沉者开畦种之，约三寸一子，待来春当自得花。

牡丹所宜

牡丹宜寒恶热，宜燥恶湿。根窠喜得新土则旺，惧烈风炎日。栽宜宽敞向阳之地，为牡丹所宜。

种植法

栽宜八月社前，或秋分后三两日，若天气尚热，迟迟亦可。将根下宿土缓缓掘开，勿伤细根，以渐至近。每本用白敛细末一斤，一云硫黄脚末二两，猪脂六七两拌土，壅入根窠，填平，不可太高，亦不可筑实脚踏。填土完，以雨水或河水浇之，满台方止。次日土低凹，又浇一次，填补细泥一层。若初种不可太密，恐花时风鼓，互相抵触，损花之荣，此为种花之法也。其种子落地，直至春芽发叶长，是子活矣。六月须备箔遮，夜则受露，二年八月，移栽别地则茂。此护子法也。

分花法

拣大墩茂盛花本，八九月时，全墩掘起，视可分处剖开，两边

就象我编的菊谱,名叫《三径怡闲录》就是。这里我不全部举例,怕文字太长,只简单说一下这些谱的重点和种花的方法,记录下来作为山人园圃的参考,不敢说完整,要求也只是差不多而已。种植花的人,应该自己取舍种栽。

牡丹花谱

种牡丹子法

六月的时候,看见花上结的子微黑,把破皮开口的,取来放在通风处晾一天,用瓦盆和湿土搅拌好装起。到八月取出来,用水浸试,沉下去的便可以挖田下种,大约隔三寸种一粒,等到第二年春天就可以得到花了。

牡丹所宜

牡丹适合严寒不适宜炎热,适合干燥不适潮湿。根部有新土就会长得茂盛,惧烈日狂风。应栽种在宽敞向阳的地方,这是牡丹所适宜的。

种植法

种植牡丹宜在立秋后第五个戊日,即秋社前,或秋分后两三天,若天气仍热,迟一些也可以。把根部旧土慢慢挖开,不要伤及细根,以慢慢掘到近处。每株用白敛细末一斤,另一种说法是用硫黄的脚末二两,猪油六七两,与泥土搅拌好放入根部窠穴填平,不能太高,也不能用脚踩以筑实。填完土后,用雨水或河水浇灌,浇满为止。第二天泥土凹陷,又浇一次水,补充细泥填平。如果是第一次种,间距不可太密,恐怕开花时吹风,互相撞击,损坏花容。这就是种花的办法。牡丹花种子落地,到春天,会发芽长出新叶,是种子活了。六月,需要准备箔片遮阳光,又可用于晚上吸收露水。第二年八月,移到别的地方栽种就会很茂盛,这是保护种子的办法。

分花法

拣大墩的茂盛的花株,八九月时全墩挖起,在可以分的地方剖开,

俱要有根易活。用小麦一握，拌土栽之，花茂。此分花法也。

接花法

芍药肥大，根如萝卜者，择好牡丹枝芽，取三四寸长，削尖扁如凿子形，将芍药根上开口插下，以肥泥筑紧，培过一二寸，即活。又以单瓣牡丹种活，根上去土二寸许，用砺刀斜去一半，择千叶好花嫩枝头，有三五眼者一枝，亦削去一半，两合如一，用麻缚定，以泥水调涂，麻外仍以瓦二块合围，填泥，待来春花发，去瓦以草席护之，茂即有花。此接花法也。

灌花法

灌花须早，地凉不损根枝。八九月，五日一浇积久雨水为妙。立冬后，三四日一浇粪水，十一月后，爬松根土，以宿粪浓浇一次二次，余浇河水。春分后不可浇水，待谷雨前，又浇肥水一次。且浇不宜骤，六月暑中，不可浇水。旱则以河水黑早浇之，不可湿了枝叶。北方土厚，不宜粪浇，亦不宜井水。此浇花法也。

培养法

八九月时，用好土根上如前法培壅一次，比根高二寸，须隔二年一培。谷雨时，设簿遮盖日色雨水，勿令伤花，则花久。花落，即前花枝嫩处一二寸，六月时亦须设簿，勿令晒损花芽。冬以草荐遮雪。此培养法也。

治疗法

冬至前后，以钟乳粉和硫黄一二钱，掘开泥培之，则花至来春大盛。种时以白敛拌土，欲绝蛴螬土蚕食根。有蛀眼处，以硫黄末

两边都要有根，才容易成活。用小麦一把，拌泥土栽种，花才会茂盛，这就是分花法。

接花法

芍药花体肥大，根象萝卜。选好牡丹枝芽，取三、四寸长，削尖扁，就象凿子那样，把芍药根上端开口插下，用肥沃的泥土筑紧，培植一、两寸就可以活了。然后将单瓣牡丹种在根上，刨去泥土二寸左右，用刀斜着削掉一半，选一枝叶好的嫩枝上有三五洞的枝条，也削去一半，将两者合为一体，用绳缚住，涂满泥水，绳子外面用两片瓦围住并填满泥土，等到来年春天花开，取开瓦片，用草席保护它，生长茂盛就会开花。这就是接花法。

灌花法

浇灌花必须早，地气阴凉时才不会损坏根枝。八九月份，五天浇一次，雨水蓄积越久越好。立冬后，隔三、四天浇一次粪水。十一月份后，拔松根部土壤，用蓄积的肥粪浇一、两次，其它时候可浇河水。春分后，不能浇水，等到谷雨前，又浇粪水一次，且浇灌不宜过猛，六月份，不可浇水。旱则可以用河水早晚浇灌，但不可打湿枝叶。北方土厚，不宜浇粪，不可用井水。这就是浇花的方法。

培养法

八九月份，用好土和优选的根象前面的方法一样培一次土，土比根高二寸，必须隔两年培一次。谷雨时，用金属薄片遮蔽阳光雨水，不要伤及花，这样花才开得久。花谢后，剪出花枝较嫩的地方一二寸，六月份也需要准备金属薄片，不要让花芽暴晒损坏。冬天用草席蔽雪。这就是培养法。

治疗法

冬至前后，用钟乳粉和硫黄一二钱，挖开泥土培入，那么花到春天会很茂盛。栽种时用白敛拌和泥土，可以避免蛴螬、土蚕吃坏根部。有虫

入孔，杉木削针针之，虫毙。若有空眼处，折断捉虫，亦一法耳。此治疗法也。

牡丹花忌

北方地厚，忌灌肥粪、油左米右凡肥壅；忌触麝香、桐油、漆气；忌用热手搓摩摇动；忌草长藤缠，以夺士气，伤花；四旁忌踏实，使地气不升；忌初开时，即便采摘，令花不茂；忌人以乌贼鱼骨针刺花根，则花弊凋落。此牡丹之所忌也。

古亳牡丹花品目

黄类　御衣黄【千叶，色似黄葵。】淡鹅黄【初开微黄，色如新鹅黄，后渐白，平头。闻有太真黄，未见。】

大红类　大红舞青猊【千叶楼子，胎短花小，中出五青瓣，宜向阳。】石榴红【千叶楼子，胎类王家红。】曹县状元红【千叶楼子，宜成树背阴。】金花状元红【大瓣，平头，微紫，每瓣上有黄须，故名宜阳。】王家大红【千叶楼子，胎红而长，尖微曲，宜阳。】大红剪绒【千叶平头，其瓣如剪。】大红绣球【花类王家红，叶微小。】大红西瓜穰【千叶楼子，宜阴。】小叶大红【千叶，头小难开。】金丝大红【平头，不甚大，每瓣上有金丝毫，谓之金钱红。】朱砂红【千叶楼子，宜阴。】映日红【千叶楼子，细瓣，宜阳。】锦袍红【千叶平头。】羊血红【千叶平头，易开。】九蕊珍珠红【千叶，花中有九蕊。】石家红【千叶平头，不甚紧。】七宝冠【千叶楼子，难开，又名七宝旋心。】醉胭脂【千叶楼子，茎长，每开头垂下，宜阳。】

桃红类　魏红【千叶】大叶桃红【千叶楼子，宜阴。】桃红舞青猊【千叶楼子，中出五青瓣。河南名睡绿蝉，宜阳。】寿安红【平头黄心，有粗细叶二种，粗者香。】寿春红【千叶平头，胎瘦小，宜阳。】殿春芳【千叶楼子，开迟。】醉桃仙【千叶，花外白内红，难开，

蛀的地方，用硫黄末塞入虫眼，用杉木削成针扎进去，就可除去害虫。如有被虫蛀空的地方，可折断捉虫，也是一种办法。这就是治疗的办法。

牡丹花忌

北方土地肥厚，忌施肥粪、油粉培土。忌接触麝香、桐油、漆的气味。忌用热手搓摸摇动。忌杂草丛生，夺去肥土，损伤花。四忌土壤实板，使地气不能蒸发。忌花初开时就采摘，使花开不茂盛。忌人为地用乌贼鱼骨刺花根，这样会使花损伤凋落。这是牡丹所忌的。

古亳牡丹花品目

黄类　御衣黄【千叶，色似黄葵。】淡鹅黄【初开微黄，色如新鹅黄，后渐白，平头。闻有太真黄，未见。】

大红类　大红舞青猊【千叶楼子，胎短花小，中出五青瓣，宜向阳。】石榴红【千叶楼子，胎类王家红。】曹县状元红【千叶楼子，宜成树背阴。】金花状元红【大瓣，平头，微紫，每瓣上有黄须，故名宜阳。】王家大红【千叶楼子，胎红而长，尖微曲，宜阳。】大红剪绒【千叶平头，其瓣如剪。】大红绣球【花类王家红，叶微小。】大红西瓜穰【千叶楼子，宜阴。】小叶大红【千叶，头小难开。】金丝大红【平头，不甚大，每瓣上有金丝毫，谓之金钱红。】朱砂红【千叶楼子，宜阴。】映日红【千叶楼子，细瓣，宜阳。】锦袍红【千叶平头。】羊血红【千叶平头，易开。】九蕊珍珠红【千叶，花中有九蕊。】石家红【千叶平头，不甚紧。】七宝冠【千叶楼子，难开，又名七宝旋心。】醉胭脂【千叶楼子，茎长，每开头垂下，宜阳。】

桃红类　魏红【千叶】；大叶桃红【千叶楼子，宜阴。】桃红舞青猊【千叶楼子，中出五青瓣。河南名睡绿蝉，宜阳。】寿安红【平头黄心，有粗细叶二种，粗者香。】寿春红【千叶平头，胎瘦小，宜阳。】殿春芳【千叶楼子，开迟。】醉桃仙【千叶，花外白内红，难开，宜阴。】美人红【千叶楼子。】皱叶桃红【千叶楼子，叶圆而皱，难开，宜阴。】梅红平头宜阴。】美人红【千叶楼子。】皱叶桃红【千叶楼子,叶圆而皱,难开,宜阴。】梅红平头【千叶,深桃红。】莲蕊红【千叶楼子,瓣似莲。】海天霞【千叶平头,开大如盘,宜阳。】桃红西瓜穰【千叶楼子,胎红而长,宜阳。】翠红妆【千叶楼子,难开,宜阴。】陈州红【千叶楼子。】桃红西番头【难开,宜阴。】桃红线【千叶。】四面镜【有旋瓣。】桃红凤头【千叶,花高大。】娇红楼台【千叶,浅红,桃红,宜阴。】轻罗红【千叶。】浅娇红【千叶楼子。】花红绣球【千叶,细瓣,开圆如球。】娇红【色如魏红,不甚千叶。】醉娇红【千叶,微红。】出茎红桃【千叶,大尺余,其茎长二尺左右。】西子红【千叶,开圆如球,宜阴。】紫玉【千叶,白瓣中有红丝纹,大尺许。】海云红【千叶,色红如朝霞。】

粉红类 玉芙蓉【千叶楼子,成树则开,宜阴。】素鸾娇【千叶楼子,宜阴。】 玉兔天香【二种,一早开,头微小,一晚开,头极大,中出二瓣,如兔耳。】醉杨妃【二种,一千叶楼子,宜阳,一平头,极大,不耐日色。】赤玉盘【千叶平头,外白内红,宜阴。】回回粉西施【细瓣楼子,外红,内粉红。】 水红球【千叶丛生,宜阴。】粉西施【千叶,甚大,宜阴。】醉西施【千叶,开久,露头。】观音面【千叶,开紧,不甚大,丛生,宜阳。】粉娇娥【千叶,白色带浅红,即腻粉妆。】西天香【开早,初甚娇,三四日则白矣。】彩霞红【千叶平头。】玉楼春【千叶,多雨盛开。】鹤翎红【千叶。】醉春容【色似玉芙蓉,开头差小。】醉玉楼【千叶,色白起楼。】一百五【千叶,过清明即开。又名满园春。】合欢花【千叶,一茎两朵。未见。】倒晕檀心【千叶,外深红,近萼反浅白。】肉西施【千叶楼子。】三学士【千叶三色。】

紫类 紫舞青猊【千叶,中出玉青瓣。】腰金紫【千叶,有黄须一围。】叶底紫【千叶,茎短,叶覆其花。】即黑紫【千叶楼子,色类黑葵。】丁香紫【千叶楼子。】瑞香紫【千叶大瓣。】平头紫【千叶,大径尺。】徐家紫【千叶,花大。】茄花紫【千叶楼子,又名藕丝合。】紫姑

【千叶,深桃红。】莲蕊红【千叶楼子,瓣似莲。】海天霞【千叶平头,开大如盘,宜阳。】桃红西瓜穰【千叶楼子,胎红而长,宜阳。】翠红妆【千叶楼子,难开,宜阴。】陈州红【千叶楼子。】桃红西番头【难开,宜阴。】桃红线【千叶。】四面镜【有旋瓣。】桃红凤头【千叶,花高大。】娇红楼台【千叶,浅红,桃红,宜阴。】轻罗红【千叶。】浅娇红【千叶楼子。】花红绣球【千叶,细瓣,开圆如球。】娇红【色如魏红,不甚千叶。】醉娇红【千叶,微红。】出茎红桃【千叶,大尺余,其茎长二尺左右。】西子红【千叶,开圆如球,宜阴。】紫玉【千叶,白瓣中有红丝纹,大尺许。】海云红【千叶,色红如朝霞。】

粉红类 玉芙蓉【千叶楼子,成树则开,宜阴。】素鸾娇【千叶楼子,宜阴。】玉兔天香【二种,一早开,头微小,一晚开,头极大,中出二瓣,如兔耳。】醉杨妃【二种,一千叶楼子,宜阳,一平头,极大,不耐日色。】赤玉盘【千叶平头,外白内红,宜阴。】回回粉西施【细瓣楼子,外红,内粉红。】水红球【千叶丛生,宜阴。】粉西施【千叶,甚大,宜阴。】醉西施【千叶,开久,露头。】观音面【千叶,开紧,不甚大,丛生,宜阳。】粉娇娥【千叶,白色带浅红,即腻粉妆。】西天香【开早,初甚娇,三四日则白矣。】彩霞红【千叶平头。】玉楼春【千叶,多雨盛开。】鹤翎红【千叶。】醉春容【色似玉芙蓉,开头差小。】醉玉楼【千叶,色白起楼。】一百五【千叶,过清明即开。又名满园春。】合欢花【千叶,一茎两朵,未见。】倒晕檀心【千叶,外深红,近萼反浅白。】肉西施【千叶楼子。】三学士【千叶三色。】

紫类 紫舞青猊【千叶,中出玉青瓣。】腰金紫【千叶,有黄须一围。】叶底紫【千叶,茎短,叶覆其花。】即黑紫【千叶楼子,色类黑葵。】丁香紫【千叶楼子。】瑞香紫【千叶大瓣。】平头紫【千叶,大径尺。】徐家紫【千叶,花大。】茄花紫【千叶楼子,又名藕丝合。】紫姑仙【千叶楼

仙【千叶楼子,大瓣。】紫绣球【千叶,花圆。】紫罗袍【千叶,又名茄色楼。】紫重楼【千叶,难开。】紫云芳【千叶,多丛。】驼褐裘【千叶楼子。大瓣,色类褐衣。宜阴。】淡藕丝【千叶楼子,淡紫色,宜阴。】烟笼紫【千叶,淡淡交映。】

白类 白舞青猊【千叶楼子,中出五青瓣。】玉重楼【千叶楼子,宜阴。】 万卷书【千叶,花瓣皆卷筒。又名波斯头,又名玉玲珑。一种千叶桃红,也同名。】无瑕玉【千叶。】水晶球【千叶,粉白。】白剪绒【千叶平头,瓣上如锯齿。又名白缨络。难开。】绿边白【千叶,瓣有绿色。】羊脂玉【千叶楼子,大瓣。】庆天香【千叶,粉白。】玉天仙【千叶,粉白。】玉绣球【千叶。】玉盘盂【千叶平头,大瓣。】 莲香白【千叶平头,瓣如莲花,香亦如之。】青心白【千叶,心青。】伏家白【千叶。】凤尾白【千叶。】迟来白【千叶。】金丝白【千叶,白色。】平头白【千叶,盛者大尺许,难开,宜阴。】佛头青【千叶楼子,大瓣,群花谢后始开,瓣有绿色。汴名绿蝴蝶,西名鸭蛋青。】

芍药谱

《本草》一名黑牵夷。《韩诗》曰:"芍药,离草也。"《诗》曰:"伊其相谑,赠之以芍药。"牛亨问曰:"将离,相赠以芍药者,何也?"董子答曰:"芍药一名可离,将别故赠之。亦犹相招,赠之以文无,故文无一名当归。"芍药荣于仲春,华于孟夏。《传》曰"惊蛰之节后二十有五日,芍药荣"是也。《素问》王冰注:"雷乃发声,之下有芍药荣。"芍药,香草,制食之毒者,莫良于芍药,故独得药之名。所谓"芍药之和,具而食之。"【岑楼慎氏曰:"句出《子虚赋》。"】 草谓之荣,与此不同。况今芍药四月始荣,故知其伪也。其华有至千叶者,俗呼小牡丹。今群芳中牡丹品第一,芍药品第二,故世谓牡丹为花王,芍药为花相,又或以为花王之副也。

崔豹《古今注》云:"芍药有二种,有草芍药,有木芍药。木者

子，大瓣。】紫绣球【千叶，花圆。】紫罗袍【千叶，又名茄色楼。】紫重楼【千叶，难开。】紫云芳【千叶，多丛。】驼褐裘【千叶楼子。大瓣，色类褐衣。宜阴。】淡藕丝【千叶楼子，淡紫色，宜阴。】烟笼紫【千叶，淡淡交映。】

白类 白舞青猊【千叶楼子，中出五青瓣。】玉重楼【千叶楼子，宜阴。】万卷书【千叶，花瓣皆卷筒。又名波斯头，又名玉玲珑。一种千叶桃红，也同名。】无瑕玉【千叶。】水晶球【千叶，粉白。】白剪绒【千叶平头，瓣上如锯齿。又名白缨络。难开。】绿边白【千叶，瓣有绿色。】羊脂玉【千叶楼子，大瓣。】庆天香【千叶，粉白。】玉天仙【千叶，粉白。】玉绣球【千叶。】玉盘盂【千叶平头，大瓣。】莲香白【千叶平头，瓣如莲花，香亦如之。】青心白【千叶，心青。】伏家白【千叶。】凤尾白【千叶。】迟来白【千叶。】金丝白【千叶，白色。】平头白【千叶，盛者大尺许，难开，宜阴。】佛头青【千叶楼子，大瓣，群花谢后始开，瓣有绿色。汴名绿蝴蝶，西名鸭蛋青。】

芍药谱

《本草》又叫芍药为黑牵夷。《韩诗》说："芍药，是代表别离的花草。"《诗经》说："伊其相谑，赠之以芍药。"牛亨问："别离时，为何要赠送芍药？"董子回答：芍药有另一个名为"可离"，所以分别时送芍药。犹如相互想念送文无，因此文无又叫当归。芍药在仲春时盛开，孟夏时繁盛。《传》说：惊蛰节后二十五天，芍药花繁茂。《素问》王冰注说：当雷声到时，就是芍药旺盛时。芍药，香草，用来治疗食物中毒，没有比得过芍药的，所以称为芍药。所谓芍药之和，具而食之。即芍药全可食用。【岑楼慎氏说：句出《子虚赋》。】花草的繁荣，与此不相同。何况芍药四月开始繁荣，所以知道假相。芍药有很多叶子的，俗称为小牡丹。现在群花中牡丹排第一，芍药第二，所以世人称牡丹为花王，芍药为花相，或者称为副花王。

崔豹的《古今注》说："芍药有两种，有草芍药、木芍药。木芍药花朵大而颜色深，俗称为牡丹，其实不是牡丹。"安期生服炼法说："芍药

花大而色深,俗呼为牡丹,非也。"安期生服炼法云:"芍药有二种,有金芍药,有木芍药。金者色白多脂,木者色紫多脉。"此则验其根也。【即赤芍,白芍之分云。】

种法 以八月起根去土,以竹刀剖开,勿伤细根。先壤猪粪和砻糠、黑泥入盆,分根栽种,勿密,更以人粪灌之,来春花发极盛。然须三年一分,俱以八月为候,所谓芍药洗脚是也。

培法 种后以十一二月用鸡粪和土培之,仍渥以黄酒一度,则花能改色。开时须以竹条扶之,不令倾侧。有雨则以簿遮蔽,免速零落。勿犯铁器。

修法 每至花谢后,用剪剪去残枝败叶,勿令讨力,使元气归根。九月十月时,出根洗时,去老梗腐黑之根,易以新坏肥土栽之。三二年一分,不分则病。分频,花小而不舒。花之繁盛,色之浅深,皆出培壅剖根之力。

芍药名考 孔常父云:"唐诗人如卢仝、杜枚、张佑之徒,皆居广陵日久,未有一语及芍药者。"是花品未有若今日之盛也。

芍药花谱,总别四十二种,其色则世传以黄者为贵,余皆下品也。君子谓此花独产于广陵者,为得风土之正,亦犹牡丹之品,洛阳外无传焉。宋刘攽《扬州芍药谱》,凡三十一种:

冠群芳　赛群芳　宝妆成　尽天工
晓妆新　点妆红　迭香英　积娇红
以上皆上品也。

醉西施　道妆成　菊香琼　素妆残
试梅妆　浅妆匀　醉娇红　凝香英
石娇红　缕金囊　怨春红　妒鹅黄
蘸金香　试浓妆　　以上皆中品也。

有两种,有金芍药,有木芍药。金芍药颜色白而且有很多脂,木芍药为紫色而有很多经脉。"这是检验芍药根而得到的。【即赤药,白药之分。】

种法 从八月开始把根取出将土去掉,用竹刀剖开,不要伤及细根。先把泥土和猪粪、砻糠、黑泥搅拌装在盆里,分开根栽种,不要太密,再用人粪浇灌,第二年春天就会开花,极茂盛。然后隔三年分一次根,都在八月份为佳,这就是所说的清洗芍药根部。

培法 种下芍药后,在十一二月用鸡粪和泥土培,用黄酒一瓶浇灌一次,花就能改变颜色。花开的时候需要用竹条扶持,不要让花枝倾到。下雨的时候要稍微遮蔽一下,避免花朵凋落。不要接触铁器。

修法 每当花谢后,用剪子剪去残枝败叶,不让其吸收营养而让花的元气保留在根部。九十月时,取出花根清洗,去掉衰老腐败而变黑的根,再用新的肥土栽种。隔两三年分一次花根,不分会使花枝生病。分得频繁,花朵就很小而不舒展。花的繁茂,颜色的深浅,都是出自培土修根的方法。

芍药名考 孔常父说:"唐代诗人象卢仝、杜牧、张祐这些人,都在广陵住过很久,却没有一句涉及芍药的诗。"是因为花品没有现在这样旺盛的缘故。

芍药花谱总共列有四十二种。颜色,世间传闻黄色的为最贵重,其余的都是下品。有学问的人说芍药产在广陵,是因为得到好的风土,也就像牡丹,洛阳之外其它地方都没有这个说法。宋代刘攽《扬州芍药谱》共三十一种:

冠群芳 赛群芳 宝妆成 尽天工
晓妆新 点妆红 迭香英 积娇红
都是属于上品。
醉西施 道妆成 菊香琼 素妆残
试梅妆 浅妆匀 醉娇红 凝香英
石娇红 缕金囊 怨春红 妒鹅黄
蘸金香 试浓妆　都是属于中品。

宿妆殷 取次妆 聚香丝 簇红丝
效殷妆 会三英 合欢芳 拟绣鞯
银含棱　　　　以上皆下品也。

孔武仲《扬州芍药谱》，凡四十种：
御衣黄 青苗黄 楼子尹黄 二色黄
楼子绛 州子苗 峡石黄 楼子圆黄
鲍家黄 石壕黄 杨家花 袁黄冠子
龟地红 湖缬 黄楼子 寿州青苗
黄丝头 道士黄 白缬子 金线楼子
金系腰 沔池红 红缬子 青苗旋心
玉逍遥 红楼子 绯子红 杨花冠子
胡家缬 二色红 髻子红 茅山紫楼子
茅山冠子 柳浦冠子 软条冠子 当州冠子
蓬头绯 多叶鞍子 多叶绍熙

《广陵志芍药谱》，凡三十种：
御爱黄 御衣黄 玉盘盂 玉逍遥
红都胜 紫都胜 观音红 包金紫
黄楼子 尹家黄 黄寿春 出群芳
莲花红 瑞莲红 霓裳红 柳浦红
芳山红 延州红 缀珠红 玉板缬
玉冠子 红冠子 紫鲙盘 小紫球
镇淮南 倚栏娇 单绯 胡缬玉楼子
粉缘子 红旋心【见《维扬志》】

菊花谱

高子曰：菊谱，海内传有数种，其种植相去不过一二诀法不同，其名花何彼此之不侔也？在杭之种菊者，有以花之旧名，好奇更易，

宿妆殷　取次妆　聚香丝　簇红丝
效殷妆　会三英　合欢芳　拟绣鞲
银含棱　　　　都是属于下品。

孔武仲《扬州芍药谱》，共四十种：

御衣黄　　青苗黄　　楼子尹黄　二色黄
楼子绛　　州子苗　　峡石黄　　楼子圆黄
鲍家黄　　石壕黄　　杨家花　　袁黄冠子
龟地红　　湖缬　　　黄楼子　　寿州青苗
黄丝头　　道士黄　　白缬子　　金线楼子
金系腰　　沔池红　　红缬子　　青苗旋心
玉逍遥　　红楼子　　绯子红　　杨花冠子
胡家缬　　二色红　　髻子红　　茅山紫楼子
茅山冠子　柳浦冠子　软条冠子　当州冠子
蓬头绯　　多叶鞍　　多叶绍熙

《广陵志芍药谱》共三十种：

御爱黄　御衣黄　玉盘盂　玉逍遥
红都胜　紫都胜　观音红　包金紫
黄楼子　尹家黄　黄寿春　出群芳
莲花红　瑞莲红　霓裳红　柳浦红
芳山红　延州红　缀珠红　玉板缬
玉冠子　红冠子　紫鲙盘　小紫球
镇淮南　倚栏娇　单绯　　胡缬玉楼子
粉缘子　红旋心【见《维扬志》】

菊花谱

　　高子说：菊谱，世上传闻有多种，菊种植的方法相差不多，菊的名称，为什么相互之间却大不一样。杭州的种菊人，又认为菊花名旧而好奇地更改花名，只有紫白牡丹、金、银芍药未变。象蜜芍药，又叫蜜鹤惟紫白牡丹、金银芍药四名不变耳。若蜜芍药，又云蜜鹤翎，若宝相、褒似、西施互相指是，似可笑耳。今以古本旧谱，摘其要略，以备采择。名则不能随人鼓舌，争执是否，姑存其旧，以俟赏识。若余所著《三径怡闲录》中，其说似无遗漏，惜乎刻者所传不广，亦无缮本，为可惜耳。

分苗法 凡菊开后，宜置向阳，遮护冰雪，以养其元。至谷雨时，将根掘起，剖碎，拣壮嫩有根者单种。有秃白者，亦可种活，但要去其根上浮起白翳一层，以干润土种筑实。不可雨中分种，令湿泥着根，则花不茂。分早不宜，一云正月后即可分矣。

和土法 土宜畦高，以远水患。宽沟，以便水流。取黑泥，去瓦砾。用鸡鹅粪和土，在地铺五七寸厚。插苗上盆，则去旧土，易以新土。每年须换一番，则根株长大，花朵丰厚，否则必瘦削矣。

浇灌法 种后，早晚用河水、天落水浇活，苗头起，暂止。待长五七寸长，用粪汁浇一次。再用燖鸡鹅毛汤，带毛用缸收贮，待其作秽不臭后，取浇灌，则花盛，而上下叶俱不脱。夏月日未出时，每早宜浇根洒叶，每雨后三二日，即以浓粪浇一次。花至豆大，连浇粪水二次，花放时一次，则花大而丰厚耐久。

摘苗法 四五月间，每雨后菊长乱苗，每株即摘去正头，使分枝而上。若枝本瘦者，止摘一次，七八月茂者，再摘一次。每枝下小枝，俱用摘去。

删蕊法 八月初时，菊蕊已生如小豆大，每头必有四五，须耐心用指甲剔去旁生，留中一蕊。更看枝下旁出蕊枝，悉令删去，则花大。如剔伤中蕊，则不长矣。

捕虫法 初种活时，有细虫穿叶，微见白路萦回，可用指甲刺翎。象宝相、褒姒、西施，都是相互交换，很是可笑。现在以古代的旧书谱，选择重点来编辑排列，花名就不能随别人怎么说，至于对否，暂且保存旧有的，以利人们赏识。比如我所写的《三径怡闲录》里，虽然看法仿佛没有遗漏，但可惜印传翻刻得不广泛，也就没有完善的本子，只叹可惜。

分苗法 菊花开了后，适合向阳放置，遮蔽好以免冰雪浸润，从而培养好菊花的本元。到谷雨时，把根掘出剖碎，拣粗壮鲜嫩有根的单独种植。有表面起白毛的也可以种活，但要去掉花根上浮着的一层白毛，用干润的泥土栽种填实。不可在雨中分种，让湿的泥附在根部，这样花开不茂盛。不适合分种太早，有一种说法是正月后就可分种。

和土法 适宜用泥土围高，避免水冲进土里，旁边挖较宽的沟便于流水。用去掉碎石的黑泥和鸡、鹅粪，在地上铺五至七寸厚。将花苗插入盆里时，去掉旧土，换上新土。每年必须换一次，根株就会长得粗大，花朵也就丰盛，不然就不会长好。

浇灌法 种下花根后，早晚用河水或雨水浇灌，等到根苗长出头就暂缓。等长到五七寸长时，用粪水浇一次。再用烫鸡毛的水，连带鸡毛用水缸贮藏存起来，等到水不臭后，用来浇灌花根，这样花才开得茂盛，而叶子也不会落。夏天太阳没出来时，每天要浇灌根和洒花叶。如雨天过后二三天，用浓粪浇一次。花朵有黄豆大时，浇粪水两次，花开时浇一次，那么花朵就会很大而且很久不凋谢。

摘苗法 四五月间，每当下雨后菊花就会长杂苗，每株即应摘去正头，让分枝往上长。如果花枝本来瘦小，就只摘一次。七八月茂盛时，再摘一次。每枝下面的小枝，都要摘去。

删蕊法 八月初，菊花花蕊，已长得像小豆大了，每个头必然有四五颗，需要耐心地用指甲剔去旁边的，留下中间的花蕊。再将枝下面的旁外生出的蕊枝，都删去，这样花朵会很大。如剔时伤到了中间的花蕊，就不会再长了。

捕虫法 花苗刚种活时，有小虫吃花叶，可见叶上有白色痕迹，就

死。又有黑小地蚕啮根，早晚宜看。四月，麻雀作窠，啄枝衔叶宜防。又防节眼内生蛀虫，用细铁线透眼杀虫。五月间，有虫名菊牛，有钳，状若萤火，雨过后，菊头忽折，可于三四寸上寻看，去其折枝，不然和根毙矣。又于六七月后，生青虫，难见，须在叶下见有虫粪如蚕沙，即当去之。又有钻节蟊虫，去之，泥涂其节。

扶植法 谚云："未种菊，先扦竹。"菊苗长至三四寸长，即立小细竹一枝于旁，以棕线宽缚令直。否则风雨欹斜，花长屈曲。

雨旸法 黄梅潦雨，其根易烂。雨过，即用预蓄细泥封培，又生新根，其本益固。夏日最恶，若能覆蔽，秋后叶终青翠。过此二时，方可言花矣。

接菊法 接菊以罨蔄根，或小花菊本接看，如接树法。恐亦不佳。

菊之名品

御袍黄	太师红	绿芙蓉	赤金盘
琼芍药	金芍药	蜜芍药	紫牡丹
白牡丹	黄牡丹	红牡丹	病西施
黄西施	赛西施	醉西施	白西施
醉杨妃	剪霞绡	合蝉菊	赛杨妃
太真红	太真黄	状元红	状元黄
玉宝相	金宝相	鹤顶红	紫玉莲
佛座莲	胜金莲	金佛莲	西番莲
太液莲	锦芙蓉	玉芙蓉	金芙蓉
粉雀舌	蜜雀舌	紫苏桃	黄叠罗
白叠罗	一捧雪	青心白	莺羽黄
金络索	玉玲珑	紫霞觞	瑞香紫
蘸金盘	相袍红	僧衣褐	火炼金

用指甲刺死小虫。如再有黑小地蚕吃花根，则早晚容易看见。四月，麻雀作窝，啄枝含叶，也要防备。还要防止节眼里长蛀虫，可用细铁线穿眼杀虫。五月，像萤火虫一样的菊牛虫，有钳，像萤火，下雨后，菊花头忽然下垂，在三四寸的枝上可看到，应折枝丢掉，否则连根都死。六七月后易长青虫，肉眼难看到，只要在花叶下看见象蚕沙一样的虫粪，就应立即除去。再有钻节蟊虫的，也要除去，然后用泥土糊上枝节。

扶植法 谚语说："没种菊，先插竹。"菊花苗长到三四寸长时，应在旁边插上细竹枝，用棕绳缚住花苗让它长直，不然风吹雨打，花枝倾斜，就会长得歪歪曲曲。

雨旸法 黄梅雨期，菊花根容易腐烂，雨过后，立即用预先蓄备的泥土封培，才会又长新的花根，花根也会更强壮。夏天太阳大时，如果能覆盖花苗遮蔽阳光，秋天后叶子会很青翠。过了这两季，就可以开花了。

接菊法 嫁接菊花用小花菊枝条嫁接，如嫁接树的方法。只怕也不是很好。

菊之名品

御袍黄	太师红	绿芙蓉	赤金盘
琼芍药	金芍药	蜜芍药	紫牡丹
白牡丹	黄牡丹	红牡丹	病西施
黄西施	赛西施	醉西施	白西施
醉杨妃	剪霞绡	合蝉菊	赛杨妃
太真红	太真黄	状元红	状元黄
玉宝相	金宝相	鹤顶红	紫玉莲
佛座莲	胜金莲	金佛莲	西番莲
太液莲	锦芙蓉	玉芙蓉	金芙蓉
粉雀舌	蜜雀舌	紫苏桃	黄叠罗
白叠罗	一捧雪	青心白	莺羽黄
金络索	玉玲珑	紫霞觞	瑞香紫
蘸金盘	相袍红	僧衣褐	火炼金

黄茉莉　白茉莉　黄蔷薇　荔枝红
胜绯桃　胜琼花　琥珀盘　黄鹤翎
紫鹤翎　白鹤翎　玛瑙盘　一捻红
金凤仙　玉蝴蝶　锦云红　白粉团
紫粉团　粉鹤翎金锁口　银锁口
锦丝桃　粉丝桃　紫绒球　檀香球
白绒球　蜜绒球　殿秋香　黄绣球
剪金球　象牙球　木红球　锦绣球
水晶球　晚黄球　十采球　粉绣球
大金球　小金球　银纽丝　二色杨妃
红万卷　黄万卷　粉万卷　二色西施
锦牡丹　粉褒姒　紫褒姒　出炉金、银【二名】
锦褒姒　白褒姒　红牡丹　蜡瓣西施
缕金妆　蘸金白　洒金红　劈破玉
海云红　锦雀舌　金孔雀　红剪绒
紫剪绒　黄剪绒　白剪绒　无心对有心
邓州白　邓州黄　福州紫　锦心绣口
宾州红　黄都胜　顺胜紫　大小金铃
锦丁香　金纽丝　吕公袍　黄白木香菊
麝香黄　波丝菊　试梅妆　紫袍金带
粉蜡瓣　白蜡瓣　黄罗伞　金盏银台
紫罗伞　红罗伞　玉盘盂　垂丝粉红
桃花菊　芙蓉菊　石榴红　金章紫绶
玉楼春　海棠春　紫罗袍　凤友鸾交
观音面　玉堂仙　头陀白　黄五九菊
玉连环　倚阑娇　金带围　四面镜白菊
玉带围　五月白　缠枝菊　五月翠菊

黄茉莉	白茉莉	黄蔷薇	荔枝红
胜绯桃	胜琼花	琥珀盘	黄鹤翎
紫鹤翎	白鹤翎	玛瑙盘	一捻红
金凤仙	玉蝴蝶	锦云红	白粉团
紫粉团	粉鹤翎	金锁口	银锁口
锦丝桃	粉丝桃	紫绒球	檀香球
白绒球	蜜绒球	殿秋香	黄绣球
剪金球	象牙球	木红球	锦绣球
水晶球	晚黄球	十采球	粉绣球
大金球	小金球	银纽丝	二色杨妃
红万卷	黄万卷	粉万卷	二色西施
锦牡丹	粉褒姒	紫褒姒	出炉金、银【二名】
锦褒姒	白褒姒	红牡丹	蜡瓣西施
缕金妆	蘸金白	洒金红	劈破玉
海云红	锦雀舌	金孔雀	红剪绒
紫剪绒	黄剪绒	白剪绒	无心对有心
邓州白	邓州黄	福州紫	锦心绣口
宾州红	黄都胜	顺胜紫	大小金铃
锦丁香	金纽丝	吕公袍	黄白木香菊
麝香黄	波丝菊	试梅妆	紫袍金带
粉蜡瓣	白蜡瓣	黄罗伞	金盏银台
紫罗伞	红罗伞	玉盘盂	垂丝粉红
桃花菊	芙蓉菊	石榴红	金章紫绶
玉楼春	海棠春	紫罗袍	凤友鸾交
观音面	玉堂仙	头陀白	黄五九菊
玉连环	倚阑娇	金带围	四面镜白菊
玉带围	五月白	缠枝菊	五月翠菊

白佛顶　黄佛顶　九炼金　六月菊【名滴露。】
玉指甲　红荔枝　紫荔枝　七月菊【名铁钱。】
金荔枝　银荔枝　锦荔枝　白五九菊
紫金铃　红粉团　黄粉团　楼子佛顶
紫粉团　红傅粉　双飞燕　黑菊
胜绯桃　荷花球　紫万卷　甘菊
蓝菊

兰谱

叙兰容质第一

陈梦良　色紫，每干十二萼，花头极大，为众花之冠。至若朝晖微照，晓露暗湿，则灼然腾秀，亭然露奇，敛肤傍干，团圆四向，婉媚娇绰，伫立凝思，如不胜情。花三片，尾如带彻青，叶三尺，颇觉弱黯。然而绿背虽似剑脊，至尾棱则软薄斜撒，粒许带缁。最为难种，故人希得其真。

吴兰　色深紫，有十五萼，干紫荚红，得所养则歧而生，至有二十萼。花头差大，色映人目，如翔鸾骞凤，千态万状。叶则高大刚毅劲节，苍然可爱。

潘花　色深紫，有十五萼，干紫，圆匝齐整，疏密得宜。疏不露干，密不簇枝，绰约作态，窈窕逞姿，真所谓艳中之艳，花中之花也。视之愈久，愈见精神，使人不能舍去。花中近心所，色如吴紫，艳丽过于众花，叶则差小于吴。峭直雄健，众莫能及，其色特深。

仙霞　乃潘氏西山于仙霞岭得之，故更以为名。

赵十四　色紫，有十五萼，初萌甚红。开时若晚霞灿日，色更晶明。叶深红者，合于沙上，则劲直肥耸，超出群品。亦云赵师博，盖

白佛顶　黄佛顶　九炼金　六月菊【名滴露。】
玉指甲　红荔枝　紫荔枝　七月菊【名铁钱。】
金荔枝　银荔枝　锦荔枝　白五九菊
紫金铃　红粉团　黄粉团　楼子佛顶
紫粉团　红傅粉　双飞燕　黑菊
胜绯桃　荷花球　紫万卷　甘　菊
蓝菊

兰谱

叙兰容质第一

陈梦良　紫色，每朵有十二萼，花头很大，是花中之冠。如果兰花在朝晕照耀，晨露浸润下，就会看见兰花明亮秀丽，亭亭玉立的奇迹，敛肤倚干，环绕成圆而上，妩媚清婉娇绰，如伫立着沉思，娇好而不胜风情。花有三瓣，尾部微呈青色，叶有三尺长，很是黯然娇弱。然而绿色的背虽象剑背，尾部的棱角却软薄地斜着垂下，种子微带帛黑色。最难种，所以人们希望得到真正的花品。

吴兰　深紫色，有十五萼，枝干紫色而果实是红色的，得到果实种植就会长得和原来不同，而有二十萼。花头小些，看见的花色，像莺翔凤飞，姿态万千。花叶很高大，枝节分明刚毅，苍郁的样子很可爱。

潘花　深紫色，有十五萼，枝干呈紫色。潘花圈圈整齐，疏密合适，疏不露支干，密不拥挤花枝，姿态柔美，窈窕可爱。真是艳丽中的艳丽，花魁中的花魁。观察越久，越能体会花的精神，使人不能忘记。花中间花心处，呈吴紫色，娇艳美丽可以比过所有的花，花叶比吴兰小，雄健峭直，其它的不能比，花叶颜色也特别深。

仙霞　是潘氏在西山后的仙霞岭得到的，所以取仙霞作为名字。

赵十四　紫色，有十五萼。刚开时花蕾很红，盛开时像晚霞一样灿烂，颜色更加明亮。花叶深红色的，适合在沙土种植，会长得很好，超

其名也。

何兰　紫色中红，有十四萼，花头倒压，亦不甚绿。

品外之奇

金棱边　色深紫，有十二萼，出于长泰陈家，色如吴花，片则差小，干亦如之，叶亦劲健。所可贵者，叶自尖处分二边，各一线许，直下至叶中处，色映日如金线。其家宝之，犹未广也。

白兰甲

济老　色白，有十二萼，标致不凡，如淡妆西子，素裳缟衣，不染一尘。叶似施花，更能高一二寸。得所养则歧而生，亦号一线红。

灶山　有十五萼，色碧玉，花枝开，体肤松美，颤颤昂昂，雅特闲丽，真兰中之魁品也。每生并蒂，花干最碧，叶绿而瘦薄。开生子，蒂与苦荬菜叶相似，俗呼为绿衣郎。

黄殿讲　号为碧玉干西施，花色微黄，有十五萼，合并干而生，计二十五萼，或并于根。美则美矣，每根有萎叶，朵朵不起。细叶最绿肥厚，花头似开不开，干虽高而实瘦，叶虽劲而实柔，亦花中之上品也。

李通判　色白，十五萼，峭特雅淡，追风浥露，如泣如诉，人爱之。或类郑花，则减一头地位。

叶大施　花剑脊最长，真花中之上品，惜乎不甚劲直。

惠知客　色白，有十五萼，赋质清癯，团簇齐整，或向背娇柔瘦润，花英淡紫，片尾凝黄。叶虽绿茂，细而观之，但亦柔弱。

马大同　色碧而绿，有十二萼，花头微大，间有向上者，中多红晕。叶则高耸，苍然肥厚。花干劲直，及其叶之半，亦名五晕丝，上品之下。

郑少举　色白，有十四萼，莹然孤浩，极为可爱。叶则修长而瘦，散乱，所谓蓬头少举也。亦有数种，只是花有多少，叶有软硬之出其它花品。也称为赵师博,也是它的名字吧。

何兰　紫色中红,有十四萼。花头倒压,不太绿。

品外之奇

金棱边　深紫色,有十二萼,出于长泰陈家,颜色如吴花,花瓣则比吴花小,枝干也小,叶子是强劲健壮的。可贵的地方是叶子自尖端处分二边,各一线左右,直下到叶中处,在太阳下颜色像金线般。在家中很看重,没有推广种植。

白兰甲

济老　白色,有十二萼。非常标致脱俗,象淡妆西施,白衣白裳,不染纤尘。花叶象施花,却要高一二寸。所养的有分叉则能生。也叫一线红。

灶山　有十五萼,颜色如碧玉。花枝开朗,形体疏松美丽,温和高朗,特别雅致优闲而清丽,真是兰花中最好的一种。每次开花都是两朵,花干颜色碧绿,花叶绿而瘦薄,花开后结果,蒂和苦荬菜叶相似,俗称它为绿衣郎。

黄殿讲　号称碧玉干西施,花的颜色微黄,有十五萼,都是多干联结生长的,共有二十五萼,有的有裂根。虽然美丽,但每一根都有坏的花叶,花朵也不一样。细小的花叶颜色最绿,肥厚,花头似开非开。主干虽然高却很瘦细,花叶看似强硬却很柔弱,也是花中上品。

李通判　白色,有十五萼。特别俏丽淡雅,风吹露浸,如泣如诉,总被人喜爱。有些类似郑花的,就差一等了。

叶大施　花背最长,真是花中上品。可惜不太刚劲挺直。

惠知客　白色,有十五萼。本质清瘦,一团团花簇整齐,有的正反两面娇柔瘦润,花色淡紫,瓣尾凝黄。花叶虽然葱绿茂盛,仔细观察,却也柔弱。

马大同　颜色碧绿,有十二萼,花头微大,间或有向上的,多数有红晕。花叶高耸,苍然厚实。花干挺直,只及花叶一半。也叫五晕丝。次于上品。

郑少举　白色,有十四萼。晶莹孤浩,很是可爱。花叶修长而瘦细,别，白花中能生者，无出于此。其花之资质可爱，为百花之翘楚者。

黄八兄　色白，有十二萼，善于抽干，颇似郑花，惜乎干弱不能支持，叶绿而直。

周染　花色白，十二萼，与郑花无异，但干短弱耳。

夕阳红　花八萼，花片凝尖，色则凝红如夕阳返照。

观堂主　花白，有七萼，花聚如簇，叶不甚高。可供妇女时妆。

名弟　色白，有五六萼，花似郑，叶最柔软，如新长叶则旧叶随换，人多不种。

弱脚　只是独头兰，色绿，花大如鹰爪，一干一花，高二三寸，叶瘦，长二三尺。入腊方花，熏馥可爱，而香有余。

鱼魞兰　十二萼，花片澄沏，宛如鱼魞，采而沉之水中，无影可指，叶颇劲绿，此白兰之奇品也。

品兰高下第二

余尝谓天下凡几山川，而支派源委，于人迹所不至之地，其间山坳石潭，斜谷幽窦，又不知其几何？多迈古之修竹，蠹之危木，云烟覆护，溪涧盘旋，万萝蔽道，阳晖不烛，泠然泉声，磊乎万状，堤圮之异，则所产之多，人贱之蔑如也。倏然轻采于樵牧之手，而见骇然，识者从而得之，则必携持登高冈，涉长途，欣然不惮其劳，中心之所好者，不能以集凝而置之也。其地近城百里，浅小去处，亦有数品可取，何必求诸深山穷谷？每论及此，往往启识者虽有不韪之诮，毋乃地迹而气殊，叶萎而花蠹，或不能得培植之三昧者耶？是故花有深紫，有浅紫，有深红，有浅红，与夫黄、白、绿、碧、鱼魞、金棱边等品，是必各因其地气之所种而然，意亦随其本质而产之耶？抑其皇穹储精，景星庆云，随光遇物而流形者也？噫，万物之殊，亦天地造化施生之功，岂余可得而轻议哉？

窃尝私合品第而数之，以谓花有多寡，叶有强弱，此固其因所赋而然也。苟惟人力不到，则多者从而寡之，强者又从而弱之，使

散乱,就是所说的蓬头少举。另外几种,只是花有多有少,叶有软有硬。白色花中能生长的,都是这些。花的资质可爱,是所有花中最好的。

黄八兄　白色,有十二萼。善于抽干,有点象郑花,但可惜花干娇弱,不能支持。花叶绿而直。

周染　白色,十二萼,和郑花没有区别,但主干短而娇弱。

夕阳红　花有八萼。花片尖,颜色红,象夕阳返照。

观堂主　花白,有七萼。花开成簇,花叶不高。妇女可用来化妆。

名弟　白色,有五、六萼。花象郑花,叶很柔软。如长了新叶,那么原来的花叶就死去。人们大多不种植。

弱脚　只是独头兰,绿色,花朵大得象鹰爪,一干一朵,高二、三寸。花叶瘦,有二三尺长。腊月开花,薰馥可爱,而余香无穷。

鱼鲛兰,十二萼。花瓣清澈,成如鱼鲛,采下来放入水中,不能见踪影,花叶很绿,这是白兰中奇异的品种。

品兰高下第二

我曾经认为凡是天下的山川,它的分支源头,都是人所未能到达的地方,那里山坳石潭,斜谷幽洞,不知道有多少。很多时候跨过远古的修竹,站在危木上,远望云雾遮蔽,溪水盘旋回转于山涧,藤蔓遮住道路。看不见阳光。只有冷然的水声,奇形怪石,古怪的堤坝桥梁,很多很多,人们还是轻视这些。忽然看见樵夫正在采伐,和他们认识,并跟从他们,就会带你登上高的山岗,跋涉遥远的路途,欢欣得不知道疲劳,到达心中想往的地方,心中喜欢得叫人毫不怀疑那些地方离城百里。而那些距离近的小地方,也有很多可取的东西,何必非要到很远的地方,荒野的山谷不可呢?每次说到这里,往往能启发有识之士,虽有不是之处可以讥讽,难道能因为地方近气候差,花叶枯萎,花被虫蛀,就不再去追求而培植三代?所以花有深紫、浅紫,有深红、浅红与黄、白、绿、碧、鱼鲛、金棱边等品种,一定是根据各自的地方土质而生成的。是随它本质而产生的呢?还是天地毓秀,天地祥瑞,随着阳光景物的不同而产生的呢?唉!万物的差异,也是天地造化的功劳,岂是可以轻易议论的。

我曾私下品评花而列数,因花有多少,叶有弱强,这是它本身所固

夫人何以知兰之高下，其不误人者几希？呜呼！兰不能自异而人异之耳。故必执一定之见物品藻之则，有淡然之性在，况人均一心，心均一见，眼力所至，非所诬也。故紫花以陈梦良为甲，吴、潘为上品。中品则赵十四、何兰、大张青、蒲统领、陈八斜、淳监粮。下品则许景初、石门红、小张青、肖仲和、何首座、林仲、孔庄观成。外则金棱边，为紫花奇品之冠也。白花则济老、灶山、施花、李通判、惠知客、马大同为上品。所谓郑少举、黄八兄、周染为次。下品夕阳红、云峤、朱花、观堂主、青蒲、名弟、弱脚、王小娘者也。赵花又为品外之奇。

天下养爱第三

天不言而四时行、百物生者何？盖岁分四时，生六气。合四时而言之，则二十四气以成其岁功，故凡穹壤者皆物也。不以草木之微，昆虫之细，而必欲各遂其性者，则在乎人因以气候而生全之者也。被动植者，非其恩乎？及草木者，非其人乎？斧斤以时入山林，数罟不入污池，又非其能全之者乎？夫春为青帝，回驭阳气，风和日暖，蛰雷一震，而土脉融畅，万汇丛生，其气则有不可得而掩者。是以圣人之仁，则顺天地以养万物，必欲使万物得遂其本性而后已。故为台太高则冲阳，太低则隐风，前宜面南，后宜背北，盖欲通南熏而障北吹也。地不必旷，旷则有日；亦不可狭，狭则蔽气。右宜近林，左宜近野，欲引东日而被西阳。夏遇炎烈则荫之，冬逢冱寒则曝之。下沙欲疏，疏则连雨不能淫；上沙欲濡，濡则酷日不能燥。至于插引叶之架，平护根之沙，防蚯蚓之伤，禁蝼蚁之穴，去其莠草，除其丝网，助其新篦，剪其败叶，此则爱养之法也。其余一切窠虫族类，皆能蠹害，并可除之。所以封植灌溉之法，详载于后。

有的。只要人的功夫不到，多的也就变少，弱的仍然很弱，我们如何能知道兰花的高下呢，这样做不是耽误别人吗？唉，兰花不能自己变得奇异而是由人去改变的。所以必须持一定的见解，品评的原则，有淡然的心情存在，何况人们都有此心，也都有所见，大概是不会乱说的。因此紫花以陈梦良为最好；吴、潘为上品；中品的有赵十四、何兰、大张青、蒲统领、陈八斜、淳监粮；下品有许景初、石门红、小张青、萧仲和、何首座、林仲、孔庄观成；另外金梭边是紫花奇品中的首冠。白花中济老、灶山、施花、李通判、惠知客、马大同等为上品；而郑少举、黄八兄、周染等则为次品；夕阳红、云峤、朱花、观堂主、青蒲、名弟、弱脚、王小娘等则为下品；赵花为品外奇花。

天下养爱第三

气候不分四季，百物如何生存？一年分四季，生六气，合四季的二十四节气，使一年成为完美的一年。所以凡是天下的土壤，也都是生物，不会因为草木微小、昆虫细小，而不让其生长，而是各随其本性生长，人也因其对气候的适应力而得以保全。所以被气候左右的草木的种植，不正是籍于它的恩赐吗？说到草木，不是因为人才去栽种吗？草木凋零的时候才能砍伐山林，密细的网也不入池塘中，难道不是因为人们禁止不适当的伐木割草、捕鱼杀虫，才使草木和虫鱼生存下去吗？春天为青帝，它送来阳光，使大地风和日暖，惊蛰的雷声，使土壤融通，万物复苏，那种生气是不可能掩盖得住的。所以圣明的人的仁慈，会顺应天地灵气而滋养万物，一定能让万物顺其本质。垒台太高会冲撞阳气，太低能遮住隐风，前面应朝南，后面向北，是为了得到温煦而抵挡寒风的吹折。土地不一定要宽广，宽广的土地会得到阳光；也不能太狭小，狭窄的地方使生气不能涣发。右边适宜靠近林木，左边适合靠近旷野，才能让东边的太阳照耀而敞开西边阳光。夏天遇到炎热的日光应让它处在阴凉处，冬天遇到严寒阳光也能照耀。根底的泥土疏松，连续的雨天也不会浸坏根；根部上面的泥土要沾湿，润湿就不会被烈日晒干。至于接引叶子的架子，保护培植根部的泥土，防止蚯蚓的伤害，严禁蝼蚁筑穴，除去杂草和丝网，帮助新长的芽，剪掉枯败的叶子，都是

坚性封植第四

草木之生长，亦犹人焉。何则？人亦天地之物耳。闲居暇日，优游逸豫，饮膳得宜。以兰而言之，且一盆盈满，自非六七载莫能至此。皆由夫爱养之念不替，灌溉之功愈久，故根与壤合，然后森郁雄健，敷畅繁丽其叶，盖有得于自然而然者。合焉欲分而拆之，是裂其根茎，易其沙土，况或灌溉之失时，爱养之乖宜，又何异于人之饥饱？则燥湿干之，邪气乘间入其荣卫，则不免侵损，所谓向之寒暑适宜，肥瘦得时者，此岂一朝一夕之所能仍旧者也？故必于寒露之后，立冬以前而分之，盖取万物得归根之时，而其叶则苍，根则老故也。或者于此时分一盆吴兰，吝其盆之端正，则不忍击碎，因剔出而根已伤，暨三年培植，犹至困踣，于今深以为戒。欲分其兰，而须用碎其盆，务在轻手击之，亦须缓缓解拆其交互之根，勿使有拔断之失。然后逐篦丛取出积年腐芦头，只存三季者，每三篦作一盆。盆底先用沙填之，即以三篦丛之，互相枕藉，使新篦在外，作三方向，却随其花之好肥瘦沙土，从而种之。盆面则以少许瘦沙覆之，以新汲水一勺以定其根。

更有收沙晒之法，此乃又分兰之至要者。尚预于未分前半月取土，筛去瓦砾之类，曝令干燥。或欲适肥，则宜于淤泥沙，可用使粪夹和晒之，俟干，或复湿，如此十度，视其极燥，更须筛过，随意用。盖沙久年流聚，杂居阴湿之地，而兰之骤尔分拆失性，假以阳物助之，则来年丛篦自长尔，与旧叶比肩，此其效也。夫苟不知收晒之宜，用彼积掩之沙，或惮披曝，必至羸弱而黄叶者有之，篦之不发者有之。积有日月，不知体察，其失愈甚。候其已觉，方始涤根易沙，加意调护，翼其能复，不亦后乎？抑又知其果能复焉，如其稍可全活，

养护的办法。其它的一切虫子的危害都应除掉。所以封植灌溉的办法，都详细地记载在后面。

坚性封植第四

　　草木的生长，就像人一样。为什么呢？人也是天地万物之一，闲暇度日，悠游安逸，饮食适宜。从兰花来说，一盆茂盛的兰花，没有六七年时间是不能长成的，就是爱养的念头不改，天长日久浇灌的功劳，所以能扎根土壤，长得郁葱雄健，花叶繁丽，因其适应了自然之道。想要分开拆散它，是分裂花根，更换土壤，更何况如果浇灌不得法，爱养它不适时，与人受饥饱燥湿的干扰有什么不同？邪气会乘隙侵害荣卫，花也就免不了会受到损伤。掌握花所适宜的冷热气候，施肥时机适宜，岂是一朝一夕的功夫。因此，必须在寒露以后，立冬以前分根，取万物归根的时候，因此时花叶苍白，根也老旧了。有的在这时分种一盆吴兰，却吝惜盆的整齐、端正，不忍击碎，以至别出时根已伤，加续一年培植，还是委顿到现在，实在应该引以为戒。想要分种兰花，便需要打碎原来的花盆，手轻击，缓慢解拆交叉的花根，不要使其折断，然后取出往年所存蓄的腐芦根。只存了三年的，每三篦作一盆。盆底先用沙填，再用三枕凿，使其相互混藉，让新篦在外面，选三个方向，依据花所喜爱的肥瘦沙土，而栽种，花盆表面用少许瘦沙覆盖，用新汲水一勺稳定花根。

　　还有收沙晒的办法，这是分种兰重要的。在还没分种的前半月，挖取土壤，筛去瓦砾，晒干。想使土壤肥厚则适宜用淤泥。混和粪后晒干，如仍然湿，则反复晒十次，到很干燥了，再筛选栽种。泥沙是多年流聚的，多在阴湿的地方，而兰花被骤然分拆失去了本性，如果用阳刚的东西辅助，那么来年凿篦后自己就可以生长，可以与原来的相比，也就是这种方法的效果了。因此不知收沙晒的优点，而用积掩的泥土，惧怕暴晒，必然招致兰花衰老、叶黄，长不出篦，日积月累，不去体察，所受损害更重，等到发觉时，才开始洗涤根部，换去泥沙，而小心调适保护，希望能重现生机，不是很晚了吗？又怎能知道它能康复呢？假若稍微有活过来的，却又要到何时，才能恢复原来的本质呢？所以对深爱兰花者

有几何时后而获遂本质邪？故为深叹惜之。因并为之言曰：与其于既损之后，而欲复全生意，宁若于未分之前，而必欲全其生意，岂不省力？今逐品所宜沙土开列于后。

陈梦良　用黄净无泥瘦沙种，而忌用肥，恐有腐烂之失。

吴兰　潘兰　用赤沙泥。

何兰　蒲统领　大张青　金棱边　各用黄色粗沙和泥，更添些少赤沙泥种为妙。

陈八斜　淳监粮　肖仲弘　许景初　何首座　林仲　孔庄观成　乃下品，任意用沙。

济老　施花　惠知客　马大同　郑少举　黄八兄　周染　宜沟壑中黑沙泥，和粪壤种之。

李通判　灶山　郑伯善　鱼鈖　用山下流聚沙泥种之。

夕阳红　以下诸品，则任意栽种。此封植之概论也。

灌溉得宜第五

夫兰自沙土出者，各有品类，然亦因其土地之宜而生长之。故地有肥瘦，或沙黄土赤而瘠。有居山之巅，山之冈，或近水，或附石，各依而产之，要在度其本性何如尔，不可不谓其无肥瘦也。苟性不能别白，何者当肥，何者当瘦，强出己见，混而肥之，则好膏腴者，因得所养之法，花则转而繁，叶则雄而健。所谓好瘦者，不因肥而腐败，吾未之信也。一阳生于子，荄甲潜萌，我则注而灌溉之，使蕴诸中者，稍获强壮。迨夫萌英迸沙，高未及寸许，从便灌之，则戢然而卓簪。暨南熏之时，长养万物，又从而渍润之，则修然而高，郁然而苍，若者精于感遇者也。秋八月之交，骄阳方炽，根叶失水，欲老而黄，此时当以濯鱼肉水或秽腐水浇之。过时之外，合用之物，随宜浇注，使之畅茂，亦以防秋风肃杀之患。故其叶弱，拳拳抽出，至冬至而极。夫人分兰之次年不发花者，盖恐泄其气，则叶不长尔。凡

而叹惜。因此说:"与其损伤后来恢复生机,不如在没分种前,保存生机,"现在各种兰花所适合的泥土,均开列于后。

陈梦良　用黄净没有泥的瘦沙种植,忌用肥,怕有腐烂之失。

吴兰　潘兰　用赤沙泥

何兰　蒲统领　大张青　金棱边　都用黄色粗沙和泥,再添些赤沙泥更好。

陈八斜　淳监粮　萧仲弘　许景初　何首座　林仲　孔庄观成　都是下品,可任意用沙。

济老　施花　惠知客　马大同　郑少举　黄八兄　周染　都适合用沟壑中黑沙泥和粪土种植。

李通判　灶山　郑伯善　鱼鲛　用山下流沙聚成的泥土种植。

夕阳红　以下的其它品种,任意栽种。这是封植的概论。

浇灌得宜第五

兰花从沙土中长成的,都各有品类。然而也因为适宜土地才得以生长。所以地有肥瘦,或贫瘠的沙土、黄土、赤沙,也有生长在山顶山岗,近水,近石,各自相依而生长,要猜度它本性如何,不能不说它的肥瘦。因其本性不能区别便说有的应当肥,有的应当瘦,强自提出见解,混和而施肥。那些病弱的,因为养护得法,花就繁茂,花叶雄健;那些好瘦的,不会因为肥而腐败。我没有相信。一阳从子时开始上升,万物也就开始萌发了,我便注意加以浇灌,蕴藏的生机会稍获强壮。等到嫩芽初出,长出土有寸高时,再浇灌施肥,就会长得直立而整齐;在南薰万物生养的时候,用喷水浇灌,兰会长得高而修长,且繁郁而葱茂,仿佛是在披苔知遇的恩惠。秋八月,太阳很炽热,花根缺水,花叶将要枯黄,这时应当用洗鱼、肉的汤水或者污腐浊的水浇灌。过了这些时候,随时浇注,可用其它适合的东西,让花长得顺畅茂盛,但也要防备萧条的秋风之患。所以花叶娇弱象拳头伸出,到冬至时最甚。因此分种兰后第二年不开花的,大概是因为使元气泄露了,花叶长不出来。凡是善于养

善于养花，切须爱其叶，叶耸则不虑其花不发也。

紫花

陈梦良，极难爱养，稍肥，随即腐烂。贵用清水浇灌则佳也。

潘兰，虽未能受肥，须以茶清沃之，冀得其本生地土之性。

吴花，看来亦好肥，种当灌溉，以一月一度。

赵花、何兰、大张青、蒲统领、金棱边，半月一用其肥则可。

淳监粮、肖仲和、许景初、何首座、林仲、孔庄观成，纵有太过不及之失，亦无大害。于用肥之时，当时沙土干燥，遇晚方始灌溉，候晓，以清水碗许浇之，使肥腻之物，得以下积其根，广新来未发，发箆自无勾蔓逆上散乱盘盆之患。更能预以瓮缸之属，储蓄雨水，积久色绿者，间或灌之，而其叶则勃然挺秀，濯然而争茂，盈台簇槛，列翠罗青，纵无花开，亦见雅洁。

白花

济老、施花、惠知客、马大同、郑少举、黄八兄、周染，爱肥，一任灌溉。

李通判、灶山、郑伯善，肥在六之中，四之下。又朱兰亦如之。

鱼鱿兰，质不莹洁，不须以秽腻之物浇之。

夕阳红、云峤、青蒲、观堂主、名弟、弱脚，肥瘦任意，亦当观其沙土之燥，晚则灌注，晓则清水浇之，储蓄雨水沃之，令其色绿为妙。

惠知客等兰，用河沙嵌去泥尘，夹粪盖泥种，底用粗沙和粪方妙。

郑少举，用粪盖泥和，便晒干种之，上面用红泥覆之。

灶山，用粪壤泥及河沙，内用草鞋屑铺四围种之，累试甚佳。大凡用轻松泥皆可。

济老、施花，用粪及小便浇泥摊晒，用草鞋屑围种。

花的，一定要爱护花叶，叶盛，就不必担心花不开了。

紫花

陈梦良　很难种植，肥料稍多，就会腐烂，用清水浇灌最好。

潘兰　即使没有施肥，也必须用清茶水浇灌，才能使它得到本生土地的气息。

吴花　看来也喜好肥土，应一月灌溉一次。

赵艾、何兰、大张青、蒲统领、金棱边，半月施一次肥就行了。

淳监粮、萧仲和、许景初、何首座、林仲、孔观庄成，纵然施肥太多也无害。在用肥的时候，要是沙土干燥，应晚上灌溉，等到天明，再用碗装清水慢慢浇，让肥腻的东西能聚积在根部，箆长时就不会相互缠绕，无散乱的忧患。如能预先用瓷缸之类储备雨水，等到蓄水变绿时，偶尔用来浇花，花叶就会振作挺秀、茂繁不凡、一片翠色。即使没有开花，也可以欣赏到高雅的亮洁。

白花

济老、施花、惠知客、马大同、郑少举、黄八兄、周染，喜爱肥料可随意浇灌。

李通判、灶山、郑伯善　施肥应在四成到六成之间。朱兰也如此。

夕阳红、云峤、青蒲、观堂主、名弟、弱脚　肥瘦随意。也应当观察它们沙土燥湿的程度，在晚上施肥，清晨用清水浇。储备的雨水浇后会让它们绿得很妙。

惠知客等兰，用河沙筛去泥土，和着粪盖上泥栽种，根部用粗沙和粪最好。

郑少举　用粪盖上泥土晒干后栽种，上面用红泥覆盖。

灶山　用粪泥及河沙，里面用草鞋屑铺在四周栽种。大概用松散的泥土就可以了。

济老、施花，用粪及小便浇泥后摊开晒干，用草鞋屑铺在四周栽种。

种兰奥诀

分种法 分种兰蕙，须至九月节气方可分栽。十月时候，花已胎朵，不可分种。若见雪霜大寒，尤不可分栽，否必损花。

栽花法 花盆先以粗碗或粗碟覆之于盆底，次用桴炭铺一层了，然后用肥泥薄铺炭上栽之，糁泥壅根如法。栽时不可以手捺实，否则根不舒畅，叶不长发，花亦不繁茂矣。干湿依时用水浇灌。

安顿洗灌法 春二三月，无霜雪，安放花盆在露天，四面皆得浇水，日晒不妨。逢十分大雨，恐坠其叶，则以小绳束起。如连三四日，须移避暑通风处。四月至八月，须用疏密得所蔑篮遮护，容见日气，最要通风。

梅天忽逢大雨，须移花盆向背日处。若逢大雨过，又逢日晒，盆内热水则荡害叶，亦损根。花开时，若枝上花蕊多，候开次有未开一两蕊头，便可剪去。若留开尽，则夺了来年花信。

九月，看花干处，用水浇灌，则不可湿，而又怕湿，或用肥水培灌一两番不妨。冬十月、十一月、十二月及正月，不浇不妨。最怕霜雪，须用密篮遮护，安顿朝阳有日照处，南窗檐下极美。花盆毕竟两三日一番旋转，取其日晒均匀，则开时四面皆有花。若晒一面，则一处有之。

浇水法 用河水，或池塘水，或积留雨水最佳。其次，用溪涧水，切不可用井水。大抵井水性阴，恐致冻损。浇时须于四畔匀灌，不可从上浇下，恐坏其叶也。四月若有梅雨，不必浇，若无雨，浇。五月至，须是早起五更，日未出时浇一番，至晚黄昏浇一番。又须看花干湿，则不必浇十分湿，恐烂根。

种花肥泥法 栽兰用泥。不管四时，收蕨菜草待枯，于空地铺放，以山泥薄覆草上，复再铺草于泥上，又将泥覆，如此相间三四层，则发火煨之。却用粪入前土，稍干，又以粪浇入。如此又数次，安放闲

种兰奥诀

分种法 分种兰花,必须到九月节气,才可分栽。十月,花已成苗,不可分种。如果下雪结霜、天气寒冷,就更不可分栽,否则必然损坏花。

栽花法 花盆,先用粗碗或粗碟反扣在盆底,再用桦炭铺一层,然后用肥泥薄薄地铺在桦炭上栽种,和泥护根也如此。栽时,不能用手将泥捺实,不然根部不通畅,花叶长不好,花也不会繁茂了。依照泥土的干湿,用水浇灌。

安顿洗灌法 春二三月,没有霜雪,把花盆放在露天处,四面都用水浇,太阳晒也无妨。遇到大雨,如担心花叶下垂,就用细绳捆起来。如连续高温三四天,就必须将花盆移往避暑通风处。四月至八月,必须用疏密合适的竹篮遮护,才可以接受阳光,但最重要的是通风。

梅天忽遇大雨,必须将花盆移往背雨处。如遇大雨过后,又逢日晒,花盆内温度升高,水烫,既损坏花叶也伤害花根。花开时,如枝上花蕊多,没有开的花蕊就可以剪去,若留下来等它开完,就会延误第二年的花期。

九月,看到花干的地方,就用水浇灌,不可以没浇湿就怕湿,用肥水培灌一番也无妨。冬十月、十一月、十二月以及正月,不浇水也无妨。这段时间最怕霜雪,必须用密篮遮护,安放在能够被太阳照射的地方,南边窗檐下最好。花盆两三天转一转,让花接受日照均匀,那么四季都会有花。若是只晒一边,就只有一边开花。

浇水法 用河水、池塘水、积留下来的雨水最好,其次用溪水,切不可用井水。大概井水阴凉,恐怕花被冻坏。浇水时,必须从四周均匀浇灌,就不可以从上浇下,怕伤花叶。四月,如有梅雨,不必浇水,如无雨,就浇。五月,必须在早晨五更,太阳没出来时浇一番,黄昏时浇一次。还要看花的干湿情况,湿就不必浇,怕太湿会使根腐烂。

种花肥泥法 栽种兰花用泥土。不管什么时候,采集蕨菜草,干后在空地铺放开,用山泥薄薄地盖上一层,又再铺草在泥上,再将泥盖在草上,这样相间三四层,就生火煨。将粪加入土里,稍微干后,又将粪浇进去。这样反复几次,然后放在空闲地方,等栽时再用。或者捡旧草

处，听栽时用。或用拾旧草鞋，积浸水粪中，日久拌黄泥烧过，又用大粪浇，放空地，尽令雨打日照，两三月过，收起听栽，亦佳。

去除虮虱法　肥水浇花，必有虮虱在叶底，恐坏叶则损花。如生此虫，即研大蒜和水，以白笔蘸拂洗叶上干净，其虫自无。

杂法　盆下有窍，不可着泥地安顿，恐蚯蚓从孔中潜入，损侵花根。蚁穴亦忌，犹须防之。

盆须架起，庶令风从底入，以得透气为佳，又免蚯蚓蚁虫之患。

兰之壮者，有二三十萼，弱者只有五六萼，或种时无肥泥故也。必须及时换泥，如法栽过，以获茂盛耳。欲分，直须交过九月节气始可。如迟至十月中，又非其节也。分时须度其根之易分，不可不察。其交互甚者，浑擗折之，非惟分种不盛，抑亦断送其天年也。

寻常盆面并实，则用竹片挑剔泥松，又不可拨损了根。

叶紫红，恐因受霜打以致耳，急须移向南檐背霜雪处安顿，则仍复自青。

叶黄，惟用苦茶浇之。最忌春雪，一点着叶，则一叶毙矣。可将鸡鹅煺汤，用缸盛贮，待其作臭，去毛浇之。或以皮屑浸水，或以洗鱼腥水浇之，绝妙。

培兰四戒

春不出，【宜避春之风雪。】夏不日，【宜避炎日之销烁。】秋不干，【宜常浇也。】冬不湿。【宜藏在地中，不使其见水成冰。】

雅尚斋重订逐月护兰诗诀

正月相宜置坎方，好将枝叶趁阳光。更须避冷藏檐内，勿使春风雪打伤。

二月须令竹作栏，风摧叶变鹧鸪班。庭前移进还移出，避雪迎

鞋，浸入粪水中，过几日，拌黄泥烧过，用大粪浇后搅和好，放在空地，让雨淋日晒，两三月后，收起来等栽时用，也十分好。

去除蚜虱法 肥水浇花，必须有蚜虱在叶底，怕它们损坏花叶而使花不开。如果生有这种虫，就研大蒜和水，用白笔蘸刷在叶上，蚜虫自然会没有。

杂法 花盆下面有洞，不能放在泥地上，以防蚯蚓从洞中潜入，损坏花根。蚂蚁的巢穴也要防备。

必须架起，让风从底部吹入花盆以透气，又可避免被蚯蚓、蚂蚁伤害。

兰花强壮的有二三十萼，瘦弱的只有五六萼，大概是栽种时肥不够的原因。所以必须及时更换泥土，如前面讲的方法，才能长得茂盛。想要分种，必须过了九月节气才可以。如果延到十月，就不能分种了。分种时，必须审度花根是否易分。那些根交错，混作一团的，要是分种时不慎，便会断送花的寿命。

平常时日，花盆泥土实贴，用竹片挑松，又不能损坏花根。

叶紫红，可能因为霜打所致，应立即将花盆移往背霜的地方，就可长青。

叶黄时，只用苦茶水浇。最忌春雪，花叶沾上一点，就会死。可以把烫鸡鹅的水用水缸贮存，等到变味，去掉鸡鹅毛后浇。或者用皮屑浸在水中，或用洗鱼的鱼腥水浇，都很好。

培兰四戒

春不出，【宜避春之风雪。】夏不日，【宜避炎日之销烁。】秋不干，【宜常浇也。】冬不湿。【宜藏在地中，不使其见水成冰。】

雅尚斋重订逐月护兰诗诀

正月相宜置坎方，好将枝叶趁阳光。更须避冷藏檐内，勿使春风雪打伤。

二月须令竹作栏，风摧叶变鹧鸪班。庭前移进还移出，避雪迎阳护更难。

阳护更难。

三月新条出旧丛，此时却更怕西风。提防地湿多生虱，根下休教壅着浓。

四月盆泥日晒焦，微微着水灌根苗。先须皮浸河池水，煎过浓茶亦可浇。

五月新抽叶更青，树阴竹底架高檠。须防蚁穴根窠下，老叶凋残尽莫惊。

六月骄阳暑正炎，青青新叶怕烦煎。却宜树底并遮箔，清晓须教水接连。

七月虽然暑渐消，更须三日一番浇。却防蚯蚓伤根本，肥水还令和溺调。

八月西风天气凉，任他风雨又何妨。便浇粪水能肥叶，鸡粪壅根花更香。

九月将残防早霜，阶前南向好安藏。若生白蚁兼黄蚁，叶洒鸡油庶不伤。

十月阳生暖气回，明年花蕊已胚胎。玉茎不露须培土，盆满秋深急换栽。

子月庭中宜向阳，更宜笼罩土埋缸。若还在外根须湿，干燥须知叶要黄。

腊月风高冰雪寒，却宜高卧竹为龛。直教二月阳和日，梦醒教君始出关。

竹谱

《竹谱》曰："竹之品类六十有一，述其常品记之。"《志林》云："竹有雌雄，雌者多笋。"故种竹半择雌者。物不逃于阴阳，可不信欤？凡欲识雌雄，当自根上第一枝观之，双枝是雌，即出笋，若独枝者是雄。

三月新条出旧丛，此时却更怕西风。提防地湿多生虱，根下休教壅着浓。

四月盆泥日晒焦，微微着水灌根苗。先须皮浸河池水，煎过浓茶亦可浇。

五月新抽叶更青，树阴竹底架高槃。须防蚁穴根窠下，老叶凋残尽莫惊。

六月骄阳暑正炎，青青新叶怕烦煎。却宜树底并遮箔，清晓须教水接连。

七月虽然暑渐消，更须三日一番浇。却防蛆蚓伤根本，肥水还令和溺调。

八月西风天气凉，任他风雨又何妨。便浇粪水能肥叶，鸡粪壅根花更香。

九月将残防早霜，阶前南向好安藏。若生白蚁兼黄蚁，叶洒鸡油庶不伤。

十月阳生暖气回，明年花蕊已胚胎。玉茎不露须培土，盆满秋深急换栽。

子月庭中宜向阳，更宜笼罩土埋缸。若还在外根须湿，干燥须知叶要黄。

腊月风高冰雪寒，却宜高卧竹为龛。直教二月阳和日，梦醒教君始出关。

竹谱

《竹谱》说："竹的品类有六十一种，现记叙的是常见品种。"《志林》载："竹有雌雄，雌者多笋。"所以种竹应挑选一半雌竹。万物都离不开阴阳，难道是不可以相信的吗？要识别雌雄竹，可以从根上第一枝看出：双枝是雌竹，就有竹笋；如果是独枝，则是雄竹。

冬至前后各半月,不可种植。盖天地闭塞而成冬,种之必死。若遇火日及西南风,则不可,花木亦然。凡种竹处,当积土令稍高于旁地二三尺,则雨潦不侵损,钱塘人谓之竹脚。竹有醉日,即五月十三日也,《齐民要术》谓之竹醉日,《岳州风土记》谓之龙生日。种竹以五月十三日为上,是日遇雨尤佳。一云用辰日,山谷所谓"根须辰日屃,笋看上番成。"又一云宜用腊月,杜少陵诗:"东林竹影薄,腊月更宜栽。"予观谚云:"栽竹无时,雨过便移,多留宿土,须记南枝。"则三说皆拘也。又法:三两竿作一本移种,其根自相扶持,尤易活也。

凡竹与菊,根皆长向上,添泥覆之为佳。竹留三去四,盖三年留,四年者伐去。竹以五月前血忌日,三伏内及腊月斫者,不蛀。竹之滋泽,春发于枝叶,夏藏于干,冬归于根。如冬伐竹,经日一裂,自首至尾不得全完。夏伐之最佳,但鞭皆烂,然要好竹,非盛夏伐之不可。七八月尚可。自此滋泽归根,而不中用矣。

《说文》:"竹节曰约。"古云:"渭川千亩竹,其人与千户侯等。"《史记》:"竹得风,其体夭屈,谓之竹笑。"竹笋,陆佃云:"字从旬从日,包之日为笋,解之日为竹。"又曰:"字从竹从旬,旬内为笋,旬外为竹也。"其上番下番,言竹有上番下番,即今言大番小番也。番,去声,谓大年生笋多,小年生笋少也。杜诗:"会须上番看成竹。"蔡梦弼注不知此义,乃云上番音上箪,蜀名竹丛曰林箪,误之甚矣。既不识竹,又不识诗,真瞎子也,何以注为?非万玉主人,不知此妙。

竹复死曰筟。观《山海经》曰:"竹生花,其年便枯。"竹六十年易根,易根必花,结实而枯死。实落复生,六年而成町。子作蕙,似小变。其治法:于初米时,择一竿稍大者,截去近根三尺许,通其节,以粪实之则止。又一种法:先将竹斫去本,止留二三寸,填土硫黄在管内,覆转,根反居上,用土覆之,当年生笋。又《种竹诀》曰:"深种浅种,稀种密种,谓之四法。深种者,土要培厚;浅者,以墩

冬至前后各半月时间，不能种植，因为天寒地冻，竹子一定不能成活。如遇上太阳天或刮西南风，也不可以种植，花木都一样。凡是种植竹子的地方，应该堆积比旁边的地方高二三尺的土，使雨水浸损不到，钱塘的人把这叫竹脚。竹子有醉日，即五月十三日。《齐民要术》称竹醉日，《岳州风土记》称龙生日。种植竹子在五月十三日最好，这天下雨更好。一种说法是用辰日，山谷中的根必须在这天挖取，竹笋才会长成。另一种说法是种竹在腊月，杜少陵诗："东林竹影薄，腊月更宜栽。"我看见一则谚语说："栽竹无时，雨过便移，多留宿土，须记南枝。"这三种说法都太拘泥。又有一种方法是：三两根作一处栽，它们的根本就相互扶持，尤其容易成活。

竹和菊的根都向上长，需要添泥土盖上为好。竹留三去四，就是说泥让竹长三年，第四年砍才利。竹要在五月前、血忌日、三伏天以及腊月砍伐才不会有虫蛀。春天竹枝叶繁茂，夏天竹杆强壮，冬天根润泽。如果冬天伐竹，竹子裂口会从头到尾，没有完整的。夏天伐竹最好，但是竹根会烂。若要好竹，就一定在盛夏砍伐，七、八月也可以砍伐。此后竹的生机都归入竹根，就没有用了。

《说文》："竹节叫约。"古语说："渭川千亩竹，那人就等于千户候了。"《史记》："竹得风吹，其体弯曲，称为竹笑。"竹笋，陆佃说："字从旬从日，合起来为筍，筍即笋，分解开为竹。"又说："字从竹从旬，旬内为筍，旬外为竹。"字的上下结构，就是现在的上下番。番，去声，说大年生筍多，小年生筍少。杜诗："会须上番看成竹。"蔡梦弼注释说不知道它的意思，就说上番的音为上筤，巴蜀地方称竹丛为林筤，差得太远了。既不识竹，又不认识诗，真是瞎子，怎么还要去注解？不是万玉主人，不知道其中的奥妙。

竹死叫篘。看《山海经》里说："竹开花，第二年就会枯萎。"竹六十年才易根，易根必开花，结果而枯死。果实落后再生，六年后长成田町。子作蒽，象小变。治疗方法是：在竹子结果象小麦时，选一根稍大的，离根三尺左右截去，疏通竹节，用粪灌满就可以了。另一种办法是：先把竹研去根，只留二、三寸，填上硫磺，反转，让竹根朝上，用土盖上，当年就生竹笋。另外，种植竹的口诀上说：深种、浅种、稀种、密种四种方法。深种，泥土要培厚；浅种，不必挖坑，就放地上种；稀种，每

置地上种之，不必掘潭；稀者，每墩排开；密者，须择竹丛三五枝一墩者移来。"此亦巧妙语，乃善种法也。

蕲竹 黄州府蕲州出，以色莹者为箪，节疏者为笛，带须者为杖。唐韩愈诗："蕲州笛竹天下知，郑君所宝尤瑰奇。携来当昼不得卧，一府争看黄琉璃。"

斑竹【湘妃竹】 斑竹其佳，即吴地称湘妃竹者，其斑如泪痕。杭产者不如。亦有二种，出古辣者佳，出陶虚山中者次之。土人栽为箸，甚妙。余携数竿回，乃陶虚者，故不甚佳。

方竹 澄州产方竹，杭州亦有之，体如削成，劲挺可堪为杖，亦不让张骞筇竹杖也。其隔州亦出。大竹数丈。

孝竹 杭产孝竹，冬则笋生丛外，以卫母寒；夏则笋生丛内，以凉母热。其竹干可作钓竿，丛生可爱。

黄金间碧玉竹 杭产，竹身金黄，每节直嵌翠绿一条，不假人为，出自天巧也。

碧玉间黄金竹 杭产，竹身全绿，每节直嵌金黄一条，亦天成也。二竹绝妙。

雪竹 广西产者，斑大而色红如血，有晕。

钹竹 西蜀所产，下有尺许花纹可爱，即邛竹也。

棕竹 广之东西咸产之，叶如棕榈，畏寒，不宜于南。

桃竹【俗名桃丝竹也】 古姚有之，似棕竹而花纹粗质松，色淡于棕竹。

紫竹 杭产，色紫黑，可作笙箫笛管，诸用俱可，故雅尚者多蓄之。

异竹十一种

涕竹 南荒有涕竹，长数百丈，围三丈六七尺，厚八九寸，可以为船。其笋甚美，可疗疮疠。

一墩排开；密种，选择竹丛三五枝一墩的，移在一起。这是栽种妙法。

蕲竹 出长于黄州府蕲州，用颜色鲜亮的制成盛皿，节稀疏的做成竹笛，带须的做成手杖，唐韩愈诗说："蕲州竹笛天下知，郑君所宝尤瑰奇；携来当昼不得卧，一府争看黄琉璃。"

斑竹【湘妃竹】 斑竹很好，就是江南称的湘妃竹，花斑象泪痕。杭州产的要差些。斑竹也有两种：出产于古辣的好，出产于陶虚山的差些。当地人种栽竹来做筷子，很好。我携带的几根是陶虚山出的，所以不很好。

方竹 澄州出产方竹，杭州也有。体态象刀削的一样，刚劲挺拔，可以做手杖，不比张骞筇竹差。邻近的州出产的大竹很长。

孝竹 杭州出产孝竹，冬天笋生在竹丛外，使主干不受寒；夏天竹笋长在竹丛内，让主干清凉。这种竹干可以作钓鱼竿，竹叶也长得可爱。

黄金间碧玉竹 杭州产，竹身金黄色，每节竹节嵌有翠绿的一圈，不是人造的，而是出自天然。

碧玉间黄金竹 杭州产，竹身全绿，每节竹节嵌有金黄一圈，也是天然成就的。二种竹都很绝妙。

雪竹 广西出产，花斑大而颜色象血一样红，有晕。

铍竹 四川西部出产，竹身下部尺许的花纹可爱，也就是邛竹。

棕竹 广东广西都有，叶如棕榈叶，怕寒冷，不宜种在南方。

桃竹【俗名桃丝竹】 广东古姚有，像棕竹，花纹粗大，质地松，颜色比棕竹淡。

紫竹 杭州产，紫黑色，可以做笙、箫、笛的管，所以那些高雅的人士多数都有蓄备。

异竹十一种

涕竹 南荒出产涕竹，有数百丈长，竹身三丈六七尺，厚八、九寸，可以造船用。竹笋很好，可以治疗毒疮。

棘竹 一名笆竹,节皆有棘数十,种为丛,南夷种以为城,坚不可攻。或自崩根出,大如酒瓮,纵横相承,状如缫车。食之,人发尽落。

篦箖竹 篦竹,皮薄而空,径不余二寸,皮上有粗,可为锉子,锉甲利胜于铁。若钝,以浆水浇之,如旧快利。

箮籚竹 箮大如脚指,腹中白幕拦隔,状如湿面,将成而筒皮未落,辄有细虫,啮处成赤迹,似绣画可爱。

慈竹 夏月经雨,滴汁下地,生蕁似鹿角,色白,食之下痢。

筋竹 南方以为茅刃,笋未成竹,堪为弩弦。

百叶竹 一枝百叶,有毒。

桃枝竹 东官有芜地,西接大海,有长州,多桃枝竹,缘岸而生。

瘿竹 东洛近溪,忽有竹生瘿,大如李。

罗浮竹 罗浮有巨竹万千竿,连至岩谷,围二丈有余,有三十九节,节二丈许。南人以竹为甑,类见之矣。

童子寺竹 唐李卫公言:"北都童子寺,有竹一窠,才长数尺。相传其寺纲,每日报竹平安。"

棘竹 又叫笆竹,竹节都有刺数十,十多株为一丛。南方少数民族用来做城墙,坚韧牢固难以攻破。有的从根崩出,象酒瓮那样大,相互交错,形状象缲车。这种竹笋吃下后,头发会落光。

箧箒竹 箧竹,皮薄而空,直径不超过二寸,皮上有粗,可做锉子,锉甲锋利胜于铁器。如果钝了,用浆水浇之,又如之前那样锋利。

箘簹竹 箘大如脚指,腹中有白幕拦隔,状如湿面,将长成如果筒皮未落,就会有细虫,虫咬处有赤迹,像绣画那样可爱。

慈竹 夏月经雨打过后,滴汁下地面,生蕈像鹿角,色白,吃后会下痢。

筋竹 南方以为茅刃,笋未长成竹,可以为弩弦。

百叶竹 一枝上生百叶,有毒。

桃枝竹 东官有芫地,西面接大海,有长州,多生桃枝竹,靠岸边而生。

瘿竹 东洛近溪,忽有竹子生瘿,大如李子。

罗浮竹 罗浮有巨竹万千竿,连至岩谷,直径二丈有余,有三十九节,节二丈左右。南人以竹为甑,类见之矣。

童子寺竹 唐李卫公言:"北都童子寺,有竹一窠,才长数尺。相传其为寺纲,每日报竹平安。"

卷十七

灵秘丹药笺上卷

高子曰：食药者，可以长年，仙经论之矣。故羲皇嚅药制医，治人百疾，自华扁诸家，复遗方书，以利天下后世，好生之德，何无量哉！今人天真散失，幻体空虚，不思补髓填精，斡旋造化，长年将无日矣。悲欤！

余幼病赢，复苦瞶眼，癖喜谈医。自家居客游，路逢方士，靡不稽首倾囊，以索奇方秘药，计今篇篇焉盈卷帙矣。即余自治赢疾顿壮，朦疾顿明，用以治人，应手奏效。神哉。药之方欤！余宝有年，计所征验，不可枚举。兹不自秘，并刻以助遵生一力。他若条分疾病，次备方药，当执之专科，无问是编。所冀智者原病合方，心运妙用，宝以护命，兼以活人，则方寸即为寿域，岂不胜彼宝金玉而甘心泉壤者哉？录成笺曰《灵秘丹药》。

高子说：服药可以延年益寿，仙家的经典上已经论述过了。所以伏羲氏尝药草而制定了治病的方法，用来治疗人的各种疾病，名医华佗和扁鹊又传下治病的医书，对后世的人们治病是有益的，拯救生灵的功德，(真是)没有什么可以衡量啊！当代人(的生活方式很多都违反了人体的本性)，(长期这样生活，逐渐地他们)失去了纯真的心地，他们的身体变得虚弱，又不考虑用补养身体的方法来扭转这一局面，要想长寿延年，将越来越不可能了，这是多么可悲啊！

我小的时候身体很瘦弱，又加上眼睛有病，所以对医道产生了极大的兴趣。无论是在家或旅游在外，路上碰见懂医的人，无不很诚恳地请教或倾囊相求，以索取他们收藏的奇方或秘不示人的药物，到现在为止，收集的篇幅越来越多，已整理成册成卷了。靠这些来自我医治，衰弱的身体很快变得强壮，失明的眼睛也迅速恢复了光明，用来为他人治病，无不手到病除。这真是很神奇的药方啊！我珍藏这些药物和处方已有若干年了，对已经应验的病例，不胜枚举。我不打算把它们作为永远的秘密，于是勘印出来为人们在追求养生术时助一臂之力。按人不舒服的症状分成若干条，然后附上处方，至于属什么科目，我没有这样去分类编排。只希望有识之士根据人体本身疾病的不同而灵活掌握运用这些处方，只要多动脑筋就会有妙用，一则可以作为护命之宝，再则可以治病救人，三则心神安宁就能达到长寿的目的，当你体验到这些好处的时候，难道不感到它们胜过黄金美玉吗？怎么可能愿意就这样离世呢？于是收录成册后，命名为《灵秘丹药》。

丹药

秘传龙虎石炼小还丹

余生平酷嗜方药，屡获奇效，故信愈笃，而好益专。兹丹始焉得之终南王师，燕中复遇至人，参同秘诀。今不自私，录以济人，见者幸勿视以肉眼。

龙虎石丹序

夫龙虎石者，乃人元造化之至宝也。自轩辕皇帝所传制炼之丹方，后钟吕二仙再修接命之秘法，盖求延生之术。惟童真未破，不假他力，而径自还丹，已破河车，必得至药而复全性命。龙虎即男女之法象，男女乃阴阳之妙化也。阴阳未漓，其体浑然，故能感召天地氤氲之气，盗夺日月磅礴之精。其气充塞五脏，遍历诸经，溢之于内，为气为血，渗之于外，为水为膏。圣人以法术而采取，用以施水火既济之功，运周天还返之妙，炼成黄芽白雪，玉液金英。火炼味咸，水飞味淡，其体不一，其色不定。饵阳炼则补益真阴，饵阴炼则强壮元阳，返本还元，归根复命。单服散片，而顺络调经，扶衰救老；合服群丹，而祛除百病，起死回生。致真气而日益日盛，使诸阴而时剥时消，自然身轻体健，返老还童，百日成功，千期轻举，实大丹之根基，乃人元之上药也。

丹药

秘传龙虎石炼小还丹

我生平酷爱收集药方,这些药方产生了不少奇异的效果,所以信念愈来愈坚定,爱好更专一。这个丹剂,最初是我从终南山王师那里得来的,后来在河北又遇到个很有学问的人,便参考了他传授的秘诀。现在我予以公开,录在下面以救济世人,看见此方的人,不要用凡夫俗子的眼光去审视它。

龙虎石丹序

所以称为"龙虎石",是因为它是人体中自己生长出来的至宝。自从轩辕皇帝创制炼丹的方法以来,八仙中的钟离权和吕洞宾二位仙人继续修炼延年益寿秘方,都是为了追求长寿的方法。只有当童真还没破的时候,不需借助其他外力,便可以直接让自身真气还原成丹;当童真已破,就必须得到真正的丹药,才能使性命得以保全。所谓"龙虎"即是男女的法象,男女就是阴阳的微妙变化。当阴阳还未互相渗漏的时候,各自浑然为一体,所以就能够感应到天地间蒸蒸日上的生气,获得日月广大无边的精华。这些精气充满了人的五脏,流遍人体中所有的经脉,充溢于体内,生成气和血,渗汇于体外,就变成水和膏物。过去的圣人用法术采取它,用来使人的身体在水火之间互相调济、平衡,依照气息在经脉中运行周天的方法而还返人体丹田,炼成"黄芽白雪""玉液金英",即内丹。火炼的味咸,水炼的味淡,其形状不一,颜色也不固定。服食阳气炼出的丹能补益真阴,服食阴气炼出的丹则能壮先天的阳气,使其返本还元,归还于性命的根本。如果只服用其中的一种丹药,可以理顺筋络和调理经脉,减缓身体的衰老;如果多种丹药一起服食,就可以祛除百病,救活垂死的人,使人体的真气一天天强盛起来,使人体的阴气得到合理的消减。这样,就会自然感到身体轻灵,体魄强健,年老的人像年轻人一样健壮而有精力,百日之内就能见效,所期待盼望的就会轻易而举地得到,这就是炼大丹的原理,这就是炼大丹的根基,也是补益人体精气最好的药。

但无德之人，终身难遇。若夙有仙风道骨者，得遇此道，屏除六欲，绝弃贪嗔，济贫拔苦，广积阴行。凡人不问老少男女，五劳七伤，诸虚百损，遗精白浊，喘嗽风瘫，妇人崩漏，子宫久冷，不成胎孕，小儿诸疾，并皆服之，无有不治。然须缓缓服久自效。钦蒙御赐诗曰："采取须龙虎，烹炼合阴阳，服之三二载，肌肤自荣光。"钦此谨录成帙，珍藏世宝云。

取龙虎水法

龙属木，虎属金，即童男童女。取之时，谨择有五种不男，五种者，生逮变半渎也。生者，外肾不举；逮者，声雄皮粗；变者，腥膻狐臭；半者，黄瘦多病；渎者，疥癞疮疽。五种不女，罗纹股交脉也。罗者，阴户上有横骨；纹者，狐臭体气；股者，实女也；交者，声雄发粗，皮肤粗糙，无颜色；脉者，疮疾病患，残疾。二鼎器，务择眉清目秀，满月之相，三停相等，唇红齿白，发黑声清，肌肤细润，年方十二三岁至十五六未破者。用黍稷稻粱、红豆、红枣、犴猪、鲫鱼等味，与彼食之。忌葱、蒜、韭、薤，五荤三厌，秽污二水。戒喧哗戏谑，手舞足蹈，恐耗散精华。取之时，先调百日，十月起，三月止，置磁缸，或磁坛，于静处收贮，以盖盖之，积至二三石，听候炼用。

品德不好的人，一辈子也遇不到。若是此人早就有仙人及得道者的气质风采，一旦与此道法结缘，就应从思想上屏除"六欲"，杜绝贪婪和嗔怒的情绪，树立救援贫苦的人，多做善事积阴德的志愿。这样，普通人不论男女老幼，也不论身患何种疾病，如五劳七伤、虚弱劳损、遗精白浊、气喘咳嗽、半身不遂、妇人崩漏、子宫寒凉、不能怀孕或者不能安全分娩以及小儿各种疾病，都可以服用丹药，没有不能医治的。然而，一定要缓缓地服用，久而久之自会见成效。承蒙皇帝亲自赐诗称赞道："采取须龙虎，烹炼合阴阳，服之二三载，肌肤自荣光"。现在仔细地收录在一起，刊刻成书，让世人作为宝贵资料珍藏。

取龙虎水法

龙虎水即男女童小便，在五行里，龙属木，虎属金，龙虎水也就是童男童女的尿液。取龙虎水的时候，不要选择生理上有五种缺陷并且不能生育的男子。这五种缺陷是："生"、"逮"、"变"、"半"、"渎"。所谓"生"，就是指阴茎不能勃起；所谓"逮"就是指声音雄壮，皮肤粗糙；所谓"变"就是指身体有腥膻和狐臭气味；所谓"半"，就是指黄瘦多病；所谓"渎"，就是指身上长有疥癞疮疽一类的皮肤病。不要选择生理上有五种缺陷的女子。这五种女子是指："罗"、"纹"、"股"、"交"、"脉"，所谓"罗"就是指阴户上有横骨；所谓"纹"，就是指身体有狐臭；所谓"股"就是指"实女"，即处女膜厚，不能穿透者；所谓"交"，就是指声音雄壮粗大，头发粗硬，皮肤粗糙，容貌不好；所谓"脉"，是指身患疮病而烦恼，身有残疾的。取龙虎水，童男女一定要选择眉目面貌秀丽俊俏的，脸圆圆的、白白的，像满月一样，脸上"三停"适中，嘴唇鲜红、牙齿洁白，头发乌黑，声音清脆，皮肤细腻、身体圆润，年龄在十二三岁至十五六岁未破身的。用黍、稷、稻、粱、红豆、红枣、公猪、鲫鱼等食物给他们食用。同时，要忌食葱、蒜、韭、薤、大蒜、茖葱、慈葱、兰葱、兴渠、雁、狗、乌龟和浑浊、肮脏的水。还要防备大声杂乱地说话和用逗趣的语言开别人玩笑，防备过度兴奋，担心因此耗散了人的精气神。取的时候，先调养百天，从十月份起，到三月份止，收贮在瓷缸或瓷罐内，放置在清净处，用盖子盖好，收积到二三石时，就可以听候炼用。

阴炼二法

　　将前积取二水，置磁缸三四口，或五六口，于静通沟去处。每缸止放五分龙虎水，加井水五分，下明矾二两，白术二两，松柏叶各二两，取杨柳棍三四茎一扎，顺搅千余下，盖之勿动。勤看，待水澄清去盖，慢慢滗去清水。又加井水满缸，以绢罗滤去渣滓，又搅三二百转，盖之，澄清，又尽滗去清水。仍加井水又滤，又搅，又滗，如此十余次，直待水香为止。候水尽，用米筛二三个，内铺薄绵纸，将浑龙虎石取入筛纸上，待水干，移在日色处，以竹刀画成骨牌路，晒干，如粉之白，即是阴炼龙虎石。用磁盒收贮，合药。此石能补心生精，养血之至药也。

又一法

　　将积下的龙虎水，照前安半缸，加井水半缸，令九分满。另用皂角一斤，煎水一桶，加白矾四两在内，听用。取南桑、北榆、东槐、西柳、中松，各一枝，共扎成一握，搅前缸龙虎水千余转，点皂角白矾水二三碗，勿动，待他澄清，滗去清水，再加井水令满。仍入皂角白矾水二三碗，再搅四五百转。待澄清，滗去清水，再加井水令满，搅浑。用空缸一口，以瓢连忙淘入空缸内，剩泥脚二三碗不用，复搅百十转，澄清水，仍加清水，搅浑。乘浑连忙又淘入空缸内，又剩泥脚不用。又澄，又滗去清水，又加井水，又搅浑，又淘过，又剩脚。如此十余次，方滗水尽，用净灰火缸，按实，上铺绢一方，绢上铺纸，将浑秋石倾在纸上阴干。亦将竹刀画成骨牌路，晒干，即是阴炼，收用。

河炼法

　　将前积收二水，照前阴炼置器，一样炼法。只是置净器积二水不过夜，一日一炼，不用井水，取南流东流河水，依前法，多加河水

阴炼二法

将上述二水取来,安置好瓷缸三四口,或五六口,在清净且能直接排水的地方。每个缸内只放五分龙虎水,加井水五分,投入明矾二两,白术二两,松柏叶各二两,用杨柳枝三四根捆成一把,向一个方向搅动千余下,盖好后不要动。经常查看,待水澄清后,打开盖子,慢慢滗去清水,又加井水满缸,然后用绢罗滤去渣滓;又搅二三转,盖好,让它再澄清,又尽量把清水滗去,再加清水,又滤,又搅,又滗,如此反复十余次,直至水有香味再停止。把水滗尽后,用米筛二三个,里面铺上薄绵纸,将浑龙石取入筛纸上,等水干后,移到阳光处,用竹刀划成麻将牌大小的长方格子,晒干后,像粉一样白,这就是阴炼"龙虎石",用瓷盒收藏好。调配药物用此石,能补心生精,是养血的最好药物。

又一法

将积下的龙虎水,照上法安半缸,加井水半缸,全缸以盛九分为满;另外用皂角一斤,煎水一桶,加入四两白矾,备用。取南方的桑枝、北方的榆树枝、东方的槐树枝、西方的柳树枝、居中位置的松树枝各一枝,共扎成一把,搅前缸内龙虎水千余转,点入皂角白矾水二三碗,盖好后不要动。待它澄清后,滗去清水,再加井水满缸,仍放入皂角、白矾水二三碗,再搅动四五百转;待澄清,滗去清水,再加满井水,再搅浑,置空缸一口,用瓢飞快舀入空缸内,剩下泥脚二三碗不用。再搅动百十转,澄去清水,仍加清水搅浑;趁浑赶忙又舀入空缸内,又剩下泥脚不用;又澄清,又滗去清水,又加井水,又搅浑,又滗过,又剩下泥脚。如此反复十余次,才把水滗尽,在缸内用净灰把缸按实,上铺绢一大块,绢上铺纸,将得到的浑秋石倾在纸上阴干。也用竹刀划成麻将牌大小的格子,晒干,即是阴炼,藏好备用。

河炼法

将前面收集的龙虎二水,照前面阴炼法放置瓷缸,炼法一样。只是在干净缸里盛积二水,不过夜,一日一炼;不用井水,取向南流或东飞炼，晒干，比阴炼上等洁白。此河炼石丹方，用乳膏丸服，能消痰止嗽，专治痨嗽，大有功效。

阳炼二法

择露天空地，砌灶二眼，坐东朝西，安三尺二、二尺四锅二口。锅近处，安缸四口，积下龙虎水二缸，或三缸。方洗净锅锈，先于大锅内入五瓢，灶内慢火粗熬至起沫，以笊篱撇去油沫，直待熬至不起沫，方起过小锅内细熬。大锅内仍添二三瓢，又熬去沫，又起过小锅来。如此少少渐添渐起，直待前积二水熬尽。大锅住火，只在小锅内慢慢火熬，用铲刀不住手铲，待水干成膏。上用一小锅小缸合住锅口，周围用泥封固严密，止留一孔出水气尽，孔内飞出金星青气，急以泥封孔眼。缸底用湿布一方，不可水大，但常以水润之。小火烧至锅底紫色，退火，冷定，过夜。

第二日，先去口泥净，揭开，升缸上的已汞灵药，红黑白各色者，另收听用，另打黄芽。将锅内黑膏子铲起，另入一口小锅内，用砖架起大火烧，待黑烟尽，连锅通红，退火晾冷，酌量下井水，或露泉等水尤妙，烧滚。先将净缸一口于室内，止安竹筛，筛内铺纸，滤滴清水入缸，筛内黑渣不用。将滤下清水，看如水清碧，就磁盘煎出净石来。如略有些黄色，还用前小锅煎干，再煅一火，晾冷，仍下水煎滚，照前淋入缸内。直看淋下的水，如井水一般清碧，方以磁盘用砖支住，徐徐添炭火，煎前淋的水滚，以竹铲不住手铲，直待前煎铲焙干，略带潮，取出，倾在纸上晒干，似雪之白。此是阳炼之法。

流的河水，依照前面的炼法，多加河水，飞炼晒干，得到的龙虎石比阴炼法的更好更洁白。这就是用河水炼制"龙虎石"的方法。河炼龙虎石用乳膏制成丸，服用，能够消除体内的痰，有效治疗咳嗽，可以专门用于医治因患痨病引起的咳嗽，功效显著。

阳炼二法

　　在露天空地上，砌两个灶，方向是坐东朝西，放置三尺二和二尺四的锅各一口，靠近锅的地方安置瓷缸四口，事先积下龙虎水两缸或三缸。先把锅上的锈迹洗净，一开始舀五瓢龙虎水到大锅内，在炉灶内用文火略微熬一下，到起沫时，用笊篱撇去油沫，直至熬到不起沫时，才能倒入小锅内细熬。大锅内仍添二三瓢龙虎水，又熬去沫，又倒入小锅来。如此步步地渐添渐起，直待前积的龙虎二水熬完，才能将大锅停火，只在小锅内用文火慢慢熬，用铲刀不停手地铲，等着水干，形成膏状。上面用一口小锅、小缸反扣住锅口，周围用泥封固严密，上面只留一个孔，让水气跑光，当这个孔内飞出金星青气时，马上用泥封住孔眼。缸底用湿布一块，不可太湿，但要经常用水湿润这块布。小火烧至锅底出现紫色，就退火，让它冷却，放置一个晚上。

　　第二日，先把封口的泥弄干净，揭开扣在锅上面的物体，可以看见升华到缸上的已汞灵药，有红、黑、白各种颜色的，将它们收集起来备用，后面"炼黄芽"的时候用。再把锅内黑膏子铲起，放到另一口小锅内，用砖架起锅，大火烧，等黑烟没有了，锅已烧得通红，就退火，等冷透，锅内放入适量井水，或用地面冒出的泉水等就更好了，再烧到水滚开。事先在室内安置一口净缸，只安竹筛，筛内铺纸，将烧好的清水过滤、滴入缸中，筛内黑渣不用。看过滤后的水，如果像井水一样清澈，把这样的水放入瓷盘，用磁盘煎干水后，就会留下纯净的丹石来。如果过滤后的水略微有些黄色，就还得用前面的小锅煎干，再烧一会儿，等冷透，还是加入适量井水，烧到水滚开，照前法过滤到缸内。当看到过滤后的水，像井水一般清澈，才把瓷盘拿砖支撑住，慢慢添炭火，把之前过滤的水烧得滚开，用竹铲不停地铲，一直到成膏状时焙干，略带潮取出，倾倒在纸上，晒干，得到的龙虎石像雪一样白，这就是阳炼的方法。

又一法

　　锅煎，法同前。火用桑柴，直煎至水尽，铲焙成黑粉末。先用阳城罐十数，外用纸筋泥固了，阴干，将末装入固济罐内。上用铁灯盏坐口，以铁丝缠纽，周围用盐泥封固严密，炭火炙干。于地下用钉三个钉地，离四指高，坐药罐于钉上，周围用砖砌成百眼炉。先下底火，徐徐添至平口，盏内徐徐添水，勿令干了，打火三炷香尽，退火，冷定，去铁线开看。升盏上的另收，打黄芽。罐内的秋石取出，碾为末，加露水煎。待末化，照前用筛子置于磁盆上。筛内先铺生绢一方，次铺纸二层，将煎滚的水倾入筛纸内，滤滴入盆内，去黑渣不用。将淋下清水，用银锅煎干成白秋石。再添露水煎，直待石化了，仍换纸于筛内，再淋再煎，如此九次。丹诀云："九熬九打似冰霜，去卤除膻为上药。"将石收贮银器内，或磁罐内，用黄蜡封口，坠入井中，去火毒，三日取出。每日空心白滚水服三五分。此石是人身五行化生，以法炼成三阳之气，服之能补肾中真水，最壮丹田之元气，实人元之丹也。

乳炼秋石奇方

　　童便二桶。用皂角十二两，水九碗，煎至三碗，倾入便内。用桃柳枝搅打便水二千余下，淀清，倾去浊脚。次将杏仁十两打碎，煎汁三碗，倒在便内，又如前搅打二千余下，去清留浊。又将猪脂油十二两熬成汁，去滓，倾入便内，又搅千余下，浮膜倾去，又淀清。将人乳汁用滚汤泡成块，倾入便内，再搅如前。又淀一日，倾去清水，下底浊粉浆水用木杓盛起，倾桑皮纸上。先将毛灰一缸，作一沉窝，将桑皮纸放灰上，以渗便水，纸上干白腻粉，即成秋石矣。不可动摇，晒一二日，磁瓶收起。每秋石一两，入柿霜三钱同和。每用，白滚汤调服一二分起，至七八分止，空心时服。此粉益寿延年，返元还本，

又一法

用锅煎，方法如前面所述。用桑树枝烧火，一直煎到水没有了，铲着烘焙成黑粉末。事先备好阳城罐十几个，外面用纸筋泥包好固定，阴干后，将末装入，粘结在罐内。上面用铁灯盏坐口，用铁丝纽稳，周围用盐泥封固严密，以炭火烤干。在地下用三个铁钉钉地，钉头离地面四指高，把药罐放在铁钉上，周围用砖砌成百眼炉。一开始底部添加柴火，慢慢添至平口，盏内慢慢添水，不要让它干了，待三炷香燃尽的时候，就退火，让其冷定后，拆掉铁丝打开看，升华在盏上的就单独收着，等打黄芽时用。取出罐内的秋石，碾为末，加露水煎，待末化后，照前法把筛子放在瓷盆上，筛内先铺一块生绢，再铺二层纸，将烧滚的水渐渐倒入筛纸内，过滤滴入瓷盆内，去掉黑渣不用。把滤淋下的清水，用银锅煎干，会形成白秋石。再添露水煎，一直到白秋石化了，仍换纸于筛内，再过滤再煎煮，如此反复九次。曾有炼丹秘口诀上说：九熬九打似冰霜，去卤除膻为上药。然后，将白秋石收藏在银器内或瓷罐内，用黄蜡密封容器口，沉入井中去掉火毒，三日后取出。每天空腹用白开水服三五分。这种丹石是由人体金木水火土五行所化生出来的，依法炼成三阳之气，服食后能补肾中真水，最能壮丹田的元气，实在是补益人体真元最好的药。

乳炼秋石奇

童便二桶，用皂角十二两，水九碗，煎至三碗，倾倒入童便内，用桃树或柳树的枝条搅拌便水二千余下，沉淀清后，倒去不干净的剩下的废料。再把杏仁十两，打碎煎汁三碗，倒入便内，又如前法搅拌两千余下，去清留浊。又把猪油十二两，熬成汁，去滓后，倒入便内，又搅千余下，把浮在上面的膜状物倒掉，又沉淀清。把人的乳汁用滚开水泡成块，倒入便内，再如前法搅拌。又沉淀一整天，把清水倒去，沉底的粉浆水，用木杓盛起，倾倒在桑皮纸上。事先准备一缸毛灰，在底部作成一个窝状，将桑皮纸放在灰上，用于渗便水。纸上的干白腻粉，就是所形成的"秋石"。此石不要摇动，晒一二日，用瓷瓶收起。每一两秋石可与柿霜三钱混和。每次用的时侯，可用白开水调服，至少一二分，不超

发白变黑,百疾不生。不必配药,谓之乳炼法也。

取秋石冰片法

将前熬黑粉内打淋出的清碧秋石水,或十碗或五七碗,装入大白磁罐内。于冬至后数九天,埋露天地下,盖口严密,勿令撒土在内。冻七日后取出,扫土净,揭去盖,将秋石水倾出另器内。其淡秋石如冰,俱结在罐底,铲取出,放白磁盘内晒干。其味甜淡。用银器收贮。早晚空心服之,能清痰降火,补气生津之妙药。

炼伏火黄芽法

用前积下的龙虎石三四斤,将露水再煮烹,再淋,再打火九次,直炼得如白玉相似,方用阳城罐量盛半斤大的,外用猪毛泥固谨,晒干,收抹净,罐内约装秋石半斤在内,坐入明炉内,风匣大火化开成清汁,方用前缸上收的已汞点上,以白点白,以红点红,以黑点黑,即成伏火黄芽。待汁清,取出冷定,成一白玉陀。其色难定,或如玉,或金色,或白中带红,或黑色。丹书云:"其白容易得,一黑最难求。"所以分有五色,以应五形,内滋五脏,实乃养生之至药也。郑思远诀曰:"淮南炼秋石,黄蒂发金花,秋石原非石,金花不是花。花从秋里得,石向春中葩。子母同一处,如住仙人家。秋石是真铅,金花号黄芽。黄芽非别物,内象取精华。"

取秋石汞花法

将磁盘煎取龙虎石时,看煎至六分干时,滚起圆泡,急将银茶匙挑起,放白绵纸上晒干,银器收贮。此汞花最是轻清先天之药。服之令人肌肤莹光,身体壮健,其功无比。

过七八分，空腹服用。此粉可延年益寿，返元还本，使白发变黑，百病不生。不必另配药物，这就叫"乳炼法"。

取秋石冰片法

把前法煎熬出的黑粉内打淋出的清碧秋石水，用五碗、七碗或十碗均可，装入大白瓷罐内，将罐口封闭严密，冬至后数九寒天，将它埋在露天地下，不要让土撒入罐内。冻七日后取出，把上面的土扫净，揭去盖，把秋石水倒入别的瓷器内，其中淡秋石就像冰一样，都凝结在罐底，用铲取出，放在白瓷盘上晒干。它是甜淡味的。用银器收藏，早晚空腹服用它，能清痰降火，为补气生津的妙药。

炼伏火黄芽法

用前面所积藏的龙虎石三四斤，加入露水再煮烹，再过滤，再用火炼九次，直炼得如白玉一般，才用阳城罐量盛半斤大的，外面用猪毛泥包紧固定，晒干后收贮。抹净罐内，装入秋石约半斤，把罐放在烧明火的炉内，拉动风箱燃起雄雄大火，使它化为清汁，方用前缸上收的已汞点上，白色点白色，红色点红色，黑色点黑色，这就成了"伏火黄芽"。等到汁变清，取出冷定，就成为一块白玉陀。没有固定的颜色，或如玉，或金色，或白中带红，或黑色。丹书上说："其白容易得，一黑最难求。"所以会有五种颜色，这就应了五行，内滋五脏，实在是养生最好的药。郑思远写歌口诀上说："淮南炼秋石，黄帝发金花。秋石原非石，金花不是花。花从秋里得，石向春中苞。子母同一处，如住仙人家。秋石是真铅，金花号黄芽。黄芽非别物，内象取精华。"

取秋石汞花法

拿瓷盘煎取龙虎石的时候，等煎至五六分干，水沸腾滚起圆泡时，很快地用银茶匙挑起，放在白绵纸上晒干，用银器收贮。这种"汞花"是最好的轻清胎毒的药，服后能使人皮肤莹光焕发，身体壮健，其功效特别好。

炼黄芽法

将前初炼秋石,锅熬成黑膏时,缸合升取的已汞灵药,先拣置小白罐口如钱大者,用猪毛泥固济,阴干。将灵汞五钱,或一两,装入罐内。口用白破碟底相成圆钱,坐口上,以铁线扎紧,盐泥封固缜密,用火炙干口。地下钉钉三个,离地二指高,将药罐坐上。用砖砌百眼炉,先用底火慢慢烧四寸香,渐渐加至小半肚火一炷香,口上用新笔涂水湿盖,香尽去火,冷定,开出,其黄芽升在罐盖上,起下如金色一饼。此乃是龙虎初弦至美之气(注:龙虎初弦,龙虎,即男女童便;初弦,道家修炼语。因每月初一,月色已受阳光;初三之月,暗多亮少,是为初弦,为一阳二阴,以震卦三象征它。以此法比喻龙虎炼成的"黄芽"为初阳之气。),名曰金花,又曰黄芽。服之令人五脏化生先天精气元神,祛除百病,消化痰涎,自保长生也。

炼白雪法

亦将已汞灵药,照取黄芽法一样封固,打火。盖黄芽初阳之气,易走易飞,宜火小。火小,色变轻黄,即黄芽。白雪乃二阳之气,比黄芽火候略加大些,其药自然变白。此黄白造化,乃天地阴阳人元自然变化,非人功力所为也。火足冷定,将下一饼如白玉之象,亦是龙虎至英之气,名曰白英,又号白雪。服之令人自然三田生气,五脏添华,百病不生,诸痰永息,精神壮,而病自安矣。

取冬冰法

将炼龙虎石时取清碧之水,用茶盅十个,各盛半碗在内,于数九天摆在露下。次日早,水面俱结冰,以小刀贴碗周围,轻轻画离碗边,挑取出轻放大冰盘内,晒干,即如春饼样的圆冰花。令人清晨将

炼黄芽法

把前面初炼成的秋石,在锅里熬成黑色膏状物时,用缸盖住,升华取得的"已汞灵药",先拣起来放置在口如钱大小的小白罐内,用猪毛泥封固后阴干。拿灵汞五钱或一两,装入罐内,口用白破碟底相成圆钱,坐于口上,用铁丝扎紧,用盐泥严密地封固,用火烤干罐口。在地下钉三个钉,钉头离地二指高,把药罐放在上面。用砖砌成百眼炉,先在底部添加柴火,慢慢烧;烧到四寸香的时候,慢慢加到小半肚火,烧一柱香的时间,这时在罐口上用新毛笔沾水涂湿罐盖,香燃完,退去火,冷定后,打开盖子,取出。这时"黄芽"升华在罐盖上,取下来像金色的一个饼,这就是龙虎初弦至美之气,取名为"金花",又称"黄芽"。服用"黄芽"后,会令人五脏化生先天精气元神,祛除百病,消化痰涎,自保延年长生。

炼白雪法

也是将"已汞灵药",参照取黄芽法一样封固,生火烧着。因为黄芽为初阳之气,容易飞散消失,适宜用小火;用小火,当颜色会变成浅黄色,也就是黄芽。白雪为二阳之气(注:二阳之气,即每月初八的月暗亮阴阳各半,称为上弦,以兑卦三象征它,中有二阳,故称之为二阳之气。),比黄芽火候要略微加大些,这药自然变得白一些。这种由浅黄色向白色的变化,是天地阴阳人元的自然变化,不是人的力量所能做到的。火候达到时,冷却定形,取下来一个饼状,如白玉般洁白,也是龙虎水的最精华的部分,取名为"白英",又称之为"白雪"。服用后会令人自然地产生三田之气,五脏的功能增强,不再患各种疾病,所有的痰永久的消失,精气神好,疾病就自愈了。

取冬冰法

把炼龙虎石时所取的清澈的水,用十个茶盅,各盛半碗在内,在数九寒天放在露天下。第二天早晨,水面都会结上冰,用小刀贴着碗周围,轻轻划离碗边,以便挑出,轻放在大水盘内,晒干,就会形成像春饼一样的圆冰花。如果在早晨少拿一点放在口中含化,就会生津化痰,些须入口噙化,生津化痰,其功甚效。

至妙晒炼干秋石法

【此石乃人之精气结成,岂容见火烧炼以伤生气?惟此法乃得人元至妙大理最上一乘。】

择僻静去处筑一台,高三尺三寸,上置缸五口,积龙虎水五满缸,于三伏天露晒,遇风雨盖之。晒至半缸,并成三缸,仍晒仍露,至只得二三斗之数,方取不见水的新砖十二个,浸入水内一夜,第二日取出晒干,至晚又浸,如此直待水通干了为止。寻一幽阴静室,打扫洁净,地下喷水湿,以竹劈成篾片,稀铺湿地上。将浸的砖侧摆篾上,上用筐盖,周围泥封口缝,荫七日开看。其砖上生出秋石如白玉苗,一二寸长,轻扫下来收在银器内。将前砖照前仍取五七次,直待不生为止。此炼法不经水火,不泄元灵,惟仗日精月华煅炼,亦得助气添灵。如服此石,比水火煅者,加功效过半矣。

混元球制取甜秋石法

于僻静露天去处,置缸三五口,积满龙虎水。于三伏天,日晒夜露,遇风雨盖之,天青去盖,直晒至水耗,只存至大半缸。将混元球十数个浸入内,盖之勿动,直过冬待至第二年三伏天,方取出球来,于日中晒。伏尽,剖破其球,内生白雪玉英。其味甘美,极能补心血,化老痰。浸球的缸底,亦结生如冰相似,亦取出晒干,另合药用。功亦同前。

它的功效很明显。

至妙晒炼千秋石法

【这种秋石是人的精气结成，怎么能拿火去烧炼呢？这会伤了它的气体的活性，只有此法才能得到人元至妙大理，最为上乘。】

选择僻静的地方筑一台，三尺三寸高，上面放置五口缸，里面全都积满龙虎水，在三伏天，白天于太阳下晾晒，晚上任由露水打湿。遇到风雨的时候，就盖起来。晒到半缸就合并成三缸，继续白天在太阳下晾晒，晚上任由露水打湿。直到只剩下二三斗为止，此时取没沾过水的新砖十二块，浸入晒得剩下的龙虎水内一夜，第二日取出晒干，到晚上又浸入水中，如此反复直到水用完了为止。寻找一幽静阴暗的房间，打扫干净，地下喷些水使之湿润，用竹子劈成篾片，稀疏地铺在湿地上。把浸过水的砖侧着摆在篾片上，上面用筐盖好，周围用泥封住口缝，阴七日，打开看，这些砖上会长出秋石，就像白玉苗，一二寸长，轻轻扫下来，收藏在银器内。把砖仍照前法取出五次或者七次，直到不再长白玉苗为止。这种炼法不经过水火，不泄漏元灵，只借日精月华煅炼，也能够助气添灵。如果服用这种丹石，就比水火煅炼出来的，功效好过一半。

混元球制取甜秋石法

在僻静的露天地，放置三五口瓷缸，里面积满龙虎水。在三伏天任日晒夜露，遇上风雨天就盖好，天晴去掉盖，直晒到水消耗的只剩大半缸。就把混元球十多个浸在里面，盖好后就不要再摇动，经过一个冬季，一直待到第二年的三伏天，才把球取出来，用中午的太阳晒，直到伏天过完，剖开这些球，里面就长有白雪玉英。它的味道甜美，补心血极好，还能祛除浊瘀。浸球的缸底，也都长出和冰相似的物质来，也可以取出晒干，调配药的时候另用，功效也与前者相同。

炼真土法

炼真土时，须于秋分后，取山东东三府地方的人中黄，拣择成颗粒方圆者为妙，成稀片者不用。采取四五担，就于本地方寻净地方下，做木榔头一个，翻打碎，晒极干，用火煨过成灰，略存性，方入蒲包，装载回来。取河水煎滚，先将煅过的人中黄（注：以甘草装入竹筒中浸于粪汁后制成的药物。）入缸内，将滚水冲泡搅打均匀。待冷，用筛子，内铺粗布，将水淋过，渣不用。将淋的人中黄水，用锅于露天砌灶煎干，连锅煅紫色，待烟尽，退火冷定。仍入秋露水再煎滚，水仍以筛子内铺绵纸一层，将水乘热淋滴过，方换净锅再煎干，铲出真土，始装入固济阳城罐内，灯盏固口，盐泥封紧，入地炉内。大火打三炷香，香尽退火，冷定取开。将真土仍用露水再煎滚，再用纸隔过，再煎干，再入阳城罐，打三炷香，冷定取出，复碾，复煎，复淋，复打火，如此九次。取出真土如冰如雪，香甘味美。收贮存后，配合龙虎石养成丹丸。服之令人脾胃壮健，精神倍加，百病不生，诸疾永息。所谓"真土制真铅，真铅擒真汞，真汞归真土，身心寂不动。"即此义也。

取红铅法

须择十三四的美鼎，谨防五种破败不用。务选眉清目秀，齿白唇红，肌肤细腻，三停相等好鼎，算他生年月日起，约至五千四十八日之前后，先看两腮如花，额上有光，身热无喘，腰膝酸疼困倦，实时癸将降矣。先备绢帛，或用羊胞做成囊钥，或用金银打的偃月器式，候他花开，即与系合阴处，令他于椅凳上平坐，不可欹侧。如觉有经，取下再换一付。多余处用绢帛夹展更换，收入磁盒内，待经尽同制。

炼真土法

　　炼真土的时候，必须在秋分节气以后，用山东东三府地方的"人中黄"，选择成颗粒方圆的最好，成稀片的不能用。采取四五担，就在当地找一个干净地搁下，做一个木榔头，翻动打碎，晒得非常干，用火慢慢煨，直到成灰，略微存在原药性，才用蒲草包好，装载回家。取来河水煎滚，先把煅过的人中黄放入缸内，用滚水冲泡搅打均匀。等冷后，在筛子内铺粗布，把水过滤，渣不用。把过滤好的人中黄水，用锅在露天砌的灶上煎干，连同锅煅烧成紫色，等烟没有了后，退火冷却定形。再次加入秋露水，再煎滚水，依旧拿在里面铺绵纸一层的筛子，把水趁热淋滴过，才换干净的一个锅，再煎干，这时就能铲出真土，这才初次装入封好口的阳城罐内，用灯盏固定好罐口后，用盐泥密封，放入地炉内，用大火烧三柱香的时间，香燃完就退火，冷却定形后才取出来，打开看。把真土依旧用露水再煎滚，再用纸过滤后，再煎干，再放进阳城罐内，再烧三柱香的时间，冷却定形后取出，反复碾，反复煎，反复过滤，反复打火。照这样做九次，取出真土，像冰像雪，香甜味美，收藏存好后，配合龙虎石，调配成丹丸。服用它，令人脾胃健康，功能增强，精神倍增，以后不患各种疾病，身体原有的各种疾病永远不再复发。所说的"真土制真铅，真铅擒真汞，真汞归真土，身心寂不动"就是这个意思。

取红铅法

　　必须选择十三四岁好的童女，谨慎地防备五种不好的不要。一定要选择眉目面貌秀丽俊俏的，嘴唇鲜红、牙齿洁白的，皮肤细腻，身体圆润，脸上"三停"适中，从她出生那日算起，大概到5048日左右，仔细观察，一开始会发现姑娘两个腮帮像花朵那样耀眼，额头上发光，身体发热却呼吸不急促，腰部膝盖酸麻疼痛疲倦，马上月经就要下来了。事先准备好绢帛之类的丝织物，或者用羊的胞衣做成风箱式器物，或者用金银打造的半月形器物，等着月经形成，就把以上物件选择一种放在阴部，让她在椅子上或者板凳上平稳地坐着，不可以歪到一侧。如果发觉有月经落下，取下原来放的物件，另换一个干净的，垫上。把绢帛夹舒展开更换，接着多余的，换下来的收入瓷盒内，等月经结束了一同制作药。

古法五千四十八日，近有十三而来，有十六七而至，何也？皆因受父母精血厚薄，难以期定。如得年月日应法，乃是真正至宝，为接命上品之药。如前后不等，只作得首铅初次，金铅二次，红铅（注：红铅，方士修制名词，指女子月经，道家红铅则指丹砂。《本草纲目·人部·妇人月水》"发明"下说："今有方士邪术，鼓弄愚人，以法取童女初行经水服食，谓之先天红铅，巧立名色，多方配合，谓《参同契》之金花，《悟真篇》之首经，皆此物也。愚人信之，吞咽秽污，以为秘方，往往发出丹疹，殊可叹恶。这种说法极精辟科学，于此篇及后制铅、取梅子、取月月一枝花、取黍米金丹等篇，均宜详细参考）三次，以后皆属后天红铅，只宜配合药，不宜单服食。既明采取德候，制伏三腥五浊，必须仔细修炼，方成至宝。

制红铅法

将乌梅一斤，煎水一桶，去梅晾冷，取得红铅或器或帛俱入梅水内洗下。用梅水时，看红铅如只有一个，只用梅水三碗，或多或少，随意加减，不可太过，不可不及。梅水洗下来的铅，再加井水，或河水，用大磁盆令装满，以棍搅数十转，用盖盖之勿动。待水清，轻滗去水，将坠下的铅仍加水，又打又澄，如此七次，或九次，数足滗去水，只剩得浑浆水一碗或半碗。取净灰用盆盛贮，中剐一孔，量容多少，以轻绢铺着灰上，绢上铺纸，把铅浆倾入纸上，荫水尽方取于日色处晒干。此即是制腥膻垢之法，方可入药配合服之，专主助血，其功甚大。

制首经至宝法

将取的五千四十八日真正初经，或器或帛，以一碗新解童便洗下，兑清水十碗，进矾一钱，搅百十转，澄定，滗去清水；再换清水古代历法5048日,年纪大概十三岁的样子。现在有的女孩子十三岁来月经,有的十六七岁才来,什么原因呢?都是因为受父精母血厚薄不同,很难预定日期。如果获得的月经和古代年月日算法刚好对应,如法取得月经,才是真正的极其珍贵的宝物,是续命的上等好药;如果获得月经的日期和预定日期相差时间比较长,只适合取少女第一次的月经,称为"首铅";取少女第二次的月经,称为"金铅";取少女第三次的月经,称为"红铅"。这以后的月经,都是"后天红铅",只适合调配其他的药,不能单独服用。已经明白了采取月经的标准和时间,用强制的手段降服"三腥五浊",一定要认真地修炼,才能获得极其珍贵的宝物。

制红铅法

拿乌梅一斤,加水,煎煮为一桶水,去掉乌梅,等水晾冷,把取得红铅的器物或者绢帛类丝织品都放入乌梅水内洗下(上面的月经)。使用乌梅水时,察看取得的红铅器物的数量,如果只有一个,只用三碗乌梅水,(用碗盛的时候)有时多有时少,任意添加或减少,不要太多了,也不能不够。用乌梅水洗下来的红铅,再加井水,或河水,用大磁盆装满,用棍子搅几个十转,拿盖子盖着,不要让(大瓷盆)摇动。等水淀清后,轻轻滗去上面的水,把沉在下面的红铅依旧加水,又搅几个十转,又澄清,照这样做七次,或者九次,次数够了,滗去上面的清水,只剩得浑浊的、比较浓的水一碗或者半碗。拿净灰,用盆存放,在净灰中间剜一个小洞,以能放下剩下的"浑浆水"为度,拿一块轻绢铺在灰上,在绢上铺一张纸,把铅浆倒在纸上,等水阴干,才拿到太阳下晒干。这就是制伏不好闻的气味、不干净东西的方法,这样才可以用作药物,和其他药物调配,服用,专门注重"助血",它的功效很大。

制首经至宝法

把取的5048日真正的少女初潮的月经,把采取月经的器物或绢帛类丝织品,用一碗童子刚刚解的小便洗下来,掺和十碗清水,加入一钱

十碗，仍打澄清，滗去清水净。加首生男娇乳一盅，同入金器内，纸糊三四遭，放在日色中晒三日。或用泥封口，入灰缸内，小顶火养三日，取出为末。再用乳熬膏子为丸，一个鼎的分作九丸，或十五丸，用辰砂为衣。择甲子、庚申日，清静身心，于子时更衣焚香服三丸，以无灰酒或乳送下。服后静坐片时，存神定意。如觉身热时，取头生乳一盅服下，静坐即解。

制灵铅法

将前取红铅，或器或帛，量多少用烧酒一大碗洗下，旋转百遭，置于静处，待酒澄清，慢慢滗去酒，存住红铅。加酒一碗，仍打转澄清，滗去酒，始加清水逐去酒味。待水清，滗水尽，将铅倾入大磁盘晒干，其铅胎色不变，如牛黄样，不泄元灵之气。

将此铅配金乳粉合成丸丹，每日五更用酒吞服五分，自觉身轻体健，效不可述。丹书云："先补气，后补血，补得丹田温温热。上至顶门泥丸宫，下至脚板涌泉穴，一身四大俱补通，致使精神无露泄。"诚哉是言也。盖未服红铅之初，先行服气之法，既服其气，须补其血，不可偏废。夫血为荣，气为卫，荣卫调和，自然长生也。

制金乳粉法

制乳粉时，先择美鼎。先看婴童肥白有精神者，此是气血盛，而乳可用。亦须头生，年方二八、三七才可。取下一碗或半碗，对露水匀平，搅百遭，过夜，其乳自分。滗去水，将乳入磁盘晒干，碾细成粉，积得半斤听用。

白矾，搅百十转，澄清安定，滗去清水；再换十碗清水，依旧搅打澄清，把清水滗完。加入头生是可爱的小男孩的妈妈的乳汁一盏，（把"首铅"和乳汁）一起加入金质器物内，用纸糊三四圈，放在太阳下晒三天。或者用泥密封住器物口，没入灰缸内，在上面用文火调养三天，拿出来是末状。再加乳汁熬成膏状，做成丸，一个鼎的分开做成九个药丸，或者做成十五个药丸，用朱砂做药丸的外衣。选择甲子、庚申日，保持身心清净，在子时上完厕所，洗手焚香，用无灰酒或者乳汁服下三个药丸。服完后，静坐一会儿，通过冥想使神思稳定。如果觉得身体发热了，取第一胎男孩子妈妈的乳汁一盏喝下，静坐一会儿，马上就解决了。

制灵铅法

把前面取的"红铅"，采取"红铅"的器物或者绢帛类丝织品，不论量多少，用一大碗烧酒洗下，旋转一百圈，放在安静的地方，等酒澄清，慢慢滗去酒，留着"红铅"。再加一碗酒，依旧打转，澄清，滗去酒，第一次添加清水去除酒味。等水淀清，把水滗完，把"红铅"倒入大磁盘晒干，这时候的铅，胎色没有变化，像牛黄一样，没有泄漏元灵的契机。

把这样的铅调配金乳粉合成丸药，每天凌晨三点到五点之间用酒吞下五分，自己感觉身体健壮，行动灵活。效果不能完全用语言描述。炼丹的书上说：先补气，后补血，补得丹田温温热。上至顶门泥丸宫，下至脚板涌泉穴，一身四大俱补通，致使精神无露泄。这话说得很有道理啊。在没有服用"红铅"之前，先采用补气的方法给身体补气，已经补了气，一定要给身体补血，不能偏废其一，要补气补血两者兼顾。血足，使得身体荣光容焕发，气足，保护身体不受邪气侵害，气血调和，自然就能长寿呀。

制金乳粉法

制作金乳粉时，首先选择"美鼎"，先要看婴童肥白有精神的，说明气血盛，乳可用。同时也必须是头生，年龄在16岁至21岁均可。取下一碗或半碗，兑等量露水，搅拌百遍后过夜，其水乳自然分开。滗去水，将乳倒入瓷盘晒干，碾细成粉，积得半斤备用。

制乳酥法

取乳之法同前，看乳有一碗，下舶上硫半分，搅匀，放在饭上蒸熟，取出晾冷，乳面上结一层如豆腐皮，挑起晒干，即乳酥。配红铅、淡秋石作丸服。

炼乳膏法

取乳不拘多少，用银锅以砖支住，用灰火慢慢煎熬，用银茶匙不住手搅，将周围边上俱用茶匙刮下来，不然焦了，不中用。只宜慢火，若火大，其膏尽黑。熬至七分干时，以砖垫起，离火尺余高，将药烘干，只用九分干为止。色黄白为上，粉红次之，如黑不用。

取梅子三法

梅子者，乃先天混沌纯一至真元英之气所结，包一身之精粹，最难得之者也。如取之时，先寻黄婆，调择美鼎之法具于前篇。惟得黄婆，调理鼎器，不许喧哗歌舞，恐伤真气，不妄食五荤煎炒，以致动火，有耗精血，皆难成也。如鸡之抱卵，龙之养珠，勿摇勿动，朝夕谨慎。

此鼎与取首铅、虎水不同，务要身形端正，气血均平，于十三岁以上调理起，算他生年数至五千四十日，看他天应星红光满面，地应潮发火烧身，急以纸入阴户探看，如得黄水，癸将动矣。此真是候也，与彼橐钥系上，癸水一至，急取橐钥内看，癸中如有一点粉红色之结硬者，即是梅子，忙将朱砂末穿衣，置于金银器内贮，勿令泄气，不然化作黄水矣。

制乳酥法

取乳的办法同前面，用乳一碗，投用半分舶上硫，搅拌均匀，放在饭上蒸熟，取出凉冷，乳面上结一层如豆腐皮，挑起晒干，这就是"乳酥"。配上红铅或淡秋石，可作丸服。

炼乳膏法

取乳汁不论多少，用银锅，拿砖支撑住，用灰火慢慢煎熬，用银茶匙不停搅动，将周围边上的都用茶匙刮下来，不然烧焦了，就不能用了，只适合用小火。如果用大火，这膏就全部变黑了，不能用了。熬到七分干时，拿砖垫起银锅来，距离火一尺多高，把药烘干，只用九分干就可以了。颜色黄白为上等粉，粉红色是二等粉，如果是黑色的，就没有用了。

取梅子三法

梅子是先天元气未分，模糊不清的状态下，纯一至真元英之气所结的果子，全身都是精美纯粹之处，得到它是非常难的。例如采取黄梅时，先要寻找一位黄婆，调养、选择"美鼎"的方法在之前的篇章中已经写得很详细了。只有找到黄婆，调理鼎器，不允许大声喧哗，不允许唱歌跳舞，担心伤了人体的元气，不胡乱地吃"五荤"煎炒之物。食用"五荤"煎炒之物，容易导致欲火涌动，这容易耗损人的精血，都是很难成功取得梅子的。就像母鸡孵小鸡，龙之养珠一样，不要摇晃，不要乱动，时时细心慎重。

这个鼎与取首铅、虎水不一样，一定要身体比例匀称，身材好，气血调和，从十三岁以后开始调理，从她出生那天起，过5040天，观察他"天应星"，脸色红润，满面光彩；"地应潮"，全身发热像火燃烧一样：迅速拿纸放入阴部查看，如果获得黄水，月经将要发动了。这时正是时候，给她拿风箱式器物放到阴部系好，月经一来，迅速取出风箱式器物，查看里面，月经中如果有一点粉红色的硬结，就是"梅子"，急忙拿朱砂末包裹它，放置在金银材质的器物内贮存，不要让元气泄漏，否则就会化成黄水了。

如癸水中寻觅不见，令彼黄婆看，彼花丛内有血丝缠裹，以中指挑断择取出来，同前穿衣。至第二日清晨，用乳香煎汤服之，便觉精神昏闷，五体不收，浑身气喘体汗，急命黄婆取蟠桃酒服之以解其躁。过此一番，百病蠲除，延寿一纪。

又取法

照前看鼎，癸若动时，急将宝珠丹与鼎服之，良久，命鼎骑坐空穴，将橐钥与托住虎穴，额上轻拍数掌，其药即降矣。如降时，仍同前用朱砂穿衣，银盒收贮。如不降，再服。宝珠丹方：

麝香当门子一粒　朝脑五分　紫梢花一钱，去梗　大力子一钱　丁香一钱　红花一钱　急性子五分　斑蝥一对，去翅足　红娘子一对，去翅足　上九味，碾为细末，每服半分，无灰酒送下。

又一法

亦要看鼎器将近五千四十八数，或前或后，但身中觉热，面赤，癸将至矣。命黄婆使彼俯伏，两脚尖着地，脚跟抵住肛门，黄婆以中指拨开花丛，见一红星如樱桃者，即是红梅，急以星剑摘取下来，配合淡龙虎石滚圆，外用朱砂或金箔穿衣，用银盒收贮听用。此乃是生擒活取之法也，其功甚妙，其气甚全，只好仔细，不可造次也。

取后天月月一枝花法

此丹须是后天，亦禀父母元气精血所结，人得服之，亦能却病。既无病扰，岂不延生？采择之法，亦择无败美鼎，又要经调，不调者不用。看他前月经从某日时到，次月其日预备器物，令彼骑坐，

如果在月经中寻找不到，拿月经给黄婆看，月经里面有血丝缠裹的硬结，用中指挑断，拣择取出来硬结，和前面一样用朱砂末包裹它。到第二日清晨，用乳香煎汤服用"梅子"，一会儿就感觉没有精神，筋、脉、肌肉、皮毛、骨不受控制，全身冒汗，气喘嘘嘘，迅速指示黄婆拿蟠桃酒服下"梅子"，靠蟠桃酒祛除服用"梅子"引起的躁热。经过这样一番折腾，诸病废除，寿命延长十二年。

又取法

照着前文的方法观察鼎，月经如果要发动了，迅速拿宝珠丹给鼎服下，好一会儿后，指示鼎乘坐在平面中有窟窿的物体上，拿风箱式器物给鼎并托住虎穴，在额上轻拍几掌，这药马上就要下来了。如果药下来了，依旧和前文一样用朱砂末包裹它，银盒收着贮存。如果没有下来，再服一次宝珠丹。宝珠丹的方子如下：

麝香当门子一粒 朝脑五分 紫梢花一钱，去掉梗 大力子一钱 丁香一钱 红花一钱 急性子五分 斑蝥一对，去掉翅膀和脚 红娘子一对，去掉翅膀和脚。以上九味药，碾成细末，每次服用半分，用无灰酒服用。

又一法

也要观察鼎器从出生那天计算，接近5048日了，在这个日子左右，只要发觉身体发热，面色红赤，说明月经就要来了。请黄婆让鼎弯着身子，两脚尖着地，脚跟抵住肛门。黄婆用中指拨开月经，发现像樱桃一样的一个红点，这就是"红梅"，迅速拿宝剑摘取下来，调配淡龙虎石滚圆，表面用朱砂末或者金箔末包裹一层，用银盒收着贮存备用。这就是"生擒活取"的方法，它的功效很神奇，它的元气很完备，只能仔细，不可以随便来。

取后天月月一枝花法

这丹一定是后天的，也是承受父母的元气精血所形成的，人获得它服下，也能祛除疾病。就是没有疾病困扰，难道不能延长寿命吗？采取、选择的方法，也是选择没有破身的"好鼎"，又要月经规律的，月经

置一空穴将器抵住虎穴，待经一来取出，经中有一成粒者，如枸杞样，急以雄黄、朱砂末温养，银器收贮。服用，酒送下。如不服，存后配合混元丹服。此丹比梅子难得，但十八、九、二十上下不拘，已破未破俱各有之。每月服二三粒，使元气不败，精神不耗，服久令人生子。如要交合，百战百胜，其效甚速。

诗曰：月月一枝花，阴山是我家。有人认得我，还丹即是他。诗乃人人通知，其法不易轻传，得知者慎勿蹉过，殷勤采取而服之，自保长生也。

取黍米金丹法

择童男童女各年方二八，像皆不干于五种破败，（具体的在前文《取龙虎水法》里有详细介绍，可以参照查看。）俱要清秀，合于美鼎，男要精通，女要经行。令彼交合，如得成孕，当以黍稷稻粱、豞猪、鲫鱼与彼食之，不可妄食五荤煎炒之物，务要调理得中。待到八个月上下，看他两乳胀大，有红脉聚于乳头，药将熟矣。先用银打成二小罐，急与彼合住两乳，系在主腰内紧合，不时取看，恐有走失。如取下一粒黍粒之大，或似金汁色黄异香，急用朱砂末合成一丸，或分三丸，银盒收贮。择黄道吉日，煎乳香汤服之，即得解形换骨，永得长生。收此丹时全要仔细，如落地即入地不见，如见太阳即化成气而去矣，戒之戒之！

不规律的不能用。观察她前一月月经从某日某时到的，接着的月份这日预备好器物，让她骑坐在上面，放置在一个有孔的地方，拿器物抵住虎穴，等月经一来就取出，月经中有一成粒的，像枸杞的样子，迅速拿雄黄或者朱砂末趁热乎包裹一层，用银器收着贮存。服用的时候，拿酒服用。如果不服用，存着之后调配混元丹服用。混元丹比梅子更难得到，只要年龄在十八九岁到二十岁上下的，不严格限制，已经破了身的和未破身的都行。每月服二三粒，使元气不受损，精神不损耗，服的时间长了，会让人像刚成年的人一样。如果交合，百战百胜，它的药效很快。

有诗说：月月一枝花，阴山是我家。有人认得我，还丹即是他。这诗是人人都知道的，制作它的方法是不轻易传给他人的，得到它，了解它的人，要谨慎，不要虚度光阴，辛勤采取并且服用它，自然会保证你长寿啊！

取黍米金丹法

选择童男童女各16岁，形象都要是合格的，童男是"生"、"逮"、"变"、"半"、"渎"的和童女是"罗"、"纹"、"股"、"交"、"脉"的，都不要。都要模样秀丽俊俏的，符合"美鼎"的要求，童男要精通，童女要经行。让他们交合，如得成功受孕，应当用黍、稷、稻、粱这样的谷物和犴猪、鲫鱼这样的肉类，做成饭菜，令孕妇食用，不能吃五荤煎炒之类的食物，一定要调理得当。等到孕期八个月左右，观察孕妇两个乳房胀大，有红脉聚在乳头，药将要成熟了。先用银打成两个小罐，迅速给孕妇，让孕妇用两个罐子合住两个乳房，系在主腰上，紧紧切着，时时取下来查看，担心有改变原貌的。如果取下，里面有一粒黍粒样大小，或者接近金汁是黄色的特别香，迅速用朱砂末合成一丸，或者分着做成三丸，用银盒收贮。选择黄道吉日，煎乳香汤服下该药丸，就能获得"解形换骨"，永久地获得长寿。采收这种丹时，所有的要注意的地方，都得仔细。如果落在地上，马上就进入地里，不见了；如果遇到太阳，马上就化成气并飘走了，一定要记住，多加防备啊！

制何首乌法

取天坛王屋山的何首乌,不拘多少,如有十斤,用黑豆一斗,先以盐水浸药与豆,半日捞起,共入蒸笼内蒸三炷香,取出晒干。如此三次,去水加酒浸透,照前蒸三次,后加蜜水拌之,蒸三次,共九次。每一次三炷香,数足晒干,去豆。将何首乌研成细末,收贮,听候后配药用。盖何首乌得天地五行正气,包含五色,所以滋养五脏。外皮黑滋肾水,内红丝补心血,中心黄健脾胃,皮内青益肝气,内含白消肺痰。与常不同,草木中之圣药也。

制茯苓法

择云南来的外黄内白结实好茯苓,不拘多少,用刀削去外面粗皮,哺咀(注:哺咀即嚼咀,为中药材加工名词,指用嘴咀嚼,此处意为:切碎如豆大小。)成豆,水浸一夜。第二日上磨磨细,以罗筛滤去皮膜,多加水漂打,转澄清水,仍搅打三五次,滗去水尽。用洗净白包袱一个,吊起四角,将茯苓粉起在包袱内,滴水干,方取入盘内。加人乳拌匀晒干,再加乳,又晒,如此一月或半月,方捣为极细末,用磁器收贮,听候配药用。茯苓性温平,味苦,气清淡,能安魂魄,除惊悸,补肝气,益心血,利水道,通神明,大有奇功,为中焦之圣药也。

制莲子粉法

取莲肉不拘多少,先以水浸胀,洗去红皮,择去心,连水磨成浆。以绢袋扭去渣,将粉加水漂去涩,水待清,滗水尽,亦起在包袱内,滴水尽,方晒干,再捣成末,以磁器贮收听用。盖莲粉性温,味甜,气薄,能补中益气。壮心神,消水谷,除惊悸,实肌肤,为补中之圣药也。

制何首乌法

取天坛王屋山的何首乌，不论多少。如果有十斤，就用黑豆一斗。先用盐水浸药与豆半日，捞起同入蒸笼内，蒸三炷香的时间，取出晒干，这样反复三次；去水加酒浸透，照前面办法蒸三次，后加糖水拌合，再蒸三次，一共蒸九次。每一次都用三炷香的时间，次数和时间够了，然后晒干去掉豆子。将何首乌研成细末收藏好，以备后来配药使用。因为何首乌得天地五行的正气，包含五色，所以能滋养五脏，即外皮黑，可以滋养肾水；里面有红丝，能补心血；中间是黄心的，能健脾胃；皮里面是绿色的，有益于调肝气；里面也含有白色，能消除肺部痰液。与常见草木不同，是草木中的圣药。

制茯苓法

选择云南产的外黄内白结实的好茯苓，不论多少，用刀削去外面粗皮，嚼咀成豆一样大小，水浸一夜，第二天用磨磨细，用萝筛滤去皮膜，多加水漂打，再澄清水，依旧搅打三五次，将多加的水滗完。用干净的白包袱一个，吊起四个角，将茯苓粉放在包袱内，滴尽水后，才取到磁盘内。加入的乳汁搅拌均匀，晒干，再加入的乳汁，又晒干。这样反复一月或者半月，才捣碎为极细的末，用瓷器收藏，等着配药用。茯苓的药性温平，味苦，气味清淡，能安魂魄，祛除惊悸，补肝气，补益心血，利水道，通神明，有很大的很神奇的功效，是治疗人体中焦病的圣药。

制莲粉法

取莲肉不论多少，先用水浸胀，洗去红皮，摘去心，连水磨成浆，用绢袋扭出水后，去渣，将粉加水漂清去涩水，澄清后把水滗尽，又放回包袱内，把余水滴尽后，才拿去晒干，再捣碎成粉末，以磁器收藏好听用。因为莲粉性温和，味甜，气味淡薄，能补中益气，强壮心神，消化水谷，祛除惊悸，紧实肌肤，是补中的圣药。

制芡实法

取硬壳鸡头打去壳,捣成粉,方着水漂,待清,滗去水。将粉入盘中晒干,再捣为末,收贮。芡实性平味薄,气微清,补中气,调胃气,益心血,壮元阳,乃助中之圣药也。

制熟地黄法

将淮庆熟地黄不拘多少,先用酒洗净,入笼蒸一炷香,取出晒干。再用酒拌润,仍入笼蒸一炷香。如此拌九次,取出乘润捣千余下,分小饼晒干。再捣再晒,为末,收贮听用。熟地黄性温,味甜,气厚,得酒制而补诸经之虚,益肝经之血,能润肺经之水,注心经之液,为补中血虚之圣药也。

制人参法

择好孩儿黄(注:孩儿黄:也叫孩儿参,人参的一种。)拣参结实者,用蜜水润软,绢袋盛贮,入酒米饭内蒸三次,晒干,为细极末听用。人参性微热,味苦,气微厚,能润肺生津,补诸虚不足,生气生脉,乃药中之圣药也。

制川椒法

择鲜红开口者用,闭口者不用。将粗纸衬锅底,微火炒脆,碾为细末,用纸铺地下去火毒一夜,方收听用。椒乃通你之物,去寒气,通滞气,清心明目,大有奇功也。

制小茴香法

将茴香择去梗末净,不拘多少,微火同盐炒令香熟,筛去盐,为末,亦用纸铺地下去火毒一夜,收起听用。茴香乃下部之药,极能益肾水,和中气,助正蠲邪,其功甚大。

制芡实法

取硬壳鸡头米,打去壳,捣成粉,然后才用水漂,待澄清后,滗去水,将粉放入盘中晒干,再捣为末收藏。芡实性平,味薄,气微清,可以调胃气,补益心血,强壮元阳,是助中的圣药。

制熟地黄法

将淮庆产的熟地黄,不论多少,先用酒洗干净,放入蒸笼,蒸一炷香时间,取出晒干,再用酒拌润,依旧放入笼蒸,蒸一炷香的时间,照这样拌、蒸九次,取出,趁着湿润,捣千余下,分成小饼,晒干。再捣,再晒,为末后收藏备用。熟地黄性温,味甜,气厚,用酒制作,能补诸经的虚,益肝经之血,能润肺经之水,注心经之液,是补中血虚的圣药。

制人参法

选择好的结实的孩儿黄,用蜜水润软,用绢袋装好收藏。放在酒米饭内蒸三次,晒干,为极细末备用。人参性微热,味苦,气微厚,能润肺生津,补各种虚症不足,也能生气生脉,是药中之圣药。

制川椒法

选用鲜红开口的,闭口的不能用。将粗纸衬在锅底,用微火炒脆,碾为细末,将纸铺在地下,去火毒一夜,再收起备用。椒是通气之物,能去除寒气,通滞气,清心明目,大有奇功。

制小茴香法

将茴香摘去梗末,不论多少,用火同盐一起炒到有香味为熟,筛去盐,捣为末,也用纸铺在地下,去火毒一夜,收起备用。茴香是治疗下部的药,极益肾水,调和中气,助正除邪,它的功效很大。

河炼龙虎丸

河炼龙虎石一斤　首经至宝三钱　金乳粉一两

上将三味共为细末，放大冰盘内，用乳膏兑红枣肉和匀，入木臼内捣千余下如胶相似，取出丸如桐子大，先用朱砂滚身，次用金箔穿衣，晒干，用磁器收贮。于每日五更时，或乳或莲肉汤吞服一钱五分，临晚酒服一钱。此河炼乃阴阳纯粹之精，因感物而渗泄于外，以法而采炼成丹，服之令人心血调而肺气伸，故痰火见之而消化，喘嗽见之而平伏，永无劳咳之患。

阴炼龙虎五精丸【治劳瘵虚弱】

用龙虎石五两　金乳粉五两　红铅二两　白茯苓二两五钱　莲粉一两六钱　芡实粉一两　地骨皮一两

上七味，共合一处，用乳膏为丸，梧桐子大，金箔为衣，晒干，用磁瓶收贮。每日早取头生男乳吞服一钱，日进三服，加至一钱五分。服之七日，痰消火息，喘咳即止；服之半月，病觉苏醒；服之一月，大病即安。如常阳事虚举，以花头小鸡阴干为末服之，阳即不举。服药时忌牛羊茶醋、房劳等事。服此五精丸，先除去夙疾，以致脾壮，五脏安和，气血充溢，百病不侵，后服小还丹，始得延年益寿，住世长生也。

阳炼龙虎五精丸

用阳炼龙虎石五两，金之精　茯苓二两，木之精　莲肉粉一两，水之精　椒末一两，火之精　小茴香一两，土之精

上将五味各拌匀，入大磁盘内，外加乳粉二两，人乳五钱，飞罗面打糊为丸，如梧桐子大。每日起更时分，无灰好酒吞服三十六粒。此药专补肾经，生精气，益真水。盖肾居北，属水，天一生水，水为

河炼龙虎丸

河炼龙虎石一斤 首经至宝三钱 金乳粉一两

将上列三味药共研为细末，放在大冰盘内，用乳膏兑红枣肉和均匀，入木臼内捣千余下，如胶，取出，做成如梧桐子般大的丸，先用硃砂滚裹，再用金箔穿衣，晒干后，用瓷器收藏。在每天凌晨三到五点之间，用人的乳汁或者莲肉汤吞服一钱五分；傍晚用酒服一钱。这种河炼丸是阴阳纯炼的精华，因感于物而渗泄出来，如法采取、修炼、制作成丹。服用后，能令人心血调和，使肺气伸展。所以痰火遇到它就自动消失了，喘嗽遇到它就正常了，永远消除劳咳之患。

阴炼龙虎五精丸【治痨病虚弱】

用龙虎石五两 金乳粉五两 红铅二两 白茯苓二两五钱 莲粉一两六钱 芡实粉一两 地骨皮一两

将上列七味药，共合一处，用乳膏做成丸，如梧桐子大，以金箔为衣，晒干后，用瓷瓶收藏。每天早晨，用头生男婴的母乳吞服一钱，一日服三次，逐渐加至一钱五分。连服七天后，老痰消失，上火的迹象消退，气喘、咳嗽的症状也都好了；服上半月，患病昏迷的，逐渐清醒过来；服上一月，患大病的人，就能恢复正常。例如，男性阴茎虚举，用花头小鸡阴干、研末后，服食，阴茎便不虚举。服药时，忌食牛肉、羊肉、茶、醋，忌房劳等事。服这五精丸，先祛除原来的疾病，使脾的功能强壮，五脏安和，气血充实，诸病不生。之后再服小还丹，才能延年益寿，在人世间达到生命长存。

阳炼龙虎五精丸

用阳炼龙虎石五两，金之精 茯苓二两，木之精 莲肉粉一两，水之精 椒末一两，火之精 小茴香一两，土之精

把以上药五味，合在一起，拌合均匀，放入大瓷盘内，另加乳香二两，人乳五钱，用磨面时飞落下来混有尘土的面粉，搅成糊状，做成丸子，像梧桐子般大。每天晚上7点左右，用无灰好酒吞服三十六粒。这

万物之先，故为人一身之根本。医经曰："万物有根则生，无根则息。"先服河炼清痰火，次服阴炼滋心血，再服阳炼壮元阳，阳壮生阴精，精旺产真气，气盛育元神。精气神全，病从何生？老子云："神不外游精不泄，气不散兮别无诀。若还四象入中央，不怕灵丹不自结。"此谓至言也。既得复全之方，再服至药，长生不老在我矣。

二炼龙虎五精丸

用阳炼龙虎石二两三钱 阴炼龙虎石二两七钱 茯苓一两五钱 何首乌末七两 莲粉五钱 芡实粉一两 红铅一两 金乳粉二两

上将八味各捣末，入大磁盘内，每日加头生男乳一茶盅拌湿，晒二七日，又加梨汁晒七日足，加红枣肉同入木石臼内捣千余下，令和软，方取出丸如梧桐子大，先用朱砂末滚身，次将金箔为衣，晒干，入磁罐收贮，勿令泄气。亦常取出亮照干，不可霉了。每日早五更，乳酒顿热服一钱，临睡时半饥半饱，用莲肉煎汤服五分。此药服之半月，身内如有风寒暑湿之气，自然消除。服至一月，故病除根。服之百日，五脏生精。至一年，返老还童。先服五精丸，将身中故病旧患并皆扫荡，使五脏六腑调和，精神壮茂，而长寿可期矣。

龙虎小灵丹

用阴炼龙虎石八两为末，入大磁盘内，于夏至日晒起，每日调入人乳，日晒夜露，遇天阴收藏，每月入红铅一个，同晒直至中秋，受过天地金旺之气，于二十后方碾为末，约称一斤之重为止。如分两多少，则是配合不均，致气血有不平矣。用乳膏和匀，略加些须枣肉捣软，丸如绿豆大。于每日五更时分，用乳酒均兑顿热服三十六丸，静坐片时，使心血下降，肾气上升，气血交通，阴阳畅运，诸邪逃遁，

药专补肾经,能生精气,补益真水。因为肾居北,属水,天一生水,水为万物之先,它是人身体的根本。中医的经典著作上说:"天下万物有根,才能生长;没有根,就会死亡。"先服河炼龙虎丸,清除痰火;再服阴炼龙虎五精丸,滋养心血;最后服阳炼龙虎五精丸,强壮元阳。阳壮,才能生阴精;只有精旺,才能产真气;气旺盛,才能培育元神。精、气、神具足,疾病能从哪里生长呢?老子说:"神不外游精不泄,气不散分别无决。若还四象入中央,不怕灵丹不自结。"这真是至理名言。既要有保护身体的方法,又服好药,就可自己掌握生命长存不变老。

二炼龙虎五精丸

用阳炼龙虎石二两三钱 阴炼龙虎石二两七钱 茯苓一两五钱 何首乌末七两 莲粉五钱 芡实粉一两 红铅一两 金粉乳二两

以上药八味分别捣为末,放入大瓷盘内,每日加入头胎男孩的母乳一茶盅拌湿,晒十四天,又加梨汁,晒足七天,再加去枣核的红枣,一起放入木石臼内,捣千余下,使其软和才取出,做丸如梧桐子大,先用硃砂细末裹在外面,再用金箔裹为衣。晒干,入瓷罐收藏,不要让元气泄漏。常取出,晾晒干,不要让发霉了。每日凌晨3点到5点之间,用乳酒顿热服一钱;每晚临睡时,半饥半饱,用莲子肉煎汤服五分。这药服到半个月,体内如有风寒暑湿这样的邪气,就会自然消除。服至一月,旧病全部根除。服到一百天,五脏生精。服至一年,可返老还童。先服五精丸,可将身体内的各种疾病全部扫除,使五脏六腑调和。精神健壮兴旺,这样,对长寿的目标就可以抱有希望。

龙虎小灵丹

用阴炼龙虎石八两,捣为细末,放入大瓷盘内,从夏至这天开始晒,每天调入人乳,日晒夜露,遇天阴收藏;每月加入红铅一个,一起晒,一直到八月十五,受过天地金旺的气。在八月二十日后,将晒干的药碾为细末,称约一斤重,就够了;像分量多了或者不够数,那样是调配的药物就不均匀,用后会导致气血不平稳。用乳膏和匀,略加少量枣肉捣软,做成丸子像绿豆大。在每天凌晨三点到五点之间,用乳酒

道气常存矣。复有歌诀于后。

歌诀曰：神仙发秘机，济世功无比，只此小灵丹，妙夺阴阳理。先天龙虎石，道合乾坤髓，半斤阴阳精，配入首男乳。日夜曝中天，却从夏至始，月月入红铅，直至中秋止。色如桃花鲜，喷鼻甘香美，日服一分半，送下华池水。传至生天经，初服人如醉，服之至七日，体热何足畏。时进蟠桃酒，藉以滋灵气，渐至一年余，顿觉超凡类。肌体润且温，延年历人世。此丹尚未服，大丹安敢饵。四体俱属阴，服丹阳填髓，先言积阴功，功成幸相遇。非人莫乱传，妄泄天机罪。拱持三光前，运自华池水，寅初服一粒，仰叩神天地。此歌即是秘妙口诀，非人勿示，慎之慎之！

小还丹

用阴炼龙虎石一斤　首经至宝二两

上将二味各为细末，共和一处，以大磁盘盛住，从夏至日起手，每日加人乳一碗调拌均匀，放置高阁去处，日晒夜露，第二日早研碎，又拌乳，日日如此。一月进鲜红铅一个，制入于内，同晒同露，直晒至八月十五日，天地金旺之时，受过了月华神水，复入梨汁三五次，方晒干为末。用乳膏、红枣肉捣和令软，丸如梧桐子大，外用金箔穿衣，阴干磁罐收贮。

和匀兑好，炖热，服三十六丸，静坐片刻，使心血向下运行，肾气上行，气血互换，通达无阻；阴阳自由运行，无障碍。体内各种邪气逃跑、躲避，道气常常存于体内。还有歌谣附在后面。

歌谣说：神仙公布了养生秘方的机要，救助世人功德很高，没有谁能够相比的，仅仅就这龙虎小灵丹，就巧妙地掌握了阴阳平衡的规律。利用先天的龙虎石补益身体，这符合吸收人体精华的法则。用半斤阴阳精髓，配入头生男孩母乳。白天晚上曝露在室外，却从夏至日开始，每月加入红铅，一直到八月十五日结束。颜色像桃花一样鲜艳，香气扑鼻，味道甘甜，模样好看。每日服用一分半，用自己舌头下的津液送下。相传服用自然生成的月经，最开始服用，人像喝醉了，连服七日，不再畏惧身体发热，适时喝些蟠桃酒，用来滋养灵气，降躁气。慢慢服用一年多，猛然觉得和普通人不一样了。肌肤细腻光滑并且身体温暖，经历人世间的延年益寿。龙虎小灵丹还没有服用，怎么敢吃大丹呢？人体的手足四肢都属于阴性，服丹阳填补精髓。先说积阴德：当不为人知的善行积累到一定程度，就会有机会遇到龙虎小灵丹。不是合适的人，不要胡乱传授，胡乱泄露秘密是会受到处罚的。在太阳、月亮、星辰前，合掌行礼，运用自己舌头下的津液，在凌晨3点起始时刻，服下一粒，仰头礼拜天地鬼神。这歌谣就是神秘的奇妙的口诀，不是合适的人，不给看，一定要谨慎，一定要多加防备！

小还丹

用阴炼龙虎石一斤　首经至宝二两

把以上二味药，各碾成细末，再合为一处，用大瓷盘装盛，从夏至开始，每天加进一碗人乳，调拌均匀，放在阁楼高处。白天在太阳底下晒，让水分充分蒸发；晚上让吸收空气中的水分，软化表皮，同时帮助药物内部水分均匀分布。第二天早上又细磨为末，加入一碗人乳拌均匀，天天都这样做。一个月放进一个新鲜的"红铅"。白天一起放在太阳底下晒，晚上一起让露水打湿，一直晒到八月十五中秋日，天地金旺之时，使药受过了月华神水，再放进三五次梨汁，又晒干碾为细末，用乳膏或者红枣肉捣和使其软，做丸如梧桐子大小，外用金箔裹衣，阴干后，用瓷罐收藏。

不问老少,每日半夜子时,分乳酒对半顿热吞服一钱,念长生得道天尊九声,静坐一时方睡。初服觉热,天明取人乳一盅服之,其热自退,服久不觉。此小还丹即前小灵丹是也,一日一钱,半年该三十六两,所谓一斤淡石,每日晒积乳共重二斤,外将红铅四两,共重二斤四两,只可一人服,不可缺了,每年晒一次。此药服之一年,百病不生,阴阳和畅。服之二年,行步轻健,肌肤荣光。服之三年,发白返黑,齿落更生。服之一纪,住世永年,永作地仙也。今将口授诀歌并注于后。

歌曰:夏至一阴生,昼夜当天立。
日餐金乌精,夜食玉兔液。

夏至乃五月节中也,一阴生于五阳之下,是为木火通明之时。此时乘天地感畅之机,揽阴阳宣理之气,于是昼承日之精,夜吸月之液,是以日为真火,月为真水,水火滋养形中生气矣。餐食者,精光交休之义。其法以前扫起霜,于夏至一阴生之后,以磁盘盛贮,昼则照于日以餐乌精,夜则鞠明于月以食兔髓。此不论晓夜,当天露立,自然日月精华贯彻药也。

歌曰:半斤四两乳,相配成戊己。
更有月月红,照月加于里。

乳者,血气之聚也,婴儿服之,可以滋养肌体,荣腴经脉,况配灵质灌溉日月精华,有不充饫人之荣卫乎?故两情相孚,则阴阳之精华感合;阴血作乳,则彼此之神气共处。是乳成戊己二土,犹言媒聘传道,使天之日月精液,人之男女灵质,皆有系属而不游散也。月月红者,实女首经红铅也。逐月加增,则精液交驰而一气感应于

不管是老是少，每天半夜11点用乳、酒对半炖热，吞服一钱。口念"长生得道天尊"九声，静坐一个时辰后才能睡。初服时，感觉热，天亮了后，取一盅人乳服下，这种热的感觉就消退了。久服以后，没有别的感觉。这小还丹，就是前面的小灵丹。一天一钱，半年计十八两，一年三十六两。所说的一斤淡龙虎石，每天加入人乳一碗，一起晒，日积月累，共重二斤，另外加上"红铅"四两，共重二斤四两。只能一个人服，不能断了，每年晒一次。这药服到一年，不再患各种疾病，阴阳平衡、畅通。服到两年，走路轻捷强健，肌肤润滑有光泽。服至三年，头发由白返黑，牙齿脱落又再生。服到十二年，在人世间，永远不老，永作地仙。现将口授歌谣附在后面。

歌谣说：从夏至这一天开始，阳气达到最盛，开始重阳转阴，阴气渐生，白昼和夜晚的长短会在这一天发生变化。白天吸收太阳的精气，晚上吸食月亮的阴气。

夏至，是农历五月中的节气，天地的运转，夏至后生阴，一阴生于五阳之下，是木火通明的时候。这时，乘天地感应通畅的时机，抓住阴阳生理的气机，于白天承受太阳的精气，夜间吸取月亮的阴气，因为天上的太阳是真火，月亮是真水，水火滋养，阴阳变化中生出气来。餐食说的是精光交体的意思。具体方法是：用前面扫起的霜，在夏至日一阴生成以后，以瓷盘盛藏，白天在太阳下晒，以吸日光的精气，夜晚就露在月光下，以吸取月光的真髓。这无论白天晚上，都应对着天空，露天放置，日月的精华自然都浸透在药物中了。

歌谣说：半斤霜，四两人乳，互相调配，形成戊己二土。还有"月月红"，实际上就是女子第一次月经所得的"红铅"，依照所说月份加在里面。

人乳，是血气的凝聚，婴儿服后，可以滋养肌体，荣养经脉，何况又配上龙虎石，又注入日月精华，还能不滋养经脉，不养血补气吗？因为互相信任，两情相悦，阴阳的精华就互相配合，阴血作乳，彼此之间的神气就共处。这乳形成戊己二土，就好像媒介的传导作用，使天的日月精气玉液，人的男女"灵质"，都有系属就不会游散。"月月红"实际是女子的第一次月经所得的"红铅"，逐月加增，精液相交驰骋，使一

虚灵也。其法以前霜每剂半斤，加入净乳，渐加同晒，干再加，约共干一十二两，是半斤霜，四两乳，乃为足也。待至一月，则进红铅一次，进之三月三次，为三进红铅矣。

歌曰：莫辞劳苦心，炼至中秋日，
色如桃花鲜，入口甘且美。

修至灵质，不加勤劳，莫能聚精；餐精服液，不加辛勤，莫能会神。故聚精会神，皆禀人之苦心，则是人心意内外两通，专志不违，天人协化也。但炼至中秋，可以息功，其故何也？火灭生土，天之令也。土旺金盛，候之全也。其取义曰秋石，盖拟诸此也。色如桃花者，灵药可服之验也。入口甘美者，其味滋益之征也。其法愈精而金土愈旺，故有斯功焉。其法前餐食乌兔之霜，禀和乳经之药，自五月中气，心专志决，如法炼至八月中秋，昼夜劳心，不可辞苦，直候色如桃花，甘美充腴，乃为灵药之成矣。

歌曰：服之寿命长，彭祖兹可比。
名曰小还丹，秘之莫妄语。

药灵质美，久服自可益寿；五行精爽，饵之宁不延年。故彭祖永命，可以同涂。甚言药物益命之极，此乃人元配合，以类交养，则其以精益精，以气益气，以神益神之妙，故曰小还丹焉。不比他方金石草木之类，故戒莫妄语，以泄中和之秘。其法以前通灵之药，用磁罐收藏封固，以备不时启服。每日服三分，醇酒送下。

先天服食阴炼龙虎金丹

用龙虎二石八两，先天元气　蟠桃仙酒后天真铅　首经至宝二两，先天真铅　乳香二两，黄婆通引　冰片一钱，明目通窍　朱砂　缠身安

气相感应于虚灵。方法是：用前面采集的霜，每剂半斤，加入净乳，逐渐添加，将药调和，一同晒干，干了再加，大约干了一共有一十二两。是半斤霜，四两人乳，就够数了。等到一月就加入"红铅"一次，进到三月，就三次了，即为"三进红铅"。

歌谣说：不辞辛劳，用心修炼到中秋日，颜色像桃花一样鲜红，放入口中甜而且美味。

修炼得到龙虎石，不勤勤恳恳，不能聚集精气；白天吸收太阳的精气，夜晚吸取月亮的精华，不勤勤恳恳，不能聚集日月的精华。所以说专心致志，注意力高度集中，都是人的勤苦用心才生成的，就是人心意内外两通，专心致志不违背，天意和人力制心一处，办成的。但是修炼到八月十五中秋日，就可以停止修炼了，这是什么原因呢？火灭生土，这是上天的时令啊。土旺金盛，时节这个是这样。给它取名叫秋石，初步推测是这些原因吧。颜色像桃花的，是灵药，可以服用验证。放入口中甘甜、美味的，它的美味对症滋养、补益的症状。修炼的方法更加精致就会金土气更加旺盛，所以有这样的功效呀。其修炼方法是先吸收太阳和月亮的精华，再配合人乳和月经之药。从五月中开始，专心致志，依法修炼到八月十五日，白天晚上都要操劳、辛苦，不可以逃避，直到颜色像桃花一样，甜美丰满，才是灵药成熟的时候。

歌谣说：服用它寿命延长，可以和彭祖的年龄相比了。它就是"小还丹"，这是个秘密，不要乱说。

此药灵验而且质美，久服自然可以延年益寿。五行精准，丝毫不差，服后怎么不可以延年呢？所以说与彭祖比寿，是说药物能延年益寿的功效。这是因为人与大自然应合，以类相济，则以精补精，以气益气，以神益养神，所以命名为小还丹。不比其它方剂用的是金石草木一类药物，不要随便说，以免泄露中和的机密。其方法是：以前面的通灵的药，用瓷罐收藏封固，以便随时启服。每天服三分，用浓香的酒送下。

先天服食阴炼龙虎金丹

用龙虎二石八两，先天元气 蟠桃仙酒后天真铅 首经至宝二两，先天真铅 乳香二两，黄婆通引 冰片一钱，明目通窍 朱砂 缠身 安魂

镇心身　金箔穿衣安魂正魄　日晒夜露取真水真火

上将各味俱制成粉，放磁盘内，择鸡犬不到静处置一木架，于黄道吉日起手，每日加乳拌潮，日晒夜露四十九日，以乳香为黄婆，合和铅汞三家相见，昼夜受日精月华之灵，比真阴真阳，即真火候也。古云：自有天然真火候，不须柴炭及吹嘘。每遇天阴收藏。此药受了日月精华，已成真丹砂，加乳膏捣和为丸，如绿豆大，先用朱砂缠身，次与金箔穿衣，晒干收贮。专治男女五劳七伤，诸虚百损，身体瘦弱，咳嗽吐痰，不思饮食，夜梦鬼交遗精，妇人小儿一切杂症，并皆服之。每日侵晨五分，热酒送下。

诗曰：东方青龙西白虎，南是朱雀北玄武，

黄婆会合入中央，乌兔煅炼名真火。

四十九日变通灵，金衣为丸润丹府。

空心热酒服五分，益寿延年似彭祖。

罗浮真人三家相见秋石方

先取向阳黄土八斗，背阴黑土八斗，拌匀，用缸八口，每缸二斗盛贮，每日用童男女便，渐渐添渗入土内四十九日，日晒夜露，日足方止。将土造成一器，外方内虚圆，合在一处，铁线扎紧封口，径要三寸六分厚。用三钉钉于地下，一尺六寸高，周围砖砌定，用炭火四围均匀，先文后武，打三炷官香，冷定取开，内生白雪如琼玉之状，取入银神室内埋土出火毒九日，乳为丸。每日服一分，加至二三分，白汤送下。久服筋强力壮，百病皆无，胜补药百倍也。

仙传秋石配合十精五子丸

用阳炼龙虎石十两　阴炼龙虎石六两，二药炼法具前　人参　当归身酒洗　葫芦巴微炒　芡实　莲花蕊微焙　鹿茸酒洗，炙酥黄　仙灵脾叶　苍术米泔水浸炒　枸杞子酒浸晒干。以上十味十精药

正魄　金箔穿衣安魂正魄　日晒夜露取真水真火

把以上各味药，都制成粉，放入瓷盘内，选择鸡犬不能到达的地方，最好是僻静处，放置一个木架，在黄道吉日开始，每天加入人乳拌湿润，白天晾晒在太阳下，夜晚让露水打湿，吸收日月精华，共晒四十九天，以乳香为通引，合和铅汞，三家相见，昼夜受日精月华的灵气，这是真阴真阳，即是真火候。古人说：自有天然真火候，不须柴炭及吹嘘。遇到天阴时要收藏。这药受了日精月华，便成了真丹砂，加乳膏搗和为丸，如绿豆大。先用朱砂裹丸，再用金箔为衣，晒干后收藏。专治男女五劳七伤，诸种虚弱伤损，身体瘦弱，咳嗽吐痰，不思饮食，夜梦鬼交，遗精以及妇女、小儿一切杂症，都能治好。每天天亮时服五分，热酒送下。

有诗歌说：东方是青龙，西方是白虎，南方是朱雀，北方是玄武，黄婆聚集在中央，吸收日精月华，煅炼成真火候。经过四十九天的修炼，成为有灵气的药，做成丸，用金箔穿衣丸，服用了，滋润丹田。空腹，每次热酒服用五分，益寿延年，像彭祖一样长寿。

罗浮真人三家相见秋石方

先取向阳黄土八斗，背阴黑土八斗，拌匀，用八口缸，每缸装二斗贮藏。每天用童男童女的小便，渐渐渗入土内四十九天，日晒夜露，天数足为止。把土制造成一个器物，外方内虚圆，合在一处，用铁线扎紧封口，径要三寸六分厚，用三个钉，钉在地下，一尺六寸高，周围用砖砌定。四周用炭火围均匀，先小火后大火，打三炷官香，冷却后取开，内生有白雪，如琼玉的形状，取入银神室内，埋入土中除火毒九天。用乳汁调和做丸，每天服一分，加至二三分，白开水送下。久服，可以强筋壮骨，百病祛除，胜过补药百倍。

仙传秋石配合十精五子丸

用阳炼龙虎石十两　阴炼龙虎石六两，这两味药，炼法，在前面已经详细说了　人参　当归身酒洗　葫芦巴微炒　艾叶　莲花蕊微焙　鹿茸酒洗，炙酥黄　仙灵脾叶　苍术淘米水浸炒　枸杞子酒浸晒干 以上十味精药（编者注：没有十味，原书如此）。

菟丝子酒浸蒸七次 巨胜子焙 车前子酒浸炒 柏子仁取肉。以上五味五子之药，各二两。 沉香一两 粉草一两 辰砂五钱，水飞极细。三味升降之药 加白铅一两。即人乳也。

上将众药均兑分两，用红枣肉加蜜捣合为丸，如梧桐子大，每服一百丸，白汤送下，日进三服。服至百日，百病消除，身体轻健，效难口述也。

龙虎合配五气丹法

盖秋石延命之术，乃上古神仙留传秘法也。其妙不外乎阴阳真一交媾而成，非心志之专，而遇明师授受之真，又乌能夺造化之机，而延寿命于无疆也哉！噫，今之学仙者，徒以金石草木修制成丹而望延寿，不知皆异类之物，岂得与人相契乎。盖人禀天地真一之气，凭阴阳纯粹之精感合而成，非阴阳不能变化，非真一不能还元，经云竹破须将竹补，又云取将坎位中心实，点化离宫腹内阴，岂得他物而同类乎？予因成化癸卯南游，遇仙师尹真人传授内丹秘诀，兼示以三峰真人人元配合五气接命还丹方。法先制服五气，筑补完全，次会合三元，结成还丹，方得超凡入圣。红铅，真阳铅也；秋石，真阴汞也；乳酥，即真土也，铅汞得土而丹成，精气得神而会合，故饵之者寿可延而仙可期也。今将五气丹药具后。

阴炼秋石八两 红铅四两 人乳粉四两 牛乳粉四两 酥油四两

以上五味俱制成粉，和匀，用布裹定，绵缠缚谨听用。将糯米三斗浸一夜，次日上甑蒸，将前药埋在米中，照常蒸熟，冷定取出药来。将饭用小曲拍成浮米酒，用瓶十二个装满。前药丸成三百六十丸，择吉日服，每日用酒一盏吞服一粒，酒药俱按三百六十火候周天之数也。此药符合天机造化，其妙难述，不可轻泄。

菟丝子酒浸蒸七次　巨胜子焙　车前子酒浸炒　柏子仁取肉　以上五味五子之药各二两。　沉香一两　粉草一两　辰砂五钱,水飞极细。三味升降之药　加白铅一两。即人乳

将以上各药的分量核对,各自制作好后,兑均匀,分两,用红枣肉加蜂蜜捣合做丸,如梧桐子大。每次服一百丸,白开水送下,每天服三次。服到一百天,百病消除,身轻体健,功效难以口述。

龙虎合配五气丹法

秋石延长寿命的方术,是上古神仙留传下来的秘方,它的妙处不外乎是阴阳真一交媾而成,不是心致的专一,又遇明师传授真法,怎么能获得造化之机,以达到万寿无疆呢？噫！今天学仙的人,仅仅拿金石草木修制成丹药,就希望能延寿,殊不知这是不同类的药物,怎么能够与人相投合呢？要知道人是禀受天地间真一之气,凭借阴阳变化纯粹之精,受到感合成就的,不是阴阳不能变化,不是真一不能还元。经书上说：竹破需将竹补。又说：取将坎位中心实,点化离宫腹内阴。离属火,取它们水火相交,阴阳感合的意思,怎么能用其它的物质来代替呢？它们都是不同类嘛！我曾于成化南游,遇仙师尹真人传授内丹秘诀,又兼示三峰真人人元配合五气、接命还丹方法,先制服五气,筑补完全；再配合三元,结成还丹,才能超凡入圣。"红铅"是真正的阳铅（即是首经）,秋石,是真正的阴汞。乳酥,即真土。铅汞得土才能成丹,精气得神才能会合。所以吃此丹的人,寿命既可以延长而成仙又有望了。现将"五气丹药"的制作方子和方法附在后面：

阴炼秋石八两　红铅四两　人乳粉四两　牛乳粉四两　酥油四两

把以上五味,都研制成粉末,将各种粉末和匀,用布裹定,用绵小心缠缚,备用。拿糯米三斗,浸一夜,第二天上甑蒸,把前面准备的药埋在米中,照常蒸熟,冷却后取出药来。将熟饭用小曲拍制成浮米酒,用十二个瓶装满,把前面的药丸制成三百六十九,选择黄道吉日开始服用。每日用酒一盅,吞服一粒,酒药全部按照三百六十火候,即周天之数。这药符合天机的造化,妙处难以尽述,不可轻易传出去。

益容仙丹

淡秋石五两，味淡，补先天之元气 白硼砂二两五钱，止嗽化痰，生津，益元气 片脑一钱一分，荡诸邪，明目通窍 薄荷五两，清润头目，消化老痰 柏子肉五钱，清和咽膈 牛黄五分，除邪去热，明目清心 哈芙蓉二分，温暖丹田，除痨止嗽 甘松五钱，开胃醒脾，通气和血 腽肭脐五分，酥炙，补胃暖腰，回阳助精 朱砂一两五钱，水飞细末穿衣，安魂去烦 粉草一斤，去皮，调和药性。

熬膏，合药为丸，和诸药性，善解百毒。将前九味各为细末，粉草膏子为丸，如绿豆大，朱砂穿衣。每日不拘早晚，将一丸入口嚼化，以致津液满口，咽下丹田，浇灌诸经各络。气到处自然辅正除邪，能使肌肤光润，久服，则百病不生，万邪归正。

诗曰：神仙留下济人丹，安魂定魄驻容颜。
宽胸顺气神凝静，化痰止嗽暖丹田。
生津消渴甘露降，透窍明目返本源。
每用一丸常嚼化，益寿延年世上仙。

先天真一丹

此丹乃大茅君授与二茅君、三茅君地仙长生仙药，诀曰：上品神仙药，先天真一丹，每朝吞百粒，却老返童颜。能转周身气，神功内返还，华池灌神水，滴滴注玄关。阴符调火候，默默自抽添，至诚修炼服，管汝寿齐天。

用白虎首经粉九鼎 阴炼秋石四两 乳粉四两 干山药四两 石涧菖蒲九节，四两，五月五日采取 茅山苍术四两，米泔水浸，去粗皮 甘州枸杞三两 珍珠一两 旱莲子草二两 菊花蕊一两 甘草一两

上各味制成细末，炼蜜为丸，如绿豆大。每服六七十丸，加至百丸，空心白滚水下。

益容仙丹

淡秋石五两,味淡,补先天的元气 白硼砂二两五钱,止嗽化痰,生津,补充元气 片脑一钱一分,祛除各种邪气,明目通窍 薄荷五两,清润头目,消化老痰 柏子肉五钱,清和咽膈 牛黄五分,除邪去热,明目清心 哈芙蓉二分,温暖丹田,除痨止嗽 甘松五钱,开胃醒脾,通气和血 腥肭脐五分,酥炙,补胃、健肾、暖腰、回阳助精 朱砂一两五钱,水飞细末穿衣,安魂去烦 粉草一斤,去皮,调和药性。

熬膏,合药为丸,调和诸药性,善于解百毒。将前面九味药碾为细末,用粉草膏调和各药末做丸,如绿豆大,用朱砂穿衣。每天早晚不限,将一丸入口噙化,以达到津液满口,咽下到丹田,浇灌各个经络。气到处自然补正除邪,能使肌肤光滑润泽,久服,就诸病不生,身体原有的病邪消失,身体都恢复正常。

诗曰:神仙留下济人丹,安魂定魄驻容颜。

宽胸顺气神凝静,化痰止嗽暖丹田。

生津消渴甘露降,透窍明目返本源。

每用一丸常噙化,益寿延年世上仙。

先天真一丹

此丹药是大茅君传授给二茅君、三茅君地仙长生仙药。歌口诀上说:上品的神仙药,是先天真一丹。每天早晨吞服一百粒,却老返童颜。能转换全身的气,神功内返还。人舌头底下灌神水,滴滴注入通往妙道玄旨的关卡。阴符调火候,默默自抽添。诚心诚意地修炼服用,管你的寿命和苍天一样长。

用白虎石首经粉九鼎 阴炼秋石四两 乳粉四两 干山药四两 石菖蒲九节,四两,五月初五端午采集 茅山苍术四两,淘米水浸,去粗皮 甘州枸杞三两 珍珠一两 旱莲子草二两 菊花蕊一两 甘草一两

以上各药制成细末,炼蜜为丸,像绿豆大。每次服六七十丸,加到百丸,空腹用白开水服下。

《道藏》斑龙黑白二神丹

鹿茸二两,酥炙 陈皮二两 当归四两,酒洗净 地黄八两,取汁为膏 茯神二两 人乳制 钟乳粉一两,水飞用 人参四两 柏子仁二两 枸杞子二两 麦门冬一两 生地黄汁一碗 白术二两 沉香五钱

上为末,炼蜜为丸,如桐子大。每服五六十丸,秋石汤下。治虚损怯证,五劳七伤,气血俱虚,颜色憔悴,无不治之。服之美颜色,和五脏,壮精神,美须发,补羸瘦,功莫能述。

长生斑龙飞步丹

用上全方,加上白胶二两 紫河车一具,首生男子为佳 腽肭脐一两 绿毛小龟肉一个,同河车煮,以桑柴文武火成糜,连汁用。捣和前药末,再入人乳汁一碗,同膏和丸,如桐子大。每服五六十丸,治虚损痿症。

经验苍术丸〔又名铅汞丸〕

苍术一斤半,取膏入药四两。

其性燥而辛烈,去内外之湿,引药行于表里。而煎为膏者,所以变其质,似由伊尹放太甲于桐,为善以成济世之功也。用糯米泔浸日半,捞起刮去粗皮见白,晒干。又将童便浸日半,捞起,清水洗净,晒干。又煮酒浸日半,晒干。仍用糯米泔澄清煮术,以烂为度。然后于陈米饭上蒸,一层饭一层术,要取谷气为佳。饭上用荷叶盖定,不泄谷气尤妙。晒干,研细末入药。

黄柏 刮去粗皮,八两,制炒为细末入药,六两。

其性虽寒,非芩连之可比。黄柏能通肾,以泻膀胱之火,火动则水不宁,所以用之者,泻火而宁肾水也。锉碎,用酒浸三日,要反复浸,取出晒干。将蜜拌黄柏,用荷叶铺扎棱起水面,上摊黄柏荷叶上蒸一次。仍将蜜拌,再蒸,再晒,如此三次,用纸铺锅底,黄柏摊纸上烘茶褐色为度。研细末入药。

《道藏》斑龙黑白二神丹

鹿茸二两，酥炙 陈皮二两 当归四两，酒洗净 地黄八两，取汁为膏 茯神二两，人乳制 钟乳粉一两，水飞用 人参四两 柏子仁二两 枸杞子二两 麦门冬一两 生地黄汁一碗 白术二两 沉香五钱

以上药制成末，炼蜜为丸，如梧桐子大，每次服五六十丸，秋石汤下。治虚损怯症、五劳七伤、气血俱虚、颜色憔悴，没有不愈的。服食此药，能美容养五脏，强壮精神，使须发乌黑，补弱瘦，功效不可尽述。

长生斑龙飞步丹

用上面全方，加上下面的药：白胶二两，紫河车一具，首生男子为佳，腽肭脐一两，绿毛小龟肉一个，和河车煮，用桑柴小火或大火熬烂，连汁用。捣细，和前药末，再加入人乳汁一碗，同膏做成丸，如梧桐子大，每次服五六十丸，治虚损痿症。

经验苍术丸〔又名铅汞丸〕

用苍术一斤半，取膏入药四两。

此药性燥、辛烈，去体内外的湿气，引药行于身体的表与里。将药煎为膏，以变更它的性质，减轻它原来的燥性，达到治病济人的良好效果。用糯米淘米水浸一天半，捞起，刮去粗皮见白，晒干。又用童便浸半天，捞起，用清水洗净，晒干。又用煮酒浸半天，晒干。仍用糯米淘米水澄清后煮苍术，以烂为度。然后放在陈米饭上蒸，一层饭，一层苍术，取谷气。饭上用荷叶盖住，不泄漏谷气更妙。晒干，研成细粉末入药。

黄柏，刮去粗皮，八两，制炒为细末入药，六两。

黄柏虽然性寒，但不是黄芩、黄连可比的。黄柏能通肾以泻火，使肾水安宁。火动肾水不安宁，所以用黄柏，就是为了泻火，使得肾水安宁，把黄柏锉碎，用酒浸三日，要反复浸，取出晒干，用蜜糖拌和黄柏，作荷叶铺扎棱起水面上，摊黄柏在荷叶上，蒸一次。再拿蜜糖拌，再蒸再晒，这样反复三次。用纸铺锅底，将黄柏摊在纸上烘焙，到茶褐色为度，研成细末入药。

知母 去皮，六两。

其性润，而老年并虚弱之人火易动，津液受克而常涸，所以用此，专补肾水，盖能制烈火之故也。锉碎，用酒浸三日，去酒晒干，隔纸炒焙，研细末入药。

枳实 四两

老年并虚弱之人，火最易动，津液受克而化为痰，或平日膏粱之积而成痰。盖枳实非他辈之可比。且半夏化痰，其性燥烈，而服之反渴，渴增则贪饮矣。愈饮愈湿，受外邪而痰愈结也。贝母去四种痰，能表而不能里。南星虽曰去痰，能上而不能下，因风可用。今枳实之功，不可胜计。锉碎与麸皮同炒茶褐色，去麸皮，研末入药。

白术 四两

大能补脾。老年并虚弱之人，胃火必盛，而食善消，愈消愈食，则脾岂有不损？则食不能克化，而用庸削之剂，则反伤脾，脾胃受伤，是无本矣，岂能安乎？然必用此以补脾，似由修武备而御寇也。锉碎，用纸铺锅底，将麸皮拌白术摊纸上，不住手拨焙，闻其药味无面气为度。研末入药。

当归 五两

其性温，四等治：血流者能止，凝者能行，虚者能补，气者能和。老年并虚弱之人，火旺水衰，血必受伤，或流或止，或凝或行，何不用此以和之？用酒浸洗，锉碎，晒干，研末入药。

熟地黄 四两。

老年并虚弱之人，诸血最虚，皆由心之耗而肝之枯也。是以四肢血急，足不能履，手不能持，耳不能听，目不能视，肠不能通，而多结也。所以用此剂，以补一身血衰也。用酒洗，锉碎，研末入药。

干山药 四两。

知母，去皮，六两。

知母性润，年龄大的人和身体虚弱的人，大多数火容易动，津液受到限制经常枯涸，所以用它专补肾水，是因为它能抑制烈火的缘故，锉碎，用酒浸三日，去酒晒干，隔纸焙炒，研细末入药。

枳实，四两。

老年人和身体虚弱的人，最容易动火，津液受到限制便转化成痰，或平时因为饮食积聚而形成痰。枳实不是其它药物可以比的。半夏即使能化痰，但它的性味燥烈，服下以后，反而觉得口渴，口渴必然饮水，越饮越湿，受外湿后痰涎愈结愈凶。贝母即使能去四种痰，但是只能达表层，不能入里层。南星即使也能去痰，但是只能上，不能下，风痰可用。现在枳实的功效，不可以完全统计。锉碎，与麸皮同炒至茶褐色，去麸皮，研成细末，入药。

白术，四两。

能大补脾胃。老年人和身体虚弱的病人，胃火一定旺盛，又善于消化食物，愈消化愈想吃，这样脾胃难道有不受损伤的吗？脾胃受损伤后，就会吃了东西，不能消化，如果用不恰当的药剂，反而伤害脾胃，这样破坏了根本，怎么能安胃保脾呢？这样的情况，一定要用白术补脾，就好像养兵炼兵防敌人侵略一样。锉碎，用一张纸铺在锅底，拿麸皮拌白术，铺摊在纸上，不停手的拨焙，闻到药味，没有面气为度，研细末入药。

当归，五两。

当归性温，治血有四种功用：流动的能止；凝滞的能通行；虚损的能补；气盛的能和。老年人和身体虚弱的人，火旺水衰，血一定受伤害，或流动或不动，或凝滞或流通，为什么不用当归来调和呢？用酒浸，清洗，锉碎，晒干，研成细末入药。

熟地黄，四两。

老年人和身体虚弱的人，各种血都最虚，都是由于心血的消耗和肝血的枯竭造成的。因此四肢血急，脚不能走，手不能握，耳朵不能听，目不能看，肠子不通利，大便聚集而引起便秘。因而用熟地黄补血，缓解全身血衰的症状。用酒洗，锉碎，研末入药。

干山药，四两。

其性温平，主肠中补虚，除阴热邪气，益气力，长肌肉，治头风，止腰痛，补心肺不足，润皮毛，主治泄精健忘。锉碎，晒干，研末入药。

白茯苓　刮去粗皮，净的三两。

其性去湿，利小便，调胃气，伐肾邪，泻火。久服安魂养神，延年益寿，而无消渴之患。锉碎，晒干，将纸铺锅底，用麸皮拌药摊纸上，不住手拨焙，至药无味为度，研末入药。

防风　去芦，五两。

老年并虚弱之人，血皆损少，则腠理不密，贼风易入，必用其驱出之。盖防风之性，威而不猛。锉碎，晒干，隔纸焙干燥，研末入药。

真铅　四两。阴分之上药，即人乳，多以此代铅。

其铅乃取室女，天真未丧，欲心未动而自然来者，得纯阴之正，移阴补阳，自然而然者，其功不可胜言。倘人不待时，急取阴分之上药代之，用亦不减于真铅也。用少年妇人乳二碗。其乳者，血之化也。阴分之上则为乳，阴分之下则为血。所以用此者，以血补血。老年并虚弱之人，身血必衰，此药之正所谓布衣破而补以布也。将面入乳中调匀，打糊丸药用。

真汞　四两，即秋石也。

其性咸，能入肾，而用童便煎者，盖因元气之未泄，而纯阳之未丧，煅炼而成，所以补元气。老弱之人，精气必损，须用此药滋补。研末入药。

上将各药细末拌匀，用乳二碗入面，打糊拌药，杵匀，丸如桐子大，晒干收贮。日渐服之，每服五六十丸。淡盐汤空心下。此药服之，专治诸虚百损，身体倦怠，气虚中满，不进饮食，遍身风湿麻痹，眼目昏花，腰痛头晕，手足欠顺，行履艰辛，虚怯痰火，遗精白浊，小便不利，胎前产后，赤白带下。有恶疾者，服此玄妙，无疾者服此，强筋骨，悦肌肤，驻颜色，健脾胃，进饮食，添精补髓，益寿延年，其功不可尽述，宝之，宝之。

山药性温平，主肠中补虚，除去阴热邪气，益气力，长肌肉。治头风，止腰痛，补心肺不足，润皮毛。主治泄精健忘。锉碎，晒干，研末入药。

白茯苓，刮去粗皮，净的三两。

茯苓的主要功能是去湿，利小便，调和胃气，攻伐肾上的邪气，泻火。久服能安魂养神，延年益寿，而无消渴之患。锉碎，晒干，将一张纸铺在锅底，用麸皮拌药摊在纸上，不停手拨动、烘焙，到药没有气味为度，研细末入药。

防风去须根，五两。

老年人和身体虚弱的人，血都受损而不足，身体抵抗力不强，邪风容易入侵，必须用防风来驱逐。因为防风的功能驱风威烈，但不猛。锉碎晒干，拿纸隔铁锅，烘焙干燥，研细末入药。

真铅四两，阴分之上药，即人乳，多用这真铅来代替铅。

此铅是取少女，天真未丧，欲心未动，而自然来的。得纯阴的正气，移阴来补阳，自然而然，它的功效不可言尽。倘若等待不到，可以急取阴分之上药来代替，而且并不逊于真铅。

用少妇人乳两碗。人乳是血变化来的，阴分之上为乳，阴分之下为血。所以用人乳，能大补血液。年龄大的人和身体虚弱的人，身体血液都必然衰弱，这药的功效就好像布衣破而用布来补。将面入乳中，调匀，打成糊状，作药丸用。

真汞四两，即是秋石。

真汞的性味咸，能入肾。用童便来煎，因为童子的元气没有泄漏，纯阳没有丧失，又是烧炼而成，所以能补人的元气。老年、体弱的人，阴阳元气必然亏损，必须用这种药物来滋养补益。研细末入药。

把上面的各种药物，研成细的粉末，拌和均匀。用二碗乳汁，将面粉加入乳汁里，搅成糊状拌药，捣和均匀，做成如梧桐子大小的丸子，晒干后收藏。慢慢服用，每天服食五六十丸，空腹时，用淡盐开水服食。这药服后，专治各种虚症、各种损伤、身体疲劳倦怠、气虚而又腹满、不想吃东西、全身风湿麻木痹痛、眼目昏花、腰痛头晕、手脚不方便、步履艰难、气虚痰火、遗精白浊、小便不利、妇女胎前产后的赤白带下、其它的恶性疾病，服用此药也很好。没有疾病的，服此药可以强

度世丹

如有人抱一切危疾，及瘫痪痛楚，久在床枕，旦暮清心服之，戒其嗜欲，能安神志，定魂魄，顺五脏，和六腑，添智慧，乌髭须，通脉络，除劳损，续绝补败。盖此药禀天地中和之气，不燥不热，可以长服。如有恶疾，肢体不安，行步艰辛，饮食少进，或寤寐不安，或痛连筋骨，或十生九死，服之是疾皆除，驻悦颜色，滋润肌肤，聪明耳目，四肢强健，延年益智，功效不可具述。

枸杞子 《仙经》云："此药是荧之精，益血海，足筋骨，补气安神。"

甘菊花 是木之精，服之聪明耳目，去寒湿手软，利九窍，通三焦。去萼用。

远志 治胃膈痞闷，去忧邪，润肌肤，壮筋骨。用头捶破，取去心。

车前子 是镇星之精，益胃，安魂魄，驻颜，去夜惊妄想。

生地黄 用干者，去芦。《仙经》云："是太阴之精，开心神，去邪，养脾胃荣卫之神。"

巴戟 《仙经》云："是黄金之精，去心痰，补血海，轻身延年。"

覆盆子 是神水之精，助阳轻身，安五脏之神。

白术 是太阳之精，能正气吐逆，消食，化痰湿，养荣卫。

肉苁蓉 择有肉者，其药一百年一生，入小肠，补下元。酒浸七日。

石菖蒲 细小九节者，能升智慧，添神明，暖下元，补虚，减小筋骨，使皮肤滋润、颜色鲜华，使肠胃功能增强，食欲增加，达到添精补髓、延年益寿的目的，它的功效说不完啊！真是瑰宝啊！

度世丹

如果有人患一切危难疾病，以及瘫痪身痛，久久卧床不起，早晚清除杂念，保持心地宁静时，服下这药，戒除不良的嗜好。这药能安心神、定魂魄、使五脏和顺、六腑安宁、增强智慧、头发胡须乌黑、脉络通畅、劳损祛除、延续生命、补益髓。因为度世丹禀承天地的中和之气，没有燥性，也没有热性，可以长久服食。如果身体有痛苦难治的疾病，肢体不安，走路困难，饮食少进或者日夜不得安宁，睡眠也不好，或者身体肌肉筋骨疼痛，或生命垂危，经历极大危险而幸存的人，服此药，就可以祛除所有疾病，使人面色红润、肌肤湿润、细腻，耳聪目明，四肢强壮、健康、延年高寿，对智力有益，它的功效不能完全描述。

枸杞子，《仙经》上说：此药是火之精，补益血海，壮筋骨，补气安神。

甘菊花，是木之精，服后使入耳聪目明，祛除寒湿，治手软，利九窍，达上中下三焦。用时去掉花萼，只用花瓣。

远志，治胃部胀满、憋闷、不舒畅，去忧邪，能滋润肌肤，安定五脏，壮筋骨。用药头，捣破取掉心后用。

车前子，是土之精，补益肠胃，安定精神魂魄，有助于保持容颜，使不衰老，并去除夜惊妄想。

生地黄，用干的，去掉芦头、须根。《仙经》上说：是月亮之精。能使心神开通，去体内之邪，补养脾胃，是营卫之神。

巴戟，《仙经》上说：是黄龙之精，能去心瘀，补血海，使人身轻延年益寿。

覆盆子，是神水之精。能壮阳气，轻健身体，安五脏之神。

白术，是太阳之精。能止呕吐，消除积食，化解痰湿，养营卫之气。

肉苁蓉，选择有肉的，此药一百年一生，入小肠，补下元。用酒浸泡七天后用。

石菖蒲，用细小九节的，能提升智慧，增强精神，温暖下元，补虚便。

兔丝子 酒浸七昼夜，晒干，炒令黄色为度。
牛膝 治湿脚气，腰膝疼痛。去芦，用酒浸七日。
细辛 疗百病，顺气，益血海。去苗用。
续断 治五劳七伤。
何首乌 性温无毒。
地骨皮 去土。

上各用本土所生，逐件择洗，各等分，捣为细末，炼蜜和丸，桐子大。每服三十丸，空心温酒送下。服一月，百病不生，服一年至二年，返老还童，颜貌若莲花，是病皆除。原是仙人之术，信之信之。

神仙不老丸

养荣卫，润三焦，滑肌肤，去邪气恶蛊等疾。《选奇方》云："予幼年勤瘁，衰不待耳，方三十而白发生，自是时时摘去，四十九则不胜芟矣，乃听其自然。未几遭丧天之惨，罹哭子之忧，心志凋耗，白者益多，余者益黄。久之，忽遇金华山张先生，谓予曰：'子今半百，容貌衰甚，可以为门户计，进补治气血以强色身之药乎？'慨然传一方。会初得之异人，拜而受之，遂合服。逾百日，觉前时之白者黄者皆返黑矣。见者以为异，予遂名之曰神仙不老丸。其药品，予慨括为诗曰：

不老神仙功效殊，驻颜全不费功夫。
人参牛膝川巴戟，蜀地当归杜仲扶。
一味地黄生熟用，兔丝柏子石菖蒲。
更添枸杞皮兼子，细末蜜丸桐子如。
早午临眠三次服，盐汤温酒任君哺。
忌餐三白并诸血，能使髭乌发亦乌。

损,减少小便。

菟丝子,用酒浸泡七天七夜,晒干,炒至黄色为度。

牛膝,治湿脚气,腰膝疼痛。去须根,用酒浸泡七天。

细辛,治疗百病,能顺气,补益血海。去苗用。

续断,治五劳七伤。

何首乌,性湿,无毒。

地骨皮,去土用。

上面的药物用本土所生长的,逐件择洗。用一样重量,分配均匀,捣烂成细粉末,将蜂蜜熬炼与药末和均匀,做成丸子,像梧桐子大。每次服用三十丸,空腹时,用温酒送下。服食一个月,百病不生;服一至二年,返老还童,容貌如莲花,身体的疾病都消除了。这原是仙人的方术,可信,可信!

神仙不老丸

养荣卫,滋润三焦,使肌肤滑润,能去除体内邪气、恶虫、蛊毒等疾病。《选奇方》里说:我幼年因为勤劳过度,影响了身体,身体衰弱超过了老年人,才三十岁就生了白发,只好经常将白发拔除,到了四十九岁,就无法再拔了,只能听其自然。没有多久,因为子夭,又十分悲痛,心志凋零耗损,白发更多,没有白的也黄了。又过了一段时间,偶然遇到了金华山张先生,他对我说:你才五十岁,容貌就这样衰败,应作持家的打算,需要进补治气血、强壮身体的药物吗?慷慨地传了一个方子给我。初次会面就从神人那里得到方剂,拜谢后我接受了这个方子,于是制作服用,服了一百多天后,发觉原来白了的头发、黄了的头发,都变黑了。我认为这药方很奇异,于是我给它取名叫神仙不老丸。将其药品概括为诗句,大意如下:

神仙不老丸功效特殊,保持容颜全不费功夫。人参、川牛膝、川巴戟、地骨皮、川当归、杜仲、生地黄、熟地黄、菟丝子、柏子仁、石菖蒲、枸杞子,捣成细末,炼蜜和丸,如梧桐子大。早晨、中午、晚上临睡前,各服用一次,你任意选择盐汤或温酒送下。忌吃"三白"(葱白、韭白、薤白和萝卜)和各种血,能使胡须和头发都变黑。"其药方组成是:

用人参　团结重实，上党者佳。去芦，焙干，秤二两。

枸杞子　色红润者，去蒂，酒浸一宿，焙干，二两。

兔丝子　以水漂去浮，取沉者，酒蒸焙干，二两。

石菖蒲　去毛节，米泔浸一宿，节密者秤一两。

柏子仁　色红新者，去壳，取仁一两，细研，临时入和药内。

川牛膝　长而润者，去芦，酒浸一宿，焙干，一两半。

杜仲　刮去粗皮，捣碎，生姜拌炒断丝，一两半。

地骨皮　色黄者，刮皮浮净，秤一两。

地黄　以水浸，重者用，以浮者捣取汁，浸沉者，蒸透焙干，如是三次。色黑者，味甘熟，秤一两。又用生沉者一两，酒浸。各用竹刀切，忌铁器。

川当归　拣大者，去芦头，二两。

川巴戟　用黑色紫沉大穿心者，不用色黄细者，捶去心，酒浸，焙，一两。

上件拣选精制如法，勿晒，用慢火焙干，若太燥则失药味。待干，即于风前略吹，令冷热相激。燥净秤，碾为细末，炼蜜，择火日搜和于大臼内，捣千余捶，丸如桐子大。每日空心午时临卧服，每服七十丸，温酒盐汤任下。忌食葱白、韭白、芦菔、真粉，及藕、诸般血。盖诸血能破血，又解药力。若三白误食，亦无他说，止令人髭发不变黑耳。大能赡养荣卫，补益五脏，调和六腑，滋充百脉，润泽三焦，活血助气，添精实髓。是最要节色欲，使药力效之速也。

松黄颐寿丹

松香一斤，嫩白莹净者，碾为末，筛过，去渣。用新汲水十余碗，砂锅内桑柴火煮一炷香，不住手搅，冷定，倾出苦水，仍换新水，更煮更搅，如此十四五次，直待水煮不苦为度。再用白酒四五用人参，团结重实，上党的为好。去掉须根后、焙干，用二两，。
枸杞子，颜色红润，去蒂，酒浸泡一夜，焙干，二两。
菟丝子，用水漂，水上浮的去掉不用，用沉在水底的。酒蒸，焙干，二两。
石菖蒲，去掉毛节，淘米水浸泡一夜，用节巴密的，称一两。
柏子仁，颜色红鲜新的，去壳取仁，一两，研细，临时入和药内。
川牛膝，用长而润的，去须根，酒浸泡一夜，焙干，一两半。
杜仲，刮去粗皮，捣碎，用生姜拌，炒断丝为度，一两五钱。
地骨皮，颜色黄的为好，刮去皮，浮净，称一两。
地黄，用水浸泡，重的才用，以浮起的捣烂取汁。浸泡沉下的、蒸透、焙干，反复三次。颜色黑的，味甜，熟的，称一两。又用生的、沉的，称一两，用酒浸泡，各用竹刀切，忌用铁器。
川当归，选大的，去须根头，二两。
川巴戟，用黑色紫沉大穿心的，不用颜色黄、细小的，捶去心，酒浸泡后，焙干，一两。

上面各药精选后，照上法所制。不要晒，用慢火焙干，如果太燥了，就失去药性。待干，放在风前略吹，使冷热相激，燥气没有了，称足数，碾为细粉末，选择有太阳的日子，将蜜糖炼熟，搅和，装于大石臼内，捣上千捶，做成如梧桐子大的丸，每天空腹，早晨、午时、临卧时服用，每次服七十丸，任意选用，温酒或盐开水，服下。忌食葱白、韭白、薤白、萝卜、真粉、莲藕以及各种动物的血。因为各种动物的血能破血，又化解药力。如果误食上述"三白"，就不能将白胡须、白头发变成黑色的了。此药能很大程度上供养身体气血，补益五脏，调和六腑，滋养充实百脉，润泽三焦，活血助气，增添精神，充实骨髓。特别重要的是要节制色欲，使药力、药效能非常快速得体现出来。

松黄颐寿丹

松香一斤，白嫩、明净的，碾为末，筛过，去渣。用刚从井里打的水，十多碗，在砂锅内，用桑柴火煮一炷香时间（约30分钟），不停手搅，待冷却定形，倾出苦水，仍换新水，又煮，又搅，照这样反复十四至碗,亦煮一炷香,冷定,取出晒干,碾为细末。

熟地黄半斤,淮庆肥大者,拣去不黄不用,浸蒸烂捣成膏。

乌梅肉六两,安吉者佳,焙干,碾为末。

上三味,和成一处,捣和匀,如干散难丸,加酒打面糊少许和之,易丸为度。如桐子大,每服三五十丸,茶酒白汤任下,食前服。服药时,忌豆腐。制药不可犯铁器。

大补阴膏

安心神,健脾胃,滋肺金,补元气。

茯神　二两,去皮心。最能安神定志。

远志　二两,去梗,炒干用。

人参　五钱,去芦。能开心明目,养精通神,治脾胃,阳气充足。

白术　四两,切片,水洗去油,晒干。能除胃中湿热,健脾胃。

茯苓　二两,去皮,补虚定悸。

橘红　一两五钱,去白。主下气宽中,消痰止嗽。

贝母　一两五钱,姜汤煮过。能止嗽,疗烦渴,安五脏,散胸中郁结。

甘草　三钱,炙,去皮。主补三焦元气,和消药毒,养血补胃。

紫菀　一两,洗去土。补虚,止渴,安五脏。

阿胶　一两,蛤粉炒成珠。能养血除嗽。

五味子　五钱,能明目,补胃,益肺金。

当归身　三两,酒洗。能和血补血。

生地黄　一两五钱,酒洗。能凉血补血,滋肾水。

白芍药　二两,炒,益津液。

熟地黄　一两五钱,酒洗,蒸九次,晒九次。大补血,壮肾,善补十五次，直到水煮不苦为度。再用白酒四至五碗，也煮一炷香时间（约30分钟）。待冷却定形，取出，焙干，研为细粉末。

熟地黄，半斤，淮北安庆产肥大个的，拣去不黄的，不用。水浸泡，蒸烂，捣成膏。

乌梅肉，六两，以安吉产的为好，焙干，研为细粉末。

上面三味药，合成一处，捣和均匀，如果干散难以做丸，就加酒，打少量面糊和成丸，以容易和丸为度，丸如梧桐子大。每次服三十丸到五十丸。茶、酒、白开水，任意选择一种送下，饭前服。服药期间，忌食豆腐。制药不可以接触铁器（否则影响药力效果）。

大补阴膏

安定心神，强健脾胃，滋润肺金，大补元气。

茯神，二两，去皮、心，最能安神定志。

远志，二两，去梗，炒干用。

人参，五钱，去须根。能开心明目，养精神，通神明，治脾胃，大补元阳，充实元气。

白术，四两，切片，水洗去油，晒干，能除去胃中湿热，健脾胃。

茯苓，二两，去皮，补虚，定惊悸。

橘红，一两五钱，去白。主下气宽中，消痰止嗽。

贝母，一两五钱，姜汤煮过，能止嗽，疗烦渴，安脏腑，散胸中郁结。

甘草，三钱，用火炙，去皮。主补三焦元气，和消药毒，养血补胃。

紫菀，一两，洗去土，滋补虚损止渴，安五脏。

阿胶，一两，用蛤粉炒成珠，能养血，除嗽。

五味子，五钱，能明目，补胃，有益肺脏。

当归身，三两，酒洗。能和血，补血。

生地黄，一两五钱，酒洗。能凉血补血，滋补肾水。

白芍药，二两，炒。补益津液。

熟地黄，一两五钱，酒洗。蒸九次，晒九次，大补血液，壮肾脏，善须发。

天门冬　一两五钱,去心,能保肺气。

麦门冬　一两五钱,去心。能保肺气,令人肥健。

兔丝子　二两,水洗去土,晒干。能添精补髓。

枸杞子　三两,蒸焙干。能明目延年。

黄柏　二两,去皮,盐水炒干。能补滋肾水。

山茱萸　二两,汤浸。

知母　一两,盐水炒干。能补肾水,凉心火。

原方内用有款花一两,桑皮一两,柴胡一两五钱,山药二两,后进呈许堂改除。

上切片,用井花水二十四碗,入鲜姜四两二钱,核桃肉、圆眼肉、枣肉、莲肉,各二十四个,乌梅肉十二个,春浸半日,夏不浸,秋浸一日,冬浸一日夜。于静室内,用炭火煎至药汁五碗,去药渣。用好蜂蜜二十四两,煎一滚,用纸渗去面上沫,入前药同煎,至滴水不散为度。用磁罐盛,白纸封口,放水盘中,露罐口七日去火毒,取出。每日空心服,白滚汤调下三茶匙。忌食羊肉。

益元七宝丹

用何首乌　赤白各一斤,用米泔水浸一日　竹刀刮去皮,打块如棋子大。【另有制法具前。】

牛膝　八两,同前何首乌,用黑豆五升,木甑沙锅蒸三次,晒三次,为末,加盐一二钱同浸。

枸杞子　八两,酒浸洗净,晒干为末。

茯苓　赤白各一斤,赤者用白乳浸,白用人乳浸,俱一宿,晒干为末。

兔丝子　八两,酒浸三日,晒干为末。

破故纸　八两,炒干为末。

乌须黑发。

天门冬，一两五钱，去心。能保肺气。

麦门冬，一两五钱，去心。能保肺气，令人肥健。

菟丝子，二两，水洗去土，晒干。功能是添精液，补骨髓。

枸杞子，三两，蒸，焙干。能明目、延年益寿。

黄柏，二两，去皮，盐水炒干。能滋补肾水。

山茱萸，二两，热水浸泡。

知母，一两，盐水炒干。能补肾水，凉心火。

原方内用有款花一两，桑皮一两，柴胡一两五钱，山药二两，后进呈许堂改除。

上面的药切成片，用井花水二十四碗，放入鲜姜四两二钱，核桃肉、圆眼肉、枣肉、莲肉各二十四个，乌梅肉十二个，春天浸泡半日，夏季不浸泡，秋天浸一日，冬天浸一日一夜。在静室内，用炭火煎至药汁五碗，去药渣。用上好蜜蜂二十四两，煎一开，用纸渗去面上的泡沫，加入前面的药里同煎，至滴水不散为度。用瓷罐盛，用白纸封口，放入水盘中，露罐口七日，去火毒。取出，每日空腹服，白开水调三茶匙。服药时，忌吃羊肉。

益元七宝丹

用何首乌，赤、白色的各一斤，用淘米水浸泡一夜，用竹刀刮去皮，打成块状，像棋子大。另有制法如前已述。

牛膝，八两，同前何首乌，用黑豆五升，木甑沙锅蒸三次，晒三次。碾为细末，加盐一至二钱一起浸泡。

枸杞子，八两，酒浸泡，洗净，晒干，碾为细末。

茯苓，赤、白色各一斤。赤的，用牛奶浸泡，白的，用人奶浸泡，都浸泡一夜，晒干，碾为细末。

菟丝子，八两，酒浸泡三日，晒干，碾为末。

破故纸，八两，炒干，碾为细末。

当归 八两,酒浸一宿,晒干为末。

上七味 各不犯铁器,炼蜜为丸,如弹子大。日进三丸,早晨空心酒下,午后姜汤下,临卧盐汤下。初服三日,小便杂色,是去五脏中杂病。至二七日唇红,口生津液,再不夜起。三七日,体健身轻,两颧红润。至一月,鼻头酸,是诸风百病皆去。四十九日,目视光明,两手火热,精气通实,发白返黑,齿落更生,阳事强健,丹田如火,行走如飞,气力加倍。非人不可轻泄,乃神仙秘方。

补胃瑶台雪方

莲肉二十两,去心,为粉　土白术十两,麸炒,去麸用　陈皮二两　白茯苓二两　芡仁八两　芡实十两　山药八两　砂仁一两　川椒一两五钱,炒去汗,为末

以上同和,入白糖二斤,和匀,每早白滚汤调服三二钱。开胃进饮食,脾家圣药也,宝之!宝之!

紫霞丹

治痰涌咳嗽,伤酒解醒,或口有秽气,津苦舌干,凉膈平胃,解愠安神,又为清喉要药。

朱砂四两,一半为衣　官硼砂五钱　沉香一钱　桂花一钱　青木香一钱　细芽茶二钱　诃子一钱　白豆仁一钱　金钱薄荷四钱　冰片三分　百药煎一钱　玄明粉二钱

上为细末,拣大甘草四两　煎汁为丸,如小豆大,朱砂为衣。入口一粒一次,噙化。

延龄聚宝酒

用何首乌　四两,去皮,赤白兼用。

生地黄　四两,鲜嫩肥者。勿犯铁器。

当归，八两，酒浸泡一夜，晒干，碾为末。

以上七味药，都不要接触铁器，将蜂蜜炼熟，和以上药末为丸，如弹子大，每天服三丸，早晨空腹用酒送下，午后用姜汤送下，临睡时用盐开水送下。初服三日，小便出现杂色，是祛除五脏中的杂病。至第十四日，唇红，口生津液，夜间不再起床小便。二十一日，体健身轻，两颧红润。至一月，鼻头酸，是诸风百病都祛除的表现。四十九日，目视光明，两手火热，精气通实，发白返黑，齿落再生，阳事强健，丹田如火，行走如飞，气力加倍。不适合的人不可以轻易泄漏，这是神仙秘方。

补胃瑶台雪方

莲肉二十两，去心，为粉　土白术十两，麸炒，去麸用　陈皮二两　白茯苓二两　苡仁八两　芡实十两　山药八两　砂仁一两　川椒一两五钱，炒去汗，为细末

以上的药碾为细末，一起混合，加入白糖二斤，和均匀，每日早晨白开水调服三二钱。它能开胃进饮食，是补脾胃的圣药，非常宝贵。

紫霞丹

治痰涌咳嗽，消除饮酒过度引起的疾病，清除口中秽气，治口苦舌燥、凉膈平胃，解愠怒，安心神，又是清利咽喉的关键药物。

朱砂，四两，用一半作为丸子表面的衣　官硼砂五钱　沉香一钱　桂花一钱　青木香一钱　细芽茶二钱　诃子一钱　白豆仁一钱　金钱薄荷四钱　冰片三分　百药煎一钱　玄明粉二钱

以上各药，研细为末，选择大甘草四两，煎汁，和上药末为丸，如小豆大，朱砂裹衣。入口一次一粒，噙化。

延龄聚宝酒

用何首乌，四两，去皮，赤、白兼用。

生地黄，四两，鲜嫩肥大的，忌铁器。

天门冬 二两,去心。
槐角子 四两,炒黄色。十一月十一日采。
石菖蒲 二两。

干菊花 四两,只用花,枝叶不用。
五加皮 二两,用真正的。
苍术 二两,米泔浸一宿,竹刀去皮毛。茅山的好。
枸杞 二两,去蒂,研碎。甘州生者。
黄精 二两,用鲜的。
细辛 二两,洗净。
白术 二两,极白者,油黄者不用。
防风 二两,去芦。
人参 二两,去芦。
茯苓 四两,鲜嫩者。
熟地 四两,忌铁器。

麦门冬 二两,去心。
莲蕊 四两。
桑椹子 四两,黑紫者。
苍耳子 二两,炒,扬去刺。
肉苁蓉 二两,黄酒浸,去鳞。
沙苑白蒺藜 二两,炒,去刺。
天麻 二两,如牛角者。
甘草 二两,用大者,炙,去皮。
牛膝 二两,去须。
杜仲 二两,姜汁浸一宿,炒去丝。
当归 二两,鲜嫩者。

天门冬，二两，去心。

槐角子，四两，炒黄色，十一月十一日采集的。

石菖蒲，二两。

干菊花，四两，只用花，枝叶不用。

五加皮，二两，用真正的。

苍术，二两，淘米水浸一夜，竹刀削去皮毛。茅山的较好。

枸杞，二两，去蒂研碎，用甘州生长的。

黄精，二两，用鲜的。

细辛，二两，洗净。

白术，二两，极白的，油黄的不用。

防风，二两，去须根。

人参，二两，去须根。

茯苓，四两，鲜嫩的。

熟地，四两，忌铁器。

麦门冬，二两，去心。

莲蕊，四两。

桑椹子，四两，黑紫的。

苍耳子，二两，炒，扬去刺。

肉苁蓉，二两，黄酒浸泡，去掉鳞。

沙苑白蒺藜，二两，炒，去刺。

天麻，二两，如牛角状的为好。

甘草，二两，用大的，炙，去皮。

牛膝，二两，去须。

杜仲，二两，姜汁浸一夜，炒，去丝。

当归，二两，鲜嫩的。

上各味，照方择净，秤定分两足，务要真正药材，切为嘴片，装入生绢袋内。用无灰高黄酒一大坛，盛九斗十斗大坛方可，将药装入坛，春浸十日，夏浸七日，秋浸七日，冬浸十四日。将药酒每五更空心服三小盅，还卧片时，午间再服三盅尤妙。用酒，忌生冷，生葱，生韭，腥，无益之事少干，无益之物少吃，白萝卜常忌。致诚服者，自有功效。若服一日，歇二三日，不依前法，取效鲜矣。夜间还服二三次。予年三十九岁服起，于六十四岁，须发如漆，齿落更生，精神百倍，耳目聪明，比前大不同矣。此方不轻系身命养生至宝。仍将药渣晒干研末，炼蜜为丸，如桐子大。每服五十丸，空心无灰酒下。

延寿酒药仙方【一名养寿丹】

专治男妇远年近日诸虚百损，五劳七伤，左瘫右痪，偏正头风，口眼歪斜，半身不遂，语言蹇涩，筋脉拘挛，手足顽麻，浑身疮疥，肠风痔漏，紫白癜风，寒湿脚气，膀胱疝气，十膈五噎，身体羸瘦，腰腿疼痛，四肢无力，皮肤生疮，耳聋眼昏，下部虚冷，诸般淋沥。妇人经脉不调，脐腹疼痛，胁背膨胀，黄瘦面肌，口苦舌干，呕逆恶心，饮食无味，四肢倦怠，神鬼惊悸，夜多盗汗，时发潮热，月事或多或少，或前或后，心中闷塞不通，结成瘕块，时作刺痛，或子宫积冷，气毒虚败，赤白带下，渐成虚瘵，并皆治之。此药方互相制服，其和暖香甘，能追百病。常服补脾，养丹田，和气血，壮筋骨，益精髓，身体轻健，明眼目，安五脏，定魂魄，润肌肤，返老还童，延年益寿，其功不可尽述。

当归去芦　人参去芦　白茯苓去皮　草乌去皮　乌药　杏仁去皮尖　何首乌去皮　川椒去目　川乌去皮尖　五加皮　肉苁蓉去鳞　枸杞子　砂仁以上各五钱，净　木香　牛膝去芦　枳壳去穰　干姜火炮　虎骨酥炙黄色　川芎　香附子炒，去毛　香白芷　厚朴姜汁浸　陈皮去白　白术炒　独

上面各味药，照方法择净，称定，分两足，务要真正药材，切为咀片，装入生绢袋内，用无灰高梁黄酒一大坛，能装九斗或十斗的大坛方可。将药装入坛内，春季浸泡十日，夏季浸泡七日，秋季浸泡七日，冬季浸泡十四日。将药酒每天凌晨3点到5点之间，空腹服用三小盅，再睡片刻。午间，再服三盅更好。用酒，忌生冷、生葱、生薤、腥味之类的食品，无益之事少干，无益之物少吃，白萝卜常忌。致诚服用的人，自有功效。若服一日隔二三日，不依照前面的方法，取得的效果很小。夜间再服二三次。我从三十九岁服起，至六十四岁，须发如漆，齿牙更生，精神百倍，耳聪目明，和以前比，大不相同。这药方不要轻视，它是滋养身体，延续生命的至宝。服后，仍将药渣研细为末，炼蜜为丸，如梧桐子大，每次服五十丸，空腹时，用无灰酒服下。

延寿酒药仙方【一名养寿丹】

专治男女早年或近期的各种虚弱内损，五劳七伤，左瘫右痪，偏、正头风，口眼歪斜，半身不遂，语言不清，说话困难，筋脉拘挛，手足麻木，浑身疥疮，肠风痔漏，紫白癜风，寒湿脚气，膀胱疝气，十膈五噎，身体虚弱，腰腿疼痛，四肢无力，皮肤生疮，耳聋眼昏，下部虚冷，各种淋沥。妇女经脉不调，脐腹疼痛，肋背膨胀，面黄肌瘦，口苦舌干，呕吐恶心，饮食无味，四肢倦怠疲乏，精神不安，心慌心跳，夜多盗汗，时发潮热，月经或多或少，或前或后，心中闷塞不通，结成硬块，时作刺痛，或子宫积冷，气毒虚败，赤白带下，渐成虚劳肺病，均可以治疗。用此药方互相制服，它和暖香甜，能追百病于体外，常服可以补脾胃，养丹田，和气血，壮筋骨，益精神，填骨髓，身体轻健，明眼目，安五脏，定魂魄，润肌肤，返老还童，延年益寿，它的功效不可以尽述。

当归去须　人参去须根　白茯苓去皮　草乌去皮　乌药　杏仁去皮尖　何首乌去皮　川椒去籽　川乌去皮尖　五加皮　肉苁蓉去鳞　枸杞子　砂仁以上各五钱，净　木香　牛膝，去须　枳壳去穰　干姜火炮　虎骨，酥炙黄色　川芎　香附子炒，去毛　香白芷　厚朴，姜汁浸泡　陈皮去白　白术炒　独活　羌活　麻黄去节　官桂去皮　白芍药　半夏姜汁浸泡　生地　熟地　天麦门冬去心　五味子　防风　细辛拣净，醋酒洗，去须　沉香　苍

活　羌活　麻黄去节　官桂去皮　白芍药　半夏姜汁浸　生地　熟地　天麦门冬去心　五味子　防风　细辛拣净，醋酒洗，去芦　沉香　苍术米泔浸，去皮　小茴香盐炒黄，以上各三钱　破故纸酒浸微炒　核桃仁汤浸去皮　甘草火炙，三味各一两净　红枣肉　酥油二味各半斤　白沙糖一斤

上将前药用细绢袋盛之，用烧酒一大坛，浸药三日，放在大锅内，用汤浸坛，煮两个时辰，取起，掘一坑，埋三日出水毒，取出。每日用酒一小盅。病在上，食后服；病在下，空心服。饮酒毕后，将药渣晒干，碾为细末，用好花烧酒打糊为丸，如梧桐子大。每服三十五丸，空心好酒下。

罗真人延寿丹

冶男子五劳七伤，诸虚不足，阴痿，气弱无力，心肾不交，精神欠爽，小便频数，腰膝疼痛；妇人赤白带下，起居倦怠，脚冷麻痹，不能久立，肾气不和，脐腹疼痛，经水愆期，无孕。

常服此药，阴阳升降无偏，充实肌肤，填精补髓，精神倍长，强壮筋骨，悦颜色，固真气，和百脉，正三焦，乌须发，坚齿牙，耳目聪明，老能轻健。斯药之效，何可尽述。至五日，体自轻健；至十日，精神倍爽；半月之后，气力壮雄，二十四日后，眼目清朗，语音响亮；一月之余，饮食大进，颜色红润，步履轻健，冬月手足常暖。此药不热不燥，老幼并皆可服，乃仙方也，慎勿轻传。

干山药一两，去皮　人参一两，去芦　白茯苓一两，去皮　川牛膝一两，酒浸　杜仲一两，姜制，去丝　龙骨一两　川续断一两，去芦　鹿茸一两　当归一两，酒浸洗　山药苗一两　北五味一两　熟地黄一两，酒浸洗　石菖蒲一两　楮实子一两，去穰　破故纸一两，炒　麦门冬一两，去心　辽枸杞五钱

如下元虚冷，加鹿茸五钱　附子五钱

术淘米水浸泡，去皮　小茴香盐水炒黄，以上各三钱　破故纸酒浸泡，微炒　核桃仁开水浸泡后，去皮　甘草火炙，以上三味，各一两净　红枣肉　酥油，二味各半斤　白沙糖一斤。

将上面各味药，用细绢袋装好，用烧酒一大坛，浸泡药三天，放在大锅内。用水浸坛，煮四小时，取起，挖一个土坑，埋三天，祛除水毒后，取出。每日服酒一小盅。如果病在身体上部，饭后服；病在身体下部，空腹服。饮酒完毕后，将药渣晒干，碾为细末，用好花烧酒打糊为丸，如梧桐子大。每服三十五丸，空腹好酒服下。

罗真人延寿丹

治男子五劳七伤，各种虚损不足、阴痿、气弱无力、心肾不支、精神不爽、小便频繁、腰膝疼痛；妇女赤白带下、起居倦怠无力、脚冷麻痹、不能久站、肾气不和、脐腹疼痛、月经不调、不孕。

经常服用此药，阴阳升降没有偏差，充实肌肤，填精液补骨髓，可以使精神倍长，强壮筋骨，使肌肤颜色美好滋润，真气稳固，百脉调和，三焦正而不偏斜。须发皆黑，牙齿坚固，耳聪目明，老能步轻、身体健康。此药的功效，怎可以尽述呢？服药到第五天，身体自然轻捷；服药到第十天，精神倍感爽快；半月之后，气力雄壮；二十四日后，眼目清朗，语言响亮；服到一个月后，饮食大进，肌肤颜色红润，脚步轻健，十一月手足常暖。此药不热不燥，老幼都可以服用，是难得仙方，要谨慎，不要轻易传授。

干山药一两，去皮　人参一两，去须　白茯苓一两，去皮　川牛膝一两，酒浸泡　杜仲一两，姜制，去丝　龙骨一两　川续断一两，去须跟　鹿茸一两　当归一两，酒浸泡，洗净　山药苗一两　北五味一两　熟地黄一两，酒浸泡　石菖蒲一两　楮实子一两，去穰　破故纸一两，炒　麦门冬一两，去心　辽枸杞五钱

如果下元虚冷，加鹿茸和附子，各五钱。

上为极细末，泽天气晴和，拣选好日，以酒糊为丸，如梧桐子大。每服五十丸，或六七十丸，淡淡盐汤送下。修合之日，须忌妇人鸡犬之类。日进二服，亦可大有功效也。

草还丹【补益】

夫草还丹者，不用金石，不加燥热，不伤五脏，只系草药为用，全在制度之妙。将水火无穷之术，夺丹砂烧炼之功，大壮脾胃，进美饮食。盖脾属中央之土，乃五脏之主，当先调养。五脏俱虚，百病由此而生。此药益精髓，固元阳，轻腰膝，安五脏，通九窍，令人耳目聪明。有一老人年七十之上，服此药，悦颜色，乌须发，固齿牙，夜能书细字，延年益寿，乃仙家之良剂，平补大有神效。

苍术四两，用酒、醋、米泔水，盐各浸一两　茴香一两，新者　破故纸一两，酒浸一夜　川楝子一两　木香　牛膝　葫芦巴　地龙　山药　枸杞　茯苓　川山甲各一两

上件，晒干为细末，好酒糊为丸，如桐子大。每服三十五丸，温酒送下，盐汤亦可，空心服，以干物压之，使力行百步，日进二服。

草灵丹

此药延年益寿，添精补髓，乌须发，固齿牙，强筋骨，壮气血，返老还童。冬月服之，腮面如噀血，行步轻飞。七十老人，诚心服饵，健若少年。别有奇功，不行尽述。服之一月，乃见其效。如要试验，拌饭与白犬食之，一月变成黑犬，此其验也。老人服至十日，便不夜起。服药者，不可赖此频行房事。忌黑羊肉鹁鸽，桃李果子，恐减药力，保而慎之。不热不燥，亦无飞走金石药味。过一月，耳目聪明，发白再黑，不可轻忽。

真川椒四两，去目炒出汗　白茯苓一两，去皮炒　川乌一两，去皮脐

把以上各药碾为细粉末，选择天气晴和，挑选好日子，用酒调糊，做成药丸，如梧桐子大，每次服五十九或六七十九，淡淡盐开水送下。药的加工、配制的日子，一定要忌妇人、鸡犬之类。每天服两次也可以有大功效。

草还丹【补益】

草还丹这种药，不用金石，不会增加燥热，不伤害五脏，只用草药，主要是制作方法上的奥妙。用水与火无穷无尽的作用，获得丹砂烧炼的功效，大壮脾胃，使用鲜美的饮食。因脾胃居中属土，主宰五脏，应当首先调养。五脏都虚损了，各种病就会因此而产生。这药有利于补益精髓，坚固元阳，使腰膝轻健，五脏安宁，九窍通畅，使人耳目聪明。有一个七十岁以上的老人，服此药后，肤色变好，乌须黑发，牙齿坚固，夜间能书写小字。延年益寿，这是仙家的良剂方药，平补大有神功。

苍术四两，用酒、醋、淘米水，盐各浸一两　茴香一两，新的　破故纸一两，酒浸一夜　川楝子一两　木香　牛膝　葫芦巴　地龙　山药　枸杞　茯苓　川山甲各一两

以上各味药，晒干，碾为细末，好酒调成能做丸的糊状，制丸如梧桐子大。每次服三十五丸，温酒送下，盐开水也可以。空腹服用，服后吃点干食物，压制此药。用力行百步，每天服二次。

草灵丹

此药能延年益寿、添精补髓、黑须发、固牙齿、强壮筋骨、充实气血、返老还童。十一月服用，脸色是紫红色，走路轻如飞。七十岁老人，诚心服用，能强健如少年。还有别的奇效，不在这里一一描述。服药一个月，便可以看见它的效果。如果要试验，拌和饭给白毛犬吃一月变成黑毛犬，确实灵验。老人服到十天，夜间便不起来解小便。服药的时侯，不可以借着药劲频繁地进行房事。忌黑羊肉、鹁鸽、桃李果子，害怕减少药力，要保持谨慎。不热也不燥，也没有飞走金石的药味。过一个月，耳聪目明，白发重新变黑，不可轻视忽略。

真川椒四两，去籽，炒出汗　白茯苓一两，去皮，炒　川乌一两，去

茴香二两，盐炒　苍术四两，酒浸焙干　甘草二两，粉者，去皮炙　熟地三两，酒浸　山药三两

上为细末，炼蜜为丸，如桐子大。每服三十丸至四五十丸，空心温酒下，以干物压之。

固真丹

同上方。如首经一次，鹿跑草一两。

回阳无价至宝丹

用川楝子取肉，二两　川牛膝一两　熟地黄　蛇床子　川山甲　肉苁蓉　茯神　巴戟　五味子各一两　乳香三钱　沉檀香各五钱　鹿茸　仙灵皮　甘草各五钱　人参一两　破故纸五钱　大茴香一两　泽泻一两　乌药二两　兔丝子五钱　凤眼草二钱　槟榔一两　葫芦巴　莲心各五钱

上为细末，炼蜜为丸，如梧桐子大。每服三十丸，空心好酒下。治五劳七伤，四肢无力，下元虚冷，夜梦遗精，阳痿等症。

神仙紫霞杯

昔宋英宗皇帝，朝暮思想，恳祷祝告上苍愿祈降子。忽一日，有一道者，身穿草衣，头挽双髻，腰悬药葫芦，携一水火篮，手执龙虎首拄杖，偶至玉阶。群臣云："这道人不知从何入朝，冲入金门。"奏道："吾乃蓬莱到此，因陛下祈子恳切，贫道闻知，奏奉蟠桃延年益寿九转紫霞杯，乞陛下允纳。"帝曰："此酒此杯，是何仙术？从何而至？"道云："此是纯阳真人曾庆蟠桃会，贺王母仙酒杯，陛下饮服。"帝曰："有何益于朕？"道者曰："但令宫妃有子。"帝闻甚喜，着光禄寺筵宴奉赏。道者曰："道人不用筵赏。"传下酒杯去，化一道青光，灼然而去。帝稽首叩谢，故得子之多。

偈曰：蓬莱仙赐紫霞杯，九转灵丹药更奇。万病尽消身体健，

皮脐　茴香二两，盐炒　苍术四两，酒浸，焙干　甘草二两，粉的，去皮，炙　熟地三两，酒浸　山药三两

以上各味药，研为细末，炼蜜为丸，如梧桐子大，每次服三十九至四五十九，空腹时，温酒送下，然后吃点干食物压住。

固真丹

同上方。加首经一次，鹿跑草一两。

回阳无价至宝丹

用川楝子取肉，二两　川牛膝一两　熟地黄　蛇床子　川山甲　肉苁蓉　茯神　巴戟　五味子各一两　乳香三钱　沉檀香各五钱　鹿茸　仙灵皮　甘草各五钱　人参一两　破故纸五钱　大茴香一两　泽泻一两　乌药二两　菟丝子五钱　凤眼草二钱　槟榔一两　葫芦巴　莲心各五钱

把以上药研为细末，将蜂蜜炼熟调药面为丸，如梧桐子大，每次空腹用好酒，服下三十九，治五劳七伤、四肢无力、下元虚冷、夜梦遗精、阳痿等病症。

神仙紫霞杯

以前宋代的皇帝宋英宗，朝思暮想，恳祷祝告上天，祈求上天赐一个儿子。忽然有一天，有一个老道，身穿草衣，头挽双髻，腰悬药葫芦，提一只水火篮，手持龙虎首拄杖，偶然到玉阶。群臣说："这道人不知从什么地方走进的朝廷，冲入金门。"道人奏道："我从蓬莱到这里。因陛下求子的心诚恳、急切，贫道听说了这件事，奏奉蟠桃延年益寿九转紫霞杯，求陛下允纳。"皇帝问："此酒此杯，是什么仙术？是从什么地方得来的？"道人回答说："这是纯阳真人曾庆蟠桃盛会，祝贺王母的仙酒杯，请陛下饮服。"皇帝问："这对朕有什么好处呢？"道人回答说"它仅仅可以让宫妃有儿子。"皇帝听后欢喜，圣召光禄寺摆筵席感谢。道人说"道人不用筵席和赏赐。"传下酒杯，就离开了。化作一道青光，灼然而去。皇帝叩头拜谢，因此得子很多。

道人的偈语说：蓬莱神仙赐紫霞杯，九转灵丹的药很奇。万病全

还童返老似婴儿。

　　硫黄八两　雄黄五钱　乳香三钱　没药三钱　辰砂五钱　血结二钱　沉香二钱　麝香三钱　檀香三钱　降香一两　牙香二两　茅香一两　人参　附子　川乌　川芎　当归　肉桂　破故纸　肉苁蓉　黄精　白芷　枸杞　芍药

　　上哺咀,入油煎。先用油一斤,浸诸药三二日。熬煎药焦黑色,滤去渣,再复油锅化溶硫黄,再倾出上面清油,却将锅底硫黄倾入盆内,洗去泥土砂石,仍将原油化硫黄。周而复始,三次。又倾出上面油,存黄,另倾出秤,每硫黄一两,用铜杓化开,入前麝香末三分,搅匀。先以小酒杯一个,用纸封口紧,中开一孔,将化开硫黄药倾入酒杯内,一荡做酒杯一个。如此倾做数个,冷定,酌酒。做法如浇响糖相似。

沉香内补丸

　　能除百病,补诸虚,健脾胃,进饮食,添精补髓,延年益寿,服之年余,身轻体健,妇人服之尤炒。

　　沉香五钱　广木香五钱　乳香　没药各三钱　人参五钱　母丁香三钱　石燕一对,烧红醋浸　海马一对,酥炙　鹿茸五钱,酥炙　仙灵皮五钱,酥炙　穿山甲五钱,灰炒　韭子五钱　八角茴香五钱　木通木通一两,炒　小茴香一两,炒黄　甘菊花五钱,盐炒　川楝子酒浸一宿,去皮核,一两　蛇床子一两　白茯苓一两　大附子一个,炮去皮　川椒一两去目　枸杞一两　麝香少许　葫芦巴入羊肠内,酒煮,一两　丁香五钱

　　上为细末,酒糊丸,如梧桐子大。每服三十丸,空心温酒下,仍以干物压之。忌生冷、腐粉、鱼腥、诸血四十九日。又,洗药用紫梢花、松节、皮硝三味煎水,每日温洗之。

部消失，身体健康，返老还童就像婴儿一般。

用硫黄八两 雄黄五钱 乳香三钱 没药三钱 辰砂五钱 血竭二钱 沉香二钱 麝香三钱 檀香三钱 降香一两 牙香二两 茅香一两 人参 附子 川乌 川芎 当归 肉桂 破故纸 肉苁蓉 黄精 白芷 枸杞 芍药

上面的药嚼咀，即口咬碎，细如粒状，入油煎。先用油一斤，浸诸药三二天，熬煎至焦黑色，过滤去渣。再次用油锅熔化硫黄，再把上面清油倾出，却将锅底硫黄倾入水盆内。洗去泥土砂石，仍用原油化硫黄，周而复始三次。又把上面的油倾出，留着硫黄，另倾出用秤称，每一两硫黄，用铜杓化开，加入前面方子里的射香末三分，搅匀。先拿一个小酒杯，用纸封紧口，中间开一孔，将化开的硫黄药倾入酒杯内，一荡，做一个酒杯。照这样倾做数个酒杯，冷却、定形，喝酒。做法和浇响糖相似。

沉香内补丸

能祛除各种疾病、补各种虚损、能健脾胃、增进饮食、添精液、补骨髓、延年益寿。服用一年多，身体轻盈，体格健壮，妇女服食更好。

用沉香五钱 广木香五钱 乳香 没药各三钱 人参五钱 母丁香三钱 石燕一对，烧红用醋浸 海马一对，酥炙 鹿茸五钱，酥炙 仙灵皮五钱，酥炙 穿山甲五钱，灰炒 韭子五钱 八角茴香五钱 木通一两，炒 小茴香一两，炒黄 甘菊花五钱，盐炒 川楝子酒浸一宿，去皮核，一两 蛇床子一两 白茯苓一两 大附子一个，炮去皮 川椒一两去籽 枸杞一两 射香少许 葫芦巴放入羊肠内，酒煮，一两 丁香五钱

把以上的药一起研为细末，用酒调和至做丸为宜，丸如梧桐子大，每次服用三十丸，空腹用温酒送下，服后仍然食干物以压药物。忌食生、冷腐变、鱼腥、各种动物的血，共计四十九日。另外，洗药可用紫梢花、松节、皮硝三味煎水，每天温洗。

卷十八

灵秘丹药笺下卷

治痰症方

秘传紫府青津丸【治虚实痰火神方】

用女贞实　四两,用芩连水浸一夜,次日蒸晒,如法三遍。白石膏　四两,煅过,研细,用嫩桑叶四五斤,煎汁,取净汁一碗,煮干,再用紫苏四两,荆芥一两,煎清汁,再待干,听用。

知母　四两净,嘴片,分四处,人乳,童便,青盐拌润过一宿,生用一分,俱微火炒。

黄柏　四两净,照前四制如法。

白芍药　一两,用桑皮煎水,煮干听用。

贝母　二两,姜矾水煮干听用。

杏仁　二两,去皮尖,青盐水煮干听用。

天门冬　二两,去心,切细,微火炒干。

麦门冬　二两,去心,微火焙干。

人参　一两,切大片,用好酒拌润一宿。取白酒曲末炒热,下人参微炒干听用,去曲。

茯神　二两,去皮心,人乳拌润一夜。次日,火焙干,听用。

黄蓍　一两,切片,蜜水拌润一宿,焙干。

糖球肉　五钱,去参蓍之滞腻。

当归　一两,酒洗晒干,切片,酒拌润一宿,炒用。

陈皮　一两,去白,炒用。

百合　二两,姜汤泡过,焙干听用。

上共十六味,各制精微分两,和一处,再焙大燥,为极细末。取

治痰症方
秘传紫府青津丸【治虚实痰火神方】

用女贞实四两,用黄芩、黄连水浸泡一夜,第二天蒸晒,照这样的方法做三遍。

白石膏四两,火煅过研细;用嫩桑叶四五斤煎汁,取净汁一碗煮干;再用紫苏四两、荆芥一两煎清汁,待干备用。

知母净四两,咀片,分成四部分,人乳、童便、青盐拌润,过一夜,生用一分,都用文火炒。

黄柏净四两,照前四制如法。

白芍药一两,用桑皮煎水,煮干,备用。

贝母二两,姜矾水煮干,备用。

杏仁二两,去皮尖,青盐水煮干备用。

天门冬二两,去心,切细,微火炒干。

麦门冬二两,去心,微火烘焙干。

人参一两,切大片,用好酒拌湿润,放置一夜。拿白酒曲末炒热,放入人参,微火炒干,去掉白酒曲,备用。

茯神二两,去掉皮和心,用人乳拌湿润,放置一夜。第二天,用火烘焙干,备用。

黄芪一两,切成片,糖水拌湿润,放置一夜,炒干。

糖球肉五钱,去掉人参和黄芪的凝滞和油腻。

当归一两,用酒洗,晒干,切片,用酒拌湿润,放置一夜,炒了用。

陈皮一两,橘子皮去掉内表面的那层白色的衣,炒了用。

百合二两,用姜汤泡过,烘焙干,备用。

以上一共十六味药,各自称足数,按要求制作好,放到一起,再烘焙,要非常干燥,研为非常细的末,取半斤梨汁,炼蜜一斤为丸,如梧桐

梨汁半斤，炼蜜一斤，为丸如桐子大。每服三钱，早晚白滚汤送下。制伏相火，滋养真阴，津润肺腑，上降心火，下生肾水。清热化痰，火降水升，令人无病矣。

论痰治法

经曰："百病皆生于痰。痰之本，水也，原于肾。痰之动，湿也，主于脾。脾主湿，每恶湿。湿生痰，寒又生湿。"故古人用二陈汤，为治痰通药。其中半夏味辛燥湿，以齐地者良。若不制以为曲，恐其太燥；若制曲无法，亦鲜奏功。凡治痰病，必须制曲，具法于后。【齐半夏，即山东所产大个麻点半夏也。】

半夏曲法

每用齐半夏，选极大者一斤，水浸二三日，以透心去灰为度。用生姜自然汁一茶盏，同煅白矾四两煎化，将半夏为粗末，拌匀，晒干听用。

治风痰，用猪牙皂角半斤，水四碗，煎二碗。

治脾胃湿痰及火痰，用竹沥或荆沥拌。

治老痰，胶痰，诸药不效者，用霞天膏一碗，先拌半夏晒干，后入竹沥为曲。【霞天膏方具后幅。】

上俱用楮叶纸封，如造酒曲法，置檐风处。

清气涤痰丸

健脾胃，化痰涎，宽胸膈，进饮食。

半夏曲　照前法，随症用一斤。

牛胆南星十两　橘红　查肉　瓜蒌仁去油　枳实　萝卜子炒　茯苓　白术　黄连各八两　香附用青盐二两，水浸炒　枯黄芩微炒　甘草　真紫苏子各六两　好沉香二两　白芥子三两

子大。每次服用三钱，早晚用白开水送服。能制伏相火，滋养真阴，津润肺腑，上降心火，下生肾水。清热化痰，火降水升，令人无病。

论痰治法

经书上说：各种病都是由痰引发的。痰产生的根源，是水多，而水源于肾；痰的产生，是湿的表现，而脾管湿。脾主湿，每当脾厌湿时，湿便生痰，寒又生湿。所以古人用二陈汤，这是治痰的普遍用药。其中半夏，味辛，性燥，祛湿，用齐地的较好。如果认为半夏曲燥，担心它太燥，不制作曲；如果制作半夏曲，没有如法，也很少奏效。所有的治痰病的药，必须制作曲，制法附录在后面。【齐半夏，即山东所产的大个麻点半夏。】

半夏曲法

每用齐半夏，选极大的一斤，用水浸二三日，以透心去灰为度。用生姜自然汁一茶盏，同煅白矾四两煎化，将半夏研为粗末，拌匀，晒干，备用。

治风痰，用猪牙皂角半斤，水四碗，煎成二碗。

治脾胃湿痰及火痰，用竹沥或荆沥拌。

治老痰，胶痰，诸药无效的人，可用霞天膏一碗，先拌半夏晒干，后入竹沥为曲。【霞天膏方后面有具体描述。】

以上都用楮叶纸封，如造酒曲法，放在屋檐下当风处。

清气涤痰丸

健脾胃，化痰涎，宽胸膈，进饮食。

半夏曲照前法，随症用一斤。

牛胆南星十两　橘红　楂肉　瓜蒌仁去油　枳实　萝卜子炒　茯苓　白术　黄连各八两　香附用青盐二两，水浸炒　枯黄芩微炒　甘草　真紫苏子各六两　好沉香二两　白芥子三两

上为细末，竹沥为丸，如梧桐子大。每服一钱五分，食远或临睡服。

老痰，加天门冬四两，青礞石二两，硝煅。若阴虚火盛，当滋阴降火为主，兼服前药。

霞天膏方

此倒仓法遗意也。用此制半夏曲，或入丸药中，能令老痰自大便出，且不损元气，不伤脾胃。凡治胶结老痰，非此不效。

黄牯牛肉，用纯黄无病、肥泽、一二岁者，净腿肉十二斤，切指顶大，用长流水，以大铜锅煮之。旋加沸汤，当令水淹肉五六寸，掠去浮沫，煮肉烂如泥，去渣。将肉汁以细布滤入小铜锅内，用桑柴文武火候，不住手搅如稀饧，滴水不散，色如琥珀为度。每肉十二斤，可取膏一斤，磁罐盛之，冬月制用。

白玉丹

专治久痰嗽。

天花粉一斤，用清水浸洗，刮去粗皮，切片晒干，磨细末。筛过极细末，将绢袋盛，用清水中洗出浆，出渣，澄清换水，如此五七遍，去苦，晒干取十二两。用河南真绿豆粉，水漂三五次，晒干，取四两。二味共一斤，用苏州薄荷叶一斤，入瓶内，层层间隔，封瓶口，入锅内隔水煮三炷香为制。取起冷定，开瓶，筛去叶，留粉听配。

白檀香　　白石英　　白硼砂各五钱　　白豆蔻　　玄明粉各一两　白石膏二两煅　　柿霜三两　　白糖霜八两

共为细末，和前粉一处，入瓶。每次取二匙噙化。消止痰咳，开胃滋阴，降火醒酒，清心明目，解渴，大有神效。

以上各药研细，竹沥为丸，如梧桐子大。每次服用一钱五分，饭后时间久一点儿或临睡前服。

有老痰，加天门冬肉四两，青礞石二两，硝煅。若阴虚火盛，当滋阴降火为生，兼服前药。

霞天膏方

这是"倒仓法"的向外延伸用法。用此法制半夏曲，或加入丸药中，能令老痰自大便出，并且不损元气，不伤脾胃。凡治疗如胶凝结的老痰，如不用此方，就没有效果。

黄牯牛肉，用纯黄无病、肥壮的、一二岁的牛，取净腿肉十二斤，切成指头大，用长流水洗净，用大铜锅煮，逐渐加开水，保持锅内水淹没肉五六寸，掠去浮沫，煮肉烂如泥，去渣。将肉汁用细沙布滤过装入小铜锅内，用桑柴小火和大火煮，不停搅拌，使之成为稀糖状，滴水不散，色如琥珀为宜。每十二斤黄牛肉，可以取膏一斤，装入瓷罐内，十一月制药时服用。

白玉丹

专治痰在体内时间久又有咳嗽的病症。

天花粉一斤，用清水浸洗，刮去粗皮，切片晒干，磨成细末。筛过，将细末装入绢袋中，用清水洗出浆，去渣，澄清换水，如此五至七遍，去苦味后，晒干。取十二两，用河南真绿豆粉，水漂三五次，晒干，取四两。二味共一斤，用苏州薄荷叶一斤，入瓶内，层层间隔，封住瓶口，入锅内，隔水煮三炷香【约为一个半小时】为宜。取出来，冷却定形，打开瓶，筛去叶，留粉，待配药。

白檀香　白石英　白硼砂各五钱　白豆蔻　玄明粉各一两　白石膏二两，煅　柿霜三两　白糖霜八两

以上各味共研为细末，和前粉，拌匀，放入瓶中，每次取二匙，含化。消痰止咳，开胃，滋阴降火，醒酒，清心明目，解渴，大有神效。

法制清金丹

治痰火咳嗽，生津止渴，消食顺气，调中。用广陈皮，拣红者，净米泔水洗，略去白，锉大片晒干，一斤。先用枳壳四两，去穰净，用水六碗浸一宿，煎浓汁二碗，拌橘皮浸透一夜，次日蒸透晒干。

二次，用甘草三两，去皮，照前煎汤浸蒸晒干。

三次，用款冬花，去芦梗净，四两，用水照前煎浸蒸晒。

四次，用桔梗，去芦净，四两，用水照上浸一夜，浓煎汁二碗，去渣，加白硼砂、玄明粉、青盐各四钱，入汁化开，照前拌洒浸一夜，蒸透晒干。

五次，用竹沥浸拌，照前蒸晒。

六次，用梨汁浸拌，照前蒸晒。

七次，用姜汁、萝卜汁浸拌，照前蒸晒。

加沉香三钱　檀香三钱　山楂米一两　百药煎一钱　细茶一两　乌梅肉一两　白硼砂五钱　五味五钱　人参一两　天花粉一两　薄荷叶一两　半夏一两，姜汁炒

共为细末，加白糖霜十两，炼熟蜜十两，和匀。入臼捣千杵，印成饼。临卧，或有痰火涎嗽时，含咽。大能降火清气，化痰止嗽，消食宽中。

造百药煎法

五倍子，不拘多少，敲如豆瓣大，拣净，用白酒糟拌匀，置暖处，候发过，不涩味酸为度。晒干，研末听用。

神化丹

马兜铃　水芹菜　旋复花　酱瓣菜各半斤，俱生活用　薄荷八两　五倍子五两

上将六味捣末成饼，安七日，白毛出了。又采生的四样，捣烂绞

法制清金丹

能治痰火咳嗽，生津止渴，消食顺气，调中。选用红的广陈皮，在淘米水中洗净，略微去其白，锉大片晒干，一斤。先用枳壳四两，去穰，洗净，用水六碗浸一夜，煎浓汁二碗，拌橘皮，再浸透一夜，次日蒸透晒干。

二次，用甘草三两，去皮，照前煎汤，浸蒸晒干。

三次，用款冬花去芦梗净，四两，用水照前浸蒸晒。

四次，用桔梗，去芦梗净，四两，用水照上浸一夜，浓煎汁二碗，去渣。加白硼砂、玄明粉、青盐各四钱，入汁化开，照前拌洒，浸一夜，蒸透晒干。

五次，用竹沥浸拌，照前蒸晒。

六次，用梨汁浸拌，照前蒸晒。

七次，用姜汁、萝卜汁浸拌，照前蒸晒。

加沉香三钱　檀香三钱　山楂米一两　百药煎一钱　细茶一两　乌梅肉一两　白硼砂五钱　五味五钱　人参一两　天花粉一两　薄荷叶一两　半夏一两，姜汁炒

以上各味，共研为细末，加白糖霜十两，炼熟蜜十两，和匀。入臼，捣千杵，印成小、薄、圆药片。临睡前，或有痰火涎嗽时，含化，咽下。最能降火清气，化痰止嗽，消食宽中。

造百药煎法

五倍子，不限多少，敲如豆瓣大，选净，用白酒糟拌匀，放在暖和的地方，待发酵后，不涩，味酸为宜。晒干，研末备用。

神化丹

马兜铃　水芹菜　旋复花　酱瓣菜各半斤，都是生活用的　薄荷八两　五倍子五两

把以上六味捣末成圆饼状，安放七日，直至白毛生出来。又采生

汁，拌前饼子，又捣千余下。如此四十九次，方用半分，入舌上闭口噙化，神效。

太极霜

用黑铅打作二三分厚片，成圆球盒子两半个，焊作一球。用童男童女尿，浸一百日，久浸不妨。用时，将球切开，铅球内白霜刮下，每二三分，其痰立下。如试以霜加吐出痰上，痰化成水为验。

治痰快气消隔食神方

山东半夏一斤，洗　南星一斤，去皮　生姜一斤　皂角一斤，切碎　白矾一斤

五味用水煮至南星心内无白点为度，去皂角不用，将姜切碎，同南星、半夏晒干，或用火焙，每味净一斤，配后药。

青皮去穰　陈皮去白　萝子卜炒，另研　苏子炒　神曲炒　香附子姜汁煮，去毛　麦芽炒　干葛　杏仁去皮尖，另研　山楂以上各半斤

上与前药三斤，一处研为细末，以生姜自然汁浸，蒸饼为丸如桐子大。每服五六十丸，临睡茶酒服。

治顽痰不化方

用石青一两，石绿半两，俱研绝细末，水飞二物，以饼糊为丸。每服十丸，温汤下，吐痰一二碗，不妨。

九炼玄明粉法

将玄明粉炼出，再加梨汁煮一次，童男童女便煮一次，甘草煮一次，海粉煮一次，藕汁煮一次，生半夏捣汁煮一次，连前一次，共九炼也。消痰神药。

的四样，捣烂、绞汁，拌前饼子，又捣一千多下，照这样做四十九次，才用半分，放在舌头上，闭口含化，效果很好。

太极霜

用黑铅打作二三分厚片，做成圆球盒子状，两个半个盒子，焊作一球使用，用童男童女尿浸一百日，久浸不妨碍。用时，将球切开。把铅球内的白霜刮下，每次用二三分，这痰立马就下来了。如不信，可将皮霜加在吐出的痰上，以痰化成水来验证。

治痰快气消膈食神方

山东半夏一斤，洗　南星一斤，去皮　生姜一斤　皂角一斤，切碎　白矾一斤

五味药用水煮到南星心内无白点为止。去掉皂角，不用。将姜切碎，同南星、半夏，晒干，或用火焙，每味净一斤，配后面的药。

青皮去穰　陈皮去皮　萝卜子炒，另研　苏子炒　神曲炒　香附子姜汁煮，去毛　麦芽炒　干葛　杏仁去皮尖，另研　山楂以上各半斤

以上与前药三味三斤一处研为细末，以生姜自然汁浸，蒸饼为丸，如梧桐子大，每次服用五六十丸，临睡前，茶酒冲服。

治顽痰不化方

用石青一两，石绿半两，都研成极细的末，用水飞过二物，以饼糊为丸。每次服用十丸，用温水送下，吐痰一二碗，毫无障碍。

九炼玄明粉法

把玄明粉炼出，再加梨汁煮一次，加童男童女便煮一次，加甘草煮一次，加海粉煮一次，加藕汁煮一次，用生半夏捣汁煮一次，连前一次，共九炼。为清痰神药。

神水方

用出山铅打片,十斤作二十片,如法悬缸上,下锅,用好酒好醋各十斤熏蒸,取气水服一二匙,治痰神炒。

取水方

用上下一缸合封,上缸吊铅片,下缸贮酒醋。用柴火煨十二炷香,中用一磁盘架托铅片,收铅上滴水用之是法。

痰中欲绝吹鼻散

用大茶子颗,糯米七粒,共为细末,以些少吹入鼻中,吐出稠痰数碗,病者即醒。

眼目症方

女贞膏用点远近烂眩,风翳障眼,绝妙。

黄连 黄芩 黄柏 黄蓍 连翘 薄荷 山栀 山豆根各三两用冬青叶一篮,清水净洗。菊花,千里光花,蜜蒙花,用常流水,同前药一处煎浓汁,去渣再熬,下白蜜少许,成膏听配。

芦甘石 三两煅过,为细末,以水飞五七次。净末一两。

大朱砂 熊胆 血结各五厘 乳香 没药各一分 珍珠 琥珀 牛黄 冰片 麝各一分 硼砂三分 石蟹一钱,蜜煅 胡黄连一钱五分 白丁香一分

共为细末,投入膏内搅匀,入罐塞口。每用,银簪脚挑药些少,点眼两眦,一日三次,神效。

千金秘授保睛丸

治远年近日风眼羞明,白花生翳疼痛,黑花蟹睛珠破,胬肉扳睛赤肿,倒睫拳毛,眩烂痒涩,打伤,小儿痘疹入眼,迎风冷热泪

神水方

用出山铅十斤打片，作二十片，如法悬缸上，将吊有铅片的瓦缸放入锅中，用好酒好醋各十斤，熏蒸取气水。服一二匙，治痰神妙。

取水方

用上下一缸合封，上面的缸，吊铅片；下面的缸，贮藏酒醋。用柴火煨十二炷香（约6个小时），中间用一瓷盘托铅片，收铅片上的滴水，用这样的方法来取用。

痰中欲绝吹鼻散

用大茶子一颗，糯米七粒，共研为细末。以少许吹入鼻中，吐出稠痰好几碗，生病的人，马上就醒了。

眼目症方

女贞膏用来治疗远近烂眩、风翳、障眼，很好。

黄连　黄芩　黄柏　黄芪　连翘　薄荷　山栀　山豆根各三两用冬青叶一篮，清水洗净。菊花、千里光花、蜜蒙花，用常流水，同前药一处煎浓汁，去渣，再熬，加入少量白蜜，熬成膏，待配。

炉甘石三两，煅过，研为细末，用水飞五到七次。粉末，净重一两。

大硃砂　熊胆　血竭各五厘　乳香　没药各一分　珍珠　琥珀　牛黄　冰片　麝各一分　硼砂三分　石蟹一钱，蜜煅　胡黄连一钱五分　白丁香一分

共研为细末，投入膏内，搅匀，放入瓷罐，塞口。每次用银簪脚挑少量药，点两眼角，一日三次，效果很好。

千金秘授保睛丸

治新、旧风眼怕光，眼角膜上生白斑，疼痛；治黑睛破损，眼球结膜增生而突出的肉状遮住了眼角膜，眼睛红肿，睫毛内倒，眩烂痒涩；

下，瘀血血贯，七十二症无不治之。能补肾治肝，去风散血，顺气除昏，升降水火，祛内外障。

羚羊角二两五钱 乌犀二两 白珠二两 鹿茸二两，酒浸焙 海蛤二两，煅 人参三两 天竺黄二两五钱 陈皮三两 菖蒲三两 茯苓四两，去筋 当归三两 琥珀二两 云母石一两六钱 石膏二两 秦皮二两 芍药四两，浸酒一宿 沉香一两 扁豆四两 苍术三两，酒浸曲炒 细茶四两 菊花三两 天门冬二两五钱，去心 生地八两 川芎三两 麦门冬五两，去心 地肤子二两 石斛三两 巴戟三两，去心酒炒 熟地八两 井泉石二两 柴胡二两五钱 车前子二两 兔丝子三两 肉苁蓉三两，酒浸洗 龙胆草二两 木香二两半 细辛二两五钱 草决明二两 薏苡仁五钱 庵闾子二两五钱 五味子三两 黄连三两 远志二两五钱，去心 苍耳子三两 防风二两 黄耆二两五钱 泽泻二两 玄参二两 白蒺藜二两，去刺炒 牛蒡子二两 砂仁二两 木通二两五钱，炒 香附子二两 连乔三两 仙灵皮一两五钱 谷精草三两 旋覆花二两 知母二两五钱 葳灵仙二两 桔梗三两 黄芩三两，酒炒 山茱萸六两 枳实二两 麻黄一两五钱 酸枣仁五钱 牡荆三两 款冬花二两五钱，炒 秦椒二两 诃子二两 木贼二两，酒浸炒 蒲黄一两五钱 山药八两 侧柏叶二两五钱，焙 枸杞六两，酒焙 蜜蒙花六两 夏枯草二两五钱，炒 蔓荆子二两，炒 葶苈子二两，炒 石决明四两，煅 蕤仁二两，去油 菁箱子一两五钱 黄柏八两，盐酒炒 牛膝二两，酒浸 甘草二两五钱，炒 百部二两五钱，去蒂炒 山冬青子二两 豆蔻一两五钱

上为末，炼蜜为丸，每丸一钱五分，外用辰砂为衣。药计共八十八味。

去障翳，米泔水温服。晴暗青盲，当归汤下。气障赤肿，木香汤下。血虚昏暗以下七十二症，俱薄荷汤下。小儿痘子入眼，谷精草汤下。

治打伤眼睛的；治小儿眼睛长痘疹的；治迎风流泪的；治眼睛瘀血、眼底充血。七十二种症状，没有不能医治的。此药能补肾治肝，去风散血，顺气除昏，升降水火，祛内外障。

羚羊角二两五钱　乌犀二两　白珠二两　鹿茸二两，酒浸，焙　海蛤二两，煅　人参三两　天竺黄二两五钱　陈皮三两　菖蒲三两　茯苓四两，去筋　当归三两　琥珀二两　云母石一两六钱　石膏二两　秦皮二两　芍药四两，浸酒一宿　沉香一两　扁豆四两　苍术三两，酒浸曲炒　细茶四两　菊花三两　天门冬二两五钱，去心　生地八两　川芎三两　麦门冬五两，去心　地肤子二两　石斛三两　巴戟三两，去心酒炒　熟地八两　井泉石二两　柴胡二两五钱　车前子二两　菟丝子三两　肉苁蓉三两，酒浸，洗　龙胆草二两　木香二两半　细辛二两五钱　草决明二两　薏苡仁五钱　庵䕡子二两五钱　五味子三两　黄连三两　远志二两五钱，去心　苍耳子三两　防风二两　黄芪二两五钱　泽泻二两　玄参二两　白蒺藜二两，去刺，炒　牛蒡子二两　砂仁二两　木通二两五钱，炒　香附子二两　连翘三两　仙灵皮一两五钱　谷精草三两　旋覆花二两　知母二两五钱　威灵仙二两　桔梗三两　黄芩三两，酒炒　山茱萸六两　枳实二两　麻黄一两五钱　酸枣仁五钱　牡荆三两　款冬花二两五钱，炒　秦椒二两　诃子二两　木贼二两，酒浸炒　蒲黄一两五钱　山药八两　侧柏叶二两五钱，焙　枸杞六两，酒焙　蜜蒙花六两　夏枯草二两五钱，炒　蔓荆子二两，炒　葶苈子二两，炒　石决明四两，煅　蕤仁二两，去油　青葙子一两五钱　黄柏八两，盐酒炒　牛膝二两，酒浸　甘草二两五钱，炒　百部二两五钱，去蒂炒　山冬青子二两　豆蔻一两五钱

以上各味，研为末，炼蜜为丸，每丸一钱五分，外用辰砂为衣。药共计八十八味。

去掉眼角膜上的白斑和障碍视线的其它东西，用淘米水，温服；睛暗青盲，用当归煮的热水送服；气障碍视线，眼睛红肿，用木香煮的热水送服。血虚昏暗已经出现，有各种眼病症状，都用薄荷煮的热水送服。小儿痘子长在眼睛里，用谷精草煮的热水送服。

明目补养四神丸

用甘州枸杞四斤，分为四分，好酒洗净。

一斤用川椒四两同炒，去椒不用。

一斤生芝麻四两同炒，芝麻不用。

一斤小茴香四两同炒，茴香不用。

一斤好薄荷四两同炒，薄荷不用。

炒过放地上出火气，加生地黄、熟地黄、白茯苓、白术、菊花各四两，炼蜜为丸，如桐子大。每服五六十丸，无灰酒，或盐汤俱可下。

秘传煎药加减妙方

用当归　川芎　柴胡　枳壳　羌活　独活　前胡　桔梗　黄连　甘草　甘菊　薄荷　水二碗煎服，加灯心三十根。

外有加减法附。

有泪多，加独活　薄荷

内痒，加防风　荆芥

血贯，加青箱子　草决明

有翳，加木贼　蝉蜕　石决明火煅　白蒺藜

春间发，加龙胆草　生地黄

眼痛头疼，加黄芩酒炒　蔓荆子

胃火，加石膏。

神妙膏

用甘草　羌活　细辛　黄连　贝母　菊花　当归　枳壳　大黄　白芷　生地　防风　荆芥　木贼　黄芩　川芎　苍术　猪苓　泽泻　白术　薄荷　桔梗　石斛　赤芍药　蔓荆子　草决明　牛蒡子　青箱子　兔丝子　车前子　夏枯草　地骨皮

将羊脑　炉甘石四两，用一袋盛了，用前三十二味药，入水煮三

明目补养四神丸

用甘州枸杞四斤,分为四份,用好酒洗净。

一斤与川椒四两同炒,去椒不用。

一斤与生芝麻四两同炒,芝麻不用。

一斤与小茴香四两同炒,小茴香不用。

一斤与好薄荷四两同炒,薄荷不用。

炒过后,放在地上,除去火气,加生地黄、熟地黄、白茯苓、白术、菊花各四两,炼蜜为丸,如梧桐子大。每次服五六十丸,用无灰酒或温盐水送服。

秘传煎药加减妙方

用当归 川芎 柴胡 枳壳 羌活 独活 前胡 桔梗 黄连 甘草 甘菊 薄荷,用水二碗煎服,加灯心三十根。

另有加减法附在后:

有泪多的,加独活、薄荷。

有内痒的,加防风、荆芥。

有眼底充血的,加青箱子、草决明。

有眼角膜长白斑障碍视线的,加木贼、蝉蜕、石决明火煅、白蒺藜。

春天发病的,加龙胆草、生地黄。

眼痛头痛,加黄芩酒炒、蔓荆子。

有胃火,加石膏。

神妙膏

用甘草 羌活 细辛 黄连 贝母 菊花 当归 枳壳 大黄 白芷 生地 防风 荆芥 木贼 黄芩 川芎 苍术 猪苓 泽泻 白术 薄荷 桔梗 石斛 赤芍药 蔓荆子 草决明 牛蒡子 青箱子 菟丝子 车前子 夏枯草 地骨皮

将羊脑、炉甘石四两,装在一个袋子里,用前三十二味药,加入水,煮三昼夜,再取出来,去掉药,把石放入乳汁中浸泡,又用瓷器上

昼夜。次取起去药，将石入乳汁浸之。又用磁器上盖一碗，打火半炷香，恐亦不必，止用石细研如面。

点火眼

炼就芦甘石一两，入熊胆三分，冰片二分，朱砂三分，点之。

点云翳眼

炼就芦甘石一两，入硼砂一钱，胆矾五分，海螵蛸一分，槟榔一分，鹰粪二分，同研，点之。

点扳睛胬肉

炼就芦甘石一两，加硼砂二钱，胆矾五分，海螵蛸二分，真珠二分，琥珀二分，麻雀粪二分，冰片一分，辰砂二分，槟榔二分，点之。

洗眼方

一，以桑灰调热汤，澄清洗之。

一方：立冬日，采桑叶一百二十片。每遇后开日期，用桑煎汤不常洗之。如闰月之年，先年多采十片，照前月日期洗之。洗眼之日，须忌荤酒，斋戒，神妙。

正月初五日　二月初一日　三月初五日
四月初八日　五月初五日　六月初七日
七月初八日　八月初八日　九月三十日
十月初十日　十一月初十日　十二月初一日

魏斗蓬点眼方　扫霞散

用芦甘石一两，销银罐打火，以童便淬七次，烧七次，以罐盛埋入土，出火毒九日。

盖一碗，打火半炷香（约15分钟），这种方法，恐怕没有必要。只用石细研如粉。

点火眼

炼就炉甘石一两，入熊胆三分，冰片二分，朱砂三分，点眼用。

点云翳眼

炼就炉甘石一两，加硼砂一钱，胆矾五分，海螵蛸一分，槟榔一分，鹰粪二分，同研后，点眼用。

点扳睛胬肉

炼就炉甘石一两，加硼砂二钱，胆矾五分，海螵蛸二分，真珠二分，琥珀二分，麻雀粪二分，冰片一分，辰砂二分，槟榔二分，点眼用。

洗眼方

一方：用桑灰调或开水，用澄清后的水，洗眼睛。

又一方：立冬日，采桑叶一百二十片。每当遇上后面开列的日期，用桑叶煎的汤，不定期洗眼睛。如果遇上有闰月的年份，则提前在上一年多采十片，照前月日期洗眼睛。洗眼之日，必须忌酒、荤，若是斋戒，更神妙。

正月初五日　二月初一日　三月初五日

四月初八日　五月初五日　六月初七日

七月初八日　八月初八日　九月三十日

十月初十日　十一月初十日　十二月初一日。

魏斗蓬点眼方　扫霞散

用炉甘石一两，销银罐打火，用童便淬七次，烧七次，用罐装盛，埋入土里，出火毒九日。

石燕子三钱,以醋淬七次,同上埋法。

硇砂一钱,乳汁制。

硼砂二钱　飞丹五钱　黄连三钱　乳香三钱　没药三钱　熊胆二钱　冰片六分　麝香六分　珍珠三钱　珊瑚三钱　血结二钱　归须三钱五分　石蟹二钱　轻粉二钱五分　白丁香三钱

共十八味,如要去翳,加磁砂五分,海螵蛸五分

吹鼻六圣散

川芎　雄黄　石膏　乳香　没药各一钱　盆硝五钱

共为细末。更治赤眼,冷泪,头风,耳中疼痒,鼻塞声重,牙疼。口先含水,用管吹药一二分入鼻,吐水,半晌即愈。

风症方

青金锭

治男女中风痰厥,牙关紧急,不得口开,难以进药,并双蛾喉闭,不能言者,小儿惊风,痰迷不省。将此药一锭,取井花凉水磨化,用绵纸蘸药汁,滴入鼻孔,进喉内。痰响,取出风痰,一刻得生。见效如神,百发百中。

玄胡索三钱　麝香一分　青黛六厘　牙皂十四枚,火煅

共研极细末,清水调做锭,重五分,阴干听用。

金弹子

治诸风,左瘫右痪,手足顽麻,半身不遂,口眼歪斜,寒湿筋骨疼痛,偏坠疝气等症。

天麻　升麻　草乌　防风　荆芥　石斛　细辛　半夏　白芷　羌活　甘草　秦艽　川芎　苍术　僵蚕　蝉蜕　全蝎　蜂房

石燕子三钱，用醋淬七次，埋法同上。

硇砂一钱，乳汁制。

硼砂二钱　飞丹五钱　黄连三钱　乳香三钱　没药三钱　熊胆二钱　冰片六分　麝香六分　珍珠三钱　珊瑚三钱　血竭二钱　归须三钱五分　石蟹二钱　轻粉二钱五分　白丁香三钱。

共十八味药，如果要祛除眼角膜上障碍视线的白斑，加磁砂五分海螺蛸五分。

吹鼻六圣散

川芎　雄黄　石膏　乳香　没药各一钱　盆硝五钱

以上各味药，共研为细末。还能治红眼、冷泪、头风、耳中疼痒、鼻塞声重、牙痛。口先含水，用管吹药一二分入鼻，出现吐水的情况后，过半天，病就好了。

风症方
青金锭

治男女中风：治因痰盛，气闭而引起的四肢厥冷，甚至昏厥的病症；治牙关咬紧，口不能开，难以进药以及双侧扁桃体炎，咽喉肿起，喉道闭阻，不能说话的人；也治小儿惊风、痰迷不醒的病。取这药一锭，用井中凉水磨化开，用绵纸醮药汁，滴入鼻孔，吸进喉内。喉咙有痰，咕咕响，取出风痰，立刻就会醒转过来。见效如神，百发百中。

玄胡索三钱　麝香一分　青黛六厘　牙皂十四枚，火煅。

以上各药，共研为极细末，用清水调和，做成锭，重五分，阴干，备用。

金弹子

治诸风，左瘫右痪、手足顽麻、半身不遂、口眼歪斜、寒湿筋骨疼痛，偏坠疝气等症。

天麻　升麻　草乌　防风　荆芥　石斛　细辛　半夏　白芷　羌活　甘草　秦艽　川芎　苍术　僵蚕　蝉蜕　全蝎　蜂房　乌药　当归　风藤　乳香

乌药　当归　风藤　乳香　没药　朱砂　雄黄　金银花　两头尖　何首乌　石菖蒲各五钱　木香三钱　麝香二钱

共为细末，听用。麻黄去节二斤，紫背浮萍八两，共用水煎浓，去渣，再熬膏，和匀为丸，圆眼大，金箔为衣。每服一丸，葱姜煎酒送下。

神秘浸酒方

治左瘫右痪，半身不遂，口眼歪斜，一切诸风疼痛不可忍者，治之如神。

何首乌一两　石菖蒲一两　生地黄七钱　明天麻七钱　白附子五钱　白茯苓五钱　苍耳子一两，炒研细　五灵脂五钱，炒　牛膝七钱　天南星七钱，姜汁炒　二蚕砂五钱，炒　当归七钱　苍术五钱，米泔水浸炒　半夏七钱，姜汁炒　红花五钱　光草乌末五钱　陈皮五钱，去白　防风五钱　汉防己五钱　芍药五钱　甘草三钱　黄柏五钱　木瓜七钱　川芎五钱　桑树上络藤一两

上哺咀，以布袋盛悬入坛内，无灰好酒一斗，瓶口封固，重汤水煮五炷香（注：约150分钟）。不拘时服，饮醉为妙。

金刀如圣散

治男妇诸风瘫痪，半身不遂，口眼歪斜，腰膝痛，手足麻顽，言涩步艰，遍身疮癣疥癞，上攻头目，耳内蝉鸣，痰涎肤痒，偏正头风，不问新旧，及破伤风，脚跟反张，蛇犬咬伤，金疮湿疮，并宜服之。

石斛一两　川乌　草乌　苍术各四两　甘草三两　人参五钱　荆芥　何首乌　川芎　白芷　细辛　当归　防风　麻黄　全蝎　天麻　槁本各五钱　两头尖二钱

上为细末。每服五分或一钱，临睡酒调服。不可饮酒，忌一切发风热物。觉身麻痒，是药之效也。

没药 朱砂 雄黄 金银花 两头尖 何首乌 石菖蒲各五钱 木香三钱 麝香二钱。以上各味药，共研为细末，备用。麻黄去节二斤，紫背浮萍八两，一起用水煎浓，去渣，再熬膏和匀，做成丸，如桂圆那么大，金箔包裹为衣。每次服用一丸，用葱、姜煎酒送服。

神秘浸酒方

治左瘫右痪、半身不遂、口眼歪斜、一切诸风疼痛不能忍受的。医治这类病，这个方子有神效。

何首乌一两 石菖蒲一两 生地黄七钱 明天麻七钱 白附子五钱 白茯苓五钱 苍耳子一两，炒，研细 五灵脂五钱，炒 牛膝七钱 天南星七钱，姜汁炒 二蚕砂五钱，炒 当归七钱 苍术五钱，淘米水浸，炒 半夏七钱，姜汁炒 红花五钱 光草乌末，五钱 陈皮五钱，去白 防风五钱 汉防己五钱 芍药五钱 甘草三钱 黄柏五钱 木瓜七钱 川芎五钱 桑树上络藤一两。

以上各味药，嚼咀，用布袋装盛，悬入坛内，倒入无灰好酒一斗，瓶口封固，重汤水煮五炷香。不论何时，都可以服用，最好饮醉。

金刀如圣散

治男女诸风瘫痪、半身不遂、口眼歪斜、腰膝痛、手足麻木、说话不流畅、行步困难；全身生疮、癣、癫，上攻头目、耳内蝉鸣、痰多流涎、皮肤瘙痒、偏正头风，不管新旧；还有破伤风，蛇、犬咬伤，剑、刀等金属造成的疮口、湿疹引起的疮口，都适合服用。

石斛一两 川乌 草乌 苍术各四两 甘草三两 人参五钱 荆芥 何首乌 川芎 白芷 细辛 当归 防风 麻黄 全蝎 天麻 藁本各五钱 两头尖二钱

以上各味药，研为细末，每次服用五分或一钱，临睡前用酒调和，冲服，不可多饮酒，忌一切发风热物。若是感觉身体麻、痒，这是药见效的缘故。

追风逐湿遇仙膏

治风湿骨节疼痛，或痰核肿痛，皮肤麻木燥痒，一切风疾等症，神效。

豨莶草　海风藤　大半夏　蓖麻子　麻黄　川乌　草乌　南星　羌活　桂枝各四两　独活　细辛　玄参　当归　荆芥　金银花各一两

以上用真香油七斤，葱汁、生姜汁各二碗半，共油浸前药一宿，用铜锅文武火熬煎，药色不易黑，必待滴油色黑，去渣。每药油一斤，下飞过好丹九两，候成膏，再加白水煮过松香一斤，黄蜡一斤，化搅匀，气温方入

没药　乳香　木香　轻粉　胡椒各四两　白芥子一斤

五味研为细末，入膏内。如牙疼，不用轻粉。每膏一斤，入蟾酥五钱，厚纸段绢摊贴，肉痒出冷汗方去。

活络丹

治风湿诸痹，肩臂腰膝筋骨疼痛，口眼喎斜，半身不遂，行步艰难，筋脉拘挛，一切风疾。能清心明目，宽膈，宣通气血。年过四十，当预服十数丸，至老不生风疾。年过六十者不宜服之。

白花蛇二两，酒浸焙　乌梢蛇五钱，酒浸焙　细辛二两　全蝎十枚，去尾尖　麻黄二两，去节　川芎二两　血竭七钱五分，研细　两头尖二两，酒洗　没药一两　防风二两五钱　地龙五钱，去土　丁香五钱　赤芍药一两　葛根一两五钱　犀角五钱　朱砂一两，研细　白僵蚕一两，炒　玄参一两　草豆蔻二两　牛黄一钱五分　官桂二两　虎胫骨一两，酥炙　威灵仙一两五钱　藿香二两　黑附子一两，去皮炮　川羌活二两　白芷二两　败龟板一两，酥炙　当归一两五钱　熟地二两　何首乌二两　安息香一两　青皮一两　天竺

追风逐湿遇仙膏

追风逐湿遇仙膏治风湿关节疼痛，或痰核肿痛、皮肤麻木、干燥发痒、一切风疾等症，很有神效。

豨莶草　海风藤　大半夏　蓖麻子　麻黄　川乌　草乌　南星　羌活　桂枝各四两　独活　细辛　玄参　当归　荆芥　金银花各一两

以上各味药，用真香油七斤，葱汁、生姜汁各两碗半，共同与油浸前药一夜。用铜锅小火和大火熬煎，药液不容易变为黑色，一定要等到油滴入药液，使之变为黑色，再去渣。每一斤药油，加入飞过的好丹九两，等到熬成膏时，再加白水煮过的松香一斤，黄蜡一斤，化开后搅匀，温热时才放入。

没药　乳香　木香　轻粉　胡椒各四两　白芥子一斤

以上五味药，研为细末，加入膏内。若是牙痛，就不用轻粉。每一斤膏，放入五钱蟾酥，用厚纸、段绢摊贴，肉痒、出冷汗，才去掉。

活络丹

治风湿诸痹、肩、臂、腰、膝、筋骨疼痛，口眼㖞斜、半身不遂、行步艰难，筋脉拘挛、一切风疾。活络丹能清心明目、宽膈、宣通气血。年过四十，应当预服十几丸，就会到老都不生风疾。年过六十的人，不适合服用。

白花蛇二两，酒浸焙　乌梢蛇五钱，酒浸焙　细辛二两　全蝎十枚，去尾尖　麻黄二两，去节　川芎二两　血竭七钱五分，研细　两头尖二两，酒洗　没药一两　防风二两五钱　地龙五钱，去土　丁香五钱　赤芍药一两　葛根一两五钱　犀角五钱　朱砂一两，研细　白僵蚕一两，炒　玄参一两　草豆蔻二两　牛黄一钱五分　官桂二两　虎胫骨一两，酥炙　威灵仙一两五钱　藿香二两　黑附子一两，去皮炮　川羌活二两　白芷二两　败龟板一两，酥炙　当归一两五钱　熟地二两　何首乌二两　安息香一两　青皮一两　天竺黄一两　麝香五钱，另　人参一两　冰片一钱五分，另　乳香一两，另　天麻二两　甘草二两，炙　骨碎补一两　黄连一

黄一两　麝香五钱,另　人参一两　冰片一钱五分,另　乳香一两,另　天麻二两　甘草二两,炙　骨碎补一两　黄连一两　白豆仁一两　乌药一两　香附一两　茯苓一两　黄芩二两　松香五钱　白术一两　大黄一两　木香一两　沉香一两

上为细末,炼蜜为丸,如弹子大,金箔为衣。每服一丸,茶酒服之。病在上,食后服;病在下,食前服。以四物汤服之,尤妙。

定风丸

治半身不遂,日夜疼痛不绝声者。

川乌　附子　草乌　俱生姜煮过用一两五钱　川椒一两

共为细末,酒糊为丸,绿豆大。每服九丸,不可多服,日进三次,空心酒吃。

骊龙珠

治风中百症。

白花蛇五钱,酥油炙　番木鳖一个,酥炙　半夏一钱五分　虎胫骨一两,酥炙　麻黄三钱,去节　乳香三钱　寒水石四两,盐泥固,火煅红　孩儿茶一钱五分　没药三钱

酒糊为丸,弹子大,放铅盒内,起白毛,取出揩毛。遇患,将一丸灯上烧烟起,为末,好酒送下。大汗如雨,不可见风,汗干即愈。

妙应膏

用肉桂　军姜　川乌　草乌　羌活　独活　南星　当归　白芷　赤芍药　白附子　紫荆皮　石菖蒲各一两

以上十四味,用水二十碗,煎至十碗留起。渣再煎,用水十碗至三碗,去渣,将汁共熬成膏。次将透明松香二斤,捣碎,筛过,再用姜汁、葱汁、蒜汁、米醋、好酒各一碗,将松香搅入锅内,成丝后下药汁

两 白豆仁一两 乌药一两 香附一两 茯苓一两 黄芩二两 松香五钱 白术一两 大黄一两 木香一两 沉香一两

以上各味药，研为细末，炼蜜为丸，如弹子大，用金箔裹衣。每次服一丸，用茶酒送服。病在上，饭后服；病在下，饭前服。用四物汤送服，功效更好。

定风丸

治半身不遂，日夜疼痛，呻吟不断的病人。

川乌 附子 草乌 都经生姜煮过，用一两五钱 川椒一两

以上各味药，共研为细末，用酒糊为丸，如绿豆大。每次服用九丸，不可多服，每日服三次，空腹用酒饮服。

骊龙珠

治风中百症。

白花蛇五钱，酥油炙 番木鳖一个，酥炙 半夏一钱五分 虎胫骨一两，酥炙 麻黄三钱，去节 乳香三钱 寒水石四两，盐泥固，火煅红 孩儿茶一钱五分 没药三钱

把以上各味药，酒糊为丸，如弹子大，放入铅盒内，起白毛时取出，揩毛。若患病，就将一丸在灯上烧至起烟，再研为末，用好酒送服。大汗如雨时，不可见风，汗出即愈。

妙应膏

用肉桂 军姜 川乌 草乌 羌活 独活 南星 当归 白芷 赤芍药 白附子 紫荆皮 石菖蒲各一两

把以上十三味药，用水二十碗，煎至十碗，起开，留渣，再煎；用水十碗，煎至三碗，去渣，将汁共熬成膏。再拿透明松香二斤，捣碎筛过，再用姜汁、葱汁、蒜汁、米醋、好酒各一碗，将乳香搅入锅中，成丝后，下药汁膏，慢火熬如琥珀样。又拿油二斤，另熬土木鳖、蓖麻子、巴豆净肉

膏，慢火熬至琥珀样。又将油二斤，另熬土木鳖、蓖麻子、巴豆净肉各三两，煎至黑色，待冷，将渣研碎，入油内再煎，滴水成珠，下飞丹八两，将熬松香膏倾入，搅匀煎至黑色即起。少温，下乳没各四两，牙皂末三两，片脑二钱，磁器内收贮，水浸去毒。贴痞，摊膏时加阿魏、麝香少许，余不用。

胜金丹〔出《道藏》〕

用朱砂三两，研　雌黄一两五钱　硫黄五钱

二黄研如泥，用桑柴灰淋汁于锅中。投二黄化熔，入朱末同熬化，搅匀，再入灰汁，旋添旋煮三日三夜。药在锅内有泣声，刮起，取药入铁鼎内，以文武火逼干阴气，方如鼎楔，盐泥固济如法。用炭火三十斤，煅至火剩三四斤即止。待冷开看，药成一片在底，凿取如白银，研如粉。用甘草、余甘子二味同药，砂锅内煮一日，出火毒，取起，研，用米饭为丸，如绿豆大。每日空心冷椒汤服三丸至五丸，主治一切风疾，半身不遂，口不收敛，身转不得。服五钱即愈。忌羊血。

寒症方

此为概方，若感寒求汗用之，否不可执。

通真救苦丹

专治伤寒表里内外，虚实反变发汗妙方。

当归　赤芍药各二两　甘草　麻黄各四两，去节　春夏加石膏五钱，煅　秋冬加官桂五钱

共为极细末，用热酒浸三日，用细绢袋滤去渣，再二三遍滤为度。阴干听配。朱砂　雄黄各五钱，用水飞过二三次，共和匀，醋糊为丸，芡实大。急用一丸，加雄黄末五分，凉水送下，看燃香有一寸余，出汗为度。

各三两，煎至黑色，待冷却了，将渣研碎，入油内，再煎。滴水成珠时，下飞丹八两，将熬好的松香膏倒入后，搅匀，煎至黑色即起。稍温时，下乳香、没药各四两，牙皂末三两，片脑二钱，盛入瓷器内收贮，水浸去其毒。贴痞，摊膏时，加少量阿魏、麝香，多的不用。

胜金丹〔出《道藏》〕

用朱砂三两，研 雌黄一两五钱 硫黄五钱

把二黄研如泥，用桑柴灰淋汁于锅中，投二黄溶化，加入朱砂末共同熬化后搅匀。再放入桑柴灰汁，边添边煮三日三夜，直至药在锅内有泣声为止。再刮起，取药放在铁鼎内，以文武火逼干阴气，刚像鼎的楔子时，用盐泥如法固济。用炭火三十斤，煅至炭剩三四斤即止。待冷后打开看，在容器底部，药成一片。凿取如白银的，研如粉。用甘草、余甘子二味，和前面的白银粉，一起放入砂锅内煮一日，出火毒，取起，研细，用米饭和为丸，如绿豆大。每日空腹用冷椒汤送服三丸至五丸，主治一切风疾、半身不遂、口不收敛、不能转身。服五钱就好了，服药期间，忌羊血。

寒症方

这是一个大概的方子，如果是受寒邪，求出汗，用它可以；否则，不要执着。

通真救苦丹

专治伤寒，不管是表里、内外、虚实、反变等情况，这是出汗的妙方。

当归 赤芍药各二两 甘草 麻黄各四两，去节 春夏加石膏五钱，煅 秋冬加官桂五钱

共研为细末，用热酒浸三日，用细绢袋滤其渣，再滤二三遍为宜，阴干，待配。朱砂 雄黄各五钱，用水飞过二三次。共同和匀。用醋糊为丸，如芡实大。急用一丸，加雄黄末五分，用凉水送服，看燃香有寸多，出汗为止。

如喉干，霍乱症，服一丸，神效。如毒蛇虫所伤，服一丸，再将一丸为末，涂伤处。

避瘟疫冷饮子〔出《道藏经》〕

茴香三分，夏用根，冬用子　远志三分，去心　附子两颗，炮　桑螵蛸二十枚，炙　泽泻二分　萆薢三分　苁蓉三分

共罗为末，分作二贴。大羊肾一具，去脂膜，用水一碗半煎，露一宿。空心冷服，每季吃四贴。能辟瘟疫时灾，兼补下元。

合掌膏

治急症伤寒，不省人事者。不消服药。

川乌　草乌　斑毛　巴豆　细辛　胡椒　明矾　干姜　麻黄

各等分，共为细末。每一次用三钱，好醋一匙打糊为丸，核桃大。安在患人手心，两手合扎紧，夹在裩裆内，以被盖暖，出汗为度。如醒，去药，就用黄泥水洗手。

痨症方

御沟金水方

治男女烧骨痨，干血痨，童子痨，昼夜不退热，至紧不肯服药者。此水不比寻常，真有斩将夺旗之功。

用黄篾箩八个，要二尺高，取山上无垢净泥黄土，装八个箩内，磁钵八个盛住。取童便七桶，倾入七箩土内淋下，上以井花水催下，共倾在一箩土内。如淋少，再用清水催。前七箩淋下水，又加上一箩内，待他一夜，净淋下水三五碗，以磁瓶盛住，外以井水养之。但遇此症，待口中作渴，要茶汤吃之时，将此水半杯服之即安。至重不消三次即愈。

如果是喉干、霍乱症，服一丸，马上见效。如果是毒蛇、毒虫所伤，服一丸；再另拿一丸，研为末，涂抹在受伤的地方。

避瘟疫冷饮子〔出《道藏经》〕

用茴香三分，夏用根，冬用子　远志三分，去心　附子两颗，炮　桑螵蛸二十枚，炙　泽泻二分　草薢三分　苁蓉三分

以上各味药共同捣碎，然后用罗筛为末，分作二贴。大羊肾一个，去掉脂膜，用一碗半水煎，然后放在外面一晚，空腹冷服。每季吃四贴。能避瘟疫、时灾，兼补下元。

合掌膏

治症急势重的伤寒、不省人事的人。不必服药。

川乌　草乌　斑毛　巴豆　细辛　胡椒　明矾　干姜　麻黄。

把以上各味药等分，共研为细末。每次用三钱，好醋一匙，打糊为丸，如核桃大。按在患者的手心。两手扎紧，夹在腿裆内，拿被盖暖，出汗为止。醒后，拿去手中的药，用黄泥水洗手。

痨症方
御沟金水方

治男女烧骨痨、干血痨、童子痨、昼夜不退热的疾病，也治到病情很严重也不肯服药的人。此水不比寻常，具有"斩将夺旗"的功效。

用黄篾箩八只，要二尺高。取山上无垢的干净的黄土，装入八个箩内，用瓷钵八个盛住。取童便七桶，倒入七箩土内，淋下，在上面，用井花水催下，催下的水一起倒在一箩土（之前没有用的那箩土）内。如果淋下的水少，再用清水催前七箩淋下水，又加入上一箩内，待一夜后，净淋下水三五碗，用瓷瓶装好，外面用井水养着。只要遇到这种症状，等到口腔内觉得渴，要喝茶水时，拿瓷瓶内的水服下半杯就没有危险了。非常严重，也不超过三次，此症就可以痊愈了。

龙香犀角丸

治吐血痨症。

熟地黄一两,酒浸,捣极细　生地黄一两,酒浸　山药一两　天门冬一两,去心　麦门冬一两,去心　犀角一两　真京墨一两,煅,存性　牡丹皮一两　五味子一两　鳖甲一两,酒制　胡黄连一两

上为细末,炼蜜为丸,如桐子大。每服七十丸,空心白滚汤送下。

止嗽琼珠膏

用粟壳三两,去盖筋穰　桑皮七钱　贝母八钱　五味五钱　玄参七钱　薄荷五钱　陈皮六钱　桔梗六钱　甘草四钱

上为极细末,炼蜜为丸,如弹子大。每服一丸,临睡白滚汤下。

乳升丹

治女人虚痨。

香附一斤,童便浸炒黄色　当归一两五钱,酒洗　红花一两　川芎一两五钱,酒洗　三棱一两,醋炒　生地二两　白芍药一两五钱　牡丹皮二两　蕲艾四两　草豆仁一两,麸皮炒　玄胡索一两五钱　枳壳二两　青皮一两,麸皮炒　山楂肉四两,炒　乌药二两,炒　紫苏子一两五钱　萝卜子二两,炒　蓬术一两,醋炒　熟地二两,酒二碗熬膏　砂仁一两五钱,炒

共为细末,醋糊为丸。每服二钱,艾醋汤不拘时服。

蒸脐秘妙方

治五痨七伤,诸虚百损,万病脱除。

麝香五钱　丁香三钱　青盐四钱　乳香三钱　木香三钱　雄黄三钱　五灵脂五钱　小茴香五钱　没药　虎骨　蛇骨　龙骨

龙香犀角丸

治吐血痨症。

熟地黄一两,酒浸,捣极细 生地黄一两,酒浸 山药一两 天门冬一两,去心 麦门冬一两,去心 犀角一两 真京墨一两,煅,存性 牡丹皮一两 五味子一两 鳖甲一两,酒制 胡黄连一两。

以上各味药,研为细末,炼蜜为丸,如梧桐子大,每次服用七十丸,空腹,用白开水送服。

止嗽琼珠膏

用粟壳三两,去盖、筋、穰 桑皮七钱 贝母八钱 五味五钱 玄参七钱 薄荷五钱 陈皮六钱 桔梗六钱 甘草四钱

把以上各味药,研为细末,炼蜜,做成如弹子大的丸。每次服用一丸,临睡时,用白开水送服。

乳升丹

治女人虚痨。

香附一斤,童便浸,炒黄色 当归一两五钱,酒洗 红花一两 川芎一两五钱,酒洗 三棱一两,醋炒 生地二两 白芍药一两五钱 牡丹皮二两 蕲艾四两 草豆仁一两 麸皮炒 玄胡索一两五钱 枳壳二两 青皮一两,麸皮炒 山楂肉四两,炒 乌药二两,炒 紫苏子一两五钱 萝卜子二两,炒 蓬术一两,醋炒 熟地二两,酒二碗熬膏 砂仁一两五钱,炒。

以上各味药,共研为细末,用醋糊为丸,每次服用二钱,艾醋汤任何时候均可服用。

蒸脐秘妙方

治五劳七伤、诸虚百损,万病除去。

麝香五钱 丁香三钱 青盐四钱 乳香三钱 木香三钱 雄黄三钱 五灵脂五钱 小茴香五钱 没药 虎骨 蛇骨 龙骨 朱砂各五钱 人参

朱砂各五钱　人参　大附子　胡椒各七钱　白附子五钱　夜明砂五钱，透肺，补不足。

上药十八味为末，听用。次要蕲艾作灸壮，槐皮一片，如大钱，盖药面，取其不走药味。每用看人脐孔深浅，先将麝香填一二厘入脐中，次将药填实，上用荞麦面和匀，作箍，照脐眼少大，圈转按实在脐四围，再将药填其中，令满着实。次用银簪脚，插脐中药上数孔，次盖槐皮。皮上以艾壮灸烧，至一百二十壮为止，浑身热汗，百病皆散矣。如汗不出，再灸。灸后保养月余，不见风寒、油腻、生冷一月。一年四次蒸脐，百病消除。久嗽久喘，吐血寒劳，遗精白浊，阳事不起，下元冷弱，痰火等疾，妇人赤白带下，久无子嗣，俱可灸，只不用麝香为妙。此仙方也。

噎膈症方

鹳肝丹治翻胃膈食。

每用老鹳鸟一只，用肝腔二件，【即肚中肝与胃也。】切作薄片，新瓦上焙燥，不可焦了，为末。将老黄米煮粥，和丸和桐子大。每服七丸，不效，加十四丸至二十一丸。再不效者，胃绝矣，不必再医。

回生散

治隔食隔气神方。

急性子一两　同硇砂三分，水二盅，煮干听用。

朱砂五钱　雄黄五钱　硼砂三钱　沉香三钱　木香五钱　丁香三钱　麝香一钱

上各为极细末。每服三分，火酒送下，立效。

大附子　胡椒各七钱　白附子五钱　夜明砂各五钱，透肺，补不足。

以上十八味，研为细末备用。再要蕲艾作灸壮。槐皮一片，如大钱，用来盖药面，使其不跑药味。每当用时，看人脐孔的深浅，先将麝香填一二厘入脐中，次将药填实，上面用荞麦面和匀，作箍，照脐眼稍大，转圈，按实在脐的四周，再将药填在里面，填满为止。再用银簪脚，在脐中的药上插几个孔，再在孔上盖槐皮，在皮上以艾壮灸烧，到一百二十壮为止，全身若是出了热汗，则百病皆除去。如果汗不出，再灸。灸后，保养一月多，这一个月不能见风寒，忌油腻、生冷食物。一年四次蒸脐，百病消除。长期咳嗽、长期气喘、吐血寒劳、遗精白浊、阳事不起、下元冷弱、痰火等疾病；妇人赤白带下、久无子女，都可以艾灸，只是不用麝香为好。这是仙方。

噎膈症方

鹳肝丹治翻胃膈食。

每用老鹳鸟一只，用肝胫二件（即肚中肝与胃），切作薄片，在新瓦上焙燥，不可焦了；再研为细末，用老黄米煮粥，和丸如梧桐子大。每次服用七丸，如果没有效果，加到十四丸至二十一丸。再没有效果的话，胃已经坏透了，不必再就医。

回生散

治隔食、隔气的神方。

急性子一两，同硇砂三分，水二盅，煮干备用。

朱砂五钱　雄黄五钱　硼砂三钱　沉香三钱　木香五钱　丁香三钱　麝香一钱。

以上各味药，研为非常细的末，每次服用三分，用火酒送服，立即见效。

虎肚散

厚朴姜炒三遍　　陈皮各二两　　茯苓　甘草炙　人参各一两　苍术米泔水浸炒，换姜汁炒，四两净　　虎肚

肚灰与药对配。炙虎肚有法：用新瓦两片合肚，固定两头，火不可猛，逼如银色，不可焦了，入药。

再生丹

治翻胃吐食、隔气痰火如神。

急性子五钱　　知母五钱　　硼砂五钱　　枯矾三钱　　五灵脂三钱　雄黄二钱　　硇砂三分　　郁金二钱五分　　青盐二钱　　麝香一钱　古石灰五钱，炒黄色

取十二月初八日，或十二月内，可收黄牛胆一斤。前药共为细末，将胆汁拌成不干不湿，如鼠粪样，装入胆内，阴干听用。如患者，不拘男女，每服一分二厘止，烧酒送下。若遇痰火，蜜水调服。

泻痢症方

闸板丹

巴豆二十四颗，去尽油　　杏仁二十四颗，去皮尖　　乳香三钱　　没药三钱

先用飞丹水飞净六两，好黄蜡二两，熔化，入各药为丸，如黄豆大。每服一丸。红痢，甘草汤下；白痢，姜汤下；水泻，米汤下。

治赤白痢仙方

五月五日，取黄鳝数斤，将烧酒洗湿，穿尾吊起，晒干。后取黄麻头、莲房壳二物，晒干为末，听用。每用鳝末一钱，麻末五分对配，大人吃一钱，小者七八分，酒下。

虎肚散

厚朴姜炒三遍　陈皮各二两　茯苓　甘草炙　人参各一两　苍术淘米水浸炒，换姜汁炒，四两净　虎肚

虎肚灰与药对配。炙虎肚的方法：将肚放在两片新瓦间，固定两头，火不可太大太猛，烧至银色，不要烧焦了，再放入药内。

再生丹

治翻胃、吐食、隔气、痰火，如神。

急性子五钱　知母五钱　硼砂五钱　枯矾三钱　五灵脂三钱　雄黄二钱　硇砂三分　郁金二钱五分　青盐二钱　麝香一钱　古石灰五钱，炒黄色

在十二月初八或十二月内，可收黄牛胆一斤，与前药共研为细末，将胆汁拌成不干不湿，如鼠粪样，装入胆内，阴干，备用。如果患病，不论男女，每次服用一分二厘为止，用烧酒送下；若遇痰火，则用蜜水调服。

泻痢症方
闸板丹

巴豆二十四颗，去尽油　杏仁二十四颗，去皮尖　乳香三钱　没药三钱。

先用飞丹水飞净六两，好黄蜡二两，溶化后放入各药，和为丸，如黄豆大。每次服用一丸。红痢，则用甘草汤送下；白痢，则用姜汤送下；水泻，则用米汤送下。

治赤白痢仙方

五月五日，取黄鳝几斤，用烧酒洗湿，穿尾吊起，晒干，待用。之后取黄麻头、莲房壳二物，晒干，研为末，备用。每用鳝末一钱，与麻末五分对配，大人吃一钱，较小的人，吃七八分，用酒送下。

治噤口痢三方

用山药　薏苡仁　石莲子

上三味为末，白汤调三五服，即思食，愈。

又方

加莲肉亦可。

又一方【人虚用此方。】

人参三钱　黄莲三钱　莲肉三钱

共为末，煎服。

痔漏症方

八仙聚会丹【八方】

一熏洗方

用五味　朴硝　枳壳　白芷　陈皮　细辛　黄柏　水杨柳根　黄连各五钱

上用水七碗，煎至六碗，盛坛内，以痔坐坛口，着实熏之，待汤温，洗患处。【后吃二方】

二败毒败

用当归　芍药　川芎　甘草　木鳖子　山栀　连翘　熟地　防风　金银花　荆芥　陈皮　枳壳　全蝎　穿山甲　僵蚕　蝉蜕　皂角子各一钱　朴硝　蜈蚣一条，去头脚　大黄各三钱　水二盅，煎一盅，空心服，少下泻粪则效。

三搽药

用白矾一两　蟢儿白衣十六个

上二味，共飞过为细末搽之。飞过，煅成枯矾。蟢衣成炭。

治噤口痢三方

用山药　薏苡仁　石莲子。

把以上三味药，研为末，用白开水调下三五服，思饮食，病也就痊愈了。

又方

加莲肉也可以。

又一方【人虚用此方。】

人参三钱　黄连三钱　莲肉三钱

共研为末，煎服。

痔漏症方
八仙聚会丹【八方】

一熏洗方

用五味　朴硝　枳壳　白芷　陈皮　细辛　黄柏　水杨柳根　黄连各五钱

以上各味药，用七碗水，煎至六碗，盛在坛内，以痔坐坛口，着实熏它。待汤温时，再洗患处。【服用的二方在后面。】

二败毒散

用当归　芍药　川芎　甘草　木鳖子　山栀　连翘　熟地　防风　金银花　荆芥　陈皮　枳壳　全蝎　穿山甲　僵蚕　蝉蜕　皂角子各一钱　朴硝　蜈蚣一条，去头脚　大黄各三钱　水两盅，煎一盅，空腹服用，少量粪泻下，就是见效了。

三搽药

用白矾一两　蜘蛛蜕壳十六个

以上两味药，共飞过后，研为细末，搽患处。飞过，煅成枯矾。蟢衣烧成炭。

四油药

用酥合油五分　熊胆五分

头生鸡子三个,去清,煎成油,三味匀和敷之。

五药水

用片脑一分　朴硝五分　橄榄核烧成炭,五钱　熊胆三分　蜗牛螺肉十余个

肉捣烂,同前药入磁罐内,以水浇上,满罐,浸一宿。取去水,以药敷痔。五方同用,无不断根者。至妙!至妙!

六治外痔方

用乡村食百草鹅,杀取胆汁调孩儿茶,敷一二次即愈。

七治血痔方

用皂荚同本身头发,烧烟于坛内,坐上熏之。再用花椒、葱叶煎汤洗之,即效。

八治外痔方

若肛门外有痔碍者,用刘寄奴,一名九里光,取自然汁煎如蜜为度。入孩儿茶　苦参各一钱　轻粉三分　血结五分　没药五分

六味作末,和前膏内,一日三次搽之,止痛立消,大有神效。

治漏四奇方

用莲花蕊　当归　五倍子各一两　乳香　没药各一钱五分　黑牵牛　白牵牛各一两　土朱名板儿朱,二钱

共为末,重者五钱,轻者三钱,五鼓时,用肉汁汤调服,再用好酒一盏,打下虫来,或烂肉出来,方验,再吃煎药。

四油药

用酥合油五分　熊胆五分

头生鸡蛋三个,去掉蛋清,煎成油。把三味药匀和后,敷患处。

五药水

用片脑一分　朴硝五分　熊胆三分　橄榄核烧成炭,五钱　熊胆三分　蜗牛螺肉十多个

捣烂肉,同前药一起放入罐内,用水在上面浇,注满水,浸一夜。拿走水,用药敷长痔的地方。五方同用,没有不根治的,最妙!最妙!

六治外痔方

用乡村食百草的鹅,杀了取胆汁,调孩儿茶,敷患处,一两次就痊愈了。

七治血痔方

用皂荚同本身头发在坛内烧烟,患者坐在坛上,熏血痔,再用花椒、葱叶煎汤,洗血痔,立即见效。

八治外痔方

若肛门外有痔结的人,用刘寄奴,又名九里光,取自然汁,煎如蜜为度,再入孩儿茶　苦参各一钱　轻粉三分　血竭五分　没药五分

把以上六味药作末,和前膏内,一日三次搽患处,止痛,痔结很快就消失了,大有疗效。

治漏四奇方

用莲花蕊　当归　五倍子各一两　乳香　没药各一钱五分　黑牵牛白牵牛各一两　土朱名板儿朱,二钱

以上各味药,共研为末,重的五钱,轻的三钱,五鼓时(凌晨3点到5点之间),用肉汁汤调服。再吃好酒一盏,打下虫或烂肉出来就是见

枳壳二钱　黄蓍　当归　川芎　生地各一钱　条黄芩　槐角　黄连　升麻各六七分　水煎,食远服。

其二【坐收功药】

用皮硝一斤　明矾八两　龙骨一两　土朱五钱　樟脑五钱　乳香一两　没药一两　血结五钱　海螵蛸一两

以绢袋盛装,将臀坐袋上,三炷香即好。

其三【丸药】

用莲花蕊一钱　龟甲一钱　珠子五分　犀角三钱　羚羊角二钱　麝香三分　重者加牛黄二钱

好酒糊丸,好酒吞下三十丸。忌房事。

其四【熏药】

用蝉蜕　姜黄　升麻　蜂房　象牙末各一两　木香　乳香　没药　血竭　胡黄连各五钱　皮硝　地骨皮　梧桐皮各三钱

以上煎汤熏洗。

仙螺膏

治痔漏脏毒成三五孔出水方。

用广胶一两,入干葛一钱,炒成黄珠为末,空心热酒服二钱,止血。如有脓,用管仲一两,火酒浸炒为末,茯神一两为末上为末,空心热酒服二钱。有孔,用蝉蜕、白芷捣烂,将孔塞满。再用大田螺一个,入片脑一分,即化为水,用鹅毛搽疮口即收。再用搽药。

搽药方

用珠子一分,入豆腐内,纸包火煅为末。

效了。再吃煎的汤药。

枳壳二钱 黄芪 当归 川芎 生地各一钱 条黄芩 槐角 黄连 升麻各六七分 用水煎，饭后过一段时间，再服。

其二坐收功药

用皮硝一斤 明矾八两 龙骨一两 土朱五钱 樟脑五钱 乳香一两 没药一两 血竭五钱 海螺蛸一两

用绢袋盛装，将臀坐在袋上，三炷香（约150分钟）即好。

其三丸药

用莲花蕊一钱 龟甲一钱 珠子五分 犀角三钱 羚羊角二钱 麝香三分 重者加牛黄二钱

用好酒，糊成丸。每次用好酒，吞下三十丸。服药期间忌房事。

其四熏药

用蝉蜕 姜黄 升麻 蜂房 象牙末各一两 木香 乳香 没药 血竭 胡黄连各五钱 皮硝 地骨皮 梧桐皮各三钱

用以上各味药，煎汤，熏洗。

仙螺膏

治痔漏、五脏中毒，成三五孔出水方。

用广胶一两，加入一钱干葛，炒成黄珠为末，空腹，用热酒送服二钱，能止血。如有脓，用管仲一两，用火酒浸炒，为末；茯神一两，为末。把以上各味药，研为末，空腹，用热酒送服二钱。有孔，用蝉蜕、白芷捣烂，将孔塞满；再用大田螺一个，入片脑一分，立即化为水，用鹅毛搽疮口即收，再搽药。

搽药方

用珠子一分，入豆腐内，纸包，火煅，为末

冰片五厘　象牙末五分　血结五分　乳香五分　没药五分　海螵蛸去壳,五分　龙骨火煅,尿浸,五分　轻粉三分　定粉火煅黄,五分　共为末,干搽,立效。

少阳丸【治痔漏】

童子血余灰即头烧灰　新鹿角灰　败龟板灰各二两　蝉蜕酒洗浸,一两　乳香　没药各五钱

共为细末,黄蜡二两五钱,白蜡五钱,二味匀溶和为丸,绿豆大。每服三十丸,酒下。

痈疽疔毒症方

化毒消肿方

治诸恶疮发背,疔肿等症。

明乳香三钱　椿根白皮五钱　芝麻一钱

上为末,水二盅,煎三五滚。热服,拥被汗出即解。

牙消散

用狗大牙炒焦黑,研为末。先将葱煎汤洗疮,用炒牙末掺上。能治发背如神,真秘方也。

千金内托里散

用当归　连翘各一钱五分　赤芍药　白芷　川芎　羌活　黄连各一钱　甘草五分　桔梗　皂角用刺　川山甲火煅,各一钱　人参　官桂各七分

太医欲去后二味,即无效矣。水二盅,加酒一碗煎。分上下服之。

冰片五厘　象牙末五分　血竭五分　乳香五分　没药五分　海螺蛸去壳，五分　龙骨火煅，尿浸，五分　轻粉三分　定粉火煅黄，五分

把以上各味药，共研为末，干搽，立刻有效。

少阳丸【治痔漏】

用童子血余灰即头发烧成灰　新鹿角灰　败龟板灰各二两　蝉蜕酒洗净，浸泡，一两　乳香　没药各五钱

以上各味药，一起研为细末，用黄蜡二两五钱，白蜡五钱，将二味药弄均匀后，溶和，和前面的药末一起，做成丸，如绿豆大。每次服用三十丸，用酒送下。

痈疽疖毒症方
化毒消肿方

治长在背部的各种恶疮、治疔疮、红肿等病症。

用乳香三钱　椿根白皮五钱　芝麻一钱

把以上各味药，研为细末，加二盏水，煎三五开，趁热服用后，裹严被，睡觉，出汗后，就解了毒。

牙消散

用狗大牙炒至焦黑，研为细末。先用葱煎汤，洗疮，再用炒牙末涂抹上。能治生发在背部恶疮，效果神奇，真是妙方。

千金内托里散

用当归　连翘各一钱五分　赤芍药　白芷　川芎　羌活　黄连各一钱　甘草五分　桔梗　皂角用刺　川山甲火煅，各一钱　人参　官桂各七分

太医想要去除后两味药材，发现此药方就无效了。上面的各味药，用水两盏，加酒一碗煎。分成上下服用。

飞龙夺命丹

用蟾酥二钱,酒化　血结一钱　乳香二钱　没药二钱　雄黄三钱　轻粉五分　胆矾一钱　麝香五分　铜绿二钱　寒水石一钱　朱砂一钱,为衣　冰片三分,有无俱可　蜗牛二十一个　天龙一条,即蜈蚣,去头足。金黄头,黄肚、黑肚为雌,背部肥壮者为雄,用;其细者,红头白,不用。

上为末,将蜗牛研为丸,如绿豆大。蜗牛少,不够和药,以酒打糊为丸。每服二丸,将葱白口内嚼烂,吐手心内,包药二丸,用热老酒吞下。以衣被盖暖,睡一二个时辰,再吃热酒尽醉,药力发,热汗出即愈。如未好时,可再服二丸。

箍药三方

黄狗下颌一付烧灰存性,二两　蚕豆末一两　白敛一两

上三味,合为末,以米醋调匀,涂疮留顶,初发者消,已发者,黄水流尽即愈。其愈后,仍须服中流一壶方,庶免后患。方亦秘传神验也。

又方

用川乌　黄柏等分为末,猪胆调围四周,止留中一空出气。

又方

用当归　黄柏　羌活等分为细末,疮初起,将鹭鸶藤擂汁,调傅疮之四围,自然收小,出毒水。不可掩了疮头,恐毒气不出为害也。

活命饮

【至妙之药,病起当急饮之,即可解也,屡验。】

飞龙夺命丹

用蟾酥二钱，酒化　血竭一钱　乳香二钱　没药二钱　雄黄三钱　轻粉五分　胆矾一钱　麝香五分　铜绿二钱　寒水石一钱　朱砂一钱，为衣　冰片三分，有无都可以　蜗牛二十一个　天龙一条，即蜈蚣，去头足。金黄头，黄肚、黑肚是雌的，背部肥壮的为雄的，用；背部长得细的，红头白肚的，不用。

把以上各味药，研为细末；将蜗牛研为丸，如绿豆大。蜗牛少，不够和药，就以酒打糊为丸。每次服用两丸，将葱白在口内嚼烂，吐在手心内，包药两丸，用热乎的老酒吞下，用衣服、棉被盖暖，睡一两个时辰，再吃热酒尽醉，使药力发出，直至热汗出来，即愈。如果还没有好，就再服两丸。

箍药三方

用黄狗下颔一付，烧灰存性，二两　蚕豆末一两　白蔹一两

把以上三味药，合研为末，用米醋调匀，涂疮留顶。初发疮的人，疮就会消除；已发疮的人，黄水流尽，就痊愈了。痊愈后的人，一定的服用中流一壶方，以免除后患，中流一壶方也属于秘传，很神验的。

又方

川乌　黄柏等分以上各味，研为细末，用猪胆调，围在疮的四周，只留中间一个空处出气。

又方

用当归　黄柏　羌活等分以上各味药，研为细末。在疮初起时，用鹭鸶藤擂汁，调涂疮的四周，疮自然收小，毒水流出。不可以掩了疮头，担心毒气出不来，造成危险和伤害。

活命饮

【非常妙的药，在病初起时，应当快速喝下此药，就可以解痈疽、

治一切痈疽发背，肿毒诸恶疮。初起，一服即散；已成疮，即有顶；成脓，易溃。其效不可具述。

穿山甲用蛤粉，炒黄色　甘草节　真没药　赤芍药　防风　香白芷各六分　天花粉　贝母　皂角刺各八分　当归尾　乳香各一钱　陈橘皮　金银花须四年陈者，各三钱

以上药，共作一剂，用无灰好酒三茶盅，入瓦罐内，煎四五滚，取出渣，滤去滓，温服药汤，以尽为度。疮在腰上，食后服；疮在腰下，空心服。能饮酒者，服药酒后，再饮三两杯无药的清酒尤妙，最行药势。

忍冬丸

忍冬即金银花，一名老翁须，一名左转藤。开时，摘取花数斤，晒干听用。临时将晒干花一斤，同粉草二两，共为细末，无灰酒打面糊为丸，酒下八十丸。不拘时服，每日服三次。

如闲常无事，摘取金银花四斤，趁湿水洗净，入石臼中杵烂。置大瓦罐内，入井花水三碗，无灰酒三碗，调稀，煎十余沸，药性出，取下。生布滤去渣，汁入罐，再煎成膏，滴水不散。又将一斤焙干，同粉草二两，共为细末。取膏掺入末内，以酒打面糊和，入石臼中杵一二百下，丸如绿豆大。食远，酒下八九十丸。此药得酒良，不饮酒者，百沸汤下。

凡人将发痈疽毒，半年前或一年前，必常常自觉口干，或作渴思饮茶并水，或食已即饥，名为中消。倘有此症，后发背，必难治疗。急须每日服忍冬丸不次，如是加念久服，可免发背。纵不免，必可治疗。

凡人未发背时，不作渴；正发背时，亦不甚渴。乃发背得痊后，慎勿自谓无恙，仍须服忍冬丸，每日夜各一次。服至百日后，觉自身

恶疮的毒，已经被多次检验，有效果。】

治一切痈疽、长在背部的红肿有毒的所有恶疮。疮初长时，服用一次，疮就散开了；已经长成疮的，就有疮顶，形成脓包，容易溃烂，它的效果不能都用语言描述出来。

穿山甲用蛤粉，炒成黄色　甘草节　真没药　赤芍药　防风　香白芷各六分　天花粉　贝母　皂角刺各八分　当归尾　乳香各一钱　陈橘皮　金银花须四年陈者，各三钱

把以上各味药，共作一剂，用无灰好酒三茶盅，入瓦罐内，煎四五开，取出渣，滤去油浑。趁温热，服用药汤，以喝完为度。疮长在腰上，饭后服用；疮长在腰下，空腹服用。能饮酒者，服完药酒后，再饮二三两无药的清酒更妙，这是最能引导药力进行的。

忍冬丸

忍冬，即金银花，又名老翁须，一名左转藤。花开时，摘取花几斤，晒干，备用。临时拿晒干的花一斤，同粉草二两，共研为细末，用无灰酒打面糊做成丸，用酒送服八十九，任何时侯都可以服食，每日服三次。

如平常无事，摘取金银花四斤，趁着金银花湿润，用水洗干净，放入石臼中杵烂。再放入大瓦罐内，加入三碗井花水、三碗无灰酒，调稀，煎十余沸，药性出，取下。用生布滤去渣，将汁放入大瓦罐内，再煎成膏，熬至滴水不散时，又将一斤金银花焙干，同粉草二两，共同研为细末。取膏掺入末内，拿酒打面糊，将药末和面糊放入石臼中，杵一两百下，制丸如绿豆大。饭后过一段时间，用酒送下八九十九。此药得酒效果更好；不饮酒的人，用百沸热汤送下。

普通人将要长痈疽毒疮，半年前或一年前，一定经常自觉口干，或作渴，想喝茶和水，或着食后立即又觉得饥饿，病名叫"中消"。若前面有这样的症状，后面背部长痈疽毒疮，一定很难治疗。应经常不定时服用忍冬丸。如果这样想着长久服用，就可以免除背部长痈疽毒疮。纵然不能免除，即使背部长了，也是可以治疗的。

普通人痈疽毒疮没有长在背部时，不渴；正在背部长时，也不很渴；等到痈疽毒疮长在背部并获得痊愈以后，一定要慎重，不要自称没

饥饱如常，津液不竭，方止。

七厘散

治五痈。

雄黄一钱　白滑石三钱　共为细末听用。　巴豆三钱，去油　杏仁三钱，去皮、尖，油。　二味槌千下听用。　真轻粉一钱二分。

研细末，用人乳和为一丸，外用面皮包，入锅内，甘草水蒸半炷香，面熟取出。去面就热和前四味槌为丸，卜子大。每服七厘，或一分，空心姜汤送下，二服即愈。

治对口神方

用天茄叶带茎子采来，同生姜三片捣烂，按疮上，早晚一换，三日即愈。【天茄即曰牵牛也，其子无包，先青后黑。】

麦饭石围散

白色麦饭石二两，此石如饭团块子，出湖广，并各名山中。用一斤，盛铁器中，入大火煅红，取出，陈米醋淬，共十次。

白敛一两，去皮洗净　鹿角灰四两　用新带顶骨角截断，水浸三日，每日换水，炭火煨红，急取出，以物盖罨成炭为末。共捣为末，用陈米醋入砂锅内调匀如稠酱，不可太稀。用文武火熬，以槐枝不住手搅，候药起鱼眼泡，勿令尘污。入磁瓶收好，入井水顿三五日，以出火气。每用将猪蹄汤洗净疮处，以抿脚挑膏涂搽患处，止留一头，以出毒气。此膏涂之，不惟痛痒皆除，更生一番快乐。但令腐肉落尽，脓水并黑子嵌疮内者，一一脱尽，不留一点，是疮少瘥候，方

有疾病了，仍旧须要继续服用忍冬丸，每天白天和晚上各用一次。服到一百日一后，感觉自己身体饥饱和健康的时候是一样的，津液不干，才能停止服药。

七厘散

治五痫。

雄黄一钱 白滑石三钱 共研为细末，备用。 巴豆三钱，去油 杏仁三钱，去皮，尖，油。把二味药，捶千下，备用。真轻粉一钱二分。

研成细末，用人乳和为一丸，外用用面皮包好，放入锅内，用甘草水蒸半炷香时间（约30分钟），面熟后，取出。去掉面皮，就热和前四味药末一起捶为丸，如萝卜子大。每次服用七厘或一分，空腹，用姜汤送下，两服就可以痊愈。

治对口神方

采用带茎子的天茄叶，同三片生姜一起捣烂，按在疮上，早晚一换，三天就可以痊愈。【天茄就是白牵牛，其子没有包，先是青色的，最后就变成了黑色。】

麦饭石围散

白色麦饭石二两 此石像饭团块一样，出自湖广以及各个名山中。用一斤，盛在铁器中，放入大火里，煅红取出，用陈米醋淬，共十次。

白敛一两，去皮洗净 鹿角灰四两，用新带顶骨角，截断，水浸三日，每日换水，炭火煨红，迅速取出，用东西覆盖，冷却成炭，研细为末。共捣为末，将陈米醋加入砂锅内，用米醋把药末调均匀，如稠酱，不可太稀。用小火和大火熬，用槐枝不住手搅，待药起鱼眼泡，不要让尘土污染，装入瓷瓶收好，放入井水里，停留三到五日，以出火气。每次用时，用猪蹄汤洗净长疮的地方，以抿脚挑膏涂搽患处，只留一头，以出毒气。用此膏涂患处，不只是疼痛、痒痒皆除，更使人感到一阵舒适。但是要让腐肉全部掉落，脓水和黑子陷入疮内的，一一脱完，不留一点痕迹，要在此疮差不多要好时，才用神异膏贴患处。若是疮敛口太

以神异膏贴之。敛口太早,恐生余毒,要发,切宜慎之。

神异膏方

用玄参五钱,不见铁　绵黄芪三两　全蛇蜕五钱,盐水洗焙　杏仁一两,去尖　黄丹一两　男子乱发洗净,焙干,五钱　大蜂窠眼多者佳,净锉一两。

用真芝麻油一斤,同男子乱发入锅中,慢火熬至发枯成油,方入杏仁,候色黑,滤去渣。换一铜锅,倾油入内,方置玄参、黄蓍,慢火熬一时,取起放地上。待火气少缓,放入蜂房、蛇蜕,将槐枝不住手搅。再小火熬至紫黄色,去渣,待冷,又入黄丹,又放火上,以微火熬,不住手搅千余下,候药油色变,滴水成珠,方好。取起倾入水中三日退火气,入磁瓶收贮。此膏火候要紧,火大不惟坏药,恐伤人眼目。至紧!至紧!

爬口蜈蚣方

土中大蛤蟆一个,剥全身癞皮,盖贴疮口。于蟆皮上,用针将皮刺数孔,以出毒气。痈疮得此,自觉安静恬愉,且能爬住疮口,不令长大,又可免蜈蚣闻香来侵之患矣。神妙!神妙!

乌须发方
乌须内补人仁丸

人参五钱　砂仁　沉香　木香　槐角子　生地酒洗　桑椹熟地各五钱　山药去皮　茯苓　川椒去目　枸杞　大茴香酒洗　旱莲草　甘草　苍术各一两,米泔水浸三日,去皮,盐炒用　何首乌四两,用黑豆拌蒸七次,取起。首乌,先以竹刀切碎,去头用,勿见铁器。

上为末,炼蜜为丸,如桐子大。盐酒下。忌食萝卜。服此药者,不惟须须皆乌,其固元保真之妙,不可尽述。

早，担心生余毒，引发旧疮，一切应当谨慎。

神异膏方

用玄参五钱，不见铁　绵黄芪三两　全蛇蜕五钱，盐水洗焙　杏仁一两，去尖　黄丹一两　男子乱发洗净，焙干，五钱　大蜂巢眼多者好，净锉一两。

用真芝麻油一斤，同男子乱发一起放入锅中，慢火熬至发枯成油，才加入杏仁；待颜色变黑，滤去渣。换一个铜锅，把油倒入锅内，才放入玄参、黄芪，用慢火熬一个时辰（约2个小时），取下锅，放在地上。待火气稍缓，迅速放入蜂房、蛇蜕，拿槐树枝不住手地搅，再用小火熬到紫黄色，去渣，待冷却，又加入黄丹，又放在火上，用微火熬，不住手搅千余下，待药油变色，滴水成珠时，才好，取起，倒入水中三日，退火气，入瓷瓶收贮。此膏火候要紧，火大不仅坏药，担心伤人的眼睛。火候很重要，慎重！慎重！

爬口蜈蚣方

土中大虾蟆一只，剥去全身癞皮，贴在疮口上。在蛤蟆皮上，用针将皮刺几个孔，以出毒气。痛疮得此，自觉安静恬愉，且能爬住疮口，不令长大，又可以避免蜈蚣闻香，来侵袭的祸患。神妙！神妙！

乌须发方
乌须内补人仁丸

人参五钱　砂仁　沉香　木香　槐角子　生地酒洗　桑椹　熟地各五钱　山药去皮　茯苓　川椒去目　枸杞　大茴香酒洗　旱莲草　甘草　苍术各一两，淘米水浸三日，去皮，盐炒用　何首乌四两，用黑豆拌蒸七次，取起。首乌，先用竹刀切碎，去头，再用，不要见铁器。

把以上各味药，研为细末，炼蜜为丸，如梧桐子大，用盐酒送下，忌吃萝卜。服此药的人，不仅胡须和头发都会变得乌黑，它的巩固元气，保存真气的妙处，不能完全用语言述说。

猿猴上树方

取黑牯牛胆一个，入槐子一两，焙　五倍子炒焦去烟，一两　石榴皮五钱，焙　白矾一钱

共为细末，装胆内，扎口吊起，阴干十四日。先将铅打一罐，将胆内药物尽倾入罐，去胆皮。再加核桃油一小盏，桑霜三钱，麝香一分，搅入胆药内，封罐，重汤煮一炷香取起。须白，用肥皂汤洗洁，以猪脬，或鸡食袋、油纸包手指蘸药捻须下半节，不必近根，自然上去，其黑如漆。胆用十二月取者为佳。

神妙美髯方

黑铅四两，入硫三钱，炒为黑末　五倍子用好酒炒为黑末　铜末子用米醋炒七次，成黑末。二味不拘多少，听用。

每料用炒铅三分　倍子末一钱　铜末五分　白矾一钱五分　铜青一分　硇砂一分　诃子五分

共为细末，用酸石榴皮煎水，调成膏子，如黑漆。搽之神妙。

口齿症方

定痛散

珍珠末三钱　石膏一钱　冰片一分　硝石五分　孩儿茶即乌丁泥，一钱　硼砂五分　朱砂五分

上为末，擦痛处，立止。

痛牙汩口方

藜芦二钱　枯矾　防风　梧桐律　肥油松柴节　干姜　白术　甘草各一钱　细辛　蛇床子　川椒各二钱，蜀府者妙　炒香附三钱。

猿猴上树方

取黑牯牛胆一个,入槐子一两,焙　五倍子炒焦去烟,一两　石榴皮五钱,焙　白矾一钱

共同研为细末,装入胆内,扎口吊起,十四天阴干。先拿铅打成一罐,将胆内药物全部倾入罐中,去掉胆皮。再加核桃油一小盏,桑霜三钱,麝香一分,拌入胆药内,封罐,用重汤煮一炷香时间(约30分钟)取起。胡须变白的人,先用肥皂汤把胡须清洗洁净,再用猪腰或鸡食袋或者油纸包裹手指,蘸药捻须下半节,不必靠近胡须根部,自然上去,其黑如漆。胆用十二月取的更好。

神妙美髯方

黑铅四两,入硫三钱,炒为黑末　五倍子用好酒炒为黑末　铜末子用米醋炒七次,成黑末。二味不论多少,备用。

每料用炒铅三分　五倍子末一钱　铜末五分　白矾一钱五分　铜青一分　硇砂一分　诃子五分。

一起研为细末,用酸石榴皮煎水,调成膏子,如黑漆。搭发很神妙。

口齿症方
定痛散

珍珠末三钱　石膏一钱　冰片一分　硝石五分　孩儿茶即乌丁泥,一钱　硼砂五分　朱砂五分

把以上各味药,研为细末,擦痛处,马上就能止通。

痛牙汨口方

藜芦二钱　枯矾　防风　梧桐律　肥油此柴节　干姜　白术　甘草各一钱　细辛　蛇床子　川椒各二钱,蜀府者妙　炒香附三钱。

把以上各味药,研为细末,煎稠汁,加入酒一杯,乘温暖汨口一两

上为末,煎稠汁,入酒一杯,乘温暖泪口一二遍,立愈。

黑铅丹

用出山黑铅一斤,将二蚕沙炒成末,外加青盐六两　槐角子六两,炒为末　没石子四两　升麻二两　石膏八两　香附子四两,炒焦黑。

先将柳木作槌,擂炒铅、沙成灰末,加药六味,共为末,铅盒收起。每日擦牙,乌须发,坚齿牙,妙用莫述。擦过须含半响,以酒泪出更妙。否则用汤亦可。

神秘擦牙方

旱莲草捣汁,一斤　何首乌一斤,切片,黑豆蒸二次　青盐六两,水洗炒　北细辛　白芷各五钱　软石膏八两,火煨　桑寄生四两　黑豆一升。

上为末,每日侵晨、夜晚擦牙。黑须发,去邪风,功效甚多。

擦牙乌金散

葡萄二斤,焙干,为末　石膏一斤　当归焙　细辛　没石子各二两　甘草三两　三赖三两　白芷四两　青盐四两,化开,去泥脚,入花椒二两,煮干去椒。

上为末,入磁罐收起。每于临睡擦齿,徐徐咽下,方能固齿去风,真神药也。

治口疮牙涌方

白矾一钱　硼砂一钱

研中末子,用大红枣三个,去核装入,火烧烟尽为炭。枣子入药时,以湿纸包好。烧过存性,为细末,加朱砂五分,冰片三分共为末。指蘸擦牙,存一二时,温水泪尽吐出,坚牙去风,除虫定痛。

遍，马上就会痊愈。

黑铅丹

用出山黑铅一斤，将蚕沙炒成末，外加青盐六两 槐角子六两，炒为末 没石子四两 升麻二两 石膏八两 香附子四两，炒焦黑。

先用柳木作槌，擂炒铅、沙，成灰末，加药六味，一起研为细末，用铅盒收起来。每日擦牙。会使胡须和头发变得乌黑，坚固牙齿，妙用不能完全描述述。擦过牙齿之后，须要含半晌，用酒汩出更妙。否则，用热水也是可以的。

神秘擦牙方

旱莲草捣汁，一斤 何首乌一斤，切片，黑豆蒸二次 青盐六两，水洗，炒 北细辛 白芷各五钱 软石膏八两 火煨 桑寄生四两 黑豆一升。

把以上各味药，研为细末，每日早晨、夜晚擦牙，既能让胡须和头发变黑，又能祛除邪风，攻效很多。

擦牙乌金散

葡萄二斤，焙干，为末 石膏一斤 当归焙 细辛 没石子各二两 甘草三两 三赖各三两 白芷四两 青盐四两，化开，去泥脚，入花椒二两，煮干去椒。

把以上各味药，研为细末，放入磁瓷，收藏。每天临睡时，用药末擦牙齿，然后慢慢咽下，能固齿去风，真是神药。

治口疮牙涌方

白矾一钱 硼砂一钱。

把以上两味药，研中末子，用三个大红枣，去核装入，用火烧，等烟烧尽，成炭。枣子入药时，用湿纸包好，烧过存药性，研为细末，加朱砂五分，冰片三分，一起研为末。用手指蘸着擦牙齿，口含存一二个时辰（约2到4个小时），用温水汩尽，吐出。能坚固牙齿，去风，除牙虫，止痛。

时疮症方
擦摩膏

用广中番打马,并包吃槟榔欧叶,二物各五钱,碾为细末。疮初起时,将末子擦摩手心脚心,须不住擦之,三五日后。疮焦隐去,妙不可述。

煎药神方

用土黄连五钱　穿山甲一钱　皂角刺一钱　天花粉一钱　何首乌一钱　川芎一钱五分　白芷八分　当归八分　僵蚕一钱五分　牛膝二钱　苦参一钱　荆芥一钱　防风一钱　甘草五分

上为末,和一处,分作十包,听用。再取硬饭块六十两,木臼内捣碎,分作十包。再用猪腹中胰子五个,去油,作五次用,每次煮一胰子,用水四碗,煎至二碗,分作两日用。

每用硬饭块一包,入砂罐,同水五碗煎至三碗,去渣,入前药末一包,再煎半响。后入猪胰汤一碗,煨火熬至三碗,作三次。空心服,药尽疮愈,更无后患。此疮神方,无出于此。

治时疮肿块方【不可增减,服之有验】

当归须一两　淮生地一两　皂角四钱　冷饭块四十两　牛膝一两　甘草四钱

分作十帖煎服。忌食茶与牛肉。

时疮初发三日褪光方

用豆腐四两,中心开孔,入官粉二钱,作一盘,不用盐料,锅上蒸熟。先将葱头少煨,嚼下后,吃蒸熟豆腐完,尽量吃烧酒一二杯,绵被暖盖,不通一线风处卧,出臭汗一身,人不可近,务令汗出尽为

时疮症方
擦磨膏

用广中番打马,并包吃槟榔欧叶,两物各五钱,碾为细末。疮初起时,用药末子擦手心和脚心,须要不停地擦;三五日后,疮干枯,消除,它的妙用不能完全用语言描述。

煎药神方

用土黄连五钱 穿山甲一钱 皂角刺一钱 天花粉一钱 何首乌一钱 川芎一钱五分 白芷八分 当归八分 僵蚕一钱五分 牛膝二钱 苦参一钱 荆芥一钱 防风一钱 甘草五分

把以上各味药,研为细末,和一处,分作十包,备用。再取硬饭块六十两,在木臼内捣碎,分作十包。再用猪腹中胰子五个,去油,分成五次用。每次煮一个胰子,用四碗水,煎至两碗,分作两日用。

每用一包硬饭块,放入砂罐,用五碗水煎至三碗,去渣,入前药末一包,再煎半晌,后加入猪胰汤一碗,煨至三碗,分作三次。空腹服,药喝完,疮就痊愈了,没有后顾之忧。这是治疮的神方,没有比这更好的了。

治时疮肿块方【不可增减,服之有验】

当归须一两 淮生地一两 皂角四钱 冷饭块四十两 牛膝一两 甘草四钱

把以上药,分作十贴煎服。服用期间,忌喝茶与吃牛肉。

时疮初发三日褪光方

用豆腐四两,中心开孔,入官粉二钱,作一盘,不用盐料,锅上蒸熟。先将葱头稍煨后嚼下,再吃蒸熟的豆腐,要吃光豆腐,尽量喝烧酒一两杯,拿棉被盖暖,睡在不通风的地方,出一身臭汗,人不能走近,必须使汗出尽为好。即使要拉粪、撒尿,尽管撒在床上也没有关系。为

妙。如要便溺，尽撒床中不妨，欲避风耳，不可起。倒汗后三日，遍身俱光。好后，疤痕吃酒不红，此亦奇矣。有以二十一枣去核，每入官粉一分，略蒸食之，亦如前妙。

时疮结毒方

牛黄三分　琥珀一钱　人中白即人粪，煅焦黑，三钱　粉霜二钱　雄黄三分　朱砂二钱　乳香三分　没药三分　川归二钱　牙皂炙去皮，一钱　槐花炒，一两　白芷三钱，酒洗　丁香春夏一钱五分，秋冬三钱　南木香一钱

上为末，酒糊丸，如萝卜子大。初服五丸，五日后，加入七丸，又五日，加作九丸，又五日，七丸，五丸，减下，用冷饭团甘草煎汤吞下，其消如神。

下疳疮方
全形散

番木鳖子一个，煅成灰　冰片二厘
上共为细末，搽一二次即愈。

紫金散

粪碱煅过，一钱　血结一钱　茄皮烧灰，味恶，用五分
上为细末，搽上，妙甚。

青黄散

血结一钱　雄黄一钱　铜青四厘　胆矾四厘
上为末，掺上收水，五六日即愈。舒伯明验方，妙不可言。

了避风,不可以起床,出完汗后,三日,遍身都发光,痊愈后,喝酒,疤痕不红,这是也很神奇的地方。又用二十一个去核的枣子,每入一分官粉,略蒸吃,和前方一样效果好。

时疮结毒方

牛黄三分　琥珀一钱　人中白即人粪,煅焦黑,三钱　粉霜二钱　雄黄三钱　朱砂二钱　乳香三钱　没药三钱　川归二钱　牙皂炙,去皮,一钱　槐花炒,一两　白芷三钱,酒洗　丁香春夏一钱五分,秋冬三钱　南木香一钱

把以上各味药,研为细末,用酒糊为丸,如萝卜子大。初服,五丸;五日后,加至七丸;又过五日,加至九丸;又过五日,七丸、五丸逐渐减少,用冷饭块、甘草煎汤,吞下,它消疮毒如神。

下疳疮方
全形散

番木鳖子一个,煅成灰　冰片二厘

把以上二味药,一起研为细末,搽患处一两次就痊愈了。

紫金散

粪碱煅过,一钱　血竭一钱　茄皮烧灰,味恶,用五分

把以上各味药,研为细末,搽患处,很妙。

青黄散

血竭一钱　雄黄一钱　铜青四厘　胆矾四厘。

把以上各味药,研为末,掺上收水,五六日就可以痊愈。舒伯明验证过的方子,好处无法用语言描述。

痔疮蛀梗二方【此历验神方】

二蚕茧烧灰，五分，出蛾过方用　枯矾五分　五倍子一大个　红绢方圆三寸一块，烧灰　孩儿茶一钱　轻粉二钱

上共为末，用酸浆水、葱白、花椒，煎汤洗搽，神妙无敌。

又一方

用黄狗脑盖骨烧灰为末，每两加雄黄二钱，糯米浸水，煎花椒汤洗之，搽上即愈。

三虫神解散

二蚕绵烧灰，一钱　竹蛀末一钱　壁蟢儿窠白衣烧灰存性，一钱　共为细末，散上，妙甚。

疮肿症方

黄龙膏

用腾黄茶磨稀汁，专治无名肿毒，露顶涂之一二层，立愈。

白龙膏

白芨一两　五倍子炒，五钱　白敛三钱

共为末，醋调。各样肿症，或腿或臂，俱可治之。

神效赤金锭

焰硝八两　黄丹一两　皂矾一两　雄黄五分　朱砂五分

共为细末，陆续投于铁锅内，熬成膏，用茶匙挑在板上，成条用之，治一切无名肿毒，恶疮初起，水磨涂之。

治眼目昏花，赤肿火眼，点眼两角，即效。

疳疮蛀梗二方【此历验神方】

二蚕茧烧灰，五分，出过蛾子，才能用　枯矾五分　五倍子一大个　红绢方圆三寸一块，烧灰　孩儿茶一钱　轻粉二钱

把以上各味药，共同研为末，用酸浆水、葱白、花椒，煎汤洗搽，神妙无敌。

又一方

用黄狗脑盖骨烧灰为末，每两加雄黄二钱，糯米浸水，煎花椒汤，洗患处，搽上就痊愈了。

三虫神解散

二蚕绵烧灰，一钱　竹蛀末一钱　壁蟢儿窠白衣烧灰存性，一钱

把以上各味药，一起研为细末，撒在患处，很妙！

疮肿症方
黄龙膏

用藤黄茶磨稀汁，专治没有名称的红肿中毒症状，露顶涂一二层药汁，很快就痊愈了。

白龙膏

白芨一两　五倍子炒，五钱　白敛三钱

把以上各味药，一起研为细末，用醋调和。各种肿症，或腿或臂，都可以医治。

神效赤金锭

焰硝八两　黄丹一两　皂矾一两　雄黄五分　朱砂五分

把以上各味药，研为细末，陆续投入铁锅内，熬成膏，用茶匙挑在板上，成条用。治一切叫不上名字的红肿中毒症状，恶疮初起时，用水磨后，涂在患处。

治乳蛾喉闭，口中嚼化五分。

治蛇蝎咬伤，涂之，立止疼痛。

治黄水疮、漆疮、绞肠沙、急心疼，点眼角，即愈。

治疗背诸毒三方

老鸦藤枝根捣自然汁，用热酒中冲服半碗，其渣即按毒上，神妙。

一方：鸟不宿带枝叶取来捣汁，加米醋一小盏，先吃蟾酥丸三粒，后吃此汁，用绵被盖出汗即愈。【鸟不宿，树名，枝上有刺。】

一方：广陈皮用口嚼烂，按毒上，疼甚，疼过即愈。

治乳痈方

夜明砂　瓜蒌炒　阿魏　共为末，饭和丸，酒吞下。

治白火瘴三方

一方：取蟑螂虫，新瓦上焙干为末，白汤吃一二个，即效。

一方：万年青捣汁服，愈。山冬青小叶子捣服汁之，亦妙。

一方：陈白鳌头捣为细末，水调敷患处，粗渣煎汤洗之，妙。

龙虎卫生膏

专治一切恶疮顽癣，痔漏多年，病久不能料理者。以此治之，无不效验。

当归一两　黄连二两　黄蓍　黄芩　枳壳　乌药　大枫子各一两　防风二两　草乌二两　血余二两　青藤　木通　木别子　苦参　香附子　桑皮各一两五钱

先将十六味为粗片，入麻油二斤，炒焦枯，滤去药片，入后药。

治眼目昏花,赤肿火眼,点两眼角,很快就有效果。
治乳蛾、喉闭,口中噙化五分。
治蛇蝎咬伤,涂患处,立止疼痛。
治黄水疮、漆疮、绞肠痧、急心疼,点眼角,马上就痊愈了。

治疗背诸毒三方

老鸦藤枝根,捣自然汁,用热酒冲服半碗,其渣立即按在患处,很妙。

一方:乌不宿,带枝叶取来,捣汁,加米醋一小盏;先吃蟾酥丸三粒,后吃此汁,盖棉被出汗,马上就痊愈了。【乌不宿,树名,枝上有刺。】

一方:广陈皮,用口嚼烂,按在患处,很痛,痛过立即就好。

治乳痈方

夜明砂　瓜蒌炒　阿魏　一起研为细末,用饭和丸,再用酒吞下。

治白火癍三方

一方:取蟑螂虫,在新瓦上焙干后,研为末,用白开水送服一二个,马上见效。

一方:用万年青捣汁服,也能治愈。山冬青小叶捣汁服用,也有效果。

一方:陈白鲞头,捣为末,水调敷患处,粗渣煎汤洗患处,很好。

龙虎卫生膏

专治一切恶疮顽癣、痔漏多年、病久不能料理的人。以此治前病,无不见效。

当归一两　黄连二两　黄芪　黄芩　枳壳　乌药　大枫子各一两　防风二两　草乌二两　血余二两　青藤　木通　木别子　苦参　香附子　桑皮各一两五钱

先把以上十六味药,切成粗片,加入麻油两斤,炒焦枯,滤去药片,加入后药。

松香四两　　虎骨酥炙为末，二两　　龙骨一两五钱　　朱砂三钱　赤石脂一两五钱　　蜜陀僧二两五钱

以上为细末，入油内，再加黄蜡三两入油内，搅匀。又加乳香、没药、轻粉末，各五钱，孩儿茶末一两，再搅，慢火熬至滴水成珠为度。取起，摊膏贴之，无不神应。此乃山东路中老道所传，真至宝也。

治肥疮痈疮方

伏龙肝灶心泥也，一两　　飞矾五钱，火煅，水飞　　消风散一两，合成药名　　共为末，油调搽疮，湿糁上，即愈。

治疮口久不收敛方

猫头骨　　狗头骨

上烧灰，各等分为末。净洗，干糁即收。

日抄客谈经验奇方

【有闻随记，多寡不齐，不便类聚，用者择之。】

治血山崩漏方

火漆不拘多少，入无油锅熔化，炒黄黑色，黑烟尽，白烟起，退火取起，研为极细末。每服三钱，空心好酒调服即安。至重不消三服。

内消瘰疬方

用鼠粪七钱　　大枫子五钱　　巴豆三钱

共捣细，入大鲫鱼肚内，用纸包缚住，再用黄泥封固，如法锻炼。烟净取出，冷定，研末，米糊为丸，如绿豆大。每服二钱，空心酒

松香四两　虎骨酥炙为末,二两　龙骨一两五钱　朱砂三钱　赤石脂一两五钱　蜜陀僧二两五钱

把以上各味药,研为细末,加入油内,再加黄蜡三两入油内,搅匀。又加乳香、没药、轻粉末,各五钱,孩儿茶末一两,再搅,慢火熬至滴水成珠为止。取起摊膏,贴患处,无不神应。这是山东路中老道所传的方子,真是至宝。

治肥疮疳疮方

伏龙肝即灶心泥,一两　飞矾五钱,火煅,水飞　消风散一两,合成药名　把以上各味药,一起研为细末,用油调和,搽患处,趁湿糁上,很快就痊愈了。

治疮口久不收敛方

猫骨头　狗骨头

把以上两味药,烧成灰,各等分,为末,洗净,干糁,疮口马上收敛。

日抄客谈经验奇方

【有听到的或者见到的,就随时记录下来,多少不齐,不方便分类,集中整理,用的人,请根据需要有选择的使用。】

治血崩漏方

火漆,不论多少,放入无油的锅里熔化,炒成黄黑色,直至黑烟尽,白烟起,再退火,取起,研为非常细的末。每次服三钱,空腹,用好酒调服,很快就转危为安。最严重的最多也只需吃三服,就好了。

内消瘰疬方

用鼠粪七钱　大枫子五钱　巴豆三钱

把以上三味药,一起捣细,放入大鲫鱼肚内,用纸包缚住,再用黄泥封固,照这样的方法煅炼,烟没有了,取出,等冷定,研为末,用米糊为丸,如绿豆大。每次服用二钱,空腹用酒调下,十日就可以痊愈。

下，十日全愈。

大金丹

治痰火番膈，中风湿痰，虚损怯症。

牛黄　珍珠　冰片　麝香　犀角　狗宝　羚羊角　孩儿茶以上各五钱　血结　朱砂　鸦片各三钱　琥珀　珊瑚　沉香　木香　白檀香各三钱　金箔五贴，存一半为衣　共为细末，用人乳汁为丸，如芡实大，金箔为衣。每服一丸，不拘时，用梨汁送下。

紫袍散

治咽喉十八种病症。

石青　青黛　朱砂　白硼砂各一钱　山豆根二钱　人中白煅　胆矾　玄明粉各五分　冰片二分　共为细末，入罐，塞口。急用二三厘入咽喉，即愈。

刀疮药

用降香节　白松脂各一两　血结一钱五分　没药五分　文蛤五钱，炒　共为末，掩伤处，即愈。

麻木药

用蟾酥一钱　半夏　闹羊花各六分　胡椒　川乌各一钱八分　荜拨二钱

上为末，每吃半分，好酒下。要大开刀，加白酒药一丸。

隔纸膏

治湿毒顽疮、臭烂臁疮。先以韭菜煎汤，洗净患处。

熬化净猪油一两　黄占五钱　白占五钱　轻粉二钱　黄柏二

大金丹

治痰火、番膈,中风湿痰,虚损怯症。

牛黄 珍珠 冰片 麝香 犀角 狗宝 羚羊角 孩儿茶以上各五钱 血竭 朱砂 鸦片各三钱 琥珀 珊瑚 沉香 木香 白檀香各三钱 金箔五贴,存一半为衣。把以上各味药,共研为细末,用人乳汁和着,做成丸,如芡实大,金箔为衣。每次服用一丸,不限时服用,用梨汁送下。

紫袍散

治咽喉十八种病症。

石青 青黛 硃砂 白硼砂各一钱 山豆根二钱 人中白煅 胆矾 玄明粉各五分 冰片二分 把以上各味药,共研为细末,放入瓷罐内,塞紧罐口。咽喉痛时,用两三厘放入咽喉部位,很快就好了。

刀疮药

用降香节 白松脂各一两 血竭一钱五分 没药五分 文蛤五钱,炒 把以上各味药,研为末,掩在伤处,很快就痊愈了。

麻木药(麻醉药)

蟾酥一钱 半夏 闹羊花各六分 胡椒 川乌 川椒各一钱八分 荜拨二钱

把以上各味药,研为细末,每次服用半分,用好酒调和,送下。如果要大开刀时,加白酒,药用一丸。

隔纸膏

治湿毒顽疮、臭烂臁疮。先用韭菜煎汤,洗净患处。

熬化净猪油一两 黄占五钱 白占五钱 轻粉二钱 黄柏二钱,胆炙 珍珠一钱五分 官粉三钱 赤石脂一钱,煅

钱，胆炙　珍珠一钱五分　官粉三钱　赤石脂一钱，煅

共为细末，先将前三味熔化，再下细末，为隔纸膏贴。

小儿泻痢不服药

用土木鳖半个　母丁香四粒　麝香一分五厘

共为细末，吐津调为丸，如芡实大。纳一丸脐内，外用不拘，小膏药贴之，立止。

回燕膏

专贴瘰疬痰核。

穿山甲　全蝎　白芷　黄连　黄柏　黄芩　当归各二两　生地　赤芍药各一两　官桂　海藻各四两　番木鳖一两

以麻油一斤四两，共熬枯黑，去渣，下飞丹十两，黄蜡七钱，白占三钱，粉心二两，收成膏药，投入水浸，加细药。

乳香　没药　阿魏　轻粉各六钱　麝香二钱　血结四两　燕窝泥一两　雄黄　朱砂各二钱　雄鼠屎一两五钱

共为极细末，筛过，将膏药取起熔化，离火下细药搅匀，依疬大贴之，三日即消。如熬炼须择选日期净室，忌鸡犬女人。此药又能贴诸般恶毒。

治偏坠方

牡蛎一两，烧酒煅七次　良姜一两，酒炒

共为细末，津调手心内，上加薄绵纸一张。按药在手，将药膏手掩在阴子上一时，放开再吃药。

用吴茱萸二两，汤泡七次　山茱萸二两，去核　橘核一两，炒　川楝子肉三两　益智仁一两，炒　小茴香一两，炒　玄胡索一两五钱　巴戟一两五钱，去骨　青皮一两五钱　茅山苍术五钱，炒　木香三

把以上各味药，共研为细末，先将前三味药熔化，再下细末，做成隔纸膏，贴患处。

小儿泻痢不服药

用土木鳖半个　母丁香四粒　麝香一分五厘

把以上各味药，一起研为细末，吐津液调和，做成丸，如芡实大。放一丸在肚脐眼内。外用不限，用小膏药贴在患处，立即就能止泻。

回燕膏

专贴瘰疬痰核。

穿山甲　全蝎　白芷　黄连　黄柏　黄芩　当归各二两　生地　赤芍药各一两　官桂　海藻各四两　番木鳖一两。

以麻油一斤四两，共熬枯黑，去渣；下飞丹十两，黄蜡七钱，白占三钱，粉心二两，收成膏药，投入水中浸泡，加细药。

乳香　没药　阿魏　轻粉各六钱　麝香二钱　血竭四两　燕窝泥一两　雄黄　朱砂各二钱　雄鼠粪一两五钱

将以上各位药，一起研为细末，筛过。将膏药取起，熔化后，离火，下细药，搅匀。依瘰疬大小而贴患处，三日就可以消除。如果熬炼此药，须要择选日期，安静且干净的室内，忌鸡、犬、女人。此药还能贴治各种厉害的痈病毒。

治偏坠方

用牡蛎一两，烧酒煅七次　良姜一两，酒炒

把以上两味药，共研为细末，用津液在手心内调和，上加薄绵纸一张，在手里按药，将药膏掩在阴囊上一个时辰（约2个小时），去掉后，再吃药。

用吴茱萸二两，汤泡七次　山茱萸二两，去核　橘核一两，炒　川楝子肉三两　益智仁一两，炒　小茴香一两，炒　玄胡索一两五钱　巴戟一两五钱，去骨　青皮一两五钱　苍术五钱，炒　木香三钱　沉香二钱

钱　沉香二钱

上为末，炼蜜为丸，空心盐汤下。

治伤寒神通散

危急发狂，并大小便不通，有食腹痛。

朱砂一钱　雄黄五分　沉香一钱　木香一钱五分　巴豆一钱，去油　郁金一两

共为末，每服六厘或半分，看人大小，以七厘作为一服为止，更不可多。茶送下。

治疔疮方

一人胁下生一疔疮，用黄麻梗中虫一条，焙干为末，酒调服下如神，其疔化为水。此虫须先收下，以葱管中藏之。

回天起死丸【宜十二月修合】

治痘疮，根窠不红，黑陷灰白，塌损蛇皮垂死者，只要有气，无不活者。取好辰砂四两，用荔枝核捶碎，煎汤浓稠，悬胎煮砂五炷香，取起为末。每一两，入天灵盖三钱。制天灵盖用麝香三钱，搽拌入小泥釜中，盐泥封固，烧红，冷定。用白面四两，兔血为丸，绿豆大。每服一二丸，酒浆下，即得回生。真神方也。

治远年风癣擦药方

用番打马广东来者，三钱　珍珠一钱　冰片一钱　雄黄六分　轻粉三钱　枯矾一两　胆矾三钱　水银五钱　信五分，煅　川大黄二两　孩儿茶五钱　大枫子一百个，火焙

上为末，用麻油调擦手足骨节。

把以上各味药,研为末,炼蜜,然后和药末一起,做成丸,空腹,用盐汤送下。

治伤寒神通散

危急发狂,并且大小便不通,有积食,腹痛。

朱砂一钱 雄黄五分 沉香一钱 木香一钱五分 巴豆一钱,去油 郁金一两

把以上各味药,共研为细末,每次服六厘或半分,看人大小,一次最多服七厘,不能再多服,用茶水送服。

治疔疮方

一个人的胁下生疔疮,用黄麻梗中的一条虫,焙干,研为末,用酒调和,服下,疔疮即化为水。此虫须要先收下,放入葱管内收贮。

回天起死丸【宜十二月修合】

治痘疮,根巢不红,黑陷灰白,塌损蛇皮垂死的,只要有气,没有不被医活的。取好辰砂四两,将荔枝核捶碎,煎成浓稠汤,悬胎煮砂五炷香(约150分钟),取起为末,每一两,入天灵盖三钱。制作天灵盖,用麝香三钱,擦拌入小泥锅中,用盐泥封牢固,烧红,冷却定形。用白面四两,和兔血做成丸,如绿豆大。每次服用一二丸,用酒浆送下,马上能起死回生。这真是神方啊!

治远年风癣擦药方

用番打马广东产的,三钱 珍珠一钱 冰片一钱 雄黄六分 轻粉三钱 枯矾一两 胆矾三钱 水银五钱 信五分,火煅 川大黄二两 孩儿茶五钱 大枫子一百个,火焙

把以上各味药,研为末,用麻油调和,擦手、足、骨节。

又内解煎药方

用当归六钱　人参一钱五分　防风六钱　荆芥六钱　牛膝三钱　连翘三钱　木通四钱　皂角四钱　山栀六钱　羌活六钱　甘草二钱　薏苡仁二钱　白藓皮六钱　生地黄四钱　熟地黄五钱

以上分作七贴，水煎，食前服。

治癣妙方

用川槿皮一两　斑毛二钱　木鳖子一两　槟榔三钱　樟脑一钱　枯矾一钱　硫黄一钱　麝香二分

共为末，用烧酒，春秋二日，冬三日，夏一日，蘸搭搽癣疮上，略疼些，三日除根。

治癣七攻散

木鳖子四大个　水银　轻粉　白生矾　川椒各五分　人言五厘　共为末，用猪脂油调和擦之。

千里不饮水不渴方

用白蜜一两二钱　甘草一两　薄荷一两　乌梅一两，肉　白茯苓三两五钱　干葛一两　盐白梅一两　何首乌二两五钱，蒸

共为末，蜜丸，芡实大。

行路不吃食自饱方

芝麻一升　红枣一升　糯米一升

共为末，蜜丸，如弹子大。每吃一丸，水下，一日不饥。

又内解煎药方

用当归六钱 人参一钱五分 防风六钱 荆芥六钱 牛膝三钱 连翘三钱 木通四钱 皂角四钱 山栀六钱 羌活六钱 甘草二钱 薏苡仁二钱 白藓皮六钱 生地黄四钱 熟地黄五钱。

把以上药,分成七贴,用水煎好,饭前服用。

治癣妙方

川槿皮一两 斑毛二钱 木鳖子一两 槟榔三钱 樟脑一钱 枯矾一钱 硫黄一钱 麝香二分

把以上各味药,共研为末,用烧酒和,春秋季二日,冬季三日,夏季一日,蘸搭擦癣疮上,稍微疼一些,三日除根。

治癣七攻散

用木鳖子四大个 水银 轻粉 白生矾 川椒各五分 人言五厘

把以上各味药,共研为末,用猪脂油调和,擦患处。

千里不饮水不渴方

用白蜜一两二钱 甘草一两 薄荷一两 乌梅一两,肉 白茯苓三两五钱 干葛一两 盐白梅一两 何首乌二两五钱,蒸

把以上各味药,共研为末,制成蜜丸,如芡实大。

行路不吃食自饱方

用芝麻一升 红枣一升 糯米一升

把以上各味,共研为末,制成蜜丸,如弹子大。每吃一丸,用水调服,一日不饥。

治痘疹黑陷不起

用狗蝇七个,擂碎,和醋酒娘调服,即愈。

治痘疮攻目坏眼

用蛇蜕一条,净洗焙燥,加天花粉等分为末,入羊肝内,以麻布包缚煮食,妙。

神验续骨丸

用腊月猪板油十两　白蜡炼过,半斤　飞丹四两,水飞　自然铜煅,醋淬七次,四两　白矾十二两　蜜陀僧四两,研　麒麟竭一两　没药　乳香　辰砂各一两

上十味,先用锅内熬油,次下蜡,将锅离火放地上,入蜜陀僧、飞丹、自然铜,搅匀。小火再煎,滴水成珠,方下矾、竭、乳、没、砂,用杨柳枝不住手搅匀,待凝,丸如弹子大,笋壳衬垫。每遇跌折伤重者,用一丸,再加猪油些少,火上化开涂伤处,以油纸包缚。甚者,以灯草裹了,用竹片夹绑。再用一丸分作小丸,滚热葱酒吞下,痛止。若再痛,再服,痛定乃止。骨折者,再次即愈。如齿痛者,一贴牙根立止。

守仙五子丸方

治服金石药毒作垂死,服之可生十之八九。如服金石之药而未发者,亦当服之。

余甘子　覆盆子　兔丝子　五味子　车前子各五两

上捣如面。二三月,取枸杞茎叶,捣汁二大碗,拌前药令干,拌尽。七八月,再取莲子草,捣汁一大升,拌药令干。后用杏仁一大升,用好酒研汁五大升,银砂器内煎,无苦味,加生地黄汁半升,真酥五两,鹿角胶五两,共杏仁汁煎溶,下前五子末。急用柳条搅匀,众手丸如梧桐子大。每日酒服三四十丸。忌猪肉、韭、芥、萝卜。服之

治痘疹黑陷不起

用狗蝇子七个,擂碎,和醋酒娘调和,服用,很快就痊愈了。

治痘疮攻目坏眼

用蛇蜕一条,洗净,焙燥,加天花粉,等分,研为末,放入羊肝内,用麻布包缚,煮熟吃,效果很好。

神验续骨丸

用腊月猪板油十两　白蜡炼过,半斤　飞丹四两,水飞　自然铜煅,醋淬七次,四两　白矾十二两　蜜陀僧四两,研　麒麟竭一两　没药　乳香　辰砂各一两

把以上十味药,先在锅内熬油,次下蜡,拿锅离开火,放在地上,加入蜜陀僧、飞丹、自然铜,搅拌均匀。再用小火煎,等滴水成珠时,才下矾、竭、乳、没、砂。用杨柳枝不住手搅匀,待凝固,和丸如弹子大,用笋壳做衬垫。每当遇到摔断骨头伤重的人,用一丸,加少量猪油,在火上化开,涂抹在受伤的地方,用油纸包扎;伤的更重的人,用灯草包裹好,再用竹片夹辅助绑缚。再用一丸分作小丸,用滚热葱酒,吞下,疼痛立马止住。若再痛,再服,疼痛逐渐稳定,进而止住。骨折的人,用两次,就好了。患了牙痛病的人,把药贴在牙根的地方,疼痛立马止住。

守仙五子丸方

治服用了丹药,中毒将要死的人,服用此药的十人中八九人可以活过来。如果服金石之药,而没有发病的人,也应当服食它。

馀甘子　覆盆子　菟丝子　五味子　车前子各五两

把以上各味药,捣为细末。二三月,取枸杞茎叶,捣汁两大碗,拌前药令干,拌尽。七八月,再取莲子草,捣汁一大升,拌药令干。后用杏仁一大升,用好酒研汁五大升,在银砂器内煎至无苦味。加生地黄汁半升,真酥五两,鹿角胶五两,一起与杏仁汁煎溶,下前五子药末,迅速用柳条搅匀,用手制药丸,如梧桐子大。每日用酒服三四十九。忌猪肉、韭、芥、萝卜。服食百日,金石的毒祛除,金丹之气在五脏内流通,

百日，金石毒除，金丹之气流通五内，润泽血肉，万毒悉消，须鬓返黑，老者还童。皆因制其阴阳二性，彼此相备也。

华盖丹黑须发方

此黑须发妙药。用出山黑铅三斤，打作片子，用铁锤打铅片如方条，以绳穿之。用净瓶盛米醋一斗，将铅片悬挂醋内，以纸密封瓶口，泥头。七日后开看，取铅片上起有白霜，用竹片鹅翎刮下。又封又刮，三四次后，铅片须换，又浸醋，两次一换。取霜一两，入冰片半分，研如粉，天露水为丸，梧桐子大。每夜口含一丸，不语自化，能变白返黑，一生不白。白者，二十日后复黑，光润。又能延年益寿，除热毒风气，筋骨疼痛。一生忌大蒜，再不可吃。

辟寒丹【辟寒气，省绵衣。】

用雄黄　赤石脂粘舌者佳　丹砂光明者　干姜

各等分为末，蜜同白松香末为丸，如桐子大。酒下四丸，服十日止。不着绵衣，赤身可行水内。

辟暑丹

用雌黄研，水飞　白石脂水飞　丹砂研细，用黄泥裹，烧如粉　磁石捣水飞，去赤。

各等分，人乳同白松香化为丸，小豆大，空心汤下四丸。服三两后，夏月可衣裘褐，炎气不侵。二方仙传，颇有神验。

治牙日用妙方

用川椒一两　北细辛一两　百部一两　雄黄五钱　青盐一两　白盐一两

润泽血液和肌肉,万毒全部消除,胡须和发返黑,老人回到孩童的样子。这都是因为控制此药的阴阳两性,使其彼此相辅的缘故。

华盖丹黑须发方

这是让你胡须和头发变黑的妙药。用出山黑铅三斤,打作片子,用铁锤打铅片如方条,有孔,用绳子穿起,再用净瓶盛米醋一斗,将铅片悬挂在醋内,以纸密封瓶口,用黄泥封住瓶子最上部。七日后打开看,如果铅片上有白霜长起来,就用竹片或鹅翎刮下。又封,又刮,三四次后,铅片须要换,又浸醋,两次一换。取霜一两,加入冰片半分,研如粉,用天然露水调和为丸,如梧桐子大。每夜口含一丸,不说话,药丸自然融化。能使白发返黑,一生不白;头发变白的,二十日后返黑,头发有光泽,还润滑。此药能乌发,又能延年益寿,除热毒风气、筋骨疼痛。只是一生忌大蒜,再也不可吃。

辟寒丹【避开寒气的伤害,节省绵衣。】

用雄黄　亦石脂粘舌的好　丹砂光明　干姜

把以上各味药,研为末,加蜜同白松香和为丸,如梧桐子大,用酒送下四丸,服用十日,停止。大冷天,不用穿棉衣,光着身体可以在水里走,不被寒气所伤。

辟暑丹

用雌黄研,水飞　白石脂水飞　丹砂研细,用黄泥裹,烧如粉　磁石捣,水飞,去赤。

各等分,加人乳,同白松香化为丸,如小豆大,空腹,用热水送下四丸。服用三两后,夏天可以穿皮衣,却不受暑热之气伤害。这两个方子是神仙传授的,很有疗效。

治牙日用妙方

用川椒一两　北细辛一两　百部一两　雄黄五钱　青盐一两　白盐一两。

装入荔枝壳内,大火化为一个白块,取起研碎,同前五味为末,早暮擦齿,永绝疼痛。

大解不通方

用松仁　八达杏仁　榧子米泔水浸一日　核桃　柏子仁。
各等分,白糖霜和为饼子吃,即通。

治老人小解秘涩方【老人有此,即是病也。】

用人参　白术　牛膝　茯苓　陈皮　山楂　当归　白芍药各一钱　甘草五分

加生姜三片,煎服。春加川芎,夏秋加黄芩、门冬,冬加干姜。如更短,倍加当归。

三子养亲汤

用苏子　萝卜子　白芥子

上炒香,泡汤,随意服。

胃炒面方

用白面五斤　茴香二两　姜末三两　杏仁八两　枸杞八两　核桃八两　芝麻八两

上研为末,白汤点服。

食柏叶百草救荒方

尝柏叶百草,饱肚不饥,避难绝食,当以此自保。

杜仲一斤,去皮,醋浸一夜,焙干为末　荆芥穗一斤,为末　薄荷八两　白茯苓一斤,去皮为末　甘草一斤,去皮装入荔枝壳内，大火化为一个白块，取起，研碎。同前五味，一起研为末。早晚用药末擦牙齿，可以永远隔绝疼痛。

大解不通方

用松仁 八达杏仁 糯子米泔水浸一日 核桃 柏子仁。

把以上各味药研为末，各等分，用白糖霜和，做成饼子吃，马上就通了。

治老人小解秘涩方【老人有这样症状，就是病。】

用人参 白术 牛膝 茯苓 陈皮 山楂 当归 白芍药各一钱 甘草五分

加生姜三片，煎服，春天加川芎，夏秋天加黄芩、门冬、冬天加干姜。如果夜间时间少，更短，当归加倍。

三子养亲汤

用苏子 萝卜子 白芥子。

把以上各味药，炒香，泡汤，随意服用。

开胃炒面方

用白面五斤 茴香二两 姜末三两 杏仁八两 枸杞八两 核桃八两 芝麻八两

把以上各味药，研为末，用白开水一点一点服用。

食柏叶百草救荒方

吃柏叶、百草，饱肚不饥；避难绝食，可以用此自保。

杜仲一斤，去皮，醋浸一夜，焙干为末 荆芥穗一斤，为末 薄荷八两 白茯苓一斤，去皮为末 甘草一斤，去皮

把以上各味药，调和为蜜丸，如小指大，将柏叶或百草在水中洗

上蜜丸,小指大。将柏叶或百草芽洗净,和药入口内细嚼为妙。

遗精白浊奇方

【白浊一月系精,往后皆痰汁也,故当以此治之。】

用山栀子三钱,炒黑焦色,用水二盅,煎至一大盅,取起。先将蚯蚓新瓦上炒燥为末,每称二钱,调栀子水服。久病,不过三服即愈。

消绵花肿块破烂仙方

用五爪葱一名胡葱　每取四两,加盐二钱,捣烂,摊为三四分厚饼,贴在疮上,以绢条缚住即愈,如神。

解中蛊并中百物毒方

医书中,惟此方最少,揭以备用。

解中云贵广西诸处蛊毒药方　造毒之家,每以正月元日、二月二日、三月三日,计月为之。毒有五种,皆马兜铃根三两,分三处,每煎一服,空心,以吐为止,不吐再吃。

解中百蛊验方　用白鸡、白鸭,刺出热血,不拘多少,乘热服之即解。

白鸽热血 治中毒吐血者良。

小麦面 用二合,作二服,冷水调下,半日即解。

甘草煎浓汁服 吐出稠痰即愈,欲死者即效。

大麦芽 煎汤服之,亦效。

胡荽根 捣汁和酒服可解。

猬皮 烧炭,用二钱研末,治中毒吐血者。

升麻 用二三钱为末,山中溪涧水调下,解中毒吐血。

解中砒霜毒方

郁金 为末,二钱,入蜜少许调服。

净，和药入口内，细嚼为妙。

遗精白浊奇方

【白浊，一个月是精液，往后都是痰汁，所以应当用此方医治。】

用山栀子三钱，炒成黑焦色，用水二盅，煎至一大盅，取出来。先将蚯蚓在新瓦上炒燥，研为末，每二钱，调栀子水服，长时间生病的人，服药不超过三次，就痊愈了。

消棉花肿块破烂仙方

用五爪葱，又名胡葱，每取四两，加盐二钱，捣烂，摊为三四分厚的饼，贴在疮上，用绢条缚住，就会痊愈，很神奇。

解中蛊并中百物毒方

医书中，只有这样的方子是最少的，摘录下来，以留给后人，备用。

解中云贵广西诸处蛊毒药方

制造蛊毒的人家，每以正月初一日、二月初二日、三月初三日，按月制造蛊毒。有五种毒，都是用马兜铃根三两，分三部分，每煎一服，空腹服下，来治疗，以吐了为停药标准；不吐，继续吃。

解中百蛊验方 用白鸡、白鸭，刺出热血，不论多少，趁热服下，马上解毒。

白鸽热血，治中毒吐血的人，效果良好。

小麦面，用二合，分作二服，冷水调和，服下，半天就可以解毒。

甘草，煎浓汁服下，吐出稠痰，马上痊愈。要死的人马上见效。

大麦芽，煎汤服下，也有效。

胡荽根，捣汁，和酒服下，可以解毒。

猬皮，烧炭，用二钱研末，治中毒吐血的病症。

升麻，用二三钱研为末，用山中溪涧水调和，服下，解中毒吐血的病症。

解中砒霜毒方

郁金，研为末，用二钱，加入少量蜂蜜调和，服下。

升麻 浓煎汁冷服。

杏仁 连皮捣碎为末，以米汤、好醋调服，一吐即愈。

酱汁 调水服一盏即解。

寒水石、绿豆末、蓝根 研为末，生捣和水调服。

地泥浆水调铅粉 服一碗即解。

白芷 为末，水调服一二钱即解。

解中巴豆毒 食中巴豆作泻伤人者，浓煎黄连汁服一二盅即解。

解中地菌灵芝菌毒

防风 为片，煎汤候冷，灌之即效。

白鲞头 煎汤灌之。

地浆泥 水饮三四盏妙。

橄榄 捣为泥服多效。

解中百毒

砂仁末　生韭菜捣汁　靛青三味调服

石菖蒲末　白矾末，二味等分，新汲水调服

葱　麦门冬三味捣服。

淡豆豉　雄黄明者，酒调服一钱。

生麻油吃一二盏吐出恶水效。

解中一时感冒天地毒气，入腹肿胀作痛毒

犀角为末一钱　升麻一钱　麝香三分，共为末，水调服

解中山岚瘴气毒

犀角一钱　羚羊角镑为末，一钱　雄黄一钱　麝香三分，共为末，水调服。

解中飞丝毒 紫苏叶嚼之立效。

解中百药毒

横纹甘草作片细嚼，久吃有效。

荸荠取根，调靛青汁同服，效。

蚕子纸 出过蚕的故纸烧灰，研服一钱，冷水下。中毒面青腹胀吐

升麻，煎浓汁，等冷了，服下。

杏仁，连皮捣碎为末，用米汤、好醋调和服下，一吐就痊愈了。

酱汁，调水服一盏，立马解毒。

寒水石、绿豆末、蓝根，一起研为末，生的捣碎末，和水调服。

地泥浆水，调和铅粉，服一碗，毒马上解。

白芷，研为末，用水调服一二钱，毒马上解。

解中巴豆毒 吃巴豆中毒，泄泻伤人的，要煎黄连浓汁，服一二盏，马上解毒。

解中地菣灵芝菌毒

防风，切成片，煎汤，等冷了，灌下，马上见效。

白蓁头，煎汤，灌下。

地浆泥水，喝三四盏，就好了。

橄榄捣为泥，多服下些，见效。

解中百毒

砂仁末，生韭菜捣汁，靛青，用三味药，调服。

石菖蒲末、白矾末，把二味药等分，用新打的水，调服。

葱、麦门冬捣烂，服用。

淡豆豉，雄黄明者，用酒调和，服一钱。

生麻油，吃一二盏，吐出恶水，见效。

解中一时感冒天地毒气，入腹肿胀作痛毒

犀角为末一钱　升麻一钱　麝香三分，一起研为末，用水调服。

解中山岚瘴气毒

犀角一钱　羚羊角镑为末，一钱　雄黄一钱　麝香三分。一起研为末，用水调服。

解中飞丝毒 取紫苏叶，仔细嚼，立马见效。

解中百药毒 横纹甘草作片，仔细嚼，吃的时间长，才有效。

荸荠取根，调靛青汁，一起服下，见效。

蚕子纸，指出过蚕的旧纸，烧灰，研服一钱，用冷水送下。中毒后脸色发青、腹胀、吐血的人，服后，立马能活过来。

血者,服之立活。

白扁豆 大豆 小豆 单用一味,水调服,一吐即好。

白矾 末一两,水调灌耳内、鼻中,灌后口内出黑血,不要惊怕,其毒即解。

解服药饵过多,生出毒病【头肿如斗,唇裂流血,或心中饱闷,或撮脐痛者是也。】

黑豆 绿豆 各半升,煎浓汤呷之,豆仍嚼吃完。

或用葛粉 铅粉 靛青 地泥浆水 豉汁 干姜 饴糖 黄连 看病寒热,服过何药多了,以前药之冷热,只一味以解之。

解服风瘫病药过多【心多闷乱,不省人事者。】

米醋 半盏灌入口中,效。

甘草 煎汁和 生姜 自然汁,二味调服

螺青 细研,山泉水调服

解生漆侵人作疮毒

花椒叶 生用煎汤洗。

鸡子黄 调涂效。

白菘菜 捣汁渣解。

解中酒毒

大黑豆 一二升,煎汁服。

生螺 捣汁服。

荜澄茄 捣末。

葛花 三种俱能解酒毒。

解饮食百毒 觉得心中异常烦闷,作胀作疼者。

苦参 捣汁饮之,吐出食物,即解。

解中禽鸟鱼鳖等毒

五倍子 白矾 各等分,调水服。

后五种俱可解:

白扁豆、大豆、小豆单用一味，水调服，一吐，就好了。

白矾末一两，水调和，灌耳内、鼻中，灌后，口内出黑血，不要惊怕，这毒就解了。

解服药饵过多，生出毒病【头肿如斗，唇裂流血，或心中饱闷，或撮脐痛的人是这种情况。】

黑豆、绿豆各半升，煎浓汤，小口喝，豆也是小口小口，慢慢嚼的吃完。

或用葛粉、铅粉、靛青、地泥浆水、豉汁、干姜、饴糖、黄连。要看病是寒症还是热症，服过什么药，且服用过量了，辨别以前用的药的药性是冷或是热，判断准了，只用一味药，就可以解毒。

解服风瘫病药过多【心多闷乱，不省人事的人。】

拿米醋半盏，灌入口中，见效。

用甘草煎汁，和生姜自然汁，二味调和，服下。

把螺青，研细末，用山泉水调服。

解生漆侵人作疮毒

花椒叶生的，用来煎汤，洗疮口。

用鸡子黄，调和涂疮口，一会儿见效。

白菘菜捣烂，用汁和渣解毒。

解中酒毒

大黑豆一二升，煎汁，服下。

生螺，捣汁，服下。

荜澄茄，捣末。

葛花三种，都能解酒毒。

解饮食百毒 觉得心中异常烦闷，有胀痛，有刺疼的人，可以试试。

苦参捣汁，喝下，吐出吃的食物，就解毒了。

解中禽鸟鱼鳖等毒

五倍子、白矾，各等分，用水调服。

后面的五种方法，都可以解毒。

马鞭 捣汁服。

大黄 一钱,煎汤服。

生芦根 捣汁服。

朴硝 一钱,水调服。

橘皮 煎汤服。

解中螃蟹毒

生藕 捣汁服。

干蒜蒲 捣汁服。

紫苏 浓煎汤服。

又方,食冬瓜亦妙。

解中食斑鸠过多毒

生扁豆 为末,温汤调服。

葛粉 水调服。

生田螺肉 捣汁服。

解中鸟兽中箭药死者毒 用大豆煮汁,入盐少许,服之效。

解中狗肉毒 杏仁 三两,连皮研,温汤调服,吐出为妙。

解中牛肉毒 猪牙 烧灰,水调服。有服之生疔疮者,用菊花根水煎服,以菖蒲研烂,酒调服,取汗,效。

解中驴马肉毒 生芦根 捣汁服,再用根煎汤洗浴,效。

解中鸡子毒 米醋 饮三四日即解。

解中食鸭毒 糯米淘泔水 温热服一二盏效。

解中六畜毒

壁泥 水调服。

白扁豆 烧炭

黄柏 末,共用水调服。

解中食花椒毒 实时气闷欲绝,以冷水一碗,即解。

解中果菜毒

甘草 苋母 铅粉等分水调服。

马鞭捣汁，服下。
大黄一钱，煎汤，服下。
生芦根，捣汁，服下。
朴硝一钱，用水调服。
用橘皮煎汤，服下。

解中螃蟹毒

取生藕，捣汁，服下。
取干蒜蒲，捣汁，服下。
用紫苏煎浓汤，服下。
另一个方子，吃冬瓜也可以解毒。

解中食斑鸠过多毒

把生扁豆研为末，用温水调服。
葛粉，用水调服。
生田螺肉，捣汁服下。

解中鸟兽中箭药死者毒 用大豆煮汁，加入少量盐，服下有效。

解中狗肉毒 杏仁三两，连皮研末，用温水调服，以吐出为好。

解中牛肉毒 把猪牙烧成灰，用水调服。有的人服用后会长疔疮，可以用菊花根煎水，服用，用菖蒲研烂，和酒调服，出汗，就是见效了。

解中驴马肉毒 取生芦根，捣汁服用，再用根煎汤，洗澡，就会见效。

解中鸡子毒 喝米醋三四日，就可以解毒。

解中食鸭毒 用糯米淘米水，烧开，趁温热服一二盏，一会儿就见效。

解中六畜毒

用墙壁的泥，和水调服。
用白扁豆烧炭，加入黄柏末，一起用水调和，服用。

解中食花椒毒 实时气闷欲绝，喝冷水一碗，就可以解毒。

解中果菜毒

甘草、苋母、铅粉，等分，用水调和，服下。

童便 一二盏服亦解。

解中野芋毒 土浆水解。

瓜毒 瓜皮煎汤,盐少许服。

柑子毒 柑皮煎汤,入盐少许服。

解中诸物毒 用白矾一钱,细茶一钱,井水调服,以吐出为妙。

四方珍异药品名色

四方珍异药品治病,人多不见,即见亦不知治法,揭开于下,以便取用:

锦地萝 形如橄榄更大,周身皱纹。治中食毒,嚼一二钱吞下。痈疽发背未成毒者,水调涂上即散。病者先嚼一二钱,酒吞下,方涂药上。

勾金皮 治无名恶毒。醋磨涂,毒肿即消。牙痛,以皮塞牙缝中,即定。又治咽喉乳蛾,每用三五厘,细嚼咽下。

乜金藤 性温无毒之物,治男女中风,痰迷心窍,半身不遂,左瘫右痪,不省人事,痰涎上壅,攻心作咽。用一钱,白汤磨下,神效。小儿急慢惊风,大者五分,小者一二分,白汤磨下,效。

木腰子 如猪腰无二,出广中,用醋磨厚涂,百毒肿疮即消。

三七根 止血圣药也。近日有活种,闽广带回者,家中亦有此种。叶如野蒿,花黄而小,极易生。鲜者,采叶捣烂,跌打破碎者,按上,立止血疼,过三二日即愈,又不溃烂,真神草也。收叶,干作末,亦可治吐血,衄血上冲者,皆宜佐以治药服之。其功效备开于后:

治刀斧箭伤血出不止者,嚼少许罨上即止。

童便，一二盏，服下，也能解毒。

解中野芋毒　服用土浆水，就可以解毒。

瓜毒　用瓜皮煎汤，放少量盐，服用。

柑子毒　柑皮煎汤，加入少量盐，服用。

解中诸物毒　用白矾一钱，细茶一钱，用井水调和，服用，以吐出为妙。

四方珍异药品名色

四方珍异药品治病，很少有人见过，即使有见过的，也不知道治疗的方法，现在抄录在下面，以方便有缘分的世人需要时，选用。

锦地萝　形状如橄榄，但比橄榄更大，全身绉纹。主治吃东西中毒，嚼锦地萝一两钱，吞咽而下。痈疽长在背部，没有出现中毒症状的人，将锦地罗磨成水，涂在长痈疽的地方，马上就会散开。患者已经出现中毒症状的，要先嚼一两钱锦地萝，用酒吞咽送下，再涂药在患处。

勾金皮　治无适当名字的比较厉害的毒。用醋磨，涂在中毒的位置上，肿块马上就消了。牙痛，用勾金皮塞牙缝中，立即止痛。又治咽喉和乳窝肿痛。每次用三五厘，细嚼，咽下。

乜金藤　是性温无毒的药物。治男女中风、痰迷心窍、半身不遂、左瘫右痪、不省人事、痰涎上壅、攻心作咽的症状。用一钱，白开水磨，服下，神效。小儿急性或慢性惊风，大一点儿的孩子五分，小一点儿的孩子一两分，白开水磨，服下，有效。

木腰子　像猪腰无二，出自广中。用醋磨，在疮上涂厚一些，能快速解百毒，消除肿疮。

三七根　止血的圣药。现在有活的种植的，从闽广带回来的；家中也有种这种药材的。叶如野蒿，花黄而小，很容易生长。鲜的，采叶捣烂，按在跌打破碎者的地方，能立即止血，疼过三两日，就可以痊愈，又不溃烂，真是神奇的草药。也可以采收三七的叶子，阴干后作末，也可以治吐血、鼻血上冲的，都适宜佐以治病的药，服用。它功效在后面详细说。

治刀斧箭伤，血流不止的人，嚼少量三七粉，罨上即止。

治妇人血崩看年远近,研一二钱,白酒调服。吃后,四物汤加三七五分,煎服。

治吐血用一钱或五分,自嚼,米汤下,或用人参五分,煎服。

治肠风下血用四物汤,加三七五分煎服,或空心,用五分调酒服。

治杖疮瘀血用一二钱,嚼烂罨在破上,再服一二钱,免血攻心。

治产后血涌用一二钱研细,水调服,即止。

治跌打青肿不消者,用一钱,嚼细涂患处即愈。

治害眼十分重者,用少许,水磨调点眼眶内即消。

治赤白痢疾用一二钱为末,米泔水调服。

治虎狼蛇咬用一二钱为末,酒调服,嚼少许涂患处,妙。

治受下蛊毒先吃少许,毒即返出。

治一切疮毒痈疽疼不止者,用一二钱为末,水调涂之,立效。

翠蛇儿 形如曲鳝,长可五六寸,蟠旋作圈,用以治疖毒痈疽良。

香鼠 形如鼠,仅长寸许,出云南,用治疝,甚验。

缅茄儿 用以抹眼眶,去火毒,又能解百毒。形如大栗,上有罩帽,如画皮样。水磨,涂治牙疼效。

鹿跑草 形似僵蚕,粗细不一,两头一委一尖,长一二寸,皮色淡紫,中白,甚不易得。凡雄鹿一淫百雌倦弊,即倒如死状。雌者跑此与食,食毕,跃起如故。曾有得而服者,其补益功神异常,真圣药也。奈何不可得也。

透骨草 亦远方之物,形如牛膝,以之治疗热毒良。

治妇女血崩，看时间远近，研一二钱，用白酒调服；吃后，服用四物汤，加三七五分，煎服。

治吐血，用一钱或五分，自己嚼，米汤送下或用人参五分煎服。

治肠风下血，用四物汤，加三七五分，煎服；或空腹，用三七五分，调酒服。

治被打后疮口瘀血的，用一二钱，把三七嚼烂，敷在破处，再服一二钱，以避免气血攻心。

治产后血涌，用一二钱，研细，水调和，服下就可以止血。

治跌打青肿不消的情况，用一钱嚼细，涂抹在患处，就可痊愈。

治害眼十分严重的情况，用少量水磨，调和，点眼眶内，病痛马上就会消除。

治赤白痢疾，用一二钱，研为末，用淘米水调服。

治虎狼蛇咬，用一二钱，研为末，用酒调和，服下，嚼少量，涂抹在患处，很妙。

治受下蛊毒，先吃少量三七粉，毒就返出来了。

治一切疮毒、痈疽、瘫疼不止的症状，用一二钱，研为末。用水调和，涂抹在疮口上，立马解毒。

翠蛇儿 外形如曲鳝，长的可达五六寸，盘旋作圈。用来治疖毒、痈疽，效果良好。

香鼠 外形如鼠，仅寸许长，出自云南，用于治疝气，很有疗效。

缅茄儿 用来抹眼眶，可以去火毒，又能解百毒，外形如大的栗子，上面有罩帽，如画皮一样。用水磨，涂抹，治牙疼，也有效。

鹿跑草 外形像僵蚕，粗细不一，两头一曲一尖，一两寸长，皮肤是淡紫色的，中间是白色的，获得很不容易。普通的雄鹿和一百只母鹿交媾，疲倦后倒下就像死了的状态，母鹿吃此草后，便跳跃而起如和之前一样。曾有人获得且服用此草，发现它的补益功效神奇异常，真是圣药。只是不太容易寻得。

透骨草 也是很远地方的药物，外形如牛膝，用它治疗热毒，效果良好。

马金囊 状如木瓜，内包数十子，俨似松子。治疗难产及横生倒养者，嚼一二粒，冷水下，即顺生，神效。

人鱼 状如兽，人声，四足。食之治疫疠时症良。

貘皮 身黄黑，人寝其皮，避瘟邪。

阿罗鱼 一首十身，如犬吠。食之疗痈疽。亦可御火。

珠鳖 状如肺，六目六足，腹内有珠，食之治时病。

鲦鱼 状如牛，陆居，蛇尾，冬死夏生，食之治肿。

蟒胆 出云南孟养，巨蟒有足，胆解诸毒。

耳鼠 状如鼠，兔首麋耳，如犬鸣。食之治不昧，可御百毒。

白鹇鸡 文首，白翼，黄足，食之治嗌痛。

獂肉 状如狸，五尾，食之治瘴气。

不死草 出柳州，高一二尺，状如茅。食之延年，可避蝇咬。夏月置盘餐中，食物不腐。

鳞蛇胆 出安南，较蚺蛇胆少大。磨治牙痛，效。春冬在水，夏秋在山，足下有鳞，黄色者佳。

石油 出缅甸，石缝中流出，臭恶不可闻，色黑，可涂疖毒无名恶疮，效。

神黄豆 出云南近西，治痘疹，未发将发时，连壳焙燥，用豆细研，水服，再无不救。少者无，多者减。又治疮毒，如前服之亦愈。

拳黄鸡子 一名水萝卜。治霍乱吐泻，治疟亦效。每用一钱，嚼碎，水饮下，效。

青鱼胆 出广中，真者，水磨点眼痛，如神。

马金囊 形状如木瓜，里面包裹几十个籽，活像松子。治疗难产以及横生倒养的，嚼一两粒，用冷水送下，马上就会顺生，神效。

人鱼 形状如野兽，叫唤声像人声，有四只脚。吃后能治时令性传染性皮肤病症，效果良好。

貘皮 身体黄黑色。人睡在它的皮上，可以避免瘟疫邪气的伤害。

阿罗鱼 一个头十个身体，叫声如犬吠，吃后，能治疗痈疽，也可抵御火气侵袭。

珠鳖 形狀如肺，六只眼睛，六只脚，腹内有珠子，吃后能治"时令病"。

鲑鱼 形狀如牛，居住在陆地上，尾巴和蛇尾相似。一般会在冬季死去，夏季出生，吃后能治肿症。

蟒胆 出自云南，那地巨蟒有脚，胆能解所有毒。

耳鼠 形状如鼠，头部像兔，耳朵像麋鹿，叫声如犬鸣。吃后，能治睡不着觉，可以抵御百毒。

白鵫鸡 头部是有花纹的，翅膀是白色的，脚是黄色的，吃后能治咽喉疼痛。

獭肉 形状如狸，五条尾巴。吃后能治瘴气。

不死草 出自柳州，高一二尺（约33到66厘米），形状如茅草。吃后能延年益寿，可以避免蝇蚊叮咬。夏天放在食盘中，食物不会腐烂。

鳞蛇胆 出自安南，比蚺蛇的胆小。磨了，治牙痛，效果好。鳞蛇春冬季节长在水里，夏秋季节在山上活动，脚下有鳞，黄色的比较好。

石油 出自缅甸石缝中，流出来恶臭不能闻，是黑色的。可涂在长疖毒或者无名恶疮的地方。

神黄豆 出自云南西南，治痘疹未发将要发时。连壳焙燥，把豆研细，用水服。再没有救不了的。痘疹长的少的就没有，长得多的会减少。还能治疮毒，如前面一样服用，也能痊愈。

拳黄鸡子 一名水萝卜。治霍乱引起的呕吐、泄泻，治疟疾也有效。每次用一钱，嚼碎，用水服下，见效。

青鱼胆 出自广中的真。水磨，点眼睛痛的地方，如神。

山豆根 出广中者佳，治咽喉痛肿难食，口中嚼化即愈。

瓦矢实 出撒儿罕地，如蒿。其实食之，治气疾。香可避蠹。

琐琐葡萄 形如胡椒，味极甘美，痘疹隐下不发者，食之即起，性热之物也。

又考：勾金皮 治冷心气疼与疟疾。俱用酒磨半分服，效。

七金藤 治牙痛，用半分，咬痛处，良。中毒药，用半分煎汤服，即解。

玄龟 鸟首虺尾，音如水泻声，佩之可以治聋。

蚺蛇胆 廷杖者，先用酒磨一钱服之，不伤人，即打后食之亦妙。

祛身上生虱法 口吸北方气一口，吹于笔尖，写三五寸长黄纸上"钦深渊默漆"五字，置之床席衣领间，可辟虱虫。似有理也，人身大虱以一置之台上，将虱头朝北，决不北行，惟走三方，虽百次亦不北向也。此法甚合虱性。

治五脏虫法 五脏生虫，四脏皆从人身中上行，易治，惟肺虫下行，殊难料理。考之医秘，当用水獭爪烧灰为末，再加治虫之药，于每月初四、十六二日，肺虫上行，以此日治之方效。

山豆根 出自广中的好。治咽喉痛，吃饭困难。口中噙化，就可以痊愈。

瓦矢实 出自撒儿罕地，如蒿。瓦矢实的果子吃后，治呼吸类疾病；香气可以辟蠹。

琐琐葡萄 形状如胡椒，味道非常甜美。痘疹隐藏在体内，不发出来的，吃了这个药，里面就能发出来，这药的属性是热性。

又考：勾金皮 治心脏疼痛、虚寒气短及疟疾，都是用酒磨勾金皮半分，服下，很快见效。

卮金藤 治牙痛，用半分含咬在牙痛的地方，效果良好。如果吃药中毒了，用半分勾金藤煎汤，服下，马上就可以解毒。

玄龟 乌龟的头，虺蛇的尾巴，声音如水泻下一样。佩戴它，可以治耳聋。

蚺蛇胆 蚺蛇胆新鲜的，先用酒磨一钱，服用，不会对人有伤害。即打后吃蚺蛇胆，也很好。

祛身上生虱法 口吸北方的空气一口，在笔尖吹气，在三五寸长的黄纸上写下"钦深渊默漆"五个字，放置在床席和衣领之间，可以避开虱虫。似乎也有道理，抓人的身上一只大虱子放到一个平台上，虱子会头朝北，但决不向北走，只向东、南、西三个方向走，即使尝试上百次，也不向北走。这个方法很符合合虱子的特性啊。

治五脏虫法 五脏长虫子，四脏的虫子都是从人的身体中向上游走，容易医治；只有肺部长虫是向下游走，特殊且很难处理。考查医书里珍贵的方子，发现应当用水獭爪，烧成灰，研为细末，再加上治虫子的药。在每月初四、十六这两天，肺部的虫子是往上游行的，在这样的日子里，用药治疗才有效。

卷十九

尘外遐举笺
历代高隐姓氏总一百人

高子曰：《易》云："不事王侯，高尚其事。"《诗》云："皎皎白驹，在彼空谷。"此指遁世无闷而独善其身者也。士君子不得志于兼济，当坚贞以全吾形，保其余年，而林皋自足，迈德弘道，而不受尘鞅，以乐其志。外是则硁硁以类沽名，嚣嚣焉心将安所用哉？故余生平景仰峻德高风，神交心与，而梦寐不置者，上录人外高隐，凡百人焉。意取或隐居以求其志，或去危以图其安，或曲避以守其道，或庇物以全其清。或垢俗避喧，或审时敛迹，大或轻天下而细万物，小或安苦节而甘贱贫，扇箕山之风，鼓洪崖之志，侃侃高论，风教后人者，咸录以尚友千古。俾后之隐草莽者，当知甘心畎亩，而道不可以斯须去身；憔悴江潭，而行不可使靡焉同俗。杖履山水，歌咏琴书，放浪形骸，狎玩鱼鸟。出虽局于一时，而处则蹈彼千仞。如是则心无所营，而神清气朗，物无容扰，而志逸身闲，养寿怡生，道岂外是？余录是编，而笺曰《尘外遐举》。

披衣

余录虽始自披衣，如《高士传》名次，其中增损更多。悉从诸史，并

历代高隐姓氏总一百人

　　高子说：《周易》上记载了："不侍奉王侯，把这种行为看得非常高尚。"《诗经》里说："皎皎白驹，在彼空谷。"这是指那些清静无为，与事无争，而独善其身的高人隐土。君子济世之志的抱负没有实现，就应当坚贞信念，保养身体，在山林泉谷中度过余生，自耕自足，勉励树德，弘扬正道，从而不受世俗事务的束缚，无拘无束，以名其志。其余的就是一些浅陋固执的人，想凭借这种行为沽名钓誉，他们的心怎会安定下来而悠然自得呢？所以我生平敬佩仰慕道德和行为都很高尚的人，凭借道德和正义和他人交朋友，甚至做梦都向往着他们。以上收录的高人隐士，共有一百人。其中有些是以隐居来追求志向；有些是逃离危险以图安全；有些是躲避官场以守其道；有些是寄情山水花鸟以全其清；有些是厌恶尘俗的喧哗；有些是功成名就后便引身退隐。有些志存高远的人能不看重朝堂的权利却欣赏自然界的一切，他们安于贫穷、地位低下，生活艰难也坚守着节操，并以此为乐。发扬归隐自洁的风尚，激励修性养真以登寿域的情志，侃侃高论，风范足以教育后代的，全都收录整理出来，以便使人千古崇尚，使后世隐居草莽的高人异士，当知甘心田园自耕，而道却不能有丝毫离身；退隐江湖，而行为不可与世俗相同。登山泛水，歌咏琴书，放浪形骸，嬉玩鸟鱼，出游时虽局限于一时，而居住时则蹈彼千仞。如果这样，那么心就没有所求，从而神清气朗；由于没有外物的干扰，从而老逸身闲，达到养寿怡性的目的，道又怎么会在外呢？我编录此篇，取笺名为《尘外遐举》。

披衣

　　我所录的从披衣开始，依照《高士传》安排名次，其中虽增减很多，

杂集汇选参入。然非道德贞纯,言行卓绝,玉辉冰洁,岳峙川渟者,悉屏不录。观者当自得之。

披衣,尧时人也。尧之师曰许由,许由之师曰啮缺,问道乎披衣。披衣曰:"若正汝形,一汝视,天和将至;摄汝知,一汝度,神将来舍。德将为汝美,道将为汝居。汝瞳焉如新生之犊,而无求其故。"言未卒,啮缺睡寐。披衣大悦,行歌去之,曰:"形若槁骸,心若死灰,真其实知,不以故自持,媒媒晦晦,无心而不可与谋。彼何人哉?"

王倪

王倪问道焉,啮缺曰:"子知物之所同是乎?"曰:"吾恶乎知之?""子知子之所不知邪?"曰:"吾恶乎知之?""然则物无知邪?"曰:"吾恶乎知之?虽然,尝试言之,庸讵知吾所谓知之非不知邪?庸讵知吾所谓不知之非知邪?且吾尝试问乎汝,民湿寝则腰疾偏死, 鳅然乎哉?木处则惴栗恂惧,猿猴然乎哉?三者孰知正处?民食刍豢,麋鹿食荐,蝍且甘带,鸱鸦嗜鼠,四者孰知正味?猿猵狙以为雌,麋与鹿交,鳅与鱼游。毛嫱丽姬,人之所美也,鱼见之深入,鸟见之高飞,麋鹿见之决骤,四者孰知天下之正色哉?自我观之,仁义之端,是非之涂,樊然淆乱,吾恶能知其辩?"啮缺曰:"(然则利害生于饮食居处以及仁义是非等等,夫子既一切不知)子不知利害,则至人固不知利害乎?"王倪曰:"至人神矣,大泽焚而不能热,河汉冱而不能寒,疾雷破山,暴风振海而不能惊。若然者,乘云气(任天而动),骑日月(与日俱新)而游乎四海之外(与造物者游),死生无变于己(与变为体,故死生若一),而况利害之端乎?"

但都遵从各类史书，以及杂集汇选加入。但若不是道德贞纯，言行数一数二，节操像玉一样有光泽，像冰一样洁净的，德行像水一样深沉，又如耸立的高山那样庄严者，全都摒弃不录，阅读的人应当自己体会。

披衣，是尧帝时的人。尧帝的老师叫许由，许由的老师叫啮缺。啮缺向披衣问道。披衣说："如果要使你的品行端正，就必须端正自己的思想，这样，天和才会到来；隐藏自己的智慧，一心超然于外，神自然会来到你的心中。如此，高尚的品德将因你而美好，正道将因你而发扬。你懵懵懂懂，无知的样子，就好像初生的牛犊，什么事情都不知道。"披衣的话还没有说完，啮缺就已经睡着了。披衣大喜，唱着歌离开了啮缺。披衣便边走边唱道："形若枯木骨骸，心若死灰，真真实知，不因知道原因而自持，昏昧无知，处于无心的境界，就不会有所谋求了。那将会是什么人啊？"

王倪

啮缺向王倪问道，啮缺问："夫子了解万物共同的是非标准吗？"王倪回答道："我哪能知道？"啮缺问："夫子了解自己有不了解的事物吗？"王倪回答说："我哪能知道呢？"啮缺问："难道万物真的不需要了解吗？"王倪说："我哪能知道呢？即使如此，我不妨略微说说这种道理，但庸人怎么明白我所说的'知'是'不知'呢？我所说的'不知'并不是真的'不知'呢？"今天我先来问你："人如果睡在潮湿的地方，就会患腰痛或者半身不遂的病，但泥鳅会这样吗？人爬上高树时，就会惊惧不安，但猿猴会这样吗？试问人类、泥鳅和猿猴，谁能知道哪个是最安适的共同住处呢？""人以牛羊猪狗为食，麋鹿以草为食，蜈蚣以蛇为佳肴，猫头鹰、乌鸦以鼠为美食，试问人类、麋鹿、蜈蚣、猫头鹰和乌鸦，谁能知道哪种是最可口的共同的美味呢？猕猴喜欢同雌猿交配，麋喜欢同鹿交合，泥鳅喜欢和鱼类同游。毛嫱、丽姬是人类中的美人，但是鱼见了她们，就藏到深水里；鸟见了她们，就高飞在空中；，麋鹿见了她们，就狂奔到远处去。试问猿猴类、鹿类、鱼类和人类，谁能知道哪种是最悦目的共同美色呢？我们由上看来，何为仁，何为义，何为是非，也是各人有各人的看法，闹得错综纷杂，我们又怎能知道其中的

巢父

　　巢父者,尧时隐人也。山居不营世利,年老,以树为巢而寝其上,故时人号曰巢父。尧之让许由也,由以告巢父,巢父曰:"汝何不隐汝形,藏汝光?若非吾友也。"击其膺而下之。由怅然不自得,乃过清泠之水,洗其耳,拭其目,曰:"向闻贪言,负吾之友矣。"遂去,终身不相见。

许由

　　许由,字武仲,阳城槐里人也。为人据义履方,邪席不坐,邪膳不食。后隐于沛泽之中,尧让天下于许由,曰:"日月出矣,而爝火不息,其于光也,不亦难乎?时雨降矣,而犹浸灌,其于泽也,不亦劳乎?夫子立而天下治,而我犹尸之,吾自视缺然,请致天下。"许由曰:"子治天下,天下既已治也,而我犹代子,吾将为名乎?名者,实之宾也,吾将为宾乎?鹪鹩巢于深林,不过一枝,偃鼠饮河,不过满腹,归休乎君,予无所用天下为。庖人虽不治庖,尸祝不越樽俎而代之矣。"不受而逃去。啮缺遇许由,曰:"子将奚之?"曰:"将逃尧。"曰:"奚谓邪?"曰:"夫尧知贤人之利天下也,而不知其贼天下也,夫唯外乎贤者知之矣。"由于是遁耕于中岳,颍水之阳,箕山之下,终身无经天下色。尧又召为九州长,由不欲闻之,洗耳于颍水滨。时其友巢父牵犊欲饮之,见由洗耳,问其故。对曰:"尧欲召我

分别呢？所以你问我的那些问题，我哪能知道呢？"啮缺说："当然也就不知利害了；那么所谓至人，他竟是不知利害吗？"王倪说："至人真是神妙莫测啊！大沼泽燃烧起来，也不会感到炎热；江河冻结后，也不会感到寒冷；风雷破山，狂风掀海，但并不惊怕。如果是这样的人，那么乘云气，骑日月，逍遥于四海之外，死生大变都不能影响他，何况区区利害的分际呢？那就更不足介意了！"

巢父

巢父，尧时的隐士，隐居在山中，不谋求世间的利禄。年老时，在树上造屋而睡，所以当时的人称他叫巢父。尧曾想让位给许由，许由便将此事告诉了巢父。巢父说："你为什么不隐匿形体，隐藏智慧呢？你已经不是我的朋友了！"说完便拍打着自己的胸口离开了。许由因不如意而不痛快，进而不能自在，在过清冷之水时，用水洗耳，用水擦目，他说道："我从前就话多，又爱听赞美的语言，所以辜负了我的友人啊。"于是便离开朋友，隐居，一辈子没有和巢父再见面。

许由

许由，字武仲，阳城槐里人。为人刚正不阿，不坐邪席，不食邪善，后来隐居在大泽中。尧欲让天下给许由，说："太阳和月亮出来时，小火并未熄灭，然而它的光芒与之相比，不是也很微弱吗？当天降雨时，目的在于灌溉农田，然而对于湖泽而言，不也很劳烦吗？若立您为帝，天下就会得到大治，而我却还尸居其位，只享受着奉祀，却无所事事，我自己深感惭愧，于是请您来治理天下。"许由回答说："你治理天下，天下已经获得了大治，我却还要来替代你，难道我是为了追逐名声吗？"名"是"实"所派生出来的次要东西，那么我将去追求这次要的东西吗？鹪鹩在深林中筑巢，不过只要一根树枝；鼹鼠饮河水，只要肚子喝饱。请你回去吧，天下对于我没有什么用，厨子虽然不下厨，主祭的人却不该超越权限代行厨子的职事啊。"于是，许由不接受帝位而躲着离开了。啮缺遇见许由，问他道："你将前往何处？"许由回答说："我要逃避尧。"啮缺说："怎么这样说呢？"许由回答说："尧只知道讲仁义的贤

为九州长,恶闻其声,是故洗耳。"巢父曰:"子若处高岸深谷,人道不通,谁能见子?子故浮游欲闻,求其名誉,污吾犊口。"牵犊上流饮之。许由没,葬箕山之巅,亦名许由山,在阳城之南十余里。尧因就其墓,号曰"箕山公神",以配食五岳,世世奉祀,至今不绝也。

善卷

善卷者,古之贤人也。尧闻得道,乃北面师之,及尧受终之后,舜又以天下让卷。卷曰:"昔唐氏之有天下,不教而民从之,不赏而民劝之,天下均平,百姓安静,不知怨,不知喜。今子盛为衣裳之服,以眩民目;繁调五音之声,以乱民耳;丕作皇韶之乐,以愚民心。天下之乱,从此始矣,吾虽为之,其何益乎?予立于宇宙之中,冬衣皮毛,夏衣絺葛。春耕种,形足以劳动;秋收敛,身足以休食。日出而作,日入而息,逍遥于天地之间,而心意自得,吾何以天下为哉?悲夫,子之不知予也!"遂不受,去入深山,不知其处。

壤父

壤父者,尧时人也。帝尧之世,天下太和,百姓无事,壤父年八十余,而击壤于道中。观者曰:"大哉帝之德也!"壤父曰:"吾日出而作,日入而息,凿井而饮,耕田而食,帝何德于我哉!"

人有利于天下,却不知道他们也有害于天下啊。因此说,抛开了贤人,就了解这个道理了。"许由于是从此隐耕于中岳的颍水之阳,箕山之下,终身不再谈论天下事物。尧又封他为九州长,许由不想听这件事,便在颍水上洗耳。当时他的朋友巢父牵着一条小牛来饮水,看见许由在洗耳朵,就问他是什么原因。许由回答说:"尧想封我当九州长,我因不想听这件事,所以洗耳。"巢父说:"你若是匿居在高岸深谷,人迹罕至的地方,谁还能找到你呢?你不过是假借隐居,以求闻名罢了,你洗过耳朵的水,会玷污我这条小牛的嘴巴。"于是,便把小牛牵到上游去饮水。许由死后,葬在箕山之巅,此山便叫许由山,在离阳城十多里的南方。尧参偈许由的墓地时,封他为"箕山公",配以五岳之神的神位,让人们世代奉祀,现在人们还奉祀不断。

善卷

善卷是古代的贤人。尧听说他是得道之人,便以"北面而问"的大礼向善卷请教。尧死后,舜又将天下让位给善卷。善卷说:"过去唐氏拥有天下,不教育老百姓,但老百姓都服从他;不奖励老百姓,但老百姓都很勤奋,天下由此而贫富均衡,百姓由此而得到安宁。他们没有怨恨,也没有过多的要求。现在,你穿着华丽的衣服,晕眩了人民的眼睛;经常调抚五音之声,扰乱了人民的耳朵;大作皇韶之乐,来愚惑民心。天下动乱,由此便开始了啊!我即使登上帝位,又有什么作用呢?我生活在大自然之中,冬天冷时,就穿皮衣御寒;夏天热时,就穿细葛布衣防暑;春天耕种时,身体能够劳动;秋天获得丰收,粮食足够一年食用。每天日出而作,日落而息。优哉游哉,怡然自得,我哪里会去想承担治理天下的大任呢?可悲呀,你根本不了解我!"于是不接受帝位,进入深山隐居,不知道他去了何处。

壤父

壤父是尧时的人,帝王尧治理天下时,天下太平,老百姓没有战事烦心,壤父八十多岁了,在大路上击壤游戏。观看的人说:"尧帝的功德多高呀!"壤父说:"我每天太阳出来,就去田地里劳作;太阳落山了,

蒲衣子

蒲衣子者，舜时贤人也，年八岁而舜师之。啮缺问于王倪，四问而四不知，啮缺因跃而大喜，行以告蒲衣子。蒲衣子曰："而乃今知之乎？有虞氏不及泰氏，有虞氏其犹藏仁以要人，亦得人矣，而未始出于非人。泰氏其卧徐徐，其觉于于，一以己为马，一以己为牛，其知情信，其德甚贞，而未始入于非人也。"后舜让天下于蒲衣子，蒲衣子不受而去，莫知所终。

小臣稷

小臣稷者，齐人也，抗厉希古，桓公凡三往而不得见。公叹曰："吾闻布衣之士不轻爵禄，则无以助万乘之主；万乘之主不好仁义，则无以下布衣之士。"于是五往乃得见焉。桓公以此能致士，为五霸之长。

商容

商容，不知何许人也，有疾。老子曰："先生无遗教以告弟子乎？"容曰："将语子。过故乡而下车，知之乎？"老子曰："非谓不忘故耶？"容曰："过乔木而趋，知之乎？"老子曰："非谓其敬老耶？"容张口曰："吾舌存乎？"曰："存。"曰："吾齿存乎？"曰："亡。""知之

就回家休息；自己凿井，使自己有生活用水；自己种田，丰收了，使自己有粮食吃。尧帝对我有什么功德呢？"

蒲衣子

蒲衣子，舜帝时代的贤人。他八岁时，舜就以他为老师，向他请教问题。啮缺向王倪问道，问了四次，王倪都说不知道。啮缺因为明白了不知的妙旨，因而高兴得跳了起来，赶快去王倪的老师蒲衣子那里，告诉蒲衣子这件事。蒲衣子就对啮缺说："你现在才明白这道理是不可知的呀！何以有虞氏不及泰氏呢？就因为有虞氏还想怀藏仁心以要结人，从而得到人民的拥护；但有心去得人，则人我之念，存于心中，仍不免系于物累。至于泰氏，睡时即安安稳稳，醒时亦似不识不知，大有"其寝不梦，其觉无忧"的意味。任人呼己为马，任人呼己为牛，他也不与计较。因为他能体认大道，浑同自然，所以他之所知是绝对真实的，他的德行是毫无虚伪的，并不限于物累。"后来，舜帝让位给蒲衣子，蒲衣子没有接受而离开了，没有人知道他到底在哪里。

小臣稷

小吏稷是齐国的人，意志高尚严正，仰慕古人。（齐桓公拜见小吏稷），齐桓公一天总共去了三次却没有见到小吏稷。齐桓公感叹说："寡人听说有才能的人不看重爵位和俸禄，当然也会轻视他们的君王；君王不施行仁义之举，就会请不来有才能的人。"就这样齐桓公去了五次才见到小吏稷，凭借这件事，齐桓公能够招贤引士，成为春秋五霸之首。

商容

商容，不知是哪里人，患有疾病。老子问："先生没有什么遗言教导弟子吗？"商容说："马上就要告诉你了。经过故乡要下车，你知道吗？"老子说："你是说不要忘记故乡吗？"商容说："过桥要谦让，你知道吗？"老子说："你是说要尊敬老师吗？"商容张开嘴巴对老子说："我

乎?"老子曰:"非谓其刚亡而弱存乎?"容曰:"嘻,天下事尽矣。"

庚桑楚

庚桑楚者,楚人也,老聃弟子,偏得老聃之道,遂卜居畏垒之山。其居三年,畏垒大壤。畏垒之民相与言曰:"庚桑子之始来,吾洒然异之,今吾日计之而不足,岁计之而有余,庶几其圣人乎?子胡不相与尸而祝之,社而稷之乎"庚桑子闻之,南面而不释然,弟子异之。庚桑子曰:"弟子何异于予?夫春气发而百草生,正得秋而万宝成,夫春与秋岂无得而然哉?天道已行矣。吾闻至人尸居环堵之室,而百姓猖狂,不知所如往,今以畏垒之细民,而窃窃焉欲俎豆予于贤人之间,我其杓之邪?吾是以不释于老聃之言。"

老莱子

老莱子者,楚人也,当时世乱,逃世耕于蒙山之阳。莞葭为墙,蓬蒿为室,枝木为床,蓍艾为席,饮水食菽,垦山播种。人或言于楚王,王于是驾至莱子之门,莱子方织畚。王曰:"守国之政,孤愿烦先生。"老莱子曰:"诺。"王去,其妻樵还,曰:"子许之乎"老莱曰:"然。"妻曰:"妾闻之,可食以酒肉者,可随而鞭捶;可拟以官禄者,可随而铁钺。妾不能为人所制者。"妻投其畚而去,老莱子亦随其妻至于江南而止。曰:"鸟兽之毛,可绩而衣,其遗粒足食也。"仲尼尝闻其论,而蹙然改容焉。著书十五篇,言道家之用,人莫知其所终也。

的舌头在吗?"老子说:"在。"商容又说:"我的牙齿在吗?"老子回答说:"没有。"商容说:"你知道这是什么原因吗?"老子说:"你是说强亡则弱存这个道理吗?"商容说:"哈,天下事你已经完全明白了。"

庚桑楚

　　庚桑楚,楚国人,是老聃的弟子,深得老聃之道,后来,居住在畏垒这个地方。他居住的三年间,畏垒的庄稼年年都获得大丰收。畏垒的民众相互谈论说:"庚桑子刚来的时候,我们很是惊诧。现在我们对收入按日计算感到不足,但按年计算却是有余。他大概是圣人吧!我们为什么不以他为主,加以祝祷,立庙供奉起来,以示崇敬他呢?"庚桑子听说这件事后,面向南方,心中感到很不高兴。他的弟子觉得奇怪。庚桑子说:"弟子们,你们为什么要对我感到奇怪呢?当春气发动了,百草便要生长;到了秋天,各物结果收获。这是不是春和秋这么做的呢?这只是天道的运行罢了。我听说那至人寂居在小室之内,百姓无心而行,却不知要到哪里去。现在畏垒的普通百姓,私下里商量要把我奉祀在贤人之中,我难道够得上至人的标准吗?因此根据老子讲过的话来看,我感到不安。"

老莱子

　　老莱子,楚国人。当时正值世乱,他便逃离人世,到蒙山的南面隐居自耕。以蒲草、芦苇作墙,飞蓬、蒿草作居室,用树木的枝条作床,蓍草、艾草当席。饮水食菽,开垦荒山,播种。有人向楚王报告了此事,楚王于是驾车来到老莱子的门前,当时,老莱子正在编织草器。楚王说:"就管理楚国的谋略,我想麻烦先生。"老莱子说:"好。"楚王便走了。老莱子的妻子砍柴回来后问道:"你答应他了吗?"老莱子说:"答应了。"妻子说:"妾听说,喝酒吃肉的人,可以随时被鞭抽打;为人谋划当官拿俸禄的,可能随时被砍头。妾不想受制于人!"说完,妻子扔掉草器就走了,老莱子也随其妻出走,游走到江南才停下来。老莱子的妻子说:"鸟兽的毛可以编织成衣服穿,田间遗拾的粮食足够食用。"仲尼曾因听说老莱子妻子的言论,而肃然起敬。老莱子著书十五篇,都是关

林类

　　林类者，魏人也，年且百岁。底春披裘拾遗穗于故畦，并歌并进。孔子适卫，望之于野，顾谓弟子曰："彼叟可与言者，试往讯之。"子贡请行，逆之陇端，面之而叹曰："先生曾不悔乎？而行歌拾穗。"林类行不留，歌不辍，子贡叩之不已，乃仰而应曰："吾何悔邪？"子贡曰："先生少不勤行，长不竞时，老无妻子，死期将至，亦有何乐而行歌乎？"林曰："少不勤行，长不竞时，故能寿若此；老无妻子，死期将至，故能乐若此。"子贡曰："寿者，人之情，死者，人之恶，子以死为乐，何也？"林类曰："死之与生，一往一返，故死于是者，安知不生于彼？故吾知其不相若矣，吾又安知营营而求生，非惑乎？亦又安知吾今之死，不愈昔之生乎？"子贡闻之，不喻其意，还以告夫子。夫子曰："吾知其可与言，果然。"

荣启期

　　荣启期者，不知何许人也，鹿裘带索，鼓琴而歌。孔子游于泰山，见而问之曰："先生何乐也？"对曰："吾乐甚多，天生万物，唯人为贵，吾得为人矣，是一乐也。男女之别，男尊女卑，故以男为贵，吾既得为男矣，是二乐也。人生有不见日月，不免襁褓者，吾既已行年九十矣，是三乐也。贫者，士之常也；死者，民之终也。居常以待终，何不乐也？"

于道家的言论，却没有人知道老莱子到底在哪里。

林类

林类，春秋时期魏国人，年龄将近一百岁。春末披着裘衣，在收割后的田间拾遗落的麦穗，一边拾穗一边唱歌。孔子前往卫国时，远远看见田野上的他，回过头对弟子说："可以同那个老叟说话，谁去问讯试试。"子贡请孔子让他去。子贡在田埂上迎着林类，面对着他感叹道："先生不曾后悔吗？还一边唱着歌，一边拾谷穗。"林类没有停留，仍然边走边唱，歌声也没有中断。子贡向他不断叩头，再三地追问，林类才仰首回答说："我有什么后悔的呢？"子贡说："先生年少时，不勤学，懒惰；成人后，又不争取时间；年老了，又没有妻子儿女；且已临近死期，又有什么值得你快乐而边走边唱歌的呢？"林类说："我年少时，懒惰，不努力；成年后，又不争取时间，所以才能如此长寿；年老后，没有妻子儿女，临近死期，所以才能如此快乐。"子贡说："长寿，是人人所希望的；死亡，却是人人所厌恶的。你却把死亡当作快乐，为什么呢？"林类说："出生与死亡，不过是一来一回。因此在这儿死去了的人，怎么知道他不是在另一个地方出生呢？所以，我怎么知道死与生不相同呢？我又怎么知道力求生存而忙忙碌碌，不是头脑糊涂呢？同时又怎么知道我现在的死亡，不比过去活着更好些呢？"子贡听了他的言论，不能理解其中的道理，返回来，告诉孔子。孔子说："我知道同他对话是值得的，果然是这样。"

荣启期

荣启期，不知道是什么人，穿着鹿皮做的衣服，以绳索为衣带，一边弹琴，一边唱歌。孔子在泰山游览，看见了荣启期就向他问道："先生这样快乐，是因为什么呢？"荣启期回答说："我快乐的原因很多，大自然生育万事万物，只有人最尊贵，而我能够生而为人，那自然就是我快乐的第一个原因了。人类中有男女的区别，男人受尊敬，女子受鄙视，所以男人最为尊贵，而我能够生而为男子，那自然就是我快乐的第二个原因了。从出生到世上，有没有看见过太阳和月亮的人，有没有离开襁

荷蒉

荷蒉者，卫人也，避乱不仕，自匿姓名。孔子击磬于卫，时荷蒉过孔氏之门，曰："有心哉，击磬乎？"既而曰："硁硁乎，莫己知也，斯已而已矣，深则厉，浅则揭。"孔子闻之，曰："果哉，蔑之难矣！"

长沮　桀溺

长沮、桀溺者，不知何许人也，耦而耕。孔子过之，使子路问津焉，长沮曰："夫执舆者为谁？"子路曰："是孔子。"曰："是鲁孔丘欤？"曰："是也。""是知津矣。"问于桀溺，曰："子为谁？"曰："为仲由。"曰："是鲁孔丘之徒欤？"对曰："然。"曰："滔滔者，天下皆是也，而谁以易之？且而与其从避人之士，岂若从避世之士哉？"耰而不辍。子路以告孔子，孔子怃然曰："鸟兽不可与同群，吾非斯人之徒而谁与？天下有道，丘不与易也。"

陆通

陆通，字接舆，楚人也，好养性，躬耕以为食。楚昭王时，通见楚政无常，乃佯狂不仕，故时人谓之楚狂。孔子适楚，楚狂接舆游其门，曰："凤兮凤兮，何如德之衰也！来世不可待，往世不可追也。

裸就夭亡的人，而我既然已经活到了九十岁，那自然就是我快乐的第三个原因了。贫穷，是读书人的普遍情况；死亡，是人的最终结果。我安心处于一般情况，等待最终结果，还有什么可忧愁的呢？"

荷蒉

荷蒉，是卫国的人，因为躲避战乱而没有出来做官，自己隐姓埋名。孔子在卫国，一天正在演奏乐器，当时一个挑着草筐的汉子路过孔子门前，感叹道："这击磬之人，看来是有心事啊。"过了一会儿却又不屑地说："这么敲着石磬发牢骚，未免太鸡零狗碎了吧。没有人了解自己，那就随它去好了，就好比过河，要是水深，就只好穿着衣裳过去；要是水浅，倒不妨撩起衣裳趟过去。"孔子听了这人的言论，说："说得好干脆，看来是讲不服他了。"

长沮　桀溺

长沮和桀溺，不知道是哪里人。他们在田地里耕作。孔子从那儿经过，让子路去询问渡口。长沮说："那个驾车子的人是谁？"子路说："是孔丘。"长沮说："是鲁国的那个孔丘吗？"子路说："是的"。长沮说："那么，他是早就知道渡口了的。"子路便去问桀溺，桀溺说："你是谁？"子路回答说："我是仲由。"桀溺说："你是鲁国孔丘的弟子吗？"子路回答说："对的。"桀溺说："像洪水一样的坏东西到处都是，你们同谁来改变呢？况且你与其追随孔丘那样逃避坏人的人，哪里比得上追随着我们这样的逃避整个社会的人呢？"说完，继续用耰做着农田里的活。子路把他们对话告诉了孔子。孔子很失望地说："我们既然不能与飞禽走兽同处，如果不与人打交道，哪又与什么打交道呢？如果天下太平，我就不会与你们一道从事改革了。"

陆通

陆通，字接舆，是楚国人，喜好修身养性，自己耕种田地以供给日常食用。楚昭王时代，陆通看到楚国政治不稳定，于是佯装为狂人，不出去做官，所以当时的人称他为"楚狂"。孔子刚到楚国，"楚狂"路

天下有道,圣人成焉;天下无道,圣人生焉。方今之有,仅免刑焉。福轻乎羽,莫之知载;祸重乎地,莫之知避。已乎!已乎!临人以德;殆乎!殆乎!画地而趋。迷阳!迷阳!无伤吾行。吾行却曲,无伤吾足。山木,自寇也;膏火,自煎也。桂可食,故伐之;漆可用,故割之。人皆知有用之用,而莫知无用之用也。"孔子下车,欲与之言,趋而避之,不得与之言。楚王闻陆通贤,遣使者持金百镒,车马二驷,往聘通,曰:"王请先生治江南。"通笑而不应。使者去,妻从市来,曰:"先生少而为义,岂老违之哉?门外车迹何深也?妾闻义士非礼不动,妾事先生,躬耕以自食,亲绩以为衣,食饱衣暖,其乐自足矣,不如去之。"于是夫负釜甑,妻戴纴器,变名易姓,游诸名山。食桂栌实,服黄菁子,隐蜀峨眉山,寿数百年,俗传以为仙云。

曾参

曾参,字子舆,南武城人也,不仕而游,居于卫。缊袍无表,颜色肿哙,手足胼胝,三日不举火,十年不制衣,正冠而缨绝,捉襟而肘见,纳履而踵决,曳縰而歌,天子不得臣,诸侯不得友。鲁哀公贤之,致邑焉。参辞不受,曰:"吾闻受人者常畏人,与人者常骄人。纵

通便在他的门前游动唱道："凤凰啊！凤凰啊！你的德行为什么衰落了呀？来世是不可期待的，往世却又是不可追回了的。如果天下有道，圣人就可以成就事业；如果天下无道，圣人也就只能保全自己的生命了。当今这个时代，不过是追求避免刑害而已。幸福比毛羽还要轻，却没有人知道摘取；灾祸比大地还要重，却没有人知道回避。罢了！罢了吧！在他人面前，人们都喜欢以德行来炫耀自己啊。危险啊！危险啊！人被礼法所拘束而自致苦况。荆棘啊！荆棘啊！不要刺伤我的脚；转着弯走啊！转着弯走啊！避开荆棘，不要刺伤了我的腿。山木因其茂盛而招致了砍伐，膏脂善于起火却因此而煎熬消融了自己。桂树因为可以吃，所以就遭受人们的砍伐；漆树因为可以用，所以就遭受人们刀割。世人都知道'有用'的用途，但却不知'无用'的用途啊。"孔子从车子上下来，准备和陆通说话，他却很快走开而回避了。孔子便始终没能与他说上话。楚王听说了陆通的贤名，便派使者带上一百镒黄金、两辆马车的重礼，前往聘请陆通。使者说："大王请先生帮助国家治理江南。"陆通只是微笑而没有答应。使者离去之后。陆通的妻子从集市上回来了，说："你少年时就讲究仁义，难道年老了就要违背当初做人的原则吗？你看门外的车轮碾过的车辙有多深啊！（一定是有达官贵人来过了。）妾听说义士是凡是不符合礼制规定的事情都不去做。我自从嫁给你，便和你一道耕种而食，自己亲自织布来做衣服穿。能吃得饱，穿得暖，自由自在，这种快乐自己感到很满足啊。我们不如离开这里吧！"于是陆通背着釜、甑一类的家什，他的妻子带着织布机，从此变名更姓，游览各地名山大川。平常服食桂树、栌树的果实和黄菁子，隐居在蜀国的峨眉山，活了几百岁。民间传说他们都变成了仙人。

曾参

曾参，字子舆，是南武城人。曾参不曾做官而游历各地，居住在卫国。曾参所穿的袍子用乱麻为絮，衣面已经破烂不堪，他面容浮肿，手和脚上都长满老茧。曾参曾经三天都不生火做饭，十年没有做过新衣服。曾参要戴帽子而帽带断绝了，拉着衣襟而手肘就露出来了，穿着鞋子而脚后跟就突出来了。曾参拖着破鞋子，快乐地唱着歌。天子不能使

君不我骄,我岂无畏乎?"终不受。后卒于鲁。

颜回

颜回,字子渊,鲁人也,孔子弟子。贫而乐道,退居陋巷,曲肱而寝。孔子曰:"回,来!家贫居卑,胡不仕乎?"回对曰:"不愿仕。回有郭外之田五十亩,足以给饘粥;郭内之圃十亩,足以为丝麻;鼓宫商之音,足以自娱;习所闻于夫子,足以自乐,回何仕焉?"孔子愀然变容,曰:"善哉!回之意也。"

原宪

原宪,字子思,宋人也,孔子弟子,居鲁。环堵之室,茨以生草。蓬户不完,桑以为枢,而瓮牖二室,褐以为塞,上漏下湿,匡坐而弹琴。子贡相卫,结驷连骑,排藜藿,入穷闾,巷不容轩,来见原宪。原宪韦冠縰履,杖藜而应门。子贡曰:"嘻,先生何病也?"宪应之曰:"宪闻之,无财谓之贫,学道而不能行谓之病。若宪贫也,非病也。夫希世而行,比周而友,学以为人,教以为己,仁义之慝,车马之饰,宪不忍为也。"子贡逡巡而有惭色,终身耻其言之过也。

他为臣子,诸侯不能和他交朋友。鲁哀公认为曾参贤能,赏赐其封邑,曾参坚辞而不接受,说:"我听说接受他人恩惠的人,就常常惧怕他人;给予他人施舍的人,就经常傲慢他人。纵然国君不傲慢我,我难道能不有所畏惧吗?"曾参最终没有接受封赐。后来曾参在鲁国去世。

颜回

颜回,字子渊,是鲁国人,孔子的弟子。颜回生活清贫而倾心向道,隐退居住在偏僻的小巷子,家徒四壁,平常弯曲着胳膊以做枕头而睡觉。孔子说:"颜回啊,来!你家境贫困,居室卑陋,为什么不去当官呢?"颜回回答孔子说:"我不愿当官。我城外有五十亩田地,种植庄稼,秋后足够做成干饭和粥食用;城内我有十亩田圃,种植桑麻,丰收后,足够我编织衣服;弹琴作曲,足够自娱自乐;跟着先生您学习,足够我自得其乐,我为什么还要去当官呢?"孔子听后改变容色,说:"好极了!颜回的心意真好。"

原宪

原宪,字子思,春秋时宋国人,孔子的弟子,他居住在鲁国。那时方丈小室,用茅草盖顶,用柴草编成的门户且不完整,用的弯曲桑树枝作门的转轴,用破瓮砌成两间屋子的窗户,再用破粗布堵塞窗户。屋顶雨水渗漏,地面潮湿寒冷。原宪却端坐在室中弹琴。子贡做卫国国相时,乘坐着华丽的四马大车,推开丛生的杂草,进入僻陋的百姓居住区,而狭小的巷子,车子无法进来,遂走着去见原宪。原宪头戴破旧的牛皮帽子,拖着没有脚后跟的鞋子,拄着藜杖答应着开门。子贡说,"哎呀!先生得了什么病啊?"原宪回答说:"我听说,没有钱财被称为'贫',有学问却不能行道叫做'病'。像我,只是贫穷,并不是得了什么病。要是追逐世俗好尚而行,结党营私,所学是为了在别人面前炫耀,所教只是为了显扬自己,假借仁义而行奸恶,以高车大马来装饰自己,这是我不忍心做的。"子贡听后,迟疑不决而面带愧色,从此,子贡终身反省自己的言行,以自己的话说得太过为耻辱。

汉阴丈人

汉阴丈人者,楚人也。子贡适楚,过汉阴,见丈人为圃,入井抱瓮而灌,用力甚多,而见功寡。子贡曰:"有机于此,后重前轻,挈水若抽,其名为槔,用力寡而见功多。"丈人作色而笑曰:"闻之吾师,有机械者,必有机事;有机事者,必有机心。机心存于胸中,则纯白不备;纯白不备,则神生不定。神生不定者,道之所不载也。吾非不知,羞而不为也。"子贡愕然惭,俯而不对。有间,丈人曰:"子奚为者邪?"曰:"孔丘之徒也。"丈人曰:"子非夫博学以拟圣智,独弦歌以卖名声于天下乎?汝方将忘汝神气,堕汝形骸,而何暇治天下乎?子往矣!勿妨吾事。"子贡卑陬失色,顼顼然不自得,行三十里而后愈。

壶丘子林

壶丘子林者,郑人也,道德甚优,列御寇师事之。初,御寇好游,壶丘子曰:"御寇好游,游何所好?"列子曰:"游之乐所玩无。故人之游也,观其所见;我之游也,观其所变。"壶丘子曰:"御寇之游,固与人同,而曰固与人异。凡所见亦恒见其变,玩彼物之无物,不知我亦无。故务外游,不知务内观。外游者,求备于物;内观者,取足于身。取足于身,游之至也;求备于物,游之不至也。"于是列子自以为不知游,将终身不出,居郑国四十年,人无识者。

汉阴丈人

汉阴丈人,是楚国人。子贡来楚国时,路过汉阴,看见一位老人在田圃中劳动。老人用瓮提取井水,来灌溉田圃,费了很大的力气,效率却很低。子贡便问老人:"槔这种汲水工具,后重前轻,用起来既省力又见效,很是方便,你为何不用呢?"灌溉园子的老人变了脸色而笑道:"听我的老师讲,有机巧工具,一定会生机巧之意;有机巧之意,一定会生机巧之心;机巧之心存于胸中,就不会具备纯洁清白的品质;不具备纯洁清白的品质,就会使心神不安定;心神不安定,就不能潜心学道。我并不是不知道,而是羞于用它。"子贡感到惊愕且惭愧,低下头无言以对。过了一会儿,灌溉园子的老人问:"你是什么人呢?"子贡回答说:"孔子的弟子。"灌溉园子的老人说:"你不就是以博学多识来冒充圣人智慧,用独弦琴唱歌来卖弄博取天下大名吗?你刚才忘掉了你的神气,忘记了你的形体,而修身得道,你怎么又有空余的时间来治理天下呢?你走吧!不要在这里妨碍我做事。"子贡惭愧失色,垂头丧气不能自得,走了三十里路后,才恢复了常态。

壶丘子林

壶丘子林,是郑国人。壶丘子林的道德品质很是优秀,列御寇曾拜他为师而学习。开始时,列御寇喜欢游历各地,壶丘子林说:"御寇,你喜欢游历,那么游历中你喜好什么呢?"列子说:"游历的乐趣,在于所游玩的事物,都是新鲜的、无穷变化的。一般人游历,都只是观看事物的表面;而我旅历,却重在观察事物的变化。"壶丘子林说:"你的游历,本来就和一般人的游历相同,你却说本来与别人有区别。凡是所看到的事物的表面,他人也能看见其内在的变化。只欣赏外物不断变化更新,却不知道我本身也在发展变化。一心游览外物,却不知省察自身。注重外游的人,只求物体外形的完备;省察自身的人,而自身已经具备了一切条件。取足于自身的完备,是最理想的游历;依赖于外物的完备,是不完全的游历。"列子听了这一席话,自以为不知道游历的真谛,于是准备终身不再外出游历。从此,在郑国居住了四十年,再没有人认识他。

老商氏

　　老商氏者，不知何许人也，列御寇师焉，兼友伯高子而进于其道。尹生闻之，从列子居数月，不省舍，因间，请蕲其术者，十反而十不告。尹生怼而请辞，列子又不命。尹生退数月，意不已，又往从之。列子曰："汝何去来之频？"尹生曰："曩章戴有请于子，子不我告，固有憾于子，今复脱然，是以又来。"列子曰："曩吾以汝为达，今汝之鄙至此乎？姬将告汝所学于夫子矣。自吾之学也，三年之后，心不敢念是非，口不敢言利害，始得老商一盼而已。五年之后，心庚念是非，口庚言利害，老商始一解言而笑。七年之后，从心之所念，庚无是非；从口之所言，庚无利害，老商始引吾并席而坐。今汝居先生之门，曾未浃时，履虚乘风，其可得乎？"

列御寇

　　列御寇者，郑人也，隐居不仕。郑穆公时，子阳为相，专任刑法，列御寇乃绝迹穷巷，面有饥色。或告子阳曰："列御寇，盖有道之士也，居君之国而穷，君无乃为不好士乎？"子阳闻而悟，使官载粟数十乘而与之，御寇出见使者，再拜而辞之。入见其妻，妻望之而拊心曰："妾闻为有道之妻子，皆得佚乐，今有饥色，君过而遗先生食，先生不受，岂非命也哉？"御寇笑曰："君非自知而遗我也，以人之言，而遗我粟。至其罪我也，又且以人之言，此吾所以不受也。"居一年，郑人杀子阳，其党皆死，御寇安然独全。终身不仕，著书八篇，言道家之意，号曰列子。

老商氏

　　老商氏,不知道是哪里人,仅知道是列御寇的老师,和友人伯高子共同讲道。尹生听说后,跟从列子一起居住,好几个月都不回家探望家人。尹生趁列子空闲时,尹生向列子请求教以学问,去了十次,十次都不告诉他。尹生很气愤,请求离开,列子又不同意。尹生离开数月后,心里还是想求学问,又前去跟从。列子说:"你为何来去得这么快?"尹生说:"从前我有求于你,你却不告诉我,本来我就怨恨于你,现在我不恨你了,觉得很轻松愉快,所以又回来了。"列子说:"从前我认为你是通达事理的人,没想到现在的你肤浅已到了如此地步!坐下来,我将告诉你,向夫子学习的事。我从开始求学问起,三年之间,心里不敢起是非的念头,嘴巴不敢说和利害有关的事,才得到老师斜着眼睛看我一下罢了。五年之间,心里(比学道前)更加计较是与非,嘴里更更多地谈论利与害,然后,老师才开始放松脸面对我笑了笑。七年之间,我顺从心灵去计较,反而觉得没有什么是与非;顺从口舌去谈论,反而觉得没有什么利与害。老师这才让我与他并席而坐。现在你拜在先生的门下,不过才很短的时间,脚踏虚空,驾驭风云,这样怎么会有所得呢?"

列御寇

　　列御寇,是郑国人,隐居不出来做官。郑穆公时代,子阳当相国,专任刑法。列御寇依旧生活在偏僻无人迹的穷巷子里,(生活还是很窘困),脸上能看出,因为饥饿显得营养不良的样子。有人告诉子阳说:"列御寇是有道之士,居住在你的国家却过着贫穷的日子,你的国君难道是不喜欢有学问的人吗?"子阳听后便醒悟了,派官员拉了几十乘的粟米给列子。列子出来拜见使者,一再拜谢,不肯接受。列子进屋见他的妻子,妻子望着他却拍着胸脯说:"妾听说有学问的人的妻子儿女,都过得悠闲安乐,现在我们贫穷,子阳派人赠送粮食给先生,先生不接受,难道不是命吗?"列子笑道:"子阳他自己并不是了解我的,而是听别人讲了后,才赠送粮食给我的。听了别人话,就赠送粮食给我,到了要治我罪时,又怎知他不会听别人的话呢?这就是我不接受的原因。"过了一年,

庄周

庄周者，宋之蒙人也，少学老子，为蒙县漆园吏，遂遗世自放不仕，王公大人皆不得而器之。楚威王使大夫以百金聘周，周方钓于濮水之上，持竿不顾，曰："吾闻楚有神龟，死二千岁矣，巾笥而藏之于庙堂之上，此龟宁无为留骨而贵乎？宁生曳尾途中乎？"大夫曰："宁掉尾途中耳。"庄子曰："往矣，吾方掉尾于途中。"或又以千金之币迎周为相，周曰："子不见郊祭之牺牛乎？衣以文绣，食以刍菽，及其牵入太庙，欲为孤豚，其可得乎？"遂终身不仕。

段干木

段干木者，晋人也，少贫且贱，心志不遂，乃治清节，游西河，师事卜子夏与田子方。李克、翟璜、吴起等居于魏，皆为将，唯干木守道不仕。魏文侯欲见，就造其门，段干木逾墙而避文侯。文侯以客礼待之，出，过其庐而轼，其仆问曰："干木，布衣也，君轼其庐，不已甚乎？"文侯曰："段干木，贤者也，不移势利，怀君子之道，隐处穷巷，声驰千里，吾敢不轼乎？干木先乎德，寡人先乎势；干木富乎义，寡人富乎财。势不若德贵，财不若义高。"又请为相，不肯，后卑己固请见，与语，文侯立倦不敢息。夫文侯名过齐桓公者，盖能尊段干木，敬卜子夏，友田子方故也。

郑国有人杀掉了子阳,他的同党都被杀死,唯独列子安然保全。从此,他终身不当官,著书八篇,都是关于道家方面的书,自号列子。

庄周

庄周,是宋国蒙城的人。小时就学习老子的道家思想,曾作过蒙县的漆园吏,从此隐居自我放逸不作官,王公大人都器重他,却不能让他屈从。楚威王派大夫用百金去聘请庄周。庄周正在濮水之上钓鱼,手执钓鱼竿并不回头,就说:"我听说楚国有个神龟,死已两千年了。它被装进箱子里,再用绸子包起来,藏在庙堂之上。如果为这个龟打算,龟宁肯死了留骨而贵呢?还是宁愿活着在烂泥里拖着尾巴玩呢?"大夫说:"还是宁肯活着在烂泥里拖着尾巴爬啊。"庄子说:"好,你走吧,我刚拖着尾巴在烂泥里爬呢。"有人又想以千金的钱币迎庄子为相国。庄子说:"你没有看见在郊外用来作祭祀的牛吗?身上穿着绣花的衣服,吃的是刍草和豆类,到了将其牵入祭祀的太庙时,想成为小猪,它可以办得到吗?"于是,终身不做官。

段干木

段干木,是晋国人。小时既贫穷又地位低贱,心志得不到实现,于是修身养性,训练自己高洁的情操,游迹西河,拜卜子夏和田子方为老师。当时,李克、翟璜、吴起等,居住在魏国,都是魏国的大将,只有段干木守道不做官。魏文侯想见他,就登门造访,段干木却翻墙以躲避魏文侯。文侯以客礼待他,每次出宫,路过他的住处都要在车上低头示敬。文侯的随仆问道:"段干木,不过是一介平民,你在车上向他住的屋子低头示敬,是不是有点儿太过分了?"文侯说:"段干木是一个贤人,不因为一个人有地位、权力和钱财,而改变自己的态度。怀君子之道,虽在冷僻简陋的小巷隐居,他的名声却响彻千里,我怎敢不尊敬他呢?段干木以贤德为先,我以权势为先;段干木以仁义为富,我以财宝为富。权势不如贤德贵重,财宝不如仁义高洁。"于是文侯又请段干木为相,段干木不肯。后来文侯屈尊降卑一再请求,段干木才与他相见。两人谈话时,文侯站倦了,都不敢休息。魏文侯的霸名之所以能超过齐桓公,大概是尊敬段

公仪潜

公仪潜者，鲁人也，与子思为友。穆公因子思而致命，欲以为相。子思曰："公仪子此所以不至也。君若饥渴待贤，纳用其谋，虽蔬食饮水，汲亦愿在下风。如以高官厚禄为钓饵，而无信用之心，公仪子智若鲁者可也，不尔，则不逾君之庭。且臣不佞，又不能为君操竿下钓，以伤守节之士。"潜竟终身不屈。

黔娄先生

黔娄先生者，齐人也，修身清节，不求进于诸侯。鲁恭公闻其贤，遣使致礼，赐粟三千钟，欲以为相，辞不受。齐王又礼之以黄金百斤，聘为卿，又不就。著书四篇，言道家之务，号黔娄子，终身不屈，以寿终。

陈仲子

陈仲子者，齐人也。其兄戴为齐卿，食禄万钟，仲子以为不义，将妻子适楚，居于陵，自谓于陵仲子。穷不苟求，不义之食不食。遭岁饥，乏粮三日，乃匍匐而食井上李实之虫者，三咽而能视。身自织履，妻擘纑以易衣食。楚王闻其贤，欲以为相，遣使持金百镒，至于陵聘仲子。仲子入谓妻曰："楚王欲以我为相，今日为相，明日结驷连骑，食方丈于前，意可乎？"妻曰："夫子左琴右书，乐在其中矣。结驷连骑，所安不过容膝；食方丈于前，所甘不过一肉。今以容膝之

干木,敬重卜子夏,友好地对待贤人田子方的缘故。

公仪潜

公仪潜,是鲁国人,与子思是朋友。穆公因子思的缘故,想请公仪潜当相国。子思说:"这就是公仪潜不来的原因。你若真的为求贤才,心情非常急切:就像口渴了,急于饮水;又如饿了,很想吃饭一样。您想要采纳并应用他的谋略,即使是吃粗茶淡饭,我也愿意给您引荐公孙潜并愿意处在他之下。如果您想凭借高贵的官位,优厚的俸禄来引诱公孙潜,却没有听信和纳用他的谋略的心意,公仪潜如果是没有智慧愚拙的人,还可以为你做事;如果不是,那么就不会到你的王宫来替你做事。况且我无才,又不能为您拿着钓竿和钓饵,为您下钓,来伤害坚守节操的名士。"公孙潜终究一生没有做官。

黔娄先生

黔娄先生,是齐国人也,修身养性,有高洁的节操,不追求在诸侯间被推荐做官。鲁恭公听说黔娄先生是有道德有才能的人,派遣使者送礼,赏赐粟米三千钟,想要用黔娄先生做国相,黔娄先生推辞没有接受。齐王又拿黄金百斤的大礼送给他,聘请他做国卿,又没有接受。黔娄先生著书四篇,说的是道家的事务,自号黔娄子,一生没有做官,尽享天年,得以自然死亡。

陈仲子

陈仲子,是齐国人。他的兄长陈戴是齐国的上卿,享受优厚的俸禄,仲子认为这是不仁义的,带领妻子和儿女一起搬到楚国,在于陵居住,自称"于陵仲子"。他贫穷但不无原则的求取,不吃非正当途径获得的食物。遭遇饥荒年,缺粮三日,他便爬到井上食李子中的虫,吃了三口,才有力气睁开眼睛。自己亲自编织鞋子,妻子漂麻缉绩用来换取衣服和食物。楚王听说了他的贤名,想封他为相国,派使者带了百镒黄金,到于陵聘请陈仲子。陈仲子进去对妻子说:"楚王想封我为相国,今天我当了相国,明天就会坐华丽的马车,食丰盛的菜肴,你同意吗?"他的

安,一肉之味,而怀楚国之忧,乱世多害,恐生不保命也。"于是出谢使者,遂相与逃去,为人灌园。

渔父

渔父者,楚人也。楚乱乃匿名隐钓于江滨。楚顷襄王时,屈原为三闾大夫,名显于诸侯,为上官靳尚所谮,王怒,放之江滨,被发行吟于泽畔。渔父见而问之曰:"子非三闾大夫欤?何故至斯?"原曰:"举世混浊,而我独清,众人皆醉,而我独醒,是以见放。"渔父曰:"夫圣人不凝滞于万物,故能与世推移。举世混浊,何不扬其波汩其泥?众人皆醉,何不哺其糟啜其醨?何故怀瑾握瑜,自令放为?"乃歌曰:"沧浪之水清,可以濯吾缨,沧浪之水浊,可以濯吾足。"遂去深山,自闭匿,人莫知焉。

四皓

四皓者,皆河内轵人也,或在汲。一曰东园公,二曰角里先生,三曰绮里季,四曰夏黄公,皆修道洁己,非义不动。秦始皇时,见秦政虐,乃退入蓝田山,而作歌曰:"莫莫高山,深谷逶迤;晔晔紫芝,可以疗饥。唐虞世远,吾将何归?驷马高盖,其忧甚大。富贵之畏人,不如贫贱之肆志。"乃共入商雒,隐地肺山,以待天下定。及秦败,汉高闻而征之,不至。深自匿终南山,不能屈己。

妻子说:"先生左琴右书,兴趣和爱好都在这里面,每天乐在其中。华丽的马车,所安放的也不过双膝罢了;丰盛的菜肴,所吃的美味不过一块肉罢了。现在为了能安放双膝的地方和一块美味的肉,却要心中揣着楚国的忧患,不太平的世道多灾害,恐怕你是不想保命了。"陈仲子于是出来委婉地拒绝了使者,随后便同妻子和子女一起逃着离开,从此替人灌田种地。

渔父

渔父,是楚国人。楚国发生战乱时,便在江滨匿名隐钓。楚顷襄王时期,屈原为三闾大夫,在诸侯之间很出名,因被上官大夫靳尚(在楚王跟前)进了谗言,楚王便大怒,将屈原流放到江滨。屈原披发在湖畔边走边唱,渔父看见后问他:"你不是三闾大夫吗?什么原因到了这里呢?"屈原说:"整个世界都是混浊的,却只有我是清白的;众人都是沉醉的,唯独我却是清醒的,所以我被流放了。"渔父说:"圣人认为万物并不是一成不变的,所以能随事物的变化而变化。世上的人都是肮脏的,何不搅浑泥水扬起浊波呢?大家都迷醉了,何不既吃酒糟又大喝其酒呢?为什么要心怀高尚的品德,(又展现)才华,让自己遭受流放的命运呢?"说完便歌唱道:"沧浪之水清又清啊,可以用来洗我的帽缨;沧浪之水浊又浊啊,可以用来洗我的脚。"于是离开深山,自己隐居起来,没有人知道他的下落。

四皓

四皓,都是河内轵县人,有的住在井边。第一位叫东园公(唐秉),第二位叫甪里先生(周术),第三位叫绮里季(吴实),第四位叫夏黄公(崔广),他们都修证大道,独善其身,不参与不合乎道义的事。秦始皇时期,(四人观察)发现秦国政治暴虐,便辞去官职,进入蓝田山,却创作诗歌说:"昏昧无知的山川,幽深的山谷内河流山路盘根错节。光芒四射的紫芝啊,可以暂时给我充当食物。唐尧和虞舜的太平盛世啊,距离现在已经很远了,我将何去何从呢?坐在华丽的马车下,我的忧虑还很大啊。富贵的时候还怕见人啊,还比不上做穷人的时候,虽

黄石公

　　黄石公者，下邳人也。遭秦乱，自隐姓名，时人莫知者。初，张良易姓为长，自匿下邳，步游沂水圯上，与黄石公相遇。未谒，黄石公故坠履圯下，顾谓良曰："孺子取履。"良素不知诈，愕然，欲殴之，为其老人也，强忍，下取履，因跪进焉。公以足受，笑而去，良殊惊。公行里所还，谓良曰："孺子可教也。后五日平明，与我期此。"良愈怪之，复跪曰："诺。"五日平旦，良往，公怒曰："与老人期，何后？又后五日早会。"良鸡鸣往，公又先在，复怒曰："何后也？后五日早会。"良夜半往。有顷，公亦至，喜曰："当如是。"乃出一编书与良曰："读是则为王者师矣。后十三年，孺子见济北谷城山下黄石。即我矣。"遂去不见。

鲁二征士

　　鲁二征士者，皆鲁人也。高祖定天下，即皇帝位，博士叔孙通白征鲁诸儒三十余人，欲定汉仪礼。二士独不肯行，骂通曰："天下初定，死者未葬，伤者未起，而欲起礼乐。礼乐所由起，百年之德而后可举，吾不忍为公所为，公所为不合古，吾不行。公往矣，无污我。"通不敢致而去。

穷却还有远大的志向。"于是一起进入商洛，在地肺山隐居，用来等待天下安定。等秦衰亡后，汉高祖听说了四皓的（事迹）就征召他们做官，四皓没有来。他们长期躲藏在终南山里，不愿意屈就自己。

黄石公

　　黄石公，是下邳（今江苏邳县）人。遭遇秦国战乱，自隐姓埋名，当时的人没有知道他的。起初，张良改名换姓叫长，自己躲藏在下邳。在沂水的桥上去散步游逛时，同黄石公相遇了。没有拜见黄石公，黄石公故意把鞋抛到桥下，回头看着张良说："小子，下去把鞋取上来！"张良预先不知道有诈，有些愕然，想揍他；因为见他年岁大了，才强忍怒火，下了桥，给他把鞋取上来。于是就跪着给他穿上。那位老人伸出脚来，让张良把鞋穿好，笑着走了。张良感到很惊诧。他大约走出一里远，又返了回来，对张良说："年轻人倒是可以教育的！五天后天刚亮的时候，你在这里和我会面。"张良更觉得奇怪，又跪下说："是。"五天后天亮的时候，张良去了约定的地方，黄石公生气地说："你与老人约定，为什么后来？再过五天，早晨见面。"再约定五天后的早晨，张良天不亮就去了，黄石公又早在那里了，又生气地说："为什么晚来？再过五天，早晨见面。"又过了五天，到了约定的早晨，张良半夜就去了。过了一会，黄石公也来了，高兴地说："就应当像这样！"于是拿出一本兵书给张良，说："你回去读它，就可以做帝王的老师了。十三年之后，你见到的济北谷城山下的黄石，就是我了。"于是离去，看不见了。

鲁二征士

　　鲁二征士，都是鲁地人。汉高祖平定天下，即位为皇帝，博士叔孙通对被征的鲁地诸儒三十多人说："陛下，想要你们帮助制定汉朝的礼节。"鲁地有二征士怎么都不肯走。他们骂叔孙通说："现在天下才刚刚安宁，死的还没有埋葬，受伤的还没有恢复，你就闹着想要制定什么礼乐。礼乐制度的建立那是行善积德百年以后才能考虑的事情。我们没法去干你今天要干的那些事儿，你的行为不合于古人，我们不去。你去吧，不要玷污我们。"叔孙通不敢征召他们，就离开了。

田何

田何，字子庄，齐人也。自孔子授《易》，五传至何。及秦禁学，以《易》为卜筮之书，独不禁，故何传之不绝。汉兴，田何以齐诸田徙杜陵，号曰杜田生，以《易》授弟子东武王、同子仲，洛阳周王孙，丁宽，齐服生等皆显当世。惠帝时，何年老家贫，守道不仕，帝亲幸其庐以受业，终为《易》者宗。

披裘公

披裘公者，吴人也。延陵季子出游，见道中遗金，顾而睹之，与公曰："取彼金。"公投鎌瞋目拂手而言曰："何子居之高而视之卑？吾披裘而负薪，岂取遗金者哉？"季子大惊，既谢而问其姓名，曰："何足语姓名？"

刘驎之

晋刘驎之，字子骥。桓冲到其家，驎之于树条桑。使者致命，驎之曰："使君既枉驾光临，宜先诸家君。"冲闻大槐，乃造其父。驎之被短褐与冲话言，父使驎之自持浊酒蔬菜供宾。冲命厨人代之，父曰："若使从者代，非野人之意也。"冲请驎之为长史，固辞。

江上渔父

江上有渔父乘船，知伍子胥奔吴急，乃渡之。胥既渡，解剑值百金与父，父曰："楚国之法，得伍子胥者爵执圭，岂徒百金剑邪？"

田何

　　田何，字子庄，是齐国人。自孔子时便开始传授《易经》，传了五代，传至田何。到了秦朝禁学时，因认为《易》是卜筮之书，唯独没有禁止，所以田何才能得以传授而不中断。后来汉朝兴起，田何从齐国田氏王族迁移到杜陵，自号"杜田生"。将《易经》传授给东武的王同、洛阳的周王孙、丁宽、济南的服生等，他们都名显当世。到惠帝时，田何虽年老家贫，但仍然守道没有做官。惠帝曾亲自到田何的茅屋去，向他求教。后来，田何最终成为《易经》这本书的宗师。

披裘公

　　披裘公，是吴国人。延陵季子外出游历，看见路的中间有遗失的金子，看着金子，回过头对披裘公说："你捡拾那块金子。"披裘公扔掉小锅，瞪大眼睛，把手一甩，说："为什么你居于高位，眼界却如此低下呢？我披着皮衣并背负柴草，难道就是捡拾遗失金子的人吗？"季子非常惊讶，向他道歉后，便问他的姓名。披裘公说："哪值得我告诉你，我的姓名呢？"

刘驎之

　　晋刘驎之，字子骥。桓冲到他家拜访，刘驎之在桑树的枝条边，采桑叶。使者告诉给他，刘驎之说："使君已经屈驾光临，应该先去拜访人家的家主。"桓冲听了感到非常惭愧，于是去拜访刘驎之的父亲。刘驎之穿着平民式的粗布短衣与桓冲讲话，父亲让刘驎之亲自拿浊酒并准备蔬菜，招待宾客。桓冲指派厨子代替他劳作，刘驎之的父亲说："如果让随从代替，就不是平民的心意了。"桓冲邀请刘驎之做他的长史，刘驎之坚定地推却不受。

江上渔父

　　江上有渔父乘船，知道伍子胥直奔吴国有危急的事，于是把伍子胥渡了过去。伍子胥已经过了江，（感激万分）摘下身上价值百金的宝

不受,一笑刺舟而去。

安丘望之

　　望之少恬静,不求仕进,号安丘丈人。成帝欲见不得,以其道德深重,常师事焉。望之不以见重为高,日愈损退,为巫医于民间,着《老子章句》。

胡宿

　　胡宿,字武平,气宇高爽,议论清新。仁恕诚悫,出于自然。平生守道,不以进退为意。在文馆二十余年,语后进曰:"富贵贫贱,莫不有命,士人当修己俟命,毋为造物所嗤。"

朱桃椎

　　朱桃椎,成都人,淡薄绝俗,被裘曳索,结庐山中。常织芒履置道上,见者曰:"此居士履也。"以米茗置其处易之。

吴隐之

　　吴隐之,字处默,介立有清操,日晏饫菽,担石无储。与韩康伯邻居,康伯母,殷氏也,谓康伯曰:"汝掌铨衡,必举此辈。"后为广州刺史。酌贪泉诗曰:"古人云此水,一歃怀千金。试使夷齐饮,终当不易心。"及归,妻刘氏赍沉香一片,隐之见之,即投之于湖。

剑交给渔父，渔父说："楚王下令，抓得伍子胥的人，封以大夫的爵位。（我不贪图高高在上的爵位）怎么还会贪图你仅仅百金的宝剑呢？"渔父没有接受，笑了笑，进到船里就离开了。

安丘望之

安丘望之年少时很恬静，不追求入仕做官，自号"安丘丈人"。汉成帝想要召见他，却没有找到他，皇帝认为望之品行高尚，思想深广，常常以老师的礼仪对待他。望之没有凭借被汉成帝看重就攀上高位，而是每天更加努力，减少落差。他在民间做巫医，著有《老子章句》。

胡宿

胡宿，字武平，他胸襟豪爽，气度高洁，批评讨论问题，清爽新鲜。（他待人）仁爱、宽容、真诚，（都是）出于天性。平武一生守道，不特别在意（自己官场上）是前进还是后退。在文馆二十多年，对后辈说："（一个人）是富贵，还是贫贱，没有一个不是有既定的命运的，读书人应当修身养性，等待天命，不要被创造万物的神仙所讥笑。"

朱桃椎

朱桃椎，是成都人，贫穷而远离世俗，长期穿着皮衣，系着绳子，把房子建造在山中。他常把编织好的草鞋放在路上，看见鞋的人都说："这是居士鞋。"人们便在放草鞋的地方用米和茶交换鞋。

吴隐之

吴隐之，字处默，孤高而有清操。每天只吃豆类，家中并无储粮，同韩康伯是邻居。康伯的母亲殷氏对康伯说："你如果当官，一定要举荐这个人。"后来，吴隐之当上了广州刺史。他在酌贪泉作诗道："古人云此水，一歃怀千金。试使夷齐饮，终当不易心。"等到解甲归田时，吴隐之的妻子刘氏私自带回一片沉香，隐之发现后，立即把它扔进湖中。

杜林

杜林，字伯山，博洽多闻，时称通儒。初客河西，拘于隗嚣，而不屈节。弟成卒，嚣听其持丧归，而遣刺客杨贤遮杀之。贤见林身推鹿车，自载弟丧，叹曰："我虽小人，何忍杀义士？"因亡去。

管宁

管宁字幼安，少与华歆同席读书。门外有乘轩者过，歆弃书遽往观之，宁耻之而割席，曰："子非吾友也。"又尝与歆共锄菜地，遇金，宁挥锄不顾，歆则捉而掷之。汉魏之际，居辽东二十年，匿畏藏光，喜遁养浩。魏明帝安车蒲轮，束帛加璧聘之，宁不受。家贫好学，一藜床五十年，当膝处皆穿。

赵抃

赵抃，字阅道。气宇清逸，人不见其喜愠，自号知非子。宋至和中为侍御史，弹劾不避贵戚，京师号为铁面御史。初任成都，以一琴一鹤自随。及其再任，屏去琴鹤，止有苍头执事。公平生日所为事，夜必衣冠露香，拜首告天，若不可告者，不敢为也。元丰初，告老退居于衢，有溪石松竹之胜，与山僧野老游，不复有轩冕志矣。故其诗曰："轩外长溪溪外山，卷帘空旷水云间。高斋有问如何答？清夜安眠白昼闲。"

杜林

杜林,字伯山,学问广博,见识丰富,在当时被称为"通儒"。初时,客居在河西,被隗嚣限制,但并不屈服。杜林的弟弟杜成死后,隗嚣听说他护丧回来了,便派刺客杨贤去暗杀他。杨贤看见杜林亲自用人力小车推着其弟的尸体,便叹息说:"我即使是一个人格卑劣的人,却怎么忍心杀死一位守道义的人呢?"于是杨贤逃走了。

管宁

管宁,字幼安,小时候曾与华歆同席读书。门外有坐车的人经过,华歆便放下书前去观看。管宁觉得和他在一起很耻辱,便割席道:"你不是我的朋友!"管宁曾经和华歆共锄菜地,挖出了一块金子。管宁继续挥锄如同没有看见,华歆却将金子拣起来扔了出去。汉魏时代,管宁在辽东居住了二十年,隐名埋姓,不露才华,喜欢隐居以修养浩志。魏明帝派使者用"坐在安车上,并用蒲叶包着车轮"这样的高官和用束帛之上又加玉璧这样贵重的礼品来聘请他,管宁没有接受。他虽家贫却好学,一张藜床用了五十年,连容膝的地方都破烂了。

赵抃

赵抃,字阅道,气质清新脱俗,人们看不出他的喜怒哀乐,自号"知非子"。宋至和年间,任侍御史,弹劾不避权贵,京师的人称他为"铁面御史"。起初在成都任职,随身只带了一张琴一只鹤。等他连任后,就去掉琴和鹤,只留一个奴仆在身边办事。他平生白天办公,夜晚一定要端正衣冠,焚香拜告苍天,若是心怀异谋的人,绝不敢这样做。元丰初年,他因年老而辞官,闲居在衢这个地方。此地溪水、石头、松树和竹林都非常美丽,环境也很幽雅。他常与山僧和野老游山观水,从此不再有仕途之志。所以他在诗中写道:"窗户外是长长的溪水,长长的溪水外是高高的山脉,卷起帘子,放眼望去,真空旷,水和云仿佛连接在一起。在别人的书斋里,被提问,要怎么回答呢?我在寂静的夜晚能够安稳熟睡,白天也清闲自在。"

夏统

夏统,字仲御,会稽人,隐身不仕。母病笃,诣洛市药。会上巳,洛中王公并至,浮桥车乘如云,统视之蔑如也。贾充引船与语,其应如响,劝之仕,俯而不答。充曰:"卿能作乡土地间曲乎?"曰:"昔曹娥投水,国人哀之,为作《河女之章》。伍子胥以忠投海,国人哀之,为作《小海唱》。今欲歌之。"于是以足扣舷,引声清激,大风应至,云雨交集。充令妓女盛服绕船三匝,统危坐如故,若无所闻。充怅然曰:"此吴儿木肠石心也。"

元德秀

德秀,号鲁山。房管叹曰:"见紫芝眉宇,使人名利之心都尽。"天下高其行。缃帙满架,柴车而行,卒惟枕履箪瓢而已。生六十,未尝见女色焉。

裴休

裴休,字公美,兄弟皆塾,昼诵经,夜著书,终年不出户。有馈鹿者,诸生共荐之,休不食,曰:"蔬食犹不足,今一啖肉,后何以继?"

裴坦

裴坦,性简俭。其子娶杨收女,器用皆犀玉。坦命持去,曰:"殃我家矣。"

夏统

夏统,字仲御,是会稽人,隐居不出来做官。他的母亲病得厉害,他前往洛阳买药。正好遇上三月上巳日这天,洛阳城中的王公都到了,浮桥上车马如云,夏统却视而不见。贾充引船往他站立的河边划来,并同他说话,夏统回答的声音像回声一样。贾充劝他去当官,他却低头不回答。贾充说:"你能作乡间的歌曲吗?"夏统回答说:"过去有孝女曹娥投水,国人因她孝义,哀悼纪念她,便为她作了《河女之章》。伍子胥因为忠义投海,国人因他忠烈,悼念他,为他,便创作了《小海唱》。我现在就作曲而歌。"于是,夏统便用脚扣舷,引吭高歌,由于他的声音清激慷慨,致使大风应至,云雨交加。贾充又命妓女穿着华丽的衣裙绕船三圈,夏统仍和原来一样端坐,好像没有看见。贾充失望地说:"这吴地少年真是木肠石心啊。"

元德秀

德秀,号鲁山。房管赞叹地说:"自己每次见到元德秀眉宇溢出的灵气时,名利之心便皆尽去。"天下人认为元德秀德行高洁。元德秀的书架上摆满了书籍,出行用简陋的车载着,去世的时候,家里只有枕头、鞋子、盛饭食的箪和盛水的瓢罢了。活了六十岁,不曾接触过女子的美色。

裴休

裴休,字公美,兄弟都在私塾教书。白天诵读经书,夜晚撰写著作,终年足不出户。有一个人送来一只鹿子,大家一起吃鹿肉,独有裴休不吃。裴休说:"蔬菜尚且不够吃,现在却要去吃鹿肉,子孙没有鹿肉吃了,又怎么办呢?"

裴坦

裴坦,一生崇尚节俭。他的儿子娶杨收女时,陪嫁的器具都是用犀玉制成的。裴坦命儿子送回去,说:"这种东西会使我家遭殃。"

颜含

颜含,字弘都,有操行。郭璞过舍,欲为之筮。含曰:"年在天,位在人,修己而天不与者,命也;守道而人不知者,性也。自有性命,无劳蓍龟。"

裘万顷

裘万顷,字符量,不乐仕进,以荐者召为司直。在朝赋诗云:"新筑书堂壁未干,马蹄催我上长安。儿时只道为官好,老去方知行路难。千里关山千里念,一番风雨一番寒。何如静坐茅檐下,翠竹苍梧仔细看。"遂促归。

范式

范式,字巨卿;张劭,字符伯,二人相友善,劭卒,式梦劭呼曰:"巨卿,吾以某日某时死矣,子能为我一及于葬乎?"式即驰赴。未至而丧已发,将至圹,柩不肯进,其母抚之曰:"元伯岂有望耶?"移时,见有素车白马,号哭而来,其母曰:"必巨卿也。"式因执绋引,柩乃前。

郭延卿

郭延卿者,西京人也,少与张文定公、吕文穆公游,以文行称于乡间。张吕作相,更荐之,延卿不就。葺幽亭,艺花木自娱,足迹不及城市。年八十余。钱文僖惟演时留守西京,通判谢绛,掌书记尹洙,推官欧阳修,皆一时闻人也。一日,惟演率僚属出郭往游,去其居一里许,屏骑从访之,不告以名氏,延卿欣然接之,道服对谈而已。延卿笑曰:"陋居罕有过从,而平日所见之人,亦无诸君者,

颜含

颜含,字弘都,是有操守的人。郭璞从颜含的房子前经过,想替他占卦。颜含说:"一个人的寿命由苍天掌管,一个人的地位由自己决定。一个人自己修身养性,保持高洁的品行但苍天却不给予他长的寿命,这就是他的命运;一个守道的人却没有人知道的,是一个人的性情影响的。一个人有自己的'性命',就不必再去用蓍草与龟甲占卜凶吉了。"

裘万顷

裘万顷,字元量,不喜欢做官,被推荐后召为司直。他在朝中赋诗道:"新筑书堂壁未干,马蹄催我上长安。儿时只道为官好,老去方知行路难。千里关山千里念,一番风雨一番寒。何如静坐茅檐下,翠竹苍梧仔细看。"于是急忙辞官回家。

范式

范式,字巨卿;张劭,字元伯,二人关系很友好。张劭死后,范式梦见张劭大声说:"巨卿,我在某日某时死去,你能将我急时埋葬吗?"范式就立即赶去,还未来得及赶到就已开始发丧,将要到葬灵柩的坑时,灵柩却怎么也不能前进。他的母亲抚着灵柩说:"元伯难道还有愿望未了吗?"一会儿,只见有办丧事所用的车马驶来,车上有人放声大哭。他的母亲说:"一定是巨卿来了。"范式因此牵着灵车的绳索,牵引灵柩,灵柩才前进了。

郭延卿

郭延卿,是西京人,年少时与张文定公、吕文穆公交好,在家乡凭借自身学问和品行好被称赞。张、吕二人当了宰相,轮流推荐他,郭延卿没有接受。修缮幽亭,种植花木自娱自乐,没有到过(宽广繁盛的)大城市。(郭延卿)八十多岁时,钱文僖当时留守西京,谢绛是通判,尹洙是掌书记,欧阳修是推官,都是当时闻名的(人物)。有一天,钱惟僖带着同僚出了城郭,去郊游,到距离郭延卿居住地约一里的样子,钱惟僖避开跟随的人马,拜访郭延卿,没有告诉他姓名。郭延卿非常高兴地

老夫甚惬，愿少留，花下小酌。"于是以陶尊果蔌以进。惟演喜其野逸，为满引不辞。既而吏揖于前，报曰："申牌。"府吏牙兵已满庭中矣。延卿徐曰："公等何官而从吏之多若此也？"洙曰："留守相公也。"延卿笑曰："不图相国肯访野人。"遂相与大笑。又曰："诸公尚能饮否？"惟演欣然从之，盘无少加于前，而谈笑自若。日入辞去，延卿送之门，顾曰："老病不能造谢，希勿讶也。"惟演辈登车，茫然自失。翌日，语僚属曰："此真隐者也，彼视富贵为何等物也？"叹息累日不止。

挚峻

挚峻，字伯陵，京兆长安人也。少治清节，与太史令司马迁交好，峻独退身修德，隐于岍山。迁即亲贵，乃以书劝峻进曰："迁闻君子所贵乎道者三：太上立德，其次立言，其次立功。伏惟伯陵材能绝人，高尚其志，以善厥身，冰清玉洁，不以细行荷累其名，固已贵矣，然未尽太上之所由也。愿先生少致意焉。"峻报书曰："峻闻古之君子料能而行，度德而处，故悔吝去其身。利不可以虚受，名不可以苟得。汉兴以来，帝王之道，于斯始显。能者见利，不肖者自屏，亦其时也。《周易》：'大君有命，小人勿用。'徒欲偃仰从容，以游余齿耳。"峻之守节不移如此。迁居太史官，为李陵游说，下腐刑，果以悔吝被辱。峻遂高尚不仕，卒于岍。岍人立祠，号曰岍居士，世奉祀之不绝。

接待了他，几人穿着平民服装相对侃侃而谈罢了。郭延卿笑着说："我这陋室很少来贵人，平时接待的人，没有多少像你们这样(贤才)的，我很高兴，希望你们留下，在花下喝两杯小酒。"于是用陶制的杯子，端来水果野菜，喝酒。钱惟僖喜欢他这种闲情逸趣，满杯酒都不推让。一会儿官吏来钱惟僖跟前作揖，上报说："已经挂申时的牌了。"在庭院中站满了官府的官吏和钱惟僖的随从。郭延卿缓缓地说："您是什么高官，随从和官吏如此之多呢？"尹洙(告诉他)说："这是留守相公啊。"郭延卿笑着说："想不到相国大人能看得起我乡里人。"于是两人相互大笑。郭延卿又说："诸位大人还能喝酒吗？"钱惟僖高兴地听从了他的话，加酒菜也不比之前少，但谈笑都很自然。日落时分告辞离开，郭延卿送他们到门口，回头说："我年纪大，身体有病，不能到您那里去拜谢了，请不要见怪。"钱文僖和其他人上车，茫然若有所失。第二天，钱文僖对同僚说："这才是真的隐士呀，他视富贵为什么呢？"赞叹惋惜多日还不能停歇。

挚峻

挚峻，字伯陵，是京兆长安人。少年时就清修高节，与太史令司马迁很要好。挚峻独自退隐修身养性，隐居在岍山。司马迁看重权贵，就写书信规劝挚峻说："我听说君子所遵从的道有三个：最高的是立德，其次是立言，最后是立功。只有你伯陵，才志超人，品德高尚，集各种优点于一身，冰清玉洁，不以小事来拖累自己的名誉，本来已是很可贵的事，然而并未完全做到君子至高无上的所有事，请先生指教。"挚峻回信道："我听说古代的君子都量力而行，度德而处，所以追悔顾惜而隐居。利禄不可以凭空接受，名誉不可以用不正当的手段取得。自汉代建立以来，帝王之道，就开始显扬了。有才能的人可以获得名利，没有才能的就会自己退避，这也是各尽所能。《周易》中说：'君主颁布命令，无能小人就不能重用。我只想舒适安闲，快乐地度过余生。'"挚峻如此守节不改变。司马迁任太史官时，为李陵辩护，被皇上施以腐刑，司马迁被羞辱后果然因此而追悔惋惜。挚峻一直不做官，后来死于岍山。岍山的人为他立了一个祠堂，称他为"岍居士"，并且世世代代不断地奉祀他。

成公

成公,成帝时人,自隐姓名,常诵经,不交世利,时人号曰成公。成帝出游,问之,成公不屈节。上曰:"朕能富贵人,能杀人,子何逆朕?"成公曰:"陛下能贵人,臣能不受陛下之官;陛下能富人,臣能不受陛下之禄;陛下能杀人,臣能不犯陛下之法。"上不能折,使郎二人就受《政事》十二篇。

宋胜之

宋胜之者,南阳安众人也,少孤,年五岁失父母,家于谷城聚中,孝慕甚笃,聚中化之,少长有礼。胜之每行,见老人担负,辄以身代之,猎得禽兽,尝分肉与有亲者。贫依娣居,数岁,乃至长安受《易》,通明,以信义见称。从兄襃为东平内史,遣使召之,胜之曰:"众人所乐者,非胜之愿也。"乃去,游太原,从郇越牧羊,以琴书自娱。丞相孔光闻而就太原辟之,不至。元始三年,病卒于太原。

张仲蔚

张仲蔚者,平陵人也。与同郡魏景卿俱修道德,隐身不仕。明天官博物,善属文,好诗赋。常居穷素,所处蓬蒿没人,闭门养性,不治荣名。时人莫识,惟刘龚知之。

严遵

严遵,字君平,蜀人也,隐居不仕。常卖卜于成都市,日得百钱以自给。卜讫,则闭肆下帘,以著书为事。扬雄少从之游,屡称其德。

成公

成公，是汉成帝时代的人，自己隐名埋姓，经常诵读经文，不与世俗之人交往，当时的人称他为"成公"。汉成帝出外巡游，与他对话，成公没有谦卑恭谨的样子。皇上说："朕能够使人富贵，也能让人死，你为何不顺从朕呢？"成公说："陛下能使人获得高官大位，但臣也可以不接受陛下封的官；陛下能使人获得财富，但臣可以不接受陛下的俸禄；陛下能让人死，但臣可以不违犯陛下的法典。"皇上不能说服他，便派了两个侍郎跟随他学习，带回《政事》十二篇文章。

宋胜之

宋胜之，南阳安众人。五岁时，父母双亡，成为孤儿，住在谷城的一个村落里，很有孝爱之心，村落中的人都因胜之孝敬老人而受到教育和感化，不论男女老少都很讲礼貌。宋胜之每次在路上遇见老人担重物，总是帮老人担负；捕到禽兽，常常分给家里有父母双亲的人。自己却因贫困而靠姐姐养活，几年以后，才到长安去学《易经》，通晓明白后，因为讲信用和守道义而受到人们的称赞。他的堂兄宋襃，当时任东平内史，派遣信使召他去做官。宋胜之说："众人喜欢做的事，不是我的志愿。"于是，离开了。到太原去游学，跟随郇越去牧羊，以琴书自娱自乐。丞相孔光听说后，立刻下书到太原征召他，他没有接受。元始三年，在太原病死。

张仲蔚

张仲蔚，平陵人，与同郡的魏景卿一起修养道德，退隐民间不思仕途。他通晓天文地理，擅长作文章，爱好吟诗作赋。常住在贫穷的地方，所住的地方偏僻。长满蓬蒿，人迹罕至，他闭门在家修身养性，不追求功誉。当时的人都不知道他，只有刘龚知道。

严遵

严遵，字君平，蜀地人，隐居不愿做官。常常在成都的交易市场替人卜卦，每日可获得一百钱来维持自己的生活。他卜完卦后，就关了店铺

李强为益州牧，喜曰："吾得君平为从事足矣。"雄曰："君可备礼与相见，其人不可屈也。"王凤请交，不许。蜀有富人罗冲者，问君平曰："君何以不仕？"君平曰："无以自发。"冲为君平具车马衣粮，君平曰："吾病耳，非不足也。我有余而子不足，奈何以不足奉有余？"冲曰："吾有万金，子无担石。乃云有余，不亦谬乎？"君平曰："不然，吾前宿子家，人定而役未息，昼夜汲汲，未尝有足。今我以卜为业，不下床而钱自至，犹余数百，尘埃厚寸，不知所用，此非我有余而子不足邪？"冲大惭。君平叹曰："益我货者损我神，生我名者杀我身，故不仕也。"时人服之。

彭城老父

彭城老父者，楚之隐人也。见汉室衰，乃自隐修道，不治名利，至年九十余。王莽时，征故光禄大夫龚胜，欲为太子师友，祭酒耻事二姓，莽迫之，胜遂不食而死。莽使者及郡守以下会敛者数百人。老父痛胜以名致祸，乃独入哭胜甚悲，既而曰："嗟乎！熏以香自烧，膏以明自销，龚先生竟夭天年，非吾徒也。"哭毕而趋出，众莫知其谁也。

向长

向长，字子平，河内朝歌人也。隐居不仕，性尚中和，好通《老》、《易》。贫无资食，好事者更馈焉，受之取足而反其余。王莽大司空王邑辟之连年，乃至，欲荐之于莽，固辞乃止。潜隐于家，读《易》至损益卦，喟然叹曰："吾已知富不如贫，贵不如贱，但未知死

放下帘子，做著书这件事。扬雄年少时跟他一起出游，多次称赞他有德行。李强任益州牧时，高兴地说："我能得君平为我办事就满足了。"扬雄说："你可以备好礼品去见他，这个人不能委屈了他。"王凤请求交往，他不愿意。蜀中有一富人叫罗冲，问君平道："你为何不愿做官？"君平说："我没有什么足够用来作为自身发展的资本。"罗冲为君平提供车子、马匹、衣服和粮食。君平说："我以此为累赘，并不是感到不满足。（相反）我富余，而你贫乏，为什么让困乏的人来接济富裕的人呢？"罗冲说："我有万两黄金，而你没有一石，还说有余，这不是很荒谬吗？"君平说："不是这样。我以前夜宿在你家，主人都休息了而劳工却还在干活，你不分昼夜地求取财物，从未感到过满足。现在我以卜卦为生，不下床而钱自有人送上门来，还能剩余几百钱，上面的灰尘都有几寸厚了，却不知道干什么用，这不是我富裕而你贫乏吗？"罗冲听后深感惭愧。君平感叹道："给我财富的人，会损害我的精神；给我扬名的人，会毁灭我的身体。所以我不愿做官。"当时的人都很信服他。

彭城老父

彭城老父，是楚地的一个隐士。他见汉朝衰败，就自己退隐修道，不追求名利，一直活到九十多岁。王莽当政时，想征召以前的光禄大夫龚胜，让他做太子的老师、朋友并担任祭酒的职务。龚胜以替他做事为耻，不愿意。王莽逼他，龚胜就绝食而死。王莽的使者以及太守和门人来治丧的有几百人。彭城老父因龚胜为守名节招致杀身之祸而感到悲痛，就独自前去哀悼他，哭得很悲伤，然后说："唉呀！香草因产生香气而被烧掉，膏因产生光芒而被熔化。龚先生竟然早早就夭亡了，不是我的学生啊。"哭完后就快速离去了，所有的人都不知他是谁。

向长

向长，字子平，是河内朝歌人。隐居不出来做官，天性注重以中正平和为中庸之道的精神修养，爱好并精通《老子》《易经》。他家贫没有资财饭食，好事的人便送给他一些食物，他接受一部分而退回多余的。王莽的大司空王邑征召向长，连续征召数年才到，想把他推荐给王莽，向长

何如生耳。"建武中，男女娶嫁既毕，敕断家事："勿相关，当如我死也。"于是遂肆意与同好北海禽庆，俱游五岳名山，竟不知所终。

严光

严光，字子陵，会稽余姚人也。少有高名，同光武游学。及帝即位，光乃变易姓名，隐遁不见。帝思其贤，乃物色求之。后齐国上言，有一男子，披羊裘钓泽中。帝疑光也，乃遣安车玄纁聘之，三反而后至。车驾即日幸其馆，光卧不起，帝即卧所抚其腹曰："咄咄子陵，不可相助为理邪？"光又眠不应。良久，乃张目而言曰："昔唐尧着德，巢父洗耳，士故有志，何至相迫乎？"帝曰："子陵，我竟不能下汝邪？"于是，升舆叹息而去。复引光入，论道旧故，相对累日，因共偃卧。除为谏议大夫，不屈，及耕于富春山。后人名其钓处为严陵濑焉。建武十七年后，复特征不至，年八十终于家。

东海隐者

东海隐者，不知何许人也，汉故司直王良之友。建武中，良之清节征用，历位至一年，复还。友不肯见，而让之曰："不有忠信奇谋，而取大位，自知无德，曷为致此，而复遽去，何往来屑屑不惮烦也？"遂拒良，终身不纳，论者高之。

坚决辞让才罢了。向长潜隐在家。读《易经》至《损》《益》两卦,深深叹气道":我已经知道富不如贫,贵不如贱,但不知道死比生怎样。"建武年间,他的儿子、姑娘娶嫁之事办完,他安排好家里的事,便与家室断绝关系,说:"(以后)家里的事就和我没有关联了,就当作我死了吧。"于是就随意行动,与好友北海禽庆一道游五岳名山,最后不知所终。

严光

　　严光,字子陵,是会稽余姚人。年少时就负有盛名,同光武帝一起游历学习。等到光武帝登上皇位时,严光就改名换姓退隐不出来了。皇帝想着他有才德,就派人拿着他的图像去寻找他。后来齐国有人上书说:"有一个男子,披着羊皮衣在水泽垂钓。"皇帝怀疑是严光,就备了安车和黑色、浅红色的布帛去聘请他,使者往返了三次,严光才出来。皇帝当天亲自到驿馆去看他,严光却卧床不起,皇帝到床边抚着他的肚腹说:"咳,子陵,你不可以帮助我治理国家吗?"严光又睡了不理睬,过了好一会儿,才睁开眼说:"以前唐尧道德高尚,巢父洗耳,人各有志,为什么要逼我呢?"光武帝说:"子陵,我竟然不能说服你吗?"于是登上车叹息着而离开了。后来又将他接入皇宫,谈论以前的事情,谈了几天,一起同吃同住了几天。光武帝授予严光谏议大夫一职,他不愿屈从,就到富春山去过耕耘生活。后来人们把他垂钓的地方称为"严陵濑"。建武十七年间,光武帝又特别派人去征召他,他仍然不去。严光活到八十岁时,死在家里。

东海隐者

　　东海隐者,不知是什么地方的人,他是汉代已故司直王良的朋友。建武年间,王良因为高洁的节操被皇帝征用了,在位到一年的时候,又返回家乡。很了解他的朋友却不愿意见王良,而且还让人对他说:"没有忠诚信用和奇妙的计谋却取得较高的官位,自己明白(自己)没有什么恩德(可以称道的),怎么会到了今天这个样子呢?又急急地回去,我和你频繁地往来怎会不怕惹麻烦呢?"于是拒绝见王良,一生没有接纳王良,评论的人都赞美"东海隐者"。

梁鸿

梁鸿,字伯鸾,扶风平陵人也。遭乱世,受业太学,博览不为章句。学毕,乃牧豕上林苑中。曾误遗火,延及他舍,鸿乃寻所烧者,问所失去,悉以豕偿之。其主犹以为少,乃又以身居作,执勤不懈。邻家耆老见鸿非庸人,乃共责让主人,而称鸿长者。于是始敬异焉,悉还其豕,鸿不受而去。归乡里,势家慕其高节,多欲女之,鸿并绝不娶。同县孟氏有女,状丑,择对不嫁。父母问其故,女曰:"欲得贤如梁伯鸾者。"鸿闻而聘之。及嫁,始以装饰入门,七日而鸿不答。妻乃下请,鸿曰:"吾欲裘褐之人,可与俱隐深山者尔,今乃衣绮缟,傅粉墨,岂鸿所愿哉?"妻曰:"以观夫子之志耳,妾自有隐居之服。"乃更为四椎髻,着布衣,操作而前。鸿大喜曰:"此真梁鸿妻也,能奉我矣。"字之曰德曜孟光。居有顷,乃共入霸陵山中,以耕织为业。咏诗书,弹琴以自娱。仰慕前世高士,而为四皓以来二十四人作颂。因东出关,过京师,作《五噫》之歌。肃宗求鸿不得,乃易姓运期,名耀,字候光,与妻子居齐鲁之间。有顷,又去适吴,居皋伯通庑下,为人赁舂。每归,妻为具食,举案齐眉。伯通察而异之,乃方舍于家。鸿潜闭著书十余篇。疾,且告主人曰:"昔延陵季子,葬于嬴博之间,不归乡里,慎勿令我子持丧归去。"及卒,伯通等为求葬地于吴要离冢旁。

梁鸿

梁鸿,字伯鸾,是扶风平陵人。时逢乱世,在太学院读书,博览群书,不拘泥于文章的章节和句读。学完后,就到上林苑中去牧猪。他曾经因不小心失火而蔓延到别的房屋,梁鸿问清人家的损失情况后,就用所有的猪来赔偿。那家主人认为还没赔够,梁鸿就又替他家干活来补偿,勤劳而不松懈。邻居的老人看出梁鸿不是普通的人,就一起责怪主人,而称梁鸿为"长者"。主人于是开始尊敬他,并将猪全部归还给他,梁鸿不接受就离开了,自己回乡间去了。一些有权势的家族仰慕他的高风亮节,都想将自己的女儿嫁给他,梁鸿都拒绝不娶。同县的孟氏有个女儿,相貌很是丑陋,虽然替她选择了对象,她却不愿嫁。她父母问她是何缘故,她说:"我想嫁给像梁伯鸾那样的贤人。"梁鸿听说后就去下聘礼娶她。等到出嫁时,她化妆修饰后才进门,梁鸿整整七天都不答理她。她就询问原因,梁鸿说:"我要的是穿粗布衣服的人,可以同我一起隐居深山罢了。现在你却穿着丝织品,还施着粉墨,这哪里是我所希望的人呢?"妻子说:"我不过是为了看夫君的志向罢了,我有隐居时穿的衣服。"就重新梳成椎形的髻,换上布衣服,然后来到梁鸿面前。梁鸿大喜道:"这才真正是我的妻子,能够侍奉我一生!"称她字德曜,名孟光。居住了一段时间,就一起进入霸陵山中,以耕耘纺织为业,诵咏《诗》、《书》,以弹琴来自娱自乐。因仰慕前世的高人,而为四皓以来的二十四位高人作颂文。由于有事,他向东出关,路过京师,作了《五噫》之歌。肃宗寻求他未找到。于是他改姓运期,名耀,字侯光,与妻子和儿女居住在齐鲁之间。过了一段时间,他又搬到吴地,居住在皋伯通家旁边的一个小房子里,他受雇为别人舂米。每次回到家,妻子为他准备好食物后,把盛食物的托盘举得跟眉毛一样高。伯通发现后觉得很奇异,就让他们住进自己的家中。梁鸿闭门专心著书十几篇。因他有病又贫困,便告诉主人说:"以前延陵季子埋葬在嬴博之间,没有回归乡里,请不要让我的儿子扶着灵柩将我抬回去。"等到他死后,伯通等人将他埋葬在要离的墓旁。

高恢

高恢,字伯达,京兆人也,少治老子经,恬虚不营世务。与梁鸿善,隐于华阴山中。及鸿东游,思恢,作诗曰:"鸟嘤嘤兮友之期,念高子兮仆怀思,想念恢兮爰集兹。"二人遂不复相见。恢亦高抗匿耀,终身不仕焉。

韩康

韩康,字伯休,京兆霸陵人也。常游名山采药,卖于长安市中,口不二价者三十余年。时有女子买药于康,怒康守价,乃曰:"公是韩伯休邪?乃不二价乎?"康难曰:"我欲避名,今区区女子皆知有我,何用药为?"遂遁入霸陵山中。博士公交车连征不至,桓帝时,乃备玄纁安车以聘之。使者奉诏造康,康不得已,乃佯许诺,辞安车,自乘柴车,冒晨先发。至亭,亭长以韩征君当过,方发人牛修道桥,及见康柴车幅巾,以为田叟也,使夺其牛,即释驾与之。有顷,使者至,知之,欲奏杀亭长。康曰:"老子与之,非夺也,亭长何罪?"乃止。康因中路逃去,以寿考终。

台佟

台佟,字孝威,魏郡邺人也。不仕,隐武安山中峰,凿穴而居,采药。自建业初,中州辟不就。魏郡刺史执枣栗为贽见佟,语良久,刺史曰:"孝威居身如此,甚苦如何?"佟曰:"佟幸得保终正性,存神养和,不屏营于世事以劳其精,除可欲之志,恬淡自得,不苦也。如明使君绥抚牧养,夕惕匪忒,反不苦邪?"遂去,隐逸终身不见。

高恢

高恢，字伯达，是京兆人，年少研习《老子经》，恬淡冲虚不经营世俗的事务。与梁鸿交好，在华阴山中隐居。等到梁鸿向东游历，想念高恢，写作诗歌道："鸟儿鸣叫在寻求意气相投的朋友，思念高恢这样不满政治黑暗有进步倾向的友人，想念高恢，愿我在陌生的异地也能结交多位像高恢这样的高士。"二人后来没有再见过。高恢也结交高抗之士并隐藏光芒，一生没有做官。

韩康

韩康，字伯休，是京兆霸陵人。他经常游走于名山大川采药，拿到长安的集市上叫卖，不让还价。三十多年一直不变。有一次，一个女子在韩康那里买药时，责怪韩康不讲价，就说："你是韩伯休吗？才不讲价吗？"韩康叹息道："我本不想让人家知道名字，现在却连一个小小的女子都知道我，还卖什么药呢？"于是就隐居在霸陵山中。公车以博士之位多次征召韩康，他都不去。桓帝准备绛色的布帛和安车去聘请他。使者奉皇帝诏书造访韩康，韩康没有办法，就假装答应。他推辞掉安车，自己却乘坐柴车，顶着晨雾先出发。到了亭边，亭长因韩康被征召要从这里经过，正打发人和牛修路修桥。当见到韩康的柴车和戴着的幅巾，以为是个种田的老头，就叫人夺下了他的牛。韩康不动声色，就卸车缴牛。过一会儿，使者到了，知道这事后，要上奏朝庭处死亭长。韩康说："是我给他的，不是夺去的，亭长有什么罪呢？"这事才算了结。后来，韩康乘机在进京途中逃脱，直至寿尽而终。

台佟

台佟，字孝威，魏郡邺人。不出来做官，隐居在武安山中峰，凿穴为室而居住，以采药为自己的职业。建初年间，州里征召他，他没有接受。魏郡刺史拿着大枣和栗子作为第一次拜访台佟的礼物，两人谈了好一会儿，刺史（问台佟）说："孝威自身居住的这样（简陋），很苦，怎么办呢？"台佟回答说："我幸得保存正性，存神养和，不因为世间的种种事而惶恐，来耗费我的精气神，去掉了名利的志向，恬淡自得，不苦啊。"

丘欣

丘欣，字季春，扶风人也。少有大材，自谓无伍，傲世不与俗人为群。郡守召，始见，曰："明府欲臣欣邪？友欣邪？师欣耶？明府所以尊宠人者，极于功曹；所以荣禄人者，已于孝廉。一极一已，皆欣所不用也。"郡守异之，遂不敢屈。

矫慎

矫慎，字仲彦，扶风茂陵人也。少慕松乔导引之术，隐遁山谷，与南郡太守马融，并州刺史苏章，乡里并时，然二人纯远不及慎也。汝南吴苍甚重之，因遗书以观其志曰："盖闻黄老之言，乘虚入冥，藏身远遁；亦有理国养人，施于为政。至如登山绝迹，神不着其证，人不睹其验，吾从先生欲其可者，于意何如？昔伊尹不怀道以待尧舜之君，方今明明，四海开辟，巢许无为，箕山夷齐，悔入首阳，足下审能骑龙弄凤，翔嬉云间者，亦非狐兔燕雀所敢谋也。"慎不答。年七十余，竟不肯娶。后忽归家，自言死日，及期果卒。后人有见慎于敦煌者，故前世异之，或云神仙焉。慎同郡马瑶，隐于汧山，以兔罝为事，所居俗化，百姓美之，号马牧先生焉。

法真

法真，字高卿，扶风郿人也。学无常家，博通内外图典，关西号为大儒，弟子自远而负笈，尝数百人。真性恬静寡欲，不涉人间事。

像明使君奉令安定、抚慰人心和治理（自己管辖的区域），晚上还为众事操劳，反而不苦吗？"于是离去，隐逸，一生没有再见。

丘欣

丘欣，字季春，是扶风人。年少时有很高的才智，自称没有朋友，轻视世人而不和凡庸的人聚在一起。郡守召见他，他第一次见郡守。他对郡守说："官府想让我做臣下呢，还是想和我做朋友，或是想让我做老师呢？"官府用来尊敬和推宠人的（官职），最高的是功曹；官方用来使人有功名利禄的（官职），最低的是孝廉。这一高一低，都是丘欣不需要的官职。"郡守觉得他是不寻常的人。于是不敢让他屈从。

矫慎

矫慎，字仲彦，是扶风茂陵人。年少时仰慕赤松子、王子乔二仙的导引术，便隐居于山谷中。他与南郡太守马融、并州刺史苏章并时，然而这二人的才能远不及矫慎。汝南的吴苍很器重他，于是派人送书信给他以观他的志向，信中说："听黄、老之言，避世隐迹、虚静修养之中，也有治国养民，在政治方面有所作为。至于像登到人迹罕至的山上，神不能为其作证，人也见不到他的才能。我希望你能跟从其中值得跟从的人，你意下如何？以前伊尹并不是怀着治世的才能而坐待像尧舜那样的君王的，而今皇上圣明，四海开阔，但巢父、许由因无为而上了箕山，伯夷、叔齐因悔恨而进了首阳。阁下的确有骑龙弄凤，翔嬉于云间的才能，不是无足轻重的无能之辈所敢图谋的。"矫慎不作回答。七十多岁了，竟然不愿婚娶。后来忽然回到家中，自己说出自己的死期，到了那天果然就死了。后来有人在敦煌见到过矫慎，所以人们认为他很奇异，因而也就有人说他是神仙。与矫慎同郡的马瑶，隐居在汧山，以捕兔为业。他所居住的地方很民俗化，百姓都赞美他，称他"马牧先生"。

法真

法真，字高卿，是扶风郿县人。所学不止一家的知识，学识广博，精通内外图典，在关西号称大儒。弟子从很远的地方来向他求学，他曾

太守请见之，真乃幅巾诣谒。太守曰："昔鲁哀公虽为不肖，而仲尼称臣。太守虚薄，欲以功曹相屈，光赞本朝，何如？"真曰："以明府见待有礼，故敢自同宾末，若欲吏之，真将在北山之北，南山之南矣。"太守憬然不敢复言。凡辟公府贤良，皆不就。同郡田羽荐真曰："处士法真，体兼四业，学穷典奥，幽居恬泊，乐以忘忧，将蹈老氏之高天，不为玄纁屈也。臣愿圣朝就加衮职，必能唱清庙之歌，致来仪之凤矣。"会顺帝西巡，羽又荐之，帝虚心欲致，前后四征。真曰："吾既不能遁形远世，岂饮洗耳之水哉？"遂深自隐绝，终不降屈。友人郭正称之曰："法真名可得闻，身难得见，逃名而名我随，避名而名我追，可谓百世之师者矣。"乃共刊石颂之，号曰玄德先生。年八十九，中平五年以寿终。

汉滨老父

汉滨老父者，不知何许人也。桓帝延熹中，幸竟陵，过云梦，临沔水，百姓莫不观者，有老父独耕不辍。尚书郎南阳张温异之，使问曰："人皆来观，老父独不辍，何也？"老父笑而不答。温下道百步，自与言。老父曰："我野人也，不达斯语。请问天下乱而立天子邪？理而立天子邪？立天子以父天下邪？役天下以奉天子邪？昔圣王宰世，茅茨采椽，而万人以宁；今子之君，劳人自纵，逸游无忌，吾为子羞之，子何忍欲人观之乎？"温大惭。问其姓名，不告而去。

经有几百个弟子。法真的性格恬静,欲望少,不管人世间的事。太守请求见他,法真便带着"幅巾",(以布衣庶人身份)前往谒见太守。太守说:"以前鲁哀公即使是无才能的,然而仲尼却对他称臣。我即使才疏德薄,却想请你屈就功曹的职位,以便多方面辅佐本朝,你愿意吗?"法真说:"因为官府有礼的招待我,所以我才敢把你当成朋友。如果想让我做官,我想要做比皇上还要大得多的官。"太守害怕惶恐,不敢再提此事。凡是朝廷征召授予官职或是被人举荐,他都不去。同郡的田羽,在举荐法真时说:"处士法真,一身兼修《诗》《书》《礼》《乐》,穷尽各种经典的奥妙。他幽居恬泊,乐以忘忧,将重蹈老子的后路,不被绛色的币帛所打动。臣请圣上加封他为三公,那他就能发扬文王之德,从而招来祥瑞之应。"到顺帝西巡时,田羽又举荐他。顺帝虚心打算召见他,前后总共征召了四次。法真说:"我既然不能隐身世外,又岂能让举荐、征聘的消息和事情来扰乱我的心性呢?"于是更加深居简出,始终不愿屈从。他的朋友郭正称赞他说:"法真的名可以听到,人却难以见到。他逃避名利,而名利却紧紧追随他,他可以被称为'百世师'!"于是(和他人)一起刻石碑歌颂法真,号称"玄德先生"。他活到八十九岁,于中平五年,寿尽而终。

汉滨老父

汉滨老父,不知是哪里的人。桓帝延熹年间,皇上到竟陵,经过云梦,临近沔水时,百姓都来观看,只有汉滨老父独自耕耘从不间断。南阳的尚书侍郎张温很奇怪,就派人问他道:"人们都去观看皇帝,只有你(不去并)不停止耕作,为什么呢?"汉滨老父笑着却不回答。张温就从大道上下来,走了百步,亲自与他说话。汉滨老父才说:"我是山野之人,不懂书理。请问是天下乱而立天子呢,还是立天子来治理天下呢?是立天子来做天下人的父母呢?还是劳役天下人来侍奉天子呢?以前圣王治世,都是用茅草盖屋顶,用栎木作椽,因而天下万人得以安宁。现在你的君主,劳民伤财,放纵自己,寻求安逸、享受,毫无忌惮。我为你感到羞愧,你怎么忍心呢,还想要人们都去观看他呢?"张温感到非常惭愧,问他的姓名,他却没有告知就离开了。

徐稚

徐稚,字孺子,豫章南昌人也。少以经行高于南州,桓帝时,汝南陈蕃为豫章太守,因推荐稚于朝廷,由是五举孝廉贤良,皆不就;连辟公府,不诣,未尝答命。公薨,辄身自赴吊。太守黄琼亦尝辟稚,至琼薨,归葬江夏。稚既闻,即负笈徒步豫章三千余里,至江夏琼墓前致酹而哭之。后公交车三征不就,以寿终。

郭太

郭太,字林宗,太原人也。少事父母,以孝闻。身长八尺余,家贫,郡县欲以为吏,叹曰:"丈夫何能执鞭斗筲哉?"乃辞母,与同县宗仲至京师,从屈伯彦学《春秋》。博洽无不通,又审于人物,由是名著于陈梁之间。

步行遇雨,巾一角垫,众人慕之,皆故折巾角。士争往从之,载策盈车。凡太知之于无名之中六十余人,皆先言后验。以母丧归,徐稚来吊,以生刍一束赖太庐前而去。太曰:"此必南州高士徐孺子也。诗不云乎:'生刍一束,其人如玉,'吾不堪此喻耳。"

申屠蟠

申屠蟠,字子龙,陈留外黄人也。少有名节。同县缑氏女玉为父报仇,外黄令梁丑欲论杀玉。蟠时年十五,为诸生,进谏曰:"玉之节义,足以感无耻之孙,激忍辱之子,不遭明时,尚当表旌庐墓,况在清听而不加哀矜?"丑善其言,乃为谳得减死论,乡人称之。蟠

徐穉

徐穉，字孺子，是豫章南昌人。年少时在南州就因为精通经学和品行高尚而显贵，桓帝时期，汝南陈蕃是豫章太守，（他了解徐穉的贤能，）因此向朝廷推荐徐穉，自此以后徐穉因德才兼备，五次被推举为"孝廉"，都没有就任；朝廷接连征辟徐穉做官，他没有去，徐穉不曾答应朝廷的任命。陈蕃离世了，徐穉就亲自去吊唁。太尉黄琼也曾征召徐穉，（但徐穉没有赴任）到黄琼去世了，归葬家乡江夏。徐穉听说了，马上背着干粮徒步三千多里，从豫章赶到江夏，到江夏黄琼的墓旁摆设了酒祭奠而痛哭黄琼。后来朝廷又三次征辟徐穉，他都没有接受。最后徐穉得以自然死亡。

郭太

郭太，字林宗，是太原人。年少时就侍奉父母，以孝顺而闻名。他身高八尺多。由于他的家境很贫穷，郡县（长官）便想请他去做小吏。他叹息道："大丈夫怎么能做持鞭驾车那样职位低微的小吏呢？"于是辞别母亲，与同县的宗仲来到京师，跟从屈伯彦学习《春秋》。由于他学识广博无所不通，又能审察人物，因此在陈梁一带很出名。

一次步行时，遇到天下雨，便将头巾的一角垂下，众人竟都效仿他，故意将头巾的一角折下来。有识之士争先恐后地跟从他，简策载了满满一车。郭太知道无名之人共有六十多人，是先预言，后来都应验了。他因母离世而回家丁忧，徐稚来吊唁，把一束新割的青草安放在郭太简陋的房屋前就离去了。郭太说："这必定是南州的高人徐孺子。《诗经》中不是说：'新割的青草一束，其人如玉。'我不配受这种比喻啊。"

申屠蟠

申屠蟠，字子龙，是陈留外黄人。年少时就有良好的名声和高尚的节操。同县的缑氏的姑娘名字叫玉的，为父报仇，（杀了人），外黄县令梁配打算判罪将缑玉处死。申屠蟠当时只有十五岁，是县学的一名学生，（向外黄县令梁配）进谏道："缑玉的节操和义行，足够用来感动和激

父母卒,哀毁思慕,不饮酒食肉十余年。遂隐居,学治《京氏易》,《严氏春秋》,《小戴礼》,三业先通,因博贯五经,兼明图纬。学无常师,始与济阴王子居同在太学,子居病困,以身托蟠。蟠即步负其丧至济阴,遇司隶从事于河巩之间,从事义之,为符传护送蟠,蟠不肯,投传于地而去。事毕还家。前后凡蒲车特征,皆不就。年七十四,以寿终。

袁闳

袁闳,字夏甫,汝南人也。筑室于庭中,闭门不见客。旦暮于室中向母礼拜,虽子往亦不得见也。子亦向户拜而去。首不着巾,身无单衣,足着木履,母死不列服位。公交车两征不诣。范滂美而称之曰:"隐不违亲,贞不绝俗,可谓至贤矣。"

姜肱

姜肱,字伯淮,彭城广戚人也,家世名族,兄弟三人,皆孝行着闻。肱年最长,与二弟仲海、季江同被卧,甚相亲友,及长各娶,兄弟相爱,不能相离。肱习学五经,兼明星纬。弟子自远方至者三千余人,声重于时。凡一举孝廉,十辟公府,九举有道,至孝贤良,公交

励那些不知廉耻甘受羞辱的后辈,(即使)不能碰上政治清明的时代,也应当立牌坊挂匾额来显扬她的节义,允许她(服丧期间,在父亲墓旁搭盖小屋居住)守护坟墓,何况在耳聪善听(从谏如流)的时代,反而不加以怜悯同情了呢?"县令梁配认为他的话很好,于是替(缑氏女子重新)审判定罪,(使她)得到减除死罪的结论。乡人都称赞申屠蟠(做得好)。申屠蟠的父母死后,他哀伤异常,非常思念,(以至于)十多年时间里不喝酒吃肉,(之后他)就退居乡里,学习研究京氏《易经》学、严氏《春秋》和戴圣的《礼记》,这三本书首先读通后,接着他又博览并贯通儒家五经,同时阅读了解河图谶纬一类的书籍,他在学习中没有固定的老师。(申屠蟠)当初和济阴人王子居一起在太学学习,子居病重,把身后事托付给申屠蟠。(王子居死后,)申屠蟠就徒步背着他,为他奔丧,到了济阴,在河巩一带碰上当地的司隶从事官,从事官认为他有道义,办了通行证护送申屠蟠,申屠蟠不答应,把通行证扔在地上就离开了。(王子居的)丧事办完后,他才回家。前前后后凡是(朝廷)特意征召(他入朝为官的),(他)都没有前去。他一直活到七十四岁高龄,最后自然死亡。

袁闳

袁闳,字夏甫,是汝南人。他在庭中筑土室,关起门来,不接见来访的客人。每天早晚向母亲所在的方向礼拜,即便是儿子去见他,他也不与相见。儿子也只得对着窗户礼拜后离去。他头上不戴巾帽,他身上没有单层布质衣服,脚上穿着木鞋。母亲死后,他不穿丧服,不设灵位。朝廷两次去征聘他,他都不去。范滂称赞他说:"袁闳隐居但不远离亲友,坚贞但不断绝民俗,可以称作'至贤'啊。"

姜肱

姜肱,字伯淮,是彭城广戚人。他出生于有名望的家族,兄弟三人,都因孝敬父母的德行而闻名。姜肱年龄最大,与两个兄弟姜仲海、姜季江盖一床被子睡觉,相互很亲密友善。到长大后各自婚娶,兄弟三人还是很相爱,相互不分离。姜肱学习研究"五经",兼懂占星之术。

车三征,皆不就,仲季亦不应征辟。建宁二年,灵帝诏征为犍为太守,肱得诏,乃告其友曰:"吾以虚获实,遂籍声价,盛明之世,尚不委质,况今政在私门哉?"乃隐身遁命,乘船浮海,使者追之不及。再以玄纁聘,不就。即拜太中大夫,又逃不受诏。名振于天下。年七十七。卒于家。

郑玄

郑玄,字康成,北海高密人也。八世祖崇,汉尚书。玄少好学,长八尺余,须眉美秀,姿容甚伟。习《孝经》《论语》兼通《京氏》《公羊春秋》《三正历》《九章算术》《周官》《礼记》《左氏春秋》。大将军何进辟玄,州郡迫胁,不得已而诣。进设几杖之礼以待玄,玄以幅巾见进,一宿而逃去。公府前后十余辟,并不就。

任安

任安,字定祖。少好学,隐山不营名利,时人称安曰任孔子。连辟不就,建安中读《史记·鲁连传》,叹曰,"性以洁白为治,情以得志为乐,性治情得,体道而不忧。彼弃我取,与时而无争。"遂终身不仕,时人号为任征君云。

从远方来跟从的弟子有三千多人,在当时名气很大。总共有:一次被推举为孝廉,十次被公府召见,九次被举荐为有道,因为姜肱特别孝顺,又才智出众,公车三次征聘,他都没有接受。姜仲海、姜季江二人也不理会朝廷的征聘和召见。建宁二年间,灵帝下诏书征聘他为"犍为太守"。姜肱接到诏书,就告诉他的朋友说:"我以虚名获得实利,于是声价很高。天下盛明时,我都不曾应征,何况现在政权在个别权贵的手上呢?"于是隐藏起来逃避任命,乘船飘浮在海上,使者没有追上他。朝廷再用玄纁(朝廷延聘贤士的礼品)聘请他,他依旧没有接受。后又被拜为"太中大夫",他又逃避不肯接受诏书。由此他名振天下。他七十七岁时,死于家中。

郑玄

郑玄,字康成,是北海高密人也。他的八世祖先郑崇,是汉代的尚书。郑玄年少时就爱好学习,高八尺多,胡须和眉毛美丽清秀,仪容出色。学习了《孝经》《论语》,又精通通《京氏》《公羊春秋》《三正历》《九章算术》《周官》《礼记》《左氏春秋》。大将军何进征召郑玄(入朝为官),州和郡(的官吏)逼迫、威胁起行,没郑玄不得已,只好前往(去见何进)。何进设几、杖之礼来接待郑玄,郑玄(为保其名士节操,拒不穿朝服)只穿普通儒者的便服与何进相见。仅隔了一夜,(未等授予官职)就逃走了。朝廷前后十多次征召郑玄(入朝做官),郑玄都没有接受。

任安

任安,字定祖。年少就喜欢学习,隐居在山里,不追求名位和利益,当时的人把任安称作"任孔子"。朝廷多次征召(他都推辞),没有接受。建安中期,任安读《史记·鲁连传》,赞叹道:"性以清白纯正为修养(好的标准),情以实现志愿而愉快,性能够修养,情能够自得其乐,体悟大道,没有烦恼。他人抛弃的,我来获得,随顺时间变化却不(与世人)争夺(名位和利益)。"于是一生没有做官,当时的人都称他"任征君"。

庞公

庞公者,南郡襄阳人也,居岘山之南,未尝入城府,夫妻相敬如宾。荆州刺史刘表延请不能屈,乃就候之曰:"夫保全一身,孰若保全天下乎?"庞公笑曰:"鸿鹄巢于高林之上,暮而得所栖;鼋鼍穴于深渊之下,夕而得所宿。夫趣舍行止,亦人之巢穴也,且各得其栖宿而已,天下非所保也。"因释耕于垄上,而妻子耘于前。表指而问曰:"先生苦居畎亩,而不肯官禄,后世何以遗子孙乎?"庞公曰:"世人皆遗之以危,今独遗之以安,虽所遗不同,未为无所遗也。"表叹息而去。后遂携其妻子登鹿门山,因采药不反。

焦先

焦先,字孝然,世莫知其所出也,或言生汉末。及魏受禅,常结草为庐于河之湄,浊止其中。冬夏袒不着衣,卧不设席,又无草蓐,以身亲土,其体垢污皆如泥滓,不行人间。或数日一食,行不由邪径,目不与女子连视,口未尝言,虽有警急,不与人语。后野火烧其庐,先因露寝,遭冬雪大至,先袒卧不移,人以为死,就视如故。后百余岁卒。

陶潜

陶潜,字渊明,或云字深明,名元亮。浔阳柴桑人,晋大司马侃之曾孙也。少有高趣,宅边有五柳树,故尝着《五柳先生传》云:

庞公

庞公,是南郡襄阳人,居住在岘山向阳的一面,不曾进入过城邑和衙署,夫妻间相处融洽,互相尊敬、爱护,如待宾客一样。荆州刺史刘表数次延请不能使庞公屈就侯爵之位,说他:"你保全了你一个人,为什么不保全天下呢?"庞公笑着说:"鸿鹄在高林之上筑巢,晚上有栖息的地方;鼋鼍(大鳖)在深渊下面,晚上也可以休息。我住的房子小舍也不过只是人的巢穴,(我们)都各得了栖宿的地方而已,天下并不是我所能保全的。"因而在田上耕作,他的妻子和儿女也在前面的田地里耕作。刘表指着庞公的妻子和儿女问庞公说:"先生住在田亩之中,却不肯出来做官,有什么能够给予子孙呢?"庞公答道:"世人都把危险(的钱财)留给子孙,我现在却留下平安给他们。只是给予的东西不同,并非完全没有馈赠啊!"刘表叹息着离去,之后庞公与妻儿一起登鹿门山采药,就再也没有回来。

焦先

焦先,字孝然,世人不知他的出生年月和出生地,有的人说他生于汉朝末年。等魏国建立,焦先常常在河岸边用茅草盖房子,浑身污浊地呆在房子中。冬季和夏季他脱去上衣,露出身体的一部分,不穿衣服,睡觉也不放置床,也没有草垫子,用身体贴着土,他的身体污垢都像泥渣,不在世间行走。有时他几天吃一顿饭,他行为规矩,眼睛不与女子迎面直视,嘴巴没有和女子说过话,即使有危急的事,也不与人说话。后来野火烧了他的草屋,焦先因此就露宿,又遭遇冬季下大雪,焦先没有穿上衣,睡在雪底下不动,人们以为焦先冻死了,就扒开雪查看,只见焦先卧在雪底下熟睡,面色红润,呼吸均匀,如同在盛暑时醉卧的状态。后来活了一百多岁,去世。

陶潜

陶潜,字渊明,也有人认为字是深明,名元亮,浔阳柴桑人,晋朝大司马陶侃的曾孙。年少时有高雅的志趣,他的住宅旁边有五棵柳树,所

"先生不知何许人,不详姓字。闲静少言,不慕荣利。好读书,不求甚解,每有会意,欣然忘食。性嗜酒,而家贫不能恒得,亲旧知其如此,或置酒招之,造饮辄尽,期在必醉,既醉而退,曾不吝情去留。环堵萧然,不蔽风日,短褐穿结,箪瓢屡空,晏如也。常著文章自娱,颇示己志,忘怀得失,以此自终。"其自序如此,盖以自况,时人谓之实录。义熙末,征为著作佐郎,不就。江州刺史王弘欲识之,不能致也。潜尝往庐山,弘令潜故人庞通之,持酒具于半道栗里要之。潜有脚疾,使一门生二儿举篮舆,及至,欣然便共饮酌。俄顷,弘至,亦无忤也。先是,颜延之为刘柳后军功曹,在浔阳与潜情款,后为始安郡,经过潜,每往必酣饮至醉。弘欲要延之一坐,弥日不得。延之临去,留二万钱与潜,潜悉送酒家,稍就取酒。尝九月九日无酒,出宅边菊丛中坐,久之,逢弘送酒至,即便就酌,醉而后归。潜不解音声,而畜素琴一张,每有酒适,辄抚弄以寄其意。贵贱造之者,有酒辄设,潜若先醉,便语客:"我醉欲眠卿可去。"其真率如此。郡将候潜,逢其酒熟,取头上葛巾漉酒,毕,还复着之。

宗炳

宗炳,字少文,南阳人也。武帝辟为主簿,不起。问其故,答曰:"栖丘饮谷三十余年,岂可于王门折腰作趋走吏乎!"武帝善其对而止。少文妙善琴书图画,精于言理,每游山水,往辄忘归。兄臧

以曾写的《五柳先生传》中记载有："先生不知道是什么地方的人，也不清楚姓名和字号。闲静少语，不羡慕荣华利禄。喜欢读书，只领会要旨，不在一字一句的解释上过分探究，每当对书中的内容有所领会的时候，就会高兴得忘记了吃饭。他生性喜好喝酒，但家境贫寒以致经常不能得到满足。亲朋好友了解他的这种情况，有时就用酒招待他，他去喝酒就喝个尽兴，希望一定喝醉，喝醉了就回家了，竟然说走就走。简陋的房屋里空空荡荡的，遮挡不住风雨和烈日，面对粗布短衣上打满了补丁，盛饭的篮子和饮水的水瓢里经常是空的（情况），他却还是安然自得。常写文章自娱自乐，也稍微透露他自己的志趣，他从不把得失放在心上，就这样过完了自己的一生。"他的自序也是这样说自己的情况，当时的人称《五柳先生传》是陶渊明生活真实的记录。义熙晚年，朝廷征召他为著作佐郎，他（推辞）没有接受。江州刺史王弘想结识他，也未办到。陶潜曾去庐山，王弘让陶潜的朋友庞通之拿着酒具在半路上的栗树林制备酒菜邀请他。陶潜的脚有病，王弘就叫一个门生和两个儿子抬着他坐的竹轿去，等到了，陶潜就高兴地和他们一起饮酒。一会儿，王弘到了，他也没有触动。当初，颜延之做刘柳的后军功曹时，在浔阳与陶潜相聚情深。后来任始安郡，每次经过陶潜处，必定前去饮酒至醉。王弘想邀请颜延之小坐一会儿，却一整天都没请到。颜延之临走时，留二万钱给陶潜，他全送给了酒家，以备陶尽时取酒喝。他曾经在九月九日因无酒喝，就走出屋外，在屋旁的菊花丛中坐了很久。见到王弘送酒来，马上又饮，醉后才回屋。陶潜不懂音韵，却收藏了一张素琴。每当饮酒尽兴时，总是弹琴来寄托自己的心志。朋友无论贫富，来看望他时，只要有酒，他总是拿出来同饮，陶潜如果先喝醉了，便对客人说："我醉了，想先睡，你可以走了。"他就是如此坦诚直率。郡守准备去问候陶潜，正逢陶潜把酒热熟了，陶潜就取下头巾来滤酒，过滤完了，然后又拿来戴上。

宗炳

宗炳，字少文，是南阳人。武帝召为主簿，没有就任。皇帝问他因为什么不接受，宗炳回答道："我栖息在山中，饮用山水，食谷物三十多年，难道可以在官场弯腰行礼作奔走的小官吏吗？"武帝认为宗炳对的

为南平太守，逼与俱还，乃于江陵三湖立宅，闲居无事。好山水，爱远游，西陟荆巫，南登衡岳，因结宇衡山，欲怀尚平之志。有疾还江陵，叹曰："老疾俱至，名山恐难遍睹，唯澄怀观道，卧以游之。"凡所游履，皆图之于室，谓人曰："抚琴动操，欲令众山皆响。"古有《金石弄》，为诸桓所重，桓氏亡，其声遂绝，唯少文传焉。文帝遣乐师杨观就受之。

孔淳之

孔淳之，字彦深，鲁人，居会稽郯县。性好山水，每有所游，必穷其幽遐，或旬日忘归。尝游山，遇沙门释法崇，因留共此，遂停三载。法崇叹曰："缅想人外三十年矣，今乃倾盖于兹，不觉老之将至也。"及淳之还，乃不告以姓。除著作佐郎、太尉参军，并不就。与征士戴颙、王弘之及王敬弘等，共为人外之游。又申以婚姻，敬弘以女适淳之子尚，遂以乌羊系所乘车辕，提壶为礼，至则尽欢共饮，迄暮而归。或怪其如此，答曰："固亦农夫田父之礼也。"时会稽太守谢方明苦要之，不能致，使谓曰："苟不入吾郡，何为入吾郭？"淳之笑曰："潜游者不识其水，巢栖者非辨其林，飞沉所至，何问其主？"终不肯往。元嘉初，复征为散骑侍郎，乃逃于上虞县界，家人莫知所在。

很巧妙,于是就停止了征召他。宗炳擅长弹琴、书法、绘画,并且精通理论,每次去游历山水,去了总是流连忘返。他的哥哥宗臧做南平太守,逼着他一起都回家,宗炳才在江陵三湖盖了房子,悠闲自在的一个人住着,无所事事。宗炳爱好山水,喜欢到远方游历,向西到过荆巫地区,向南登过衡山,并在衡山建造了房子居住,心里怀有前人向子平那样的隐居志向。后来患有疾病,就返回到江陵,叹息道:"(现在)衰老和疾病一起来了,名山大川(我以后)恐怕很难全部亲眼看完了,只有"澄怀观道",提高修养,然后,睡在床上,躺着看,再来游历这些大好河山吧。"只要是宗炳所游历走过的地方,他都绘成图画,挂在室内,对人说:"我使劲的拨动琴弦,想让所有的山峰山谷都回荡。"古有《金石弄》一曲,被桓氏所器重,桓氏家族衰败之后,这首曲子也就失传了,只有宗炳还能弹奏。文帝派遣乐师杨观跟宗炳学习这支曲子。

孔淳之

孔淳之,字彦深,是鲁国人,居住在会稽山郯县。生性喜好山水,每当游历一个地方,一定要到达这个地方僻远、深幽的景致的终点。,有时都过十天了,还流连忘返。曾经游历高山,遇到一位出家名叫释法崇的师父,因此留下一起修行,于是在山里停留了三年。法崇师父感叹说:"遥想山外面的人三十年了,现在和你在这里一见如故,不觉得衰老了。"等孔淳之要返回原处时,依然没有告诉孔淳之他的姓名。(孔淳之被朝廷)任命为著作佐郎、太尉参军,全都没有就任。孔淳之同征士戴颙、王弘之及王敬弘等,都是隐士之间的结交。又用儿女婚姻来说明,王敬弘把女儿嫁给了孔淳之的儿子孔尚,于是把黑羊挂在自己乘坐的车辕上,以提壶为礼节,到了就一起尽情地饮酒,分享喜悦,到了傍晚就回家了。有人看他这样,认为很奇怪,王敬弘回答说:"这本来也是农夫田父的礼节啊。"当时时会稽的太守耐心地邀请孔淳之,他没有去,(太守谢方明)派人对孔淳之说:"如果您不来我管辖的郡县,为什么要住在我管辖的城外?"孔淳之笑着说:"在水里游的不知道(自己在游的)那片水的名字,做窝并栖居在树上的不能分辨它住的是那个林子(在哪个地方),飞到哪里,就落在哪里,(有人问)它们的主

陶弘景

陶弘景，字通明，秣陵人也。幼有异操，年四五岁，恒以荻为笔，画灰中学书。至十岁，得葛洪《神仙传》，昼夜研寻，便有养生之志。谓人曰："仰青云，睹白日，不觉为远矣。"神仪明秀，朗目疏眉，细形，长额，耸耳。右膝有数十黑子，作七星文。读书万余卷，一事不知以为深耻。善琴棋，工草隶，朝请虽在朱门，闭影不交外物，唯以披阅为务，朝仪故事多所取焉。家贫，求宰县不遂。永明十年，脱朝服，挂神武门，上表辞禄，诏许之赐以束帛，敕所在月给茯苓五斤，白蜜三斤，以供服饵之需。景为人圆通谦谨，出处冥会，心如明镜，遇物便了，言无烦舛，有亦随觉。永元初，更筑三层楼，弘景处其上，弟子居其中，宾客至其下，与物遂绝，唯一家僮得至其所。本便马善射，晚皆不为，唯听吹笙而已。物爱松风，庭院皆植松，每闻其响，欣然为乐。有时独游泉石，望见者以为仙人。性好著述，尚奇异，顾惜光景，老而弥笃。尤明阴阳五行，风角星算，山川地理，方圆产物，医术本草。所著《学苑百卷》《孝经论语集注》《帝代年历》《本草集注》《效验方》《肘后百一方》《古今州郡记》《图象集要》及《玉匮记》《七曜新旧术疏》《占候合丹法式》，皆秘密不传；及撰而未讫，又十部，唯弟子得之。卒年八十五，谥贞白先生。

马枢

马枢，字要理，扶风人。六岁能诵《孝经》《论语》《老子》，

人是谁了吗?"孔淳之始终不愿意前往。元嘉初年,朝廷又征召他做散骑侍郎,竟躲逃到上虞县的边界,家人(都)不知道他在哪里。

陶弘景

陶弘景,字通明,是秣陵县人。年幼时就有与众不同的行为,四五岁时,常用荻作笔在灰中书写学习。到十岁时,得到一本葛洪的《神仙传》,白天黑夜都专研苦读,于是萌生了养生的志向。他对别人说:"仰看青云,目睹白日,不觉得天地有多远。"他长得神仪明秀,朗目疏眉,脸细、额长、双耳下垂,右膝上有几十颗黑痣排列成七星图案。读了万多卷书,只要有一件事不知道,他就会感到羞愧。他擅长弹琴下棋,精于草书隶书。他虽然身在官门,却闭门不出,唯以披阅公文为本。朝中的礼仪旧事,一般都向他请教决断。他的家境贫寒,因谋求宰县之位不成,便在永明十年,脱下朝服,挂在神武门,向皇上奏表辞呈,皇帝下诏书准许他辞官,赐给他钱帛,并每月供给茯苓五斤、白蜜三斤以满足他服食的需要。陶弘景为人圆通、谦逊、谨慎,参加或退出宴饮聚会,心如明镜,无论遇什么事都很坦然,言谈中没有烦言乱语,即使有也能立即惊觉。永元初年,又修筑了三层的房子,弘景住在最高层,弟子居在中层,宾客在底层居住,与外界隔绝,只有一个家僮能到他那里去。他原来喜好骑马、射击,到了晚年却不这样了,只是听听吹笙罢了。他非常喜爱松树清风,庭院都种植有松树,每次听到风从松林中吹过,就感到心旷神怡。有时一个人独自游览泉石,看见他的人都以为他是仙人。他生性喜欢著书论述,喜好奇异之事,顾惜光阴,年老时,就更加如此了。他尤其精通阴阳五行、占卜算数、山川地理、方图物产、医术草药。他所著写的有《学苑百卷》《孝经论语集注》《帝代年历》《本草集注》《效验方》《肘后百一方》《古今州郡记》《图像集要》及《玉匮记》《七曜新旧术疏》《占候合丹法式》,这些秘书未得流传。还有十部没写完的书,有只有弟子得传。死时八十五岁,谥号"贞白先生"。

马枢

马枢,字要理,是扶风人。六岁时就能背诵《孝经》《论语》《老

及长,博极经史,尤善佛经,及《周易》《老子》,义分派别,转变无穷,论者拱默听受而已,纶甚嘉之。寻遇侯景之乱,刺史王纶举兵援台城,乃留书二万卷付枢,枢肆志寻览,殆将周遍,乃喟然叹曰:"吾闻贵爵位者,以巢由为桎梏;爱山林者,以伊吕为管库。束名实,则刍芥柱下之言;玩清虚,则糠秕席上之说。稽之笃论,亦各从其好也。比求志之士,望涂而息,岂天之不惠高尚,何山林之无闻甚乎?"乃隐于茅山,有终焉之志。陈元嘉元年,文帝征为度支尚书,辞不应命。枢少属乱离,凡所居处,盗贼不入,依托者,常数百家。目精洞黄,能视暗中物。有白燕一双,巢其庭树,驯狎檐庑,时至几案,春来秋去,几三十年。

孙登

孙登,字公和,汲郡人,无家属,于郡北山为土窟居之。好读《易》,抚一弦琴。性无恚怒,人或投诸水中,欲观其怒,登既出,便大笑。尝住宜阳山,有作炭人见之,知非常人,与语,登亦不应。文帝闻之,使阮籍往观,既见,与语亦不应。嵇康又从之游,三年问其所图,终不答。康将别,谓曰:"先生竟无言乎?"登乃曰:"子识火乎?火生而有光,而不用其光,果在于用光。人生而有才,而不用其才,果在于用才。故用光在乎得薪,所以保其耀;用才在乎识真,所以全其年。今子才多识寡,难乎免于今之世矣。子无求乎?"康不能用,果遭非命。乃作幽愤诗曰:"昔惭柳下,今愧孙登。"竟不知其所终。

子》。等长大了,博览经文史籍,尤其善解佛经和《周易》《老子》。(能够)分清各个流派的义理,论述千变万化,论者都顶礼膜拜默默聆听而已,萧纶十分赞赏他。不久,遭遇侯景之乱,(邵陵王)萧纶(任南徐州)刺史,带兵援助台城,便留下二万卷书给马枢,马枢潜心阅读,几乎全部读通,便喟然叹息说:"我听说看重爵位的人把巢父、许由当作羁绊;喜好隐居的人,以伊尹和吕望为低贱;为名利所束缚的人,则把道家之言当作草芥不值;习玩于清淡的人,则把儒家学说当作糠米比,公正地考察,他们是各取所好。近年那些追求志向的人们,望着道路而叹息。难道是上天不愿施惠给高尚的人,(要不),隐居的人为什么会这样少呢?"于是隐居在茅山,有隐居到底的志向。陈天嘉元年,文帝征辟马枢为度支尚书,他辞不应命。枢少时逢乱世,他的居所,连盗都不进,依托在他家的人常有几百家。他目光敏锐,富有洞察力,能看见暗中物品。常有一双白燕,在他家庭院的树上筑巢,栖息于檐庑之下,时而停在几案上,春去秋来,差不多三十多年。

孙登

孙登,字公和,是汲郡人,没有家属,(独自)在北山挖掘土窟居住。喜好读《易经》,会弹一弦琴。性情温良,(从来)不发脾气,有人(故意捉弄他),把他投入水中,要看他发怒(的形态),可是孙登从水中爬起来,却哈哈大笑,(毫不介意)。曾经居住在宜阳山,有一个烧炭的人见到了孙登,知道孙登不是一般人,给孙登说话,孙登也没有回应人家。司马昭闻知后,命阮籍前往拜访,见到后,与孙登谈话,却也默不作声。嵇康又跟随他游学三年,问他有何目标抱负,孙登也始终不答。(及至)嵇康将离别时,对孙登说:"先生难道竟无临别赠言吗?"孙登才说:"你了解火吗?火生而有光,如不会用其光,光就形同虚物,重要的是在于能用光,(光就能发生作用)。人生而有才能,如不会用其才,才能反会召祸,重要的是在于能用才,(才就能利益天下)。所以用光在于得到薪柴,可保持久的光耀;用才在于认识获得道德真才,乃可保全其天年。如今你虽多才,可是见识寡浅,深恐难免误身于当今之世,(望你慎重),不要有(太多的)追求啊。"嵇康未能接受,后来果然被司马昭

董京

董京,字威辇,不知何郡人。初与陇西计吏俱至洛阳,被发而行,逍遥吟咏。常宿白社中,孙楚时为著作,数就社中与语。后数年遁去,莫知所之。于其寝处,惟有一《石竹子》及诗二篇。其一曰:"乾道刚简,坤体敦密。芒芒大素,是则是述。末世流奔,以文代质。悠悠世事,孰知其实?逝将去此,至虚归我,自然之室。"又曰:"孔子不遇时,彼感麟,麟乎麟乎,胡不遁世以存真?"

范乔

范乔,字伯孙,陈留外黄人。年二岁时,祖馨临终抚乔首曰:"恨不见汝成人。"因以所用砚与之。至五岁,祖母以告乔,乔便执砚涕泣。九岁请学,在同辈之中,言无媟辞。光禄大夫李铨尝论扬雄才学优于刘向,乔以为向定一代之书,正群籍之篇,使雄当之,故非所长。遂着《刘扬优劣论》,文多不载。乔前后辟举,皆不就。初,乔邑人腊夕盗斫其树,人有告者,乔佯不闻,邑人愧而归之。乔往喻曰:"卿节日取柴,欲与父母相欢娱耳,何以愧为?"外黄令高顾叹曰:"诸士大夫未有不及私者,而范伯孙恂恂率道,名讳未尝经于官曹,士之贵异,于今而见。"元康八年卒。

所害,临终作幽愤诗,诗中有"昔惭柳下,今愧孙登"两句,深表感慨,后悔当初不听孙登相劝之言所误。后来不知所终。

董京

董京,字威辇,不知是哪个郡的人。一开始和陇西的计吏一起到洛阳,(他们)披散着头发而前行,吟诵诗歌,自由自在,不受约束。常常夜宿在隐士住的地方,孙楚当时担任著作郎,多次到隐士住的地方和他交谈。之后好几年隐匿起来,离开了原来的住所,(谁都)不知道他去了哪里。他睡觉的地方只有一瓶石竹子和两篇诗歌。其中一篇说:"乾道刚强率略,坤体厚实密致。苍茫的天地,是法则与阐述(的标准)。末世(人心与道德)变迁,以文饰代替了质朴。世上的很多事,谁知道实际情况呢?过去的将会离开,这样就达到了心中不着一物的境界,回归到我无拘无束的状态。"另一篇说:"孔子没有遇上好时候,他对麒麟伤感,麒麟啊,麒麟啊,为什么不避世隐居来保存本性呢?"

范乔

范乔,字伯孙,今河南民权西北人。两岁时,祖父范馨临终,抚摸着范乔的头说:"遗憾不能看到你长大成人了!"因此就把自己用的砚台给了范乔。到范乔五岁时,(他的)祖母把这件事告诉他,范乔就拿着砚台哭泣。九岁时请人教学,在同辈人中,说话没有轻慢、玩笑的言辞。光禄大夫李铨曾经论述杨雄的才学优于刘向,范乔认为刘向编定一个时代的书籍,订正了典籍篇章,假使让杨雄来担当,不是他所擅长的,于是著述了《刘杨优劣论》,文章太长没有被载录。范乔前后多次被征召、荐举,他都没有接受。当初,范乔的同邑人在除夕偷砍了他的树,有人告诉范乔,范乔假装没听见,同邑人很羞愧,归还了树木。范乔晓谕他说:"你在节日取一些柴,是想和父母一起欢度节日而已,为什么要羞愧呢!"外黄令高头感叹说:"士大夫没有不想到自己私利的,但是范伯孙恭谨地遵行正道,却始终未为官,士的贵重,现在可以见到了。"范乔于元康八年去世。

鲁褒

鲁褒，字符道，南阳人。好学多闻，以贫素自立。元康之后，纲纪大坏，褒伤时之贪鄙，乃隐姓名，而着《钱神论》，略曰："钱之为体，有乾坤之象，内则其方，外则其圆。其积如山，其流如川；动静有时，行藏有节；市井便易，不患耗折。难折象寿，不匮象道，故能长久，为世神宝。亲之如兄，字曰孔方。失之则贫弱，得之则富昌。无翼而飞，无足而走。解严毅之颜，开难发之口。钱多者处前，钱少者居后。钱之为言泉也，无远不往，无幽不至。京邑衣冠，疲劳讲肆，厌闻清谈，对之睡寐，见我家兄，莫不惊视。钱之所佑，吉无不利，何必读书，然后富贵？由此论之，谓为神物。无德而尊，无势而热，排金门而入紫闼，谚曰：钱无耳，可使鬼。凡今之人，惟钱而已。"盖疾时者共传其文。褒不仕，莫知所终。

郭文

郭文，字文举，河内人也。少爱山水，尚嘉遁，每游山林，弥旬忘返。父母终，服毕不娶，辞家游名山，恒着鹿裘葛巾，采竹叶木实贸盐以自供，食有余谷，辄恤穷匮。王导闻其名，遣人迎之。既至，置之西园。温峤尝问："先生安独无情乎？"文曰："情由忆生，不忆故无情。"一旦忽求还山，及苏峻反，人皆以为知机。卒，葛洪、庾阐

鲁褒

鲁褒,字元道,是南阳人。爱好学习,见多识广,他生活清贫,但很自立。元康之后,纲纪遭到大的破坏,鲁褒因当下人贪婪卑鄙而伤感,于是隐姓埋名,(就)写了《钱神论》(这篇文章来讽刺时事)。(在文章中他)粗略地说:"钱作为一个实体,有天也有地。它的内部效法地的方,外部效法天的圆。它堆积起来,就好像山一样;它流通起来,又好像河流。它的流通与储蓄,都有一定的规则。在街市上使用会很方便,不用担心它有所损耗。它很难腐朽,好像那些长寿的人;它不断地流通却不会穷尽,就像'道'一样运行不息,所以它能够流传这么久,被世人视为神明宝贝。大家像敬爱兄长那样爱它,便给他起了个名字叫'孔方'。没有了它,人们就会贫穷软弱;得到了它,人们就会富足强盛。它没有翅膀,却能飞向远方;它没有脚,却能到处走动。它能够使威严的面孔露出笑脸,能使口风很严的人开口。钱多的人干什么都能占先,钱少的人便得乖乖地排在后面。'钱'得名于'源泉'的'泉',再远的地方它也能去,再深的地方它也能到。那些京城中的达官显贵,在学校中总是疲倦得打不起精神,厌恶清谈,每遇到这类事,便瞌睡得不行,可是见到孔方兄便不同了,没有人不惊醒凝视的。钱所能够给人们带来的祐护,可以说是吉祥没有不利的。为什么要读了书以后达到富贵呢?照这么说来,钱这东西可真是神物了。它没有地位却受人尊敬,没有势力却那么红火,它能够推开富贵官宦之家的朱门、紫闼。谚语说:'钱虽然没有听觉,却可以暗中指使别人做事。'如今要成为一个完人又何必那样?只靠孔方兄便可以了。"(看到)当下(社会)弊病的人,都传阅他的文章。鲁褒没有做官,没有人知道他的处所(以及他什么时候去世的)。

郭文

郭文,字文举,是河内人。年少时就喜爱自然山水,崇尚避世隐居,每次游历山水,往往流连忘返,十多天不回来。父母去世,服孝完毕,没有娶妻,离家而去,游历名山大川。总是穿着鹿皮衣服,头上包着葛布巾,采摘竹叶和树上的果实,换盐来供自己生活。他(除了吃饭之外)还有些剩余的谷物,总是救济那些贫穷的人。王导听说了他的

并为作传,赞颂其贤云。

翟庄

　　翟庄,字祖休,浔阳人。少以孝友著名,耕而后食。惟以弋钓为事。及长,不复猎,或问:"渔猎同是害生之事,而先生止去其一,何哉?"庄曰:"猎自我,钓自物,未能顿尽,故吾先节其甚者。且夫贪饵吞钩,岂我哉?"时人以为知言。晚节亦不复钓,端居荜门,命征,并不就,卒。

宋纤

　　宋纤,字令艾,敦煌人。少有远操,沉靖不与世交,居于酒泉南山,弟子受业三千余人,不应州郡辟命。时太守杨宣,画其像于阁上,出入视之,作颂曰:"为枕何石?为漱何流?身不可见,名不可求。"酒泉太守马岌具威仪,鸣铙鼓,造焉,纤高楼重阁,拒而不见。岌叹曰:"名可闻,而身不可见;德可仰,而形不可睹。吾今而后,知先生人中之龙也。"铭诗于石壁,曰:"丹崖百丈,青壁万寻,奇木蓊郁,蔚若邓林。其人如玉,维国之琛。室迩人遐,实劳我心。"年八一,笃学不倦,卒谥曰玄虚先生。

大名,派人去迎接他。到了以后,王导把他安置在西园内。温峤曾经问郭文说:"先生一个人能安居在深山里,难道是因为没有感情的羁绊吗?"郭文说:"一个人有感情,是由于回忆过去而产生的;不去回忆过往,所以就没有感情的羁绊。"一天早晨,郭文忽然要求回到山里去,等到苏峻谋反时,(攻破了余杭,但临安独得保全)人们都认为他能知道天意。郭文去世后,葛洪、庾阐一起为他写传记,称赞颂扬他的贤能。

翟庄

翟庄,字祖休,是浔阳人。他年少时就因为孝顺父母,友爱兄弟而名声响亮,他先耕作之后才食用(劳作所得)。他只把射鸟钓鱼当作职业。等长大了,不再打猎,有人问他:"钓鱼和打猎一样是杀生的事情,先生却只停止打猎这一样事,是为什么呢?"翟庄说:"打猎是出自我的(意愿),垂钓是出自鱼的意愿,不能都舍弃,所以我先减去其中比较严重的。况且钓到鱼,是鱼儿自己贪婪鱼饵吞下了鱼钩,怎么是我的错呢?"当时的人,认为这是有见识的话。晚年翟庄也不再钓鱼了,安居在简陋破旧的房子里,皇帝下旨征召也没有就职,去世了。

宋纤

宋纤,字令艾,是敦煌人。宋纤年少时就有高远的节操,慎重、安静,不与世俗之人来往,居住在酒泉南山,跟随他学习的弟子有三千多人,他不回应州郡征召人作官的命令。当时的太守杨宜画宋纤的图像挂在高阁上,出来进去注视它,给宋纤作颂说:"宋纤啊,你枕的是什么石头?漱口,用的是哪条河流的水?我见不到你本人,我也追求不到你的声誉。"酒泉太守马岌备了显贵者出行的仪仗,击打着富饶安乐的鼓乐,拜访宋纤,宋纤在高楼阁里,拒绝他的请求而没有现身。马岌赞叹宋纤说:"听过你的盛名,却没有见过你的真身;仰慕你的德行,却未曾目睹你的样子。从今而后,我知道先生是人中之龙。"宋纤在石壁上刻诗,说:"丹崖百丈,青壁万寻,奇木蓊郁,蔚若邓林。其人如玉,维国之琛。室迩人遐,实劳我心。"宋纤活到八一岁去世,一生专心好学不厌倦,谥号"玄虚先生"。

王绩

王绩,字无功,绛州人。性简放,不喜拜揖。兄通,隋末大儒也,聚徒河汾间,仿古作六经,又为《中说》。有奴婢数人种黍,春秋酿酒,养凫雁,莳药草自供。以《周易》、《老子》、《庄子》置床头,他书罕读也。游北山东皋著书,自号东皋子。绩之任,以醉失职,乡人靳之,托无心子以见趣,曰:"无心子居越,越王不知其大人也,拘之仕,无喜色。越国法:秽行者不齿。俄而无心子以秽行闻,王黜之,无愠色。退而适茫荡之野,过劲之邑,而见机士。机士抚髀曰:'嘻,子贤者而以罪废邪?'无心子不应。机士曰:'愿见教。''子闻蜚廉氏马乎?一者朱鬣白毳,龙骼凤臆,骤驰如舞,终日不释辔,而以热死。一者垂头昂尾,驼颈貉膝,蹄啮善蹶,弃诸野,终年而肥。'夫凤不憎山栖,龙不羞泥蟠,君子不苟洁以罹患,不避秽而养精也。"其自处如此。

孙思邈

孙思邈,京兆人,通百家说,善言老子、庄周。思邈于阴阳推步医药无不善。孟诜、卢照邻等有恶疾,不可为,感而问曰:"高医愈疾,奈何?"答曰:"天有四时五行,寒暑迭居,和为雨,怒为风,凝为霜雪,张为虹霓,天常数也。人之四肢五脏,一觉一寐,吐纳往来,流为荣卫,彰为气色,发为音声,人常数也。阳用其形,阴用其精,天人之所同也。失则蒸生热,否生寒,结为瘤赘,陷为痈疽,奔则喘乏,渴则焦槁,发乎面,动乎形。天地亦然,五纬缩赢,孛彗飞流,其危证也。寒暑不时,蒸否也。石立土踊,是其瘤赘。山崩土陷,是其痈疽。奔风暴雨,是其喘乏。川渎竭涸,是其焦槁。高医导以药石,

王绩

　　王绩,字无功,绛州人。性格高傲放任,不喜欢拜揖之礼。兄王通,是隋朝末年的大儒学家,收徒讲学于河、汾间,模仿古人著作六经,又著《中说》。王绩有奴婢几人,种黍,春秋两季自己酿酒,饲养野鸭、大雁,栽种药草自己用。以《周易》《老子》《庄子》放置床头,其他的书很少读。游览过北山东皋,著书时,自己署名为"东皋子"。王绩做官在任时,因醉酒失职,家乡人嘲笑他。他就假托"无心子"的故事来表白自己的志趣,说:"无心子住在越国,越王不知他是德行高洁的人,强迫他做官,他并不显得高兴。越国的法规是:'有丑行的人,不予录用。'不久,无心子就以有丑行而传闻,越王罢黜了他,他也无怨怒之色。退而归于茫茫的山野,经过动城时,他去见机士。机士摸着大腿说:'咦,你是一个有德有才的人,怎么会因罪而被免职呢?'无心子没有应答。机士说:'希望得到指教。'王绩说:'你听说过蚩廉氏的马吗?一匹是红鬃白毛,有龙的骨骼,凤的仪态。奔驰起来像舞蹈,整天被役使而热死。另一匹则是大头翘尾,颈似驼,膝似貉,蹄咬龁蹶子,被丢弃在野外,全年都长得肥壮。'凤不厌恶在山中栖息,龙不羞于在泥淖中盘曲,君子不能仅为求洁而遭祸患,不以躲避污秽来保持纯洁。"这就是王绩自处的态度。

孙思邈

　　孙思邈,是京兆人。精通百家学说,善于讲解老子和庄周的言论。他对阴阳、历法、医药等方面无不精通。孟诜、卢照邻等有比较严重的疾病时,感叹着问孙思邈说:"高明的医生治愈疾病,他的医道是怎样的呢?"孙思邈回答说:"天有四季和五行,寒暑更迭,阴阳之气和洽就形成雨,激奋就形成风,凝滞就形成霜雪,舒展就成为虹霓,这都是自然界的正常现象。人的四肢五脏,一睡一醒,吐故纳新不断运行,阴阳之气不断流动就形成气血,彰显在外就形成气色,抒发出来就成为声音,这都是人的正常生理现象。在外表现为形貌,在内表现为精气,天和人在此都相同。一旦失去规则,就会气血升腾而出现热症,气血阻隔而出现寒症,从而气血郁结则生瘤赘,气血溃陷成为痈疽,气血狂越

救以砭剂。圣人和以至德，辅以人事。故体有可愈之疾，天有可振之灾。"照邻曰："人事奈何？"曰："心为之君。君尚恭，故欲小。《诗》曰：'如临深渊，如履薄冰。'小之谓也。胆为之将，以果决为务，故欲大。《诗》曰："赳赳武夫，公侯干城。'大之谓也。仁者静，地之象，故欲方。《传》曰：'不为利回，不为义疚。'方之谓也。智者动，天之象，故欲圆。《易》曰：'见机而作，不俟终日。'圆之谓也。"复问养性之要，答曰："天有盈虚，人有屯危，不自慎，不能济也。故养性必先知自慎也。慎以畏为本，士无畏，则简仁义；农无畏，则堕稼穑；工无畏，则慢规矩；商无畏，则货不殖；子无畏，则忘孝；父无畏，则废慈；臣无畏，则勋不立；君无畏，则乱不治。是以太上畏道，其次畏天，其次畏物，其次畏人，其次畏身。忧于身者，不拘于人；慎于小者，不惧于大；戒于近者，不侮于远。如此，则人事毕矣。"卒年百岁。

田游岩

　　田游岩，京兆人。永徽时，【高宗初。】补太学生。罢归，入太白山，母及妻皆有方外志。后入箕山，居许由冢旁，自号许由东邻。频

就会气喘疲乏，气血滞竭就会形成枯槁，或在面容上表现出来，或在形体上流露出来。天和地也是如此：五大行星的消长，慧星的飞逝，都是危险的征兆。寒暑不依时节，是其蒸发不对。石立土踊，是天地的瘤赘。山崩土陷，是自然界的痈疽。狂风暴雨，是大自然的喘乏。山川溪流枯竭，是自然界的焦槁。高明的医生用药物导治，以针砭救治；圣人用高尚的德行加以疏导，再用恰当的人力加以辅助。因此身体有能医治的疾病，自然界有可振救的灾难。"照邻问道："人事如何处理？"孙思邈回答道："心为人体的君主，君主要恭敬，所以欲望要少，小心谨慎，有戒心。《诗经》中说：'如临深渊，如履薄冰'，说的就是要小心、谨慎、有戒心。胆为身体的将军，以果断为任务，所以要大。《诗经》中说：'赳赳武夫，公侯干城'讲的就是大的意义。具有仁德的人，性格多安静，像大地一样，所以品行端正。《传》中说'不为利回，不为义疚'，讲的就是品行端正和正直的意思。有智慧的人，性格多好动，像天一样，所以思虑周全。《易经》中说'见机而作，不俟终日'，就是思虑周全的意思。"卢照邻又问他养性的要领，孙思邈答道："天有满盈和虚亏，人有艰难曲折和危险，如果自己不能谨慎地决定自己的行为，就不能调节好自己。所以养生必须先知道谨慎地支配自己。而谨慎又以敬畏为根本，读书人无所敬畏就会缺少仁义，农民无所敬畏就会毁堕农耕，工匠无所敬畏就会无视规矩，商人无所敬畏就不能增加财货，子孙无所敬畏就会忘记孝悌，长辈无所敬畏就会废弃慈爱，大臣无所敬畏就会不建立功勋，君王无所敬畏就不能治理动乱。所以，最明智的人遵循宇宙万物的规律，其次敬畏天地，其次敬畏外物，再次敬畏他人，最后敬畏的才是自身。身有忧虑的人，不被别人所束缚；在小处，谨慎小心的人，在大处，就不会畏惧；对眼前的事警戒的人，对未来的事就不会怠慢。照这样，人世间的事情就讲完了，（做到，则人身就不会有疾难。）"他到去世时，已经一百岁了。

田游岩

田游岩，京兆人。生活在唐朝永徽年间，曾被收作国子监的学生。他辞职回归家乡，进入太白山，他的母亲和妻子都有隐居的志向。后来

召不出。高宗幸嵩山，亲至其门，游岂野服出拜，仪止谨朴。帝谓曰："先生比得佳否？"答曰："臣所谓泉石膏肓，烟霞痼疾者也。"

吴筠

吴筠，字贞节，华阴人。通经谊，性高鲠，不耐沉浮于时，去居嵩山。玄宗遣使召见，与语甚悦，敕待诏翰林，献《玄纲》三篇。帝尝问道，对曰："深于道者，无如《老子》五千文，其余徒丧纸札耳。"复问神仙冶炼法，对曰："此野人事，积岁月求之，非人主宜留意。"筠每开陈，皆名教世务，以微言讽，天子重之。恳求还嵩山，诏为立道馆。大历中卒。

潘师正

潘师正，贝州人，居逍遥谷。高宗幸东都，召见问所须，对曰："茂松清泉，臣所须也，既不乏矣。"帝尊异之，诏即其庐作崇唐观。时太常献新乐，帝更名《祈仙望仙翘仙曲》。卒年九十八，谥体玄先生。

司马承祯

司马承祯，字子微，洛州人。事潘师正，传辟谷、导引术，无不通，师正异之。曰："我得陶隐居正一法，逮今四世矣。"因辞去，遍游名山，庐天台【山在会稽】不出。睿宗召至，问其术，对曰："为道日损，损之又损，以至于无为。夫心目所知见，每损之尚不能已，况攻

他们进入箕山,居住在许由的墓冢旁边,自己号称是许由东边的邻居。多次被朝廷召见,他没有出来做官。高宗到嵩山,亲自到他的门前探望,怎知田游岩竟然穿着村野平民的服装出来拜见皇帝,仪表举止谨慎淳朴。皇帝询问田游岩说:"先生过得好吗?"田游岩回答说:"我是喜爱山水风景成癖好,仿佛病入膏肓,又如时间久了很难治愈的疾病啊。"

吴筠

吴筠,字贞节,是华阴人。他是精通经文的正义之士,品性高洁、鲠直,不愿意忍受当时随波逐流的世风,于是离开,居住到了嵩山。唐玄宗派遣使者召见吴筠,两人交谈的很高兴,皇帝下旨待诏翰林,吴筠献上三篇《玄纲》。皇帝试着问吴筠修道之事,吴筠回答说:"深入学道的人,精华没有超过《老子》五千文的,其他的只是白白浪费纸札罢了。"皇帝又问神仙炼丹和修炼的方法,吴筠回答说:"这是平民百姓的事,是长年累月追求才能得到的,不是国君您应该留意的。"吴筠每次解说,都说儒教谋身治世之事,用隐微不显、委婉讽刺的言辞,皇帝很看重吴筠。吴筠恳切地请求返回嵩山,皇上下旨替他设立道观。大历年间去世。

潘师正

潘师正,是贝州人,居住在逍遥谷。高宗到东都洛阳,召见潘师正,问他所须,潘师正回答说:"茂盛的松树和清幽的泉水,是臣所必须的,已经很多了。"皇帝认为他有特殊的才能,立即下旨把潘师正居住的房子称作"崇唐观"。当时太常献新的乐曲,皇帝更改名称为《祈仙》《望仙》《翘仙曲》。潘师正享年九十八岁,去世,谥号"体玄先生"。

司马承祯

司马承祯,字子微,是洛州人。侍奉潘师正,老师传授子微辟谷、导引的方法,他没有不明白的,潘师正觉得他是特殊的人才。子微说:"我获得陶隐居一派纯正的法门,到现今已经经历了四世传承。"因此告辞离开潘师正,到处游历名山,在会稽的天台山建造房屋(居住)。

异端而增智虑哉？"帝曰："治身则尔，治国若何？"对曰："国犹身也，故游心于淡，合气于漠，与物自然，而无私焉，则天下治。"帝嗟叹曰："广成之言也。"以三体写《老子》，刊正文句，卒年八十九。

杜生五郎

阳翟县有杜生者，不知其名，邑人但谓之杜五郎。所居去县三十五里，惟屋两间，其前空地丈余。杜生不出篱门，已三十年矣。黎阳尉曾访之，问其不出门之因，其人指门前一桑曰："十五年前，亦曾此下纳凉，但无用于时，偶不出耳。"问其为生，曰："日惟与人择日，及卖一药，以供饘粥。后，子能耕，自此食足。择日卖药，一切不为。"又问平日何所为，曰："端坐耳。"问："颇观书否？"曰："二十年前曾观《净名经》，爱其议论，今已忘之，并书亦不知所在久矣。"气韵闲旷，言词清简，有道之士也。盛寒，但布袍草履，室中枵然一榻而已。

张志和

张志和，字子同，婺州金华人，始名龟龄。母梦枫生腹上而产。志和以亲既丧，不复仕，居江湖，自称烟波钓徒，着《玄真子》，亦以自号。有韦诣者，为撰《内解》。志和又着《太易》十五篇，其卦

不出来（做官）。唐睿宗召见他，向子微问道，子微回答说："虚假的东西一天天增多，人不但变得虚伪且更加耍智巧。探求自然顺大'道'，才使虚情假意一天天减少。不断减少虚假的东西，才能达到'无为'的境界。若能到'无为'的境界，才能事事有所作为。我们平时心里所知道的和眼睛所看见的，导致我们的心和眼睛每天受损，（即使这样）我们尚且不能停下来；况且攻击其他学说、流派进而增加智巧和思虑呢？"皇帝说："管理身体像你这样，那如果管理国家，该怎么做呢？"子微回答说："国家就好像人的身体一样，因此应当游心恬淡之境，合气于寂寞之乡，顺着物性的自然，而不加私意，那么天下就可以大治了。"皇帝赞美司马承祯说："这是神仙的言辞啊。"子微用汉字三种字体写《老子》，校正文句，享年八十九岁，去世。

杜生五郎

阳翟县有个杜生，不知道他的名字，县里人只是叫他"杜五郎"。杜生居住的地方距离县城三十五里，只有两间屋，屋子前面有一丈多空地。杜生已经有三十年，没有走出过篱门了。黎阳县尉曾去拜访过他，问他足不出户的原因，他指着门外的一棵桑树说："十五年前，我也曾到这株桑树下乘凉，只不过我对当世没有什么用处，恰好我又不出门而已。"问他靠什么来维持生计呢？杜生回答说："只靠替人选择黄道吉日和卖药，来置备稠粥。后来儿子长大，能种田了，从此就能吃饱饭了。择日卖药的事，也就不做了。"又问："平日里都做些什么呢？杜生回答说："端正地坐着而已。"问："经常看书吗？"杜生回答说："二十年前也曾看过《净名经》，喜欢书中的议论，现在那些议论也都忘了，并且很久以前就不知道那本书放到哪儿去了。"杜生气韵闲适旷达，言词简洁，真是有道之士。隆冬里，只穿着布袍草鞋，屋里空荡荡的，就一张床罢了。

张志和

张志和，字子同，是婺州金华人，初名是龟龄。他的母亲梦见枫长在肚子上而产下志和。张志和认为亲人已经过世，服丧，于是不再出来做官，平常在烟海湖泊逗留，自称是"烟波钓徒"，著有《玄真子》，也用

三百六十五。兄鹤龄，恐其遁世不还，为筑室越州东郭，茨以生草，椽栋不施斤斧，豹席棕㡧。【㡧，居勺反。】每垂钓，不设饵，志不在鱼也。观察使陈少游往见，为终日留，表其居曰"玄真坊"。以门隘，为买地，大其闳，号"回轩巷"。先是门阻流水，无梁，少游为构之，人号大夫桥。帝尝赐奴婢各一，志和配为夫妇，号渔童樵青。陆羽尝问孰为往来者，对曰："太虚为室，明月为烛，与四海诸公共处，未尝少别，何有往来？"颜真卿为湖州刺史，志和来谒，真卿以舟敝陋，请更之。志和曰："愿为浮家泛宅，往来苕霅间，"【苕音条，霅，直甲反。水名，在吴兴。】辩捷类如此。善图山水，酒酣或击鼓吹笛，舐笔辄成，尝撰《渔歌》，宪宗图真，求其歌，不能致。李德裕称志和隐而有名，显而无事，不穷不达，严光之比云。

陆羽

　　陆羽，字鸿渐，复州人。不知所生，或言有僧得诸水滨，畜之。既长，以《易》自筮得渐，"鸿渐于陆，其羽可用为仪"。乃以陆为氏，名而字之。肃宗上元初，更隐苕溪，自称桑苎翁。阖门著书，或独行野中，诵诗击木，徘徊不得意，或恸哭而归，故时谓接舆也。贞元末卒。羽嗜茶，着经三篇，言茶之原之法之具尤备，天下益知饮茶矣。

的是"烟波钓徒"这个名字。有个编书技艺高超的人，替子同撰写了《内解》。张志和又写了《太易》十五篇，它的卦有三百六十五个。他的哥哥鹤龄，担心他隐居不再回去，为他在越州东边的城外建筑了房子，房子上的茅草都长草了，椽子和正梁没有用斧头，用豹皮做席子，用棕榈叶做鞋子。子同每次钓鱼，不设鱼饵，志向不在钓鱼上。观察使陈少游前往求见，为了使子同能长久地停留在此，给皇帝写奏章，把子同居住的房子叫"玄真坊"。陈少游认为子同居住的巷子房门简陋，为该巷子买地，扩大巷子的大门，起名叫"回轩巷"。起先是门阻碍流水，没有桥梁，陈少游就派人建造了桥梁，人们叫他"大夫桥"。皇帝曾经赐给子同一男一女两个奴婢，张志和让他们婚配为夫妇，给他们起名叫渔童、樵青。陆羽曾经问子同都和谁交往呢？子同回答说："以寂静的天空作为房间，用明月作为蜡烛照亮，和四海诸公一起相处，从来没有过暂时的分离，哪有什么来往呢？"颜真卿当湖州刺史时，张志和前来拜见，颜真卿认为船简陋、破烂，请求给子同换一个。志和说："只是希望以船为家，在水上生活，往来于苕溪和雪溪之间，漂泊不定。"子同能言善辩，才思敏捷就类似于这个样子。子同善于给山水作画，饮酒饮得尽兴了，有时会打鼓或者吹奏笛片，喜爱用毛笔写字，一挥而就。子同曾经撰写《渔歌》，宪宗希望得到真实、逼真的艺术品，向子同索求他写的歌，没有得到。李德裕称张志和隐居却有很大的声誉，显达却无为，不穷困也不显贵，和东汉隐士严光可以相提并论啊。

陆羽

陆羽，字鸿渐，是复州人。不知生在何处，有人说他是和尚在一处河边捡来养的。陆羽长大后，用《易经》自我占卜得《渐》，那赞词是："大雁落降到平地上，它的羽毛可以用来装饰。"于是它以"陆"为姓，并按这个意思取了名和字。肃宗上元初年，陆羽改名换姓，隐居在苕溪，自称桑苎翁。闭门著书，有时独行野外，一边诵诗，一边敲击木板，徘徊不称心，有时又大哭而归，所以人们称他是"当今的狂人接舆"。贞元末年去世。陆羽特别喜欢茶，写经三篇，谈茶的来源、沏茶、茶具尤为详细齐备。天下人由此更懂饮茶。

陆龟蒙

陆龟蒙,字鲁望,少高放,通六经大义,尤明《春秋》。有田数百亩,屋三十楹,田苦下,雨潦则与江通,故常苦饥,身畚锸薅刺无休时。【薅,乎毛反。除田草。】或讥其劳,答曰:"尧舜霉瘠,【霉音眉。霉,垢腐貌。】禹胼胝,彼圣人也,吾一褐衣,敢不勤乎?"嗜茶,置园顾渚山下,岁取租茶,自判品第。又不喜与流俗交,虽造门不肯见。不乘马,升舟设蓬席,赍束书、茶灶、笔床、钓具往来,时谓江湖散人,或号天随子,甫里先生。自比涪翁,渔父,【涪音浮。】江上丈人。后以高士召,不至。李蔚素与善,及当国,召拜拾遗,诏方下,龟蒙卒。

徐则

徐则,东海人,幼沈静,寡嗜欲。受业于周弘正,精于议论,声擅都邑,遂怀栖隐之操。杖策入缙云山,常服巾褐。又入天台山,因绝谷养性,所食惟松水而已。太傅徐陵为之刊山立颂。初,在缙云山,太极真人徐君降之曰:"汝年出八十,当为王者师,然后得道也。"晋王广镇扬州,知其名,手书召之,则谓门人曰:"徐君之言,信而有征。"其后尸解。柳晋赞之曰:"可道非道,常道无名;上德不德,至德无盈。玄风扇矣,而有先生。留符告君,化杖飞声。永思灵迹,曷用摅情?时披素绘,如临赤城。"

陆龟蒙

陆龟蒙，字鲁望，少年时高傲豪放，通晓六经得大义，尤其精通《春秋》。陆龟蒙有田几百亩，房屋三十多间，田因为地势低下，下大雨便与江水连成一片，因此常常面临饥饿之苦。他亲自扛着畚锸，耕耘除草，从不休息。有人讥笑他劳苦了，他回答说："尧、舜因劳作，变得又黑又瘦。大禹也手上长满了老茧。他们那些圣人尚且这样，我一个平民百姓，能不勤劳吗？"喜好粗茶，在顾渚山下建置了一个茶园，把每年自己收取来的粗茶，自己品评划分等级。又不喜欢与一般庸俗之人交往，即使到他家中来拜访，也不肯接见。不乘马，只坐船，船上设有帐蓬和席子，往来时带上一捆书，一个茶炉，文房四宝和渔具，当时有人称他"江湖散人"，有人号他"天随子"、"甫里先生"。他把自己比作"涪翁"、"渔父"、"江上丈人"。后来朝廷用"高士"的荣誉来征召他，他不去。李蔚平素与他关系挺好，到他们主持国事时，征召他担任"左拾遗"，诏书刚下，龟蒙就去世了。

徐则

徐则，东海人，幼沉稳闲静，没有特别的爱好。跟随周弘正学习，精通议论，在京都有很高的声誉，于是有了隐居的心意和行为。手拿拐杖进入缙云山，经常戴着头巾，穿着褐衣，是平民装扮。又进入天台山，因"辟谷"来修身养性，所食用的只有松水而已。太傅徐陵为徐则刊山立颂。徐则初开始在缙云山时，太极真人徐君降旨给他说："当你的年龄超过八十岁时，会做君王的老师，然后得道。"晋王杨广镇守扬州时，知道徐则的声誉，亲笔写信召唤徐则，徐则对弟子说："徐君的话，真实可信且有证据。"徐则之后遗弃形骸而成仙了。柳䛒赞扬徐则说："可道非道，常道无名；上德不德，至德无盈。玄风扇矣，而有先生。留符告君，化杖飞声。永思灵迹，曷用摅情？时披素绘，如临赤城。"